BIBLIOTHEQUE

LITTÉRAIRE,

HISTORIQUE ET CRITIQUE

DE LA MÉDECINE

ANCIENNE ET MODERNE.

TOME PREMIER.
A — BOD.

BIBLIOTHEQUE
LITTÉRAIRE,
HISTORIQUE ET CRITIQUE
DE LA MÉDECINE
ANCIENNE ET MODERNE.

CONTENANT l'Histoire des Médecins de tous les siecles & de celui où nous vivons ; celle des personnes savantes de toutes les nations qui se sont appliquées à quelque partie de la Médecine, ou qui ont concouru à son avancement ; celle des Anatomistes, des Chirurgiens, des Botanistes, des Chymistes ; les honneurs qu'ils ont reçus ; les dignités auxquelles ils sont parvenus ; les monumens qui ont été érigés à leur gloire.

LE CATALOGUE & les différentes éditions de leurs Ouvrages ; le jugement qu'on doit en porter ; l'exposition de leurs sentimens, l'histoire de leurs découvertes.

L'ORIGINE de la Médecine ; ses progrès ; ses révolutions ; ses sectes ; son état chez les différens Peuples.

Par M. JOSEPH-FRANÇOIS CARRERE,

Docteur en Médecine de l'Université de Montpellier, de la Société Royale des Sciences de la même Ville, de l'Académie Royale des Sciences, Inscriptions & Belles-Lettres de Toulouse, de l'Académie Impériale des Curieux de la Nature, Censeur Royal, ancien Inspecteur général des Eaux minérales de la Province du Roussillon & du Comté de Foix, ci-devant Directeur-Garde & Démonstrateur du Cabinet d'Histoire naturelle de l'Université de Perpignan, Professeur royal émérite de la Faculté de Médecine de la même Université.

TOME PREMIER.
A — BOD.

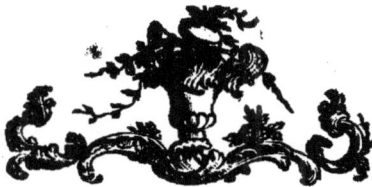

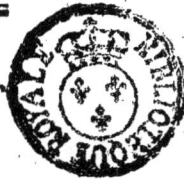

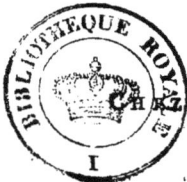

A PARIS,

RUAULT, Libraire, rue de la Harpe.

MDCCLXXVI.
Avec Approbation, & Privilege du Roi.

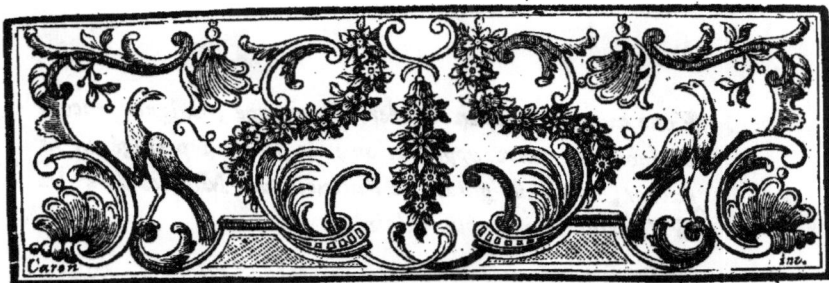

A MONSIEUR
LIEUTAUD,

CHEVALIER, CONSEILLER D'ÉTAT,

PREMIER MÉDECIN DU ROI,

De l'Académie royale des Sciences de Paris , de la Société royale de Londres , &c.

MONSIEUR,

L'HISTOIRE d'une Science que vous avez illustrée par vos lumieres , enrichie par vos Ouvrages , perfectionnée par vos Découvertes , ne pouvoit que paroître sous vos auspices.

Vous avez daigné en agréer l'hommage, daignez encore l'honorer de votre approbation ; ce sera un préjugé en sa faveur, & un sûr garant de l'accueil des Maîtres de l'Art & de celui d'un Public éclairé.

J'ai l'honneur d'être, avec un profond respect,

MONSIEUR,

Votre très-humble & très-
obéissant Serviteur,
CARRERE.

formément aux Reglemens de la Librairie , & notamment à celui du dix Avril 1725 ; à peine de déchéance du préfent Privilége. Qu'avant de l'expofer en vente, le Manufcrit qui aura fervi de copie à l'impreffion dudit Ouvrage, fera remis dans le même état où l'Approbation y aura été donnée, ès-mains de notre très-cher & féal Chevalier Garde des Sceaux de France, le Sieur HUE DE MIROMESNIL; qu'il en fera enfuite remis deux Exemplaires dans notre Bibliothéque publique; un dans celle de notre Château du Louvre, un dans celle de notre trer-ch:r & féal Chevalier, Chancelier de France le Sieur de MAUPEOU, & un dans celle dudit Sieur HUE DE MIROMESNIL; le tout à peine de nullité des Préfentes. Du contenu defquelles vous mandons & enjoignons de faire jouir ledit Expofant ou fes ayans caufes, pleinement & paifiblement, fans fouffrir qu'il leur foit fait aucun trouble ou empêchement. Voulons qu'à la Copie des Préfentes, qui fera imprimée tout au long, au commencement ou à la fin dudit Ouvrage, foit tenue pour duement fignifiée, & qu'aux copies collationnées par l'un de nos amés & féaux Confeillers, Secrétaires, foi foit ajoutée comme à l'Original. Commandons au premier notre Huiffier ou Sergent, fur ce requis, de faire pour l'exécution d'icelles tous actes requis & néceffaires, fans demander autre permiffion, & nonobftant clameur de Haro, Charte Normande, & Lettres à ce contraires: CAR tel eft notre plaifir. DONNÉ à Paris, le trente-uniéme jour du mois de Mai, l'an de grace mil fept cent foixante-quinze, & de notre Regne le deuxieme.

Par le Roi en fon Confeil. *Signé*, LEBEGUE.

Regîtré fur le Regître XIX de la Chambre Royale & Syndicale des Libraires & Imprimeurs de Paris, N°. 256, fol. 475. conformément au Réglement de 1723 , qui fait défenfes, art. IV, à toutes perfonnes de quelque qualité & condition qu'elles foient, autres que les Libraires & Imprimeurs, de vendre, débiter, faire afficher aucuns livres pour les vendre en leurs noms, foit qu'ils s'en difent les Auteurs ou autrement ; & à la charge de fournir à la fufdite Chambre huit Exemplaires, prefcrit par l'article 108 du même Réglement. A Paris, ce 19 Août 1775.

SAILLANT, *Syndic.*

Je fouffigné reconnois avoir cédé & tranfporté à M. RUAULT, Libraire à Paris, le préfent Privilege, pour en jouir comme à lui appartenant, fuivant les conditions faites entre nous. A Paris, le 26 Janvier 1776. CARRERE.

PRÉFACE.

L'OBJET dont nous nous occupons aujourd'hui, a mérité l'attention des plus grands Médecins. On a regardé comme essentiel de réunir, dans un même tableau, les ouvrages, les sentimens, les découvertes des Maîtres de l'Art, & de transmettre à la postérité les noms & l'histoire de ceux qui se sont distingués dans quelque partie de la Médecine. Cette science a eu depuis long-tems ses Historiens, qui ont presque tous été Médecins, qui ont même illustré, par leurs talens, leurs découvertes & leurs ouvrages, les siecles où ils ont vécu.

OTON BRUNSFELDS, Médecin de Berne, est un des plus anciens que nous connoissions. Il a donné en 1530 un Catalogue des Médecins illustres, dans lequel il se borne à ceux qui, les premiers, ont écrit sur la Médecine. CHAMPIER avoit déjà effleuré la même matiere dans le commencement du même siecle. ABI-OSBAIA, Arabe, avoit écrit la vie de plus de 300 Médecins Arabes, Persans & Egyptiens ; mais son ouvrage, rempli de fables, mérite à peine d'être lu.

Dans le siecle dernier, plusieurs grands Médecins se sont occupés du même objet. NEANDER, DORINGIUS, BERNIER, BEWERWICK, BUSCH, ont écrit sur l'Histoire de la médecine ; ils avoient été précédés par BADUELLUS, GUNTHIER D'ANDERNACH, &c. qui, dans le siecle précédent, avoient traité la même matiere. Ces Médecins ont parlé de l'origine de la Médecine, de son antiquité, de son excellence, de ses sectes, de ses révolutions ; mais ils n'ont pas fait connoître particuliérement les Médecins qui ont concouru à la perfection de cette science. Quelques-uns de leurs Contemporains ont rempli cet objet, & ont donné l'Histoire des Médecins; tels que FRANCUS, MEIMBOM, REINESIUS, SAMBUCUS, *de la* VILLA, WITTEN, *Pierre* CASTELLAN; tandis que quelques autres, comme SCHENCKIUS, *Van-der* LINDEN & ALMELOVEEN, ont fait connoître leurs ouvrages. Le même objet avoit déjà occupé plusieurs Médecins dans le seizieme siecle, tels que BRUNSFELDS, JUSTUS, CHAMPIER, FUCHSIUS, GALLUS, SPACH, &c.

Le siecle où nous vivons est celui qui a produit le plus grand nombre d'ouvrages relatifs à l'Histoire de la Médecine. On peut citer avec éloge ceux que nous devons à BURGRAF, à CELLARIUS, à GOLDNER, à GOELICKE, à ZAHN, à FREIND, à LECLERC, à *Bernard* ALBIN, à MANGET, à BARCKUSEN, à SCHULZE, &c. M. ELOY, Médecin, Pensionnaire de la ville de Mons, nous a encore donné un Dictionnaire historique de la médecine, *en 2 vol. in-8* : cet ouvrage, comme l'Auteur l'avoue lui-même, n'est qu'une compilation de matériaux étrangers, qu'il a puisés dans quelques-uns de ceux qui avoient déjà paru sur le même objet.

Nous ne devons pas oublier l'ouvrage de CLIFTON sur la Médecine ancienne & moderne; la Chronologie des Médecins, par *Wolffgangus* JUSTUS; l'Histoire de la Médecine & des Médecins, que *George-Abraham* MERCKLIN nous a donné dans son *Lindenius renovatus & auctus.*

Chaque partie de l'art de guérir a eu ses Historiens. *Olaüs* BORRICHIUS nous a fait connoître l'origine & les progrès de la Chymie dans une Dissertation qu'il a publiée à Copenhague en 1668; GRATAROLE, COWPER,

CONRINGIUS, BOREL, SCHOLTZIUS, BOERHAAVE, LENGLET DU FRESNOY ont traité le même sujet; ils nous ont donné en même-tems des notions succinctes, relatives à l'Histoire des Chymistes. *André Ottomar* GOELICKE nous a donné, dans ce siecle, une introduction à l'Histoire de l'Anatomie; *Burchard Adam* SELLIUS avoit publié, quatre ans avant, celle des Anatomistes; *François Van*-LEEMPOEL & M. PORTAL ont réuni ces deux objets, c'est-à-dire, l'Histoire de l'Anatomie & celle des Anatomistes. *Frank de* FRANKENAU, BIDLOO, PAULLI, HARTMANN s'étoient déjà occupés du même objet dans le siecle dernier : ils ont été dignement secondés, dans celui où nous vivons, par ROBERG, HEISTER, SCHULTZE, DOUGLAS, GOELICKE, HALLER, NORTHCOTE, &c. La Botanique a eu aussi ses Historiens; nous citerons avec éloge SLEGEL, FRANCUS, SCHMIEDER, LISCHWIT, *Ovide* MONTALBAN, SEGUIER, HEINZIUS, CAMERARIUS, &c. Nous n'oublierons point nos illustres Contemporains, LINNÉ, HALLER, ADANSON, qui ont marché dignement sur les traces des premiers, & qui, en profitant de leurs travaux, ont su les présenter dans un jour plus lumineux. Un Chirurgien de Paris, M. DU JARDIN, s'occupoit de l'Histoire de la Chirurgie, dont le premier volume a été publié en 1774; mais une mort prématurée l'a empêché de continuer cet ouvrage : cette partie n'a pas été plus négligée que les autres; elle a été traitée avec succès, dans le siecle dernier, par SLEVOGT, & dans celui où nous vivons, par GOELICKE, PLATNER, SHARP, HALLER, &c.

Les différens pays ont encore eu leurs Historiens particuliers. Dans le siecle dernier, ADAM publia l'Histoire

des Médecins Allemands; & BAYER, qui a vécu au commencement de ce fiecle, a fuivi la même carriere.
MARCILLO, Jéfuite Efpagnol, a donné celle des Médecins de la Catalogne : nous devons à *Barthelemi* CORTE,
l'Hiftoire des Médecins de Milan ; à *Jofeph-Ferdinand*
GUGLIELMINI, celle des Anatomiftes de Boulogne ; à
STROLOBERG & à ASTRUC, celle des Médecins de
Montpellier ; à BRUCKER, celle des Médecins d'Aufbourg ; à BRUCKMANN, celle des Médecins de Vienne;
à CHIOCCI, celle des Médecins de Vérone ; à DEVAUX,
celle des Chirurgiens de Paris ; à PANELLI, celle des
Médecins de la Marche d'Ancône ; à BAYER, celle des
Médecins d'Altdorf; à GRIENWALT, celle des Médecins de la Baviere ; à BARTHOLIN, celle des Médecins du Danemarck, & en particulier de ceux de Copenhague.

Nous avons encore une Hiftoire des Médecins des
Papes, par MANDOSIUS; & un Médecin de la Faculté
de Paris, *Guillaume* DUVAL, nous donna, dans le fiecle dernier, celle des Saints Médecins; il avoit été précédé par BZOVIUS, qui, vingt ans avant, avoit traité
la même matiere ; &, après eux, CARPZOVIUS,
BRUCKMANN, MOSER, fe font occupés du même objet.

Il n'eft pas, jufqu'aux Auteurs qui ont écrit fur quelque fujet particulier de la Médecine, qui n'aient eu leurs
Hiftoriens. LIND nous a fait connoître ceux qui ont
parlé du fcorbut; ASTRUC a donné l'Hiftoire de ceux
qui ont écrit fur les maladies vénériennes & fur les maladies des femmes; MACKENSIE a donné un Catalogue
hiftorique & raifonné de ceux qui ont écrit fur la fanté
& fur les alimens. M. TRONCHIN a inféré dans fon Traité
fur la colique de Poitou, un Tableau chronologique des

Auteurs qui ont traité la même matiere. M. *de* HALLER nous a donné une Table du plus grand nombre de ceux qui ont traité des matieres phyſiologiques. M. SPIELMANN nous a donné une pareille Table d'un grand nombre d'Auteurs qui ont écrit ſur la Chymie, & cette Table a été enrichie de notes remplies d'érudition, par MM. *de* VILLIERS & CADET.

On ne s'eſt pas attaché avec moins de ſoin à nous faire connoître l'état de la Médecine chez les différentes Nations : le détail de ceux qui ſe ſont occupés de cet objet, nous meneroit fort loin ; nous nous contenterons d'en indiquer quelques-uns : nous aurons occaſion d'en parler plus au long dans le cours de cet ouvrage. *Michel* ALBERTI, *Dom* CALMET & LINDINGER nous ont fait connoître la Médecine des Hébreux ; le même ALBERTI & *Proſper* ALPIN ont parlé de celle des Egyptiens. SCHMIDBAVER a décrit l'état de cette profeſſion chez les Grecs ; ALEMAND, CLEYER & TENRHINE nous ont donné quelques connoiſſances ſur la Médecine des Chinois ; BONTIUS a parlé de celle des Indes ; HAHN, de celle des anciens Allemands ; BARTHOLIN, de celle des Danois, &c.

Tous ces ouvrages réunis ne ſauroient cependant faire un corps complet relatif à l'Hiſtoire de la Médecine. Les uns ſe bornent à quelque partie de l'art de guérir ; comme à la Chymie, à la Chirurgie, à l'Anatomie, &c. les autres ſe réduiſent à l'hiſtoire des Médecins de quelques pays ; les autres ne ſont relatifs qu'à ceux qui ont écrit ſur quelque ſujet particulier ; ſouvent même ils n'indiquent que leurs noms & ceux de leurs ouvrages qui ont du rapport au même ſujet. Ceux qui comprennent toutes les parties de la Médecine, ſont incomplets ; les uns ne ſont

relatifs qu'à l'Hiftoire de la Médecine , & ne font pas
connoître les Médecins ; les autres font bornés à l'Hiftoire de quelques fiecles : tous enfin fe terminent au tems
de la vie de leurs Auteurs.

Parmi le grand nombre d'ouvrages qui ont paru fur
cette matiere, on ne fauroit refufer la préférence à ceux
que nous devons aux pénibles recherches de FREIND ,
de LECLERC & de MANGET : c'eft ce que nous avons de
mieux ; mais c'eft encore infuffifant. L'ouvrage de *Leclerc*
fe termine au deuxieme fiecle de l'ere chrétienne ; celui
de *Freind* ne commence qu'au tems de Galien , & finit
au feizieme fiecle : la Bibliotheque *Scriptorum Medicorum*
de *Manget*, quoique comprenant tous les fiecles , eft
auffi incomplette. Ce Bibliographe a adopté les erreurs
de plufieurs de ceux qui avoient écrit avant lui ; il a encore
oublié un très-grand nombre de Médecins , Chirurgiens ,
Anatomiftes , &c. qui l'avoient précédé , ou qui étoient
fes Contemporains. Il a reconnu lui-même que fon ouvrage n'étoit point porté à fa perfection ; il s'eft plaint
de ce que fon âge avancé ne lui permettoit point
de s'occuper à de nouvelles recherches ; il a enfin avoué
qu'il n'avoit eu que très-peu de notions des Médecins
François, Efpagnols, Anglois & Allemands. Nous ne
parlerons point de l'ouvrage de M. DE HALLER ; il n'eft
pas encore fini, & ce Médecin s'eft borné à faire connoître les ouvrages des Auteurs, fans y joindre aucune
notion hiftorique.

L'ouvrage de *Manget*, quoiqu'imparfait, n'a pas démenti la réputation de fon Auteur. L'accueil diftingué
qu'on lui a fait, fuffit pour en faire l'éloge : on a même
fouhaité plufieurs fois d'en voir une traduction Françoife ;
mais l'étendue de l'entreprife a fans doute rebuté ceux
qui auroient pu s'en occuper.

Nous nous étions d'abord bornés à n'être que les Traducteurs de cet ouvrage ; nous avons cru enfuite devoir porter nos vues plus loin. Les pénibles recherches que nous avons faites pendant long-tems, & celles que nous devons à un pere qui a vieilli dans la carriere de la Médecine, nous ont mis en état de suppléer à un nombre très-confidérable d'articles qui y font oubliés, & d'ajouter ceux qui font relatifs, foit aux Médecins, Chirurgiens, &c. Contemporains de *Manget*, foit à ceux qui ont vécu depuis ce tems-là jufqu'à nos jours.

Nous avons puifé de nouvelles lumieres dans les différens ouvrages qui ont paru fur l'Hiftoire de la Médecine & des Médecins. Nous n'avons pas négligé ceux qui, quoique n'étant pas deftinés particuliérement à la Médecine, parlent cependant des perfonnages qui fe font diftingués dans cette profeffion. Nous donnerons à la fuite de cette Préface un Catalogue, par ordre alphabétique, de tous les ouvrages que nous avons confultés : on y verra quelle a été l'étendue de nos recherches, & que nous n'avons rien négligé pour rendre cet ouvrage complet. Nous ne nous flattons point cependant de lui avoir donné le degré de perfection dont il feroit fufceptible ; il n'eft perfonne qui puiffe y parvenir ; mais nous ne craignons point de le préfenter comme le plus parfait de tous ceux qui ont paru dans ce genre : nos recherches ont été plus étendues, & peut-être plus heureufes que celles de tous ceux qui nous ont précédé. Nous donnerons environ deux mille articles d'Auteurs, dont aucun Bibliographe de Médecine n'a encore parlé : nous rapporterons environ huit mille ouvrages qui ont été inconnus à ceux qui ont travaillé avant nous, & dont il n'a été fait aucune mention dans les Bibliogra-

phies. Nous corrigerons beaucoup d'erreurs, dans lefquelles font tombés prefque tous ceux qui ont écrit fur
la même matiere, eu égard aux dates, aux éditions des
ouvrages, aux époques relatives à la naiffance & la
mort des Auteurs, au tems où ils ont vécu, ainfi que
par rapport à des noms fuppofés qu'ils ont préfentés
comme véritables, & à des ouvrages qu'un titre équivoque les a engagés de rapporter à la Médecine.

Nous avons encore puifé dans les Ouvrages mêmes
des Auteurs, autant qu'il nous a été poffible de les voir:
nos recherches ont été affez étendues à cet égard. Accueillis par plufieurs Savans, nous avons trouvé auprès
d'eux les plus grandes reffources : nous ne pouvons que
leur rendre ici un témoignage public de notre reconnoiffance.

L'amour des fciences, qui a toujours diftingué feu
M. CAPPERONIER, Garde de la Bibliotheque du Roi,
nous a procuré auprès de lui un accès facile. Ce Savant
nous a ouvert la Bibliotheque du Roi, qui étoit com-
mife à fes foins; il nous a permis d'y faire des recherches; il nous a quelquefois aidé de fes lumieres; & nous
y avons fait une ample moiffon de découvertes. Nous
avons trouvé le même accès & les mêmes agrémens
auprès de M. l'Abbé DESHAUNAIS, qui lui a fuccédé.

La Bibliotheque de S. Germain-des-Prés nous a encore fourni beaucoup de reffources; *Dom* PATER, Bibliothécaire de cette Abbaye, nous a ouvert fes tréfors,
& s'eft communiqué à nous avec une facilité qui diftingue les vrais Savans.

Une Bibliotheque moins nombreufe, mais choifie, ne
nous a pas été moins utile; c'eft celle des Blancs-Man-
teaux : nous en avons joui d'une maniere encore plus
                                        particuliere;

particuliere ; nous le devons à un des favans Religieux de cette Maifon, connue depuis long-tems par les grands Hommes qu'elle a produits. Nous voulons parler de *Dom* BRIAL, de ce cher Compatriote, qui honore fa Patrie autant qu'il en eft eftimé, dont nous avons admiré les premiers progrès dans la carriere des fciences, & dont nous avons vu les premiers momens de fa jeuneffe annoncés par des fuccès qui ont fait concevoir de lui les plus hautes efpérances. Il a furpaffé l'efpoir de fes Maîtres, de fes Amis, de fes Admirateurs, c'eft-à-dire, de tous fes Concitoyens. Sa modeftie fouffrira du jufte tribut d'éloges que nous lui donnons ici ; mais c'eft un hommage que nous lui devons, & qui, en même-tems qu'il eft fondé fur la vérité, eft dirigé par le fentiment.

Nous devons encore un tribut de reconnoiffance à un Savant, non moins recommandable par fon érudition, que par l'accès facile qu'il donne dans fa Bibliotheque aux Gens de Lettres. M. *l'Abbé* RIVE, qui réunit à des connoiffances profondes dans la Bibliographie, des lumieres dans tous les genres, eft aujourd'hui à la tête de la nouvelle Bibliotheque de M. le DUC DE LA VALLIERE, qu'il a formée, & qui eft devenue, par fes foins, une des plus nombreufes, des mieux choifies, & en même-tems des plus riches en livres rares & en manufcrits précieux. Nous avons trouvé auprès de lui les plus grandes reffources. Non-content de nous ouvrir fa Bibliotheque, il nous a aidé de fes lumieres, & a fouvent facilité & abrégé nos recherches. Il a fait plus, il a bien voulu nous communiquer un grand nombre de notes hiftoriques & critiques, relatives à la Bibliographie, & qui caractérifent l'étendue de fes connoiffances & la juf-teffe de fon génie ; il nous a donné en même-tems la liberté d'en faire ufage. Mais s'il nous a permis de nous approprier une partie de fes travaux, nous ne devons pas héfiter à lui en rendre un hommage public.

Nous fuivrons le plan que *Manget* a obfervé dans fa *Bibliotheca Scriptorum Medicorum* ; c'eft-à-dire, l'ordre alphabétique, comme le plus propre à mettre d'abord fous les yeux du Lecteur les objets qui peuvent l'intéreffer.

Nous donnerons un abrégé de l'Hiftoire de la Médecine & de fes différentes parties : nous indiquerons l'état de cette profeffion chez les différens Peuples qui l'ont cultivée autrefois, comme les Chinois, les Japonois, les Egyptiens, les Grecs, les Arabes, &c. Nous parlerons des Médecins les plus célebres de tous les fiecles, de tous ceux qui ont enrichi le Public de leurs ouvrages ; de tous ceux qui méritent d'être connus par quelque trait particulier : les Chymiftes, les Chirurgiens, les Botaniftes, les Anatomiftes trouveront leur place dans cet ouvrage, de même que les Médecins. Nous n'oublierons point les Rois, les Princes, les Souverains Pontifes, les Cardinaux, les Evêques, les Archevêques, les Philofophes, les Savans de tout état, même les Femmes qui fe font appliquées à quelque partie de la Médecine, ou qui ont contribué à fon avancement.

Dans la partie hiftorique, nous rapporterons le nom & le furnom des différens perfonnages, les places qu'ils ont occupées, le jour, l'année, le lieu de leur naiffance, de leur mort, & de leur réception aux degrés ou à la maîtrife, la date de leur agrégation aux différentes Académies & de leur élevation aux Places ou aux Dignités ; les anecdotes intéreffantes qui leur font relatives, les honneurs dont on a récompenfé leurs talens ; enfin les monumens érigés à leur gloire.

Dans la partie littéraire & critique, nous donnerons le Catalogue de leurs ouvrages ; nous en indiquerons les différentes éditions ; nous en ferons connoître le plan & la diftribution ; nous établirons le jugement qu'on doit en porter ; nous donnerons un précis des fentimens & des découvertes des différens Auteurs.

Nous terminerons l'ouvrage par une Table particuliere de tous les ouvrages de Médecine, Anatomie, Chirurgie, Botanique, Chymie, qui ont paru jufqu'à nos jours. Nous fuivrons les différentes matieres par ordre alphabétique, & nous indiquerons les noms des Auteurs. Cette Table, qui fera l'objet d'un volume, ne peut qu'être fort utile : elle préfentera un tableau de tous les ouvrages qui ont paru fur chaque fujet ; on pourra, en cherchant le nom de chaque Auteur dans le corps de l'ouvrage, connoître ceux qui ont le mieux traité chaque matiere ; & dont les ouvrages peuvent être par conféquent plus utiles. Nous ferons enfuite une récapitulation de tous les Auteurs dont nous aurons parlé, & nous les préfenterons dans un ordre chronologique. Nous préfenterons de même un Tableau chronologique de tous les Auteurs qui ont traité quelque partie de l'Hiftoire de la Médecine, foit que leurs ouvrages foient directement relatifs à cette fcience, foit qu'ils roulent fur des objets différens. Quelques perfonnes fouhaiteroient que nous y joigniffions deux autres tableaux, dans lefquels les Auteurs feroient préfentés fuivant les pays où ils ont pris naiffance, & fuivant les Univerfités, Facultés, Colléges ou Communautés où ils ont été reçus au Doctorat, à l'Agrégation, à la Régence, ou à la Maîtrife. Nous remplirons peut-être leurs vues ; mais ce ne fera qu'après nous être affurés que ce plan fera agréable au plus grand nombre.

Nous devons prévenir le Public que nous avons puifé beaucoup de matériaux dans les Auteurs ; nous n'avons pas héfité à copier littéralement tout ce qui nous a paru digne de l'être : nous n'avons pas eu la vanité ridicule de vouloir que tout fût à nous ; la vie feroit trop courte pour une pareille entreprife. Nous avons encore connu la fupériorité des originaux que nous avons pris pour modeles : nous avons feulement cherché à faire un bon choix , & à apprécier ce qui mérite d'être mis fous les yeux du Public. Nous nous flattons qu'on ne nous blâmera pas de cette efpece de plagiat ; les Auteurs eux-mêmes, que nous aurons copiés , ne pourront nous en favoir aucun mauvais gré ; nous leur donnons par-là une preuve de l'eftime que nous avons pour leurs ouvrages , & fur-tout pour les morceaux que nous aurons choifis de préférence.

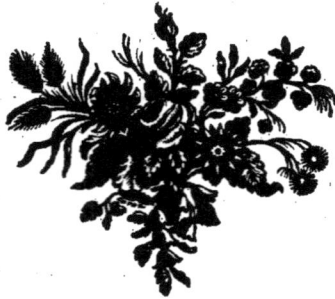

CATALOGUE

DES OUVRAGES QUE L'AUTEUR A CONSULTÉS,

Par ordre Alphabétique des noms d'Auteurs.

A

ABERCROMBIUS, (*David*) fur Academicus. *Amſtelodami , apud Wolffgang,* 1689 , *in-12.*

ADAM, [*Melchior*] Vitæ Medicorum Germanorum. *Heidelbergæ, apud Roſa ,* 1620, *in-8.* 1627, *in-8.*

ADANSON, (*Michel*) Familles des plantes. *A Paris , chez Vincent* 1763 , *in-8.* 2 *vol.* La préface contient un abrégé hiſtorique de la botanique, & eſt ſuivie d'un tableau chronologique des Auteurs de botanique.

ADVOCAT, (*l'Abbé l'*) Dictionnaire hiſtorique portatif des Grands Hommes. *A Paris , chez Didot,* 1752 , *in-8.* 2 *vol.*

AGOSTINO, (*François*) Catalogo di tutti li Scrittori Piemonteſi & altri di ſtati di Savoia. *A Turin,* 1614, *in-4.* ibid. *chez Carmagnola,* 1660 , *in-4.*

ALBERIC, (*Jean*) Catalogo breve de gl' illuſtri e famoſi Scrittori Venetiani. *A Boulogne , chez Roſſi ,* 1605 , *in-4.*

ALBERT , (*Salomon*) Oratio de medendi ſcientiâ , Profeſſoribus ejus & hiſtoriâ ætatum antiquiſſimarum , quibus illi claruêre , imprimis de rhaze. *Witteberga ,* 1590, *in-8.* avec les autres diſcours de l'Auteur.

ALBERTI, (*Michel*) Tentamen lexici realis, obſervationum medicarum & phyſico-medicarum , in uſum litteraturæ medicæ. *Halæ-Magdeb.* 1727 , 1731 , *in-4.* 2. *vol.*

═══ Diſſertatio de medicinæ apud Hebræos & Ægyptios conditione. *Halæ-Magdeb.* 1742 , *in-4.*

ALBIN , (*Bernard*) Oratio de ortu & progreſſu medicinæ. *Lugduni-Batav. apud Luchtmans ,* 1702 , *in-4.*

═══ Oratio de incrementis & ſtatu artis medicæ , ſæculi XVII. *Lugduni-Batav. apud Luchtmans ,* 1711 , *in-4.*

ALEMAND, (*Louis-Auguſte*) Secret de la médecine des Chinois. *A Grenoble,* 1671 , *in-12.*

ALEXANDRIN, (*Jules*) de medicinâ & Medico , dialogus , lib. V. diſtinctus, *Tiguri, apud Geſner ,* 1557 , *in-4.*

ALLATIUS ; (*Leonard*) Apes urbanæ , ſeu de viribus illuſtribus , qui ab anno 1630 , ad 1632 Romæ adfuerunt. *Romæ,* 1633 , *in-8.*

ALLARD, (*Gui*) Bibliothèque du Dauphiné , contenant les noms de ceux qui ſe ſont diſtingués par leur ſavoir dans cette Province , & le dénombrement de leurs ouvrages , depuis douze ſiécles. *A Grenoble , chez Gilibert,* 1680 , *in-12.*

ALMELOVEEN , (*Theodore-Janſſon ab*) Inventa nova-antiqua. *Amſtelodami, apud Janſſonio-Waeſbergios,* 1684 , *in-4.*

═══ Plagiariorum ſyllabus. *Amſtelodami ,* 1686 , *in-8.* avec les Opuſcules de l'Auteur.

ALPIN, (*Profper*) de medecinâ Ægyptiorum. *Lugduni-Batav. apud Bouteftein,* 1718, *in*-4.

AMELUNGIUS, (*Pierre*) Tractatus nobilis. *Lipfia, apud Apel & Lamberg,* 1607, 1608, *in*-8. 2 *vol.*

ANDRÆAS, (*Valerius*) Catalogus clarorum Hifpaniæ Scriptorum. *Moguntiæ, apud Lippium,* 1607, *in*-4.

== Imagines Doctorum virorum è variis gentibus. *Antuerpiæ,* 1611.

== Bibliotheca belgica. *Lovanii, apud Zegers,* 1643, *in*-4.

ANONIME, Icones clariffimorum Medicorum, &c. *Lugduni-Batav. apud Van-der-Aa, in-fol.* fans indication d'année.

== Nécrologe des Hommes célèbres de France, *depuis l'origine de cet ouvrage jufqu'à ce jour, in*-12. 9 *vol.*

== Differtation concernant la Chirurgie des accouchemens, tant fur fon origine, que fur les progrès qu'elle a faits en France jufqu'à préfent . . . . , *dans la continuation des mémoires de Littérature par le P. Defmoletz, tom.* III.

== Journal des Savans. . . . *depuis fon origine en* 1665, *jufqu'à ce jour, in*-4. 116 *vol.* & la table, 10 *vol.*

== Brema litteraria, hodiè vivens & florens. *Bremæ, apud Waffel,* 1708, *in*-8.

== Bibliothèque Angloife, ou Hiftoire littéraire de la Grande-Bretagne. *A Amfterdam, chez la veuve Marret, depuis* 1717, *jufqu'à* 1727, *in*-12. 15 vol. les cinq premiers font de la Roche.

== Critique de la Charlatannerie, divifée en plufieurs Difcours, en forme de Panégyriques, faits & prononcés par elle-même. *A Paris, chez la veuve Mergé,* 1726, 1727, *in*-8. 2 vol.

== Bibliothèque Britannique, ou Hiftoire des Ouvrages des Savans de la Grande-Bretagne. *A la Haye, chez de Hondt, depuis* 1733, *jufqu'à* 1747, *in*-8. 25 vol.

== Recherches critiques & hiftoriques fur l'origine, les divers états & les progrès de la Chirurgie en France. *A Paris, chez Ofmont,* 1744, *in*-4.

== Catalogus bibliothecæ Bofavianæ. *Lipfiæ, apud viduam Kriîfchii,* CIↃ IↃ CCLI, *in*-4.

== Abrégé chronologique de l'Hiftoire eccléfiaftique. *A Paris, chez Hériffant,* 1752, *in*-8. 2 vol.

== Journal encyclopédique, *depuis fon origine en* 1756, *jufqu'à ce jour, in*-12. 160 vol.

== Mémoires pour fervir à l'Hiftoire littéraire des dix-fept Provinces des Pays-Bas, de la Principauté de Liége, & de quelques Contrées voifines. *A Louvain, de l'Imprimerie Académique,* 1765, *in-fol.* 3 vol.

== La France Littéraire. *A Paris, chez la veuve Duchefne,* 1769, *in*-8. 2 vol.

== Nouveau Dictionnaire hiftorique, ou Hiftoire abrégée de tous les Hommes qui fe font fait un nom par le génie, les talens, les vertus, les erreurs. *A Paris, chez le Jay,* 1772. *in*-8. 6 vol.

ANTONIO, (*Nicolas*) Bibliotheca Scriptorum Hifpaniæ. *Romæ,* 1672, *in-fol.* 2 vol.

== Bibliotheca Hifpanica vetus. *Romæ,* 1696, *in-fol.*

APIN, (*Sigifmond Jacques*) Meditatio de incremento phyfices, per Medicos facto, 1720, *in*-8.

== De Reipublicæ Noribergenfis munificientiâ ergà litteras & litteratos, teftimoniis exterorum firmatâ. *Halæ-Suevorum*, 1729, *in-4*. Dans l'ouvrage de *Frédéric-Jacques Beyschlagius*, intitulé, *Sylloge variorum opusculorum.*

ARGELATI, (*Philippe*) Bibliotheca Scriptorum Mediolanensium. *Mediolani*, *in Ædibus Palatinis*, 1745, *in-fol.* 2 vol.

ARISIUS, (*François*) Cremona litterata. *A Parme*, *chez Pazzoni*, & *à Crémone*, *chez Ricchini*, 1705, 1741, *in-fol.* 3 vol.

ARTEDI, (*Pierre*) Bibliotheca ichtyologica. *Lugduni-Batav.* 1738, *in-8.*

ASTIUS, (*Jean-Guillaume*) Diatribe Historico-litteraria, exhibens succinctam Medicorum, medicævè historiæ delineationem. *Lipsiæ*, 1715, *in-8.*

ASTRUC, (*Jean*) Index chronologicus Auctorum, qui de lue venereâ, vel luis venereæ remediis scripserunt. . . . comprend les cinq derniers *Livres de son Traité* de morbis venereis, *imprimé à Paris*, *chez Cavelier*, 1740, *in-4.* 2 vol.

== Catalogue chronologique des Auteurs qui ont écrit sur les maladies des femmes, dans le quatrième volume de son *Traité* des maladies des femmes, *imprimé à Paris*, *chez Cavelier*, 1761, *in-12.* 6 vol.

== Histoire sommaire de l'Art d'accoucher... à la tête de son *Traité* de l'Art d'accoucher réduit à ses principes, *imprimé à Paris*, *chez Cavelier*, 1766, *in-12.*

== Mémoires pour servir à l'Histoire de la Faculté de Médecine de Montpellier. *A Paris*, *chez Cavelier*, 1767, *in-4.*

AZZOLINI, (*Isidore Ugurgieri*) le pompe sanesi, overo relazione delli huomini e donne illustri di Siena, &c. *A Pistoie*, *chez Fortunati*, 1649, *in-4.* 2 vol.

B.

BADUELLUS, (*Claude*) oratio de laudibus Artis medicæ. *Lugduni*, *apud Griph.* 1544.

BAILLET, (*Adrien*) Traité des Enfans célèbres par leurs études & par leurs écrits, avec les *Jugemens des Savans*, tome V. *Edition d'Amsterdam*, 1725, *in-4.*

BALÆUS, (*Jean*) Illustrium majoris Britanniæ Scriptorum summarium, à Japheto ad ann. 1548. *Basileæ*, *apud Oporinum*, 1559, *in-fol.*

BALDE, (*Jacques*) Medicinæ gloria per XII satyras asserta. *Monachii*, 1651, *in-12.*

BALDINGER (*Ernest Godefroi*) Biographien jetzlebender ærzte, &c. *A Jena*, *chez Hartung*, 1768, 1769, 1771, 3 vol.

BARBEU DU BOURG, (*Jacques*) Gazette d'Epidaure. *A Paris*, *chez Grangé*, 1761, 1762, 1763, *in-8.* 5 vol.

BARBOSA MACHADO, (*Diego*) Bibliotheca Lusitana historica, critica & chronologica, na qual se comprehende a noticia dos autores Portuguezes. *A Lisbone*, *chez Fonseca*, 1741, *in-fol.*

BARCKUSEN, (*Jean Conrad*) Historia medicinæ. *Amstelodami*, *apud Janssonio-Waesbergios*, 1710, *in-8.*

== De medicinæ origine & progressu. *Ultrajecti*, *apud Paddenburg*, 1723, *in-4.*

BARTHOLIN, (*Albert*) De scriptis Danorum, liber posthumus. *Hafniæ*, *apud Haubold*, 1666, *in-8.*

BARTHOLIN, (*Thomas*) Vitæ Medicorum Hafniensium. *Hafniæ*, *apud Haubold*, 1662, *in-8.* avec le *Cista Hafniensis.*

== De medicinâ Danorum domesticâ. *Hafniæ*, 1666, *in-8.*

== De medicis Poëtis, dissertatio. *Hafniæ*, *apud Paulli*, 1669, *in-8.*

BATTESIUS, (*Guillaume*) Vitæ felectorum aliquot virorum. *Londini*, 1681, *in-4.*

BAYER, (*Jean-Jacques*) Biographia Profefforum medicinæ, qui in Academiâ Altorfinâ unquam vixerunt. *Altorfii & Noribergæ*, apud *Tauber*, 1729, *in-4.*

== De meritis Germanorum in re medicâ. *Altorfii*, 1704.

== De longævitate Medicorum, differtatio epiftolaris. *Altorfii*, 1705, *in-4.*

BAYLE, (*Pierre*) Dictionnaire hiftorique & critique. *A Amfterdam*, 1734, & *les
années fuivantes*, *in-fol.* 5 vol. & *le fupplément*, 4 vol.

BECMANN (*Jean-Chrift.*) Memoranda. *Francofurti ad Oderam*, 1676, *in-4.*

BELLORIUS, (*Jean-Pierre*) Veterum illuftrium Philofophorum, Poëtarum, Rhe-
torum & Oratorum ex vetuftis numifmatis, gemmis, hermis, marmoribus,
aliifque antiquis monumentis defumptæ. *Romæ*, 1685, *in-fol.*

BENEDICTINS *de la Congrégation de Saint Maur*, Hiftoire littéraire de la France.
A Paris, 1733, à 1746, *in-4.* 7 vol.

BERNIER, (*Jean*) Effais de Médecine, où il eft traité de l'Hiftoire de la Médecine
& des Médecins. *A Paris*, *chez Langronne*, 1698, *in-4.*

== Supplément au Livre des Effais de Médecine, &c. *A Paris*, *chez Langronne*,
1691, *in-4.*

== Hiftoire chronologique de la Médecine & des Médecins. *A Paris*, *chez d'Houry
& Langronne*, 1695, *in-4.*

BEVERWICK, (*Jean*) Idea Medicinæ veterum. *Lugduni-Batav.* apud *Elzevir*,
1637, *in-8.*

BEUGHEM, (*Corneille a*) Bibliographia medica & phyfica. *Amftelodami*, apud
Janffonio-Waësbergios, 1681, *in-12.*

== Incunabula artis Typographiæ. *Amftelodami*, 1688, *in-12.*

== Syllabus recens exploratorum in re medicâ, phyficâ & chymicâ. *Amftelodami*,
apud *Janffonnio-Waësbergios*, 1646, *in-12.*

== Apparatus ad hiftoriam litterariam, noviffima variis confpectibus exhibendus.
Amftelodami, 1701, *in-12.*

BEYRUS, (*André*) Nomenclator Profefforum Senenfium. *Jenæ*, 1652. *in-12.*

BIDLOO, (*Godefroi*) Differtatio de antiquitate anatomes. *Lugduni-Batavorum*, apud
Elzevir, 1694, *in-4.*

BOERHAAVE, (*Herman*) De origine & progreffu chemiæ... C'eft la première
partie de fes Elémens de Chymie, imprimés à *Leide* en 1732, *in-4.*

BOERHAAVE, (*Abraham Kaau*) Declamatio Academica de gaudiis Alchemifta-
rum. *Lugduni-Batavorum*, 1738, *in-8.* avec fon ouvrage intitulé, *Perfpiratio
dicta Hippocrati*, &c.

BOISSARD, (*Jean-Jacques*) Bibliotheca chalcographica illuftrium, virtute, atque
eruditione, in totâ Europâ clariffimorum, virorum. *Francofurti*, 1597, 1599,
in-4. 4 vol.

BONTIUS, (*Jacques*) de medicinâ Indorum. *Lugduni-Batav.* apud *Ackium*, 1642,
in-12.

BORDEU, (*Théophile de*) Recherches fur quelques points d'Hiftoire de la Médecine,
qui peuvent avoir rapport à l'Arrêt du Parlement, concernant l'inoculation. *A
Liége*, 1764, *in-12.*

BOREL, (*Pierre*) Bibliotheca chymica. *Parifiis*, apud *Dumefnil & Jolly*, 1654,
in-12.

BORRICHIUS, (*Olaüs*) Differtatio de ortu & progreffu chemiæ, *Hafniæ*, apud
Goddichenium, 1668. *in-4.*

== Confpectus

== Confpectus præftantiorum Scriptorum latinæ linguæ. *Hafniæ* , *apud Erytropilum* , 1698. *in-4.*

== Hermetis Ægyptiorum & Chemicorum fapientia, ab Hermanni Conringii animadverfionibus vindicata. *Hafniæ* , 1675 , *in-4.*

== Confpectus Scriptorum Chimicorum illuftrium. *Hafniæ* , *apud Germann* , 1697 , *in-4.*

BOSCHIUS, (*Jean Lon.*) Oratio de optimo Medico & Medicinæ auctoribus , *avec les Difcours de l'Auteur.*

BOULAI, (*Cefar du*) Hiftoria Univerfitatis Parifienfis. *Parifiis, apud Noël,* 1665 , *in-fol.* 6 vol.

BRASSEUR , (*Philippe*) Bibliotheca Hannoniæ. *Montibus* , 1639 , *in-4.*

BRUCKER , (*Jacques*) Prolufio de Medicis Auguftanis, fæculo XVI celebribus. *Lipfiæ* , 1734 , *in-4.*

BRUCKMANN , (*François-Erneft*) Epiftolæ duæ de Medicis Viennenfibus, ann. 1723 , 1724 , 1725 , eorumque fcriptis Medicis , fcriptæ anno 1730..... *Inter ejufdem Epiftolas itinerarias* , *Wolfenb.* 1742 , *in-4.*

== Epiftolæ III , de fanctis Medicis..... *Ibid.*

BRUNSFELDS, (*Othon*) Catalogus illuftrium Medicorum, &c. *Argentorati, apud Schott*, 1530 , 1536 , *in-8.*

== Onomafticon Medicinæ. *Argentorati*, 1534 , *in-fol.*

BULLART , (*Ifaac*) Académie des Sciences & des Arts , contenant les Vies & les Eloges hiftoriques des Hommes illuftres. *A Paris* , 1682 , *in-fol.* 2 vol.

BUMALDI. (*Jean-Antoine*) Voyez *Ovide* MONTALBAN.

BURCKARD , (*Jean*) Medicus graviffimus , humanitatis ftudiorum vindex. *Wolffenb. apud Freytag*, 1716 , *in-8.*

BURGRAFF , (*Jean-Philippe*) Libitina ovans fatis Hygeiæ, feu de Artis medicæ & Medicorum præcipuis fatis , differtatio. *Francofurti, apud Zunner* , 1701 , *in-12.*

BUSCH , (*Laurent Von-den*) Oratio de incrementis medicinæ , feu præcipuis ac noviffimis hujus fæculi in arte medicâ inventis. *Eremæ, apud Brauer,* 1699 , *in-4.*

BZOVIUS , (*Abraham*) Nomenclatura fanctorum profeffione Medicorum. *Coloniæ* , *apud Hæredes Boetzem* , 1623 , *in-12.*

C

CADET , (*Antoine-Alexis*) Notes hiftoriques & critiques , ajourées au Catalogue des Auteurs de Chymie, de Spielmann...... *à la fuite de la traduction françoife des Inftituts de Chymie* , de Spielmann, *imprimée à Paris* , *chez Vincent* , 1770 , *in-12* , 2 vol.

CALMET , (*Dom Auguftin*) Differtation fur la Médecine & les Médecins des anciens Hébreux...... *dans fon Commentaire fur la Bible* , *tome V.*

== Bibliotheque Lorraine. *A Nancy* , *chez le Seure*, 1751 , *in-fol.*

CALVI , (*Donat*) Degli Scrittori Bergamafchi. *A Bergam·* , *chez Roffi* , 1764 , *in-4.*

CALVI , (*Jean*) De hodiernâ etrufcâ Clinice commentarius. *Florentiæ* , 1748.

CAMERARIUS , (*Joachim*) Catalogus librorum rei rufticæ & herbariæ , &c. *Norimbergæ* , 1596 , *in-8.* avec fes Œuvres *de re rufticâ.*

d

CANGE , (*Charles du Fresne du*) Gloffarium ad Scriptores mediæ & infimæ latinitatis. *Lutetiæ-Parisiorum* , 1678 , *in-fol.* 3 vol.

CARDAN , (*Jérôme*) Encomium Medicinæ. *Lugduni* , 1662 , *in-fol.* avec fes Œuvres , tome VI.

CARPZOVIUS , (*Chr. Benoît*) Differtatio de Medicis , ab Ecclefiâ pro fanctis habitis. *Lipfiæ* , 1709 , *in-4.*

CASELIUS , (*Jean*) Epiftola de Medicâ Arte præftantibus , ftudiis etiam fapientiæ claris , & aliis ingenii dotibus præditis , fæculi XVI viris. *Volffenb.* 1716 , *in-8.* avec l'ouvrage de Burckard , intitulé : *Medicus humanitatis ftudiorum vindex.*

CASTELLAN , (*Pierre*) Vitæ illuftrium Medicorum , qui toto orbe ad hæc ufque tempora floruerunt. *Antuerpiæ* , *apud Guill. à Tongris* , 1517 , *in-8.* & dans le *Thefaurus antiquitatum græcarum* , de *Gronovius* , tome X.

CASTRO , (*Pierre à*) Bibliotheca Medici eruditi. *Patavii* , *apud Pafquati* , 1654 , *in-12.*

CASIRI , (*Michel*) Bibliotheca Arabico-Hifpano-Efcurialenfis , &c. *Matriti* , *apud Perez de Soto* , 1760 , *in-fol.*

CELLARIUS , (*Salomon*) Origines & Antiquitates Medicæ. *Jenæ* , *apud Bielk* , 1700 , *in-8.*

CHAMPIER , (*Symphorien*) Tractatus de Medicinæ claris Scriptoribus. *Lugduni* , 1506 , *in-8.* avec quelques Opufcules de l'Auteur.

══ De origine & progreffu Medicinæ. *Neapoli* , 1689.

CHARITIUS , (*André*) Commentatio hiftorico-litteraria de viris eruditis , Gedani ortis. *Wittebergæ* , 1715 , *in-4.*

CHIOCCI , (*André*) De Collegii Veronenfis illuftribus Medicis & Philofophis , &c. Sectiones tres. *Veronæ* , *apud Tami* , 1623 , *in-4.* & *in Thefauro antiq. & Hift. Italiæ* , tome IX , part. VIII.

CHOMEL , (*Jean-Baptifte-Louis*) Effai hiftorique fur la Médecine en France. *A Paris* , *chez Lottin* , 1762 , *in-12.*

CLERC , (*Daniel le*) Hiftoire de la Médecine. *A Paris* , 1723 , *in-4.*

CLEYER , (*André*) Specimen Medicinæ Sinicæ. *Francofurti* , 1682 , *in-4.*

CLIFFTON , (*François*) Etat de la Médecine ancienne & moderne , *traduit de l'Anglois par l'Abbé des Fontaines. A Paris* , *chez Quillau* , 1742 , *in-8.*

CLOUCQUIUS , (*André*) Illuftris Academia , Lugduno-Batav. i. e. virorum clariffimorum Icones , elogia ac vitæ , qui eam fcriptis fuis illuftrarunt. *Lugduni-Batav.* 1612 , *in-4.*

COLONIA , (*N. de*) Hiftoire littéraire de la ville de Lyon , avec une Bibliotheque des Auteurs Lyonnois , &c. *A Lyon* , *chez Rigollet* , 1728 , 1730 , *in-4.* 2 volumes.

COLUMBIERE , l'Hiftoire des Hommes illuftres François. *A Paris* , 1667 , *in-8.*

CONRINGIUS , (*Herman*) Tractatus de Naturâ phyfices , ejufque auctoribus. *Helmftadii* , 1657 , *in-4.*

══ De hermeticâ medicinâ , libri II. *Helmftadii* , *apud Muller* , 1669 , *in-4.*

CONSTANTINUS , (*Robert*) Nomenclator infignium Scriptorum. *Parifiis* , 1555 , *in-8.*

CORTE , (*Barthelemi*) Notizie iftoriche intorno à Medici Scrittori Milanefi , e à principali ritrovamenti fatti in Medicina d'agl' Italiani. *A Milan* , *chez Malatefta* , 1718 , *in-4.*

COWPER , (*Guillaume*) Catalogue des ouvrages chymiques qui ont été écrits originairement, ou qu'on a traduits en Anglois. *A Londres*, 1672, 1675, *in-8.* écrit en Anglois.

CRASSUS, (*Laurent*) Elogii d'Huomini letterati. *A Venife*, 1666, 2 vol.

CROIX DU MAINE, (*François de la*) Bibliotheque, ou Catalogue de toute forte d'Auteurs qui ont écrit en François depuis 500 ans, &c. *A Paris, chez Langelier*, 1584, *in-fol.*

CZIVITTINGER, (*David*) Specimen Hungariæ litteratæ. *Francofurti & Lipfiæ, apud Kohlefium*, 1711, *in-4.*

D

DEVAUX, (*Jean*) Index funereus Chirurgorum Parifienfium. *Trivoltii*, 1714, *in-12.* inféré encore à la fuite des *Recherches fur l'origine de la Chirurgie*, imprimées à Paris, chez *Ofmont*, 1744, *in-4.*

DOERINGIUS, (*Michel*) Libri duo de Medicinâ & Medicis. *Gieffæ*, 1611, *in-8.*

DOUGLAS, (*Jacques*) Bibliographiæ Anatomicæ fpecimen. *Lugduni-Batav. apud Langerak*, 1734, *in-8.*

DRAUDIUS, (*George*) Bibliotheca claffica, fivè Catalogus officinalis, &c. *Francofurti, apud Saurium*, 1611, *in-4.*

DUVAL, (*Guillaume*) Hiftoria Monogramma, five pinctura linearis fanctorum Medicorum & Medicarum. Adjectum eft auctarium de Sanctis, præfertim Galliæ, qui ægris opitulantur. Item difgreffiuncula de plantis nomenclaturæ fanctioris. *Parifiis, apud Viduam Blageart*, 1643, *in-4.*

== Le College de France, ou Inftitution, Etabliffement & Catalogue des Lecteurs & Profeffeurs ordinaires du Roi, &c. *A Paris, chez Bouillette*, 1644, *in-4.*

E

ELOY, (*Nicolas-François-Jofeph*) Dictionnaire hiftorique de la Médecine. *A Liége*, 1752, *in-8.* 2 vol.

ERASME, (*Didier*) De laude Artis Medicæ, declamatio. *Lugduni-Batav.* 1703, *in-fol.* avec les Œuvres de l'Auteur, tome I.

ERK, (*Chriftophe Alb.*) Programma de Medicis Atheis : fcriptum A. 1743..... In Joh. Gottl. Biderman. *Select. Scholaft. t.* I.

ERNDL, (*Chrift. Henri*) Differtatio de ufu Hiftoriæ naturalis exotico - geographicæ in Medicinâ. *Lipfiæ*, 1700, *in-4.*

F

FABRICIUS, (*Jean Alb.*) Bibliotheca latina vetus. *Hamburgi, apud Schiller & Kifner*, 1721, 1722, *in-8.* 3 vol.

== Confpectus thefauri litterarii Italiæ. *Hamburgi, apud Brandt*, 1730, *in-8.*

== Bibliotheca latina mediæ & infimæ ætatis. *Hamburgi, apud Bohn*, 1746, *in-8.* 6 volumes.

FETTER, (*Joachim*) Cygnum quafi modo genitum. *Lipfiæ*, 1686, *in-4.*

FEUDIUS, (*Michel*) Oratio de dignitate & utilitare Artis Medicæ. . . . . . *Inter* Melanchtonis declamationes. ſerveſtæ , 1586, *in-8.* tome IV.

FOGEL , (*Charles-Jean*) Bibliotheca Hamburgenſis ɪr partita, nempè theologico-medico-philoſophica. *Hamburgi, apud Brauſold* , 1732, *in-4.*

== Bibliotheca Hamburgenſium eruditione & ſcriptis clarorum. *Hamburgi, apud Koënig* , 1738, *in-4.*

FOPPENS , (*Jean - François*) Bibliotheca Belgica. *Bruxellis, apud Foppens*, 1739, *in-4.* 2 vol.

FRANÇOIS , (*N. le*) Réflexions critiques ſur la Médecine. *A Paris* , 1714, *in-12* 2 vol.

FRANCUS, (*George*) Epiſtola de Medicis Philologicis. *Wittebergæ* , 1691 , *in-4.*

== Programma de ſtudii botanici præſtantiâ & cultoribus. *Heidelbergæ*, 1679, *in - 4.*

FRANK DE FRANKENEAU , (*George*) Bona nova Anatomica , ſeu proluſio de noviter inventis per Anatomicorum diligentiam. . . . . . Scripta a. 1680. . . . *Lipſiæ*, 1722, *in-8.* avec les Œuvres de Médecine de l'Auteur.

FREHER , (*Paul*) Theatrum virorum eruditione clarorum, in quo vitæ & ſcripta Theologorum , Jureconſultorum , medicorum , &c. repræſentantur. *Noribergæ*, *apud Knorʒium* , 1688, *in-fol.* 2 vol.

FREIND , (*Jean*) Hiſtoire de la Médecine, depuis Galien juſqu'au ſeizieme ſiècle . . . . . traduite de l'Anglois par Coulet. . . . . *A Leide* , 1727, *in-4.*

FRISIUS , (*Jean-Jacques*) Epitome Bibliothecæ Geſneri , per Simlerum auɗa & locupletata. *Tiguri* , 1583, *in-fol.*

FRITSCH , (*Jean-Chriſt.*) Theologiſche , Juriſtiche, Mediciniſche , and Phiſicaliſche Geſchichte. *A Leipſic* , 1730, 1734, *in-4.* 5 vol.

FUCHSIUS , (*Remacle*) Illuſtrium Medicorum , qui ſuperiori ſæculo floruerunt ac ſcripſerunt ,ˈvitæ. *Pariſiis, apud Gromors* , 1541 , *in-8.*

FUNCCIUS , (*Jean-Nicolas*) De præſtantiâ Artis Medicæ , differtatio. *Lemgoviæ*, 1746, *in-8.* avec ſes Differtations académiques.

== Publica illuſtris Erneſtinæ Rintelienſium Academiæ Bibliotheca. *Rintelii*, 1733, *in-4.*

FURSTENAY , ˈ(*Jean-Herman*) Differtatio de morbis Medicorum. *Rintelii*, 1732, *in-4.*

G

GALLUS , (*Paſchal*) Bibliotheca Medica. *Baſileæ, apud Veldkirch*, 1590, *in-8.*

GERET , (*Jean-George*) De nævis Medicorum theologis, differtatio. *Wiſſenb. Noric.* 1728, *in-4.*

GESNER , (*Conrad*) Bibliotheca univerſalis. *Tiguri , apud Froſchoverum*, 1545, *in-fol.* 4 vol.

== Catalogus Auɗorum, qui Galeni libros illuſtrarunt. *Dans l'édition des Œuvres de* Galien ,faite par Froben en 1562.

GIMMA , (*Hyacinthe*) Idea della Storia dell' Italia letterata. *A Naples , cheʒ Felix Moſca* , 1723 , *in-4.* 2 vol.

GOELICKE , (*André Ottomar*) Hiſtoria Chirurgiæ antiqua & recentior. *Halæ-Magdeb.* apud Rangerium , 1713 ,*in-8.*

== Hiſtoria Anatomiæ nova , æquè ac antiqua. *Halæ-Magdeb.* 1713, *in-8.* *Francoſurti, apud Conradum* , 1738, *in-4.*

— Hiſtoria Medicinæ univerſalis. *Francofurti*, 1717, 1720; *in*-8.

— Introductio in Hiſtoriam litterariam Scriptorum, qui Medicinam Forenſem commentariis ſuis illuſtrarunt. *Francofurti, apud Conradum*, 1723, *in*-4.

GOLDNER, (*George-Louis*) De Medicorum dignitate, & ſpeciatim de titulo Senatoris, olim illis tributo, programma. *Geræ*, 1712, *in*-4.

— Prodromus Bibliothecæ ſelectæ. *Geræ*, 1716, 1717, *in*-4. Le troiſieme ordre comprend les Médecins.

GORIS, (*Bernard*) Medicina contempta propter ignorantiam Medicorum, diſcurſus brevis. *Lugduni-Batavorum, apud Defwart*, 1700, *in*-4.

GOUJET, (*l'Abbé Claude-Pierre*) Mémoires hiſtoriques & littéraires ſur le College Royal de France. *A Paris, chez Lottin*, 1758, *in*-4.

GRATAROLE, (*Guillaume*) Veræ Alchymiæ Scriptores. *Baſilea*, 1561, *in-fol*.

GRIENWALDT, (*François-Joſeph*) Album Bavariæ Iatricæ, ſeu Catalogus celebrium aliquot Medicorum, qui ſuis in Bavariâ ſcriptis exornarunt ab anno 1450, quo Boïca Schola fundata quidem, at primùm anno 1472, publicata fuit, in hodiernam uſque lucem. *Monachii, apud Redlin*, 1733, *in-8*.

GRUNER, (*Chr. Alb. Gottlieb*) Diſſertatio Epiſtolica, quâ conſilium Bibliothecæ Phyſiologicæ hiſtorico – litterariæ conſcribendæ aperit. *Altorfii*, 1747, *in*-4.

GUGLIELMINI, (*Joſeph-Ferdinand*) De claris Bononiæ Anatomicis. *Bononiæ*, 1735, *in*-4.

GUNTHIER D'ANDERNACH, (*Jean*) De Medicinâ veteri & novâ, commentarii duo. *Baſileæ*, 1571, *in-fol*.

H.

HAHNIUS, (*Jean-Godefroi*) Diſſertatio hiſtorico-philologica de Medicinâ Germanorum veterum. *Lipſiæ*, 1717, *in*-4.

HALLER, (*Albert de*) Bibliotheca Botanica. *Tiguri, apud Orell, Geſner & Fuesſti*, 1771, 1772, *in*-4. 2 volumes.

= Bibliotheca anatomica. *Lugduni-Batav. apud Haakium*, 1774, *in*-4. 2 vol.

= Bibliotheca chirurgica. *Bernæ*, 1775, *in*-4. 2 vol.

= Catalogus editionum librorum, quibus Auctor in hoc opere (*Phyſiologiá*) uſus eſt; *à la ſuite du huitieme volume de ſa Phyſiologie*. *Bernæ*, 1766, *in*-4.

HALEVORD, (*Jean*) Bibliotheca curioſa. *Regio-Montani & Francoſurti*, 1676, *in* - 4.

HANDORFF, (*Jean*) Encomium Erfortianum. *Erfurti*, 1651, *in*-4.

HARTMANN, (*Philippe - Jacques*) Diſquiſitiones hiſtoricæ de re anatomicâ veterum. *Regiomonti, apud Reuſnerum*, 1693, *in*-4.

HARTZEIM, (*Joſeph*) Bibliotheca Colonienſis. *Coloniæ, apud Odendal*, 1747, *in-folio*.

HAZON, (*Jacques-Albert*) Eloge hiſtorique de l'Univerſité de Paris. *A Paris, chez Lottin*, 1758, *in*-4. traduit du latin.

— Eloge hiſtorique de la Faculté de Médecine de Paris. *A Paris, chez Butard*, 1773, *in*-4. traduit du latin.

HEBENSTREIT, (*Jean-George*) Programma de Medicis Archiatris & Profeſſoribus. *Lipſiæ*, 1747, *in*-4.

HEINZIUS, (*Jean-George*) Commentatio de incrementis Botanicæ contemplationis muſcorum. *Gottingæ*, 1747, *in*-4.

HEISTER, (*El. Frédéric*) Apologia pro Medicis. *Amflelodami, apud Janffonio-Waefbergios*, 1736, *in-8*.

HEISTER, (*Laurent*) De incrementis Anatomiæ fæculi XVIII, oratio, cum programmate de inventis anatomicis hujus fæculi, dicta Helmftadii, 1720. *Wolffenb. apud Viduam Freytag*, 1720, *in-8*.

══ Differtatio de Medicinæ fectæ empiricæ, veteris atque hodiernæ diverfitate. *Helmftadii*, 1741, *in-4*.

HERBELOT, Bibliotheque Orientale. *A Paris*, 1697, *in-fol*.

HOOGSTRATEN, (*David Van*) Differtatio epiftolica de hodierno Medicinæ ftatu. *Dordrechti, apud Hoogftraten*, 1683, *in-8*.

I

IMBONICUS, (*Jofeph*) Chronicon tragicum, fivè de eventibus principum virorum illuftrium, &c. *Romæ*, 1699, *in-4*.

IMPERIALIS, (*Jean*) Mufæum hiftoricum & Phyficum. *Venetiis*, 1640, *in-4*.

J

JACOB, (*Louis*) De claris Scriptoribus Cabilonenfibus, libri tres. *Parifiis, apud Cramoify*, 1652, *in-4*.

JACOBILLI, (*Louis*) Bibliotheca Umbriæ. *Fulginiæ, apud Altekium*, 1658, *in-4*.

JAMES, Dictionnaire univerfel de Médecine. *A Paris, chez Briaffon, David & Durand*, 1746, *in-fol*. 6 vol. traduit de l'Anglois par *Diderot, Eidoux*, &c.

JARDIN, (*N. du*) Hiftoire de la Chirurgie. *A Paris, de l'Imprim. Royale*, 1774, *in-4*.

JESSEN A JESSEN, (*Jean*) De origine & progreffu Medicinæ, programma. *Witteberga, apud Craton*, 1600, *in-4*.

JOVE, (*Paul*) Vitæ virorum illuftrium. *Bafileæ*, 1578, *in-fol*.

══ Elogia virorum litteris illuftrium. *Bafileæ*, 1597, *in-fol*.

══ Delle Iftorie del foi tempe, & Supplem. G. Rufcell. *A Venife*, 1608, *in-4*. 2 volumes.

JOURNAL DE MEDECINE. *A Paris, chez Vincent, depuis fon origine jufqu'à ce jour*, *in-12*. 45 volumes.

JUSTUS, (*Wolffgang*) Chronologia omnium illuftrium Medicorum, tam veterum, quàm recentiorum. *Francofurti, apud Eichorn*, 1556, *in-8*.

K

KESTNER, (*Chriftien-Guillaume*) Bibliotheca Medica, optimorum per fingulas Medicinæ partes Auctorum delectu circumfcripta. *Jenæ, apud Amonem*, 1746, *in-8*. 2 volumes.

KIRSTENIUS, (*Jean-Jacques*) De Phyfiologiæ ortu & progreffu, programma. *Altorfii*, 1737, *in-4*.

KLOSE, (*Frédéric-Guillaume*) De ufu Phyficæ in Medicinâ. *Lipfiæ*, 1696, *in-4*.

KNOLLE, (*Frédéric*) Differtatio de Artis Obftetriciæ Hiftoriâ. *Argentorati, in-4*, fans indication d'année.

KONIGIUS, (*Reinh.*) Oratio de Academiis Europæis. *Rindelii*, 1642, *in-4*.

KUSTER , (*George-Godefroi*) Marchiæ litteratæ fpecimen. *Berolini* , 1740, 1749 , *in-4.*

L

LABBE, (*Philippe*) Elogium chronologicum clariff. Galeni. *Parifiis*, 1660.

━ Thefaurus Epitaphiorum. *Parifiis*, 1666, *in-8.*

━ Bibliotheca Bibliothecarum. *Rhotomagi*, 1672 , *in-8.*

LAMOTTE , (*Charles*) Effay upon the ftate and condition of Phyficians among the antients. *A Londres, chez Motte*, 1728, *in-8.*

LANGIUS , (*Chriftien-Jean*) Hiftoria Medica. *Lipfiæ* , 1704, *in-fol.* avec les Œuvres de l'Auteur.

LANNOIUS , (*Jean*) Academia Parifienfis illuftrata. *Parifiis*, 1682, 2 vol.

LEEMPOEL, (*François Van*) Anatomiæ origo , progreffus & Scriptores. *Lugduni-Batav.* 1725 , *in-4.*

LELONG, (*Jacques*) De Scriptoribus Hiftoriæ naturalis Galliæ. *Tiguri , apud Bodmer* , 1716, *in-8.* à la fuite de la *Bibliotheca Scriptorum Hiftoriæ naturalis* de *Scheuczer.*

LENGLET DU FRESNOY , (*Nicolas*) Catalogue raifonné des Ecrivains de Chymie. *A la Haye ,* 1742, *in-12.* dans le troifieme tome de fon *Hiftoire de la Philofophie hermétique.*

━ Hiftoire de la Philofophie hermétique. *A la Haye, chez Goffe*, 1742 , *in-12.* 5 volumes.

LIND , Catalogue des Auteurs qui ont écrit fur le fcorbut ; *il fait le fecond volume ou la troifieme partie de fon* Traité du fcorbut, *imprimé à Paris , chez Ganeau* , 1756, *in-12.* traduit de l'Anglois.

LINDEN, (*J. Antoine Van-der-*) De fcriptis Medicis. *Lugduni-Batav.* 1637 , *in-8.* *Amftelodami* , 1651 , *in-8.*

LINDINGER , (*J. Simon*) De veterum Hebræorum Arte Medicâ. *Zervefta* , apud *Zimmermann* , 1773.

LINNÉ , (*Charles*) Bibliotheca Botanica. *Amftelodami , apud Schouten* , 1736 , *in - 8.*

LIPPENIUS , (*Martin*) Bibliotheca realis Medica. *Francofurti , apud Fridericum* , 1679, *in-folio.*

LIRON, (*Dom Jean*) Bibliotheque générale des Auteurs de France : premiere partie, livre premier , contenant la Bibliotheque Chartraine. *A Paris , chez Michel* , 1719 , *in-4.*

LISCHWITZ , (*Jean-Chriftophe*) Programma de veterum in re herbariâ diligentiâ & ad noftrum ufquè ævum Boranices incrementis. *Lipfiæ* , 1724, *in-4.*

LOESCHER , (*Martin-Guillaume*) Differtatio de Medicorum meritis in Auguft. confeffionem. *Witteberga* , 1730, *in-4.*

LOESCHER, (*Valent. Erneft*) Medici infignes humanitatis ftudiorum vindices , quorum decas ex Hiftoriâ litterariâ fiftitur. *Dresdæ* , 1736, *in-4.*

━ Decas altera. *Dresdæ* , 1737 , *in-4.*

LOHNEISIUS , (*Bartholin*) Series rectorum Erfurtenfium. *Erfurti*, 1614, *in-4.*

M

MACKENSIE , (*J.*) Des Auteurs qui ont écrit fur les alimens. *Ce Catalogue fait les treize derniers chapitres de la premiere partie de son* Histoire de la santé & de l'art de la conserver, *imprimée à la Haye,* (*Paris, chez Périsse,*) 1761, *in-12.* traduit de l'Anglois.

MAFFEI, (*Scipion*) Istoria letteraria di Verona. *A Verone,* 1733, *in-fol.* avec son ouvrage, intitulé, *Verona illustrata.*

MAJOR, (*Jean-Daniel*) Summaria Medicinæ Biblicæ. *Kiliæ,* 1672.

MALINKROT, (*Bernarda*) De ortu & progressu Artis Typographicæ. *Coloniæ, Agripp.* 1648, *in-4.*

MANDOSIUS, (*Prosper*) Bibliotheca Romana. *Romæ, apud Lazzaris,* 1682, 1692, *in-4.* 2 volumes.

== Θέατρον, in quo maximorum Christiani orbis Pontificum Archiatros spectandos exhibet. *Romæ, apud Lazzaris,* 1696, *in-4.*

MANGET, (*Jacques*) Bibliotheca Scriptorum Medicorum. *Genevæ, apud Perachon & Cramer,* 1731, *in-fol.* 4 volumes.

MAPLETAFT, (*Jean*) Prælectiones tres de origine & progressu Artis Medicæ. On les trouve dans *l'Appendice d'un livre imprimé à Londres,* 1740, *in-fol.* sous le titre de the lives of the Professors of Gresham College.

MARCILLO, (*Emanuel*) Crisi de Catalunya, hecha por las Naciones estrangeras. *A Barcelonne, chez Mathevats,* 1685, *in-4.*

MARTHE, (*Scevole de Sainte-*) Eloge des Hommes illustres, qui, depuis un siecle, ont fleuri en France dans la profession des lettres. *A Paris, chez Sommaville & Courbé,* 1644, *in-4.* de la traduction Françoise de *Colletet.*

MATANI, (*Antoine*) De anevrismatis præcordiorum morbis animadversiones. *Liburni, apud Fantechi,* 1761. La Préface renferme un Abrégé historique de la Médecine & de la Chirurgie.

MATHIAS ou MATHIÆ, (*George*) Conspectus Historiæ Medicorum Chronologicus, in usum prælectionum Academicarum confectus. *Gottingæ, apud Viduam Van-den-Hoeck,* 1761, *in-8.*

MATTHÆUS, (*Jean*) De inventis & inventoribus. *Parisiis,* 1520.

MEAD, (*Richard*) Oratio anniversaria Harveiana, habita, an, 1723, de honoribus Medicorum. *Dans les Œuvres de l'Auteur.*

== Dissertatio de nummis quibusdam Smirnæis in honorem Medicorum percussis. *ibid.*

MEIBOM, (*Jean-Henri*) De Medicorum Historiâ scribendâ, epistola. *Helmstadii,* 1669, *in-4.*

MELANCHTON, (*Philippe*) Orationes duæ in laudem Artis Medicæ, & una contra Medicos empiricos. *Argentorati,* 1541, *in-4.* avec les autres Discours de l'Auteur.

MENTEL, (*Jacques*) De verâ Typographiæ origine. *Parisiis,* 1650, *in-4.*

MENZINI, (*Benoît*) De litteratorum hominum invidiâ, liber. *Florentiæ, apud de Bonardis & de Lutis,* 1675, *in-8.*

MERCKLIN, (*George-Abraham*) Lindenius renovatus, sive J. Ant. Van-der-Linden de scriptis Medicis libri duo, continuati. *Norimbergæ,* 1686, *in-4.*

MEURSIUS, (*Jean*) Athenæ Batavæ, sive de urbe Leidendi in Academiâ, virisque claris, qui utramque ingenio suo, atque scriptis illustrarunt, libri duo. *Lugduni-Batav. apud Cloucquium & Elzevir,* 1625, *in-4.*

== Icones, elogia ac vitæ Professorum Lugdunensium apud Batavos. *Lugduni-Batav.* 1617, *in-4.*

MIDDLETON,

MIDDLETON, (*Conyers*) Differtatio de Medicorum , apud Veteres Romanos degentium, conditione. *Cantabrigiæ*, 1726 , *in-4.*

MILICH, (*Jacques*) Oratio de Arte Medicâ. *Servestæ*, 1586 , *in-8.* avec les Difcours de *Melanchton.*

MIRÆUS, (*Aubert*) Elogia Belgica. *Antuerpiæ, apud Martinium,* 1609 , *in-4.*

MOEHZEN, (*Jean-Charles-Guillaume*) Colle&ion de portraits des Médecins les plus célebres, avec différentes notices fur l'Hiftoire de la Médecine & des Arts. *A Berlin, che* Himbourg, 1771 , *in-4.* en Allemand.

== Defcription d'un Médailler de Berlin , & particulierement des Médailles frappées en l'honneur des Médecins célebres. *A Berlin, che* Decker , 1773 , en Allemand.

==De Medicis equeftri dignitate ornatis. *Berolini, apud Joannem Georgium Boffe,* *in-4,* fans indication d'année.

== De verâ felicitate è ftudio & exercitio Artis Medicæ capiendâ , Philofopho æquè ac Chriftiano dignâ , *avec le précédent.*

MOLANUS, (*Jean*) Diarium Ecclefiafticum Medicorum. *Lovanii,* 1595 , *in-8.*

MOLLER *ou* MOELLER, (*Jean*) Cimbriæ litteratorum prodromus. *Slefwich,* 1687 , *in-4.*

== Cimbria litterata , five Hiftoria Scriptorum Ducatûs utriufque Slevienenfis & Holfatici litteraria. *Hafniæ,* 1744, *in-fol.* 3 vol.

MONGITOR , (*Antoine*) Bibliotheca Sicula. *A Palerme, che* Bua & Filicella, 1707, *in-fol.* 2 vol.

MONTALBAN , (*Ovide*) Bibliotheca Botanica. *Hagæ-Comitis, apud Neaulme* , 1741 , *in-4.* fous le nom de *Jean-Antoine Bumaldi.*

MONTY, (*Jerôme de*) De re medicâ. *Lugduni , apud Trecfel ,* 1534, *in-8.*

MORERI, (*Louis*) Di&ionnaire hiftorique. *A Paris ,* 1759, *in-fol.* 10 volumes.

MOSER *ou* MOESER, (*Balthafar*) Vitæ Medicorum San&orum , *avec l'ouvrage fuivant.*

== Quadriga Medicorum triumphans. *Coloniæ ,* 1615, *in-12.*

N

NAUDÉ , (*Gabriel*) De antiquitate & dignitate Scholæ Medicæ Parifienfis. *Parifiis ,* 1628, *in-8.*

NEANDER , (*Jean*) Antiquiffimæ & nobiliffimæ Medicinæ natalitia, Se&æ, earumque Placita. *Bremæ , apud Weffelium,* 1623 , *in-4.*

NEGLI, (*Jules*) Iftoria degli Scrittori Florentini. *A Ferrare, che* Pomatelli , 1722, *in-fol.*

NICODEMO , (*Léonard*) Addizioni copiofe alla Bibliotheca Napoletana di Nicolao Toppi. *A Naples, che* Caftaldo , 1683 , *in-fol.*

NORTHCOTE , A concife Hiftory of Anatomy. *A Londres , che* Evans, 1772 , *in-8.*

O

OLIVEYRA . (*le Chevalier d'*) Mémoires hiftoriques , politiques & littéraires , concernant le Portugal & toutes fes dépendances , avec la Bibliothéque des Ecrivains & des Hiftoriens de ces Etats. *A la Haye, che* Moutjens, 1743 , *in-8.* 2 volumes.

ONOMEISIUS, (*Henri*) Gloria Academiæ Altorfinæ. *Altorfii*, 1683, *in-4*.

OSMOND, (*J. B. L.*) Dictionnaire typographique, hiſtorique & critique des livres rares. *A Paris*, 1768, *in-8*. 2 volumes.

P

PANELLI, d'Aquaviva, (*Jean*) Memorie de gli nomini illuſtri e chiari in Medicina del Piceno, o ſia della Marca d'Ancona. *A Aſcoli*, *chez Ricci*, 1759, *in-8*. 2 volumes.

PAPADOPOLI, (*Nicolas Comnene*) Hiſtoria Gymnaſii Pataviani. *Veneiiis*, 1726.

PAPILLON, (*l'Abbé*) Bibliotheque des Auteurs de Bourgogne. *A Dijon*, *chez Marteret*, 1742, *in-fol*. 2 vol.

PARISIENSIS, Medicinæ Facultatis ritus, uſus & conſuetudines. *Pariſiis*, 1751, *in-12*.

PATIN, (*Charles*) Lycæum Patavinum, ſive icones & vitæ Profeſſorum Patavii, anno 1682, publicè docentium. *Patavii*, 1682, *in-4*.

PAULLI, (*Simon*) De Anatomiæ ortu, progreſſu, præſtantiâ & utilitate. *Francofurti, apud Oehrling*, 1683, *in-4*.

PAUVINUS, (*Onuphre*) Urbis Veronæ viri Docti. *Veronæ*, 1626, *in-4*.

PEREGRINUS, (*A. S.*) Hiſpaniæ Bibliotheca. *Francofurti, apud Marnium*, 1608, *in-4*.

PERRAULT, (*Charles*) Parallele des Anciens & des Modernes. *A Paris*, 1693, 2 volumes.

PEUCER, (*Gaſpard*) Oratio de dignitate Artis Medicæ, habita, an. 1562. *Wittebergæ*, 1590, *in-8*. avec les Diſcours de *Melanchton*.

PHILOSOPHE INCONNU DE COUTANCES. Traité de l'origine, des progrès & de l'état préſent de la Médecine..... *Dans l'extraordinaire du Mercure Galant*, 1681, *tome XV*.

PICINELLO, (*Philippe*) Ateneo de i letterati Milaneſi. *A Milan*, *chez Vigone*, 1670, *in-4*.

PISTORIUS, (*Joſeph*) Collectio Scriptorum Hiſpanicorum. *Francofurti*, 1606, *in-fol*.

PITSEUS, (*Jean*) De illuſtribus Angliæ Scriptoribus. *Pariſiis*, 1649, *in-4*.

PLATNER, (*Jean-Zacharie*) Relatio de machinis chirurgicis noviſſimè inventis.... *In actis eruditorum menſis Auguſti, an.* 1729.

— De arte obſtetriciâ veterum, proluſio. *Lipſiæ*, 1735, *in-4*. & *ibid*. 1749, *in-4*. avec les Opuſcules de l'Auteur.

— De magno Hundt, tabularum anatomicarum Auctore, proluſio. *Lipſiæ*, 1734, *in-4*. & *ibid*. 1749, *in-4*. avec les Opuſcules de l'Auteur.

— De grato animo Medicorum, proluſio. *Lipſiæ*, 1747, *in-8*. & *ibid*. 1749, *in-4*. avec les Opuſcules de l'Auteur.

— Programma de Chirurgiâ Artis Medicæ parente. *Lipſiæ*, 1721, *in-4*. & *ibid*. 1749, *in-4*. avec les Opuſcules de l'Auteur.

POCCIANTIUS, (*Michel*) Catalogus Scriptorum Florentinorum. *Florentiæ*, *apud Juntam*, 1589, *in-4*.

PORTAL, (*Antoine*) Hiſtoire de l'Anatomie & de la Chirurgie. *A Paris*, *chez Didot*, 1770, *in-8*. 6 volumes.

PORTESIUS , (*Jean*) Oratio de laudibus Medicinæ. *Parisiis*, 1550 , *in-8.*

POSSEVINUS , (*Antoine*) Bibliotheca felecta. *Venetiis* , 1603 , *in-4.*

Q

QUENSTED , (*Jean-André*) Dialogus de Patriis virorum doctorum. *Witte-berga* , 1654 ; *in-4.*

R

RAGUSA , (*Jérôme*) Siciliæ Bibliotheca vetus. *Romæ , apud Bernabo* , 1700 , *in-4.*

RAUGON , (*Martin*) Colberga Togata. *Colleberga* , 1668 , *in-4.*

REINHARD , (*Michel-Henri*) De Medicinæ originibus facris , differtatio. *Tor-gaviæ* , 1736 , *in-4.*

RESENIUS , (*Pierre-Jean*) Infcriptiones Hafnienfes. *Hafniæ* , 1661 , *in-4.*

REVIUS , (*Jacques*) Davendria illuftrata. *Lugduni-Batav.* 1661 , *in-4.*

RICCHI , (*Antoine*) Teatro degli nomini illuftri nelle arme , lettere e dignita , che florirono nel regno antichiffimo de' volfci , exiftente nel lazio , parte dell' Italia. *A Rome , chez Ercole* , 1721 , *in-4.*

RICCOBONI , (*Antoine*) De Gymnafio Patavino , commentarii. *Patavii* , 1598 , *in-4.*

RICHTER , (*George - Godefroi*) Differtatio de eruditorum invidiâ. *Lipfiæ* , 1703 , *in-4.*

RIOLAN , (*Jean*) Curieufes Recherches fur les Ecoles en Médecine de Paris & de Montpellier. *A Paris* , 1651 , *in-8.*

ROBERG , (*Laurent*) De inventis fæculi Anatomicis. *Upfaliæ* , 1700 , *in-4.*

RODRIGUEZ , (*Jofeph*) Bibliotheca Valentina , y catalogo de los infignes efcri-tores naturales de la ciudat y regno de Valencia. *A Valence* , 1730 , *in-fol.*

ROHR , (*Julien-Bernard Von*) Phyficalifche Bibliothec , &c. *A Leipfic , chez Martini* , 1724 , *in-8.*

ROLOTIUS , (*Jean*) De Profefforibus Academicis. *Holmiæ* , 1598 , *in-4.*

ROSSOTUS , (*André*) Syllabus Scriptorum Pedemontii. *Monteregali , apud Giflandi* , 1657 , *in-4.*

ROTHSCHOLTZIUS , (*Frédéric*) Catalogus rariorum librorum & manufcrip-torum magico-cabaliftico-chymicorum. *Herrenftadii* , 1732 , *in-8.*

ROUX. *Voyez* JOURNAL DE MÉDECINE.

RANGIUS , (*Adolphe-Henri*) Oratio de fatis & mutationibus , quibus obnoxia fuit Ars Medica. *Bremæ , apud Brauer* , 1716 , *in-4.*

S

SAMBUCUS , (*Jean*) Veterum aliquot ac recentiorum Medicorum , Philofo-phorumque icones , cum eorum elogiis. *Antuerpiæ* , 1574 , *in-fol.* 1603 , *in-fol.*

SANDER , (*Antoine*) De Brugenfibus eruditionis famâ claris , libri duo. *An-tuerpiæ , apud à Tongris* , 1624 , *in-4.*

= De Scriptoribus Flandriæ , libri tres. *Antuerpiæ , apud à Tongris* , 1624 , *in-4.*

= De Gandavenfibus eruditionis famâ claris , libri tres. *Antuerpiæ , apud à Ton-gris* , 1624 , *in-4.*

SCHENCKIUS, (*Jean-George*) Biblia Iatrica, feu Bibliotheca Medica, &c. *Francofurti, apud Spiefs*, 1609, *in-8*.

SCHEUCZER, (*Jean-Jacques*) Bibliotheca Scriptorum Hiftoriæ naturali infervientium. *Tiguri, apud Bodmer*, 1716, *in-8*.

SCHLAEGER, (*Jules-Charles*) Hiftoria litis de Medicorum apud veteres Romanos degentium conditione. *Helmaëft*, 1740, *in-4*.

SCHMID, (*Jean-André*) Oratio de Germanorum in anatomiam meritis, dicta an. 1720. *Helmfladii*, 1723, *in-4*.

SCHMIDBAVER, (*Chriftophe - Melchior*) Differtatio de re medicâ veterum Græcorum. *Altorfii*, 1746, *in-4*.

SCHMIEDER, (*Sigifmond*) Differtatio de Scientiæ herbarum antiquitate, jucunditate, præftantiâ, atque utilitate..... *In Mifcell. Lipfienfibus*, tome II.

SCHŒFFER, (*Jean*) Suecia litterata, feu de fcriptis & Scriptoribus gentis Sueciæ. *Holmiæ*, 1680, *in-8*.

SCHOLTZIUS, (*Frédéric Roth.*) Bibliotheca Chymica oder Catalogus von Chymifchieren-Buchern, &c. *A Nuremberg & à Altorf*, 1725, 1728, 4 part.

SCHOTT, *André*) Hifpaniæ Bibliotheca, feu de Academiis & Bibliothecis, item elogia & nomenclator Hifpaniæ Scriptorum, qui latinè difciplinas omnes illuftrarunt. *Francofurti, apud Marnium & Aubri*, 1608, *in-4*.

SCHROECKIUS, (*Luc*) Hygeia Auguftana. *Lipfiæ*, 1734, *in-4*.

SCHULTZIUS, *Jean-Henri* Differtationes, feu fpecimina II, Hiftoriæ anatomicæ. *Altorfii*, 1721, 1723, *in-4*.

=== Hiftoria Medicinæ, à rerum initio, ad annum urbis Romæ 535 deducta. *Lipfiæ, apud Monath*, 1728, *in-4*.

=== Excurfio in antiquitates ad fervi Medici apud Græcos & Romanos conditionem eruendam. *Halæ*, 1733, *in-4*.

=== Compendium Hiftoriæ Medicinæ à rerum initio, ad Hadriani Augufti exceffum. *Halæ, apud Hemmerde*, 1741, *in-8*.

=== Differtationum academicarum, ad Medicinam ejufque Hiftoriam pertinentium, fafciculus. 1742, *in-4*.

=== Hiftoria Medicinæ. *Halæ*, 1743, *in-8*.

SEBIS, (*Melchior*) Appendix chronologica. *Argentorati*, 1641, *in-4*.

SEELEN, (*Jean-Henri Von*) Stada litteraria. *Stadæ, apud Brummer*, 1711, *in-4*.

=== Athenæ Lubecenfes. *Lubecæ, apud Boëckmann*, 1719, *in-8*.

=== Differtatio de Medicorum meritis in facram Scripturam. *Lubecæ*, 1719, *in-4*. *Ibid*, 1732, *in-8. cum ejufdem meditationibus exeget*.

SEGUIER, (*Jean-François*) Bibliotheca Botanica. *Hagæ-Comitis, apud Neaulme*, 1740, *in-4*.

SELIG, (*Jean-Chr.*) Differtatio de Medicinæ unguentariæ recentioris præftantiâ. *Altorfi*, 1724, *in-4*.

SELVE, (*N. la*) Traité de l'origine de la Médecine..... *dans l'extraordinaire du Mercure Galant*, 1681, tome XV.

SENNERT, (*André*) Athenæ & infcriptiones Wittebergenfes. *Wittebergæ*, 1678, *in-4*.

SERRES, Hiftoire abrégée de la ville de Montpellier, avec un Abrégé de la vie de quelques Hommes illuftres, tant en Droit civil, qu'en Médecine. *A Montpellier*, 1719, *in-12*.

SHARP, (*Samuel*) Recherches critiques fur l'état préfent de la Chirurgie. *A Paris, chez Louis & Guérin*, 1741, *in-12.* traduit de l'Anglois par *Jault*.

SIMLER, (*Jofias*) Epitome Bibliothecæ Gefneri. *Tiguri*, 1555, *in-fol.*

SLEGEL, (*Paul Marq.*) Programma de incrementis ftudii botanici. *Jenæ*, 1659, *in-4.*

SLEVOGT, (*Jean-Adrien*) Programma de fatis Chirurgiæ. *Jenæ*, *apud Nifianum*, 1695, *in-4.*

== Prolufio de inftrumentis chirurgicis Hippocratis, hodiè ignoratis. *Jenæ*, 1709, *in-4.*

SMITH, (*Thomas*) Vitæ quorumdam eruditiffimorum virorum. *Londini*, 1681, 1707.

SPACH, (*Ifraël*) Nomenclator Scriptorum Medicorum. *Francofurti, apud Lechler*, 1591, *in-8.*

SPIELMANN, (*Jacques Reinbold*) Catalogue de quelques Auteurs de Chymie. ..... *A la fuite de fes Inftituts de Chymie.*

SPON, (*Jacques*) Differtation, qu'il n'eft pas vrai que ce fuffent feulement les Efclaves qui pratiquaffent la Médecine à Rome, ni que les Médecins en aient jamais été bannis. . . . *Dans les Recherches curieufes d'antiquités, imprimées à Lyon*, 1683, *in-4.*

STEPNER, (*Salomon*) Infcriptiones Lipfienfes. *Lipfiæ*, 1675, *in-4.*

STROLOBERG, de Medicis Montifpeffulanis. *Noriberga*, 1625, *in-12.*

SWEERT, (*François*) Athenæ Belgicæ, five nomenclator inferioris Germaniæ Scriptorum. *Antuerpiæ, apud à Tongris*, 1628, *in-fol.*

SWEVUS, (*Godefroi*) Academia Wittebergenfis. *Wittebergæ*, 1628, *in-fol.*

T

TACKIUS, (*Jean*) Academia Gieffena reftaurata. *Gieffæ*, 1652, *in-4.*

TAFURI, (*Jean-Bernardin*) Serie chronologica degli Scrittori nati nel regno de Napoli. ..... *Dans l'ouvrage intitulé*: Raccolta d'opufculi fcientifici e filologici, *tomes* XVI, XVIII, XXI, XXIV, XXVI.

TAUNER, (*Thomas*) Bibliotheca Britannico-Hibernica, five de Scriptoribus qui in Angliâ, Scotiâ & Hiberniâ ad fæculi XVIII initium flornerunt. *Londini*, 1748, *in-fol.*

TEISSIER, (*Antoine*) Catalogus Auctorum, qui librorum catalogos, indices, &c. fcriptis confignarunt. *Genevæ*, 1686, *in-4.*

== Eloges des Hommes favans, tirés de l'Hiftoire de M. *de Thou*, avec des additions contenant l'abrégé de leur vie, le jugement & le catalogue de leurs ouvrages. *A Leide, chez Hanek*, 1715, *in-8.* 4 vol.

THOMASINUS, (*Jacques-Philippe*) Elogia virorum doctorum. *Patavii*, 1630, *in-4.*

== Gymnafium Patavinum. *Utinæ*, 1654.

THOMASIUS, (*Jacques*) Programma de Arte medicâ, fcriptum an. 1661, adversùs Medicinæ vituperatores. *Halæ*, 1693, *in-8.* avec les Differtations de l'Auteur, publiées par *Chr. Thomafius.*

== Succinta difpofitio amplioris thematis de Medicâ Facultate, quatenùs gratiofa. *Schneebergæ*, 1734, *in-4.* avec une Préface, *de dignitate Medicâ*, par *Michel Albert.*

THORSCHMID, (*Jufte Chrift.*) De honoribus Medici, diſſertatio. *Witteberga*, 1714.

THOU, (*Jacques-Augufte de*) Opus hiſtoricum rerum in regno Galliæ & totâ penè Europâ geſtarum, ab anno 1543, ad annum 1607. *Geneva*, 1626, *in-fol.* 5 volumes.

══ Doctorum virorum elogia Thuana. *Londini*, 1671.

══ Catalogus Bibliothecæ Thuanæ. *Pariſiis*, 1679, *in-8.*

THURA, (*Albert*) Idea Hiſtoriæ litterariæ Danorum. *Hamburgi, apud Felginer*, 1723, *in-8.*

TIRAQUEAU, (*André*) Elenchus alphabeticus Medicorum veterum. *Bafileæ*, 1561, *in-fol.* avec ſon ouvrage, *de Nobilitate*, & dans la Bibliotheque grecque de *Fabritius*, tome XIII.

TOPPI, (*Nicolas*) Bibliotheca Napoletana. *A Naples, chez Bulifon*, 1678, *in-fol.*

TOSCANI, (*Jean-Matth.*) Peplus Italiæ, &c. *Lutetiæ, apud Morel*, 1578, *in-8.*

TRILLER, (*Daniel - Guillaume*) Opuſcula medico-philologica. *Francofurti, apud Fleifcher*, 1772.

U

ULIDOS, (*Nicole-Pafchal*) Dottori Bologneſi di Teologia, Filofofia, Medicina, & Arte liberali, dell' anno 1000, per tutto Marzo del 1623. *A Boulogne, chez Tebaldini*, 1623, *in-4.*

══ Li dottori Foreſtieri che in Bologna hanno letto Teologia, Filoſofia, Medicina & Arti liberali. *A Boulogne, chez Tebaldini*, 1623, *in-4.*

URSINUS, (*Fulvius*) Imagines & elogia virorum illuſtrium & eruditorum, ex antiquis lapidibus & numiſmatibus expreſſa. *Romæ*, 1570, *in-fol.*

V

VANDERMONDE. *Voyez* JOURNAL DE MÉDECINE.

VERDIER, (*Antoine du*) Bibliotheque contenant le catalogue de tous ceux qui ont écrit ou traduit en François, &c. *A Lyon, chez Honorat*, 1585, *in-fol.*

VILLA, (*Etienne de*) Libro de las vidas de doze Principes de la Medicina y de ſu origen. *A Burgos, chez Valdivielſo*, 1647, *in-8.*

VINK (*Daniel*) Amœnitates philologico-medicæ. *Trajecti, ad Rhenum, apud Croon*, 1730, *in-8.*

VOGT, (*Jean*) Catalogus hiſtorico-criticus librorum rariorum. *Hamburgi, apud Chrift. Herold*, 1753, *in-8.*

W

WALTHER, (*George-Chriftophe*) Tractatus juricido-politicus de ſtatu, juribus & privilegiis Doctorum omnium Facultatum. *Lipfiæ*, 1654, *in-8.* à la ſuite de l'ouvrage de *Nicolas Henel*, intitulé : *Commentarius de veteribus Jureconfultis.*

WARÆUS, (*Jacques*) De Scriptoribus Hiberniæ, libri duo. *Dublini*, 1639, *in-4.*

WILLIAM, (*Perrot*) Notæ breves in diſſertationem nuper editam de Medicorum apud veteres Romanos conditione. *Londini*, 1726, *in-8.*

WITTE, (*Henning*) Diarium Biographicum. *Rigæ*, 1688 ; *Gedani*, 1696, *in - 4.*

WITTEN, (*Hen.*) Memoriæ Medicorum noftri fæculi clariffimorum rènovatæ, decas I, II. *Francofurti, apud Hallervord*, 1676, *in-8.*

WOLLIUS, (*Chriftophe*) Differtatio de honoribus Medicorum. apud veteres. *Lipfiæ*, 1732, *in-4.*

WOOD, (*Henning*) Athenæ Oxonienfes. *A Londres*, 1691, *in-fol.* 2 volumes, écrit en Anglois.

WORMIUS, (*Olaüs*) Danica litteratura antiquiffima, vulgò gothica dicta, luci reddita. *Hafniæ, apud Martzan*, 1651, *in-fol.*

Z

ZAHN, (*Godefroi-André*) Differtatio de origine, progreffu & dignitate Medicinæ. *Vefaliæ, apud Wefel*, 1708, *in-12.*

ARTICLE OUBLIÉ.

HALLER, (*Albert de*) H. Boerhaave prælectiones de methodo ftudii Medici, cum peramplis commentariis. *Amftelodami*, 1751, *in-4.*

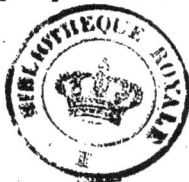

Fin du Catalogue.

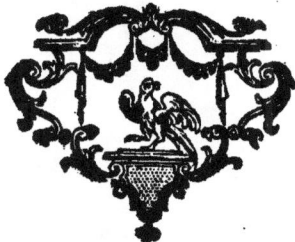

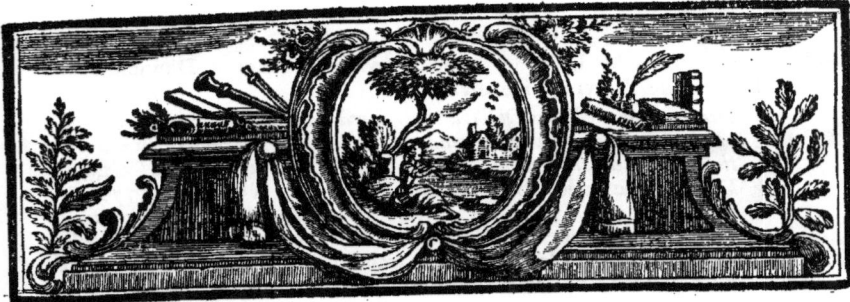

IBLIOTHEQUE

LITTÉRAIRE,

HISTORIQUE ET CRITIQUE

DE LA MÉDECINE

ANCIENNE ET MODERNE.

A

AARON *ou* AHRON, d'*Alexandrie*, Médecin, qui vécut vers l'an 22 du septieme siecle, sous le regne de l'Empereur Héraclius. Il écrivit en langue Syrienne un Ouvrage de Médecine, qu'il divisa en trente Traités, & intitula, *Pandeflæ* ; *Maferjawaık*, Juif & Médecin de Baffora, le traduisit en Arabe, environ l'an 683, par ordre du Calife Merwan. *Aaron* avoit puisé la matiere de cet Ouvrage dans les Auteurs Grecs, ainsi qu'avoient fait avant lui la plupart de ceux qui avoient écrit en langue Syrienne. Ce fut principalement par le moyen des livres écrits en cette derniere langue, que la doctrine des Grecs passa chez les Arabes. *Aaron* est le plus ancien Auteur qui ait parlé de la petite vérole.

AASCOW, (*Urbain Bruan*) Médecin Danois, qui est depuis quelques années Médecin des Armées navales du Roi de Dannemarck. Il a donné l'Ouvrage fuivant :

Diarium navale fiſtens Obſervationes circà cauſas , curationem & pro-phylaxim morborum qui præſidium claſſis Regiæ Danicæ in expedi-tione Algerienſi afflixerunt. Hafniæ , apud *Philibert* , 1774. La flotte Danoiſe , deſtinée à bombarder Alger , mit à la voile en 1770 , & fut de retour en 1772 : elle eſſuya différentes maladies , entr'autres , des fievres malignes , la dyſſenterie & le ſcorbut. L'Auteur ne laiſſe rien à deſirer ſur les cauſes & le traitement de ces maladies , dont on eut beaucoup de peine à arréter les ravages.

ABALCADER-BEN-MOHAMMED-ALANSARI , AL GEZIRI , ALHANBALI , vivoit l'an 936 de l'Hégire , ou 1487 de J. C. Il a écrit : *Omdat al ſaſuat fihall al cahuat ;* c'eſt-à-dire , *de uſu legitimo potûs coffeæ.*

ABANO , *voyez* PIERRE D'APPONO.

ABARIS , Scythe , qu'on croit avoir été verſé dans la Médecine. Il étoit Prêtre d'Apollon l'Hyperboréen : ce fut un de ces Barbares dont la Grece admira la ſageſſe & la vertu. On dit qu'il étoit habile à prédire les tempétes , les tremblemens de terre , & qu'il parcou-roit le monde en rendant des oracles. On le donne pour l'Auteur de pluſieurs Taliſmans , dont la vertu étoit de préſerver à jamais les villes de la peſte. Platon exalte ſon intelligence dans l'art des Incantations ; d'autres aſſurent que les Troyens acheterent de lui le Palladium , qu'il avoit compoſé d'os humains ; pour cette raiſon , on le place avant la guerre de Troye : d'autres , avec plus de vraiſemblance , le renvoient au tems de Pythagore , & diſent qu'il fut envoyé en ambaſſade à Athenes par les Hyperboréens , vers l'an 564 avant J. C. Il eſt bien ap-parent que tout ce qu'on en raconte eſt fabuleux , & que la ſeule choſe qui ſoit vraie , c'eſt que ce fut un homme très-conſidéré.

ABASCANTE exerçoit la Médecine à Lyon , vers le commen-cement du deuxieme ſiecle. Galien , qui ne fleuriſſoit que pluſieurs années après lui , & dans des lieux aſſez éloignés de Lyon , a eu connoiſſance de ſa perſonne & de ſes écrits. Il paroît même qu'il en faiſoit quelque eſtime , puiſqu'il lui donne rang entre les Méde-cins , dont il avoue avoir profité. Cependant il en rapporte peu de choſe , ne nous ayant conſervé que le ſecret de ſon antidote , ou contre-poiſon. (*Gal. de ant. l. 2 , c. 12 , p. 235.*) C'eſt tout ce que l'on ſait , & peut-être même tout ce qu'on peut ſe flatter de ſavoir de certain touchant *Abaſcante* : le reſte ſe réduit à de ſimples conjectures.

ABATI , *ou de* ABATIA. (*Antoine*) Nous ne connoiſſons de lui que la

qualité qu'il prend lui-même, celle de *Archi-presbyter.* Nous avons de lui:
Epistolæ duæ, *scrutatoribus artis chemicæ mandatæ.* On trouve ces
deux Lettres dans l'ouvrage intitulé : *Magni Philosophorum arcani
revelat.* Imprimé à Geneve en 1688, *in-2 2.*

ABATIA (*Bernard*) de Touloufe, Médecin, Jurifconfulte &
Mathématicien, a fleuri fur la fin du feizieme fiecle ; il enfeigna
le Droit, les Mathématiques & les Langues favantes à Paris &
ailleurs ; il compofa auffi divers Traités, dont les Auteurs de ce tems
parlent avec éloge, mais que nous ne connoiffons point.

ABBADIE (*Vincent*) naquit à Pujo, dans le Comté de Bigorre,
le 26 Mai 1737. Après l'étude de la Philofophie, il fuivit fon goût
pour la Chirurgie, qui devint fa profeffion. L'étude de l'Anatomie
fut le premier objet de fon attention dans les Hôpitaux de Bayonne,
qu'il fréquenta pendant plufieurs années ; les troupes, qui formoient
la garnifon de cette ville, lui fournirent l'occafion de connoître les
maladies chirurgicales, & les moyens d'y remédier fous les yeux
des chefs. Il fubit plufieurs examens, après lefquels il obtint des
lettres qui conftaterent fa capacité, & lui permirent de s'embar-
quer. Après fon voyage, il vint à Paris dans la vue de fe perfectionner. Il y fuivit les cours des Profeffeurs des Ecoles de Chirurgie. Admis au nombre des Eleves de l'Hôpital général, il fe mit en
état de concourir pour y gagner fa maîtrife : de huit concurrens qui
furent examinés publiquement en 1763, il n'y en eut que trois qui
furent jugés également capables de remplir les places vacantes ; il étoit
de ce nombre : l'égalité de mérite, prononcée par les Examinateurs,
fit pencher la balance pour le plus ancien ; mais l'adminiftration
voulut, par une délibération, que *Vincent Abbadie* fît les fonctions
du gagnant maîtrife en fon abfence, & lui confia le traitement des
malades de l'hôpital de Bicêtre, où il a continué de cultiver la chirurgie pendant plufieurs années. En fortant de cette maifon, il fut
choifi pour être Chirurgien de S. A. S. M. le Duc de Penthievre.
Enfin, en 1768, il reçut de la bienfaifance de ce Prince, auquel
il eft encore attaché, un brevet de Chirurgien général de la Marine.

Il a traduit de l'anglois en françois les Effais de Macbride : 1°. *fur
la fermentation des mélanges alimentaires* ; 2°. *fur la nature & les propriétés de l'air fixe* ; 3°. *fur les vertus refpectives de différens anti-fepti-
ques* ; 4°. *fur le fcorbut* ; 5°. *fur la vertu diffolvante de la chaux vive.*
Sa traduction a été imprimée à Paris, chez *Cavelier*, 1766, *in-2 2.*

Il a lu, en 1767, à l'Académie royale de Chirurgie, un Mémoire
qui contient une obfervation fur le tetanos furvenu, le huitieme jour,
à une luxation complette des os de la jambe à leur articulation avec
le pied, compliquée avec la rupture des ligamens capfulaires ; nous n'en
faifons mention, que parce que l'Auteur y propofe un traitement particulier à cette efpece d'accident, différent de celui qui étoit le plus ufité.

ABBAS HALY, *voyez* HALY.

ABBATIUS (*Baldus Ange*) né à Eugubio, ville d'Italie, dans le duché d'Urbin ; Moréri le dit Anglois ; il a donné deux ouvrages :

1. *De admirabili naturâ viperæ & de mirificis ejus facultatibus, liber.* Urbini, 1589 & 1591, *in-4.* Noribergœ, apud *Sebeſtian. Heuſler*, 1603 ; *Hagæ-comitis,* apud *Samuel. Broun,* 1659, 1660, *in-12.*

2. *Opus præclarum concertationum diſcuſſarum de rebus, verbis & ſententiis controverſis ex omnibus ferè ſcriptoribus, libri XV.* Piſauri, 1594, *in-4°.*

ABBON, Moine de Fleury, Abbaye renommée par ſes études & par la quantité de manuſcrits dont elle s'étoit enrichie ; on aſſure que chaque Etudiant, pour y être admis, étoit obligé de fournir deux copies de manuſcrits, l'un ancien, l'autre moderne. *Abbon* étoit né dans le territoire d'Orléans, d'où ſes parens le menerent encore enfant à cette Abbaye, afin qu'il y reçût l'habit religieux. Il ſoutint & augmenta la réputation de l'école de Fleury ; il en devint l'Abbé. Il enſeignoit les ſciences ſacrées & profanes, &, ſuivant certains, la médecine. Il avoit voyagé dans toute l'Europe, étoit venu à Paris, avoit été à Rome, & avoit ſéjourné deux ans en Angleterre ; il avoit rendu à ce Royaume, par ſes ſavantes leçons, ce que, deux ſiecles avant, la France avoit emprunté du célebre Alcuin. On dit auſſi qu'il ne contribua pas peu à établir en Angleterre pluſieurs Colleges. Il avoit été envoyé dans ce Royaume pour remplir les vues de ſaint Oſwald, Evêque de Worcheſter ; celui-ci avoit demandé à l'Abbé de Fleury qu'on lui envoyât quelque ſavant Moine, pour inſtruire, dans la piété & dans les lettres, ceux de l'Abbaye de Ramſey, dont il étoit le Fondateur ; *Abbon* fut choiſi par préférence à tout autre, quoiqu'il ne fût encore que Diacre. Ce ne fut qu'à ſon retour, c'eſt-à-dire vers 987, qu'il fut fait Abbé de Fleury. On dit qu'il s'étoit appliqué à l'étude de la médecine, qu'il l'exerça avec honneur, & qu'il avoit compoſé des Canons ſur la conſervation de la ſanté, qui ne ſont pas venus juſqu'à nous.

Abbon aſſiſta en 997 au Concile de ſaint Denis en France, où l'on parla d'ôter les dîmes aux Laïques & aux Moines qui les poſſédoient, pour les rendre aux Evêques. Cette propoſition offenſa ſi fort les Moines, qu'ils ſe ſouleverent avec leurs ſerfs, & obligerent les Evêques à s'enfuir ſans avoir rien fait. Seguin, Archevêque de Sens, fuyant comme les autres, reçut un coup de coignée entre les épaules, & eut peine à ſe ſauver, tout couvert de boue. *Abbon*, accuſé d'avoir excité les Moines à cette violence, écrivit pour s'en juſtifier, une apologie adreſſée au Roi. Les ſoupçons contre *Abbon* étoient fondés ſur ce qu'il avoit donné occaſion à un autre différend entre les Evêques & les Moines : Arnould d'Orléans vouloit l'obliger à lui prêter serment, comme son vassal, à cause de son Abbaye de Fleury. *Abbon* soutenoit au contraire que son Monastere ne dépendoit que du Roi pour le temporel. Cette querelle devint générale entre les Evêques & les Abbés, & fut même suivie de quelque voie de fait.

Il entreprit, en 1004, la réforme du Monastere de la Réole en Gascogne ; mais il fut la victime de son zele & de son amour pour le bon ordre. Il s'éleva à ce sujet, le 13 Novembre, une sédition des Gascons, où *Abbon* reçut un coup de lance, dont il mourut le même jour. Il est honoré comme martyr.

Abbon s'appliqua à différentes sciences, & devint un des plus savans Religieux de son tems. On connoît de lui des Lettres, une Apologie pour les Moines, la Vie de saint Edmond, Roi d'Angleterre, & un Recueil de Canons, contenant les devoirs des Rois & ceux des sujets, qu'il avoit dédiés aux Rois Hugues-Capet & Robert son fils.

Nous avons placé ici *Abbon*, parce que plusieurs Auteurs prétendent qu'il a été Médecin, & lui attribuent quelques ouvrages de médecine ; mais il y a tout lieu de douter que ce qu'on dit de lui à cet égard, soit vrai : quelques recherches que nous ayons faites, nous n'avons trouvé que des assertions dénuées de preuves ; nous n'avons même rien découvert qui puisse donner lieu à des conjectures.

ABDALLAH-BEN-AH-MAD-DIALHELDIN, *voyez* EBNU-AL-BAITHAR.

ABDOLLATIF, Arabe, Médecin du grand Saladin, est Auteur d'une histoire d'Egypte. Il en avoit fait deux fois le voyage pour rendre sa description plus parfaite. Le célebre *Edouard Pococke*, Professeur d'hébreu à Oxford, apporta cet ouvrage d'Orient vers la fin du dix-septieme siécle, & *Thomas Hunt*, Professeur en arabe à Oxford, en a donné une édition avec le texte original, sous le titre suivant :

Abdollatiphi historiæ Egypti compendium, quod sexaginta abhinc annis ab Edwardo Pocockio ex linguâ arabicâ in linguam latinam versûm, nunc primùm utraque edidit, notisque illustravit Thomas Hunt. S. T. P. linguæ arabicæ Professor. A Oxford, 1748, in-4. Cet ouvrage est partagé en deux Traités : le premier a six chapitres ; l'Auteur a traité des propriétés de l'Egypte dans le premier; des plantes qu'on y trouve, dans le second ; dans le troisieme, des animaux qui lui sont particuliers ; il explique dans le quatrieme les anciens monumens qu'on y remarque ; il parle dans le cinquieme de ses édifices & de ses vaisseaux ; le sixieme est relatif à celles de ses productions, qui fournissent la nourriture à ses habitans. Le second Traité n'a que trois chapitres ; le premier concerne le Nil ; l'Auteur y recherche les causes de son accroissement ; le second présente les événemens de l'an de l'Hégire 597 ; & le troisieme, ceux de l'an 598.

ABEILLE, (*Scipion*) frere de *Gaspard*, célebre Poëte François, naquit à Riez en Provence; il cultiva la chirurgie avec fuccès, & ne négligea pas la poëfie, pour laquelle il avoit un talent naturel. Il fut Chirurgien d'armée, & fit deux campagnes en Allemagne en qualité de Chirurgien - major du régiment de Picardie : il mourut à Paris, le 9 Décembre 1697. Il avoit compofé une hiftoire abrégée des os, qui eft eftimée, & dans laquelle il inféra des vers de fa façon, dont l'Abbé Abeille, fon frere, auroit pu fe faire honneur. Cet ouvrage a paru fous le titre de :

Nouvelle hiftoire des os, felon les anciens & les modernes, à Paris, chez *Chevillon*, 1683, 1685, *in-12.*

Il a encore donné :

1. *Le parfait Chirurgien d'armée; Traité des plaies d'arquebufade*. Paris, chez *Guignard*, 1696, *in-12*. Ce livre contient quatre traités compofés pour les jeunes Chirurgiens employés dans les hôpitaux. Le premier, leur apprend la maniere de faire les bandages, & qu'elles doivent en être la matiere, la longueur & la largeur, eu égard aux différentes fortes de bleffures. Le fecond, indique les fignes, les différences, le prognoftic & la curation des plaies d'armes à feu. Le troifieme, eft un chapitre tiré de Guy de Chauliac, dans lequel l'Auteur a recueilli des préceptes de chirurgie : enfin, le quatrieme contient l'anatomie de la tête & de fes différentes parties.

2. *Anatomie de la tête & de fes parties*. A Paris, 1686, *in-12*. C'eft le dernier des traités de l'ouvrage précédent.

ABEL (*Henri Gafpard*) a écrit :

1. *Medicinifches Krœuter-paradiesgœrtlein, in welchem die bewahrteften Krœuter - arzneymittel zu finden, nebft erœrterung einiger botanifchen Werken*. A Chemnitz, 1740, *in-8°*. A Francfort, 1740, *in-12*. à Bamberg, 1742, *in-8°*.

2. *Compendiofes und nutzbares Kaufmanns-Lexicon worinn alle beym Feld, Aker, Gœrten und Weinberg, Wiefewachs und Holzungen vorkommende Redenfarten erklart werden*. A Chemnitz, 1740, *in-8°*. à Bamberg, 1742, *in-8°*.

ABENBITER, *voyez* EBNU-AL-BAITHAR.

ABEN-EZRA ou AVEN-EEZRA, (*Abraham*) célebre Rabbin, né à Tolede vers la fin du onzieme fiecle ; il étoit très-habile dans l'interprétation de l'Ecriture fainte, dans la grammaire, la poëfie, la philofophie, l'aftronomie & la médecine. Il favoit parfaitement la langue arabe ; il étoit appellé par les Juifs, *le fage par excellence, le grand & l'admirable Docteur*. Il mourut, vers l'an 1174, dans l'île de Rhodes, où il s'étoit rendu fameux, âgé d'environ 75. ans. Il avoit paffé la plus grande partie de fa vie à voyager. Parmi fes ouvrages, le fuivant eft relatif à la médecine.

De luminaribus & diebus criticis, liber. Lugduni, apud *Treckfelium,* 1496, *in-4°.* & apud *Cleyn,* 1508, *in-4°.* Romæ, apud *fratres de Nicolinis,* 1544, *in-4°.* Francofurti, apud *Hofmann,* 1614, *in-12.* On le trouve encore avec l'ouvrage d'Ange Blondus *de diebus criticis,* imprimé à Lyon, *in-8°.* en 1550.

Les autres ouvrages *d'Aben-Ezra* font des Commentaires très-eftimés fur l'Ancien Teftament, imprimés dans les Bibles hébraïques de Bomberg & de Buxtorf. Son ftyle eft clair, élégant, ferré, & fort approchant de celui de l'Ecriture; il fuit prefque toujours le fens littéral, donne moins dans les fables que les autres Rabbins, & montre par-tout beaucoup d'efprit & de génie; il avance néanmoins des fentimens erronés. Le plus rare de tous fes livres eft intitulé : *Jefud Mora.* C'eft un ouvrage de Théologie, dont le but eft d'exhorter à l'étude du Thalmud.

ABEN-ZOHR-ALANDALAUSI, *voyez* AVENZOAR.

ABERBECH a donné en Danois, *le Médecin Philofophe.* A Copenhague, 1758, *in-8.*

ABERCROMBIUS, (*David*) Médecin Ecoffois, qui a exercé long-tems la Médecine à Londres. Il a donné les ouvrages fuivans :

1. *Tuta ac efficax luis venereæ, fæpe abfque mercurio, & femper abfque falivatione mercuriali, curandæ methodus.* Londini, apud *Samuel. Smith,* 1684, *in-8.* Cet ouvrage, divifé en 13 chapitres, renferme des idées originales & un fyftême fingulier, qui font croire que l'Auteur n'a jamais guéri des maladies vénériennes, ou du moins, que leur curation n'a été que palliative. Aprèsavoir combattu le fentiment de ceux qui ont recours aux vers pour établir la caufe de la vérole, il la déduit d'une vapeur froide & humide, qui, des parties de la génération, s'eft répandue, ou a été attirée dans les autres parties du corps; d'après ce principe, il combat l'ufage du mercure dans cette maladie, fous prétexte que ce remede eft froid, & qu'il ne peut par conféquent détruire un poifon froid. Les purgatifs, l'infufion du gayac dans le vin blanc, & une opiate particuliere, qu'il appelle vénérienne, fuffifent fuivant lui : cette opiate, compofée de remedes fort chauds, eft affez femblable à celle que nous connoiffons fous le nom de *Fernel* : une infufion de mercure dans le vin blanc pendant vingt quatre heures, & des pilules faites avec le mercure doux, où il fait entrer la fcamonée, les trochifques alhandal, l'aloës & la rhubarbe, font les feuls mercuriels qu'il fe permette dans certaines circonftances.

2. *De variatione pulſûs obſervationes, ſimulque nova Medicinæ, tùm ſpeculativæ, tùm practicæ, clavis.* Londini, apud *Smith*, 1685. *in-8.* Cet ouvrage renferme deux parties ; la premiere eſt relative aux variétés du pouls : l'Auteur y recherche d'abord quelle eſt la cauſe ordinaire du pouls, qu'il fait dépendre du mouvement des arteres, des muſcles & des eſprits animaux. Il examine enſuite la maniere dont le climat, la ſaiſon, le tempérament, le régime, l'âge, les paſſions de l'ame, les maladies influent ſur les variations du pouls : il finit par indiquer les différences du pouls, & par en établir le prognoſtic. Cette partie eſt fondée ſur l'expérience & l'obſervation ; elle n'a pas peu contribué à augmenter la réputation de ſon Auteur. On ne ſauroit porter le même jugement de la ſeconde partie : l'Auteur n'y paroît occupé qu'à faire voir qu'on peut découvrir, par le ſeul goût, la vertu de tous les remedes : il a réduit, à cet effet, toutes les ſaveurs à quelques eſpeces, à l'âpre, l'auſtere, l'acide, le ſalé, l'âcre, l'amer, le gras & le doux : il prétend que tous les autres corps ſont inſipides. Après avoir expliqué la nature de ces ſaveurs, en particulier, il indique l'uſage médicinal de chaque plante, eu égard à ſa ſaveur. Ce ſyſtême ſingulier n'a trouvé des partiſans que dans l'eſprit de ſon Auteur. Cette ſeconde partie a été imprimée ſeule ſous ce titre : *an explorandæ Medicæ plantarum facultates ex ſolo ſapore ?* Londini, 1685. *in-8.*

3. *Opuſcula hactenùs edita.* Londini, apud *Smit*, 1687. *in-12.* Cet ouvrage a quatre parties ; la Iᵉ. la IIIᵉ. & la IVᵉ. ſont la répétition des autres ouvrages dont il a déjà été parlé. La IIᵉ. roule ſur la maniere de guérir les bubons vénériens, & ſur la méthode la plus ſûre pour la ſalivation : mais l'Auteur contredit les principes qu'il avoit établis dans le précédent, contre la ſalivation.

4. *Fur Academicus, ſive ſatyra de inſignioribus inter eruditos furtis.* Amſtelodami, apud *Wolfang*, 1689. *in-12.*

ABETHENCOURT, *voyez* BETHENCOURT.

ABHENGNEFIT *ou* ALBEGNEFIT, Médecin Arabe, a donné en Arabe.

1. *De Virtutibus medicinarum & ciborum.* Cet ouvrage, qu'on trouve dans les œuvres de Meſué, a été traduit en latin par Gérard de Carmone, & imprimé à Straſbourg chez *Jean Scott*, en 1531. *in-fol.* & à Veniſe, en 1589.

2. *De Balneis, Sermo in appropinquatione medicinæ ex corpore.* On le trouve dans la collection *de balneis*, imprimée en 1553, *in-fol.* à Veniſe.

ABHOMERON - ABEN - ZOAR, *voyez* AVENZOAR.

ABIOSBAIA,

ABI-OSBAIA, Historien arabe, qui a écrit la vie de plus de 300 Médecins, tant de sa nation, que Syriens, Persans & Egyptiens. Sa façon d'écrire est mêlée d'enthousiasme, & remplie de quantité de fables; en quoi il s'est assez conformé au goût de la plûpart des Arabes. Le principal but de cet Historien est de vanter les honneurs, les pensions & les récompenses considérables que les Califes avoient accordés aux Médecins, dont il fait mention dans son ouvrage. Voilà à quoi se bornent les connoissances que cet Auteur nous a transmises. Il se tait sur d'autres plus intéressantes, telles que sont les écrits de ces Médecins, dont malheureusement aucuns ne sont parvenus jusqu'à nous, si on excepte ceux de quelques-uns d'entr'eux, comme de Mesué, de Rhazès & d'Avicenne.

ABIOSI (*Jean*) qu'on fait ordinairement natif de Naples, mais qui étoit de Bagnuolo, dans le Royaume de Naples, vivoit sur la fin du xve siécle, vers l'an 1494; il étoit Professeur de médecine & de mathématiques; il laissa divers ouvrages beaucoup estimés; entre ceux-là, il y a un dialogue sur l'astrologie judiciaire, qu'il dédia à Alphonse, Roi de Naples, & qui a été mis au nombre des ouvrages censurés. Nous avons encore de lui: *Vaticinium à diluvio usque ad Christianos 17.* Venetiis, apud Lapicida, 1494. *in-4.*

ABLAINCOURT, (*Jacques Bruhier*, d') *voyez* BRUHIER.

ABLUNUS (*Jean-Pierre*) n'est connu que par un petit ouvrage, où il examine si le vin pur est plus ou moins nuisible à ceux qui sont sujets à des douleurs dans les articulations, que le vin mêlé avec de l'eau. Cet ouvrage a été imprimé à Pérouse, en 1573. *in-8.*

ABOLI-ABISCENNE, *voyez* AVICENNE.

ABOU-HALI, *voyez* AVICENNE.

ABOUL - MIAMEN - MOSTHAFA, Médecin célebre parmi les Arabes, qui a travaillé sur un livre intitulé, *Escharat val nadhaïr*, qui est un ouvrage de physionomie. Il mourut l'an de l'Hégire 1015.

ABOU-MAHER-MOUSSA-BEN-JASSER, Maître d'*Ali-ben-abbas*, est l'Auteur d'un cours de médecine, intitulé, *Maleki*; les Orientaux s'en sont toujours servi jusqu'à ce que le canon d'Avicenne ait paru.

ABOU - SAHAL, surnommé *Al-massihi*, c'est-à-dire *le Chrétien*, fut Maître d'Avicenne dans la médecine, & composa un livre qu'il intitula *Miat*, c'est-à-dire *Centiloquium*, *les cent traités.*

ABRACADABRA, *ou* ABRASADABRA, car on le trouve ainsi

B

écrit en caractères grecs, ABPACAvABPA, ou le C. est l'ancien ς qui vaut S. C'est un mot mystérieux, auquel les superstitieux attribuoient une vertu magique pour chasser les maladies, en le portant au col, écrit de cette maniere :

```
A B R A C A D A B R A
  A B R A C A D A B R
    A B R A C A D A B
      A B R A C A D A
        A B R A C A D
          A B R A C A
            A B R A C
              A B R A
                A B R
                  A B
                    A
```

Q. Serenus Sammonicus, ancien Médecin, Sectateur de l'hérétique Basilides, qui vivoit dans le second siecle, a composé un livre des préceptes de la médecine, en vers héroïques, où il marque ainsi la disposition de ces caracteres.

Inscribes chartæ quod dicitur Abracadabra,
Sæpius & subter repetes, sed detrahe summam ;
Et magis atquè magis desint Elementa figuris,
Singula, quæ semper rapies, & cætera figes :
Donec in angustum redigatur littera conum.
His lino nexis collum redimire memento.
Talia languentis conducent vincula collo,
Lethalesquè abigent (miranda potentia) morbos.

Wendelin, Scaliger, Saumaise & le pere Kircher se sont donné beaucoup de peine pour découvrir le sens de ce mot. Ce que l'on en peut dire de plus vraisemblable, c'est que Serenus, qui suivoit les superstitions magiques de Basilides, forma le mot *Abracadabra* sur celui d'*Abrasax*, & s'en servit comme d'un préservatif & d'un remede infaillible contre les fievres.

ABRAHAM, célebre Patriarche, & pere des Croyans, naquit à Ur dans la Chaldée, vers l'an 1996 avant J. C. On dit que ce Patriarche sçut la médecine, & qu'il l'apprit aux Egyptiens pendant son séjour dans leur pays. On ne trouve rien dans l'Ecriture qui puisse servir de fondement à une pareille opinion. Cette tradition doit son origine aux sentimens des Mages Perses, qui confondent *Abraham* avec Zoroastre, le Fondateur de leur religion & de leur philosophie, ainsi que de la philosophie & de la religion des Chaldéens.

ABRAHAM DE BAULME, natif de Lecci, & Docteur en médecine, au XVI siecle : il a fait une Grammaire hébraïque qu'on a traduite en latin, & qui n'eſt pas fort eſtimée. Il a encore [donné, *Arabum non-nullorum quæſita & Epiſtolæ, ex Arab. in lat. verſæ ; item paraphraſis Averroïs in III.lib. Rhet. Ariſt. ex Arab. tranſlata.* On les trouve avec les œuvres d'Averroës, tom. 1. édit. de 1552.

ABRECH (*Joſué*) a donné un ouvrage dont le ſeul titre ſuffit pour en faire connoître le mérite. *Liber novus mirificus & eruditione refertus, omnibuſque iis qui præſertim medicinæ vel philoſophiæ, adeoque ipſi ſapientiæ theologicæ, vel ſaltem pietati ac timori Dei, ipſiuſque cognitioni ſtudent, perquàm utilis : in quo ſcilicet omnes imagines cerebro dormientium conceptæ evolvuntur, haud quaquàm futili, ſed genuinâ & verâ, partimque ex arcanorum ſcripturarum fontibus hauſtâ, partim verò ex veterum probatiſſimorumque Medicorum vel Philoſophorum ſcriptis deromptâ, partim denique ſagaci atque omninò fidâ ipſius auctoris exegeſi, cum præfixâ inſtructione de variis ſomniorum generibus, eorum denique definitionibus, cauſis ac circumſtantiis, ſimulque de legitimâ ipſâ interpretationum ratione.* Tremoniæ, apud *Arnoldum Weſthovium,* 1607. in-8.

ABRENETHÉE, (*André*) Médecin du ſiecle dernier, étudia la Médecine dans l'Univerſité de Montpellier, & y fut reçu au Doctorat en 1611 ; ſix ans après, il ſe préſenta au concours d'une Chaire, vacante dans la même Univerſité, par la mort de Jean Varandal. Il publia les différentes épreuves qu'il avoit ſubies pour l'obtention des degrés, & dans le concours de ladite Chaire, ſous les deux titres ſuivans.

1. *Daphne Monſpelliaca, ſive Laurea Apollinaris.* Monſpellii,1611, *in-8.*
Il adreſſa ce recueil à Cragius, Médecin du Roi d'Angleterre.
2. *Quæſtiones Medicæ Cathedralitiæ XII.* ibid. 1617. *in-8.*

ABREU, (*Alexis*) né à Alcaçovas dans la Province d'Alentejo en Portugal, fut un des plus illuſtres Médecins de ce Royaume, à la fin du XVI. ſiecle, & au commencement du ſuivant. Dom Alphonſe Hurtado de Mendoça, Viceroi d'Angola, voulut l'avoir auprès de lui : *Abreu* le ſervit, non-ſeulement en qualité de Médecin, mais quelquefois en homme de guerre ; il joignit auſſi l'exercice de la chirurgie à celui de la médecine ; mais enfin, s'étant ennuyé de vivre ſi loin de ſa patrie, il revint au bout de neuf années, en 1606, à Lisbonne, où il fut nommé Médecin du Roi : ce fut dans cette Ville qu'il publia en 1622 un traité intitulé :
De ſeptem infirmitatibus.

ABSYRTUS, Médecin, natif de *Pruſa,* ville de la Bithynie, au pied du Mont Olympe, ſuivit auſſi la profeſſion des armes ſous l'Empereur Conſtantin : il étoit en réputation vers l'an 330. Nous avons de lui :

1. *De re ruſticâ fragmenta aliquot.* Ces fragmens ont été inſérés dans

un ouvrage en XX livres, sur la même matiere, attribués à Constantin-Céfar, & imprimés en grec à Bâle, chez Robert Winter, en 1539. *in-8.* & en latin, de la traduction de Janus-Cornarius, à Bâle, chez Froben, en 1538. *in-8.*

2. *De mulo-Medicina, capita aliquot*, qu'on trouve dans la collection des Auteurs qui ont écrit sur la médecine vétérinaire, imprimée en grec, à Bâle, chez Jean Valder, en 1537. *in-4.* & en latin, de la traduction de Jean de Ruel, à Paris, chez Simon Colinæus, en 1530. *in-8.*

ABU - ISCHAK - IBRAHIM - BEN - MAHAMMET , Médecin arabe, mort l'an 620 de l'Hégire, a écrit :

Tadhkerat al favidi ; c'est-à-dire, *de tous les médicamens simples ,* &c.

ABUBEKER, que nous croyons d'Yefd, ville de la Perfe, dans l'Iraque, fur la route de Kerman à Ispahan, vivoit l'an 597 de l'Hégire : il a écrit fur l'hiftoire naturelle ; il a traité des arbres & des femences dans la IIIᵉ partie de fon ouvrage ; des plantes, dans la IVᵉ ; des poifons, dans la XIᵉ.

ABUBETHER-RHASÉS, *voyez* RHASÉS.

ABUL-HASSAN-AL-MOKHTAR-BEN-HASSAN-BEN-AIDUN, Médecin de Bagdad, qui a écrit l'ouvrage fuivant :

Takuin al fchat , c'est-à-dire, *rectæ fanitatis inftitutio.* C'eft une énumération des alimens & des médicamens, avec l'indication de leurs propriétés.

ABULFARAGE, (*Grégoire*) ou *Grégoire* HACIM - ABULFARAGHI, fameux Médecin ; & célebre Hiftorien chrétien. Il étoit né en 1226, à Malafia, proche l'Euphrate, de parens chrétiens ; fon pere, d'extraction juive, étoit auffi Médecin & Chrétien Jacobite, & avoit un frere Patriarche d'Antioche ; il s'appelloit *Aaron.* ABULFARAGE s'appliqua fucceffivement aux langues fyriaque & arabe, à la philofophie & à la théologie. Il étudia la médecine fous fon pere, & s'y rendit très-habile ; à l'âge de vingt ans, il fut ordonné Évêque de Guba, par Ignace, Patriarche des Jacobites, ainfi qu'il le dit lui-même dans fa Chronique. En 1247, le même Patriarche le transféra au Siége de Lacabena, & quelques années après, à celui d'Alep : vers l'an 1266, il fut fait Primat des Jacobites de l'Orient, & il pofféda cette dignité jufqu'à fa mort, arrivée en 1286, à Marage, ville de la Derbyjane, dans l'ancienne Médie, à l'âge de 60 ans : fon Corps fut porté dans le Monaftere de St. Matthieu. On a de lui une hiftoire univerfelle, depuis la création du monde, jufqu'à fon tems, fort eftimée des Orientaux ; la partie la plus excellente de cet ouvrage, eft celle qui concerne les Sarrazins, les Mogols, & les conquêtes de

Gengis-kan. Pocock a traduit cet ouvrage d'arabe en latin, & l'a fait imprimer en 1663 : il a composé d'autres ouvrages touchant la théologie, comme un traité des preuves de la religion chétienne, un trésor des mysteres, une collection des canons : il a encore laissé une grammaire syriaque, un abrégé de grammaire pour le dialecte d'Edesse, un abrégé de la philosophie d'Aristote, un abrégé de logique, une philosophie entiere, un abrégé d'astronomie & de cosmographie, des discours moraux & philosophiques, &c. Pocock réfute ceux qui ont prétendu que cet Auteur avoit abjuré le Christianisme.

ABULHUSEN-IBNU-TELMID naquit à Bagdad ; son pere étoit à la tête du Clergé de cette ville : il étoit Chrétien, de la secte des Jacobites : il étudia avec tant de succès, qu'il devint, en très-peu de tems, très-habile Médecin. Il composa un ouvrage, dans lequel il traita de toutes les maladies du corps humain, en commençant par la tête, passant aux différens membres, & finissant aux pieds ; il est intitulé : *El malihi ;* c'est-à-dire, *la vraie réalité*, & il fut présenté par l'Auteur au Soudan qui régnoit alors : c'est ainsi qu'il se fit connoître à la Cour ; son ouvrage fit du bruit & lui valut la place de Médecin ordinaire de la maison du Soudan : il s'acquit, dans ce poste, de l'honneur & des richesses ; il ne prit jamais d'argent, ni des ouvriers, ni des pauvres, par la raison, disoit-il, qu'il n'étoit pas homme à vendre ses secours pour des bagatelles. Quant aux présens considérables qui lui venoient des Princes, des nobles & des riches, il les acceptoit volontiers. Il exerçoit sa profession avec un tel despotisme, que, s'il arrivoit à un de ses malades de transgresser ses ordonnances, dans la plus légere circonstance, il cessoit de le visiter, fût-ce le Soudan même. Il mourut l'an de J. C. 994.

ABUL-MANET-BEN-ABUNASSAR, BEN-HAFFADH-ISRAELI-HARUKI, Apothicaire du Caire, connu plus communément sous le nom de COHEN-ATTAR, étoit de la famille d'Aaron ; il vivoit l'an 529 de l'Hégire ; il a écrit :

Menhag al Dokian à Dokan ; c'est-à-dire, *pratique de pharmacie*, &c. Il y indique la maniere de préparer les potions, les bols, les confections, les syrops, les trochisques, les collyres, les lavemens, les cérats, les emplâtres, &c.

ACACIA, *voyez* AKAKIA.

ACAMPUS, (*Simon*) Médecin napolitain, qui vivoit dans le siecle dernier. Il a donné des commentaires sur Galien, qui n'ont été imprimés qu'après sa mort, par les soins de *Simon Acampus*, son fils.

1. *Commentaria in libros Galeni de differentiis febrium in textus XIII, nempé à textu XLVI, usqué ad textum LVIII tertii libri artis medi-*

cinalis, in librum de tumoribus præter naturam, quæ theoricè ac practicè ad febres, vulnera & tumores præter naturam pertinent, mirâ rerum novitate tractantur. Neapoli, apud *Secundinum Roncaliolum,* 1642. *in*-4. & apud *Dominicum Maccarani,* 1647. *in*-4.

2. *In varios Galeni libros commentarii.* Neapoli, 1647. *in*-4.

ACCOLTIS, (*François de*) d'Arezo, ville d'Italie dans la Toſ-cane : on le croit fils de François de Accoltis, nommé le Prince des Jurisconsultes de ſon tems, & qui vivoit vers 1469 ; il n'eſt connu que par l'ouvrage ſuivant :

De Thermis puteolorum & vicinis in Italiâ. Neapoli, 1575. *in*-4.

ACCOROMBONI (*Jérome*) étoit natif de Gubio *ou* Eugubio, ville d'Italie, dans l'état de l'Egliſe, au Duché d'Urbin. Il enſeigna la médecine à Padoue, avec beaucoup de réputation, vers l'an 1534. Nous avons de lui quelques traités.

1. *Tractatus de Putredine.* Venetiis, apud *Andræam de Arrivabenis,* 1534. *in*-8.

2. *Tractatus de Catarrho.* Venetiis, apud eumdem, 1536. *in*-8.

3. *Tractatus de Lacte.* Ibid, 1536. *in*-8. réimprimé à Nuremberg ; chez *Petreius,* en 1538. *in*-4. A Basle, 1578. *in*-4.

ACCOROMBONI, (*Félix*) fils du précédent, qui nous a donné :

1. *Annotationes in librum Galeni de temperamentis.* Romæ, apud *Parifium,* 1590, 1604. *in-fol.*

2. *Sententiarum difficilium Theophraſti in libro de plantis explicatio.* Romæ, 1590. *in-fol.*

3. *Adnotationes in Theophraſtum de plantis.* Romæ, 1603. *in-fol.* Il a encore écrit ſur le flux & le reflux de la mer.

ACCURSINUS, *ou* ACCURSINIUS (*Barthelemi*) Conſignanenſis, a donné :

Tractatuum & conſultationum medicinalium tomus prior, in quo, præter multa, quæ in tractatibus à nemine hactenùs ex profeſſo examinata ha-bentur, in paucis etiam conſultationibus generoſiorum, præſidiorum, materiarum formulæ quæ omnibus penè morbis inſervire poſſunt, continentur. Ravennæ, apud *Petrum de Paulis,* 1622. *in*-4.

ACESIAS, Médecin grec, très-ignorant, lequel ayant entrepris de guérir un homme travaillé de goutte, ne fit qu'augmenter ſa dou-leur, & rendre ſon mal incurable. Il étoit ſi malheureux dans l'exer-cice de ſa profeſſion, que lorſqu'on vouloit parler de quelqu'un qui avoit échoué dans une entrepriſe, on diſoit communément en pro-verbe, *Aceſias s'en eſt mêlé.* Il en eſt parlé dans les Auteurs qui ont recueilli les proverbes d'Ariſtophane.

Athenée fait mention d'un *Acefias*, que l'on met au nombre des Auteurs qui ont traité de la maniere de faire des conferves, lequel, à ce que prétend Fabricius, eft différent de celui dont nous parlons.

ACESO, fille d'Efculape, à qui la fable attribue une connoiffance profonde de la médecine. Le Clerc prétend que les anciens, fous l'allégorie d'*Acefo*, ont voulu défigner un air épuré par les rayons du foleil, & rendu, par-là, médecinal, & propre à réparer les forces de ceux qui le refpirent.

ACHILLE, Héros du fiége de Troye, qui a paffé, ainfi que fon pere Pelée, pour avoir connoiffance de la médecine, qu'il avoit apprife à l'école du Centaure Chiron. On dit qu'*Achille*, allant au fiége de Troye, qui fut prife par les Grecs, l'an du monde 2820, y porta une lance dont Chiron avoit fait préfent à fon pere, & qui avoit la vertu de guérir les bleffures qu'elle avoit faites; ce que Télephe expérimenta heureufement. Le fer de cette lance étoit d'airain, & Paufanias rapporte qu'on le voyoit encore de fon tems, dans un temple de Minerve, qui étoit à Phafelis, ville de Pamphilie.

Pline raconte la guérifon de Telephe d'une autre maniere; il rapporte là-deffus deux fentimens différens.

Quelques-uns, dit cet Auteur, prétendent qu'*Achille* guérit Télephe, avec la plante nommée *Achillea*, qui eft une efpece de mille-feuille. Les autres veulent qu'il ait inventé le verd de gris, qui eft d'un grand ufage pour les emplâtres: ils ajoutent que c'eft pour cela qu'on peint *Achille*, raclant le verd de gris de la pointe de fa lance, & le faifant tomber fur la plaie de Télephe.

Homere nous apprend encore qu'Euripile, ayant été bleffé, prioit Patrocle, ami d'*Achille*, de lui faire part des excellens remedes qu'il avoit appris de ce héros, difciple de Chiron, le plus jufte des Centaures.

ACHILLINI, (*Alexandre*) favant Médecin du quinzieme & du feizieme fiecle, étoit de Bologne, ville d'Italie. Il prit les degrés de Docteur en philofophie & en médecine: à la fois Poëte, Philofophe & Médecin, il mérita d'être furnommé *le grand Philofophe*. Il fut d'abord Profeffeur de philofophie; il occupa enfuite fucceffivement des chaires de médecine dans les univerfités de Padoue & de Bologne, depuis l'année 1484, jufqu'en 1512: fon efprit étoit extrêmement vafte; il s'étoit attaché aux fentimens d'Averroës.

La grande réputation qu'il avoit acquife, attiroit à Padoue & à Bologne un concours prodigieux d'Ecoliers, qui venoient de toutes les parties du monde pour entendre fes leçons. Il s'étoit fur-tout rendu fi célebre dans l'argumentation, que lorfqu'un inconnu argumentoit avec force, avec précifion, & d'une maniere diftinguée, dans les Univerfités d'Italie, il étoit paffé en proverbe de dire, que c'étoit ou le

Diable, ou ACHILLINI : *hic Diabolus eft, aut Achillinus*. Pomponace ne fut pas de fes amis ; ils chercherent long-tems à fe décrier l'un l'autre. *Achillini* mourut à Bologne en 1512, à l'âge de 50 ans, & fut enterré dans l'Eglife de Saint Martin, où l'on voit cette épitaphe, de la façon de Janus Vitalis :

> *Hofpes, Achillinum tumulo qui quæris in ifto,*
> *Falleris ; ille fuo junctus Ariftoteli*
> *Elyfium colit ; & quas rerum hic difcere caufas*
> *Vix potuit, plenis nùnc videt ille oculis.*
> *Tu modò, per campos dùm nobilis umbra beatos*
> *Errat, dic longum, perpetuumquè vale.*

Il a laiffé les ouvrages fuivans, qui ont été imprimés après fa mort : 1. *Annotationes anatomicæ*. Bononiæ, apud *H. de Benedictis*, 1520. *in-4.* Venetiis, apud *J. Ant. de Sabio*, 1521. *in-8.* C'eft un extrait des œuvres de Mundinus, & de celles de quelques Médecins arabes : l'Auteur avoit cependant difféqué quelques cadavres ; car on trouve dans cet ouvrage quelques obfervations qui lui font propres.

2. *De humani corporis Anatomiâ*. Venetiis, apud *F. F. de Sabio*, 1521. *in-4.*

3. *In mundini Anatomiam annotationes*. Celui-ci a paru avec le *Fafciculus medicinæ*, de Jean de Ketham, imprimé à Venife, chez Arrivabenus, en 1522, *in-fol.*

4. *De Subjecto medicinæ, cum annotationibus Pamphili Montii*. Venetiis, apud *Hieron. Scotum*, 1568. *in-fol.*

5. *De Chiromantiæ principis & phyfiognomiæ*. Un vol. *in-fol.* fans indication de lieu ni d'année.

6. *De Univerfalibus*. Bononiæ, 1501, *in-fol.*

7. *De Subjecto phyfionomiæ & chyromantiæ*. Bononiæ, apud *J. A. de Benedictis*, 1503. *in-fol.* Papiæ, 1515. *in-fol.*

Les œuvres d'*Achillini* ont été receuillies & imprimées fous le titre de, *Opera omnia*. A Venife, chez *Scot*, 1545. *in-fol.*

On a attribué à *Achillini* la découverte du marteau & de l'enclume, deux offelets de l'organe de l'ouïe.

Claude Achillini, fon petit fils, eft mort en 1640, à l'âge de 66 ans, après avoir été un des plus grands ornemens de Bologne, fa patrie. On a de lui des lettres latines, & un volume de poëfies italiennes, fort ingénieufes & très-délicates.

ACHIMBASSI, nom d'un office, ou plutôt d'un Officier du Grand Caire ; il fignifie le Chef ou le Préfet des Médecins. Son office eft de s'informer du mérite de ceux qui exercent la Médecine dans cette ville, & de leur accorder des privileges. On a fort peu d'égard au mérite & au favoir de celui qu'on honore du titre d'*Achimbaffi* : le

Baſſa du Caire en revêt toujours celui qui le paye le mieux ; celui-ci, à ſon tour, ne s'embarraſſe pas davantage du mérite de ceux qui ſe préſentent pour obtenir leurs licences ; ils en ſavent toujours aſſez, pourvu qu'ils ne ſe préſentent point les mains vuides.

ACHMET, fils d'*Abramius*, Médecin, qui a compoſé un ouvrage diviſé en ſept livres, & intitulé : *Peregrinantium viatica* ; cet ouvrage étoit en grec dans la bibliotheque de *Diego-Hurtado de Mandoça*, Ambaſſadeur de l'Empereur, à Veniſe. On le confond aſſez ſouvent avec *Achmet*, qui a écrit un livre ſur l'interprétation des ſonges ; mais celui-ci étoit fils de *Seirim*, tandis qu'*Abramius* étoit le pere de notre Auteur.

ACHROMOS, femme ſuppoſée, que le fameux Juriſconſulte Tiraqueau, a mis au nombre de celles qui ont exercé la médecine. Cet Auteur veut qu'Hippocrate en ait parlé au ſujet d'un remede qu'elle avoit pour la dyſſenterie : mais ceci eſt une équivoque, à laquelle certaine traduction d'un paſſage du livre VII. des maladies épidémiques du même Hippocrate, a donné lieu. Fabius-Calvus, Médecin de Ravenne, qui, le premier, a traduit Hippocrate en latin, ſur un manuſcrit du Vatican, par ordre du Pape Clément VII, explique le premier mot de ce paſſage, comme s'il avoit lu πόρνη *meretrix*, au lieu de πορνεία *fornicatio* ; & prenant le mot qui ſuit pour un nom de femme : il traduit ainſi tout le paſſage : *Meretrix Achromos dyſenteriæ medela*, comme s'il y avoit eu, du tems d'Hippocrate, une femme débauchée, nommée *Achromos* ; qui avoit un remede pour la dyſſenterie ; mais d'autres Interpretes ont traduit différemment ce paſſage ; Cornarius & Foëſius diſent : *Scortatio impudens vel turpis dyſenteriæ medetur*. D'Acier le traduit ainſi en françois : *La fornication eſt un méchant & déteſtable remede à la diſſenterie*. Ordonnance, à la vérité, extraordinaire, & dont on fait rarément uſage dans cette intention. Hippocrate n'eſt pas cependant le ſeul qui en faſſe mention. Aëtius dit que la fornication arrête les dyſſenteries chroniques. Paul dit, preſque mot à mot, la même choſe ; & quelques Auteurs modernes paroiſſent l'avoir copié, comme Amatus, Luſitanus, Baglivi, &c.

ACHSPALT, (*Pierre d'*) Médecin du quatorzieme ſiecle, étoit en même tems un pieux & ſavant Eccléſiaſtique, fort exercé dans l'étude des ſaintes écritures. Il étoit né à Treves, de parens d'une condition honnête & médiocre. Il aima toujous l'étude, & s'appliqua principalement à la phyſique & à la médecine. Il s'étoit attaché à Henri, Comte de Luxembourg, dont il étoit le Médecin. Celui-ci, qui ſollicitoit l'Archevêché de Mayence pour Baudouin ſon frere, envoya à cet effet, en 1307, *Pierre d'Achſpalt* auprès du Pape Clément V, qui étoit malade depuis long-tems à Poitiers. *Pierre d'Achſpalt* ne réuſſit pas dans ſa négociation ; mais il ſçut ſe rendre utile auprès du Pape ; il mérita ſa confiance ; il entreprit de le guérir, &

y réuſſit; ce qui lui valut à lui-même l'Archevêché de Mayence, que le ſouverain Pontife lui donna du conſentement des Cardinaux, avec la conceſſion du Pallium. Il fit ſon entrée ſolemnelle dans cette ville en 1306; & l'année ſuivante, il rendit foi & hommage à l'Empereur Albert, étant à Colmar. On a aſſuré qu'il avoit été nommé, en 1288, à la grande Prevôté de Treves par le Pape Nicolas IV, & enſuite promu à l'Evêché de Bâle. Il tint, en 1310, un Concile à Mayence, où il ſe diſtingua par ſa droiture & ſon équité envers les Templiers; il leur donna tous les moyens de ſe juſtifier; il reçut leurs proteſtations; il obtint enſuite une nouvelle commiſſion du Pape; enfin, il les renvoya abſous le premier Juillet de l'année ſuivante. Il mourut à Mayence le 4 Juin 1320, & fut inhumé dans la Chartreuſe de cette ville, dont il étoit le Fondateur, & où l'on voit encore l'épitaphe ſuivante:

Anno milleno trecentenoque viceno
Petrum Petra tegit, ipſum, qui tartarà fregit.
De Treviri natus, præſul fuit hic radiatus.
Redditibus, donis & cœnobiis ſibi pronis
Eccleſiam ditat, res auget, crimina vitat.
Hic pius & largus, in conciliis fuit argus;
Sceptra dat Henrico Regi; poſt hæc Ludovico
Fert pius extremo Joànni regna Bohemo.
Hic quinos menſes annos, deca tetra repenſis,
Quos vigil hic rexit, quem chriſtus ad æthera vexit.

Pour comprendre les quatre derniers vers, il faut ſavoir que ce Prélat avoit fait élire Roi des Romains, Henri de Luxembourg ſon bienfaiteur; & qu'en 1310, il avoit fait le mariage de Jean de Luxembourg, fils de Henri, avec la fille de Venceſlas, Roi de Boheme.

ACIDALIUS (*Valens*) naquit en 1566, à Wiſtock, dans la Marche de Brandebourg; il parcourut différentes Académies d'Allemagne, d'Italie & de quelques autres pays. Il s'arréta à Breslaw, capitale de la Siléſie, où il abjura le Luthéraniſme, pour paſſer à la Communion romaine: il ſe retira, pendant quelque tems, à Neiſſe, chez un homme qui aimoit beaucoup les ſciences & les Savans, *Jean-Matthieu Wacher*, Chancelier de l'Evêque de la même ville. Peu de tems après, il tomba tout-à-coup en phrénéſie, dans le moment où il ſuivoit une proceſſion du ſaint Sacrement; on le porta chez lui, où il mourut dans trois jours: on publia qu'il s'étoit tué lui-même; mais *Chriſtien Acidalius*, ſon frere, prit hautement ſa défenſe, & le juſtifia du ſuicide dont on l'accuſoit. Bayle & M. de Thou le lavent encore de cette imputation; ils attribuent ſa mort à un mal qu'il contracta, pour avoir trop veillé en compoſant ſes divinations ſur Plaute: on rapporte ſa mort au 25 Mai 1595, au commencement de ſa vingt-neuvieme année. *Acidalius* étoit Médecin ; il le dit lui-même, *indè rediens cum ſolemni illorum ſtudiorum Medicorum honore;* mais il ſe borna au titre de Docteur en médecine ; il voulut être Docteur *ad honores* ; il n'exerça & ne voulut jamais exercer cette profeſſion ; c'eſt encore lui-même qui nous l'apprend : *Medicum nec ago, nec agere unquàm propoſitum fuit ; certo conſilio tamen inter ejus artis candidatos nomen dedi, nec pœnitet eo quod petii indè jam ablato,* &c. Il avoit cependant commencé des commentaires ſur Aulu-gelle ; on lui a attribué un livre imprimé peu de tems avant ſa mort, qui tend à prouver *mulieres non eſſe homines* ; mais Geisler l'a juſtifié de cette fauſſe imputation.

On n'a d'*Acidalius* aucun ouvrage de médecine ; mais il s'eſt diſtingué dans une autre partie; il a donné : 1°. Des Notes ſur Quintecurce, qu'il dédia à l'Evêque de Breslaw; 2°. des Notes ſur Tacite ; 3°. des Harangues ; 4°. des Lettres ; 5°. des Poëſies qu'on a inſérées dans les Délices des Poëtes Allemands; 6°. une Diſſertation *de conſtitutione carminis elegiaci* ; 7°. des Divinations ſur Plaute, qui ne furent imprimées qu'après ſa mort.

ACIDALIUS, (*Chriſtien*) natif de Wiſtok, & frere du précédent. Il a donné :

De pleuritide diſputatio, qu'on trouve dans la troiſieme Decade de la Collection que Jean-Jacques Genathius a donnée à Bâle en 1620, *in-4°.*

ACIDALIUS. (*Godrefroi*) Nous avons ſous ſon nom :
De auditione læſá. Wittebergæ, 1640, *in-4°.*

ACKERMANN, (*Jean Samuel*) Médecin Allemand de ce ſiécle, a écrit :

De ſterilitate mulierum. Genæ, 1734, *in-4°.* Aſtruc l'a oublié dans le Tableau chronologique des Auteurs qui ont écrit ſur les maladies des femmes.

ACKERMANN, (*Jean Fréderic*) Médecin Allemand, peut-être le frere ou le fils du précédent, eſt l'Auteur de l'ouvrage ſuivant :

De voce naturæ, ſeu ſenſibus internis variæ corporis indigentiæ adſtrictis. Gottingæ, 1751, *in-4°.*

ACOSTA, *voyez* COSTA.

ACQUEVILLE, (*N. d'*) Prieur du lieu du même nom, a donné :
Diſcours touchant les merveilleux effets de la pierre divine. A Paris, chez *Billaine,* 1681, *in-12.*

ACRON *ou* AGRON, fils de *Xénon*, d'une famille noble d'Agrigente, ville de Sicile, vivoit avant Hippocrate, vers la quatre-vingt-quatrieme olympiade, environ quatre cent quarante ans avant Jesus-Chrift : il étoit à la fois fameux Orateur, grand Philofophe, célebre Médecin ; il enfeigna la Rhétorique à Athenes avec beaucoup de réputation. Il étoit contemporain d'Empedocle ; mais il refte des traces de leur peu d'union ; le premier expliquoit les fymptômes des maladies, & l'efficacité des remedes par les principes de la philofophie, au lieu qu'*Acron* regardoit le raifonnement comme tout-à-fait fuperflu en médecine.

Acron paffe pour avoir pratiqué la médecine avec beaucoup de fuccès ; il étoit extrêmement confidéré à Athenes ; il délivra cette ville de la grande pefte qui fe fit fentir au commencement de la guerre du Péloponefe ; il fit allumer des feux dans la ville & aux environs pour purifier l'air ; il fit ceffer ainfi cette terrible maladie ; il avoit appris ce fecret des Egyptiens. On croit communément qu'il a été l'inventeur de la fecte empyrique, au moins l'empirifme le revendique comme un de fes fectateurs. Ce fentiment eft fondé fur ce paffage de Pline : *Alia factis ab experimentis fe cognominans empiricem cœpit in Siciliâ, Acrone, Agrigentino, Empedoclis phyfici autoritate commendato ;* mais comment pourroit-on croire qu'Empedocle feroit devenu le prôneur des fentimens d'*Acron*, puifqu'ils étoient en faits contraires entr'eux ? Il paroît incertain fi la fecte empyrique ne commença que fort long-tems après le Médecin d'Agrigente, & fi Sérapion l'Alexandrin & Philinus de Cos n'en furent point les chefs dans le trente-huitieme fiecle. Il eft cependant vrai qu'*Acron* étoit empyrique, mais à la maniere des Afclépiades ; il eft encore certain que la conduite & le langage des Philofophes, qui ne pouvoient s'empêcher de parler de médecine, déplurent à *Acron*, & que ce Médecin arbora dès-lors l'étendart de l'empirifme ; qu'il réfifta aux Philofophes qui vouloient avilir l'expérience ; qu'il fe fépara de ces grands raifonneurs ; & que, dans des ouvrages, dont il ne nous refte que le titre, il combattit l'application de la philofophie à la médecine. *Creon*, Philofophe d'Agrigente, auquel on a attribué les mêmes traits, eft le même que notre *Acron :* le célebre Médecin *Criton* a été fon difciple.

Diogene de Laërce dit qu'*Acron* ayant demandé aux Agrigentins un lieu dans la ville pour s'y bâtir un tombeau, Empedocle détourna le peuple de lui accorder cette demande, & qu'à ce fujet celui-ci fit un difcours, dans lequel il foutint fortement que, puifque perfonne n'avoit la permiffion d'avoir fa fépulture dans la ville, on devoit également en exclure le Médecin *Acron :* ce fut la jaloufie qui fit agir Empedocle dans cette occafion ; il étoit piqué de ce qu'*Acron* fe regardoit comme le prince des Médecins, & qu'il prétendoit que fa demande ne pouvoit lui être refufée, à raifon de cette qualité. Suidas

rapporte qu'Empedocle, pour se railler de la vanité *d'Acron*, lui pro-
posa ensuite s'il voudroit bien se contenter de cette inscription pour
épitaphe :

> *Acronem summum Medicum,*
>
> *Summo patre natum,*
>
> *In summâ tumulus summus*
>
> *Habet Patriâ.*

Ces vers latins sont faits d'après les grecs, & Daniel Leclerc en
donne cette traduction françoise :

» Acron, Agrigentin, le plus éminent des Médecins, fils d'un pere
» éminent, git dans ce roc éminent, à l'endroit le plus éminent de
» sa patrie éminente ».

Suidas ajoute qu'*Acron* écrivit en langue dorique un Traité de médecine & un Livre des alimens, dont on doit se servir quand on est en santé.

Nous ne connoissons que les titres des ouvrages d'Acron; ce sont
les suivans :

1. *De Medicinâ, liber unus.*
2. *De Arte Medicâ, libri plures, doricâ linguâ.*
3. *De Salubri victûs ratione, liber unus.*

ACRON, (*Jean*) Médecin & Mathématicien, naquit dans la Frise,
une des Provinces-unies. Il enseigna les mathématiques à Bâle, où
il mourut, en 1563, à la fleur de son âge ; nous avons de lui divers
Traités :

1. *De Terræ motu.*
2. *De Sphærâ.*
3. *De Astrolabii & annuli Astronomici confectione.*

On lui attribue un Traité *de Studio Theologico*, que plusieurs Savans croient être d'un autre *Jean Acron*, Théologien inquiet & sédi-
tieux, connu par son ouvrage : *Elenckus orthodoxus pseudo-religionis
romanæ catholicæ.*

On a encore de lui une Lettre très-importante, & qui est une espece
de Traité sur les aventures, la doctrine & le procès fait à la mémoire de David George, fameux Anabaptiste.

ACTUARIUS, (*Jean*) le dernier des Médecins Grecs, qui pratiqua la médecine avec réputation à Constantinople dans le treizieme
siecle, fut premier Médecin de l'Empereur. Selon Justus, *in Chro-
nol. Medicor.* il vivoit vers l'an 1100 ; selon René Moreau, vers 1200.
Fabricius le place au tems d'Andronic Paléologue, aux environs de
l'an 1300 ; mais aucun Ecrivain de ces siecles n'en ayant parlé, il
est difficile de fixer le tems auquel il a vécu. Nous n'avons d'autres
connoissances de son éducation, de ses sentimens & des ses études,
que celles que nous pouvons tirer de ses ouvrages.

Jean, fils de Zacharias, étoit son véritable nom : tous les Médecins de la Cour de Conftantinople porterent le titre d'Actuarius ; mais par une diftinction, dont nous ne connoiffons point la caufe, & dont nous ne pouvons rendre raifon, ce titre demeura fi particuliérement attaché à l'Ecrivain dont il eft ici queftion, qu'à peine le connoît-on fous un autre nom que fous celui d'*Actuarius*.

Nous avons de lui les ouvrages fuivans :

1. *De Venæ fectione.*
2. *De Diœtâ.*
3. *Regales.*
4. *Commentarii in Hippocratis Aphorifmos.*

Ces quatre ouvrages n'ont pas été imprimés.

5. *De Puerorum educatione, liber.* Venetiis, apud *Petrum de Nicolinis*, 1567, *in-8.* Cet ouvrage eft un Poëme grec, qui a été traduit en latin.

6. *De Medicamentorum compofitione, Joanne Ruellio interprete.* Parifiis, apud *Conrad. Neobard*, 1539, *in-8.* Bafileæ, apud *Bogardum*, 1546, *in-8.* & apud *Rob. Winter*, 1540, *in-8.* On a ajouté à cette derniere édition une table grecque & latine des médicamens.

7. *De Febribus, liber.* inféré dans la Collection fur les fievres, imprimée à Venife, chez *Perchacinus*, en 1553, *in-fol.*

8. *De Victûs ratione in fpiritu animali, libri duo, Julio Alexandrino interprete.* C'eft un ouvrage très-fuperficiel.

9. *De Actionibus & affectibus fpiritûs animalis, ejufque victu*, imprimé en grec, à Paris, chez *Martin*, en 1557, *in-8*, & en latin, de la traduction d'Alexandrinus, à Venife, 1547, *in-8* ; 1554, *in-4* ; à Lyon, 1556, *in-8* ; à Paris, chez *Turrifan*, 1556, *in-8* ; enfin, *inter artis medicæ principes*, 1567. Ce n'eft qu'un extrait de Galien, qui ne peut être prefque d'aucun ufage dans la pratique de la médecine.

10. *De Urinis, libri feptem*, a été traduit du grec en latin par Ambroife Léon de Nole, & imprimé, à Venife chez Vital, en 1519, 1579, *in-4*, & chez *Octave Scott*, 1529, *in-fol.*; à Paris, chez *Colineus*, 1522, 1548, *in-4* ; à Bâle, chez *Cratandre*, 1520, 1529, *in-8.* Goupil a revu cette traduction, l'a corrigée fur les exemplaires grecs, & l'a faite réimprimer à Paris, chez *Jean Rogni*, en 1548, *in-8* ; elle l'a été de nouveau à Utrecht, en 1570, *in-8*, avec les livres *de Spiritu animali* ; à Paris, 1556, *in-8* ; enfin, *inter artis medicæ principes*, 1567. L'Auteur expofe fort au long dans cet ouvrage la doctrine des urines ; il fe flatte d'avoir pouffé cette partie bien au-delà du point où fes prédéceffeurs l'avoient laiffée ; il affure qu'il a fait à leurs obfervations des additions très-confidérables.

11. *Methodi medendi, libri fex.* Le cinquieme & le fixieme Livre ont été traduits du grec en latin par Jean de Ruel , & imprimés à Paris en 1550. L'ouvrage entier a été enfuite traduit par Corneille Henri-Mathifius de Bruges , & imprimé à Venife en 1554 , *in-4* , & à Paris , 1556 , *in-8.* Cet ouvrage avoit été fait pour l'ufage du grand Chambellan , qui fut envoyé en ambaffade dans le Nord. Il contient une compilation judicieufe des Ecrivains qui l'ont précédé , & quelques obfervations qu'on n'avoit point encore faites. Dans le troifieme Livre , *Actuarius* traite de la fanté comme en courant ; il y fait beaucoup moins d'attention aux regles générales pour la conferver , qu'aux antidotes qu'il y croit propres.

12. *Opera.* Parifiis, apud *Morellum* , *in-8.* Lugduni, apud *Tornæfium* , 1556 , *in-8* , trois vol. Parifiis , apud *Henr. Etienne* , 1567 , *in-fol.* ; il a été enfin inféré *inter artis principes.* On y a réuni les Œuvres d'*Actuarius* fur les efprits , les urines , la thérapeutique & la compofition des médicamens.

Actuarius avoit du penchant pour les fyftêmes , la théorie & les raifonnemens ; il ne fe contentoit pas de philofopher fur les maladies qui lui étoient connues par fa propre expérience ; il étendoit fes fpéculations jufqu'à celles dont il n'étoit inftruit que par les defcriptions qu'il en trouvoit dans les Auteurs , & qui font en ceci prefque toujours des guides trompeurs. Il nous apprend , dans le dernier chapitre des urines , qu'ayant donné quelque tems à l'étude de la nature , il fe fentit puiffamment entraîné à celle de la médecine , & que les liaifons de la théorie de cette fcience avec la philofophie naturelle , le déterminerent pour cette partie : quant à la pratique , que le travail & les dégoûts , dont elle ne manque jamais d'être accompagnée , l'en auroient éloigné pour jamais , s'il ne s'étoit apperçu qu'une jufte & folide théorie de la pathologie étoit d'une néceffité abfolue pour la connoiffance de l'art de guérir. Je penfai , dit-il , qu'on ne pourroit compter fur une méthode de traiter une maladie , quelle qu'elle fût , fi elle n'étoit fondée fur le raifonnement , & qu'avec une bonne théorie , on pourroit faire fans peine des grands progrès dans l'étude de la médecine , & la pratiquer avec fuccès.

Actuarius eft le premier de tous les Auteurs Grecs , qui ait introduit en médecine la connoiffance & l'ufage des minoratifs , comme de la caffe , de la manne , du féné , & d'autres femblables. Il avoit lu apparemment les Médecins Arabes ; & il paroît que c'eft d'eux qu'il avoit emprunté cette forte de purgatifs. Il a auffi tiré beaucoup de chofes des Œuvres de Galien , d'Aëtius & de Paul d'Egine. Il femble même qu'il n'a rien écrit que d'après ces Auteurs , puifque toutes les maladies dont il parle , font celles que les Médecins Grecs avoient décrites avant lui : cependant il dit , à cet égard , des chofes qui lui font propres , principalement fur l'urine & fur le pouls , dont il avoit coutume de faire ufage pour fes indications.

ACUMENUS, Médecin d'Athenes, dont Platon & Xénophon parlent avantageusement. Il fut ami de Socrate & pere d'Euriximachus. Tout ce que nous savons de ses sentimens relativement à la médecine, c'est qu'il croyoit, avec raison, que la promenade en plein air étoit un exercice plus sain, que la promenade sous les portiques & autres lieux couverts.

ACUNA, (*Christophe Diatristan d'*) Jésuite Espagnol, naquit à Burgos en 1597; il entra en 1612 dans la Société des Jésuites ; il voyagea dans les Indes occidentales; à son retour, il alla en Espagne, ensuite à Rome il revint en Espagne, où il fut fait Qualificateur du saint Office. Il revint enfin aux Indes, & s'arrêta à Lima. Il est connu par une Relation de la riviere des Amazones, qu'il a donnée en 1641. Nous avons encore de lui: *Antithesis ad repetitionem tertiam*, *pro medicinâ Iberorum*. Lovanii, apud *Jacobum Regers*, 1644, *in-4*.

ADAM, (*Melchior*) Allemand, né dans le territoire de Grotkaw en Siléfie, fit ses études dans le College de Brieg, & devint Recteur de celui d'Heidelberg. Il mourut en 1622 ; après avoir donné une Histoire des Médecins Allemands sous le titre de, *Vitæ Germanorum Medicorum*, imprimée à Heidelberg, chez *Jonas Rosa*, en 1620, *in-8*, & en 1627, *in-4*; on n'y trouve que les Médecins Allemands du seizieme siecle & du commencement du dix-septieme ; ils n'y sont rapportés qu'au nombre de cent vingt-neuf. Son ouvrage n'est pas relatif aux seuls Médecins ; il comprend aussi les Philosophes, les Théologiens & les Jurisconsultes ; le volume des Philosophes avoit déja paru en 1615, & celui des Théologiens en 1619.

ADAM (*J. Etienne*) a écrit : *De osse cordis cervi*. Giessæ, 1684, *in-4*.

ADAM, Médecin François, né dans le mois de Février 1747, dans la paroisse de Pierrefite, Diocese de Bayeux. Après avoir fait ses humanités & sa philosophie à Caen, il a commencé, en 1765, à étudier en médecine dans l'Université de la même ville : il y a été reçu au baccalaureat, le 11 Janvier 1769, à la licence, le 10 Juillet suivant, & au doctorat, le 14 du même mois. Pendant le cours de ses études, il a été choisi trois fois par la Faculté, pour faire, en présence de l'Université, & sur un sujet de médecine, une harangue fondée pour le jour de saint Nicolas. Peu de tems après sa promotion aux degrés, il s'est présenté au concours d'une chaire de médecine, vacante dans l'Université de Caen, & a été un des trois sujets proposés par la Faculté. Il a été ensuite à Paris pour y perfectionner ses connoissances. Après quelques années de séjour dans cette ville, il est

revenu

venu à Caen, où il a été reçu au nombre des Docteurs agrégés de la Faculté de médecine, le 19 Octobre 1773 ; enfin, en 1775, la Société royale d'agriculture d'Alençon lui a donné une place parmi ses associés. Nous avons de lui quatre Differtations latines :

1. *Sur la respiration.* A Caen, 1769, *in-4.*
2. *Sur les avantages qui résultent de ce que les meres nourrissent leurs enfans.* A Caen, 1769.
3. *Sur le pouls,* 1769, *in-4.*
4. *Sur le traitement des ulceres.* A Caen, 1773.

Adam emploie l'électricité pour la guérison des fievres intermittentes ; il en vante l'efficacité, & affure en avoir éprouvé les plus heureux effets. Il vante encore la vertu fébrifuge de la seconde écorce d'*ormea*, & la propriété astringente anodine des racines de nénuphar, dans l'hémophtysie, le vomissement de sang, &c. ; enfin, il propose des lavemens avec l'acide sulfureux volatil, pour rappeler les noyés à vie. Dans le moment où nous écrivons cet article, *Adam* n'a encore rien publié relativement à ces différens objets. Nous ne les connoissons que d'après les observations qu'il a bien voulu nous communiquer.

ADAMI, (*Jacques - Christophe*) Médecin allemand, de la fin du siecle dernier, & du commencement de celui où nous vivons, a écrit : *De Phlegmone.* Erfordiæ, 1690. *in-4.*

ADAMI (*Ernest-Daniel*) a écrit : *Gedanken über die Seltenheiten eines Buchbaumes.* A Breslau, 1756. *in-8.*

ADAMS, (*William*) Chirurgien anglois, de ce siecle, duquel nous avons l'ouvrage suivant :

A disquisition of the stone and gravel, and other diseases of the bladder, kidneys, &c. c'est-à-dire, *Recherches sur la pierre, sur la gravelle & autres maladies de l'uretre,* &c. A Londres, 1772. C'est une seconde édition ; nous ne connoissons point la premiere : l'Auteur indique les causes de la pierre, la maniere dont se forme le noyau qui l'engendre, les diagnostics qui font distinguer ces maladies des caroncules & des excressences de l'uretre, & la méthode à suivre pour la guérison.

ADANSON, (*Michel*) né à Aix en Provence, le 7 Avril 1727, quitta sa patrie dès l'âge de trois ans : on le porta à Paris, où il fit d'excellentes études : à l'âge de six ans, il commença à étudier le latin, & sur-tout le grec, au college du Plessis ; il se livra à ce genre d'étude pendant huit ans ; il étudia ensuite successivement les belles-lettres & l'astronomie au college royal, la médecine, l'anatomie & la botanique au jardin du Roi, & aux écoles de la Faculté de médecine ; enfin l'histoire naturelle, sous le célebre Reaumur. Il partit en 1748 pour le Sénégal, fur les côtes occidentales de l'Afrique : ce pays, le plus chaud, le plus mal fain, le plus difficile à pénétrer, le moins connu, & peut-être le plus intéreſſant de tous ceux qui ſont fréquentés par les Européens, n'avoit encore été parcouru par aucun ſavant, en état d'apprécier ſes productions. *Adanſon* ne pouvoit manquer de faire une ample moiſſon de découvertes ; elles lui devenoient d'autant plus aiſées, que ſes talens & ſon application ſecondoient à merveille les richeſſes que la nature étaloit à ſes yeux ; auſſi s'occupa-t-il uniquement de cet objet, & fit-il une collection d'obſervations auſſi étendues qu'intéreſſantes. Quelques mémoires d'aſtronomie géographique, de zoologie & de botanique qu'il envoya dès la premiere année à l'Académie royale des ſciences, le firent connoitre ; les vues nouvelles qu'il y préſenta, ſur la maniere de traiter l'hiſtoire naturelle, lui mériterent dès-lors le ſuffrage de cette Compagnie, qui voulut ſe l'attacher, en lui accordant le titre de ſon Correſpondant. Après ſix ans de ſéjour dans le Sénégal, *Adanſon* revint en France, & ſe fixa à Paris : une réputation acquiſe à juſte titre, l'avoit précédé ; il répondit à l'opinion, qu'on avoit conçue de lui ; il s'annonça par un ouvrage intéreſſant, & par quelques mémoires détachés ſur l'hiſtoire naturelle, la phyſique & l'économie, qui furent accueillis avec empreſſement. L'Académie royale des ſciences le jugea digne de remplacer Reaumur, cet illuſtre Académicien, que la mort venoit de lui enlever ; elle s'aſſocia Adanſon en 1759. Ce Naturaliſte, flatté de cette diſtinction, tâcha, par ſon application & ſes recherches, de répondre au choix dont l'Académie l'avoit honoré ; il reçut, peu de tems après, une pareille diſtinction de la Société royale de Londres, qui l'admit au nombre des membres dont elle eſt compoſée ; il a été enfin honoré de la confiance du Chef de la Magiſtrature, qui l'a nommé Cenſeur royal. Ce ſavant Académicien s'occupe tous les jours, avec ſuccès, des progrès de l'hiſtoire naturelle : il enrichit le public de ſes ouvrages : nous parlerons de ceux qui ont quelque rapport avec la Médecine ; ce ſont les ſuivans :

1. *Hiſtoire naturelle du Sénégal.* A Paris, 1757, 1759. in-4. traduit en allemand, par Martini, qui y a ajouté des remarques. A Brandebourg, chez *Halles*, 1773. On y trouve une courte relation du voyage de l'Auteur, dans laquelle on entrevoit le germe d'une infinité de découvertes précieuſes, même des notes intéreſſantes pour la pratique de la médecine dans les pays chauds. On y trouve une hiſtoire naturelle des coquillages propres au Sénégal, traitée d'une maniere neuve, non-ſeulement quant à ſon plan des familles naturelles, fondées ſur l'enſemble des rapports tirés de l'examen de toutes leurs parties, mais encore par l'examen de leurs animaux, préſentés, pour la premiere fois, dans une ſérie méthodique : enfin par leur anatomie pouſſée beaucoup plus loin que n'avoient fait les plus ſavans Auteurs en cette partie délicate, *Harder, Liſter, Swammerdam, Reaumur,* aux découvertes deſquels il a beaucoup ajouté.

2. *Famille des plantes, contenant une préface historique sur l'état ancien & actuel de la botanique, & une théorie de cette science.* A Paris, chez Vincent, 1763. *in-8.* 2. vol. La première partie de cet ouvrage contient d'abord une préface, qui n'est qu'une histoire de la botanique, de son origine, de ses progrès, de son état actuel, & de ce qui reste à faire pour la perfectionner : cette préface est suivie d'une table chronologique des Auteurs qui ont écrit sur la botanique, (table qui s'étend depuis Zoroastre, jusqu'à Jacquin, dont l'ouvrage a été imprimé en 1762.) L'Auteur donne très-succinctement, dans autant de colonnes, leur nom, leur patrie, les titres de leurs ouvrages, le nombre des plantes qu'ils ont décrites, les années où leurs ouvrages ont paru, celle de leur naissance, & de leur mort ; enfin, la durée de leur vie. A la suite de cette table, sont les résultats des expériences les plus modernes sur l'organisation, l'anatomie & les facultés des plantes. Dans cette première partie, qui est toute théorique, l'Auteur expose les divers systêmes des Auteurs, tant anciens que modernes ; il en apprécie la valeur ; &, en homme qui a un nombre prodigieux d'observations qui lui sont propres, il fait réunir tout ce qui est connu dans sa science, il démontre que tous ces systêmes, considérés comme des moyens de distinguer les êtres par les points de vue qu'ils examinent, sont à peu près également bons ; mais qu'ils sont tous sujets à des exceptions : enfin, il prouve qu'ils sont insuffisans pour nous donner une connoissance profonde & parfaite des êtres, & pour nous montrer la marche de la nature, ou la méthode naturelle qui consiste, comme il le dit lui-même, dans l'examen des rapports de toutes les parties, qualités & facultés de ces êtres ; c'est d'après cette vue, également neuve, également grande & conforme aux loix de la nature, qu'il a établi les fondemens de son plan. Dans la seconde partie, qui est toute pratique, & qui occupe le second volume, on voit la collection la plus riche qui ait jamais paru en fait de découvertes sur les plantes : 18 mille espèces y sont classées, sous près de deux mille genres, dans 58 familles rangées dans une série nouvelle ; c'est-à-dire, telle que les plantes de la première famille sont les plus voisines du regne animal, & que celles de la cinquante-huitieme & derniere famille, sont les plus analogues au regne minéral. Ce qui doit intéresser le plus la médecine dans cet ouvrage, c'est que l'Auteur est le premier qui ait prouvé démonstrativement que les rapports qui unissent plusieurs plantes dans la même famille, par la ressemblance de leurs diverses parties, les unissent aussi par la ressemblance de leurs vertus médicinales ; de sorte que quoiqu'il y ait dans une famille des plantes réputées, par exemple, comme essentiellement purgatives, & d'autres comme n'ayant point cette vertu, néanmoins ces dernieres participent réellement à cette vertu ; mais dans un degré beaucoup inférieur, & souvent tel qu'il devient comme insensible, &

qu'il eſt couvert par une autre vertu dominante : enfin, la méthode ſous laquelle ſont préſentées les vertus des plantes, eſt elle-même très-neuve , très variée, & ſe reſſent de cette juſteſſe que donne à l'Auteur, l'uſage habituel de comparer les rapports.

On nous annonce un ouvrage nouveau de cet Académicien, dont le plan a été lu, le 15 Février 1775, à l'Académie royale des ſciences, & qui doit être un ouvrage univerſel ſur l'hiſtoire naturelle. D'après le plan qu'on trouve dans le journal de phyſique & d'hiſtoire naturelle, du mois d'Avril de la même année, & que l'Auteur a bien voulu nous communiquer d'une maniere encore plus étendue, on ne peut qu'en ſouhaiter la publication : cet ouvrage, qui doit comprendre le précis de tous les faits connus en hiſtoire naturelle, ſeroit de la plus grande utilité pour les progrès, non-ſeulement des ſciences naturelles qui ſont ſans contredit les plus étendues, mais encore pour toutes les autres ſciences qui y ont quelque rapport, d'autant plus que le plan d'Adanſon en fait voir la dépendance, & en établit la liaiſon naturelle par leurs divers points de réunion : enfin, l'exécution des deux premiers ouvrages de l'Auteur, qui ſont remplis de tables de rapports ſur les diverſes parties, qualités & facultés des êtres, & qui démontrent que cet Auteur a fait de ſa ſcience une ſcience de rapports, ce qui n'avoit jamais encore été exécuté que dans les ſciences abſtraites de quantités ou de calculs, & qui n'avoient pas même été imaginées, ou crues poſſibles dans aucune ſcience de faits, ne peut que prévenir les Savans en faveur de cette nouvelle production : il doit faire deſirer au public de voir la publica-tion d'un ouvrage ſi complet ſur l'hiſtoire naturelle, rédigé ſur un plan ſi conféquent dans toutes ſes parties, ſi conforme à la marche de ſa nature, qu'il doit être conſidéré comme l'encyclopédie de la na-ture, priſe dans la plus vaſte étendue, & rendue par-là la clef de toutes les autres ſciences qui en découlent comme autant de branches. Les parties de la médecine & de l'anatomie qui viennent s'y joindre naturellement, ſeront préſentées, ſuivant ce plan, comme les autres parties de l'hiſtoire naturelle, par l'enſemble de tous leurs rapports : enſemble, dans lequel ſeul conſiſte la certitude de l'anatomie comparée. Enfin, les planches gravées, qui doivent repréſenter les êtres, ſeront traitées ſuivant le même plan, dans l'enſemble de toutes leurs parties, qualités & facultés ; de maniere que leur local, leurs mœurs, leur naturel y ſeront exprimés & y parleront aux yeux : elles auront encore un rapport direct à la médecine par les parties anatomiques qui y ſeront détaillées toutes les fois qu'elles deviendront eſſentielles à la liaiſon des faits.

ADDINGTON, (*Antoine*) Médecin anglois, qui exerçoit la mé-decine avec diſtinction, dans le milieu de ce ſiecle, à Reading, ville d'Angleterre, capitale du Berkshire. Il a écrit ſur le ſcorbut, ſous le titre de,

An eſſay on the ſea ſcurvy ; wherein is propoſed an eaſy method of

curing that diftemper at fea, and, of preferving water fweet for any cruife or voyage; c'eft-à-dire, *Effai fur le fcorbut de mer, dans lequel on propofe une méthode facile de guérir cette maladie fur mer, & de conferver l'eau pure dans toutes fortes de voyages.* A Londres, 1753. L'Auteur donne d'abord la defcription du fcorbut, qu'il a empruntée de Cockburn, de Boërhaave, d'Hoffman, d'Eugalenus, du voyage du Lord Anfon, &c. Sa pratique confifte en la faignée, dans le cas de plethore, & la purgation avec l'eau de la mer, dont il vante beaucoup les effets: il infifte fur l'ufage de l'efprit de fel, lorfqu'il y a des fignes de malignité. Les bains dans l'eau de la mer font, fuivant lui, un très-bon remede, fi on les emploie après l'ufage intérieur de cette eau: il prétend enfin que les ulceres fcorbuti-ques ne réfiftent point aux lotions avec cette même eau. Son prin-cipal fecret pour conferver l'eau pure, confifte en un mélange d'en-viron une once & demie d'efprit de fel, avec l'eau renfermée dans un tonneau.

ADELARD, Médecin Anglois, né à Bath, ville d'Angleterre, dans le Weftfex. Il voyagea long-tems, parcourut l'Arabie & l'Egypte, & vint en France, où il enfeigna publiquement. On croit qu'il étoit Moine de l'Ordre de Saint-Benoît. Il vivoit en 1130: il fe diftingua principalement par fes connoiffances dans la phyfique & les mathéma-tiques. Il a donné, 1°. un livre fur des queftions d'hiftoire naturelle, & quelques petits traités fur la matiere médicale; 2°. *de Doctrinâ abaci*; 3°. *libri Euclidis de arte geometricâ*, traduits de l'arabe en latin; 4°. *tabulæ Chawarefmicæ*, autre traduction de l'arabe en latin; 5°. *Ifagoge minor Japharis mathematici in aftronomiam*, encore traduction de l'arabe en latin; 6°. *Aftrolabium*.

ADER, (*Guillaume*) Médecin de Touloufe, a donné au public un livre curieux, & qui ne manque pas d'érudition; il eft intitulé:

Enarrationes de ægrotis & morbis in Evangelio, opus in miraculorum Chrifti Domini amplitudinem Ecclefiæ Chriftianæ eliminatum. Tolofæ, apud *Bofc*, 1621, *in-8.* & inter *Criticos facros.* L'Auteur recherche dans cet ouvrage fi l'on auroit pu guérir, par l'art de la médecine, les maladies que Jefus-Chrift guériffoit par miracle; il fait voir, pour conclufion, que les miracles de Jefus-Chrift font d'autant plus merveilleux, que les maladies, dont il a guéri les hommes, étoient incurables.

Il a encore écrit: *de peftis cognitione, prævifione & remediis, prælec-tiones.* Tolofæ, apud *Colomer*, 1628, *in-22.*
On lui attribue *lou Catounet Gafcoun*, imprimé à Touloufe, 1612, *in-8.* & *lou Gentilhome Gafcou, e lous Heits de gouerre deu gran Henric Gafcou, Rey de France*; imprimé auffi à Touloufe en 1610, *in-8.*

ADOLPHE, (*Chriſtien Michel*) Doĉteur en philoſophie & en médecine, Aſſeſſeur de la Faculté de médecine de Leipſic, aſſocié à l'Académie des Curieux de la nature, Membre & enſuite Prevôt du collége de la bienheureuſe Vierge Marie. Il a donné :

1. *Trias diſſertationum Phyſico-medicarum, ad Chorographiam medicam potiſſimùm ſpeĉtantium.* Lipſiæ, apud *Joh. Chriſt. Martini,* 1725, *in-4.* Cet ouvrage contient trois diſſertations académiques, ſoutenues autrefois par l'Auteur dans les écoles de Leipſic : la premiere, ſur l'air & l'eau de Leipſic & des environs de cette ville : l'Auteur en fait l'éloge ; il rapporte à ce ſujet le proverbe connu dans ce pays-là, *extrà Lipſiam non eſt vita ; & ſi eſt vita, non eſt itâ.* La ſeconde roule ſur la ſalubrité du climat de la Siléſie. La troiſieme eſt relative aux avantages qu'on peut retirer du ſéjour ſur les montagnes.

2. *Trias diſſertationum Medicarum ad diæteticam potiſſimùm ſpeĉtantium, in unum faſciculum colleĉta.* Lipſiæ, apud *hæredes Groſſianos,* 1726, *in-4.* C'eſt encore un recueil de trois diſſertations, dont la premiere eſt relative à la chambre des malades ; la ſeconde aux friĉtions : celle-ci avoit été déjà imprimée à Leipſic, 1707, *in-4.* La troiſieme, aux bains particuliers.

3. *De motu ventriculi & inteſtinorum periſtaltico.* Lipſiæ, 1726, *in-4.*
4. *Trias diſſertationum medicarum, tùm Phyſiologico-anatomicarum, tùm Pathologico-therapeuticarum.* Jenæ, 1728, *in-4.*
5. *Hiſtory of mineral Waters.* A Dublin, 1757, *in-4.*
6. *De vinculis chirurgicis, diſſertatio.* Lipſiæ, 1730, *in-4.*

ADRIA, (*Jean-Jacques*) fameux Hiſtorien & célebre Médecin, né à Mazara en Sicile, d'une famille noble, étudia les belles-lettres dans ſa patrie, la rhétorique à Palerme, la philoſophie & la médecine à Naples, ſous le célebre Auguſtin Niphus ; enfin, il reçut les honneurs du Doĉtorat en médecine à Salerne en 1510. Il exerça ſa profeſſion avec diſtinĉtion à Palerme, où, par une faveur ſinguliere, on lui donna le droit de Bourgeoiſie. Il avoit une réputation très-étendue, qui lui mérita d'être fait Médecin de l'Empereur Charles V. Ce Prince le fit en même-tems Chevalier de l'Empire & Protomedic de tout le Royaume de Sicile. Il mourut à Palerme en 1560, & fut enterré dans l'Egliſe des Cordeliers, où l'on voit l'épitaphe ſuivante :

Hic jacet in ſuo ſepulcro excellens artium & medicinæ Doĉtor JOHANES JACOBUS ADRIA de Paulo ſiculus & Mazarienſis Miles & Medicus Imperialis, Siciliæ Protomedicus & concivis panormitanus, anno 1560.

Ses ouvrages ne ſont pas tous relatifs à la médecine ; il a beaucoup écrit ſur l'hiſtoire ; il a chanté les louanges de ſa patrie ; il a composé la légende de S. Wit, S. Modeste & S. Crescent; il a encore donné en latin une histoire de la Sicile, & un ouvrage qui a pour titre, *de situ Vallis Mazariæ*, dédié à Hector Pignatelli, Viceroi de Sicile. Ce dernier, qui est encore manuscrit, est conservé dans la bibliotheque du Marquis de Madonia, à Palerme : on a enfin de lui, *de laudibus Christi & laudibus B. Mariæ V.* dédié au Pape Clément VII, imprimé à Palerme, chez Antoine de Mayda, en 1529, *in-4*.

Ses ouvrages de médecine font les suivans :

1. *De præservatione pestilentiæ*. Il l'avoit composé pour un de ses fils appellé Antoine.

2. *De balneis siculis*, composé encore pour son fils.

3. *De medicinis ad varios morbos homunum*.

4. *De phlebotomiâ*, dédié à l'Empereur Charles V. Celui-ci est conservé en manuscrit *in-4*. dans la bibliotheque de Louis de Miceli, à Palerme.

ADRIANI, (*Mathieu*) Médecin Espagnol, étoit Chrétien, quoique né de parens juifs. La connoissance qu'il avoit de la langue sainte, le rendit cher à Erasme, & aux autres savans de son tems. Il resta quelque tems en Allemagne ; il enseigna ensuite la langue hébraïque à Louvain en 1518 ; après cela, étant passé en France, il fit imprimer quelques livres à Lyon, où il s'arrêta durant quelque tems ; mais nous ne connoissons point ses ouvrages.

ADRIEN, (*l'Empereur*) qui commença à régner l'an 120 du salut, favorisoit beaucoup les sciences, & avoit établi des colléges pour les Gens de lettres. Aurelius Victor rapporte que ce Prince possédoit plusieurs sciences, entre lesquelles il met la médecine ; mais tout son savoir, joint à celui de ses Médecins, n'empêcha pas qu'une perte de sang, à laquelle il étoit sujet, ne le jettât enfin dans une hydropisie, qui le porta à se tuer ; il se blessa sous la mamelle, à un endroit qu'Hermogene lui avoit indiqué, comme le plus propre à rendre sa blessure mortelle. A l'égard de ses Médecins, bien loin de s'en louer, il s'écria un peu avant de mourir, que le grand nombre des Médecins avoit tué le Roi : ces paroles d'*Adrien* étoient une espece de proverbe, sur lequel Pline, qui vivoit avant cet Empereur, fait cette remarque : *hinc illa infelicis monumenti inscriptio, turbâ se medicorum periisse*.

Nous avons, sous le nom de cet Empereur, un antidote qui passe pour être de son invention : c'est un composé d'une multiplicité de remedes qu'on recommande dans une infinité de maladies.

AECE, *voyez* AETIUS.

ÆDITUUS, (*Martin*) natif d'Amsterdam, a rempli avec honneur l'emploi de premier Médecin de Frédéric II, Roi de Danne-marck, qui monta fur le trône en 1559. Adrien Junius lui a dédié un de fes ouvrages, intitulé :

De comâ Commentarius.

ÆGIDIUS, Religieux Bénédictin, étoit d'Athenes ; il étoit à la fois Philofophe & Médecin. Il entra en 700 dans l'ordre de faint-Benoît ; il a laiffé beaucoup d'ouvrages, parmi lefquels il y en a un, *de Pul-fibus*, & un autre *de Urinis*, qui ont été imprimés à Venife, avec un commentaire de *Gentil de Fulgineo*, en 1494, *in-8.* à Lyon, en 1505, *in-8.* enfin à Bâle, chez Wolfius, en 1529, *in-8.* après avoir été corrigés par Avenant de Camerino : on dit de lui, qu'ayant été bleffé par une fleche, partie par mégarde des mains d'un Chaf-feur, il ne voulut jamais guérir fa plaie, afin d'être tourmenté par des douleurs continuelles. Un pareil excès de piété trouveroit aujour-d'hui bien peu d'imitateurs.

ÆGIDIUS, *ou* PIERRE GILLES, *ou* GILLES DE CORBEILLE. *Voyez* GILLES DE CORBEILLE.

ÆGIDIUS DE SANCTO ÆGIDIO, *ou* GILLES DE SAINT GILLES. *Voyez* GILLES DE SAINT GILLES.

ÆGIDIUS, (*Everhard*) d'Anvers, n'eft connu que par un ouvrage fur le tabac, imprimé à Anvers, chez Jean Beller, en 1587, *in-8.* fous le titre fuivant : *de herbâ panaceâ, quam alii Tabacum, alii Petum, alii Nicotianam vocant, brevis commentariolus.* L'Auteur y établit les vertus du tabac, & indique la maniere d'en faire ufage. Il a joint à l'é-dition de cet ouvrage, 1°. une differtation, de fa compofition, fur les vertus & l'ufage de la racine de mechoacan ; 2°. un petit traité fur la pefte, par Gerard de Bergen, dédié au Sénat & au Peuple d'Anvers ; 3°. une differtation fur les antidotes, par le même Auteur ; 4°. un traité de Jean Juvenis fur le bezoard, & fes préparations, & fur la ma-niere d'en faire ufage pour fe préferver de la pefte.

ÆGIMUS, *ou* ÆGIMIUS, ancien Médecin de Velie ou d'Elis, que Galien dit avoir écrit le premier touchant le pouls, quoique fon livre foit intitulé, *des palpitations*, parce qu'en ce tems-là, *pouls & palpitation* fignifioient une même chofe. Le tems auquel il a vécu n'eft pas marqué ; mais on préfume, par le titre de fon livre, qu'il doit avoir écrit avant Hippocrate, qui parle du pouls en divers endroits, quoiqu'il ne paroiffe pas s'être fort attaché aux indices que les Mé-decins des fiecles fuivans en ont tiré.

Pline fait mention d'un *Ægimius* qui fut remarquable par le grand âge où il pouffa fa vie ; il vécut deux cents ans. Comme cet Auteur

n'ajoute

n'ajoute rien de plus, on ne fait fi cet *Ægimius* eſt l'ancien Médecin dont il eſt queſtion, ou quelqu'autre perſonnage du même nom.

ÆGINETE. *Voyez* PAUL D'EGINE.

ÆGLÉ, fille allégorique d'Eſculape. *Æglé* fignifie, felon Leclerc, la lumiere du foleil, en tant qu'elle purifie l'air.

ÆLIANUS, (*Claudius*) natif de Preneſte, Sophiſte Romain, dont l'éloquence lui mérita les plus grands éloges de Philoſtrate ; il vivoit fous l'empereur Adrien ; il a écrit fur la guerre & l'hiſtoire ; il a encore laiſſé :

De animalium naturâ, libri 17, imprimé en grec & en latin, de la traduction de Gyllius & de Geſner, à Zurich, chez les freres Geſner, en 1555, *in-fol.* Geneve 1611, *in-16* ; enſuite en latin, à Geneve, chez Jacques Stoër, en 1616, *in-12* ; à Lyon en 1535, *in-4.* & 1562, *in-8* ; & à Cologne en 1616, *in-12*, 1656, *in-16.* *Cum animadverſionibus C. Geſneri, & W. Trilleri, & adnotationibus Gronovii* ; à Londres, chez *Bowyer*, 1744, *in-4.* 2. vol.

ÆLIANUS MECCIUS, Médecin, qui vécut fous l'empereur Adrien. Galien dit qu'il étoit le plus vieux de tous ſes maîtres ; il ajoute que cet *Ælianus*, auquel il rend témoignage qu'il étoit habile homme, & d'ailleurs honnête autant qu'on peut l'être, faiſoit beaucoup de cas de la thériaque. Il diſoit que, dans une peſte qui avoit ravagé l'Italie, & emporté ſubitement beaucoup de monde, il avoit conſeillé à pluſieurs perſonnes d'uſer de cet antidote ; ce qui avoit très-bien réuſſi, foit pour préſerver de cette maladie, foit pour guérir ceux qui en étoient atteints. Le même Galien remarque, au livre *de muſculorum diſſectione, in proëmio*, que ſon précepteur *Ælianus* avoit bien écrit touchant la diſſection des muſcles.

ÆLIUS PROMOTUS, Médecin d'Alexandrie, qui a écrit quelques ouvrages en langue grecque. Il eſt cité par Paſſevin comme ayant vécu fous Pompée ; Geſner & Tiraqueau diſent que ſes écrits ſont dans quelques bibliotheques d'Italie. Mercurial cite un paſſage de cet Auteur au ſujet de l'acconit ; il ajoute que le livre d'*Ælius Promotus*, qui traite des venins & des poiſons, eſt dans la bibliotheque du Vatican.

Il y a eu un autre Médecin du même nom ; il fut diſciple d'Oſtanes de Perſe, & accompagna Xerxès en Grece.

ÆMILIANUS, (*Jean*) Médecin de Ferrare dans le ſeizieme ſiecle. Il a donné :

Naturalis de ruminantibus hiſtoria. Venetiis, apud *Franc. Ziletum*, 1584, *in-4.*

ÆMILIUS, Efpagnol fuivant quelques-uns, Africain fuivant quelques autres ; il s'étoit appliqué à la médecine vétérinaire : c'eſt auſſi le ſujet de l'ouvrage qu'il nous a laiſſé ſous le titre ſuivant :

De mulo - medicinâ, capita aliquot. Nous ne croyons pas que cet ouvrage ait été imprimé ſeul ; mais on le trouve dans la collection des écrits ſur la médecine vétérinaire, imprimée en grec à Bâle, chez Jean Valder, en 1537, *in-4.* & en latin, de la traduction de *Jean de Ruel*, à Paris, chez Simon Collinæus, en 1530, *in-fol.*

ÆMILIUS (*Marc-Antoine*) a écrit : *De thermis milzanelli* : Brixiæ, apud *Turlinum*, 1576, *in-4.*

ÆMILIUS MACER, fameux Poëte, étoit de Véronne, & vivoit ſous Auguſte. Il étoit intime ami de Virgile, qui, ſelon Servius, en a fait un des interlocuteurs de ſa cinquieme églogue, ſous le nom de Mopſus, *Macer* avoit écrit concernant la médecine ; c'eſt de lui de qui Ovide dit :

> *Sæpè ſuas volucres legit mihi grandior ævo*
> *Quæque nocet-ſerpens, quæ juvat herba* Macer.

C'eſt du même que parle encore l'Auteur des diſtiques de Caton dans le vers ſuivant :

> *Herbarum vires* Macer *mihi carmine dicet.*

On pourroit inférer de ce dernier témoignage, que *Macer* avoit écrit de toutes les plantes en général ; mais il y a plus d'apparence qu'il n'avoit eu en vue que celles qui ſervent contre les venins. C'eſt ce qu'Ovide inſinue dans les vers qu'on a cités ; mais Quintilien ne laiſſe preſque aucune raiſon d'en douter, lorſqu'il dit que *Macer* avoit imité Nicander, autre Poëte-Médecin, qui s'étoit renfermé dans la ſeule matiere des venins & des contre-poiſons. *Macer* mourut en Aſie, comme on l'apprend de ſaint Jérôme. Ses ouvrages ne ſont point parvenus juſqu'à nous.

La plupart des Savans les croient tous perdus ; ceux qui portent ſon nom paſſent chez eux pour être ſuppoſés : tel eſt un ouvrage en vers latins, qui a été publié pluſieurs fois ſous le titre de *Macer Floridus de virtutibus herbarum*, & ſous celui de *Æmilii Macri de virtutibus herbarum, opuſculum.* Il y en a une édition, ſans indication de lieu, d'année, ni d'Imprimeur, mais qui a été faite à Paris vers l'an 1490, *in-4* ; il y en a d'autres à Fribourg, 1530, *in-8* ; à Naples, 1477, *in-4* ; à Milan, 1482 ; à Veniſe, 1506, 1508, *in-8* ; à Caen, 1509 ; à Bâle, 1627, *in-8* : ces deux dernieres avec des notes d'Atrocianus ; à Paris, 1522, *in-8* ; traduit en anglois par Lelamur, enſuite par Linacrus. Il y en a eu ſept chapitres traduits en françois par Trembley, sous ce titre : *Les fleurs du livre des vertus des herbes , par Macer Floride , avec les commentaires de M. Guill. Gueroust* ; à Rouen , 1588 , *in-8.* Raphaël de Volterre , & d'après lui Th. Bartholin , qui l'a copié , ont attribué cet ouvrage à Æmilius Macer ; mais il y a apparence qu'ils ne l'ont pas lu ; il y auroient vu cités certains Auteurs qui n'ont vécu que postérieurement au siecle d'Auguste , comme Pline le Naturaliste & Galien ; ils auroient encore trouvé une dureté dans la versification & dans la latinité , qui ne sçauroit être attribuée à un Poëte du siecle d'Auguste , dont la délicatesse dans le style & les pensées , lui avoit mérité l'estime & l'amitié du Prince des Poëtes. Il y a plutôt lieu croire que cet ouvrage est d'un nommé *Odon* , dont nous parlerons ailleurs.

ÆNEAS ; Galien fait mention de lui , comme ayant des remedes contre la douleur de tête.

ÆNETIUS (*Theoph.*) est l'Auteur des deux ouvrages suivans :

1. *De partibus principalioribus ad corporis humani structuram mirabilem concurrentibus.* Jenæ , 1618 , *in-4.*

2. *Num anima humana sit forma adsistens vel informans , num formæ in homine sint plures ?* Jenæ , 1622 , *in-4.*

ÆPLINIUS , (*George Frédéric*) Médecin du siecle dernier , avoit reçu les honneurs du doctorat dans l'Université de Jéna. Il a donné :

1. *De incubo.* Jenæ , 1678 , *in-4.*

2. *De catarrho suffocativo.* Ibid. 1680 , *in-4.*

ÆSCHART (J.....) est l'Auteur des deux ouvrages suivans :

1. *De vi imaginationis.* Jenæ , 1598 , *in-4.*

2. *De temperamentis.* Jenæ , 1600 , *in-4.*

ÆSCHINES , Médecin cité par Pline , qui l'a beaucoup copié dans son vingt-huitieme livre de son Histoire naturelle.

ÆSCHRION , Médecin empirique du deuxieme siecle de Jesus-Christ , que Galien appelle son concitoyen & son maitre , & qu'il dit avoir été très-entendu dans la matiere des médicamens. Cet Auteur rapporte un remede contre la morsure des chiens enragés , qu'il avoit appris d'*Æschrion*, & qu'il estime très-efficace. Voici la maniere de préparer ce remede : *Prenez des cendres d'écrevisses brûlées vives dans un vaisseau de cuivre rouge , dix parties ; de gentiane , cinq parties ; d'encens , une partie ;* que le malade prenne de ces ingrédiens mêlés dans de l'eau , une bonne cueillerée pendant quarante jours de suite : si on n'a point usé de ce remede immédiatement après qu'on a été mordu , il faudra en doubler la dose , & appliquer en même tems fur la plaie une emplâtre de poix *brutia*, *d'opoponax* & de vinaigre. *Æfchrion* choififoit, pour brûler fes écreviffes, le tems du lever de la canicule, lorfque le foleil étoit entré dans la conftellation du lion, trois jours après la lune, ou le dix-huitieme de la lune.

AETHO (*Jean*) de Freudenberg. Nous avons de lui : *De abufu & impofturâ medicantium, libellus, perquàm utilis ac jucundus futurus quibus cum Medicis erit negotium.* Marpurgi, apud *Cerviconnum*, 1538, *in-8*.

AÉTIUS, furnommé *Sicanius* ou *Siculus*, pour le diftinguer des autres Médecins du même nom, étoit originaire de la Sicile, où il exerçoit la médecine. Il a écrit fur l'atrabile & la mélancolie : on croit que cet ouvrage a beaucoup fervi à Galien pour la compofition du Livre *de Atrabile*, qu'on lui attribue.

AÉTIUS *d'Antioche* devint fameux par les différens états qu'il embraffa fucceffivement, & par les troubles qu'il occafionna dans l'Eglife. Né d'un pere qui avoit perdu la vie pour fes crimes, il fut d'abord Vigneron, enfuite Chaudronnier, peu de tems après Orfévre ; il devint fucceffivement le Valet d'un Maître de Grammaire & d'un Médecin nommé *Sopolis*, fous lefquels il commença à prendre une teinture des belles-lettres & de la médecine ; il exerça cette derniere profeffion, ou, pour mieux dire, il fe fit Charlatan : il quitta ce métier pour s'appliquer à la philofophie, & devint un Sophifte célebre. Il embraffa enfin l'état eccléfiaftique, & fut ordonné Diacre par l'Eunuque Léonce, Evêque Arien d'Antioche. Il fuivit les erreurs d'Arius ; mais cela ne fuffifoit pas à fon génie violent & ambitieux. Il voulut à fon tour devenir le Chef d'une Secte ; il prétendit que le Fils de Dieu n'étoit pas femblable en fubftance au Pere ; il fe fit beaucoup de difciples, qui furent appellés *Anoméens*. Il fut tenu contre lui un Concile à Ancyre en 358. L'Empereur Conftantius avoit encore indiqué un Concile univerfel contre lui & fes Sectateurs à Nicomédie ; mais il ne put avoir lieu, par l'embrafement prefque général de cette ville, arrivé le 24 Août 358, à la fuite d'un tremblement de terre. *Aëtius* devint enfin Evêque, & fut ordonné par Eudoxe, Patriarche de Conftantinople vers l'an 361, fous le regne de Julien l'Apoftat : il mourut dans cette ville en 367.

Aëtius difputoit fur-tout avec impudence ; il avança les propofitions les plus erronées ; il regardoit les actions les plus infames comme des néceffités naturelles. Saint Epiphane nous a confervé quarante-fept de fes propofitions contre le myftere de la Trinité.

AÉTIUS *ou* AECE *d'Amide*, ainfi appellé du lieu de fa naiffance, c'eft-à-dire, d'Amide, ville de Méfopotamie. Il étudia la médecine à Alexandrie, fe fit recevoir parmi les Médecins de cette ville, & y exerça la médecine avec beaucoup de diftinction. On n'eft pas d'accord fur le fiecle dans lequel il a vécu; Vander-linden le place en 455; René Moreau en 350; quelques autres en 437; mais il paroit qu'on doit le rapporter à la fin du cinquieme fiecle, & au commencement du fixieme; car il cite dans fes ouvrages, 1°. *Cyrille*, Patriarche d'Alexandrie, mort en 444; 2°. *Jacques Pfychreftus*, Médecin de beaucoup de réputation & d'une grande piété, qui, vers 474, étoit premier Médecin de Léon de Thrace; 3°. *Pierre*, Médecin de Théodoric : ce Prince n'eft mort qu'en 526.

Ce Médecin nous a laiffé un recueil de toute la médecine, beaucoup plus inftructif & plus utile que ce qui nous refte d'Oribafe. Il eft divifé en feize livres, dont il n'y a que les huit premiers qui aient été imprimés en grec, à Venife chez Alde, *in-fol.* en 1534. Les autres huit reftent en manufcrit dans plufieurs bibliotheques, & furtout dans la bibliotheque du Roi, où il y en a plufieurs exemplaires. Janus Cornarius & Jean-Baptifte Montani ont traduit en latin fur le grec l'ouvrage entier d'*Aëce*, & l'ont fait imprimer à Bâle, chez Froben, en 1542, *in-fol.* fous le titre de *Contracta ex veteribus medicina.* Cet ouvrage a été réimprimé à Bâle & à Lyon en 1549, *in-fol.* & en 1560, *in-12*, quatre volumes; & à Paris en 1567, *in-fol.* Dans les deux éditions de Lyon, on trouve des notes fur les deux premiers livres, par Hugues Soler.

On trouve, outre cela, les fragmens fuivans des ouvrages de ce Médecin.

1. *Excerpta de Balneis*, dans la collection *de Balneis*, imprimée à Venife, *in-fol.*

2. *Excerpta de Febribus*, dans la collection *de Febribus*, imprimée à Venife, *in-fol.*

3. *Librorum medicinalium, tomus primus*, imprimé en grec, à Venife, chez *Alde*, 1534, *in-fol.*

4. *De re medicâ, lib. XVI*, de la traduction latine de Montanus. Bafileæ, apud *Froben*, 1535, 1542, *in-fol.* On y trouve fix difcours de *cognofcendis & curandis morbis*, traduits en latin par Janus Cornarius. Le premier livre eft un abrégé de la nature des remedes fimples & des alimens; le fecond traite des propriétés & des ufages des fubftances métalliques & des animaux, confidérés foit entiers, foit relativement à leurs différentes parties; le troifieme comprend la gymnaftique & fon appareil; le quatrieme eft relatif au régime, ou à la maniere de conferver la fanté; le cinquieme traite des fievres, des fignes de fanté & de maladie, des fignes qu'on tire du pouls, des urines, des excrémens, des fueurs & des maladies épidémiques & peftilentielles, de celles de la veffie, des tremblemens

& convulfions, &c.; le fixieme comprend les maladies de la tête &
du cerveau ; le feptieme roule fur la ftructure & les maladies de l'œil ;
le huitieme comprend des réflexions relatives aux cofmétiques, les
maladies de la face, celles de la bouche, des amygdales, des
dents, de la langue, la toux, le catarrhe, l'afthme, la pleuréfie, &c. le neuvieme commence par une expofition de l'affection
cardiaque ; il traite enfuite de quelques maladies de l'eftomac &
des inteftins ; les maladies du foie & de la rate font l'objet du dixieme ;
celles des reins, de la veffie & des parties génitales, font traitées
dans le onzieme ; le douzieme concerne la fciatique & la goutte ;
le treizieme eft relatif aux poifons, à la morfure des animaux venimeux, aux antidotes, aux maladies cutanées ; le quatorzieme &
le quinzieme font deftinés aux maladies externes ou chirurgicales ;
enfin, le feizieme roule fur la ftructure de la matrice, la conception, la groffeffe & quelques maladies des femmes.

5. Une grande partie de fes ouvrages a été inférée dans l'édition
faite par Henri Etienne, en 1567, in-fol. de artis medicæ princi-
cipibus.

Les ouvrages d'*Aëtius* ne permettent point de douter de fon érudition. Il y a recueilli tout ce qu'il a trouvé de meilleur dans les
livres des Médecins qui l'ont précédé ; on y trouve divers fragmens
de l'antiquité qu'on ne voit point ailleurs, ainfi que la defcription de
quelques nouvelles maladies, & bien des chofes concernant les maladies des yeux & les remedes externes. *Aëtius* aimoit beaucoup
cette forte de remedes appellés topiques ; il ne raifonne pas mal fur
la vertu de plufieurs. Il avoit une fi haute eftime des cauteres, que
parlant de l'afthme invétéré & de l'empyeme, il en confeille l'application en plufieurs endroits du corps : il n'eft pas même fort fcru-
puleux pour le choix, puifqu'il défigne rarement les parties mufcu-
leufes. Il nous a auffi donné quelques remarques fur les charmes &
les amuletes, qui étoient en vogue chez les Égyptiens, avec plufieurs
réflexions fur la pharmacie. Il eft le premier Médecin grec chrétien
qui faffe mention de ces amuletes.

Aëtius pratiquoit encore la chirurgie ; il nous a donné des remarques fur chaque forte d'opérations, excepté par rapport aux fractures & aux luxations.

Il a parlé des alimens dans le fecond livre de fon premier *Qua-
ternion*. Le dernier livre de fon ouvrage, *Contracta ex veteribus medicina*, contient cent douze chapitre deftinés en entier à l'explication des maladies des femmes ; c'eft le premier traité fur cette matiere qui mérite d'être lu. Il parle de la fanté dans le fixieme livre
du même ouvrage ; le détail dans lequel il entre fur les foins qu'on
doit prendre pour la fanté des enfans & pour le choix des nourrices,
eft plus étendu que celui de Galien ; mais prefque toutes les autres
regies, qu'il a données fur la fanté, font tirées de cet Auteur.

Rien n'eſt en particulier plus louable que l'aveu ſincere que cet Auteur fait des ſources où il a puiſé. Il cite en pluſieurs endroits Galien, Aſpaſie, que nous croyons avoir été une Sage-femme, Philumene, Leonidas, Archigene, Rufus, Philagrius, Soranus & Aſclépiade.

AÉTIUS, (*Clet*) Médecin italien, natif de Segni, ville de l'Etat de l'Egliſe, a donné les ouvrages ſuivans:

1. *Dilucidatio in aphoriſm. XXII. primæ ſectionis, pro defenſione interpretationis Marſilii cognati nuper edita per philandrum colutium.* Romæ, apud *Barthol. Zanettum*, 1621, *in-8*.

2. *Dodecaporion calcanthinum.* Ibid, 1620, *in-4*.

3. *De morbo ſtrangulatorio, opus.* Romæ, apud *Lud. Grignanum*, 1636, *in-16*.

ÆTSEMA, (*Jules de*) né dans la province de Friſe, a donné un traité ſur la peſte, qui a été imprimé à Hanovre, en 1611, *in 8*.

AFFEYTAT (*Fortuné*) a écrit: *De hermaphroditis.* Venetiis, 1549.

AFFINATI *d'Acuto*, (*Jean*) romain, a écrit: *Il muto che parla, dialogo, ove ſi tratto dell' excellenze e de diffeti della lingua humana*, c'eſt-à-dire, *le muet qui parle, dialogue où l'on traite de l'excellence & des vices de la langue humaine.* A Veniſe, 1602, *in-8*.

AFINEUS (*Henri*) a donné: *Quæſtiones medicæ & naturales.* A Anvers, 1517, *in-4*.

AGAMEDA, femme de Mulius, à qui le Poëte Homere rend témoignage qu'elle connoiſſoit autant de médicamens que la terre en nourriſſoit: on l'appelloit autrement *Perimède*; quelques-uns croient même que celle qu'Homere appelle ailleurs *Hecameda*, qui lavoit la plaie de Machaon avec de l'eau tiéde, étoit la même.

AGAPIUS étoit d'Alexandrie, & il enſeigna la médecine à Bizance, où ſon mérite lui acquit l'eſtime de tout le monde, & ſa profeſſion, des biens & des richeſſes conſidérables: il a écrit des commentaires ſur la médecine.

AGATHARCHIDES, Hiſtorien & Philoſophe, qui vivoit ſous Ptolomée-Philometor, dont le regne a commencé l'an du monde 3770: il en eſt parlé dans Plutarque. Il a écrit une hiſtoire où il parloit d'une maladie endémique, à laquelle les peuples qui habitent les côtes de la mer rouge, font fujets ; c'eſt ce qui fait que Leclerc l'a mis au rang des Médecins, quoiqu'il ne fût pas de cette profeſſion. Il y décrit certains petits dragons, ou petits ſerpens d'une longueur aſſez conſidérable, qui s'engendrent dans les parties muſculeuſes des bras & des jambes.

AGATHINUS, Médecin contemporain de Plutarque, exerçoit la médecine à Rome. Galien, Cœlius Aurelien & Aëtius parlent de lui : il a compoſé différens traités ſur l'hellebore, le pouls & divers autres ſujets. Il étoit de la Secte pneumatique, & partiſan d'Athenée. Suidas nous apprend qu'il avoit été maître d'Archigene, qui exerça la médecine à Rome, ſous l'empire de Trajan. Galien, qui réfute les ſentimens d'*Agathinus*, remarque que ce Médecin n'approuvoit pas que l'on entreprît de vouloir tout enſeigner par des définitions ; d'où il paroît qu'il n'étoit pas fort pour la logique. Galien parle d'un de ſes maîtres, Médecin pneumatique, qui ſe moquoit auſſi des Logiciens, & qu'il quitta pour cette raiſon, après avoir commencé d'étudier ſous lui.

On trouve dans les recueils d'Oribaſe, les réflexions d'*Agathinus* ſur l'utilité des bains froids ; ce qu'il en dit eſt fort clair & bien raiſonné ; il en recommande beaucoup l'uſage, même dans la vieilleſſe : il approuve la coutume des peuples qui plongent tous les jours leurs enfans dans l'eau froide ; il indique les précautions avec leſquelles il faut l'employer ; l'exercice lui paroît enfin néceſſaire dans le tems des bains, pourvu qu'il n'aille pas juſqu'à la fatigue.

AGATHUS, (*Pierre-Ange*) de Madera, île de l'Océan athlantique, a vécu dans le ſeizieme ſiecle : il a ajouté des notes marginales à l'ouvrage de Gabriel Fallope, *de morbo gallico*, imprimé à Padoue, chez Luc Bertellus, en 1564, *in-4*. Il a donné encore une édition de l'ouvrage de Capivaccius, *de Doctrinarum differentiis ; ſeu de methodis*. Enfin il a donné, *Arcanorum liber*, imprimé à la ſuite des opuſcules de Fallope. A Padoue, chez *Luc Bertellus*, en 1566, *in-4*.

AGERIUS, (*Nicolas*) Médecin du ſeizieme ſiecle, de qui nous avons :

1. *Theſes medicæ-phyſicæ de homine ſano & de dyſenteriâ.* Argentorati, 1593, *in-4*.

2. *De infractibus meſaræi.* Ibid, 1629, *in-4*.

AGERIUS, (*Jean-Henri*) fils du précédent, fut reçu aux degrés en médecine, dans l'Univerſité de Strasbourg, vers le milieu du ſiecle dernier ; il a donné :

Exercitationes pathologicæ. Argentorati, 1669, *in-4*.

AGGRAVIUS,

AGGRAVIUS, (*Jean-François*) Médecin italien, natif de Sienne, étudia la médecine dans l'Université de Padoue, & y reçut les honneurs du Doctorat, vers le milieu du siecle dernier ; il a donné les deux ouvrages suivans :

1. *Anti-lucerna fisica oroscopante la-conservatione d'ella sanità.* A Padoue, chez *Cadorin*, 1664, *in-4.*

2. *Trattato d'ella sovrana medicina curativa universale dogn'infirmità illetale, reativo magistero, chimicamente edutto dall'arcanizzato spirito aureo, detto rosa solis.* A Venise, chez *Prosdocimus*, 1678, *in-8.*

AGGREGATOR, (*Guillaume*) savant Médecin du quinzieme siecle, né à Bresse ou Brescia, ville d'Italie, dans l'Etat de Venise : il a exercé la médecine dans sa patrie, où il étoit en grande réputation vers l'an 1472 : il a laissé plusieurs ouvrages, qui ont été réunis & imprimés en un vol. *in-fol*, chez *Octave Scott*, à Venise, en 1508. On y trouve d'abord la méthode de traiter toutes les maladies qui peuvent attaquer le corps humain ; vient ensuite un traité particulier des fievres ; celui-ci est suivi d'un autre sur la peste : le volume est terminé par des avis sur les précautions qu'on doit prendre en tems de peste, & par un autre traité sur la méthode curative de cette maladie.

AGGREGATOR. (*Jacques de Dondis*) *Voyez* DONDIS.

AGGREGATOR. (*Pierre*) *Voyez* PINTOR.

AGNETHLER, (*Michel-Gottlieb*) Noble de Transilvanie, a publié les ouvrages suivans de Linné : 1. *Systema naturæ.* Halæ, 1747, *in-8.* 2. *Fundamenta.* Ibid, 1747. 3. *Bibliotheca botanica.* Ibid, 1747. 4. *Classes.* Ibid, 1748, *in-8.* Il a encore donné :
De Lauro. Halæ, 1751, *in-4.* C'est une histoire botanique & medicophilologique du laurier ; il vante les vertus de ses feuilles contre les fievres intermittentes.

AGNODICE, jeune fille d'Athenes, qui, après avoir étudié les belles-lettres, voulut s'appliquer à la médecine. Elle coupa ses cheveux, prit un habit d'homme & se mit au nombre des Ecoliers d'Hierophile. On ne doit pas confondre celui-ci avec le célebre Hérophile, qui vivoit peu de tems après Hippocrate. Agnodice, non contente des lumieres qu'elle avoit acquises en médecine, voulut encore savoir cette science par pratique ; elle s'y appliqua avec soin ; elle acquit sur-tout beaucoup de connoissances dans la partie des accouchemens ; elle s'attacha ensuite à servir les femmes dans leur travail : celles-ci refuserent d'abord ses soins, croyant que c'étoit un homme ; mais elles

les accepterent avec plaifir, dès que *Agnodice* leur eût fait voir qu'elle étoit une fille. Les Médecins, qui faifoient alors les fonctions de Sages-femmes, ne furent plus employés ; ils voulurent fe venger d'*Agnodice*, en l'accufant d'être eunuque, (comme il paroiffoit en ce qu'il n'avoit point de barbe, *glabrum effe*) & de corrompre les femmes. *Agnodice*, traduite devant l'Aréopage, fut condamnée, quoiqu'elle eût découvert fon fexe aux Juges ; mais les femmes les plus diftinguées étant accourues pour fa défenfe, les Juges révoquerent leur Sentence, abrogerent la Loi, & permirent aux femmes d'apprendre l'art de la médecine, c'eft-à-dire, l'art d'accoucher.

AGNOSTIUS (*Irénée*) a donné :
Vindiciæ Rhodoftauroticæ, 1619, *in-8*.

AGRICOLA, (*George*) Médecin allemand, en grande réputation dans le feizieme fiecle : il naquit le 24 Mars 1494, à Glauch ou Glauchben, dans la Mifnie. Il étudia à Leipfic, où il apprit le grec & le latin, fous Pierre Mofelle, l'un des plus favans de fon fiecle. Etant paffé enfuite en Italie, il s'y appliqua à l'étude de la médecine, & eut pour Maîtres les plus doctes perfonnages de fon tems. Il revint en Allemagne & exerça la médecine à Joachimf Sthal, ville de la vallée de Saint Joachim en Bohême, & enfuite à Chemnitz, toujours avec beaucoup de réputation. Il s'appliqua particuliérement à la minéralogie ; il employa tout fon bien à rechercher les fecrets de la nature ; il y fit de fi rares découvertes, qu'il furpaffa de bien loin Pline & Ariftote, & qu'il fraya le chemin aux Modernes qui ont écrit après lui. C'eft en vifitant les mines, & en s'entretenant familiérement avec les Mineurs, qu'il acquit une connoiffance parfaite de tous les procédés des métaux : il fut honoré de l'eftime des plus doctes perfonnages de fon tems, tels que Wolfgang, Meurer, George Fabrice, Valerius Cordus, Jean Driander, Paul Eber, Didier Erafme : celui-ci mit une préface à la tête du Dialogue d'AGRICOLA, *de re metallicâ*. M. de Thou en parle avec beaucoup d'éloge ; il dit qu'*Agricola* a furpaffé tous les anciens dans la connoiffance des métaux, & qu'il a éclairci cette partie de l'hiftoire naturelle, non feulement par l'explication de ce que les anciens ont dit, mais en trouvant plufieurs chofes inconnues avant lui. *Agricola* mourut à Chemnitz, le 21 Novembre 1555, âgé de 61 ans : les Luthériens le laifferent cinq jours fans fépulture ; mais ils le firent enfin porter à Zeits, où il eft enterré.

Lorfque la Religion prétendue réformée commença à s'établir, *Agricola* parut vouloir l'embraffer ; il avoit même fait une Epigramme contre les indulgences ; mais ayant reconnu fes erreurs, il témoigna dans la fuite beaucoup d'averfion pour les nouvelles opinions, & mourut en bon Chrétien dans le fein de l'Eglife romaine. George Fabricius

a fait l'épitaphe d'*Agricola*, & a composé sur ses ouvrages ces épigrammes, qui méritent d'avoir ici leur place.

> *Agricola è terris thesauros eruit omnes :*
> *Quoquè forent usu, quo pretiove, docet.*
> *Debuit in terris vir tantus vivere ! Quo non*
> *Ingenium majus patria nostra tulit.*
> *Urbe jacet cicio, vitreus quam tangit elister :*
> *Fama viri terris intumulata manet.*

> *Viderat Agricolæ, Phœbo monstrante, libellos*
> *Jupiter, & tales edidit ore sonos :*
> *Ex ipso hic terræ thesauros eruet orco :*
> *Et fratris pandet tertia regna mei.*

Les ouvrages d'*Agricola* roulent presque tous sur cette branche de
l'histoire naturelle, à laquelle il s'étoit particuliérement attaché. En
voici l'énumération :

1. *De metallis & subterraneis.* Basileæ, apud *Frobenium*, 1546, 1558,
in-fol. Wittebergæ, apud *Zachar. Schurerum*, 1612, *in-8*. Cet ouvrage est divisé en six parties : la premiere traite, en cinq livres, de
l'origine, des causes & de la formation des souterreins & des corps
qu'ils renferment ; la seconde, qui comprend quatre livres, roule
sur la nature de tout ce qui sort de la terre ; la troisieme examine la
nature des fossiles, elle contient dix livres ; la quatrieme traite, en
deux livres, des anciens & des nouveaux métaux ; la cinquieme n'est
qu'un dialogue sur les métaux ; la sixieme donne l'explication des
termes consacrés à la minéralogie : on y a joint des observations
savantes & profondes, extraites des manuscrits de George Fabricius, pour suppléer aux différens objets qui avoient été oubliés par
Agricola : enfin, Jean Sigfrid y a ajouté des notes marginales.

2. *Lapis philosophicus.* Coloniæ, 1534.

3. *De re metallicâ, libri duodecim & de animalibus subterraneis, liber.*
Basileæ, 1556, 1558, *in-fol.* 2. vol. 1625, *in-fol.* 1657, *in-fol.* &
apud *Frobenium*, 1561, *in-fol.* Witterbergæ, apud *Zachar. Schurerum*, 1614, *in-8*. Schweinfurti, apud *Kemlinum*, 1607, *in-8*.
Basileæ, apud *Ludov. Regem*, 1621, *in-fol.* La premiere partie de
cet ouvrage, qui est relative aux métaux, est divisée en 12 livres ;
on y voit la description des instrumens, des machines, des opérations nécessaires dans l'exploitation des métaux, avec les mots
latins & allemands ; on y trouve encore tous ces objets repré-
sentés dans des planches qui sont passablement gravées. La
seconde partie traite des animaux qu'on trouve dans les entrailles
de la terre ; elle est ornée, dans les éditions de 1607 & 1621, de
notes marginales de Jean Sigfrid.

4. *Opus de foſſilibus.* Baſileæ, 1657, *in-8.* Il eſt compris dans le premier ouvrage, dont il a été parlé.

5. *De menſuris & ponderibus, libri quinque.* Pariſiis, apud *Chriſt. Wechelum*, 1533, *in-12.* 1553. *in-8.* Baſileæ, 1533, *in-4.* Il y traite avec beaucoup d'exactitude des poids, des meſures, du prix des métaux & des monnoies: il y releve les erreurs de Guillaume Budée, de Bernard Portio, & d'André Alciat, & ſupplée aux objets que ceux-ci avoient oubliés dans leurs ouvrages ſur de pareils ſujets. Alciat écrivit vivement contre cet ouvrage ; mais *Agricola* y répondit par un autre qui eſt rempli d'érudition, & qui a pour titre : *Ad ea quæ Andreas Alciatus denuò diſputavit de menſuris & ponderibus, brevis defenſio.*

6. *Bergmannus, ſivè de re metallicâ dialogus.* Baſileæ, 1530, & apud *Frobenium*, 1547, 1549, *in-8.* Lipſiæ, 1546, *in-8.* On y a ajouté une préface de la compoſition de Didier Eraſme. Cet ouvrage n'eſt autre choſe que la cinquieme partie de celui que nous avons déſigné le premier.

7. *De animantibus ſubterraneis.* Baſileæ, apud *Froben*, 1549, *in-8.* 1556, *in-folio*, avec des notes marginales de Jean Sigfrid. *Wittebergæ*, apud *Zachar. Schurerum, & Meiſnerum* 1614, *in-8.* C'eſt une édition particuliere du même ouvrage, qui, dans celle de 1561, étoit joint à celui *de re metallicâ.*

8. *De peſte, libri tres.* Baſileæ, apud *Frobenium & Epiſcopium*, 1554, *in-8.* Schweinfurti, apud *Caſp. Kemlinum*, 1605, 1607, *in-8.* Gieſſæ, 1611, *in-8.*

9. *Explication des termes uſités en métallurgie.* A Bâle, 1546, 1558, *in-fol.* A Wirtemberg, 1612, *in-8.* Cette derniere édition a été revue & diſtribuée en chapitres, par Jean Sigfrid, qui a ajouté des argumens à chaque chapitre, & des notes marginales. On y a joint encore des obſervations tirées des manuſcrits de Fabricius ; elles roulent ſur les noms & les matieres métalliques : enfin, on y a placé une table fort étendue. Cet ouvrage eſt écrit en haut allemand.

AGRICOLA (*Jean Léonard*) a écrit :

De omnibus in univerſùm totius humani corporis humoribus. Lipſiæ, 1592, *in-4.*

AGRICOLA, (*George-André*) Docteur en philoſophie & en médecine, Médecin ordinaire de la ville de Ratisbonne, vivoit dans le commencement du ſiecle dernier. Il attira l'attention de tout le monde, par les découvertes qu'il annonça ſur la végétation des arbres, & qu'il propoſa de faire voir aux Curieux, moyennant de l'argent. Il promettoit d'enſeigner une méthode, par laquelle, avec les ſeules feuilles, ou des petits rameaux, des petites branches, des fleurs, on pouvoit, en peu de tems, se procurer des arbres entiers ; de sorte que la production de soixante arbres ne demandoit que le travail d'une heure. Il prétendoit opérer ce prodige par le seul secours du feu, & d'une *mumie végétale* de son invention. Il ne vouloit communiquer sa découverte qu'à cent soixante personnes, après avoir exigé qu'elles s'engageassent au secret, sous la foi du serment, & que chacune d'elles lui donnât vingt-cinq florins. On a vu dans tous les siecles des personnes assez faciles pour se laisser séduire par les promesses des imposteurs. *Agricola* en a fait l'épreuve ; il trouva un certain nombre d'hommes foibles qui ne balancerent pas à lui donner leur argent, pour connoître des nouvelles expériences, d'où ils ne remporterent que les regrets d'avoir été trompés par un Charlatan. Ce fut à la suite de ces prétendues expériences, qu'*Agricola* donna l'ouvrage suivant :

Versuch der universal Vermehrung, &c. A Ratisbonne, aux dépens de l'Auteur, 1616, *in-fol.* 2. vol. Cet ouvrage, qui roule sur la multiplication des arbres, des fleurs & des fruits, renferme les idées singulieres de son Auteur, relativement à ses prétendues découvertes. Le seul desir de connoître jusqu'où peut aller l'extravagance de l'esprit humain, peut engager à le lire. Le style est celui d'un enthousiaste ; on n'y trouve que des fables, des idées ridicules, des promesses brillantes, faites avec un ton d'assurance & de certitude, qui est le langage ordinaire des imposteurs.

AGRICOLA (*Jean-Guillaume*) est l'Auteur de l'ouvrage suivant : *De colicâ passione.* Argentorati, 1647, *in-4.*

AGRICOLA, (*Jean*) natif de Naumbourg, ville de Misnie, dans le cercle de la haute Saxe, étoit Docteur en philosophie & en médecine ; il se dit encore Professeur de médecine & de chirurgie ; il vivoit dans le dix-septieme siecle : nous avons de lui les ouvrages suivans :

1. *De helotide, sivè plicâ polonicâ, disputatio,* a été insérée dans la décade IV. de la collection faite par Jean-Jacques Genath, & imprimée à Bâle en 1620, *in-4.*

2. Institutions de chirurgie, *en allemand.* A Francfort, 1638, *in-12.* A Leipsic, 1659, *in-12.*

3. *Deutliche und Wohl gegrün dete Anmerkung über die chymische arzneyen.* Joannis Popii, &c. A Nuremberg, chez *Zieger,* 1686, *in-4.* Cet ouvrage est une espece de commentaire de celui de Popius, sur les médicamens chymiques : l'Auteur y expose un grand nombre de procédés chymiques, & y rapporte plusieurs histoires ou observations relatives à la médecine. Il y donne des titres trop pompeux à ses médicamens ; il y rapporte, comme très-mysterieuses, des préparations assez triviales : sa pratique est trop surchargée de remedes ; il voudroit qu'on en accablât les malades, même jusques dans leur convalescence.

4. *Wund-Artzeney , vermehrt und verbeſſert*, c'eſt-à-dire, *l'Art de la Chirurgie augmenté & perfectionné.* A Nuremberg , 1674, *in-8.*

5. *Neue feldſcherer-kunſt*, c'eſt-à-dire, *la nouvelle chirurgie.* A Dreſde , 1716, *in-1 2.*

AGRICOLA , (*Jean-Ammonius*) Médecin allemand du quinzieme ſiecle : il étoit Profeſſeur en médecine & en langue grecque, à Ingolſtad, vers l'an 1496 : ſon ſavoir extraordinaire le fit paſſer pour le Médecin le plus éclairé de ſon tems ; il mit en ordre les œuvres d'Hippocrate , & commenta quelques livres de Galien ; il donna les ouvrages ſuivans :

1. *Scholia copioſa in therapeuticam methodum Galeni.* Auguſtæ , apud *Ulardum,* 1534, *in-8.*

2. *In artem medicinalem Galeni commentarii.* Baſileæ , apud *Bartholom. Weſthemerum,* 1541, *in-8.*

3. *In Galeni libros ſex de locis affectis commentarii.* Noribergæ , apud *Catharinam Gerlachin ,* 1537, 1658, *in-4.*

4. *Oratio de præſtantiâ corporis humani.*

5. *Hippocratis coï, medicinæ & Medicorum omnium Principis, aphoriſmorum & ſententiarum , lib. VII.* Ingolſtadi , apud *Alex. Weiſſenhorn ,* 1537, *in-4.* L'Auteur n'a fait que ranger & mettre en ordre les aphoriſmes d'Hippocrate ; il en a fait la diſtribution en ſuivant l'ordre des matieres dont ils traitent : il y a ajouté la traduction latine du VI. livre des épidemies d'Hippocrate, par Léonard Fuchſius , avec des notes & des obſervations qui lui ſont propres.

6. *Annotatiunculæ in librum Nicolai Alexandrini, Medici græci , de compoſitione medicamentorum ſecundùm loca , tranſlatum é græco in latinum à Nicolao Rhegino.* Ingolſtadi , apud *Alex. Weiſſenhorn,* 1541, *in-4.* & avec l'ouvrage d'Alexandrin , 1543, 1560, *in-8.*

7. *Medicinæ herbariæ , libri duo.* Baſileæ , apud *Barthold. Weſthmerum ,* 1539, *in-8.* Dans le premier livre , il n'eſt queſtion que des plantes qui ont été employées dans l'uſage de la médecine, par les anciens Médecins ; comme par Dioſcoride , Galien , Oribaſe , Aëtius , Pline , &c. Le ſecond traite de celles qui ont été découvertes & miſes en uſage par les Modernes , tout comme de quelques-uns des médicamens qui n'ont commencé à être employés que depuis Galien.

8. *Comment. in Galeni librum de inæquali intemperie , item apologia & epiſtola de variis rebus medicis.* Baſileæ , apud *Weſthmerum,* 1539, *in-8.*

AGRICOLA , (*Jean-George*) Médecin, natif d'Amberg , ville d'Allemagne , Capitale du haut Palatinat de Baviere , a donné :
Cervi excoriati & diſſecti uſus in medecinâ. Ambergæ , 1603, *in- 4.* & apud *Forſterum,* 1617, *in-4.*

AGRIPPA, (*Henri Corneille*) de l'illuftre famille de *Nettes-heim*, naquit à Cologne, le 14 Septembre 1486. Ses Ancêtres ayant été attachés depuis long-tems à la maifon d'Autriche, il entra de bonne heure au fervice de Maximilien I. Il fut d'abord un de fes Secrétaires; mais comme il aimoit la profeffion des armes, il alla fervir ce Prince pendant fept ans dans fes armées d'Italie; il fe fignala en plufieurs occafions; ce qui lui acquit le titre de Chevalier: enfuite il fe fit recevoir Docteur en droit & en médecine. Il vint en France, vers l'an 1506: il fit un voyage en Efpagne, & revint à Dole en Franche-Comté, en 1509; il y obtint une chaire de Profeffeur des Lettres faintes, & il y expliqua, à la priere de quelques perfonnes de qualité, le livre *de Verbo mirifico*, de Jean Capnion ou Reuchlin: cela lui fit des affaires avec les zélés, & donna occafion au P. Jean Catelinet, Cordelier, d'écrire contre lui. Il fit depuis le voyage d'Angleterre, d'où il revint à Cologne donner des leçons de théologie, nommées *quodlibetales*; enfuite il repaffa en Italie, où il fervit encore dans l'armée de l'Empereur Maximilien I. Il s'y diftingua par fa bravoure. Le Cardinal de Sainte Croix, connoiffant fon mérite, l'appella au Concile qui fut tenu en 1511, à Pife, contre Jules II, où il devoit être Théologien du Concile. Comme il s'expliquoit en huit langues, & qu'il avoit une grande connoiffance des fciences, il fe fit des amis des grands hommes de fon tems. Tritheme, Erafme, Melanchon, Jacques le Fevre d'Eftampes, & quelques autres, furent charmés de fon mérite. Il enfeigna la théologie à Pavie, & vers l'an 1515, à Turin, d'où il fut obligé de fe retirer: il alla à Metz, & y fut Syndic, Avocat & Orateur de la ville, en 1518: il fut encore obligé de fortir de cette ville en 1520, tant pour avoir écrit contre l'opinion commune, en ce tems-là, des trois maris de fainte Anne, que pour avoir protegé une payfanne accufée de forcellerie. Il fe retira à Cologne, fa patrie: l'année fuivante, il alla à Geneve; delà à Fribourg, où il exerça la médecine. En 1524, il vint à Lyon; Symphorien de Bullioud, Evêque de Glandeve, lui procura les entrées à la Cour, qui étoit alors en cette ville. Le Roi François I. lui donna une penfion, & il fut Médecin de Louife de Savoye, mere de ce Prince; mais il encourut bientôt fa difgrace, tant pour n'avoir pas voulu chercher, par les regles de l'aftrologie, l'évenement des affaires de France, que pour avoir fait des prédictions en faveur du Connétable de Bourbon, ennemi de la Princeffe. Il revint donc à Paris, d'où il alla à Anvers; mais en 1529 il fut appellé en même tems par Henri VIII, Roi d'Angleterre, par Gattinara, Chancelier de Charles-Quint, par un Seigneur d'Italie, & par Marguerite d'Autriche, fœur du même Charles-Quint, alors Gouvernante des Pays-bas. Il accepta les offres de cette Princeffe, qui lui fit donner le titre d'Hiftoriographe de l'Empereur, fon frere: il publia en cette qualité, pour prélude, la relation du couronnement de ce Prince; & bientôt après, il fit l'oraifon funebre de Marguerite. En 1530, il fit imprimer à Anvers fon traité de la vanité des fciences, & fa philofophie occulte ; ce qui le fit mettre en prifon l'année fuivante à Bruxelles. Après en être forti, il paffa dans le pays de Cologne, à Bonne, où il demeura jufqu'en 1535, qu'il revint en France, dans la réfolution de demeurer à Lyon : il y fut emprifonné pour avoir écrit contre Louife de Savoye, mere de François I; & dès qu'il fut élargi, il alla à Grenoble, où il mourut la même année 1535, après avoir éprouvé des malheurs continuels, que lui attirerent fon inconftance & fa trop grande hardieffe à parler & à écrire fur les matieres les plus délicates : grand nombre d'Auteurs l'ont accufé de magie. Paul Jove, Delrio, Thevet & quelques autres le traitent fort mal, & difent qu'il fut chaffé de tous les lieux où il voulut s'établir. Paule Jove ajoute qu'il avoit un chien noir qui lui apprenoit tout ce qui fe paffoit dans le monde, & qu'étant près de mourir, comme on le preffoit de fe repentir, il ôta à ce chien un collier garni de cloux, qui formoient des infcriptions négromantiques, & lui dit avec chagrin, vas-t-en, malheureufe bête qui es caufe de ma perte totale : (*Abi, perdita beftia, quæ me totum perdidifti*) & qu'enfuite ce chien alla fe précipiter dans la Saône, fans que jamais on l'ait revu. Un Poëte fondé fur cette hiftoriette a fait ce diftique, par rapport à fon traité de la vanité des fciences.

Sint vana hæc humana licet fed vanius illud
Hæc à latranti te didiciffe fopho.

Mais ce qui a fervi de fondement à ce Poëte, n'eft qu'un conte fait à plaifir. *Agrippa* n'eft point mort à Lyon, où Paul Jove fuppofe que cette hiftoire eft arrivée ; & ce chien, fuivant le rapport de fon domeftique, étoit un vrai chien qu'*Agrippa* avoit depuis long-tems. Le feul attachement qu'*Agrippa* eut pour les fciences cachées, donna fujet à toutes ces calomnies : fa pauvreté & fa mifere font affez voir qu'il n'étoit pas grand Sorcier ; il a toujours vécu & eft mort dans la communion de l'Eglife romaine; & il s'eft déclaré contre la doctrine de Luther, quoiqu'il ait ménagé fa perfonne : au refte, il faut avouer qu'il avoit de grandes qualités, & qu'on a eu raifon de l'appeller le *Trifmégifte* de fon tems, parce qu'il étoit favant en théologie, en médecine & en jurifprudence. Paul Jove, qui eft un de ceux qui le traitent moins favorablement, avoue néanmoins, qu'il avoit de l'efprit jufqu'au prodige, *portentofum ingenium* : Jacques Gohori le place entre les plus brillantes lumieres de fon fiecle, *inter clariffima fui fæculi lumina*. Le docte Louis Vivès le nomme le miracle des lettres & des doctes, & l'amour des gens de bien : *venerandum dominum Agrippam, litterarum, litteratorumque omnium miraculum, & amorem bonorum* :

Nous avons d'Agrippa les ouvrages fuivans, concernant la médecine.

1. *De alcumifticâ.* Lugduni, 1535, *in-8.*

2.

2. *Contrà pestem antidota securissima.* Lugduni, 1535, *in*-8. dédié à Théodoric de Corena, Administrateur de l'Archevêché de Cologne.

3. *De Medicinâ in genere.*

4. *De Medicinâ operatrice.*

5. *De Pharmacopoliâ.*

6. *De Chirurgiâ.*

7. *De Anatomisticâ.*

8. *De Veterinariâ.*

9. *De Diætariâ.*

10. *De Arte coquinariâ.*

Tout ceci est renfermé dans le deuxieme tome de ses ouvrages.

11. *Occulta Philosophia.* Lugduni, 1533, *in-fol.*

12. *Appendix apologetica pertinens ad secundam operum partem.* Lugd. apud *Beringos FF.* 1505, *in*-8.

Nous avons encore de lui : 1°. *Commentaria in artem brevem Raimundi Lulli.* 2°. *De triplici ratione cognoscendi Deum.* 3°. *Dehortatio à theologiâ Gentili.* 4°. *De vanitate scientiarum.* 5°. *Expostulatio cum Joanne Catilinero.* 6°. *Epistolarum libri VII.* 7°. *De præstantiâ sexûs fœminini.* 8°. *De peccato originali.* 9°. *De Sacramento matrimonii.* 10°. *De coronatione Imperatoris.* 11°. *Orationes.*

Ses Œuvres ont été imprimées en deux vol. *in*-8. à Lyon, en 1600.

Agrippa avoit beaucoup d'esprit & d'érudition : il écrivoit bien, & composoit des pieces assez justes ; mais il étoit grand déclamateur, satyrique, emporté, trop libre & trop hardi. Il se plaisoit à avancer des paradoxes, comme celui de la préférence des femmes sur les hommes. L'opinion la plus extravagante qu'il ait soutenue, est celle de la nature du péché d'Adam, dont il dit des choses qu'on devroit chercher à oublier, si on les avoit apprises. Le plus considérable de ses ouvrages est son traité de la vanité des sciences, & de l'excellence de la parole de Dieu, dans lequel il entreprend de prouver ce paradoxe, *qu'il n'y a rien de plus pernicieux, ni de plus dangereux pour la vie des hommes & pour le salut de leur ame, que les sciences & les arts.* Wier, qui avoit été son domestique, & qui entreprit de le justifier, prouve que le traité de *Ceremoniis magicis* n'est pas de lui. On a inféré dans le premier volume du recueil des ouvrages d'*Agrippa*, quelques autres pieces qui ne sont pas de lui. Son traité de la vanité & de l'incertitude des sciences a été traduit en françois, d'abord par Turquet, dont la traduction a été imprimée plusieurs fois ; & au commencement de ce siecle, par Gueudeville, autrefois Bénédictin, & mort en Hollande, où il avoit abjuré la Religion catholique. Son petit traité de la grandeur & excellence des femmes au-dessus des hommes, a été traduit en françois par Arnaudin, neveu du Docteur de ce nom : cette traduction a été imprimée à Paris en 1713. On peut ajouter aux ouvrages dont *Agrippa* est Auteur, un commentaire fur les livres de la philofophie occulte & un traité de la pyromachie ; qu'il dit, dans une lettre du 10 Octobre 1526, & dans la dédicace de fon livre de la vanité des fciences, avoir fait. Jean Roger, dans une lettre écrite à *Agrippa* en 1526, parle d'un traité de la *fléganographie* compofé par cet Auteur. Nous obferverons ici que celui à qui *Agrippa* écrivit fa lettre du 21 Octobre 1526, & dans laquelle il apprend plufieurs particularités fur fa perfonne & fes ouvrages, eft Jean, Chapelain, Phyficien ou Médecin de François I.

AGRIPPA (*Livio*) a écrit :
Difcorfo fopra la natura è compleffione umana. A Venife, 1644; *in-*4.

AGRON, *voyez* ACRON.

AGUADO, (*Mancedo*) Médecin Efpagnol du fiecle dernier, exerçoit fa profeffion à Séville, Capitale de l'Andaloufie, en Efpagne. Il a écrit :
De melancoliâ. Xerefii, 1626.

AGUILLAR, (*François*) autre Médecin Efpagnol du feizieme fiecle, qui exerçoit fa profeffion à Valence, Capitale de l'ancien Royaume de ce nom. Il a donné :
De febrium putridarum curatione. Valentiæ, apud *Mey*, 1593, *in-*8. Il a écrit cet ouvrage contre Berrichard Caxanes.

AHLICH (J.) a donné en Suédois :
Hortus fuecicus, bulborum, florum, olerum, arborumque frugiferorum, generibus inftructus. Stockolm. 1722, *in-*8.

AHLWARD (*Pierre*) a écrit :
Betrachtung über die Erndte. Stralfund. 1747, *in-*8.

AHRON, *voyez* AARON.

AIALA, (*Gabriel*) Médecin d'Anvers, iffu d'une famille originaire d'Efpagne, fut reçu en 1556 Docteur en médecine dans l'Univerfité de Louvain. Il étoit parent, peut-être frere de Balthafar, qui a écrit fur la difcipline militaire, & pour lequel le Duc de Parme avoit tant d'eftime, qu'il le fit Intendant de Juftice, & puis Confeiller à la Cour de Malines. Ils furent tous les deux en grande réputation de doctrine ; nous avons plufieurs ouvrages de la façon de *Gabriel Aiala*, & entr'autres :

1. *De lue peftilenti, liber.*

2. *Popularia epigrammata medica.*

3. *Carmen pro verâ medicinâ ad luem peſtilentem ; additis ab Auctore in hunc ipſum ſcholiis,*

4. *Elegiarum, liber unus.*

Ces quatre ouvrages ont été imprimés enſemble à Anvers, chez *Sylvius*, 1562, *in*-4.

AICARD (*Paul*) a donné une édition du traité de Jérôme Mercurialis, *de morbis cutaneis, & omnibus corporis humani excrementis,* après l'avoir réduit à cinq livres.

AICHELIUS, (*Philippe*) Médecin de l'Univerſité de Straſbourg, a écrit :

De rabie & hydrophobiâ. Argentorati, 1631, *in*-4.

AICHOL (*Jean*) a donné :

Conſilium in hydrope monſtroſâ, inféré dans un ouvrage dont Laurent Scholzius a donné une édition. *Hanoviæ,* 1610, *in-fol.*

AIDOUN-ABOUL-HASSEM-AL-MOKHTAR-BEN-AIDOUN, Médecin de Bagdat, eſt Auteur du *Takuim-al-ſchat,* qui eſt un traité des maladies & de leurs remedes, rédigées par ordre alphabétique, & ſéparées en diverſes claſſes à la maniere d'un zige, c'eſt-à-dire, de tables aſtronomiques.

AIELL, (*Sébaſtien*) Napolitain, Docteur en philoſophie & en médecine dans le ſeizieme ſiecle. Il a donné en italien un petit ouvrage ſur la peſte qui menaçoit le royaume de Naples en 1575, 1576 & 1577, imprimé à Naples, chez *Horace Salvian,* en 1577, *in*-4.

AIGNAN, Médecin de l'Univerſité de Padoue dans le ſiecle dernier, avec le titre de Médecin ordinaire du Roi de France & du Prince de Condé. Il avoit commencé par être Capucin, & étoit connu dans ſon Ordre ſous le nom de P. Tranquille. Il étoit l'un des deux Capucins, *dits du Louvre,* pour y avoir travaillé en chymie, l'an 1678. Il eſt mort à Paris, le 30 Janvier 1709, à ſoixante-cinq ans. Nous avons de lui les ouvrages ſuivans :

1. *Le Prêtre-Médecin, ou Diſcours phyſique ſur l'établiſſement de la médecine.* A Paris, chez d'*Houry,* 1696, *in*-12. Cet ouvrage eſt diviſé en deux parties : dans la premiere, l'Auteur cherche à prouver que la médecine, bien loin d'être interdite aux Prêtres & aux Religieux, leur convient mieux qu'à toute autre profeſſion ; il tire ſes preuves de l'Hiſtoire & de l'Ecriture ſainte : dans la ſeconde,

il veut prouver que chaque pays produit les remedes néceffaires à la guérifon de fes maladies. Ces deux parties font fuivies d'un traité fur le café & le thé de France ; l'Auteur donne le nom de café de France au café de feigle & d'orge ; & celui de thé de France, à la feuille de méliffe cueillie au mois de Juin, & féchée à l'ombre.

2. *L'ancienne médecine à la mode.* A Paris, chez d'*Houry*, 1693, *in*-12. Cet ouvrage ne roule, à proprement parler, que fur les acides & les alkalis. Il eft borné à deux lettres adreffées au Cardinal de Furftemberg ; le but de l'Auteur eft de faire voir que fon fentiment eft celui d'Hippocrate & de Galien qui confifte à foutenir que les maladies ne viennent ni du chaud, ni du froid, ni du fec, ni de l'humide, mais feulement de l'excès des fels. Cet ouvrage fut critiqué amérement par Lamare.

3. *Traité de la goutte.* A Paris, chez *Jombert*, 1707, *in*-12. L'ouvrage eft précédé d'un avertiffement, où l'Auteur cherche à prouver la certitude de la médecine. Il entre enfuite en matiere, & déclame beaucoup contre les Cartéfiens, & fur-tout contre leur fyftémes des bétes automates.

AIGNAN, (G...... d') Docteur en médecine, actuellement Médecin de l'Hôpital militaire d'Oftende, a traduit en françois les maladies de Baglivi ; cette traduction a été imprimée à Paris, chez la veuve de Laguette, en 1757, *in*-12. Le traducteur y a ajouté des remarques & des obfervations fondées fur la théorie la plus claire & la plus reçue, & fur la plus faine pratique.

On a encore annoncé de lui, dans les journaux, un manufcrit intitulé : *Relations générales des maladies qui ont régné à Oftende, parmi les Troupes françoifes, dans les différentes faifons de chaque année, depuis 1757 jufqu'en 1761.* Nous ne favons point fi cet ouvrage a été imprimé ; nous apprenons feulement par ces mêmes journaux, que l'Auteur, après y avoir fait une énumération générale des maladies de chaque faifon, les reprend les unes après les autres ; qu'il y ajoute des remarques fur leurs caufes, leurs fymptômes, fur la maniere de les traiter, fur la convalefcence, fur quelques particularités relatives à l'état des mourans, & à l'ouverture des cadavres.

AIGNEAU, (*David l'*) Médecin de la fin du feizieme fiecle & du commencement du dix-feptieme, étoit né en Provence. Après avoir été reçu Docteur en médecine, il s'établit à Grenoble, ville du Dauphiné, pour y exercer la médecine. Il fut chargé en 1608, par les Commiffaires du Roi en cette province, & par le Parlement de Grenoble, de vifiter les boutiques des Chirurgiens & Apothicaires du Dauphiné, & d'examiner les uns & les autres. Le Roi amplifia cette commiſſion en 1609, par des Lettres-patentes qui chargerent ce Medecin de faire les mêmes opérations en Languedoc, en Provence, en Bourgogne, dans le Lyonnois & dans le Beaujolois. *L'Aigneau* vint à Paris en 1610, à la ſollicitation de M. de Souvré, Gouverneur de Louis XIII, & d'Heroard, premier Médecin de ce Souverain ; il y exerça la médecine, & y publia l'ouvrage ſuivant :

Traité pour la conſervation de la ſanté, & ſur la ſaignée de ce tems, &c. A Paris, chez *Moreau*, 1624, & chez *Piot*, 1637, *in-4*. Cette derniere édition eſt augmentée, 1°. de la traduction françoiſe d'un traité de Galien de l'*alitement* des malades ; 2°. d'une apologie contre Jean Terud ; 3°. de l'examen d'un livre intitulé, *le Médecin charitable* ; 4°. d'un traité de la phyſiognomie.

AILAKI, Diſciple d'Avicenne, eſt Auteur d'un ouvrage qui a pour titre : *Aſbabu alamat*. Il traite des cauſes, des ſignes & du pronoſtic des maladies.

AIMAR, (*Ozias*) Médecin de Grenoble, duquel nous avons des obſervations de médecine, qui ont été imprimées avec celles de Lazare Riviere. A Londres, chez *Milon Fleſcher*, en 1646, *in-8*.

AIROLD, (*Jean Pierre*) qui ſe faiſoit appeller encore *Marcellinus*, étoit fils de *Céſar Airold*, & naquit à Mandelli dans le Duché de Milan. Il ſe fit recevoir Docteur en philoſophie & en médecine à Padoue, & alla enſuite à Veniſe, où il exerça la médecine avec beaucoup de réputation. Il a donné quelques éditions, 1°. des commentaires de *Valleſius* ſur Galien & ſur Hippocrate. A Veniſe, chez François de Franciſcis, 1592, 1594, *in-fol.* ; 2°. des commentaires du même Valleſius ſur les aphoriſmes d'Hippocrate. A Cologne, 1589, *in-fol.* ; 3° de quelques traités du même Auteur. A Cologne, 1592, *in-fol.* Il y a encore de lui un ouvrage manuſcrit, qu'on conſerve dans la Bibliotheque du Roi, à Paris, intitulé : *Conſilia de floribus*.

AKAKIA, (*Martin*) le premier de ce nom, étoit de Chaalons ſur Marne ; il s'appelloit *ſans malice* : l'uſage étant alors de latiniſer les noms propres, il renchérit ſur les autres, & gréciſa le ſien. Il fut reçu Docteur de la Faculté de Paris en 1526, après avoir étudié ſous Pierre Briſſot. Il devint Médecin de François I, Roi de France, & fut député au Concile de Trente : il mourut en 1551, & laiſſa un fils appellé *Martin* comme lui, auſſi Médecin, qui fait le ſujet de l'article ſuivant. Il avoit pris pour armes de gueules à la croix d'or, accompagnée de quatre cubes auſſi d'or, avec cette deviſe : *Quæcumque ferat fortuna, ferenda eſt.* L'uniformité des noms a fait attribuer au fils des ouvrages qui appartiennent au pere ; tels ſont les ſuivans :

1. *Cl. Galeni ars medica, quæ & ars parva, MART. AKAKIA inter-*

prete. Parifiis, 1543, *in-fol.* Lugduni, apud *Rouillium*, 1548, 1561, *in-*16. Venetiis, 1544, *in-*8. & apud *Valgrifium*, 1587, *in-*8. & in Officinâ Erafmi, 1549, *in-*8. Bafileæ, 1549, *in-*8.

2. *Cl. Galeni de ratione curandi ad Glauconem, lib. duo.* **MART.** **AKAKIA** *interprete.* Parifiis, apud *Simonem Colinæum*, 1538, *in-*4. Lugduni, apud *Rouillium*, 1551, *in-*16. On y trouve des commentaires d'*Akakia.*

3. *Synopfis eorum quæ quinque prioribus libris Galeni de facultatibus fimplicium medicamentorum continentur.* Parifiis, apud *Wechel*, 1555, *in-*8.

4. *Le fecond livre de Galien à Glaucon, de l'art de curer, traduit & commenté.* A Paris, chez *Chaudiere*, 1549, *in-*8.

AKAKIA, (*Martin*) fecond du nom, & fils du précédent, dut fon avancement à fes talens, mais fur-tout à la protection de Triftan de Roftaing, Chevalier de l'Ordre de faint Michel, & d'Amyot, Evêque d'Auxerre, & grand Aumônier de France. Il fut reçu Docteur de la Faculté de Paris en 1569; il fut choifi en 1574, par le Roi Charles IX, pour remplir la Chaire de chirurgie, que ce Prince venoit d'établir dans le College royal: *Akakia* remplit cette Chaire avec diftinction, & enfeigna avec beaucoup de réputation. Il fut appellé à la Cour en 1578, pour y être le fecond Médecin de Henri III. Les occupations de fa profeffion l'empêcherent de remplir long-temps les fonctions de la Régence: le Roi lui permit de fe retirer, & de faire paffer fa Chaire à Jean Martin; mais celui-ci ne la garda pas long-temps: livré à des occupations bien différentes, il la rendit à *Akakia*, qui, au commencement de l'an 1588, la fit paffer à Pierre Seguin, fon gendre. Il mourut la même année, âgé de quarante-neuf ans; il laiffa deux enfans mâles & une fille; celle-ci fut mariée avec Pierre Seguin, Médecin de la Faculté de Paris, qui fuccéda à fon beau-pere dans les places de Médecin du Roi, & de Profeffeur au College royal. De fes deux fils, le premier, appellé *Martin*, fut reçu Docteur en médecine de la Faculté de Paris en 1598; fut fait l'année fuivante Profeffeur de chirurgie au College royal, par la démiffion de Seguin, fon beau-frere; fit peu de tems après un voyage à Rome, & mourut à Paris, fans enfans, en 1605: le fecond, appellé *Jean*, fut reçu Docteur de la Faculté de Paris en 1612; parvint au Décanat de cette Faculté en 1618; devint enfuite Médecin de Louis XIII, Roi de France, & mourut en Savoie, en 1630: il laiffa un fils, dont nous parlerons dans l'article fuivant.

Nous avons les ouvrages fuivans qui peuvent être de lui, mais que quelques-uns attribuent à fon pere:

1. *Confilia medica.*

2. *De morbis muliebribus.*

Ces deux ouvrages n'ont été imprimés qu'après fa mort: le premier dans la collection de Laurent Scholzius, à Francfort, en 1598, *in-fol.*; le second en 1597, dans la collection d'Israël Spachius, à Strasbourg.

Nous avons encore les deux questions qu'il soutint dans les Ecoles de Paris, pendant le cours de sa licence; la premiere: *An omnis caco-chymia alimenti pravi soboles ?* La seconde: *An omni dispnœæ eadem remedia ?*

AKAKIA, (*Martin*) fils de *Jean*, Médecin de la Faculté de Paris le 7 Juin 1637, fut fait Professeur de chirurgie au College royal, par Louis XIII, vers 1640, par la démission de Claude Seguin. Quatre ans après, c'est-à-dire en 1644, il céda cette place à Mathurin Denyaux. La Faculté de Paris sévit contre lui en 1677, & le chassa pour avoir, contre son serment, consulté avec des Médecins étrangers. Il en mourut de chagrin peu de jours après, & fut enterré dans l'Eglise de saint Eusta-che. Il laissa plusieurs enfans: 1º. une fille mariée avec le Vayer de Boutigni, Conseiller au Parlement de Paris; 2º. un fils qui fut Garde du Trésor royal; 3º. un autre fils, Nicolas, plus connu sous le nom de *Dulac*, qui a veillé à l'édition des livres de Sacy sur l'Ecriture sainte; 4º. un troisieme fils, du nom de Charles, Ecclésiastique fort pieux, attaché au Port-Royal; 5º. enfin, un quatrieme fils, appellé *Roger*, qui fut chargé de plusieurs négociations importantes; il étoit Secré-taire d'Ambassade en Pologne, lorsque les Polonois vouloient chasser du Trône leur Roi Michel: *Roger Akakia* agit vivement pour déter-miner l'élection en faveur du Duc de Longueville. Il contribua beau-coup à la paix qui fut conclue à Oliva en 1660, entre l'Empereur & les Rois de Suede & de Pologne.

On ne connoît d'autres ouvrages de ce dernier *Martin Akakia*, que les deux questions suivantes, soutenues dans les écoles de la Faculté de médecine de Paris: la premiere, le 26 Décembre 1637, par *Akakia* lui-même; l'autre, en 1638, sous sa présidence:

1. *An gonorrhææ venæ cubiti sectio ?* 1637, *in-*4. Il conclut affirmati-tivement.

2. *An generetur lac in virginibus ?* 1738, *in-*4. Il conclut encore affirmavement.

ALAMAH-EBN-ALAMAH-BEN-ASSAN, Médecin célebre, qui mourut l'an 652 de l'hégire, & de Jesus-Christ 1254. Il a écrit sur les médicamens simples, sous le titre: *d'escharat al mors chedat.*

ALARD, natif d'Amsterdam, mourut à Louvain, vers 1541. Il a donné:

1. *Hippocratis coï ad Damagetum epistolæ, cum primis eruditæ, justa ac salubris interpretatio & paraphrasis.* Salingiaci, apud *Joann.* Sote-rem, 1530, *in-*8.

2. *Scholia in Marbodæi Galli Cænomanensis de gemmarum & lapidum pretioforum formis, naturis atque viribus eruditum opuſculum.* Coloniæ, apud *Heronem Alopecium*, 1539, *in*-8.

ALARD (*Auletius*) de Lombardie, eſt l'Auteur d'un ouvrage relatif aux abus qu'on commet dans l'exercice de la médecine, & aux moyens de les corriger, fous ce titre, *de reformandâ praxi medicâ.* Franeckeræ, apud *Radæum*, 1603, *in*-4. Il adreſſa cet ouvrage aux Etats de Friſe.

ALARD, (*Lampert*) Théologien du fiecle dernier, étoit né à Crempen, petite ville du Holſtein. Il fut Licencié en théologie & Profeſſeur à Brunſbuttel. Il mourut le 29 Mai 1672, après avoir donné, *Pathologia facra.* Lipſiæ, apud *Roëler*, 1635, *in*-12.

ALARY, (*B.*) Apothicaire du fiecle dernier, qui tenoit boutique de pharmacie à Graſſe en Provence; il préparoit des tablettes, dont il faiſoit un fecret, & dont il fe fervoit avec ſuccès contre les fievres intermittentes. Ce remede agiſſoit en provoquant des évacuations, tantôt par le vomiſſement, tantôt par les felles, & quelquefois par l'un & l'autre en même tems; tantôt par les urines, l'expectoration, la tranſpiration inſenſible; mais toujours fans violence. L'effet en étoit différent, eu égard au tempérament. La célébrité du remede étant parvenue juſqu'à Louis XIV, ce Monarque en fit faire uſage dans les Hôpitaux, & acheta le fecret de l'Auteur. *Alary* donna un ouvrage relatif à ce remede, fous le titre fuivant :

La guériſon aſſurée des fievres tierces, doubles tierces en deux jours, quartes & doubles quartes en quatre, par le remede de B. ALARY, fait & diſtribué par privilege du Roi. A Paris, 1685, *in*-12. Il y indique les effets que ce remede produit fur les différens fujets, & la maniere d'en faire uſage.

ALATINUS (*Moyſe*) a traduit du grec en latin le commentaire de Galien fur Hippocrate, *de aère, aquis & locis.*

ALAYMO, (*Marc-Antoine*) & non *Alcaime*, comme l'appelle Moreri, naquit en 1590, à Ragalbuti en Sicile. Dès fes jeunes ans, il s'appliqua aux belles-lettres, & y fit des progrès très-rapides; il s'attacha enſuite à l'étude de la philoſophie, avec le même ſuccès. Les Ecoles de médecine furent enfin les témoins de fon application, de fes progrès & de fa gloire. Après avoir fuivi ces Ecoles pendant le tems néceſſaire, il fut élevé à la dignité de Docteur de cette Faculté, dans l'Univerſité de Meſſine, en 1610. Sa réputation le fuivit à Palerme, où il alla fe fixer en 1616. Il y exerça la médecine d'une maniere très-diſtinguée; il y mérita il y mérita l'estime générale. On recouroit à lui, comme à l'oracle de la médecine. Le bruit de son savoir s'étant répandu au loin, il étoit consulté de tous côtés ; il étoit même appellé dans des villes très-éloignées ; on lui offroit des sommes considérables pour l'engager à s'y rendre, tant on se flattoit de trouver en lui des secours efficaces. La peste, qui ravagea la Sicile en 1624, fut une nouvelle occasion de faire éclater son zele & ses talens ; il se transporta avec activité dans toutes les parties de la Sicile ; la crainte de la contagion ne put l'arrêter ; uniquement dirigé par son zele & sans aucun espoir de récompense, il se livra sans réserve au traitement des pestiférés : ses soins furent suivis des plus heureux succès.

L'amour de la patrie l'empêcha de se rendre aux vives sollicitations des Magistrats de Bologne, qui lui offroient la première Chaire de médecine dans l'Université de cette ville. Il refusa, par le même motif, la place de Protomédic du royaume de Naples, à laquelle il avoit été nommé par Alphonse Henriquez, qui en étoit le Viceroi.

Il avoit été un des Fondateurs du College de médecine de Palerme, dont il fut nommé Président jusqu'à quatre fois. Les fonctions de cette place, la composition de ses ouvrages, les soins inséparables de la profession, ne l'empêcherent jamais de donner des preuves éclatantes de la plus grande piété ; il fut le Fondateur d'une Congrégation dans l'Eglise de Notre-Dame des Agonisans. Il employa des sommes considérables à l'embellissement de cette Eglise. Enfin, il mourut à Palerme le 29 Août 1662, à l'âge de soixante-douze ans. Il fut enterré dans l'Eglise, dont il étoit le Fondateur, où l'on voit l'épitaphe suivante :

En humi sternitur qui ab humo ipse totam Siciliam dirâ sæviente peste liberavit ; Proh ! dolor, ipse est mirabilis ille Doctor D. MARCUS-ANTONIUS ALAYMO nob. salutaris Academiæ Panorm. Institutor & Princeps, perillustris deputationis sanitatis deputatus, & perillustris Prætorii pluries Consultor, venerabilis hujus Congregationis sacri Templi Fundator vigilantissimus, virtutibus clarus, pietate insignis ; requievit 4 Kal. Septembris 1662, ætat. 72. SACERDOS DOCTOR D. JOSEPH patris obsequens, Monumentum hoc lacrymabundus posuit.

Le College de médecine de Palerme, dont il étoit un des Fondateurs, donna dans cette occasion des témoignages publics de ses regrets & de sa reconnoissance ; après un magnifique service, il fit prononcer son oraison funebre par un ses membres, *André Vetranus*. On s'empressa à l'envi de publier, en vers & en prose, les louanges d'*Alaymo* ; les monumens, qui furent consacrés à sa mémoire, ont été recueillis & imprimés à Palerme, chez Augustin Bossius, en 1662, *in-4.*

Alaymo ne s'étoit pas borné à l'exercice de sa profession ; il avoit encore cherché à enrichir le public des ouvrages suivans :

1. *Dialecticon, seu de succedaneis medicamentis opusculum ; nedum*

TOME I. H

pharmacopolis necessarium , verùm etiam Medicis , Chimicisve maximè utile , in quo nova & admiranda naturæ arcana reconduntur. Panormi , apud *Alphonsium de Isola*, 1637 , *in-*4.

2. *Consultatio pro ulceris Syriaci vagantis curatione.* Panormi , apud *Petrum Orlandum*, 1625 , *in-*4. & apud *Alph. de Insulâ*, 1632 , *in-*4.

3. *Discorso intorno alla preservatione del morbo contagioso è mortale, che regna al presenti in Palermo è in altre città è terre del regno di Sicilia ;* c'est-à-dire, *Discours relatif aux précautions nécessaires pour se garantir de la maladie contagieuse & mortelle* (la peste) *qui ravage actuellement la ville de Palerme , & les autres villes & lieux du royaume de Sicile.* A Palerme, chez *le même*, 1625 , *in-*4.

4. *Consigli medico-politici composti d'ordine dell' ill. Senato Palermitano , per l'occorrenti necessità della peste ;* c'est-à-dire ; *Conseil médico-politique dressé par ordre de l'illustre Sénat de Palerme , relativement à la peste.* A Palerme, chez *Nicolas Buam*, 1652 , *in-*4. Cet ouvrage contient des conseils très-salutaires ; il indique des précautions, dont les Espagnols, les Napolitains & les Romains ont éprouvé l'efficacité ; ces différens peuples ont , en effet , établi dans leurs villes , lorsqu'elles ont été ravagées par la peste , l'ordre indiqué dans cet ouvrage.

5. *Opus aureum pro cognoscendis & curandis febribus malignis.*

6. *Consultationes medicæ pro arduissimis profligandis malis.*

7. *Commentaria in historiam ab Hippocrate in epidemicis constitutionibus observatam.*

Ces trois derniers ouvrages n'ont pas été imprimés ; l'Auteur est mort au moment où il alloit les donner au public.

ALBAN. (*Jean de Saint*) *Voyez* GILLES.

ALBANESI (*Guy Antoine*) natif, suivant certains, de Padoue, & de Pavie , suivant Moreri, a donné :

Aphorismorum Hippocratis expositio peripatetica. Patavii, apud *Paulum Frambottum*, 1649, *in-*4.

ALBANI (*Barthelemi*) a écrit : *De Balneis oppidi Bergomatis transcheri.* Bergomi, 1582, *in-*4.

ALBANI, (*Jean*) Médecin de Boulogne, qui fleurissoit au commencement du dix-septieme siecle ; il vivoit encore en 1630. Il a écrit :

1. *De syllogismo Aristotelico.*

2. *De convalescentibus.*

ALBANUS TORINUS a traduit en allemand l'anatomie de Vesale,

cette traduction a été imprimée à Bâle en 1543, *in-fol.* Il a encore donné, 1°. un commentaire sur le traité des urines, de Théophile, qui a été imprimé à Bâle, chez *Henri Pierre*, en 1553; 2°. une traduction du traité *de alimentorum facultatibus*, de Paul d'Egine, imprimée à Lyon en 1541, *in-8*; 3°. une autre traduction des quatre livres de Polybe, *de tuendâ valetudine*, *de feminis humani naturâ*, & *de corporis affectibus*, imprimée à Bâle, chez *Oporinus*, 1544, *in-4.*

ALBATENIUS, Médecin, qui a écrit sur les simples, & qui, au rapport de Sérapion, a traduit du grec en arabe les ouvrages de Galien. Il vivoit en 1070.

ALBENGNEFIT. *Voyez* ABHENGNEFIT.

ALBERGHETTI (*Pierre-François*) est l'Auteur de l'ouvrage suivant :

Fisiologia chymica. Romæ, apud *Corbelleti*, 1636, *in-12.*

ALBERGUS, (*Jean*) Médecin, natif de la ville de Saint-Etienne, dans la vallée de Mazara, en Sicile, exerçoit la médecine avec distinction dans sa Patrie au commencement de ce siecle. Il a donné :

Summa tractatuum chirurgiæ praxeos. Panormi, apud *Felicem Marinum*, 1703, *in-12.*

Cet ouvrage est divisé en deux parties. La premiere roule sur les solutions de continuité qui arrivent à la tête; la seconde traite des maladies externes : celle-ci comprend cinq traités; 1°. des tumeurs; 2°. des ulceres; 3°. des plaies; 4°. des fractures; 5°. des luxations.

ALBERI (*Claude*) a donné :

De concordiâ Medicorum, disputatio exoterica. Genevæ, apud *Joannem le Preux*, 1585, *in-8.*

ALBERIC, Médecin du douzieme siecle, qui a traduit du grec en latin les Aphorismes d'Hippocrate : on lui attribue quelques autres ouvrages qu'on dit être estimés, mais qu'on ne désigne point. Il vivoit vers 1160.

ALBERIZZI, (*Pierre-Joseph*) Docteur en philosophie & en médecine, avoit fait ses études à Pise & à Rome; il pratiqua la médecine à Milan, & fut Secrétaire de l'Académie de la même ville, *de Gli faticosi.* Il mourut dans cette ville en 1722, dans le tems qu'il travailloit aux fastes de cette Académie. Il a écrit l'ouvrage suivant.

Critologia Medica, in cui si stabiliscono esclusi i vermicciuoli, altre caggioni della peste e sol diverso pensamento s'addita un idea di metodo preservativo e curativo : adversùs Epistolam D. Bartholomæi corte , quæ est intorno all'aria o vermicciuoli se caggione della peste scriptam ad R. P. D. Maur. Alex. Lazzarellum , &c. Mediolani. Editam. ann. 1720, in-8. A Milan, chez les freres Vigoni, 1720.

Il a encore traduit du François en Italien les mémoires du Chevalier de Saint-George.

ALBERT, (*le grand*) dont le vrai nom étoit *Albert Bolstad*, surnommé *Gronis*, grand Philosophe, habile Théologien, savant Médecin ; il passa pour le plus savant Physicien depuis Aristote & Téophraste, principalement en histoire naturelle. Né, suivant les uns, en 1193 ; suivant les autres, en 1205 ; à Langengen, ou Lawingen, ville de la Souabe, il entra, vers l'an 1223, dans l'Ordre des Dominicains, & fut reçu Docteur à Paris en 1236 ; il fut successivement Vicaire-général & Provincial de son Ordre, & vint enseigner à Cologne, où il s'acquit beaucoup de réputation & un grand nombre d'Ecoliers. Il fit aussi un voyage à Paris, où il enseigna trois années de suite, c'est-à-dire, l'année 1245 & les deux suivantes. On dit que la classe n'étant pas assez grande pour contenir tous les Ecoliers qui venoient l'écouter, il fut obligé de faire ses leçons au milieu de cette place, qui en a retenu le nom de *place Maubert*, comme qui diroit de *Maître Aubert*. Après ces trois années, il fut reçu Docteur ; il revint ensuite à Cologne, & ayant été appellé à Rome par le Pape Alexandre IV, il y enseigna & y exerça quelque tems l'office de Maître du sacré Palais : ce fut dans ce tems-là qu'il disputa contre Guillaume de Saint-Amour. En 1260, il fut élu Evêque de Ratisbonne ; mais l'amour de la solitude le pressant continuellement de retourner dans le cloitre, il quitta cette dignité & reprit ses exercices ordinaires dans les Universités. Le Pape Grégoire le manda au Concile général de Lyon en 1274.

Albert mourut à Cologne le 15 Novembre de l'an 1280, âgé de soixante-dix-sept ans, ou, selon d'autres, de quatre-vingt-sept ans. Il est célèbre par les éloges de Saint-Thomas d'Aquin, son Disciple, & de plusieurs autres Savans. On apprend le tems de sa mort, par son épitaphe, où il est dit qu'il étoit âgé de plus de quatre-vingt ans. Si l'on en croit les annales de son Ordre, la Sainte Vierge lui communiqua par infusion tous les secrets de la Philosophie. Etant vieux, il oublia tout ce qu'il avoit su, & retomba dans une espece d'enfance qui ne l'empêcha pas de suivre les exercices ordinaires de sa Communauté.

La connoissance qu'il avoit des secrets de la nature, lui a fait inventer des machines très-ingénieuses ; mais elle l'a exposé en mêmetems à des accusations ridicules, comme d'avoir usé de magie, d'avoir su le secret de la pierre philosophale, d'avoir inventé la poudre à canon, & d'avoir formé une androïde, c'est-à-dire, une tête d'airain, forgée sous certaines constellations, qui repondoit à ses demandes. Les personnes bien sensées ont jugé plus favorablement de ce Docteur, dont le corps fut trouvé entier trois cents ans après sa mort. Il fut béatifié par le Pape Grégoire XV, en 1622.

Mayer, qui, en fait de chymie, a avancé quelques fables, rapporte que saint Dominique avoit eu le secret de la pierre philosophale ; qu'il l'avoit transmis à *Albert-le-Grand*, qui, par ce moyen, avoit acquitté en trois mois les grosses dettes de son Evêché de Ratisbonne, & qu'enfin celui-ci avoit enseigné cette science à saint Thomas, son disciple. Il est vrai qu'*Albert-le-Grand* croyoit la transmutation des métaux possible, en les purifiant & les séparant de tout ce qu'ils contiennent d'impur. Il appelloit le plomb un or lépreux ; expression qu'il disoit être tirée d'Aristote. Il posoit encore pour principe général, que tous les métaux ont une origine commune dans le vif argent & le souffre ; mais tout cela ne donne aucun degré de vraisemblance au conte de Mayer. Ces sentimens d'*Albert-le-Grand* ne passent point les bornes de la théorie ; & sur cette matiere, de la théorie à la pratique, il y a encore bien loin. C'est à la correspondance qu'il entretenoit avec les Mineurs repandus dans toute l'Allemagne, qu'il devoit ses connoissances sur la métallurgie.

Albert-le-Grand a été non seulement accusé de magie, mais encore il a passé pour auteur de beaucoup de recettes frivoles, d'opinions superstitieuses, & de traités apocriphes, indignes de la science & de la gravité de ce saint Evêque ; nous avons sous son nom les ouvrages suivans, appartenans à la médecine :

1. *De homine, liber.* Venetiis, 1498, *in-fol.*

2. *De augendâ memoriâ omnibus ingeniis.* Bononiæ, 1491, *in-fol.*

3. *De nutrimento & nutribili, liber.* Venetiis, 1517, *in-4.*

4. *De alchymiâ, liber.* Basil. 1561, *cum aliis.*

5. *Scriptum super arborem Aristotelis.* Basil. 1516, *cum aliis.*

6. *De mineralibus & rebus metallicis, libri V.* Papiæ, apud *Christ. de Canibus*, 1479, *in-fol.* Oppenhemii, 1518, *in-4.* Argent. 1541 *in-8.* Coloniæ, 1569, *in-12.* On en trouve encore une édition *in-4.* en caracteres gothiques, sans indications de lieu, d'année, ni d'Imprimeur ; mais on trouve à la fin du livre, *Augustæ Vindel. impensis Sigismundi Grimm, medicinæ Doctoris & Marci Vuyrlung, anno virginei partûs, M D XIX. die verò decimâ Februarii.* Ce Sigismond Grimm étoit en même tems Docteur en médecine & Imprimeur.

7. *De concordiâ Philosophorum in lapide philosophico.*

8. *Compositum de compositis.*

9. *Liber octo capitulorum de lapide Philosophorum.* Argent. 1613, vol. *in-4. theatri chemici.*

10. *Lilium floris de spinis avulsum.*

11. *Speculum alchemiæ de compofitione lapidis*, &c.

12. *De memoriâ & intellectu, libri II.* Venetiis, 1517, *in-fol.*

13. *De virtutibus herbarum, lapidum & animalium quorumdam.* Cet ouvrage a été traduit en françois, fous le titre fuivant : *des fecrets des vertus des herbes, pierres, bêtes & autres livres de merveille*, &c. à Turin, chez *Bernard Dumont Duchat*, vers 1490, *in-8*. Plufieurs favans prétendent qu'*Albert-le-Grand* n'en eft pas l'Auteur.

14. *De fecretis mulierum, libellus, cum fcholiis, &c. item de virtutibus herbarum, lapidum & animalium.* Antuerp. 1538, *in-8*. Francofurti, 1592, 1608, *in-4*. Lugduni, 1615, *in-16*. Amftelodam. 1643, *in-12*. & apud *Boom*, 1702, *in-12*. traduit en allemand par *Jer. Brand*, à Nuremberg, 1768, *in-8*. Il y a en encore une édition fans indication de lieu, d'année, ni d'Imprimeur ; mais que M. Haller croit être d'Aufbourg, 1489.

15. *De animalibus, liber XXVI.* Mantuæ, apud *Paulum Joannis de Butfchbach*, 1479, *in-fol*. Romæ, apud *Nic. de Luca*, 1478, *in-fol*. corrigé par Antoine Zimara. Venetiis, 1495, 1497, & apud *Scott*, 1519, *in-fol*. traduit en allemand par *Ryff*, à Francfort, 1545, *in-fol*.

Ses œuvres ont été réunies par un Dominicain de Grenoble, appellé Pierre Jammi, & imprimées à Lyon en 1651, en 21 vol. *in-fol*.

On croit que l'ouvrage *de fecretis mulierum*, a été fauffement attribué à *Albert*, & qu'il eft de Henri de Saxonia, fon Difciple. Simler affure qu'il a été imprimé à Agofta, fous le nom de Henri de Saxonia, Difciple d'Albert-le-Grand, chez Antoine Sorg, en 1418 : on le trouve encore imprimé, fous le même titre, à Francfort, en 1615, *in-12*.

ALBERT *ou* **ALBERTI**. (*Michel*) *Voyez* ALBERTI.

ALBERT *ou* **AUBERT**, (*Jacques*) Médecin du XVIe. fiecle, né à Vandôme, étoit Docteur en philofophie & en médecine, & mourut à Laufanne en 1586 ; il a donné les ouvrages fuivans :

1. *Libellus de pefte.* Laufannæ, 1571, *in-8*.

2. *Des natures & complexions des hommes, & d'une chacune partie d'iceux, & auffi des fignes par lefquels on peut difcerner la diverfité d'icelles*, A Laufanne, chez *le Preux*, 1571, *in-8*. A Paris, chez *la veuve Dupré*, 1572, *in-16*.

3. *De metallorum ortu & caufis, brevis & dilucida explicatio.* Lugduni, apud *Joannem Berjon*, 1575, *in-8*. Cet ouvrage eft écrit contre les Chymiftes.

4. *Duæ apologeticæ refponfiones ad Jofephum Quercetanum.* Lugduni, apud *Joannem Aufultum*, 1576, *in-8*. La premiere de ces deux réponfes roule fur le Ladanum des Sectateurs de Paracelfe, & fur les

yeux d'écreviffe calcinés. La feconde a été faire contre la chymie : l'Auteur cherche à faire voir la vanité & la futilité de cette fcience.

5. *Progymnafinata in Joannis Fernelii, librum de abditis rerum naturalium & medicamentorum caufis*. Bafileæ, apud *Sebaft. Henricum Pierre*, 1579, *in*-8. L'Auteur y a ajouté quelques obfervations affez intéreffantes, fur la curation de quelques maladies graves.

6. *Inftitutiones phyficæ inftar commentariorum in libros phyficæ Ariftotelis*. Lugduni, apud *de Harfy*, 1584, *in*-8.

7. *Semeiotice, five ratio dignofcendarum fedium malè affectarum & affectuum præter naturam*. Laufannæ, apud *Joh. Chiquellæum*, 1587, *in*-8. Lugduni, apud *Chouetum*, 1596, *in*-8.

ALBERT, (*Salomon*) Médecin du feizieme fiecle, qu'on dit natif de Nuremberg, exerça la médecine à Wirtemberg, & fut Profeffeur dans la même ville : on lui attribue, avec raifon, la découverte de la valvule du Colon, qu'on appelle communément la valvule de Bauhin : il dit l'avoir apperçue, pour la premiere fois, dans un bievre ou caftor, & enfuite dans l'homme. Il a publié les ouvrages fuivans :

1. *In Galeni libellum de offibus*. Helmftadii, 1579, *in*-8.

2. *De Lacrymis difputatio*. Wittemberg. 1581, *in*-4.

3. *Hiftoria plerarumque humani corporis partium membratim fcripta, & in ufum tyronum retractatiùs edita*. Wittebergæ, apud *Zachar. Lehennan*, 1583, *in*-8. On y a ajouté un difcours *de fudore cruento*, & apud *Zachar. Schurerum*, 1602, *in*-8. 1630, *in*-8. avec quelques obfervations anatomiques.

4. *Orationes tres*. Noribergæ, apud *Catharinam Gerlach*, 1585, 1595, *in*-8. Le premier de ces difcours roule fur la connoiffance des plantes ; le fecond, fur la nature, les vertus & l'ufage du mufc ; le troifieme eft un abrégé hiftorique de l'anatomie, de fon origine, de fes progrès, & de la maniere dont elle s'eft tranfmife jufqu'aux fiecles derniers. L'Auteur y parle du Livre *de offibus*, attribué à Galien. On trouve encore dans cet ouvrage, 1°. Quelques obfervations fur les larmes, le hocquet, l'ardeur de l'eftomac & les maladies du méfentere. 2°. La defcription de la ftructure d'un rein du côté droit. 3°. Le dénombrement & la defcription des valvules, des veines, des bras & des cuiffes. On trouve à la fuite de ces trois difcours, *Themata medica de morbis mefenterii*.

5. *Orationes quatuor*. Wittebergæ, apud *Matthæum Welack*, 1590, *in*-8. Le premier de ces difcours fait voir la néceffité de l'étude de la phyfique ; dans le fecond, l'Auteur parle du paffage du fiel (*de la bile cyftique*) dans les inteftins : il regarde, comme une merveille, que cette humeur n'occafionne aucune dépravation des fucs digeftifs ; le troifieme traite de la fueur de fang ; le quatrieme eft relatif à l'hif-

toire de la médecine, à quelques-uns de ceux qui se sont distingués dans cette science, mais sur-tout au neuvieme livre de Rhazès, dédié à Almansor, Roi des Arabes. On trouve encore dans cet ouvrage, 1°. Une préface au livre de Galien, *de lotiis* ; 2°. La maniere dont les métaux & les minéraux agissent lorsqu'on les fait consumer sur des charbons ardens ; 3°. Pourquoi il ne faut pas empêcher les enfans de pleurer, & pourquoi les pleurs sont toujours accompagnés de soupirs & de gémissemens.

6. *Oratio de surditate & mutitate.* Noribergæ, apud *Catharinam Gerlach*, 1591, *in*-8. Wittebergæ, *eod. anno. Albert* prononça ce discours à Wirtemberg à la réception d'Ernest Hettenback, au grade de Docteur en médecine.

7. *Consilia medica*, inséré dans la collection de Jean-Philippe Brendel, imprimée à Francfort, chez *Palthenius*, en 1615, *in*-4.

8. *Observationes anatomicæ.* Wittebergæ, 1620, *in*-8.

9. *Scorbuti historia.* Wittebergæ, apud *Georg. Muller*, 1594, *in*-8. Inséré encore dans le traité du Scorbut de Sennert. L'Auteur regarde le scorbut comme héréditaire & contagieux ; il n'ajoute rien à la description que Wier a donné des symptômes de cette maladie, à l'exception d'une roideur (*rigor*) de la mâchoire inférieure, qui venoit probablement de la contraction du muscle crotaphite : il présente ce symptôme, comme nouveau & très-fréquent dans les enfans : sa pratique, dans le traitement de cette maladie, se réduit à l'usage des fruits acides & austeres, à l'exercice, à la saignée, seulement dans le cas de pléthore, au rétablissement des évacuations supprimées, aux apéritifs & aux bains.

10. *Antidotarium medicamentorum simplicium & compositorum, quæ internis corporis affectibus accommodantur.* In Catal. *Hebenstr. in-fol.*

ALBERT (*Eloy*) de Padoue, est connu par l'ouvrage suivant :

De nutritione, augmento & generatione, disputationes, in quibus Aristoteles defenditur adversùs Galenum. Venetiis, apud *Variscos*, 1627, *in*-4.

ALBERT, (*Valentin*) Médecin du siecle dernier, sous le nom duquel nous avons les ouvrages suivans :

1. *Theoria voluntatis humanæ.* Lipsiæ, 1663, *in*-4.

2. *De insomniis.* Lipsiæ, 1667, *in*-4.

3. *De senectute.* Lipsiæ, 1667, *in*-4.

4. *De sternutatione.* Lipsiæ, 1671, *in*-4.

5. *De oscitatione.* Ibid. 1685, *in*-4.

ALBERTI,

ALBERTI, (*Jules-Godefroi*) Médecin de la fin du siecle dernier, a été reçu aux degrés en médecine à Helmstad ; nous connoissons de lui : *De ulcerum naturâ & curatione in genere.* C'est une dissertation inaugurale qu'il a soutenue en 1674, à Helmstad, sous la présidence de Henri Meibom.

ALBERTI, (*Valere*) Médecin de Leipsic, qui vivoit à la fin du siecle dernier : il s'étoit appliqué particulierement à l'histoire naturelle, il a écrit ; *de figuris variarum rerum in lapidibus & speciatim fossilibus Comitatûs Mansfeldici.* C'est une dissertation inaugurale qu'il a fait soutenir sous sa présidence en 1675, dans les Ecoles de Leipsic, par Jean Amand Brunner.

ALBERTI, (*Henri-Christophe*) Médecin allemand du siecle dernier, qui a écrit :

1. *De contagiis malignis.* Erfordiæ, 1682, *in-4.*

2. *De lactis statu, secundùm & præter naturam.* Erfurti, 1684, *in-4.*

3. *De bilis naturâ & usu medico.* Ibid. 1691, *in-4.*

4. *De sanguine.* Ibid. 1691, *in-4.*

ALBERTI, (*Frédéric-Guillaume*) Médecin allemand, qui vivoit au commencement de ce siecle ; il a écrit sur les propiétés dangereuses du cuivre, sous le titre suivant :

De efficaciâ æris ad generandos morbos. Halæ Magdeb. 1720, *in-4.*

ALBERTI *ou* ALBERT, (*Michel*) Médecin allemand, en réputation au commencement de ce siecle : il étoit natif de Nuremberg, & fut Professeur en médecine dans l'Université de Halle en Saxe, Conseiller du Consistoire de Magdebourg, & Conseiller aulique du Roi de Prusse. Il fut associé en 1713 à l'Académie impériale des Curieux de la nature, & peu de tems après à l'Académie royale des sciences de Berlin ; nous avons de lui les ouvrages suivans :

1. *Introductio in universam medicinam.* Hallæ, 1718, *in-8.*

2. *De rore marino.* 1718, *in-4.*

3. *Introductio in medicinam, quâ semeiologia, hygiene, materia medica & chirurgica conscribuntur.* Ibid. 1719, *in-4.*

4. *De verò usu arnicæ.* 1719, *in-4.* L'Auteur vante beaucoup les vertus de cette plante & les effets qu'il dit en avoir éprouvé contre les contusions, la mutité qui dépend d'une affection hysterique, la contraction des membres, le dévoiement des regles, la nephralgie calculeuse, &c.

5. *Dubia vexata materiæ medicæ.* Halæ, 1719, *in-4.*

6. *Introductio in medicinam practicam, generalem, specialem & specialiffimam.* Ibid. 1721, *in-4.* On trouve à la fin un petit ouvrage du même Auteur, fous le titre de *fundamenta philofophiæ naturalis, ufui medico accommodatæ & chymiæ* : c'eft un bon abrégé de chymie très-curieux & très-utile.

7. *De fquillâ.* Halæ, 1722. On y recommande beaucoup l'ufage de la fcille dans l'afthme, l'œdeme & l'hydropifie.

8. *Introductio in materiam medicalem.* Halæ, 1721, *in-4.*

9. *Syftema jurifprudentiæ medicæ.* Ibid. 1722, *in-4.* tom. 1. Halæ, apud *Orphano-Tropheum,* 1725, *in-4.* tom. II. Schneebergæ, apud *Fuldam,* 1729, *in-4.* Halæ, 1736, *in-4.* 3. vol. L'Auteur expofe dans cet ouvrage les différens cas où l'avis des Médecins peut devenir néceffaire dans les tribunaux. Il donne des décifions favantes, profondes & propres à prévenir beaucoup d'inconveniens ; il traite d'abord chaque matiere relativement à la théorie, & les confidere enfuite par rapport à la pratique. Dans le XVIIIᵉ. chapitre du livre 1. du premier volume, il démafque le manege des Avocats dans les queftions médico-légales.

10. *Tractatus de hœmorroïdibus, in quo fchediafmata quædam cel. Stahlii veram hœmorroïdum doctrinam exponentia fundamenti loco præmittuntur, & totum negotium hœmorroïdale diagnoficè, prognoficè, pathologicè & practicè per fpecialiffima themata è ruderibus antiquitatis & experientiâ pofteritatis in ufum tàm Medicorum, quàm fubjectorum hœmorroïdariorum commendatur.* Halæ, 1722, *in-4.*

11. *Tentamen lexici realis obfervationum medicarum ex variis auctoribus felectarum,* &c. Halæ Magdeburgicæ, impenfis *Orphanotrophæi,* 1727, *in-4.* 1731, *in-4.* 2. vol.

12. *Von der Seelle der Menfchen, Thiere und Pflanzen.* Hallæ, 1721, *in-8.* Cet ouvrage a été particulierement écrit contre Héifter.

13. *De pulmonum fubfidentium experimento prudenter adplicando.* Hallæ, 1728, *in-4.*

14. *De coffeæ potûs ufu noxio.* 1730, *in-4.*

15. *Tractatio medico-forenfis de torturæ fubjectis aptis & ineptis, fecundùm morales & phyficas caufas ventilata.* Halæ, apud *Joh. Chrift. Hendel,* 1730, *in-4.* L'Auteur avoit déjà traité cette queftion dans fon ouvrage *de jurifprudentiâ medicâ* ; mais il la donne ici bien plus au long. Il examine quelles font les conditions néceffaires pour qu'un homme puiffe être appliqué à la queftion : les forces du corps ne fuffifent pas fuivant lui ; il faut encore avoir égard à différentes autres circonftances, comme à la fenfibilité des parties, à la difpofition de l'efprit, aux paffions de l'ame, à l'âge, au fexe, au tempérament, aux maladies précédentes, &c. Il conclut que, relativement à toutes

ces circonstances, il faut modérer la question, ou ne la donner qu'avec plus ou moins de précautions.

16. *De morbis mortiferis.* Hallæ, 1711, *in-4.*

17. *De naturæ & artis commercio therapeutico.* Ibid. 1712, *in-4.*

18. *De podagrâ.* 1713, *in-4.*

19. *Epistola exponens fata doctrinæ temperamentorum.* Ibid, 1712, *in-4.*

20. *De spirituum ardentium usu & abusu diætetico.* Hallæ, 1732, *in-4.*

21. *De venæ sectione.* Ibid, 1724, *in-4.*

22. *Dissertatio de jure lactantium medico.* Cette dissertation est relative à l'obligation où sont les meres de nourrir elles-mêmes leurs enfans.

23. *De auro vegetabili.* Pannoniæ, 1733, *in-4.*

24. *Disputatio de scorbuto daricæ non endemico.* Hallæ, 1731. C'est une dissertation académique que l'Auteur a fait soutenir sous sa présidence dans les écoles de Halle.

25. *Commentatio in constitutionem criminalem Carolinam medica.* Hallæ, apud *Orphano-Trophæum,* 1740, *in-4.* C'est un commentaire sur la constitution criminelle de Charles V, qui est le code criminel de toute l'Allemagne. Après la dédicace & les prolégomenes, l'Auteur entre en matiere ; il suit l'ordre des articles de la constitution criminelle, & explique sa matiere avec plus ou moins d'étendue, selon l'exigence des articles de la constitution : nous nous contenterons d'en donner quelques exemples. L'Article 1. traite, *de qualitate & officio Medici judici & judiciis in causis forensibus assistentis & ministrantis* ; le second, *de qualitate carceris vitæ & sanitati perniciosâ, itemque de vinculis* ; le dix-neuvieme, *de indicii significatu medico-forensi* ; le vingt-troisieme, *de indiciis ad torturam sufficientibus, quoad testimonium unius aut plurium Medicorum* ; le trente-septieme, *de veneficii medica inquisitione* ; le quarante-cinquieme, *de torturæ generali contemplatione medicâ,* &c.

26. *De valerianis officinalibus.* 1732, *in-4.* L'Auteur vante les effets de la valérianne dans les maladies des yeux.

27. *De fermentatione vinosâ.* 1736, *in-4.*

28. *De belladonâ specificâ in cancro.* 1739, *in-4.*

29. *De cerevisiæ potu in nonnullis morbis insalubri & adverso.* 1743, *in-4.*

30. *De dignitate medicâ.* C'est la préface d'un ouvrage de Jacques Thomasius, imprimé en 1734, *in-4.* sous le titre de *succincta dispositio amplioris thematis de medicâ Facultate.*

31. *De termino animationis fœtûs humani.* Hallæ, 1745, *in-4.*

32. Une dissertation latine qui concerne les actions publiques, comme les sermons. L'Auteur y examine de quelle longueur doit être un sermon, eu égard à la santé du Prédicateur, & aux Auditeurs.

33. *Differtatio de medicinæ* apud *Hebræos & Ægyptios conditione.* Halæ, Magd. 1742, *in*-4.

34. *Differtatio de hydrocephalo.* Halæ, 1725, *in*-4.

35. *Differtatio de nafi excrefcentiâ.* Halæ, 1729, *in*-4. cum fig.

36. *Differtatio de fœtûs mortui cum fecundinis extractione.* Halæ, 1737; *in*-4.

ALBERTINI, (*Annibal*) Médecin de Cefene, ville d'Italie, dans la Romagne, qui vivoit vers le commencement du fiecle dernier. On a cru qu'il étoit de la même famille que le Jéfuite *François Albertini*, connu par fon opinion finguliere, que les animaux ont un ange gardien; mais leur origine paroit être différente : ce Jéfuite étoit natif de Cantazaro, dans le Royaume de Naples; tandis que notre Auteur étoit de Cefene, dans la Romagne; il a donné :

De affectionibus cordis, libri tres. Venetiis, apud *Guerilium*, 1618, *in*-4. Cæfenæ, apud *Nerium*, 1648, *in*-4. Le premier livré traite des affections naturelles du cœur; le fecond & le troifieme de celles qui font contre nature : celles-ci fe réduifent à la palpitation & à la fyncope : on y trouve la méthode de guérir ces deux maladies : l'Auteur y examine en même tems quels font, 1°. les principales fonctions des parties; 2°. le fiége de l'ame; 3°. les premiers genres des maladies : il y traite encore de la pefte & de la faignée.

ALBICUS, Archevêque de Prague, avoit été élevé à cette dignité par Sigifmond, Roi de Boheme; il fit autant de tort à l'Eglife par fa facilité à l'égard de l'Héréfiarque Jean Hus, & des autres difciples de Wiclef, que fon précédefleur Stincon lui avoit fait de bien par fon exactitude à s'oppofer aux erreurs de cette Secte dangereufe. L'avarice d'*Albicus* étoit fi grande, qu'il ne vouloit pas même confier la clef de fa cave à qui que ce fût. Il n'avoit pour tout domeftique qu'une vieille fervante, qu'il laiffoit mourir de faim; & il n'ofoit entretenir des chevaux pour fon ufage, à caufe de la dépenfe que cela lui auroit occafionné. Il a compofé trois traités de médecine fous les titres fuivans :

1. *Praxis Medendi.*

2. *Regimen fanitatis.*

3. *Regimen peftilentiæ.*

Ces trois ouvrages ont été imprimés enfemble à Leipfic, chez *Marc Brand*, en 1484, *in*-4, long-tems après la mort de l'Auteur.

ALBIN (*Sébaftien*) a donné :

Kurzer Bericht, wie man den Perfonen, fo nicht zu lang im Waffer gewefen, und gleichfam wie todt herausgezogen worden, das leben erhalten konne, 1675, *in*-4.

ALBIN, (*Bernard*) dont le vrai nom étoit WEISS, a été un des plus fameux Médecins de son tems. Il naquit le 7 Janvier 1653 à Deſſau, dans la Principauté d'Anhalt, où son pere, Chriſtophe Albin, étoit Bourguemeſtre. Après l'avoir fait étudier quelque tems dans la maiſon fous un Précepteur, on l'envoya au College, dont le ſavant Henri Alers étoit alors Recteur; celui-ci fut appellé peu de tems après dans l'Ecole de Breme, où le jeune Albin, âgé de ſeize ans, le ſuivit du conſentement de ſon pere. De Breme, où il avoit fait de grands progrès, ſur-tout dans la philoſophie & dans la médecine, il ſe tranſporta à Leyde, où il profita ſi bien des leçons de Charles Drelincourt, de Théodore Kranen & de Luc Schacht, qu'il devint un des plus habiles Médecins que cette Académie ait produit. Cependant ſes parens ſouhaitant impatiemment de le voir, il alla en 1676 leur rendre une viſite, après avoir reçu les honneurs du Doctorat en médecine dans l'Univerſité de Leyde; mais ſa mere étant morte peu de tems après, il retourna à Leyde l'année ſuivante: il ſe mit enſuite à voyager dans les Pays-Bas, en France & en Lorraine, & retourna dans ſa Patrie en 1680. La même année, il fut fait Profeſſeur en médecine à Francfort-ſur-l'Oder. Sa renommée s'étendit delà ſi loin, que Frédéric Guillaume, Electeur de Brandebourg, lui fit quitter la Chaire qu'il occupoit à Francfort, pour l'attirer à ſa Cour, où il le fit ſon Médecin & Conſeiller privé. Il exerça dignement ces deux emplois juſqu'à la mort de l'Electeur, arrivée le 29 Avril 1688. Il ſe retira alors à Francfort, où il reprit ſa charge de Profeſſeur. Environ ſix ans après, les Curateurs de l'Académie de Groningue lui offrirent la dignité de Docteur provincial & de Profeſſeur en médecine. Il étoit aſſez diſpoſé à accepter ces offres; mais l'Electeur Frédéric, pour l'en empêcher, augmenta ſa penſion, le combla de bienfaits, lui fit par écrit les plus belles promeſſes & s'engagea à lui donner la premiere place de Chanoine qui viendroit à vaquer à Magdebourg. Ces promeſſes furent accomplies trois ans après; car en 1697, l'Electeur l'appella à Berlin pour le faire ſon Médecin, & il eut la même année un Canonicat à Magdebourg. Mais comme il ne pouvoit vaquer à tous les devoirs de Chanoine, il le rendit à un autre, avec l'approbation de l'Electeur. Cinq ans après, le Comte de Waſſenaar ayant, au nom de l'Académie de Leyde, réitéré les inſtances qu'il avoit faites auprès du Roi de Pruſſe, deux ans auparavant, pour avoir *Albin* en qualité de Profeſſeur en médecine, il réuſſit dans cette derniere tentative. *Albin* entra dans ſon Profeſſorat à Leyde en 1702; il s'en acquitta pendant dix-ans, c'eſt-à-dire juſqu'à ſa mort, avec toute l'application poſſible. Il fut nommé en 1710, Recteur de cette Univerſité; il mourut le 7 du mois de Décembre 1721, à l'âge de ſoixante-huit ans & huit mois. Il avoit épouſé en 1696, Suzanne-Catherine, fille de Thomas Syfroi Rings, Profeſſeur en Juriſprudence à Francfort-ſur-l'Oder; il en eut onze enfans , quatre fils & fept filles. Les deux aînés de fes fils , font *Bernard Syfroid* , & *Chriflian Bernard* , qui ont marché dignement fur fes traces : le premier a été Profeffeur en médecine à Leyde , & le fecond , Profeffeur extraordinaire dans la même Faculté , à Utrecht.

Bernard Albin a donné les ouvrages fuivans :

1. *De affeclibus animi.* Francofurti , 1681 , *in-*4.

2. *De flerilitate.* Ibid. 1683 , *in-*4.

3. *De poris.* Francofurti , ad Viadr. 1685 , *in-*4.

4. *De maffæ fanguineæ corpufculis.* Francofurti , 1688 , *in-*4.

5. *De phofphoro liquido & folido.* Ibid. 1688 , *in-*4.

6. *De falivatione mercuriali.* Francofurti, apud *Chriftoph. Zietler,* 1684, 1689 *in-*4. C'eft une differtation inaugurale , foutenue le 9 de Décembre 1689 , dans les Ecoles de Francfort , par George Conrad de Horn , fous la préfidence d'*Albin* ; l'Auteur y expofe les différentes efpeces de falivations , les qualités & les propriétés du mercure , les maladies dans lefquelles l'ufage des mercuriels peut être utile , celles où il faut s'en abftenir , les différentes méthodes pour provoquer la falivation par l'ufage , foit interne , foit externe du mercure.

7. *De epilepfiâ.* Francof. ad Viadr. 1690 , *in-*4.

8. *De fame caninâ.* Francofurti , 1691 , *in-*4.

9. *De ortu & progreffu medicinæ.* Lugduni Batav. apud *Luchtman* , 1702 , *in-*4. C'eft un difcours prononcé le 19 Octobre de la même année.

10. *De incrementis & flatu artis medicæ , oratio.* Ibid. apud *Samuelem Luchtman,* 1711 , *in-*4. C'eft un difcours prononcé par *Albin* , le 5 Février 1711 , à la fin de fon Rectorat. Il trace en peu de mots une hiftoire de la médecine du fiecle paffé ; il préfente fucceffivement les accroiffemens que la médecine a reçus dans fes principales parties , l'anatomie , la botanique & la chymie ; il s'étend fur les progrès dont les fciences naturelles , & les mathématiques en particulier , font redevables aux Cartéfiens ; il fait voir que , malgré les découvertes qu'on a fait en médecine , elle n'eft encore que dans fon enfance ; enfin , il donne le plan d'une hiftoire fuivie & bien circonftanciée de la médecine.

11. *De incrementis fæculi XVIII,* 1721 , *in-*4.

12. *In mortem ravii.* Lugduni-Batav. 1719 , *in-*4.

13. *Differtatio de fonticulis.* Francofurti , 1681 , *in-*4.

14. *Differtatio de paracentefi thoracis & abdominis.* Francofurti , 1687 *in-*4.

15. *Differtatio de paronichiâ.* Francofurti , 1694 , *in-*4.

16. *Differtatio de cataractâ.* Francofurti , 1695 , *in-*4 , cum fig.

17. *Differtatio de partu difficili.* Francofurti, 1696.

Il a encore écrit fur les eaux de la fontaine de Freyenwald & fur la tarentule.

ALBIN, (*Bernard Sifroi*) fils du précédent & Profeffeur en médecine dans l'Univerfité de Leide, a marché dignement fur les traces de fon pere. Nous avons de lui les ouvrages fuivans :

1. *Oratio de anatome comparatâ.* Lugd. Bat. 1717, *in-4.*

2. *De vitâ in cognitionem corporis humani*, 1721, *in-4.*

3. *Index fuppellectilis ravianæ & vita ravii.* Lugduni-Batav. 1725, *in-4.*

4. *De offibus corporis humani.* Lugd. Bat. apud *Henric. Mulovium*, 1726, *in-8.* Vindobonæ, 1746, *in-8.*

5. *Hiftoria mufculorum hominis.* Lugd. Bat. 1734, 1736, *in-4.*

6. *Icones offium fœtûs humani. Accedit ofteogeniæ brevis hiftoria.* Lugd. Bat. 1737, *in-4.*

7. *De colore Æthiopum, & de vafis inteftinorum.* Amftelodami, 1738, *in-4.*

8. *Tabulæ mufculorum corporis humani.* Lugd. Bat. 1740, *in-fol.*

9. *Tabulæ offium corporis humani.* Ibid.

10. *Commentarius in tabulas Euftachii.* Lugd. Bat. 1743, 1761, *in-fol.*

11. *Tabulæ uteri gravidi.* Ibid. 1749, *in-fol.*

12. *Tabula ductûs chyliferi.* Ibid.

13. *Annotationes anatomicæ, lib. V.* Lugd. Bat. 1754, *& annis fequentibus.*

14. *De fceleto humano, liber.* Ibid. apud *Verbeck*, 1762, *in-4.* L'Auteur, en publiant fes magnifiques planches du fquelette humain, s'étoit contenté d'indiquer les différentes parties d'une maniere très-fuperficielle, & qui fuffit à peine pour les perfonnes les plus verfées dans l'anatomie. C'eft pour remplir, en quelque forte, ce vuide, qu'il a donné cette hiftoire détaillée des os, qui compofent la charpente du corps humain; il y a refondu & confidérablement augmenté le petit ouvrage que nous avons indiqué au n°. 4.

15. *Academicarum annotationum, liber fextus.* Lugd. Bat. apud *Verbeck*, 1764. Cette fixieme partie eft relative à la phyfiologie, à la pathologie & à l'anatomie ; elle traite, en treize chapitres, de la génération des os, (l'Auteur y réfute l'opinion de Duhamel, qui a déduit la formation des os de l'endurciffement des couches du périofte) de la nature des os, de quelques vices des yeux, des plaies de cette partie, des cors des pieds, du cartilage de l'oreille, des inteftins, des racines des cheveux & des poils, des mammelons de la peau, du fphynſter de l'anus, de la méthode de Rau

dans le traitement du calcul. Le onzieme chapitre, qui a pour titre, *de incurfione Halleri novâ*, dépare cet ouvrage, très-bon d'ailleurs ; il contient une fortie très-vive, même indécente, contre Haller, dont le feul crime eft de ne pas adopter les fentimens d'*Albin*, fon ancien maître.

16. *Academicarum annotationum ; liber VII*. Leidæ, 1766, *in*-4. Ce feptieme livre contient des matieres d'anatomie, de phyfiologie & de pathologie.

Il a encore donné, avec Boërhaave, une édition complette des œuvres anatomiques & chirurgicales de Vefale. A Leide, chez *du Vivier*, 1725, *in-fol.* 2 vol.

ALBIN, (*Chriftien Bernard*) frere du précédent, & fecond fils de Bernard Albin, ne s'eft pas moins diftingué que fon frere dans la carriere de la médecine. Il a rempli avec diftinction une Chaire de médecine dans l'Univerfité d'Utrecht ; il eft connu par les ouvrages fuivans :

1. *Nova tenuium inteftinorum defcriptio*. Lugd. Bat. 1722, 1724, *in*-8.

2. *De anatome errores fuos detegente, oratio*. Ultraject. 1723, *in*-4.

3. *Specimen anatomicum exibens novam tenuium inteftinorum hominis defcriptionem*. Lugd. Bat. apud *Henricum Mulhovium*, 1724, *in*-8.

ALBIN (*Eléazar*) a écrit en Anglois :

1. *L'hiftoire naturelle des araignées & autres infectes*. A Londres, chez *Tilhs*, 1736, *in*-4. avec figures.

2. *L'hiftoire naturelle des infectes d'Angleterre, gravés d'après nature & illuminés, avec plufieurs obfervations curieufes*. Ibid. 1749, *in*-4.

ALBINEUS. (*Nathan*) *Voyez* AUBIGNÉ.

ALBINI, (*Jacques*) Médecin, né à Hambourg vers la fin du feizieme fiecle, a été reçu au Doctorat en médecine dans l'Univerfité de Bâle. Nous avons de lui :

Difputatio de fcorbuto. Bafileæ, 1620. C'eft une differtation anatomique, foutenue, en 1620, dans les Ecoles de Bâle. On la trouve dans une collection de thefes académiques, publiée par le Libraire Genathius.

ALBINI. (*Conftantin*) On le dit natif de Villeneuve ; mais comme il y a plufieurs villes, bourgs & villages de ce nom, on ne peut favoir précifément le lieu de fa naiffance. Il vivoit à la fin du feizieme fiecle & au commencement du dix-feptieme ; il avoit fait fa principale étude

de

de l'aftrologie, comme il eft aifé de s'en convaincre par le feul titre de l'ouvrage fuivant, que nous tenons de lui :

Magia aftrologica, hoc eft, clavis fympathiæ feptem metallorum & feptem felectorum lapidum ad planetas, pro majori illius elucidatione. Parifiis, apud *Carol. Sebeftre* & *Davidem Gilles*, 1611, *in-8.*

ALBISSUS (*Ornandus*) eft regardé par *Haller* comme fufpeEt, parce qu'il n'en eft fait aucune mention dans les catalogues qu'il a vus ; cependant *Van-Leempoël* & *Sandervet* lui attribuent l'ouvrage fuivant :

De corde, liene & veficâ. Venetiis, 1552.

ALBOASSAR. *Voyez* ALBUMAZAR.

ALBOS, (*Jean*) des environs d'Autun, a donné :
Obfervatio Lithopædii Senonenfis. Senonis, apud *Johannem Savine*, 1582, *in-8.* Bafileæ, 1588, *in-8.* inféré encore dans l'ouvrage de François Rouffel, de *exfectione fœtûs vivi ex matre.* Francfort, chez *Nicolas Baffæus*, 1601, *in-8.* & dans la collection *de diuturnâ graviditate*, imprimée à Amfterdam, chez Pierre *Van-den-berge*, en 1662, *in-12.* C'eft l'hiftoire d'un fœtus pétrifié dans le fein de fa mere. On y trouve d'abord la defcription de ce fœtus, & enfuite des recherches fuccintes fur les caufes de ce phénomene. Cette obfervation eft fuivie d'une differtation fort courte de Simon Provancher, fur les caufes naturelles.

ALBRECHT, (*Jean-Pierre*) natif de Hildesheim, ville d'Alleagne dans la Baffe-Saxe, reçut le bonnet de Docteur en médecine Francfort en 1673. Il exerça fa profeffion dans fa patrie, & fut grégé, en 1681, à l'Académie des Curieux de la nature, fous le om de *Caftor.* Il a donné :
De lue venereâ : c'eft une differtation inaugurale qu'il foutint, le 12 Juillet 1673, dans les Ecoles de Francfort, fous la préfidence d'Irénée Vehr, Profeffeur en médecine dans la même ville.

On trouve encore de lui, dans les éphémérides d'Allemagne, une ande quantité d'obfervations très-intéreffantes, comme fur un yer rti par le méat urinaire ; fur une communication entre la veffie & nteftin cœcum ; fur la difficulté de détruire les affections venteufes ; r des lochies aqueufes ; fur l'excrétion du cerveau par le nez, à la ite de la fuppuration de ce vifcere ; fur un éternuement mortel ; r l'imagination des femmes groffes ; fur un fœtus attaqué du hocquet ns le fein de fa mere ; fur la palpitation du cœur ; fur l'ufage des préations antimoniales ; fur un faux démoniaque ; fur la difficulté de voquer l'avortement ; fur l'ufage des peffaires dans les hémorrhagies de la matrice ; fur une fueur fablonneufe ; fur une fievre guérie par un foufflet, &c.

ALBRECHT (*Jacques Herman*) a donné :

Differtatio de anatomiâ præcipuarum partium corporis, 1711. Cette differtation eft méthodique & favante, mais elle n'apprend rien de nouveau.

ALBRECHT, (*Jean-Guillaume*) Docteur en médecine, Profeffeur public d'anatomie, de chirurgie & de botanique, à Gottingue, naquit à Erford le 11 Août 1703. Après avoir étudié dans fa patrie fous d'habiles maitres, on l'envoya au College à Gotha, où il fit d'excellentes études fous Vockerode, & de grands progrès dans la connoiffance de la langue grecque. Il partit pour Jena en 1722, & il y prit des leçons de Wedel, Teichmayer & Hemberguer. Ce dernier l'engagea à joindre l'étude des mathématiques à celle de la phyfique, afin de fe faciliter celle de la médecine. De Jena, il alla à Wirtemberg, où il profita des lumieres de Berguer, & autres Savans. Il quitta cette Univerfité, & alla faire quelque féjour à Strafbourg & à Paris. A fon retour, il prit le degré de Docteur, & difputa en 1727, fous le Docteur Jean-André Fifcher, *de morbis epidemicis.* En 1728, il fut élu Profeffeur & Médecin du pays. En 1738, il époufa la fille du Docteur Jean-Laurent Pfeiffer, le plus ancien des Miniftres Luthériens. En 1731, il donna un traité phyfique *de tempeftate*, où il y a beaucoup de folidité & d'érudition. Il a auffi donné un traité des effets de la mufique fur les corps animés. Quelque tems après, il fut appellé à Gottingue, où il commença fes leçons, en 1734, par un programme fur la néceffité de fuir les illufions dans la médecine. Lorfque Chriftophe-Henri Papen prit le bonnet de Docteur, Albrecht foutint avec lui des thefes fur l'efprit-de-vin ; & dans le programme, il expliqua l'endroit d'Hippocrate, *de naturâ quæ, nullâ procedente difciplinâ quæ opus funt in homine perficit.* La trop grande application de cet habile homme lui occafionna la maladie, dont il mourut le 7 Janvier 1736 dans la trente-troifieme année de fon âge.

Outre les ouvrages dont il a été fait mention, nous avons encore de lui les fuivans :

1. *Obfervationes.* Erfurti, 1731, 1732.

2. *Parænefis.* Gottingæ, 1735, *in-4.*

ALBRECHT (*Benjamin Gottlieb*) a écrit :

De aromatum exoticorum noxâ & noftratium præftantiâ. Erfurti, 1740, *in-4.*

ALBRIC, Anglois de nation, né à Londres, vivoit dans le onzieme fiecle, vers l'an 1087. Il étudia dans les Univerfités de Cambridge & d'Oxford ; il fortit enfuite de fa patrie, & voyagea pour perfectionner les connoiffances qu'il avoit déja acquifes. Il devint bon Philofophe & habile Médecin. Balée cite de lui les ouvrages fuivans :

1. *De origine deorum.*

2. *De ratione veneni.* Cet ouvrage roule fur la nature des poifons.

3. *Virtutes antiquorum.*

4. *Canones fpeculativi.* Ce font des regles métaphyfiques.

On conferve, dans plufieurs Bibliotheques d'Angleterre, quelques autres ouvrages du même Auteur, relatifs à la philofophie & à la médecine.

ALBUCASIS, Médecin Arabe, connu encore fous les noms d'*Albucafa*, *Albuchafius*, *Buchafis*, *Bulcafis Galaf*, *Alfaharavius* & *Afaravius*, mais dont le vrai nom étoit *Abou Cafem*, *Chalaf*, *ebh Abbas*, *Alzaharavi*, c'eft-à-dire, *Chalaf le Zaharavien*, *pere de Cafem*, *fils d'Abbas*. Aucun Médecin Arabe n'a parlé de cet Auteur ; & il n'a été connu en Europe que de Matthieu de Gradibus, qui mourut en 1460, jufqu'à ce que P. Ricius en ait donné en 1519, une affez mauvaife traduction que Gefner n'a jamais connue. Le Traducteur le comble d'éloges, & ne reconnoit qu'Hippocrate & Galien au-deffus de lui ; il prétend que fes ouvrages font écrits avec beaucoup de clarté, de précifion & de netteté.

On ignore jufqu'à quel tems cet Auteur a vécu ; mais on fuppofe communément qu'il vivoit vers l'an 1085, quoiqu'on ait lieu de croire qu'il n'étoit pas fi ancien ; car, en traitant des bleffures, il décrit les flêches dont fe fervent les Turcs, qui n'ont commencé à figurer dans le monde que vers le milieu du douzieme fiecle : on peut même inférer de ce qu'il dit que la chirurgie étoit prefque éteinte dans fon tems, & qu'il reftoit à peine quelques veftiges de cet art, qu'il eft venu long-tems après Avicenne, qui mourut l'an 1036 ; car l'on fait que, du vivant de cet Auteur, la chirurgie étoit fort cultivée. *Albucafis*, qui la fit revivre, croit que c'eft une témérité extrême de s'en mêler, fans être parfaitement verfé dans l'anatomie, & fans connoitre à fond les vertus des remedes qu'on doit employer ; il confeille à tous ceux qui l'exercent, de ne point entreprendre, par avidité du gain, une maladie dont ils ignorent la caufe, & qu'ils font incapables de traiter. Il rejette tout ce qui n'eft fimplement que précaution dans l'art de guérir, & ne retient que tout ce qui eft d'une néceffité abfolue. Il nous apprend qu'il joignoit beaucoup de lecture à une longue expérience, & qu'il ne rapporte rien dont il n'ait été témoin. Il eft le feul de tous les Anciens qui ait décrit & enfeigné l'ufage des inftrumens qui conviennent à chaque opération ; mais une chofe remarquable dans ce Médecin, c'eft qu'il avertit le Lecteur toutes les fois qu'il y a quelque danger dans l'opération ; il en indique les caufes, & fait connoître les moyens qu'on peut employer pour le diffiper, ou au moins le diminuer.

Il a compofé un ouvrage appellé *Al-tafrif*, ou *Méthode de pratique*, divifé en trente-deux traités; il paroît y exceller dans la partie diagnoftique & dans la defcription des fymptômes des maladies. Ce livre eft fort méthodique, & mérite qu'on en faffe cas ; mais il ne contient rien qu'on ne trouve dans les ouvrages de Rhazès : par exemple, le vingtfixieme traité fur les maladies des enfans, le vingt-huitieme, fur les maladies arthritiques, & le trentieme, qui traite des médicamens capables de caufer la mort, font entiérement copiés d'après cet Auteur : bien plus; la defcription qu'il donne de la petite vérole dans le trente-unieme traité, eft mot à mot la même que celle que Rhazès donne de la pefte, dont il a même confervé les divifions & le titre des chapitres. L'*Al-tafrif* d'*Albucafis* a été traduit en latin & imprimé fous ce titre :

Methodus medendi certa, clara & brevis, plœraque quæ ad medicinæ partes omnes, præcipue quæ ad chirurgiam requiruntur, libris tribus exponens, imprimé dans une collection d'ouvrages de chirurgie de différens Auteurs, à Bâle, chez *Henri Petri*, en 1541, *in-fol.* avec la chirurgie de Gui de Chauliac, à Venife en 1500, *in-fol.* & avec les Œuvres d'Octave Horationus, à Strafbourg en 1532, *in-fol.*

On y voit beaucoup de figures d'inftrumens de chirurgie ; à l'égard de la lithotomie, *Albucafis* décrit le même endroit pour la fection, que le F. Jacques & Rau ont choifi dans ces derniers tems, par rapport à la taille latérale. Il avoit une haute opinion du cautere, & il a été plus hardi Opérateur, qu'aucun de ceux qui l'ont précédé.

Il y parle auffi des maladies des femmes, où il faut employer la chirurgie, comme dans l'accouchement, dans l'extraction du fœtus mort, ou de l'arriere-faix, dans les abcès & les cancers de la matrice, &c. C'eft depuis le chap. LXXI jufqu'au chap. LXXVIII de la feconde partie, qu'il en eft queftion. On attribue encore à *Albucafis* l'ouvrage fuivant :

Liber theoricæ, nec non practicæ, feu experimentarius medicinæ. Publié par Sigifmond Grimnius, à Aufbourg, en 1515, 1519, *in-fol.*

ALBUHAZAN-IBNU-HAIDOR., Philofophe, Médecin, Aftrologue, naquit à Fez, Capitale du Royaume de ce nom en Afrique, fur la côte de Barbarie. Il fut pendant plufieurs années Médecin des Rois de ce pays ; il mourut de la pefte, l'an de notre Seigneur 1415. Il a laiffé un traité de la cure de la maladie dont il eft mort.

ALBULCASIS ou ALBULBASIS, Médecin Arabe, Contemporain de Mefué, qui a écrit un livre fur la préparation des médicamens.

ALBULEIZOR *ou* ALGOVAZIR, Médecin Arabe, qui, suivant le témoignage de Justus, *Chron. Medicor.*, vivoit en 1165. Il a donné : *De curatione lapidis, tractatus.* Venetiis, apud *Octav. Scotum*, 1497, *in-fol.* On trouve encore ce traité parmi les ouvrages qu'on a fauſſement attribués à Galien, & dans les opuſcules de Rhazès.

ALBUMAZAR *ou* ALBOASSAR, Philoſophe, Médecin & Aſtrologue célebre du neuvieme ſiecle, Arabe de nation, mais élevé en Affrique. Il a donné pluſieurs ouvrages qui ſont rapportés par Geſner ; celui de la révolution des années l'a fait regarder comme un des grands Aſtronomes de ſon tems.

ALBUTIUS (*Jean-Pierre*) naquit au commencement du XVIe. ſiecle, dans l'Etat de Milan ; il fut à la fois Théologien, Philoſophe, Hiſtorien, Poëte, Orateur : il étoit devenu très-profond dans la connoiſſance des langues latine, grecque & hébraïque ; mais il excella ſur-tout dans la médecine. Dès l'âge de 25 ans, il fut chargé par François Sforce, IIe. du nom, Duc de Milan, d'enſeigner la rhétorique, enſuite la logique à Pavie : il remplit cet emploi pendant 40 ans. La réputation qu'il avoit acquiſe dans l'exercice de la médecine, s'étendit au loin ; elle le fit appeller par pluſieurs Souverains, comme par Octave & Alexandre, Ducs de Parme & de Plaiſance, par le Roi de Dannemarck, par le Duc de Milan, par le Duc de Baviere, &c. *Albutius* mourut à Pavie le 14 Février 1583 ; ſon corps fut tranſporté à Milan où il fut enterré dans l'Egliſe de ſaint Euſtorge, avec l'épitaphe ſuivante.

> JO. PETRO ALBUTIO
> INTER PUBLICOS MEDICINÆ PROFESSORES
> CELEBRATISSIMO,
> IN TICIN. ACADEM. HOR. VESPER.
> LECTORI PRIMARIO,
> VIRO INGENUO, PIO, MODESTO,
> ET LIBERALI,
> PATRIÆ ET PRINCIPIBUS MULTIS
> MEDICINÆ CAUSA SUMMÈ CARO,
> QUI ANNOS VIXIT LXXV,
> PUBLICÈ DOCUIT XL,
> ET ÆTERNO MEDICINÆ DAMNO OBIIT.
> JO. FRANCISCUS
> PATRI B. M. SIBI ET SUIS
> POSUIT
> ANNO DOMINI CIƆ DC.

Picinellus & Argelatus font mention de deux ouvrages d'*Albutius* ; le premier, fous le titre de *lectionum, libri II*; le fecond, intitulé, *confi-liorùm medicinalium, lib. I*; mais ils n'indiquent point leur édition.

ALCAÇAR ou ALCAZAR, (*André*) Médecin & Chirurgien étoit de Guadalaxara, ville d'Efpagne, dans la nouvelle Caftille. Il enfeigna la chirurgie dans l'Univerfité de Salamanque; il a écrit:

1. *Chirurgiæ, libri fex, in quibus multa antiquorum & recentiorum fubobf-cura loca, hactenùs non declarata, interpretantur.* Salmanticæ, apud *Dominic. à Portonariis*, 1575, *in-fol.*

2. *De vulneribus capitis, liber.* Ibid. 1582, *in-fol.*

Il paroît, par le titre du premier de ces deux ouvrages, qu'il roule en entier fur des matieres de chirurgie; il n'y a cependant que les quatre pre-mierslivres dans lefquels il en foit queftion. Le premiertraite des plaies de la tête; le fecond, de celles des nerfs; le troifieme de celles de la poitrine; le quatrieme, de celles du bas-ventre: le cinquieme pourroit être regardé comme traitant des maladies chirurgicales; il y eft queftion des maladies vénériennes: mais le fixieme n'eft relatif qu'à la pefte & aux précautions qu'elle exige.

ALCAÇAR ou ALCAZAR, (*Louis d'*) né à Séville, en Efpagne, en 1554, fe fit Jéfuite en 1569, devint célebre par fes talens, & mourut dans fa patrie le 16 Juin 1613: il avoit été Profefleur de philofophie & de théologie à Cordoue & à Séville, pendant vingt ans; outre un com-mentaire fur l'apocalypfe, imprimé à Anvers en 1614, *in-fol.* & un livre *de facris pondèribus & menfuris*, imprimé à Lyon, en 1616, & à Anvers, en 1619, il a donné un ouvrage qui a du rapport à la médecine, & qui fut imprimé après fa mort fous le titre fuivant:

De malis medicis, opufculum. Lugd. 1631, *in-fol.*

ALCADIM ou ALCADIN, fils de Garfin, natif de Syracufe en Sicile, a été un favant Philofophe & un Médecin très-fameux. Dès fon enfance, il fut envoyé à Salerne pour y étudier les belles-lettres; il s'y appliqua fucceffivement à l'étude de la philofophie & de la médecine. Après y avoir été reçu Docteur, il y enfeigna ces deux fciences avec beaucoup de célébrité. Sa réputation le fit appeller auprès de l'Empereur Henri VI, détenu à Naples par une maladie très-dangereufe: il fut comblé d'honneurs & de bienfaits par ce Prince après fa guérifon, & devint fon Médecin ordinaire. Il ne fut pas moins eftimé de l'Empereur Frédéric II. qui fuccéda à Henri en 1198: il fut de même fon Médecin ordinaire, & compofa, par fon ordre, un traité des bains de Pouzol; il le fit en vers, pour plaire à ce Prince qui aimoit beaucoup la poéfie. *Alcadim* vivòit à la fin du douzieme fiecle, & mourut âgé de 32 ans.

L'ouvrage d'Alcadim, qui a pour titre, *de Balneis puteolanis*, & qui étoit dédié à l'Empereur Frédéric, a été inféré dans la collection *de balneis*, imprimée à Venife, apud *Juntas*, en 1553, *in-fol.* & dans un ouvrage de Jean Clufius, Médecin, revu & corrigé par Scipion Mazzella, Napolitain, imprimé à Naples, chez Horace Salvian, en 1591, *in-8.* fous le titre de *opufculum de balneis puteolorum, bajorum & pithecufarum.* L'ouvrage d'*Alcadim* a été copié prefque en entier, par François Lombard, dans celui qu'il a donné fur les mêmes bains.

Notre Auteur n'étoit pas feulement Médecin ; il étoit encore Hiftorien. On peut en juger par les ouvrages qu'il a donné relativement à l'hiftoire 1°. *De triumphis Henrici Imperatoris.* 2°. *De his quæ à Frederico II. Imperatore præclarè ac fortiter gefta funt.* Il travailloit aux annales des Empereurs, lorfqu'il mourut.

ALCAIME, (*Marc-Antoine*) Médecin, né en Sicile, s'eft fait eftimer par fa doctrine, en 1630 & 1635. Il a compofé quelques ouvrages qu'on dit très-ingénieux, & entr'autres :

Confultatio pro ulceribus.

ALCANA MOZALI. *Voyez* CAMANUSALI.

ALCAZAR. *Voyez* ALCAÇAR.

ALCHINDUS, Médecin & Aftrologue, parmi les Arabes, que Cardan a compté entre les douze efprits fublimes, & que Rhazès & Mefué ont appellé *très-docte, & très-expérimenté Médecin.* On ne fait précifément dans quel tems il a vécu ; mais on ne peut le ranger après le XII°. fiecle, puifque Averroës fait mention de lui. Il a été fort fufpect de magie, & tous les Démonographes parlent de lui, comme d'un pernicieux Magicien. Naudé a cherché à le laver de cette imputation ; on lui a attribué plufieurs ouvrages :

1. *De temporum mutationibus.*

2. *De ratione fex quantitatum.*

3. *De quinque effentiis.*

4. *De motu diurno.*

5. *De vegetabilibus.*

6. *De theoricâ magicarum artium.* Cet ouvrage eft celui qui l'a fait le plus foupçonner de magie.

7. *De radiis ftellarum. Voyez* l'article fuivant.

On a voulu encore lui attribuer un ouvrage *de gradibus medicamentorum compofitorum inveftigandis* ; mais il y a plutôt lieu de croire qu'il appartient au fuivant.

ALCHINDUS, (*Jacques*) Médecin Arabe, étoit en réputation vers l'an 1145 : il paroit être le même que ce fameux Peripatéticien, du même nom, qui vivoit fous le regne d'Almanfor, Roi de Maroc ; nous avons de lui :

1. *De medicamentorum compofitorum gradibus tractatus.* Argentorati, apud *Joannem Scottum*, 1531, *in-fol.* réimprimé avec les ouvrages de quelques autres Auteurs qui ont traité la même matiere, à Padoue, chez *Marefchal*, en 1584, *in-8.* On trouve encore ce traité dans les œuvres de Mefué & d'Elluchafem Elimithar.

2. *De proportione & dofi medicamentorum compofitorum.* L'Auteur voudroit ramener l'ufage des médicamens aux regles de l'arithmétique & de la mufique. Cet ouvrage eft rempli de fubtilités, dénuées de raifon & de vraifemblance.

Voffius lui attribue le traité *de radiis ftellarum*, que Gefner donne fous le titre, *de radiis ftellicis* ; mais le feul titre de cet ouvrage fait juger qu'il appartient au précédent qui a été fufpect de magie.

ALCINET, (*Jofeph*) Médecin Efpagnol, natif de la Catalogne, qui exerce la médecine à Madrid ; il a donné :

Nuevas utilidades de la china ; c'eft-à-dire, *nouvelles vertus du quinquina.* A Madrid, 1767, *in-4.*

ALCINOUS, Philofophe platonicien, dont il nous refte un abrégé de la philofophie de Platon, fur lequel Jacques Charpentier a fait un commentaire favant & curieux ; nous avons encore de lui l'ouvrage fuivant :

De corpore, membrifque hominis, atque animæ viribus, caput: & alterum de caufis morborum. On trouve cet ouvrage dans l'édition de la philofophie de Platon, faite à Paris, en grec & en latin, en 1532, *in-8.* chez *Michel Vafcofan.*

ALCIONIUS, (*Pierre*) favant italien du XVIe. fiecle, naquit à Venife. Il fut d'abord Correcteur d'imprimerie dans fa patrie, chez Alde Manuce ; il s'appliqua enfuite à l'étude de la médecine & exerça cette Profeffion. Il fut pendant quelque tems Médecin d'un Couvent de Religieufes de la même ville ; n'ayant pu obtenir un emploi qu'il follicitoit, il quitta Venife & fe rendit à Florence, où il fut Profeffeur en grec. Pendant le tems de fa Régence, il recevoit dix ducats par mois du Cardinal de Medicis, pour traduire le livre de Galien, *de partibus animalium.* Ce Cardinal ayant été fait Pape, *Alcionius* demanda fon congé aux Florentins ; mais n'ayant pu l'obtenir, il prit la fuite & fe rendit à Rome auprès du Souverain Pontife, fon Protecteur, dans l'efpoir d'y faire fortune ; mais il fut bien trompé dans fes efpérances. Il perdit dans cette ville tout ce qu'il avoit acquis durant les troubles excités par les Colonnes ; même quelques tems après, lorfque les Troupes de l'Empereur prirent Rome, en 1527, il fut bleffé en fe fauvant

au

au Château Saint-Ange. Dans la suite il eut la lâcheté de quitter Clément VII, son bienfaiteur, pour se retirer auprès du Cardinal Pompée Colonne, ennemi du Souverain Pontife, chez lequel il mourut de maladie, quelques mois après, âgé d'environ 39 ans.

On a dit beaucoup de mal d'*Alcionius*. Paul Jove l'appelle un impudent parasite. Varillas le présente comme un ivrogne, & prétend qu'il s'enivroit toutes les fois qu'il en trouvoit l'occasion : Picrius Valerianus le donne comme très-vain & très-médisant ; il dit que sa vanité l'empêcha de devenir plus habile, & que sa médisance lui fit beaucoup d'ennemis.

On connoît de lui :

1. Deux harangues qu'il fit après la prise de Rome, où il représenta fort éloquemment l'injustice de Charles V, & la barbarie de ses soldats : ce sont deux fort bonnes pieces.

2. Une harangue qu'il fit sur les Chevaliers de Saint-Jean de Rhodes, qui étoient morts au siege de cette Isle.

3. *Petri Alcionii Medices legatis de exsilio.* Ouvrage en deux parties, dédiées l'une & l'autre *ad Nicolaum Schonbergium Pontificem campanum.* Imprimé à Venise, chez *Alde*, 1522, *in-4.* à Bâle, chez *Winter*, 1546, *in-4.* à Leipsic, 1707, *in-12.* Cet ouvrage le fit soupçonner d'avoir pillé tout ce qu'il y avoit de bon dans le traité de Cicéron, *de gloriâ*, dont on a prétendu que le seul original qui fût dans le monde, étoit entre ses mains, & qu'il l'avoit brûlé pour cacher son plagiat.

4. Une traduction latine de plusieurs traités d'Aristote : elle est très-médiocre, & a été vivement critiquée par Sepulveda.

ALCMŒON, disciple de Pythagore, étoit de Crotone ; quoique Philosophe, il s'étoit particuliérement attaché à la médecine, au rapport de Chalcidius, ancien Commentateur de Platon : il est le premier qui ait disséqué des animaux, dans le dessein de connoître la structure des parties qui les composent. Le tems n'a pas épargné ses ouvrages. Nous connoissons seulement ses talens, ses sentimens & ses découvertes, sur-tout en anatomie, d'après ce qu'on en trouve dans quelques anciens Auteurs. 1°. Le vuide qu'il avoit trouvé dans l'intérieur de l'oreille, & la comparaison qu'il en avoit faite avec les endroits vuides, qui rendent tous un son lorsqu'on les frappe, lui avoit servi a établir la théorie de l'ouïe, suivant le rapport de Galien. 2°. On a cru qu'il avoit connu la communication de la bouche avec les oreilles, qui est aujourd'hui démontrée, & qui se fait par le moyen de la trompe d'Eustache, sur ce qu'il avoit assuré que les chevres respiroient en partie par l'oreille. 3°. Quant à l'odorat, il soutenoit que l'ame, dont il croyoit que la principale partie résidoit dans le cerveau, étoit le réceptacle des odeurs. 4°. Il déduisoit la perception des saveurs de la chaleur douce & modérée, de l'humidité & de la molleſſe de la langue. 5°. Il croyoit que la nourriture paſſoit de la mere à l'enfant en pénétrant les pores de la peau de ce dernier, qu'il comparoit à une éponge. 6°. Enfin, il faiſoit dépendre la ſanté de l'égalité ou l'équilibre du froid & du chaud, du ſec & de l'humide, de l'amer & du doux. La ceſſation de cet équilibre ſuffit, ſuivant lui, pour produire les maladies.

ALCOCK, Médecin Anglois, duquel nous avons l'ouvrage ſuivant:

The Endemical colic of devens, &c.; c'eſt-à-dire, réfutation de l'opinion par laquelle on a prétendu que la colique endémique de Devonshire provient de la ſolution du plomb dans le cidre. A Plymouth, & à Londres, chez Baldwin, 1769. C'eſt une critique de la réponſe du Docteur Sanders, & des remarques ſur l'eſſai du Docteur Backer, relativement au même objet. L'Auteur attribue la cauſe de cette colique, 1°. à la mauvaiſe qualité des pommes, occaſionnée par la maniere de planter les arbres trop près les uns des autres; 2°. à la nature du ſol glaiſeux; 3°. à la ſituation trop élevée du pays; 4°. à l'humidité du climat. Il regarde toutes ces circonſtances comme devant rendre le fruit aigre, vert & mauvais. Ce ſentiment paroît aſſez vraiſemblable.

ALCON, Chirurgien fameux, que Pline appelle *Medicus vulnerum.* Cet *Alcon*, à ce que dit le même Auteur, avoit fait un ſi grand gain dans ſa pratique, qu'ayant payé à l'Empereur Claude une amende de dix millions de petits ſeſterces, qui font un million de nos livres, & ayant été exilé & enſuite rappellé, il gagna dans peu d'années une pareille ſomme. On ne ſçait rien touchant la chirurgie d'*Alcon*, ſi ce n'eſt qu'il étoit expert dans l'art de traiter les hernies par l'inciſion, & dans celui de réduire les fractures, comme il paroît par ces vers de Martial, qui peut avoir été ſon contemporain.

Mit or implicitas Alcon ſecat interocelas.
Fractaque fabrili dedolat oſſa manu.

ALDEBRANDIN (*Maitre*) vivoit vers l'an 1310; il a écrit, *de quatuor partibus corporis humani.* Nous avons encore de lui:

Livre pour la conſervation de la ſanté du corps humain, fait à la requête du Roi de France, vieille édition, *in-fol.* qu'on garde à la bibliotheque du Roi, R. 143.

ALDES, (*Théodore*) nom ſuppoſé, ſous lequel *Slade*, Médecin d'Amſterdam, a donné quelques ouvrages dans le ſiecle dernier. *Voyez* SLADE.

ALDINUS, (*Tobie*) natif de Cefene, vivoit dans le fiecle dernier ; il a donné :

Exactiffima defcriptio variarum quarumdam plantarum , quæ continentur, Romæ in horto Farnefiano. Romæ, apud *Jacobum Mafcardi*, 1625, 1626, *in-fol.*

ALDORESIUS (*Profper*) a donné, *gelatofcopia,* Neapoli, 1611, *in-*4.

ALDREGHETT *ou* ANDREGHETT, né à Padoue en 1563, d'une famille patricienne, étoit à la fois Philofophe & Médecin. Il enfeigna la médecine pendant trente-quatre ans dans l'Univerfité de fa patrie, avec la plus grande célébrité. Il mourut de la pefte en 1631, à l'âge de 58 ans : il laiffa un fils fameux Jurifconfulte & Profeffeur en droit à Padoue ; il avoit publié un ouvrage d'Hercule Saxonia, *de lue venered ;* à Padoue, 1597, *in-*4. On a trouvé parmi fes manufcrits, un traité encore imparfait fur cette maladie ; mais on ne fait pas fi c'eft le même que celui de Saxonia, qu'il avoit déjà mis au jour.

ALDROANDE *ou* ALDROVANDE (*Uliffe*) naquit à Boulogne en 1522 ; fa famille étoit une des plus anciennes & des plus nobles d'Italie : à l'âge de fix ans, il fe trouva fans pere, prefque fans fortune, avec une mere tendre & vertueufe, de la maifon des Marefcalchi, deux freres cadets & une fœur. Il n'avoit que douze ans, lorfque l'efpoir de fe procurer un meilleur fort l'appella à Rome. Le Cardinal Campeggi, fon parent, le plaça, en qualité de Page, chez un Evêque : ce pofte ne pouvoit convenir au caractere d'*Aldroande* ; auffi retourna-t-il bientôt à la maifon paternelle : on lui donna un Maître d'arithmétique ; le jeune homme fit dans cette fcience de rapides progrès, & fa mere le plaça à Breffe, chez un Négociant. *Aldrovande* entendoit fi bien le calcul, que les autres Commerçans recouroient à lui lorfqu'ils avoient des comptes embrouillés : cependant l'ennui le ramena à Bologne, & puis à Rome, où il efpéroit de trouver, dans quelque comptoir, une place avantageufe. Son inconftance ne tarda pas à lui faire abandonner de nouveau cette derniere ville, afin de revoir fa patrie ; mais fur le point d'y arriver, il devint l'ami d'un Sicilien, qui, en mendiant, alloit à St. Jacques de Compoftelle ; *Aldroande* crut enfin avoir trouvé cette fortune après laquelle il foupiroit fi ardemment. Il accompagna le Pélerin en Galice, & paffa fous les murs de Bologne, fans y entrer ; il n'avoit alors que 16 ans : fon voyage ne fut pas des plus agréables ; cependant, non content d'avoir vu Compoftelle, il vouloit voir encore Jerufalem ; mais le Sicilien, plus prudent que lui, l'engagea à retourner à Bologne. La mere d'*Aldrovande* croyoit avoir perdu fon fils : elle pleuroit encore fa mort, lorfqu'elle le vit arriver.

Aldrovande, âgé de 17 ans, s'adonna, avec beaucoup de fuccès, à l'étude de la rhétorique & des loix ; mais un penchant plus puiffant l'entraînoit vers la philofophie. Il fut curieux de voir Padoue, où il prit des leçons de médecine : enrichi de connoiffances dans l'art de guérir, il revint à Bologne : l'Inquifition le fit arrêter peu de tems après fon retour, avec plufieurs gens de lettres, fufpeéts de luthéranifme : il fut conduit avec eux aux prifons du St. Office de Rome ; mais on ne tarda pas à reconnoître leur innocence, & à leur rendre la liberté.

De retour à Bologne, il fe lia avec Luc Ghini, qui l'emmena à Pife, & lui apprit les élémens de la botanique, qu'il profeffoit dans cette ville. après avoir herborifé fur le mont Baldo, près de Vérone, *Aldrovande* revint à Padoue, où il fe lia avec Gabriel Fallope : il herborifa auffi dans la Romagne, dans la Marche d'Ancône, &c. & revint à Bologne, chargé des plantes les plus falutaires. Il s'y fit recevoir Doéteur en médecine, fuivant le confeil du Sénateur Aldrovande, fon parent & fon proteéteur, & peu de tems après il fut nommé Profeffeur de philofophie, Leéteur d'hiftoire naturelle & agrégé au College de médecine de cette ville. Il engagea le Sénat de Bologne à établir un jardin de fimples, & à créer un premier Médecin, indépendant du College de médecine, & qui fût chargé de veiller aux préparations des drogues médicinales, abandonnées jufqu'alors à l'ignorance ou à l'avarice des Apothicaires. Le jardin de botanique, que l'on confia à fes foins, réuffit très-bien ; mais la place de premier Médecin, à laquelle il fut nommé, lui attira mille inquiétudes.

Certains Moines de Bologne voulurent faire de la thériaque, & en vendre au public : *Aldrovande* leur fournit, pour cette manipulation, du véritable coq des jardins, & de l'amome qui leur manquoit. Les Apothicaires, peu amis de ces Moines, & d'*Aldrovande* qu'ils regardoient comme un Argus incommode, défaprouverent ce nouveau coq des jardins & ce nouvel amome : la populace époufa leur querelle ; *Aldrovande* défendit fes drogues avec beaucoup de chaleur. Les Apothicaires, pour traverfer les Moines dans leur entreprife, voulurent faire auffi de la thériaque en commun ; mais *Aldrovande*, qui n'avoit pas oublié la fureur avec laquelle ils avoient attaqué fon coq des jardins & fon amome, ne fut pas plus indulgent fur leurs viperes. La difpute devint très-vive : d'une part, on prétendoit qu'il ne falloit employer à la compofition de la thériaque, que des viperes mâles, prifes fur des montagnes, & tuées avant le mois d'Avril, &c. de l'autre, on foutenoit qu'on ne devoit faire ufage que des femelles, trouvées dans des plaines, & tuées au mois de Mai, &c. On invoquoit, en faveur de ces affertions, & Galien & Andromaque : enfin, pour leur donner du poids, on difoit gravement bien des chofes, dont on riroit beaucoup aujourd'hui.

La haine contre *Aldrovande* eut le deffus, & l'on parvint, à force de cabales, à le faire interdire par le College de médecine, qui n'avoit pu lui pardonner l'indépendance dont il jouiffoit. L'affaire paffa au

Sénat : ce Corps très-refpectable, très-éclairé d'ailleurs, n'entendoit certainement rien à la thériaque, ni aux viperes, ni aux motifs fecrets du College ; cependant il prononça avec affurance contre *Aldrovande* : celui - ci appella de cette fentence au tribunal du Souverain Pontife, Grégoire XIII. On ne parloit plus que de thériaque dans toute l'Italie : les parties envoyerent leurs députés à Rome ; on confulta les plus fameux Médecins ; tous opinerent pour *Aldrovande* : il alla lui-même expofer fes raifons au St. Pere, qui les trouva d'autant plus folides, qu'elles étoient appuyées par le grand Duc de Tofcane & plufieurs Seigneurs diftingués : ainfi ce Médecin retourna vainqueur à Bologne, & l'orage formé contre lui fut diffipé.

Aldrovande ne put réfifter à fon goût pour l'hiftoire naturelle ; il a effacé, dans cette partie, tous ceux qui l'avoient devancé : il n'épargna pour cela ni voyages, ni dépenfes. Il parcourut les pays les plus éloignés. Il avoit à fes gages plufieurs excellens Artiftes, des Deffinateurs, des Peintres, des Sculpteurs, des Graveurs : fa fortune n'auroit pu fuffire à toutes ces dépenfes ; le Sénat de Bologne, le Cardinal de Montalte, François Marie, Duc d'Urbin, & quelques autres des principales perfonnes de l'Italie y contribuerent : cependant il y dépenfa tout fon bien, & fe trouva réduit, vers la fin de fes jours, à une fi grande pauvreté, qu'il fut obligé de chercher un afyle dans l'Hôpital de Bologne. Il étoit alors dans un âge très-avancé ; fa fanté étoit foible & languiffante ; il étoit même devenu aveugle : enfin, il mourut dans cet Hôpital le 10 Mai 1605 ; il fut enterré dans l'Eglife de St. Etienne, avec beaucoup de pompe, aux dépens de la République : foible témoignage d'eftime pour un Savant qu'on avoit paru négliger pendant fa vie. Le Cardinal Marphée Barberin, Pape dans la fuite, fous le nom d'Urbain VIII, lui dreffa un très-bel éloge en vers.

Il avoit été marié deux fois, d'abord avec Paule Malchiavelli, jeune demoifelle de qualité de Boulogne, qui mourut après quelques mois de mariage ; enfuite avec Françoife Fontana, d'une famille noble, de la même ville.

Les ouvrages d'*Aldrovande* font l'éloge de leur Auteur ; ils feront toujours dignes de l'attention des Savans. Nous avons de ce grand homme cent un traités, qu'on a mis en 24 vol. *in-fol.* on eftime particulierement ceux qui font relatifs aux oifeaux, aux quadrupedes & aux poiffons : nous fuivrons l'ordre des éditions dans l'énumération de ces ouvrages, dont la plupart ont été imprimés après la mort de leur Auteur.

I. *Ornithologia*, hoc eft, de avibus hiftoria. Bononiæ, 3 vol. *in-fol.* le premier, chez *François de Francifcis*, en 1599 ; les deux fuivans, chez *Jean-Baptifte Bellagamba* ; le fecond, en 1600 ; le troifieme, en 1603 : ces trois volumes ont été réimprimés à Francfort, chez *Baffœus & Treudelius*, en 1616 & 1629. Cet ouvrage, que l'Auteur avoit dédié au Pape Clément VIII, renferme une vraie hiftoire des oifeaux : le premier volume fait connoître leurs caracteres particuliers, leurs mœurs, la maniere dont ils fe reproduifent, leur genre de vie, la nourriture qui leur eſt propre, &c. le fecond traite de ceux qui fervent à notre nourriture, & des oifeaux domeſtiques, c'eſt-à-dire, de ceux qu'on garde dans les maifons, par rapport à la douceur de leur chant, ou à la beauté de leur plumage ; le troifieme eſt relatif aux oifeaux aquatiques. Dans ces trois volumes, les defcriptions font très-exaĉtes & accompagnées de planches gravées avec foin, qui font voir prefqu'au naturel les oifeaux dont on vient de lire la defcription.

2. *De animalibus infeĉtis, libri feptem.* Bononiæ, apud *Bellagambam*, 1602, 1620, *in-fol.* Francofurti, apud *Treüdelium*, 1623, *in-fol.* Cette hiſtoire des infeĉtes eſt très-circonſtanciée & très-exaĉte : elle eſt accompagnée de planches & de defcriptions faites avec foin, comme la précédente.

3. *De reliquis animalibus exanguibus.* Bononiæ, apud *Bellagambam*, 1606, *in-fol.* Francofurti, apud *Treudelium*, 1623, *in-fol.* Cet ouvrage eſt comme la fuite d'un autre que l'Auteur avoit fait fur les ferpens & les dragons ; mais qui n'a été imprimé qu'en 1640 : celui-ci eſt divifé en quatre livres ; le premier, *de mollibus* ; le fecond, *de cruſtaceis* ; le troifieme, *de teſtaceis* ; le quatrieme, *de zoophytis.* Le même ordre y eſt obfervé, que dans les précédens ; hiſtoire des mœurs, genre de vie, &c. defcriptions exaĉtes, planches gravées avec foin.

4. *Quadrupedum omnium bifulcorum hiſtoria.* Bononiæ, apud *Bellagambam*, 1613, *in-fol.* & apud *Sebaſt. Bonomium*, 1621, *in-fol.* Francofurti, apud *Zunnerum* & *Hauboldum*, 1647, *in-fol.* celui-ci recueilli & mis en ordre, d'abord par Jean Corneille Uterverius ; enfuite par Thomas d'Empſter, Baron de Muresk, Ecoſſois, & publié par Marc-Antoine Bernia, & Jérôme Tamburini.

5. *De pifcibus & de cetis.* Bononiæ, apud *Bellagambam*, 1613, *in-fol.* Francofurti, apud *Treudelium*, 1629, *in-fol.* & apud *Rœtelium*, 1640, *in-fol.* Il y a cinq livres fur les poiſſons, & un livre fur les cétacées, qui ont été recueillis par Jean Corneille Uterverius, & publiés par Jérôme Tamburini ; on y trouve le même ordre, la même diſtribution.

6. *De quadrupedibus folidipedibus.* Bononiæ, apud *Viĉtorium Benatium*, 1616, 1617, *in-fol.* Francofurti, apud *Treudelium*, 1623, *in-fol.* par le même Rédaĉteur & le même Editeur.

7 *De quadrupedibus digitatis viviparis & de quadrupedibus digitatis oviparis.* Bononiæ, apud *Tebaldinum*, 1637, 1645, *in-fol.* Il y a cinq livres, dont trois fur les vivipares, & deux fur les ovipares, recueillis par Barthelemi Ambrofini.

8. *Historiæ serpentium & draconum, libri duo.* Bononiæ, apud *Ferronium*, 1640, *in-fol.* recueilli & publié par le même.

9. *Monstrorum historia, cum paralipomenis omnium animalium Bartholomæi Ambrosini.* Bononiæ, apud *Thebaldinum*, 1642 & 1646, *in-fol.* 12 vol. publiés par Marc-Antoine Bernia, & à ses dépens.

10. *Musœum metallicum.* Bononiæ, apud *Joann. Bapt. Ferronium*, 1648, *in-fol.* cum figuris.

11. *Dendrologiæ naturalis, scilicet arborum historiæ, libri duo; item sylvæ glandularia, acinosumque pomarium.* Bononiæ, 1665, *in-fol.* & apud *Ferronium*, 1668, *in-fol.* Francofurti, 1671, *in-fol.* rédigé par Ovide Montalban. L'Abbé Gallois croit que cet ouvrage n'étoit pas d'Aldrovande; mais qu'on le lui a attribué, parce qu'on l'a composé suivant sa méthode & sur ses mémoires. On lui conteste de même tous les autres, à l'exception de l'ornithologie & de l'histoire des insectes. Il est vrai que les autres ouvrages n'ont été publiés qu'après la mort d'*Aldrovande*; mais on les a rédigés sur les matériaux qu'il avoit laissés, & suivant son plan & sa méthode; d'où il paroit que l'honneur doit lui en être attribué.

ALDRUITE, Anglois, avoit une grande connoissance des secrets de la nature; ce qui le fit passer pour Magicien dans l'esprit des ignorans. Il a écrit:

  De quintis essentiis.

ALEANDRE (*Jérôme*) étoit de la Mothe, petite ville sur les confins du Frioul & de l'Istrie, où il naquit le 13 Février 1480. On dit que sa famille étoit sortie de celle des Comtes de Landri. Il le prétendoit lui-même; mais on lui a disputé cette origine, & il n'a pu en fournir des preuves. *François Aleandre* son pere, qui étoit Médecin, l'éleva avec beaucoup de soin, & l'envoya étudier à Venise & à Porto-Naone, où, à l'âge de quinze ans, il enseigna les humanités, & se fit admirer de tout le monde. Il étudia ensuite les mathématiques, la physique, la médecine, les langues grecque & arabe, & se fit recevoir Docteur en philosophie & en médecine. Le Pape Alexandre VI, instruit de son rare mérite, le destina pour être Secrétaire de son fils, puis son Nonce en Hongrie; mais une maladie fâcheuse ayant obligé *Aleandre* de prendre d'autres mesures, il vint en France, où il étoit appellé par les offres obligeantes du Roi Louis XII, qui le gratifia de lettres de naturalité. Il fut Recteur de l'Université de Paris, & Professeur en langue grecque; il enseigna encore à Orléans & à Blois. Etienne Poncher, Evêque de Paris, l'attira chez lui, & le donna à Everard de la Marck, Evêque de Liege, qui le fit son Chancelier, & lui conféra la dignité de Prévôt de son Eglise. Ce même Prélat l'engagea à faire un voyage à Rome, d'où le Pape Léon X, qui le retint à fon fervice, l'envoya Nonce en Allemagne en 1519; & quoiqu'abfent, le fit Bibliothécaire du Vatican en 1520, après la mort de Zenobio Acciaioli. *Aleandre* parut dans fa Nonciature avec éclat, foit par fon rang de Nonce, foit par fa doctrine & fon éloquence, que l'on admira dans la Diete de Wormes, où il parla trois heures de fuite contre Luther. N'ayant pu empêcher que Luther ne fût ouï dans cette Diete, il refufa de difputer avec lui, & obtint que l'on brûleroit fes livres, & que l'on profcriroit fa perfonne; il dreffa même l'Edit qui le condamnoit. A fon retour, Clément VII lui donna l'Archevêché de Brindes, & le nomma Nonce en France : il étoit auprès du Roi François I. à la bataille de Pavie, où ce prince fut fait prifonnier. Ce même Pape l'envoya encore en Allemagne en 1531, où il trouva un grand changement. Le peuple n'étoit plus, à ce qu'il dit, fi animé, dans les villes Proteftantes, contre le faint Siege; mais, dans les villes Catholiques, il témoignoit une envie extrême de fe retirer de l'obéiffance du Pape, & de s'enrichir du bien de l'Eglife, comme avoient fait les Proteftans. *Aleandre* fit tout ce qu'il put, mais fans fuccès, pour empêcher Charles - Quint de faire une treve avec les Princes Proteftans. Il fe rendit enfuite à Venife, d'où Paul III le retira pour l'honorer du chapeau de Cardinal, en 1536. Il fut encore nommé Légat pour préfider au Concile qu'on devoit tenir à Vicenze; mais ce deffein n'ayant pas eu de fuite, il alla avec la même dignité en Allemagne, où il avoit eu tant d'avantage fur les Luthériens. Après fon retour à Rome, il y mourut le premier Février 1542, non par l'ignorance de fon Médecin, comme on l'a dit, mais parce qu'il avoit ruiné fa fanté, pour avoir trop pris de remedes fans néceffité. Il mourut dans le tems qu'il mettoit la derniere main à fon grand ouvrage contre les Profeffeurs des fciences, qui n'a pas paru, & qu'on le deftinoit à préfider au Concile. Il nous eft refté de lui des tables de la grammaire grecque, une épigramme de vingt-deux vers latins, & fon épitaphe en deux vers grecs, des dialogues, &c. M. de la Monnoie a traduit ainfi fon épitaphe :

Je meurs, à la bonne heure ; un favorable fort
Ne veut pas que je continue
A voir des chofes, dont la vue
Eft cent fois pire que la mort.

ALEARD, Piémontois, qui vivoit dans le feizieme fiecle, a écrit : *De virtute balneorum Calderianorum.* On trouve cet ouvrage dans la collection de *Balneis*, de 1553.

ALEMAN, (*Adrien*) Médecin de la Faculté de Paris. Nous avons de lui les ouvrages fuivans :

1. *Hippocratis, Medicorum omnium Principis, de aëre, aquis & locis, liber olim mancus, nunc integer, qui galeno de habitationibus & aquis, & temporibus, & regionibus infcribitur, commentariis quatuor illuftratus.* Parifiis, apud *Ægidium Gorbinum*, 1557, in-8.

2.

2. *Hippocratis, Medicorum omnium Principis de flatibus, liber, commentariis illuſtratus.* Pariſiis, apud *Martinum Juvenem*, 1557, *in-8.*

3. *De optimo diſputandi genere, lib. III.* Ibid. apud *Gazelli*, 1546, *in-8.*

ALEMAND, (*Louis-Auguſte*) né à Grenoble en 1653, fut élevé dans la Religion prétendue réformée, qu'il abjura en 1676. Il étoit alors Docteur ès droits à Valence, & Avocat au Parlement de Grenoble. En 1693, il prit le degré de Docteur en médecine à Aix, parce qu'on lui avoit fait eſpérer un emploi de Médecin ſur les vaiſſeaux, dont il n'eut point le brevet ; ce qui le détermina à ſuivre le barreau à Grenoble, où il fit ſouvent briller ſon eſprit & ſa connoiſſance des loix. Il cultiva particuliérement la langue françoiſe ; & ce fut lui qui fit imprimer, en 1690, à Paris, les remarques poſthumes de Vaugelas ſur cette langue ; il les accompagna d'une préface, & de ſes propres obſervations. Le P. Bouhours, Jéſuite, attaqua cet ouvrage, & traita ces remarques de fauſſes, dans l'avertiſſement du ſecond volume de ſes remarques nouvelles ſur la langue françoiſe. *Alemand*, qui avoit promis de répondre à cette critique, ne fit rien paroître ſur ce ſujet. Ses autres ouvrages ſont : 1°. *Nouvelles obſervations, ou guerre civile des François ſur la langue*, volume *in-12.* A Paris, 1688. C'étoit un eſſai d'un Dictionnaire général & critique de tous les mots, de toutes les façons de parler, & de toutes les regles de la langue françoiſe, qui ont ſouffert quelque contradiction ; il devoit être en deux volumes *in-fol.* & il étoit preſque achevé ; mais l'impreſſion en fut arrêtée, par les mêmes raiſons qui ont empêché la publication du Dictionnaire de Furetiere : 2°. *L'hiſtoire monaſtique d'Irlande.* A Paris, 1690, *in-12* ; 3°. *journal hiſtorique de l'Europe pour l'année* 1694. A Paris, *in-12* ; quoique le titre porte à Straſbourg, parce que les Auteurs de la Gazette, du Journal des Savans & du Mercure, ſur le plan deſquels *Alemand* avoit commencé ſon Journal, & prétendoit le continuer, empêcherent qu'on n'expédiât un privilege pour cet ouvrage : il en fit un ſecond volume pour l'année 1695, qu'il ne put faire imprimer, & l'ouvrage n'eut pas d'autre ſuite. On ignore le tems de la mort d'*Alemand*. Le ſeul de ſes ouvrages, qui ait quelque rapport à la médecine, a paru ſous le titre ſuivant :

Secret de la médecine des Chinois. A Grenoble, 1671, *in-12.*

ALEMAND, Médecin François, qui vivoit à la fin du ſiecle dernier, a donné :

Science de la tranſpiration. A Lyon, 1694, *in-12.*

ALEXANDRE-*le-Grand*, fils de Philippe, Roi de Macédoine, &

TOME I.   M

d'Olympias, fuccéda à fon pere, & devint célebre par fes conquêtes. Ce Prince s'appliqua non-feulement à la théorie de la médecine, au rapport de Plutarque, mais il en exerça auffi la pratique, & compofa quelques recettes de médicamens.

ALEXANDRE, furnommé *Philalethe*, c'eft-à-dire, *ami de la vérité*, étoit Médecin, & avoit fuccédé à Zeuxis dans une Ecole d'Hérophiliens, qui étoit en Phrygie.

ALEXANDRE, (*faint*) Médecin, Phrygien de nation, exerçoit la médecine à Lyon dans le deuxieme fiecle; il y mérita, en 177, la couronne du martyre par fon courage à confeffer la foi de Jefus-Chrift, fous les Empereurs Marc-Aurele & Lucius Verus. Il fut fouetté & attaché à une croix, où il mourut bientôt. Il étoit tellement déchiré par les coups de fouet, que fes entrailles paroiffoient à découvert. Saint Epipode fut le compagnon de fon martyre. L'Eglife célebre fa fête le 11 Juin.

ALEXANDRE *d'Aphrod'fée*, fameux Commentateur d'Ariftote, vivoit du tems de Galien, dans le deuxieme fiecle de Notre-Seigneur. Il étoit d'Aphrodifée dans l'Afie mineure. On peut le compter entre les Médecins, pour avoir traité dans fes problêmes diverfes queftions qui concernent la médecine, & pour avoir écrit en particulier fur les fievres. George Valla, de Plaifance, a mis en latin ce dernier ouvrage d'*Alexandre*, fous ce titre :

Problematum fectiones quinque de febrium caufis & differentiis, opufculum. Bafileæ, 1542, *in-8.*

Nous avons encore de lui, *de fenfu & fenfibili.* Venetiis, 1584, *in-fol.* C'eft un commentaire fur Ariftote.

ALEXANDRE *Trallien*, favant Médecin & Philofophe, ainfi nommé, parce qu'il étoit natif de Tralles, ville fameufe de la Lydie, où l'on parloit la langue grecque mieux qu'ailleurs. On ne fait pas en quel tems il a vécu ; quelques-uns difent que ç'a été dans le quatrieme fiecle, vers l'an 360, & d'autres dans le cinquieme, en 413 : il y a cependant plus d'apparence que ce fut dans le fixieme, vers l'an 560, fous l'empire de Juftinien-le-Grand ; il paroît même qu'on ne doit pas en douter après le témoignage d'Agathias. « Anthé- » mius le Trallien, *dit-il*, a admirablement réuffi à faire des ma- » chines ; fon frere Metrodore a été un célebre Grammairien, & » Olympius un excellent Jurifconfulte. Diodore a enfeigné la méde- » cine aux Tralliens, & Alexandre s'eft établi à Rome, & il y a » vécu avec honneur. » C'eft cet *Alexandre* dont nous parlons, qui vivoit peu de tems avant qu'Agathias commençât d'écrire fon hiftoire, en 565. Cet Hiftorien en parle avec avantage, de même que de fes quatre freres, dont il rapporte les noms & la profeffion dans le paffage qu'on vient de citer.

Le pere d'*Alexandre* fe nommoit *Etienne* ; il étoit Médecin lui-même : d'où nous pouvons conjecturer qu'il ne négligea rien pour l'inftruction & les progrès de fon fils dans fon art. *Alexandre*, après avoir pris quelque tems les leçons de fon pere, voyagea dans les Gaules, en Efpagne & en Italie, & enfin s'arrêta à Rome, où il acquit une grande réputation. Il ne paffoit pas feulement dans cette Capitale pour un grand homme dans fon art, mais on le confultoit même comme tel dans les diverfes contrées qu'il avoit parcourues : en un mot, il étoit connu fous le nom d'*Alexandre le Médecin*. Il ne paroît pas que ce titre fût mal acquis, & qu'il le dût, ou au caprice du peuple, ou à quelques cures, dont il fallût plutôt attribuer le fuccès au hazard qu'à fon favoir : il le mérita par l'étendue de fes connoiffances & par la fageffe de fa pratique.

Quelques traits inférés dans le onzieme livre de fes œuvres, ont fait foupçonner qu'il étoit Juif ou Chrétien ; il paroît avoir beaucoup de confiance en quelques paffages de l'Ecriture fainte ; nous favons cependant que les Gentils les ont quelquefois employés, principalement pour la guérifon des Démoniaques ; mais nous devons auffi convenir que cet ufage a été introduit par les Chrétiens, & que Marcel l'Empyrique, qui étoit certainement Chrétien, le recommande fouvent dans fes ouvrages.

Fabricius a cru qu'*Alexandre Trallien* étoit de la Secte des Méthodiftes ; il blâme Profper Alpin de l'avoir omis dans l'hiftoire de cette Secte & de fa doctrine ; il fonde fa conjecture fur ce que, dans fes ouvrages, Alexandre a parlé de méthode ; mais il eft aifé de détruire cette erreur ; la méthode, dont il eft queftion dans les ouvrages d'*Alexandre*, n'eft pas celle des Méthodiftes, mais celle d'Hippocrate. La doctrine d'*Alexandre* étoit encore bien différente de celle des Méthodiftes ; on ne trouve dans fes œuvres aucune mention ni de l'abftinence de trois jours, ou *diatritus*, que ceux-ci recommandoient fortement, ni de ce qu'ils appelloient *circulus refumptivus* ou *metafyncriticus*. L'ufage prefque continuel des purgatifs qu'il preferivoit dans prefque toutes les maladies, fur-tout dans la goutte, eft encore diamétralement oppofé aux principes des Méthodiftes.

Alexandre eft le feul Auteur de ces derniers fiecles des lettres, qui fe fût fait un plan avant que d'écrire, & qu'on puiffe appeller un Auteur original. Ses ouvrages font fi méthodiques, quoiqu'il ne foit point de la Secte des Méthodiftes, qu'on peut le regarder, avec Aretée, comme le meilleur Auteur en médecine qui ait paru parmi les Grecs depuis le tems d'Hippocrate. Il commence par les maladies de la tête, d'où il defcend à celles de toutes les parties du corps, qu'il parcourt dans leur ordre naturel. On remarque particuliérement fon exaétitude dans ce qu'il a dit des fignes diagnoftics, fur-tout lorfqu'il fait voir la différence entre deux maladies qui paroiffent affez femblables, comme la pleuréfie & l'inflammation du foie, la pierre & la colique, &c. quant à fa maniere de traiter les maladies, elle eft ordinairement raifonnée & falutaire.

Alexandre eft fort exaét dans l'expofition qu'il fait des vertus des médecines, & dans ce qu'il enfeigne fur le tems & la maniere d'en faire ufage; mais il eft quelquefois trop crédule fur cette matiere; il pouffe même la crédulité jufqu'à la fuperftition, fur-tout à l'égard des amulettes & des enchantemens, auxquels il paroit attribuer beaucoup de vertus. Il a fait mention de quelques recettes de cette nature contre la fievre, la pierre, la goutte & la colique. On l'accufe auffi de s'être attaché à la magie; il a tiré à cet égard plufieurs chofes des écrits d'Ofthanes, un des plus anciens Magiciens chez les Perfans. Au refte, fa méthode en général eft toujours conforme aux circonftances des maladies; & toutes les fois qu'il entreprend de raifonner fur la pratique, il le fait d'une maniere admirable. On lui attribue l'introduction de l'ufage du fer en fubftance dans la médecine; car il n'en eft fait mention dans aucun des Auteurs qui lui font antérieurs.

Il paroit que ce Médecin n'a écrit que dans un âge très-avancé, & après avoir acquis beaucoup d'expérience; fur quoi il eft affez étonnant qu'il n'ait traité d'aucunes maladies des femmes, lui qui avoit pu remarquer bien des chofes effentielles à cet égard.

Nous avons les éditions fuivantes des ouvrages d'*Alexandre*.

En gr. Par. apud *Robertum Stephanum*, 1548, *in-f.* cum *caftigationibus Jacobi Goupili*. Une vieille & barbare traduétion latine que Fabricius dit avoir été faite fur quelque traduétion arabe; cette traduétion a pour titre: *Alexandri Jatros praética*; il y en a eu les éditions fuivantes. Lugd. 1504, *in-4*. Papiæ, 1512, *in-8*. Venetiis, 1522, *in-fol.*

Albanus Torinus remit les ouvrages d'Alexandre en meilleur latin; mais il ne travailla pas fur le grec; il ne fit que retoucher la vieille traduétion latine dont nous venons de parler. La traduétion d'Albanus parut à Basle, chez *Henri Pierre*, 1533 & 1541, *in-fol.* Jean Gunthier d'Andernach traduifit le grec en latin: on a donné les éditions fuivantes de cette traduétion; Argentorati, apud *Remigium Guidonem*, 1549, *in-8*. Lugduni, apud *Antonium Vincentium*, 1560, *in-12*. Lugduni, 1575, *cum Joannis Molinæi annotationibus, & inter Principes artis medicæ*. Enfin, M. de Haller a donné une nouvelle édition des œuvres d'Alexandre Trallien; à Laufanne, chez *Graffet*, 1773, *in-8*. deux vol.

Il y a un petit traité intitulé, *des vers*, que Mercurialis attribue à *Alexandre*, & qu'*Alexandre* dédie à fon ami Théodore. Il a été imprimé avec les ouvrages de Mercurialis, fous ce titre : *Epiftola de lumbricis ex antiquiffimo codice Vaticanæ Bibliothecæ.* Cette piece ne fe trouve point parmi les autres ouvrages d'*Alexandre.*

ALEXANDRE (*François*) natif de Verceil, ville du Piémont, a donné les ouvrages fuivans :

1. *De pefte.* Auguftæ Taurinorum, 1586. Cet ouvrage a été enfuite traduit en italien par l'Auteur lui-même., fous le titre de *Trattato della pefte è della febre peftilenti. Phœbus medicamentorum, tam fimplicium, quàm compofitorum, materiam, naturam, vires, normam & compofitionem radiis fuis luculentiffimè illuftrans, ut hoc uno omni pofthàc librorum copiâ neglectâ & Medici & Pharmocopolæ contenti quælibet exindè in cujufvis falutem depromere poffint.* Venetiis, apud *Perchacinum,* 1565, *in-fol.* Francofurti, apud *Joh.* Spieffium, 1604, *in-4.* & apud *Joh. Jacob.* Porfium, 1614, *in-4.*

On a vu dans tous les fiecles des effets finguliers de l'amour-propre ; mais on oferoit préfumer que celui de *François Alexandre* n'a jamais eu fon pareil. Cet Auteur eft non-feulement convaincu du mérite de fon ouvrage ; mais il le regarde même comme fupérieur à tous ceux qui avoient déja paru fur le même objet. Il croit qu'il va les anéantir en publiant fes chimeres. Il n'héfite pas à l'annoncer lui-même. Il feroit à fouhaiter que l'effet n'eût pas démenti fes promeffes, & que fon ouvrage fût au moins digne de figurer à côté de tant d'autres du même genre, qu'on doit placer au-deffous du médiocre. C'eft avec la même affurance & avec auffi peu de fuccès, qu'il promet de démontrer & de déduire les erreurs d'Avicenne, de Pline, de Mathiole, de Braffavolus, d'Amatus, de Fuchfius, de Léonicene, de Sylvius, de Cordus, de Manard, de Cardan, & d'un grand nombre d'autres Auteurs, tant anciens que modernes, arabes, grecs & latins.

ALEXANDRE, (*Dom Nicolas*) Religieux Bénédictin, de la Congrégation de faint Maur, s'étoit attaché à la connoiffance des remedes, principalement des fimples ; il vivoit au commencement de ce fiecle. Nous avons de lui :

1. *La médecine & la chirurgie des pauvres.* A Paris, chez *le Conte,* 1714, *in-12.* C'eft un recueil de remedes pour les différentes maladies : La premiere partie renferme ceux qui font propres aux maladies internes ; la feconde, ceux que l'Auteur croit convenir aux externes. Ce ne font que des recettes triviales, qui peuvent cependant devenir fort dangereufes, fi leur adminiftration n'eft dirigée par une main habile & prudente.

2. *Dictionnaire botanique & pharmaceutique.* A Paris, chez *le Conte,* 1716, *in-8.*

ALEXANDRE , (*William*) Médecin Anglois de nos jours, qui exerce la médecine à Edimbourg, & qui joint à l'exercice de cette profeſſion celui de la chirurgie. Il a donné les ouvrages ſuivans :

1. *Experimental eſſays* , &c. c'eſt-à-dire , *Eſſais pratiques* , &c. A Londres, chez Dilly , 1768. Ces eſſais ſont relatifs : 1°. à l'application externe des anti-ſeptiques dans les maladies putrides ; 2°. aux doſes des remedes & à leurs effets ; 3°. aux diurétiques & aux ſudorifiques. On y trouve des vues utiles , qui ſont une preuve des talens & de la ſagacité de l'Auteur.

2. *An experimental enquiry concerning the cauſes which have generally been ſaid to produce putrid diſeaſes* ; c'eſt-à-dire , *Recherches fondées ſur l'expérience touchant les cauſes qu'on a dit généralement produire les maladies putrides.* A Londres, 1772 , *in-12.*

ALEXANDRE , (*George*) Médecin Anglois, qui exerce la médecine a Londres, a publié :

An experimental enquiry , &c. c'eſt-à-dire , *Recherches expérimentales concernant les cauſes auxquelles on attribue généralement les fievres putrides.* A Londres, chez *Becket* , 1773. L'Auteur y nie abſolument les propriétés de l'air anti-ſeptique. Il a répété les expériences de Macbride ; il en a fait de nouvelles : il prétend avoir trouvé qu'un corps peut laiſſer échapper l'air fixe ſans devenir putride , & qu'une ſubſtance peut contracter un très-grand degré de putréfaction ſans perdre ſon air fixe, ou du moins ſans en perdre beaucoup ; enfin , que l'air fixe , détaché d'un corps & réuni à une ſubſtance putride , ne rétablit point l'intégrité de cette ſubſtance.

ALEXANDRIN. Nous avons ſous ce nom un commentaire ſur Galien , ſous le titre de *Commentarius in librum Galeni de ſectis* ; on le trouve dans le premier volume des œuvres de Galien , *tranſlationis barbaræ* , édition de Veniſe , chez *Octave Scot.* 1605 , *in-fol.*

ALEXANDRIN (*George*) a donné :

1. *In galeottum adnotationes.* Mediolani , 1477. Baſileæ , 1517 , *in-4.*

2. *Enarrationes rerum priſcarum de re ruſticâ* , cum Philippi Bervaldi annotat. *in Collumellam.* Lugduni , 1541 , *in-8.*

3. *In G. Vallæ , in Alex. problemata annotationes.* Pariſiis , 1520, *in-fol.*

ALEXANDRIN (*Jean*) a commenté les épidémies d'Hippocrate. Son ouvrage, ſous le titre de , *Commentarii ſuper epidemiorum Hippocratis , librum.*, a été imprimé avec quelques ouvrages de Johannitius. A Veniſe, chez *Octave Scot.* 1483 , *in-fol.*

ALEXANDRIN (*François*) vivoit dans le feizieme fiecle. Il a donné :

Apollo, omnium compofitorum & fimplicium medicamentorum normam exhibens. Venetiis, 1565, *in-fol.*

ALEXANDRINI, (*Jules*) furnommé *de Neuftain*, naquit à Trente en 1506. Il acquit une réputation très-étendue, qui le fit appeller à la Cour. Il devint premier Médecin de plufieurs Empereurs ; mais il fut particuliérement très-eftimé par Maximilien II ; ce Prince étoit fort valétudinaire ; & à raifon de fa mauvaife fanté, il avoit fouvent recours aux lumieres d'*Alexandrini*. Ce Médecin fut comblé d'honneurs par ce Souverain ; il en reçut des bienfaits confidérables, que ce bon Empereur lui permit de remettre à fes enfans, quoiqu'ils ne fuffent pas légitimes. Il mourut dans fa patrie en 1590, à l'âge de quatre-vingt-quatre ans : on lui confacra l'épitaphe fuivante :

> *Cæfaribus fi quis multos inferviit annos,*
> *Acceptus magnis principibufque fuis,*
> *Te, Juli, Vatem poffum, Medicumque fateri.*
> *Doctrina in cujus gratiâ tanta fui.*

Alexandrini a écrit en vers & en profe plufieurs ouvrages confidérables, qui font voir que fa doctrine étoit folide & univerfelle ; on en jugera par le catalogue fuivant :

1. *De medicinâ & medico.* Tiguri, apud *Andr. Gefnerum*, 1557, *in-4.* C'eft un dialogue divifé en cinq livres.

2. *Salubrium, five de fanitate tuendâ, libri XXXIII.* Coloniæ, apud *Colenium*, 1575, *in-fol.* Cet ouvrage renferme beaucoup de verbiage.

3. *In Galeni præcipua fcripta annotationes.* Bafileæ, apud *Petrum Pernam*, 1581, *in-fol.* Ces annotations font une efpece de commentaire ; elles font fuivies d'une petite differtation fur la thériaque.

4. *Pædotrophia.* Tiguri, apud *Frofchoverum*, 1559, *in-8.* Cet ouvrage eft en vers.

5. *Ant-Argenterica pro Galeno.* Venetiis, apud *Zalberium*, 1552, *in-4.*

6. *Ant-Argentericorum fuorum adversùs Galeni calumniatores defenfio.* Ibid. 1564, *in-4.* Ces deux derniers ouvrages ont été écrits contre Argentero, Medecin Italien.

7. *Epiftola apologetica ad Remb. Dodonæum.* Francofurti, apud *Wechelos*, 1584, *in-8.* Cette lettre eft relative aux feves des anciens, que Dodonée avoit rapportées à la claffe des haricots, & qu'*Alexandrin* rapporte à celle des feves.

9. *Epiftola ad Petrum Andræam Mathiolum.* Il eft queftion dans cette

lettre de quelques obfervations fur Galien, de la vomique pulmonaire, & du vrai Auteur du livre de la thériaque, adreffé à Pifon.

9. *Epiftola ad Andrœam Camutium.* On trouve cette lettre dans le
traité de Camutius fur la palpitation du cœur de Maximilien II,
imprimé à Florence, chez *George Marefcot*, en 1580, *in-4.* Elle
roule fur quatre queftions ou doutes, dont l'Auteur donne la folution : 1°. fi, dans la fievre tierce intermittente, on doit faigner tous
les deux jours ; 2°. fi les tempéramens bilieux font plus fanguins
que les autres ; 3°. fi un malade peut mourir dans le déclin de la
maladie, à raifon d'une autre maladie imminente ; 4°. enfin, fi
le poivre parvient jufqu'au foie.

10. *Enantiomateon fexaginta quatuor Galeni, liber. item, Galeni encomium.* Francofurti, apud *And. Wecheli, hœredes*, 1598, *in-fol.*
Venetiis, 1548, *in-8.*

11. *Interpretatio Actuarii Joannis de affectionibus & actionibus fpiritûs animalis.* On trouve cet ouvrage dans le fixieme volume du *Methodus medendi* d'Actuarius, édition de Venife, 1554, *in-4.*

12. *Confilia medica.* Dans la collection de Scholzius.

ALEXANDRO, (*Antoine de*) célebre Médecin italien, naquit à
Catane, ville de Sicile, vers la fin du quatorzieme fiecle ; il prit les
degres de Docteur en philofophie & en médecine, & fut fait peu de tems
après Protomédic de tout le Royaume de Sicile. Il étoit en grande réputation vers 1441 ; nous ne connoiffons de lui que l'ouvrage fuivant :
*Conftitutiones & capitula, necnon jurifdictiones Regii Protomedicatûs
officii Siciliæ.* Cet ouvrage avoit déjà été approuvé en 1429, par Nicolas Special & Guillaume Moncada, Régens du Royaume de Sicile.
Jean-Philippe Ingrafias, Protomédic de ce Royaume, le publia en
1564, de l'impreffion de Jean-Antoine de Francifcis, à Palerme,
après l'avoir corrigé : c'eft un Abrégé hiftorique des droits, fonctions &
prérogatives du Protomédic. Cette place n'eft connue qu'en Efpagne,
en Italie & dans deux provinces de la France ; nous en parlerons au
mot PROTO-MÉDIC.

ALEXIAS fe fit connoître parmi les Grecs en fe vantant qu'il avoit
un fecret pour mourir fans douleur. C'eft une finguliere idée pour des
Médecins, que celle d'apprendre à mourir. *Alexias* avoit fans doute le
foin de donner fes remedes à des malades hors d'état de venir donner
des nouvelles de leur effet : reflexion digne du grand Médecin de nos
jours, à qui nous la devons.

ALEXION, Médecin, qui vivoit du tems de Cicéron & de Pomponius Atticus. Ces deux illuftres perfonnages paroiffent l'avoir honoré
d'une grande amitié. Il mourut avant le premier, & en fut extrêmement
regretté,

regretté, comme il paroît, par ce que Cicéron lui-même en écrit à Atticus; voici ses termes: *O factum malè de Alexione ! incredibile est quanta me molestia affecerit, nec me Hercule ex eâ parte maximè quod plærique mecum ; ad quem igitur te Medicum conferes ? Quid mihi jam Medico, aut si opus est, tanta inopia est ! Amorem ergà me, humanitatem, suavitatemque desidero, etiam illud quid est quod non pertimescendum sit cum hominem temperantem, summum Medicum tantus improvisè morbus oppresserit; sed ad hæc omnia una consolatio est, quod eâ conditione nati sumus, ut nihil quod homini accidere possit recusare debeamus.* Epist. ad Atticum libro XV, cap. I.

Sur cet éloge que Cicéron fait d'*Alexion*, on ne peut qu'en concevoir une haute idée, & regretter les particularités de sa vie qui nous manquent.

ALEXIS, Piémontois. Il y a un livre de secrets qui court depuis assez long-tems sous le nom de cet *Alexis*: il fut imprimé d'abord en italien à Lyon, 1558, *in-16*; à Pesaro, 1559, *in-12*, 2. vol. à Venise, 1557, *in-8*. & *in-4*. 1563, *in-8*. 1573, *in-8*. & chez *Bariletto*, 1575, *in-8*. & chez *Imbert*, 1644, *in-8*. à Milan, 1559, *in-8*. ensuite traduit de l'italien en latin, par Wecker ; à Anvers, chez *Steelsius*, 1560, *in-16*; à Bâle, 1559, 1563, 1568, *in-8*. & chez *Konig*, 1603, *in-8*. il a été aussi traduit en françois, & imprimé plusieurs fois avec des augmentations, entr'autres à Paris, 1564, *in-8*. & chez *Marnes*, 1573; à Rouen, chez *Amiot*, 1691, *in-8*. à Anvers, 1557, *in-4*. 1561, *in-8*. à Lyon, 1557, *in-16*. 1558, *in-12*. 1572, *in-8*. 1639, 1667, 1669, *in-8*. en allemand, à Bâle, 1571, 1575, 1592, 1593, 1615, *in-8*. en flamand, à Amsterdam, 1614, *in-8*. enfin en anglois, 1558, 1579, *in-4*. On y voit une préface, où le Piémontois apprend au public qu'il est né de maison noble, que dès son enfance il s'est appliqué à l'étude, qu'il a appris le latin, le grec, l'hébreu, le chaldéen, l'arabe, & plusieurs autres langues ; qu'ayant eu sur-tout une extrême passion pour les secrets de la nature, il en a ramassé autant qu'il a pu pendant ses voyages, qui ont duré 59 ans; qu'il s'étoit piqué de ne communiquer ses secrets à personne ; mais qu'à l'âge de 82 ans & 7 mois, ayant vu à Milan un pauvre malade, qui étoit mort, & qu'il eût pu guérir, s'il eût communiqué son secret au Chirurgien, il fut touché d'un si grand remords de conscience, qu'il se fit Hermite. Ce fut dans cette solitude qu'il mit ses secrets en état d'être donnés au public. Le recueil entier est un gros volume, mais on en a fait un petit, où l'on trouve apparemment l'élite des remedes de cet *Alexis* ; on en vend beaucoup dans les foires de village.

ALEXIS, (*d'*) nous avons sous ce nom :
Le vrai Alex'arthrite, ou remede pour les gouttes. A Paris, 1646, *in-4.*

ALEXIUS, (*Alexandre*) Médecin de Padoue, dans le siécle dernier. Il a écrit :

1. *Confilia Medica & epitome pulfuum, in quibus methodus accurata cum praxi theoricâ cunjungitur.* Patavii, apud *Gafpar. Crivellarium*, 1627, *in-*4. 1660, *in-*4.

2. *De fyrupo rofato folutivo, libellus.* Ibid. 1630, *in-*8.

3. *Cratylus morborum.* Patavii, apud *Frambottum*, 1657, *in-*4. 1660, *in-*4.

ALGHISI, (*Thomas*) Chirurgien de Florence, qui vivoit à la fin du dix-feptieme fiecle & au commencement du dix-huitieme ; il étoit Membre de l'Académie de cette ville, & Chirurgien de l'hôpital de Sainte-Marie-la-Neuve, où il a enfeigné pendant quelque tems la Chirurgie avec réputation. Il s'attacha particuliérement à l'opération de la taille, qu'il pratiqua avec fuccès ; il fe fit recevoir enfuite Docteur en médecine dans l'Univerfité de Padoue, le 15 Avril 1703, & mourut à Florence en 1713, à la fuite de l'amputation du poignet gauche, qui avoit été fracaffé par les éclats d'un fufil. Il venoit d'être nommé par le Grand-Duc à la Chaire de chirurgie de l'Univerfité de Pife, à la recommandation du Pape Clément XI. Il avoit donné un ouvrage fous le titre de :

Trattato di litotomia, c'eft-à-dire, *Traité de l'opération de la taille.* A Florence, chez *Jofeph Manni*, 1707, *in-fol.* à Venife, chez *Louis Pavinus*, 1708, *in-*4.. L'Auteur expofe d'abord la ftructure des organes deftinés à l'évacuation de l'urine, l'origine du calcul de la veffie, fa formation, fes progrès ; il en examine la nature ; il le préfente comme fe formant infenfiblement par la juxta-pofition de plufieurs couches terreufes les unes fur les autres ; il paffe enfuite aux divers procédés qui doivent précéder ou accompagner l'opération. La maniere de pratiquer la lithotomie, & l'expofition des fuites de l'opération & des fecours qu'elles exigent, terminent l'ouvrage. *Alghifi* ne craint pas de faire cette opération fur des vieillards & des femmes enceintes ; il appuie fon fentiment fur une infinité d'exemples. On trouve dans cet ouvrage beaucoup d'obfervations curieufes & intéreffantes.

Nous avons encore de lui une lettre écrite en italien à Antoine Valifneri, dans laquelle il traite, 1°. de vers fortis par la verge ; 2°. d'une nouvelle liqueur pour injecter les vaiffeaux capillaires ; 3°. des bandages dont les Egyptiens fe fervoient dans les embaumemens.

ALGOVAZIR. *Voyez* ALBULEIZOR.

ALHOUSSAIN. *Voyez* AVICENNE.

ALIDIUS, (*Charles-Antoine*) Médécin de Landa, ville d'Allemagne, en Franconie, en grande réputation au commencement de ce siecle. Il a donné :

Somnia Medica variâ doctrinâ referta ; nedùm medicis, verùm & infirmis atque omnibus viventibus scitu necessaria ; ubi quæstiones multæ, seu animadversiones ab antiquis & recentioribus Medicis partim omissæ, partim non integrè solutæ, partimque vetustate sepultæ, proponuntur ac enodantur. Laudæ, apud *Carolum-Josephum Astorini*, 1720, *in-4.* Cet ouvrage est dédié à Joseph-Antoine d'Odvyer, Général des armées de l'Empereur, &c.

ALIPTÆ, Domestiques, dont l'emploi étoit de frotter les personnes au sortir du bain. Dans les commencemens, ils travailloient sous la direction du Médecin, qui auroit choqué la décence de son état en s'abaissant à ce vil service ; il se bornoit à commander aux *Aliptæ.* Les Romains appellerent aussi ces domestiques *Unctores* ou *Reunctores* ; ils étoient regardés chez eux comme des gens du bas étage : cela paroît bien par ce que Pline dit de Prodicus de Selivrée : *mediastinis reunctoribus vectigal invenit* ; c'est-à-dire, *il gagnoit sa vie parmi la troupe servile de frotteurs.* Mais ces domestiques n'eurent pas plutôt acquis quelque dextérité dans cette partie éloignée de l'art, qu'ils commencerent à secouer le joug, & à se soustraire à l'autorité des Médecins. Avec le tems, ils parvinrent à se mêler de médecine ; ils changerent leur nom d'*Aliptæ* en celui de *Iatro-aliptæ* ; bientôt après, ils se décorerent du nom de Médecin.

Une foule d'esclaves s'associa aux *Aliptæ* ; ils remplirent bientôt les maisons des grands. Ils y exercerent l'art de guérir d'une façon déshonorante pour les vrais Médecins. Delà viennent quelques préjugés répandus parmi certaines gens, & le reproche qu'ils nous font encore aujourd'hui, que la médecine étoit exercée chez les Romains par des esclaves ; ils ne s'apperçoivent point que pour donner quelque fondement à leur opinion, il leur plaît d'ériger en Médecins des valets de bain, tels que ceux dont nous nous servons ; car rien n'est plus vrai que nos valets de bain sont les vrais successeurs des anciens *Aliptæ*, dont l'unique fonction étoit de baigner, de frotter & d'oindre, dans ces tems où la lutte & les autres exercices des Athletes étoient en usage.

ALITOPHILE, nom supposé, sous lequel nous avons l'ouvrage suivant :

Observationes extemporaneæ ad erecta à Carolo Drelincurtio libitinæ, nec non famæ suæ trophæa. Amstelodami, apud *Petrum Gavium* ; sans indication de l'année.

ALKATEL. *Voyez* BUHUALIHA-BENGESLA.

ALLAXINUS, (*Jacques*) Médecin qui, fuivant le témoignage de Wolfgangus Juftus, vivoit en 1163. Nous avons de lui :

Medicæ aliquot difceptationes eruditiffimæ, quibus recentiorum & Arabum permulti errores ad veterem difciplinam appenduntur. Parifiis, apud *Chriftianum Wechelum*, 1535, *in*-8.

ALLEMAND. *Voyez* ALEMAND.

ALLEN, (*B. . . . . .*) Médecin Anglois de la fin du fiecle dernier, & du commencement de celui où nous vivons. Il eft connu par l'ouvrage fuivant.

The natural hiftory of the Chalybeat and purging Waters of England, &c. A Londres, 1700. C'eft une hiftoire naturelle des eaux minérales purgatives de l'Angleterre, avec des obfervations fur leur nature, leurs vertus & leurs ufages, & des réflexions affez étendues fur l'apoplexie & les maladies des hypocondres. L'Auteur y a ajouté quelques obfervations fur les bains de Sommerfet.

ALLEN, (*Jean*) nom que Manget croit fuppofé, fous lequel nous avons l'ouvrage fuivant :

Synopfis univerfæ Medicinæ - practicæ, five doctiffimorum virorum de morbis, eorumque caufis ac remediis judicia. Londini, apud *R. Knaplock, J. Tonfon, G. & I. Innis,* 1719, *in*-8. Amftelodami, apud *Weftein,* 1723, 1729, 1730, *in*-8. *Francofurti,* 1749, *in*-8. Cet ouvrage, traduit en François par *Boudon*, a été imprimé à Paris, chez *Cavelier,* en 1727, 1730, *in*-12, 3 vol. & avec des augmentations. Ibid. chez *Huart,* 1737, *in*-12, 6 vol. Ibid. chez *Cavelier,* 1752, *in*-12, 7 vol. En Anglois, à Londres, 1740, *in*-8. 2 vol. L'Auteur rejette les différentes hypothefes qui avoient obfcurci de fon tems la faine pratique ; il cherche à établir une méthode conforme à celle des plus grands Praticiens ; il donne des defcriptions exactes des maladies ; il indique leurs caufes principales ; il établit leur pronoftic ; & fon jugement paroît fondé fur une expérience confommée. Il expofe les indications curatives ; il défigne enfin quelques remedes excellens, mais en petit nombre, & les préfente le plus fouvent en formules. Sydenham, Baglivi, Willis, Ettmuller, Boerhaave, Cælius Aurelien, font les Auteurs qu'il s'eft propofé pour modeles. L'ouvrage eft divifé en feize chapitres ; le dernier ne traite que de la compofition des remedes dont il a été fait mention dans les précédens,

ALLEN, (*Henri*) Médecin de nos jours, a écrit :

Diſſertatio de fluoris albi caractere & notis quibuſcum gonorrhœâ con-
venit, vel differt, & utriuſque curatione. Lugduni-Batavorum, 1751,
in-4.

ALLEYNE, (*Jacques*) eſt l'Auteur de la nouvelle Pharmacopée
Angloiſe, imprimée à Londres en 1733, *in-8.*

ALLIÉS, Expert Lithotomiſte François, qui a donné :
Traité des maladies de l'uretre. A Paris, chez Deſprez, 1756, *in-12.*

ALLIONI, (*Charles*) Médecin Piémontois, qui vit encore, & exerce
la médecine à Turin. Il eſt Docteur en philoſophie & en médecine,
& Membre de la Société phyſico-botanique de Florence, de l'Inſtitut
de Boulogne, des Sociétés royales de Montpellier, de Londres & de
Gottingue, & de l'Académie royale de Madrid. Nous avons de lui :

1. *Rariores pedemontii ſtirpes.* Taurini, 1755, *in-4.*

2. *Oryctographiœ pedemontanœ ſpecimen.* Pariſiis, 1757, *in-8.*

3. *Tractatio de miliarium origine, progreſſu, naturâ & curatione.* Auguſtæ Taurinorum, 1758, *in-8.*

4. *Styrpium prœcipuarum littoris & agri nicœenſis enumeratio metho-*
dica, cùm elencho aliquot animalium ejuſdem maris. Pariſiis, apud
Bauche, 1757, *in-8.* Cette collection eſt principalement l'ouvrage
de Giudice, Botaniſte de Nice, & ami d'*Allioni* : celui-ci s'eſt trouvé
le dépoſitaire des papiers de Giudice après ſa mort. Il a rangé les
plantes de cette collection ſuivant la méthode de Ludwig ; il rapporte
pour chaque eſpece les phraſes & les dénominations de divers Auteurs, ſur-tout de C. Bauhin, de Tournefort & de Linné. Les animaux, dont il eſt queſtion à la fin de ce volume, ſe réduiſent à
quelques eſpeces de ſeches, d'étoiles de mer, d'ourſins & de crabes.

5. *Synopſis methodica horti Taurinenſis.* Taurini, 1762, *in-4.* L'Auteur donne une méthode, où il diviſe les plantes en treize claſſes,
qu'il conſidere relativement, 1°. à la perfection ou imperfection des
fleurs ; 2°. à la préſence ou abſence de la corole ; 3°. au nombre
des pétales de la corole ; 4°. à la diſpoſition des fleurs ; 5°. à la
figure de la corole & de la plante ; 6°. à l'enveloppe ou nudité des
graines. Il diviſe ces treize claſſes en trente-deux ſections, eu égard
au nombre des étamines & des pétales, à la réunion ou liberté
des étamines, au placenta des graines. Cette méthode ne differe
preſque de celle de Rivin, quant aux claſſes, qu'en ce qu'elle ne
conſidere pas la régularité & l'irrégularité de la corole ; & les ſections ſont tirées du ſyſtême ſexuel de Linné.

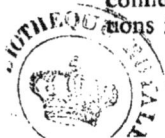

ALLIOT (*Pierre*) naquit dans le commencement du fiécle dernier à Bar-le-Duc , capitale du Duché de Bar , d'une famille noble,
originaire de Florence , mais qui avoit dérogé en donnant dans le bas
négoce. On trouve dans les lettres de réhabilitation de nobleffe , accor-
dées à *Jean-Baptifte Alliot*, par le Duc Léopold I, que *Pierre Alliot*
avoit profeffé la médecine avec honneur ; qu'ayant été appellé à Paris par le Duc Nicólas-François , pour foulager le Prince Ferdinand
fon fils , il s'en étoit acquitté avec tant de fuccès , que le Duc Charles IV l'avoit fait fon Médecin ordinaire , par Lettres-patentes de l'an
1661 ; qu'il avoit été appellé de nouveau en France, pour y traiter la
Reine Anne d'Autriche , mere du Roi Louis XIV , & qu'à ce fujet il
avoit été honoré de la place de Médecin de la Reine , & d'une penfion annuelle de 2000 livres ; qu'enfin, il avoit été envoyé par la Reine
à la grande Ducheffe de Tofcane , à laquelle il étoit fpécialement
recommandé par le Duc Charles V. Il laiffa trois fils , *Jean-Baptifte* ,
auffi Médecin, qui fait l'objet de l'article fuivant ; *Pierre*, qui fut Abbé
de Senones , & *Hyacinthe*, qui fut Abbé de Moyen-Moutier en 1676 ,
& mourut en 1705 , Préfident de la Congrégation de St. Vanne ; il
s'étoit auffi appliqué à la médecine , & avoit fait fur-tout beaucoup
d'expériences fur la transfufion du fang.

Pierre Alliot eft connu par un remede particulier contre le cancer , dont il faifoit un fecret qu'il proclamoit beaucoup & qu'il vendoit fort cher. Il en publia la découverte en 1664. Ce prétendu remede
n'étoit autre chofe qu'une diffolution du foufre d'arfenic rouge dans
une leffive alkaline , qu'il faifoit enfuite précipiter par le moyen du
vinaigre de faturne : c'eft un de ces remedes qui ne font jamais qu'entre les mains des Charlatans , & que les Maîtres de l'art n'ofent employer , parce qu'ils connoiffent qu'ils font auffi dangereux qu'ils font peu
utiles. On a de lui les deux ouvrages fuivans relatifs à fon remede :

1. *Epiftola ad B. D. de cancro apparente.* Barri, 1664. Cette lettre
fut écrite à l'occafion du cancer de la Reine , mere de Louis XIV.

2. *Nuntius profligati fine ferro & igne carcinomatis miffus* , *ducibus*
itineris Hippocrate & Galeno , *ad Chirurgiæ ftudiofos* , 1664, *in-*12.

Il avoit déjà donné, *Thefes Medicæ de motu fanguinis circulato &*
de morbis ex aëre , *præfertim de arthritide.* Muffiponti, 1663.

ALLIOT, (*Jean-Baptifte*) fils du précédent, obtint le 23 Décembre 1698 , du Duc Léopold I, des lettres de réhabilitation dans la
nobleffe de Bonne de Muffey , fa mere, conformément à l'art. 71
de la Coutume de Bar, en renonçant, au profit du Souverain, à la troifieme partie du bien à lui échu dans la fucceffion de *Pierre Alliot*,
fon pere. Il eft dit dans ces lettres, que *Jean-Baptifte Alliot* étoit Médecin ordinaire du Roi de France, & Médecin de la Baftille, avec

une penfion de mille écus ; qu'il avoit été nommé pour accompagner en Lorraine la Princeffe Charlotte-Elifabeth d'Orléans, future époufe du Duc Léopold I ; que c'eft à ce Médecin qu'eft due la confervation des murs de la ville de Bar, dans le tems qu'on renverfoit ceux des autres villes du pays ; qu'on lui eft auffi redevable dè la réputation des eaux de Plombieres, fur-tout des eaux favonneufes, dont on faifoit très-peu d'ufage avant lui. *Jean-Baptifte Alliot* étoit pôffeffeur du fecret de fon pere ; il en publia les prétendues vertus dans un ouvrave qu'il fit imprimer fous le titre de :

Traité du Cancer. A Paris, chez *Muguet*, 1698, *in-12*. Cet ouvrage, quoique publié fous le nom de *Jean-Baptifte Alliot*, n'étoit pas de lui, mais de Dom *Hyacinthe Alliot*, fon fils, dont nous allons parler.

Alliot laiffa trois fils : 1°. *Jean-Baptifte-Faufte*, Médecin de la Faculté de Paris ; 2°. *Hyacinthe*, mort Prieur de St. Manfuy-lès-Toul, en 1701 ; nous allons parler de l'un & de l'autre ; 3°. *Pierre*, Grand-Maître des cérémonies de Lorraine, & Introducteur des Ambaffadeurs, fous le Duc Léopold.

ALLIOT, (*Hyacinthe*) fils du précédent, & né à Bar-le-Duc, entra dans l'Ordre de St. Benoît, Congrégation de St. Vanne, où il fit profeffion le 25 Juillet 1681. Il fe diftingua dans fon Ordre : après avoir gouverné pendant quelque tems l'Académie de l'Abbaye de Moyen-Moutier, il fut mis, en 1697, à la tête des Ecoles de Droit canonique & d'écriture fainte, que l'Evêque de Toul, Henry de Thiard de Biffy, avoit établies dans fon Palais épifcopal. Il fut fait enfin Prieur de St. Manfuy-lès-Toul, où il eft mort le 5 Février 1701. Outre plufieurs ouvrages fur l'écriture fainte, l'Auteur de la Bibliotheque Lorraine affure qu'il en avoit auffi donné quelques-uns fur la médecine. Il eft l'Auteur du Traité du cancer, publié fous le nom de fon pere. Le Roi Louis XIV avoit fouhaité que *Jean-Baptifte Alliot* donnât au public fon fecret pour la guérifon du cancer ; le Médecin Helvetius s'étoit vanté en même-tems d'avoir découvert tout ce qu'on peut dire fur la nature de cette maladie. *Alliot* chargea alors fon fils *Dom Hyacinthe*, d'écrire fur ce fujet, & de publier fon fecret : celui-ci fe rendit aux vues de fon pere ; mais il écrivit d'une maniere très-enveloppée, au point que fon ouvrage ne fut entendu que de ceux qui étoient initiés dans le myftere. On démêle cependant, à travers le verbiage dont cet ouvrage eft rempli, le vrai fyftême d'*Alliot*. Il regarde le cancer, comme prenant fon origine d'une glande, dans laquelle la circulation étant dérangée par froiffement, contufion ou trop grande quantité d'humeurs, le fang y fermente, s'y corrompt & infecte la glande & les parties voifines. Il veut que, dès le commencenment, on arrache la glande par le fer ou par le feu ; ou encore mieux, qu'on la fasse tomber jusqu'à la racine par le moyen d'une poudre caustique. Il donne à la fin de l'ouvrage la préparation de ce consomptif.

ALLIOT, (*Jean-Baptiste-Fauste*) fils de *Jean-Baptiste*, & frere du précédent, naquit à Paris, & se fit recevoir Docteur en médecine dans la Faculté de cette ville. L'appât des richesses le fit passer à la Martinique, dans l'intention d'y exercer la Médecine ; mais il y mourut bientôt après son arrivée. On lui attribue une question de Médecine, qui fut soutenue sous sa présidence dans les Ecoles de Paris le 9 Décembre 1717, par Jean-François Léaulté, sous le titre de, *an morbus antiquus syphilis ?* Après un tableau bien succinct des maux qui affligent l'espece humaine, on y trouve quelques raisonnemens, par lesquels l'Auteur veut prouver que les maladies, qui, au premier coup d'œil paroissent les mêmes, sont cependant bien différentes les unes des autres : ces raisonnemens sont suivis d'une description imparfaite de la vérole & de ses symptômes. Ce n'est qu'après cela qu'il commence à s'occuper de son sujet, c'est-à-dire, de l'ancienneté de cette maladie. Il rapporte pour cela l'autorité de quelques anciens Auteurs ; il finit par de très-légeres réflexions sur le gayac, la salsepareille, la squine, & conclut pour l'usage des mercuriels.

ALLMACHER (*Jean-Frédéric*) naquit à Meisenheim, petite ville d'Allemagne, le 5 Décembre 1648. Son pere, *Frédéric Allmacher*, étoit un Chirurgien de réputation. Il prit la premiere teinture des belles-lettres dans le Collége de Darmstadt. Il profita du séjour de Tackius dans cette ville, pour apprendre les premiers élémens de la médecine. Tackius, qui étoit Professeur à Giessen, & qui passa un an à la Cour de Darmstadt, donna tous ses soins à la premiere éducation d'*Allmacher* ; il lui communiqua les principes de la physique & de la chymie. *Allmacher* suivit son premier maître à Giessen, & s'y appliqua à l'anatomie & à la botanique ; il alla ensuite continuer ses études à Leipsic, sous Michel Heiland, & à Ulm, sous Rotelius & Laurent Straussius. A peine eut-il fini ses cours de médecine, qu'il parcourut les différentes écoles de la Saxe, & se fixa pendant quelque tems à Gênes, où il chercha à se former dans la pratique de la médecine, sous le célebre Guerner Rolfincius. La réputation de Silvius de Leboë l'attira quelque tems après à Leyde, où il prit le bonnet de Docteur le 21 Juin 1672, après avoir soutenu une these, *de morbis castrensibus.* Il alla d'abord exercer la médecine à Francfort, où sa famille avoit changé sa demeure ; il fut appellé bientôt après à Aschafenbourg, pour être le Médecin ordinaire de cette ville ; il quitta cette place un an après pour remplir celle de Médecin du Comte & de la ville de Wertheim. Il y exerça la Médecine pendant dix ans d'une maniere très-distinguée, au point que, lorsque *Allmacher* voulut revenir à Francfort, les habitans de Wertheim s'opposerent long-tems à son départ.

Il

Il trouva à Francfort la même considération, la même estime. Il avoit déjà été Agrégé en 1679 à l'Académie des Curieux de la Nature, à la place de Schæffer. Enfin, il mourut à Francfort en 1686, âgé de 38 ans, après avoir donné les ouvrages suivans :

1. *De morbis castrensibus.* Lugduni-Batav. 1672, *in-4.*

2. *Observatio de luxatione vertebrarum dorsi.* Francofurti, 1683, *in-4.*

3. *De tumore genu ex lapsu, pro luxatione malè curato.* Ibid. 1685, *in-8.*

4. *De enterocele desperatâ curatâ.* Ibid. 1685.

Ces trois derniers ouvrages sont aussi rapportés dans les Ephémérides d'Allemagne.

ALMAN, (*Paul*) appellé encore *de Middelbourg*, du nom du lieu de sa naissance, qui est la Capitale de la Zélande. Il passa une partie de sa jeunesse à Louvain, où il se livra à l'étude de la médecine & des mathématiques : il y fit des progrès rapides ; il fut même regardé, au rapport de Jules-César Scaliger, comme le premier Mathématicien de son tems. Le desir de voyager lui fit quitter sa patrie ; il s'arrêta en Italie, sur-tout à Padoue, où il enseigna l'astronomie en 1479 ; deux ans après, c'est-à-dire en 1481, il fut fait Médecin de Frédéric, Duc d'Urbin, Capitaine général du royaume de Naples, & Gonfalonier de l'Eglise Romaine. Il remplit en 1483 la même place auprès de Gui Eubalde, Marquis de Montferrat, successeur de Frédéric au duché d'Urbin. Par la faveur de ce Prince, & celle de l'Empereur Maximilien, il fut nommé en 1494 à l'évêché de Fossonbrone : appellé à Rome par les Papes Jules II & Léon X, il assista au concile de Latran, & fut fait Président de la Congrégation établie pour la réformation du Calendrier. Enfin, il mourut dans cette ville en 1534, âgé d'environ 89 ans.

Paul Alman, dans une lettre qu'il écrivit en 1487 au Duc d'Urbin, au Marquis de Montferrat & à Octavien de Ubaldini, annonça que vingt ans après il regneroit des maladies cruelles & difficiles à guérir, & qu'elles attaqueroient ceux qui étoient nés sous le signe du scorpion. Il ajoutoit qu'il en avoit trouvé la cause dans la conjonction de Saturne, de Jupiter & de Mars, arrivée au vingt-troisieme degré du scorpion, le 25 Novembre 1484. Plusieurs ont cru, d'après Maynard, trouver dans ce prognostic une prédiction relative aux maladies vénériennes. Mais on ne peut que plaindre la crédulité de ceux qui adoptent une idée aussi ridicule ; ces maladies commencerent à se faire sentir en Espagne en 1493, par conséquent quatorze ans trop tôt, eu égard à la prédiction d'*Alman* : elles attaquerent ceux qui n'étoient pas nés sous le signe du scorpion, avec la même activité que ceux à la naissance desquels cet astre avoit présidé.

Nous connoissons de *Paul Alman* deux ouvrages, dont aucun n'est relatif à la médecine : le premier, *de Paschali observatione*, en quatorze livres, dédié au Pape Leon X; le second, *de die Passionis Dominicæ*, en dix-neuf livres, dédié à l'Empereur Maximilien I.

ALMELOVEEN (*Théodore-Jansson ab*) naquit le 24 Juillet 1657, à Midrecht, Bourg du Territoire d'Utrecht, dans la Prévôté de Saint-Jean : *Corneille d'Almeloveen*, son grand-pere, avoit été Sénateur d'Utrecht en 1637. Après avoir fait ses humanités, il suivit l'Université de cette ville, où il fit de grands progrès, sous les Professeurs Grævius, Devries & Leusden, & par rapport à la médecine, sous les Professeurs Vallan & Munniks. En 1680, il soutint, sous le premier, une thèse publique *de semine* : l'année suivante, le 23 Juin, il en soutint une autre sur l'*asthme*; ce fut alors qu'il fut reçu Docteur en médecine. Il alla à Amsterdam, ensuite à Goude, pour y exercer sa Profession, jusqu'à ce qu'en 1687, il épousa la fille d'Immerseel, Bourg-mestre de la ville de Goude, où il avoit fixé son domicile; il s'y signala par plusieurs ouvrages qui lui procurerent, dans l'Académie impériale des Curieux de la nature, une place qu'il occupa sous le nom de *Celsus secundus*. En 1697, il fut appellé à Harderwyk, pour y être Professeur en histoire & en langue grecque : il y fut fait encore Professeur en médecine, en 1702. Il exerça ces emplois jusqu'à sa mort, d'une maniere qui fait beaucoup d'honneur à sa mémoire. Il est mort à Amsterdam, en 1712, sans enfans. Il a laissé à l'Université d'Utrecht, toutes les éditions de Quintilien, qu'il avoit pu ramasser, dont le catalogue a été imprimé dans l'histoire critique de la République des lettres, par Masson, & ses manuscrits, à un de ses amis : ses ouvrages sont :

1. *Inventa nov-antiqua*. Amstelodami, apud *Janssonio-Waasbergios*, 1684, *in*-4. C'est un abrégé historique de la médecine, & principalement des nouvelles découvertes, relatives à quelques unes de ses parties. L'Auteur traite d'abord de l'origine & des progrès de la médecine, des honneurs qui ont été rendus anciennement aux Médecins, des diverses sectes de la médecine, des inconvéniens qu'on peut craindre du mépris que plusieurs Médecins témoignent pour les langues savantes, de l'utilité de la philosophie pour ceux de cette Profession, & des causes qui ont fait que nous ne connoissons pas tout ce que les anciens ont cru. L'Auteur cherche à faire voir ensuite, en particulier, qu'Hippocrate, Aristote & plusieurs autres ont parlé de la génération de l'homme par les œufs; que les conduits salivaires n'ont pas été découverts par Stenon, ayant été connus de Galien, de même que les glandules de l'estomac, dont on donne la gloire à Willis. Il prétend encore, fondé sur un passage de Nemesius, qui vivoit au quatrieme siecle, qu'on connoissoit long-tems avant Sylvius, l'usage de la bile pour la digestion des alimens. Il ajoute qu'il paroît, par divers endroits des écrits d'Hippocrate & de Galien,

que le fuc pancreatique de Virfungus, les glandules des inteftins de Peyer, & les veines laétées d'Afellius, n'ont pas échappé aux lumieres de ces deux Princes de la médecine ; & fi l'on en croit Leonicenus, que cet Auteur cite là-deffus, il eft parlé du canal thorachique dans le livre d'un Médecin de Rome, imprimé à Venife, près d'un fiecle avant Pecquet, à qui on l'attribue.

2. *Onomafticum rerum inventarum ad virum clariff. Jacobum Vallam.* Se trouve à la fuite du précédent.

3. *Varii tomi horti Indici Malabarici.* Il a travaillé à la compofition de la fixeme partie de cet ouvrage, imprimé à Amfterdam, en 1697, en 12 vol. *in-fol.*

4. *Hippocratis Aphorifmi cum locis parallelis Hippocratis & Celfi, græcd & latiné.* Amftelodami, 1685, *in-24.*

5. Nous avons encore de lui une nouvelle édition des huit livres de Celfe, fur la médecine, fous le titre de *Aur. Corn. Celfi de medicinâ lib. VIII, brevioribus Rob. Conftantini, Cafauboni, aliorumque fcholiis ac locis parallelis illuftrati.* Amftelodami, apud *Joh. Wolters*, 1687, *in-12.* Cette édition a été très-eftimée : l'Editeur y a ajouté des commentaires très-utiles & très-profonds, & une table fort commode : on y trouve, 1°. la vie de Celfe, par Rhodius ; 2°. la differtation de ce dernier, *de aciâ & de ponderum ac menfurarum apud Celfum ratione ;* 3°. une table de toutes les éditions des œuvres de Celfe ; 4°. l'ouvrage eft terminé par une table très-étendue, & qu'on avoit fouhaité, depuis long-tems, dans les œuvres de ce Médecin.

6. Une édition de l'ouvrage de Cælius Aurelien, *de morbis acutis & chronicis*, avec des notes. A Rotterdam, 1709, *in-4.*

Almeloveen ne s'eft pas feulement appliqué à la médecine ; il a encore été Hiftorien & Littérateur : on peut en juger par les ouvrages fuivans que nous tenons de lui : 1°. *De vitis Stephanorum.* 2°. *Notæ ad Juvenalem.* 3°. *Fragmenta veterum Poetarum.* 4°. *Strabo cum notis variorum.* 5°. *Fafti confulares.* 6°. Une édition des ouvrages de Jean Decker, *de fcriptis adefpotis, pfeudopigraphis & fuppofititiis conjecturæ.* 7°. *Bibliotheca promiffa.* On a encore publié à Amfterdam, en 1686, fes opufcules qui contiennent, 1°. *fpecimen antiquitatum è facris profanarum ;* 2°. *Conjectanea ;* 3°. *Fragmenta veterum Poetarum ;* 4°. *Plagiariorum fyllabus.*

ALMENAR, (*Jean*) Efpagnol, Docteur en philofophie & en médecine, qui vivoit dans le feizieme fiecle : il eft le premier de fa nation qui ait écrit fur les maladies vénériennes : il a donné :

De morbo Gallico, liber. Papiæ, apud *Bernardinum de Geraldis*, 1516, *in-fol.* Bafileæ, apud *Henricum Bebelium*, 1536, *in-4.* imprimé encore avec les ouvrages d'Ange Bologninus de Leonicene, & d'Alexandre

Benedicti, à Lyon, en 1528 & 1539, *in-8*. L'Auteur y annonce, avec un ton d'affurance, une méthode des plus efficaces : il la donne comme la meilleure : il n'héfite pas à affurer qu'il n'y a aucun fymptôme qui puiffe y réfifter, qu'elle guérit les malades fans les retenir dans leur lit, fans provoquer aucune falivation ; mais on ne trouve rien dans fon ouvrage qui réponde à des promeffes auffi flatteufes. L'Auteur y donne une preuve de fon attachement aux anciens préjugés de fa nation, c'eft-à-dire, d'une vénération pour les perfonnes attachées à l'Eglife, mais qui devient ridicule par fon excès. Il établit deux caufes de la vérole ; la premiere dépend du contact immédiat avec des perfonnes infectées ; mais il n'ofe attribuer à cette caufe les fymptômes vénériens, dont les Prêtres & les Religieux font infectés : il défigne, pour eux feulement, une feconde caufe, de fa création, qu'il déduit de l'influence ou de la corruption de l'air : *Per quam caufam piè credendum eft eveniffe inPræfbiteris & Religiofis* ; mais il faut tout dire : *Almenar* étoit dans un pays, où rien n'étoit moins connu que la liberté, où tout, jufqu'au Souverain, étoit totalement afservi fous la domination des Prêtres & des Moines. La crainte de l'inquifition peut avoir prêté à notre Auteur un langage qu'il a pu défavouer intérieurement.

ALOI (*François*) eft l'Auteur de l'écrit fuivant, qu'il a dédié au Comte de Canale, Envoyé extraordinaire du Roi de Sardaigne, auprès de l'Empereur.

Difcorfi due epiftolari foprà una terra falina purgante, di frefco nel Piemonte fcoperta ; c'eft-à-dire, *deux difcours épiftolaires fur une terre faline purgative, découverte, depuis peu, en Piémont.* A Turin, 1757, *in-4.* La premiere de ces deux lettres eft adreffée au Comte de Canale ; la feconde à Valcarenghi, Médecin de Crémone : l'Auteur y décrit avec foin les préparations chymiques, les expériences & les obfervations que l'on a faites fur cette terre, fon utilité, & fes propriétés fingulieres pour différentes maladies, pour la dyffenterie, le tenefme, &c.

ALOS, (*Jean*) Médecin Efpagnol, qui vivoit fur la fin du fiecle dernier ; il exerçoit la médecine à Barcelone, Capitale de la Catalogne, & étoit Profeffeur en médecine dans l'Univerfité de cette ville : il fe dit Protomédic de cette même province ; il ne l'étoit cependant pas. La place de Protomédic de la Catalogne eft réunie depuis long tems à celle de premier Médecin du Roi d'Efpagne : celui-ci délegue un Médecin pour en faire les fonctions dans cette province, avec le titre de Subftitut du Protomédic. *Alos* étoit de même délegué : il s'arroge donc un titre qui n'appartenoit qu'à celui duquel il tenoit fes pouvoirs : il a donné :

1. *Criticum apologema adversùs flateram jatricam Michaelis Vital.* Barcinonæ, 1665.

2. *Pharmacopœa Cathalana, five antidotarium Barcinonenfe reftitutum & reformatum.* Barcinonæ, apud *Ferrer*, 1686, *in-fol.*

3. *Difquifitio de corde hominis phyfiologico-anatomica.* Barcinonæ, 1694.

ALPAGO, (*André*) Médecin du quinzieme fiecle, natif de Belluno, Capitale du Bellunez, dans l'Etat de Venife. Il a corrigé la traduction des Cantiques d'Avicenne, par Armangauld Blafius : fa correction a été imprimée à Venife, *apud Juntas*, 1546, 1555, 1582, 1608, *in-fol.* A Bâle, 1556, *in-fol.* publiée par Bern. Rinius. Il a traduit le Breviaire, c'eft-à-dire, la pratique de Jean Serapion. Cette traduction a paru à Venife, 1550, *in-fol.* Il a traduit de l'arabe en latin, le traité d'Avicenne *de Syrupo acetofo* ; fa traduction a été imprimée à Venife, *apud Juntas*, en 1544 & 1555, *in-fol.* & à Bâle, chez *Jean Hœrvagius*, en 1556, *in-fol.* enfin il a traduit en latin le traité des limons d'Embitar ; cette traduction a été imprimée à Paris, chez *Bindan*, en 1602, *in-4.*

ALPHANIUS (*François*) naquit à Salerne dans le commencement du feizieme fiecle ; il s'y appliqua à l'étude de la médecine, & y reçut les honneurs du Doctorat : il a donné l'ouvrage fuivant :

Opus de pefle, febre peflilentiali & febre malignâ, nec non de variolis & morbillis, quatenùs nondum peflilentes funt. Neapoli, apud *Horatium Salvianum*, 1577, *in-4.* Hamburgi, 1589, 1618, *in-8.*

ALPHESIO, (*Hyacinthe de*) Médecin Efpagnol, natif d'Elche, ville d'Efpagne, dans le Royaume de Valence : nous avons de lui :

1. *De pefle & verâ diftinctione inter febrem peflilentem & malignam, non hactenus perfpectâ, opus, etfi novum, novo tamen & inopinato flylo exornatum, variifque auctoritatibus fultum.* Neapoli, apud *Ægidium Longum*, 1628, *in-4.* On trouve à la fuite de cet ouvrage, un petit traité de la petite vérole & de la rougeole.

2. *De præfervatione à calculis atque cunctis ferè morbis, deque renalium medullâ opus.* Ibid, 1632, *in-4.*

ALPIN, (*Profper*) Médecin célebre, étoit de Maroftica, petite ville de l'Etat de Venife, où il naquit le 23 de novembre 1553. François Alpin, fon pere, qui étoit auffi Médecin, voulut d'abord le pouffer dans les études ; mais il avoit plus d'inclination pour les armes ; il voulut fuivre un de fes freres, qui les portoit avec réputation dans l'Etat de Milan, où il eut même des emplois confidérables : cependant, comme fon pere le prefloit d'étudier en médecine, il craignit de lui défobéir, & il fe fit une affaire d'honneur de réuffir dans la profeffion qu'on lui confeilloit de fuivre. Il alla à Padoue ; il y étudia avec tant de foin & d'affiduité, qu'ayant été reçu Docteur en 1578, avec un applaudissement général, il voulut se retirer de la foule des Médecins, par son mérite & par ses ouvrages. Il s'attacha à la botanique, & il conçut le dessein de composer l'histoire du baume ; mais, pour y réussir, il crut qu'il devoit voyager & examiner la nature des plantes, par la qualité des terres qui les produisent. Le Ciel favorisa le dessein de ce grand homme ; car la République de Venise ayant nommé George Hemi pour être Baile ou Consul en Egypte, celui-ci y mena *Alpin* en qualité de son Médecin : *Alpin* y resta trois ans : les ouvrages qui nous restent de lui sont les témoins & les dépositaires des recherches curieuses qu'il y fit. A son retour en Italie, André Doria, Prince de Melphe, l'engagea à être son Médecin ; mais la République de Venise ne voulant pas être plus long-tems privée d'un sujet du mérite de *Prosper Alpin*, le nomma Professeur en botanique dans l'Université de Padoue, & Directeur du jardin de botanique ; *Alpin* y parut avec beaucoup d'éclat & de réputation, & y mourut en 1616, le même jour du mois de Novembre, auquel il étoit né, âgé de 63 ans ; il étoit devenu sourd depuis quelque tems. Il laissa quatre fils : *Antoine*, savant Jurisconsulte, mourut de peste en 1631 ; *Jean*, qui étoit Médecin, mourut en 1637 ; s'il avoit succédé au nom de son pere, il n'avoit pas hérité de ses talens ; *Maurice*, Moine du Mont-Cassin, paya le tribut à la nature en 1644 ; le dernier fit profession des armes ; mais si la famille d'*Alpin* est périe en si peu de tems, les enfans de son esprit ne mourront jamais. Outre divers ouvrages manuscrits qu'il a laissés, nous avons les suivans, qui ont été imprimés.

1. *De mediciná methodicá, libri XIII,* Patavii, apud *Franciscum Bolzettam*, 1611, *in-fol.* Lugduni-Batav. 1719, *in-4.* Alpin, fort attaché à la Secte des Méthodistes, cherche à la faire revivre ; &, pour y réussir, il tâche de la concilier avec la médecine dogmatique.

2. *De mediciná Ægyptiorum, libri quatuor.* Venetiis, apud *Franciscum de Franciscis*, 1591, *in-4.* Parisiis, apud *Redelichuysen*, 1645, *in-4.* apud *Viduam Guill. Pelé*, 1646, *in-4.* & *cum Bontio*, 1649, *in-4.* Lugduni-Batav. apud *Boutestein*, 1718, *in-4.* On a joint à cette derniere édition le traité de Bontius *de. mediciná Indorum.* On y trouve un détail très-étendu sur les différentes méthodes de tirer du sang chez les Egyptiens, comme par l'ouverture de l'artere ou de la veine, les ventouses, les scarifications, les *inustions*, &c. sur les opérations de chirurgie usitées chez ce peuple ; enfin sur les différens médicamens qu'ils emploient le plus fréquemment.

3. *De plantis Ægypti, liber.* Venetiis, apud *Franc. de Franciscis*, 1591, 1592, *in-4.* 1633, *in-4.* Patavii, 1639, *in-4.* & apud *Paulum Frambottum*, 1640, *in-4.* Lugduni-Bataviorum, 1735, *in-4.* Alpin ne se contente pas de faire la description des plantes de l'Egypte ; il releve encore une multiplicité d'erreurs, qui s'étoient

répandues fur leurs vertus. On a ajouté à la premiere édition de
Padoue des notes & des obfervations de Jean Vesling, & le traité
d'Alpin *de Balfamo*. Celle de *Frambott* eft la plus correcte.

4. *De Balfamo, dialogus*. Venetiis, apud *Franc. de Francifcis*, 1591,
1592, *in-4*. Ibid. 1640, *in-4*. Patavii, apud *Frambottum*, 1639, *in-4*.
traduit en françois par Antoine Colin. A Lyon, 1619, *in-8*.

5. *De plantis exoticis, libri duo*. Venetiis, apud *Johann. Guerilium*,
1627, 1629, *in-4*. 1656, *in-4*. Cet ouvrage, dédié au Sénateur
Nicolas Contarini, Hiftoriographe de la République, renferme
deux parties. La premiere traite des plantes de l'isle de Crete ; la
feconde de celles des autres lieux, mais fur-tout des environs de
Conftantinople.

6. *De Rhapontico*. Patavii, apud *Petrum Bertelium*, 1612, 1622, 1640,
in-4. Lugduni-Batav. 1618, *in-4*. C'eft une differtation académique, foutenue dans les Ecoles de médecine de l'Univerfité de
Padoue. L'Auteur y donne une defcription exacte de la plante du
rhapontic, inconnue en Europe jufqu'à ce moment ; il en examine
en même-tems les vertus.

7. *De præfagienda vitâ & morte Ægrotantium, libri VII*. Venetiis,
apud hæredes *Melchioris Seffæ*, 1601, *in-4*. Francofurti, apud
Jonam Rhodium, 1601, & apud *Emmelium*, 1621, *in-8*. Lugduni-
Batavorum, apud *Severinum*, 1710, *in-4*. Il y en a auffi une édition de 1654, *in-4*. & une autre de Leyde, 1710, *in-4*. que nous
devons à Boërhaave. Cet ouvrage a encore été réimprimé à Francfort, chez *Rhodius* en 1621, *in-8*. fous le titre nouveau de *medicinalium obfervationum hiftorico-criticarum, libri VII*. L'Auteur
rappelle tout ce que nous trouvons dans les œuvres d'Hippocrate,
relativement aux prédictions dans les maladies. Il préfente les
mêmes principes dans un nouveau goût ; il y en ajoute beaucoup
d'autres qu'il déduit des préceptes des anciens Médecins ; il les
fonde fur l'obfervation de plufieurs fiecles ; il les autorife de fa
propre expérience.

8. *Opera pofthuma*. Lugduni-Batav. 1735, *in-4*.

Alpin étoit devenu fort fourd quelque tems avant fa mort ; cette
incommodité l'engagea à faire des recherches fur les caufes de fa
maladie, & les moyens de la détruire. Il avoit commencé un traité
fu la furdité, qui s'annonçoit comme ce qui avoit paru de mieux fur
cette matiere ; mais la mort l'empêcha d'y mettre la derniere main.

Alpin a encore laiffé entre les mains de fes héritiers plufieurs manufcrits ; 1°. *Prælectiones in gymnafio Patavino* ; 2°. *de medicinâ
Ægyptiorum, liber V*. C'eft une fuite des quatre livres fur le même
fujet, dont il a déja été parlé ; 3°. *de naturali rerum in Ægypto
obfervatarum hiftoriâ, lib. V, variis plantarum, lapidum & animalium*

iconibus exornati. Ce manuſcrit qu'on regarde comme précieux, étoit conſervé dans la Bibliotheque de Louis Campolongi, avec des additions & des augmentations de Jean Rhodius.

ALPRUNUS, (*Jean-Baptiſte*) Médecin du fiecle dernier, exerçoit ſa profeſſion à Vienne en Autriche, où il étoit Médecin de l'Impératrice Douairiere Eléonore. Il n'eſt connu que par l'ouvrage ſuivant :

Experimentum medicum de contagione Viennenſi. On le trouve dans l'ouvrage de Jacques-Jean Wenceslas d'Obvzensky, qui a pour titre : *Præſervativum univerſale naturali bono publico inſerviens*, imprimé à Prague, chez l'Imprimeur de l'Univerſité, en 1680, *in-*4.

ALRUTZ (*Jean-Guillaume*) a donné : *vade mecum*, qu'on a imprimé avec les obſervations de chirurgie de George Clacius. A Hanov. 1722, *in-*8.

ALSAHARAVIUS. *Voyez* ALBUCASIS.

ALSARIUS *de la Croix*, (*Vincent*) Médecin Italien, naquit à Genes vers le milieu du feizieme ſiecle ; il acquit beaucoup de réputation par l'étendue de ſes connoiſſances dans la phyſique & la médecine ; il fut chargé, pendant quelque tems, de donner des leçons dans l'Univerſité de Bologne, & s'en acquitta avec diſtinction. Il fut enſuite Profeſſeur de médecine-pratique à Rome. Nous avons de lui les ouvrages ſuivans :

1. *De epilepſiâ, ſeu comitiali morbo, lectionum Bononienſium libri tres.* Venetiis, apud *Danielem Zannett.* 1603, *in-*4. On peut conſidérer cet ouvrage comme diviſé en deux parties. La premiere, qui n'eſt relative qu'à la théorie, traite de la définition, des différences, des cauſes & des ſymptômes de l'épilepſie. La ſeconde eſt vraiment pratique ; elle roule ſur la partie thérapeutique de cette maladie.

2. *Conſultatio medica ad Ludovicum Mercatum pro virgine ſanctimoniali.* Venetiis, apud *Ciotti*, 1606, *in-*4.

3. *Reſponſum medecinale pro aſthmate Cardinalis Caietani.* Ibid. apud *Bertoni*, 1607, *in-*4.

4. *De ſugillatione, quæ hypopion dicitur.* Ravennæ, 1609, *in-*4.

5. *De verme admirando per nares egreſſo, commentariolum ad Fulvium Angelinum, cum hujuſdem de eodem brevi diſcurſu.* Ravennæ, apud *hæredes Petri Johannelli*, 1610, *in-*4.

6. *De morbis capitis frequentioribus.* Romæ, apud *Guillelmum Faciotum*, 1617, *in-*4. Venetiis, 1619, *in-*4. L'Auteur ne ſe borne pas

à

à la méthode la plus propre à guérir les maladies de la tête ; il donne encore les signes propres à les distinguer les uns des autres. Il ne parle que de quatre de ces maladies, du catarrhe, de la phrénésie, de la léthargie & de l'épilepsie.

7. *De quæsitis per Epistolam in arte medicâ, Centuriæ IV.* Venetiis, apud *Juntas*, 1622, *in-fol.* Cet ouvrage est une collection d'observations & de consultations.

8. *Disquisitio generalis de fœtu nonimestri parvæ adeò molis, ut vix quadrimestris appareret, in adolescentulâ primiparâ.* Romæ, apud *Faccioti*, 1627, *in-4.*

9. *Consultatio medica pro adolescente, oblivione & surditate laborante.* Romæ, 1629, *in-4.*

10. *Prudenza methodica per preservar si d'all'imminente peste.* A Rome, chez Mozotto, 1630, *in-4.*

11. *Consilium prophylacticum à lue pestiferâ.* Romæ, 1631, *in-4.*

12. *Vesuvius ardens.* Romæ, apud *Guillelmum Facciotum*, 1631, 1632, *in-4.* Cet ouvrage, divisé en deux livres, comprend d'abord une description de l'éruption du Mont-Vésuve, arrivée le 16 Décembre 1631. Elle est suivie de quelques recherches sur les causes de cette éruption.

13. *De hæmophtysi, seu sanguinis sputo, liber.* Romæ, 1633, *in-4.*

14. *Ephemeridum, id est, diuturnarum observationum libri duo priores & posteriores.* Bononiæ, apud *Rossium*, 1598, *in-4.* Ibid. 1641, *in-4.*

ALSTEDIUS, (*Jean-Henri*) Allemand, né en 1588, fut un des fameux Ecrivains Protestans du dix-septieme siecle ; il demeuroit à Herborn, petite ville du Comté de Nassau, dans la Vétéravie, & fut un des Calvinistes qui souscrivirent au fameux Conciliabule de Dodrecht. Il mourut en 1638, âgé de cinquante ans, après avoir donné les ouvrages suivans, qui ne laissent aucun doute sur son érudition :

1. *Nomenclator medicinæ.* Herbornæ Nassoviorum, 1630.

2. *Clavis artis Lullianæ.* Argentorati, 1633, 1652, *in-8.* & avec les œuvres de Raymond Lulle. Argentorati, 1617, *in-8.*

3. *Encyclopedia.* Herbornæ Nassoviorum, 1630, *in-fol.* deux vol. Lugduni, 1649, *in-fol.* deux vol. Les livres XXVII, XXIX, XXXII, XXXIII de cet ouvrage, contiennent plusieurs objets relatifs à la médecine. Dans le XXVIIe on trouve trois sections que l'Auteur donne comme renfermant toute la médecine : la premiere, suivant le sentiment d'Hippocrate & de Galien ; la seconde, suivant les idées des Chymistes ; la troisieme, suivant les principes des Modernes : on y trouve encore une table de toutes les maladies par

ordre alphabétique , & l'énumération de tous les médicamens compofés, qui font en ufage. La fin de ce livre préfente un tableau
des dofes de ces médicamens, fait par Martin Ruland. Le livre
XXIXe. renferme les articles fuivans : *Georgica , Phyturgica , Bu-
colica , Arto-Poëtica , Œnoëtica , Zytheptica , Pharmaco-Poëtica ,
Metallurgica.* Le chapitre IXe. du livre XXXIIe. contient une hiftoire de la médecine ; le livre fuivant préfente un traité de la
gymnaftique. Enfin , on trouve dans le XXXVe. le même ouvrage que nous avons déja indiqué , fous le titre de *Nomenclator
medicinæ.* En général , on regarde cet ouvrage comme une rap-
fodie ; cependant il y a de bonnes chofes qui pourroient être utiles , fi on les dépouilloit du verbiage dont elles font accompagnées.

Outre les ouvrages que nous venons de rapporter , & qui font relatifs à la médecine , nous connoiffons encore du même Auteur :
1°. *Methodus formandorum ftudiorum* ; 2°. *Philofophia reftituta* ; 3°. *Elementa mathematica* ; 4°. *Panacea philofophica* ; 5°. *Thefaurus chrono-
logiæ.*

ALSTON , (*Charles*) Médecin Ecoffois , mort depuis quelques années , étoit Profeffeur de médecine & de botanique à Edimbourg.
Il a donné :

1. *A differtation on quick-lime and lime-water* ; c'eft-à-dire , *differtation fur la chaux vive & l'eau de chaux.* A Londres , 1752. Cet
ouvrage , écrit en faveur des Mariniers , préfente l'eau de chaux
comme utile dans le fcorbut putride , moins par fa vertu anti-fep-
tique , que par fa qualité pénétrante , déterfive & diurétique. On y
trouve la maniere d'employer la chaux pour préferver l'eau de la
corruption. Les expériences que l'Auteur a faites à ce fujet , &
qu'il rapporte , font faciles , fans danger , & ne font pas difpen-
dieufes.

2. *Tyrocinium Edimburgenfe.* Edimburgi , 1753 , *in-8.* Il y eft parlé
de fix cent une plantes rangées fuivant la méthode de Tournefort.
L'ouvrage eft précédé d'une favante differtation fur les principes
les plus purs de la botanique , dans laquelle l'Auteur donne des
regles fages & utiles pour cette fcience , & condamne beaucoup
des principes de Linné.

3. *Lectures on the materia medica , containing the natural hiftory of
drogs , their virtues and dofes ,* &c. c'eft-à-dire , *Leçons fur la matiere médicale , contenant l'hiftoire naturelle des drogues , leurs vertus , leurs dofes ,* &c. A Londres , chez *Dilly* , 1770 , 1772 , *in-4.*
deux vol. Cet ouvrage a été rédigé fur les manufcrits de l'Auteur , & publié par *J. Hope* , Profeffeur de l'Univerfité d'Edimbourg.

Il contient quatre-vingt-deux leçons, dont les onze premieres fervent d'introduction. L'Auteur y parle de l'invention des remedes, de la maniere dont ils produifent leur effet, des révolutions que la médecine a éprouvées, &c. Il donne des notions fuccinctes, mais exactes, fur l'hiftoire naturelle des drogues, fur leurs vertus, fur leurs dofes ; il y a joint des inftructions pour l'étude de la matiere médicale. L'ouvrage eft terminé par un appendix fur la maniere de dreffer des formules. On trouve dans ces leçons des réflexions fages, des recherches profondes, & des obfervations utiles.

ALTAN DE SALVAROLA, (*le Comte François*) favant Italien, Membre de l'Académie d'Udine, a prononcé, en 1760, le difcours fuivant dans une féance de cette Académie :

Della fomiglianza, &c. c'eft-à-dire, *de la reffemblance qui fe trouve entre le regne végétal & le regne animal, & des avantages que l'un procure à l'autre.* À Venife, chez Fenzo, 1763.

ALTEN, (*Barthelemi*) natif de Nufia, & fuivant certains, de Nuys, étoit Docteur en philofophie & en médecine : il vivoit dans le quinzieme fiecle. Il a publié des corrections fur Jean de Saxonia, fous le titre fuivant :

Scriptum Joannis de Saxonia fuper alchalitium emendatum. . . . cum ipfo. . . . . Venetiis, 1485, *in-4.*

ALTMANN (*Jean-Gafpard*) a écrit :
De menfium fuppreffione. Erfordiæ, 1684, *in-4.*

ALTMANN (*Charles Népomucene*) eft connu par l'ouvrage fuivant :
Analyfis plantarum anti-fcorbuticarum. Viennæ, 1766, *in-8.*

ALTOMARI, (*Donat Antoine ab*) Médecin & Philofophe, étoit de Naples, où il s'attira beaucoup de réputation vers l'an 1558. Nous avons de lui :

1. *Methodus alterationis, digeftionis, concoctionis, præparationis ac purgationis, ex Hippocratis & Galeni fententiâ.* Venetiis, apud *Gryphium*, 1547, *in-4.* Lugduni, 1548, *in-12.*

2. *Trium quæftionum, nondùm in Galeni doctrinâ dilucidatarum, compendium.* Venetiis, apud *Gabrielem Gialitam*, 1550, *in-8.*

3. *Nonnulla opufcula nunc primùm in unum collecta & recognita, cum locis omnibus in margine additis.* Venetiis, apud *Marcum de Maria*, 1561, *in-4.* On y a ajouté le traité *de fanitatis latitudine.*

4. *Ars medica, de medendis corporis humani malis.* Neapoli, apud *Mathiam Cancrum,* 1553, *in-4.* Venetiis, 1558, *in-8.* & apud *Marcum de Maria,* 1565, 1570, 1658, *in-4.* & apud *Paulum Mejettum,* 1597, 1600, *in-4.* On le trouve encore dans le traité *de febre peſtilenti,* de Pierre Salius Diverſus, Hardervici, apud *Societatem,* 1656, *in-8.* Neapoli, 1661, *in-4.* Venetiis, 1670, *in-4.*

5. *De medendis febribus, ars medica.* Neapoli, apud *Marcum de Maria,* 1562, *in-4.*

6. *De mannæ differentiis ac viribus, deque eas dignoſcendi viâ ac ratione.* Venetiis, apud *Marcum de Maria,* 1562, *in-4.*

7. *De vinaceorum facultate & uſu.* Neapoli, apud *Trew,* 1562, *in-4.* Venetiis, apud *Maria,* 1563, *in-4.* trad. en italien, à Florence, 1576, *in-8.*

8. *Opera omnia in unum collecta.* Lugduni, apud *Guillelm. Rouillium,* 1565, 1586, *in-fol.* Neapoli, 1573, *in-fol.* Venetiis, apud *Vincent. Valgriſium,* 1574, & apud *Mejett.* 1600, *in-fol.* Lugduni, 1575, *in-fol.* Outre les ouvrages dont nous venons de faire mention, ce volume contient encore les traités ſuivans : 1°. *de utero gerentibus.* Cet ouvrage tend à prouver que la ſaignée eſt un foible ſecours pour empêcher l'avortement ; 2. *de alteratione, concoctione, digeſtione, præparatione ac purgatione* ; 3°. *de ſedimento in urinis* ; 4°. *quod functiones principes juxta Galeni decreta anima non in cerebri ſinibus, ſed in ipſius corpore exerceat* ; 5°. *quod naturalis ſpiritus in doctrinâ admittatur & non omnino ſit abolendus, ut quibuſdam viſum eſt;* 6°. *Quod exquiſita tertiana ad ejuſdem Hippocratis & Galeni ſententiam in genere acutorum morborum contineatur* ; 7°. *de peſtilenti febre.*

ALTUS, Médecin du ſiécle dernier, qui n'eſt connu que par l'ouvrage ſuivant : *Mutus liber, in quo tamen tota philoſophia Germanica figuris hierogliphicis depingitur.* Rupellæ, 1677, *in-fol.*

ALVAREZ, (*Antoine*) Médecin du ſeizieme ſiecle, étoit frere de Didace, Archevêque de Trani, dans le royaume de Naples. Il fut Docteur & Profeſſeur en médecine dans les Univerſités d'Alcala de Henarez & de Valladolid. Il étoit attaché à Pierre Giron, Duc d'Oſſone, & le ſuivit dans le royaume de Naples, lorſque ce Seigneur en fut nommé le Viceroi. Ce fut pendant ſon ſéjour dans ce royaume, qu'il fit imprimer l'ouvrage ſuivant :

Epiſtolarum & conſiliorum medicinalium pars prima, omnibus non medicis modò, ſed etiam philoſophiæ ſtudioſis utiliſſima. Neapoli, apud *Horatium Salvianum,* 1585, *in-4.* On trouve à la fin de cet ouvrage la défenſe de Jean Altimar contre l'Apologie de Salvus Silianus.

ALVAREZ Chacon, (*Didace*) Médecin Eſpagnol de la fin du quin-

zieme fiecle, & du commencement du feizieme. Il exerça la médecine à Seville, Capitale de l'Andaloufie, où il avoit reçu les honneurs
du doctorat. Il écrivit :

Para curar el mal de coftado. A Seville, 1506, *in*-4. C'eft un traité fort
fuccinct fur la pleuréfie ; cette maladie eft connue en Efpagnol fous le
nom de *mal de coftado*, qui, rendu littéralement en François, veut
dire *douleur du côté.*

ÁLVAREZ *de Miraval* (*Blaife*) étoit à la fois Médecin & Théologien, & avoit été reçu au Doctorat de ces deux Facultés dans l'U-
niverfité de Salamanque, en Efpagne. Il vivoit dans le feizieme fiecle, à la fin duquel il donna l'ouvrage fuivant, où il a réuni la théologie à la médecine.

La confervation de la falud del cuerpo y alma, para el buen regimiento
de la falud y mas larga vida del fereniffimo Principe D. Felipe. Me-
tymnæ, 1597, *in*-4. Salmanticæ, apud *Andræam Benaut*, 1601, *in*-4.
c'eft-à-dire, *la confervation de la fanté du corps & du falut de l'ame,*
compofé pour fervir au falut de l'ame & à la prolongation de la vie
du Séréniffime Prince Dom Philippe.

ALVARUS, (*E*) Médecin du fiecle dernier, qui prend, dans l'ouvrage fuivant, le titre de Profeffeur en médecine de la Faculté de Montpellier ; cependant Aftruc n'en fait aucune mention dans fes mémoires
pour fervir à l'hiftoire de cette Faculté. Il a publié :

Sommaire des remedes, tant préfervatifs que curatifs, de la pefte. A Touloufe, 1628, *in*-12.

ALVETAN (*Corneille*) a écrit : *de conficiendo divino elixire, five*
lapide philofophico. On trouve cet ouvrage dans le cinquieme volume
du théâtre chymique, imprimé à Strasbourg, chez *Lazare Zetzner*,
en 1622, *in*-8.

AMABILIS. (*Jean Sifinius*) Nous avons de lui, *de naturâ fœtûs*
difputatio. Romæ, apud *Andræam Phæum*, 1615, *in*-8.

AMALTHÉE, (*Jérôme*) natif d'Oderzo, dans la Marche Trevifane,
fut un favant Philofophe & un très-habile Médecin, vers l'an 1570. Il
avoit une douceur fi engageante, qu'on ne pouvoit le voir fans l'aimer, & il faifoit de fi beaux vers, qu'Antoine Muret, Juge pénétrant
des beautés de la poefie, lui donnoit l'avantage fur tous les Poëtes
Italiens. *Amalthée* mourut dans fon pays en 1573, âgé d'environ 67 ans,
& fut enterré dans l'églife de St. Martin. Jean-Baptifte & Corneille,
fes freres, excelloient auffi dans la poéfie : on a imprimé leurs ouvrages à Amfterdam en 1685 ; ce n'eft qu'un recueil de poéfies. Il a

laiſſé un fils appellé *Attilius*, que le Pape Paul V envoya Nonce à Cologne, avec le titre d'Archevêque d'Athenes. Nous ne connoiſſons d'*Amalthée* qu'un petit poëme intitulé : *Medicina metrica*, imprimé à Rome en 1561, *in-4*. l'Auteur y veut prouver que la poéſie a beaucoup de rapport avec la médecine, & qu'on ne peut être bon Médecin, ſi l'on n'eſt pas Poëte.

AMAND, (*Jean de Saint*) Médecin François, naquit dans le Hainault, & fut d'abord Prévôt des Chanoines de Mons-en-Puelle, enſuite Chanoine de l'Egliſe Cathédrale de Tournai. Il étoit, ſuivant Chomel, Maître-Régent dans la Faculté de médecine de Paris en 1200. Il eſt en effet très-vraiſemblable que, quoique Chanoine de Tournai, il a long-tems profeſſé la médecine dans l'Univerſité de Paris. Jacques de Parts le cite avec éloge, & a fait imprimer un traité de matiere médicale, qu'il avoit extrait de ſes ouvrages.

On ignore le tems de ſa mort. En 1395, on conſervoit ſoigneuſement, dans les archives de la Faculté, le livre de *Saint-Amand*, intitulé, *concordantiæ Joannis de Sanclo-Amando*. Ce livre ſe donnoit en garde au Doyen, qui en rendoit compte à ſon ſucceſſeur. Nous avons ſous ſon nom les ouvrages ſuivans :

1. *Expoſitio & dubitationes, earumque ſolutiones ſuper antidotarium Nicolai*. On le trouve dans les ouvrages de Meſué, édition de Veniſe, 1527 & 1589.

2. *De idoneo auxiliorum uſu libellus*. On le trouve dans les ouvrages qui ont pour titre : *artificialis medicatio*, de Chriſtophe Heilius ; & *methodus cognoſcendi morbos*, de Bertrutius. Moguntiæ, apud *Yvonem Schoffer*, 1534, *in-4*.

3. *De Balneis opuſculum*. On le trouve dans la collection *de Balneis*, imprimée à Veniſe.

4. *Areolæ de virtutibus ſimplicium*. Il n'a été imprimé que dans la bibliotheque médicinale de Schenckius.

Il paroît par les écrits qui nous ſont reſtés de lui, ſoit imprimés, ſoit manuſcrits, qu'il étoit un des plus ſavans Médecins de ſon ſiécle. Il s'occupoit ſur-tout à traduire, extraire & commenter les œuvres d'Hippocrate, ſes aphoriſmes, ſes prognoſtics, le livre de l'art, & le traité de Galien ſur les maladies aiguës.

L'analyſe qu'il donne du traité des prognoſtics d'Hippocrate, & des commentaires de Galien, eſt fort exacte. A la tête de ce manuſcrit, conſervé dans la bibliotheque de l'Abbaye de St. Victor, numéroté 1066, du tems de Mentel, de qui nous empruntons cette note. *Jean de Saint-Amand* débute ainſi : » afin de rappeller ce que j'ai ap- » pris dans ma jeuneſſe, & qui pourroit s'échapper de ma mémoire » par la fragilité de l'âge, ou par différentes occupations, moi, *Jean* » *de Saint-Amand*, Prévôt des Chanoines de Mons-en-Puelle, j'ai

» compilé ce petit ouvrage pour foulager les Ecoliers qui paffent des
» nuits entieres à chercher dans Galien ce qu'ils defirent ardemment
» de trouver ; ainfi je me fuis d'abord rappellé les connoiffances gé-
» nérales, pour paffer enfuite aux connoiffances particulieres «.

On voit par ce manufcrit, qui n'a point été imprimé, que *Jean de
Saint-Amand*, ainfi que fes confreres, dès l'origine de la Faculté de
Paris, étoit beaucoup plus attaché à la doctrine des Grecs, qu'à celle
des Arabes.

AMAND , (*Pierre*) Chirurgien François de la fin du fiécle dernier
& du commencement de celui où nous vivons. Il s'étoit livré particuliérement à la partie des accouchemens, qu'il exerçoit à Paris, & avoit
inventé un inftrument pour l'extraction de la tête du fœtus retenue dans
la matrice. Il eft mort dans cette ville le 22 Juin 1729, après avoir
publié l'ouvrage fuivant :

Nouvelles obfervations fur la pratique des accouchemens. A Paris, 1714,
in-8. Cet ouvrage renferme des faits dignes de la curiofité des Savans; on y trouve, 1°. des réflexions fur les prétendus fignes de
virginité ; 2°. des obfervations fur les divers changemens qui arrivent
dans l'œuf d'une poule, avant la fortie du poulet ; 3°. La defcription
& la maniere de fe fervir d'une machine inventée par l'Auteur pour
tirer la tête de l'enfant féparée de fon corps, & reftée feule dans la
matrice, fans fe fervir d'aucuns inftrumens tranchans & piquans.

AMANRICH , (*Cyr*) natif de Pia, village du Rouffillon, à une lieue
de Perpignan , étudia la philofophie & la médecine dans l'Univerfité
de cette ville; il y prit d'abord le degré de Bachelier en philofophie
le 11 Décembre 1675, & y fut reçu Docteur en médecine le 13
Février 1676. Il fe livra entiérement à la pratique, & fe diftingua dans
l'exercice de fa profeffion. On ne peut s'empêcher de rappeller ici
une anecdote finguliere ; elle fait l'éloge d'*Amanrich* ; mais elle fait
encore plus d'honneur à celui qui a reconnu publiquement le mérite
d'un de fes confreres : un pareil aveu feroit aujourd'hui fort rare. Chicoi-
neau , Chancelier de l'Univerfité de Montpellier, appellé à Perpignan,
en 1695 , auprès de M. de Montmort , Evêque de cette ville, fut fcan-
dalifé de la maniere fimple & finguliere, on peut même dire ridicule ,
dont *Amanrich* étoit habillé ; on eut beaucoup de peine à l'engager à
confulter avec lui; mais après l'avoir entendu, il fe rendit auprès du malade pour lui annoncer fon départ, en ajoutant : *Vous n'avez plus befoin de
moi , j'ai trouvé mon maitre.* L'exercice de la médecine n'empêcha
pas *Amanrich* de fe livrer aux fonctions de la Régence. Il fe rendit, en
1700 , aux follicitations des Confuls de Perpignan, & fe chargea de
remplir une Chaire de médecine dans l'Univerfité de cette ville. Il
la quitta en 1708 , pour la faire paffer à *Jacques Amanrich*, fon fils
aîné. Il fe retira, vers 1720, à la campagne ; il cherchoit un repos

dont il ne jouit pas long-tems. Il ne put fe refufer aux follicitations de fes concitoyens ; il revint à Perpignan, où il termina fa carriere en 1728. Il étoit l'ancien de fa Faculté depuis l'an 1715.

Amanrich laiffa une fille, qui étoit mariée, depuis 1707, avec *Jofeph Carrere*, Médecin de Perpignan, dont il fera parlé ci-après, & trois fils: 1°. *Jacques Amanrich*, qui fuccéda à fon pere dans les fonctions de la Régence en 1708, & mourut dans le mois d'Avril 1722 ; 2°. *Cyr Amanrich*, auffi Médecin, célebre dans la province du Rouffillon par fon opiniâtreté contre la circulation du fang ; Maître-ès-arts à Montpellier le 26 Avril 1706, Docteur en médecine à Touloufe le 8 Juillet 1709, agrégé à la Faculté de Perpignan en 1710, mort dans cette ville le 17 Octobre 1768 ; 3°. *Thomas Amanrich*, qui entra en 1708 dans l'Ordre des Dominicains, & fut fucceffivement, dans l'Univerfité de Perpignan, Profeffeur ès-arts en 1715, & en théologie en 1720, Doyen de cette Faculté en 1723, Recteur en 1728 & 1733, & mourut en 1747.

Amanrich a donné les ouvrages fuivans :

1. *Medicus in confpectu magnatum extollendus.* Perpiniani 1702, *in-4.* C'eft un difcours prononcé, en 1701, à l'ouverture des Ecoles de Perpignan.

2. *Programma de infaniâ circulationis & circulatorum.* Perpiniani, 1705, *in-8.*

3. *Difquifitiones de univerfâ medicinâ.* Perpiniani, 1706, *in-4.* C'eft une differtation académique, foutenue en 1706, dans les Ecoles de Perpignan, fous la préfidence d'*Amanrich*, par *Jacques Amanrich* fon fils, & par *Jofeph Carrere.*

AMAT, (*Jean-Charles*) Médecin François du feizieme fiecle, natif de Moniftrol, petite ville du Velay. Il a donné :

Fructus medicinæ ex variis Galeni locis decerpti. Genevæ, 1557, *in-12.* Lugduni, apud *Ludovicum Proft,* 1623, *in-12.*

AMATUS, (*Léonard*) Philofophe & Médecin fameux du fiecle dernier, naquit à Sciacca. Il étudia en médecine à Palerme, où il fut reçu aux honneurs du Doctorat. Il exerça d'abord fa profeffion dans cette ville avec diftinction. Il fe retira peu de tems après dans fa patrie, où il mérita l'eftime de fes concitoyens, par les heureux fuccès qui accompgnerent long-tems fa pratique. Il mourut dans cette derniere, vers l'an 1674, après avoir publié l'ouvrage fuivant :

Adverfariorum catena de jure Galli veteris pro afthmate. Panormi, apud *Petrum de Ifola,* 1667, *in-4.*

On connoit encore de lui deux manufcrits, dont le premier, fous ce titre, *de Balneis, de ufu aquæ thermalis, feu aquæ fanctæ, quâ horâ*

&

quâ quantitate potandâ, étoit confervé à Palerme dans la Bibliotheque de Dom François de Bevilaqua, Prêtre; le fecond, qui exifte encore aujourd'hui dans la Bibliotheque des Capucins de Sciacca, roule fur l'hiftoire de cette ville; il eft fous le titre de *Difcorfi dell'origine & antichita di Sciacca, della fua nobilta, è famiglie, dogn'una di effe in particolare.*

AMATUS LUSITANUS, ou *de Portugal*, dont le vrai nom étoit *Jean Roderic*, naquit en 1511, à Caftel-Brianco, ville de Portugal, dans la province de Beiro. Il étudia la médecine à Salamanque, fous Aldéret, Profeffeur de cette Faculté dans l'Univerfité de cette ville, & eut pour condifciple André Lacuna. Il fit beaucoup de progrès en chirurgie par l'exercice qu'il en fit en même-tems dans les hôpitaux de la même ville; il n'étoit alors âgé que de dix-huit ans. Il voyagea en France, dans les Pays-Bas, en Allemagne, en Italie; il parcourut les écoles de ces différens pays; il y lia une amitié très-étroite avec les grands hommes qu'il y trouva, comme à Anvers, avec Louis Vivés; à Ferrare, avec Jean-Baptifte Cannanus & Antoine Mufa Braffavolus; à Venife, avec Didace Mendofa, Ambaffadeur du Roi de Portugal: Il fe fixa pendant quelque tems en Italie, mais fur-tout à Venife & à Ferrare. Il enfeigna la médecine dans cette derniere ville. Il nous apprend lui-même qu'en 1547, il y fit difféquer douze corps humains; il fe retira vers 1549 à Ancône, où il continua d'exercer la médecine avec la plus grande réputation, & d'où il fut plufieurs fois appellé à Rome auprès du Pape Jules III.

Amatus étoit Juif d'origine; & quoique Chrétien en apparence, il étoit attaché au Judaïfme, qu'il pratiquoit en fecret. On foupçonna la pureté de fes fentimens; fes talens, fa réputation, fa célébrité, ne le mirent point a l'abri des pourfuites de l'Inquifition, fous le Pontificat de Paul IV. *Amatus* ne put s'en fouftraire que par la fuite; il quitta Ancône avec précipitation en 1555, & y abandonna fa fortune, qu'il perdit fans aucune reffource: il s'en plaint lui-même dans une lettre qu'il écrivit en 1560 de Theffalonique au Juif Jofeph Naffinius. Il fe refugia à Pezaro, auprès de Gui Eubalde, Duc d'Urbin, enfuite à Ragufe: cette République voulut le retenir, & le Roi de Pologne chercha à l'attirer dans fes Etats; mais *Amatus* refufa les offres avantageufes qu'on lui fit, pour aller à Theffalonique ou Salonicki, ville de la Turquie Européenne, Capitale de la Macédoine, célebre par une Synagogue de Juifs. Il fe retira dans cette ville en 1559, & y abjura publiquement la Religion chrétienne, pour embraffer le Judaïfme; il y finit fes jours, mais on ignore l'année de fa mort.

Les vrais noms d'*Amatus* étoient *Jean Roderic*; on les voit même à la tête de l'ouvrage qu'il fit imprimer à Anvers en 1536, fous le titre de *Exegemata in priores duos Dioscoridis de materiâ medicâ libros*. Il quitta ces noms en 1550, & ne voulut être appellé que par ceux de *Amatus Lusitanus* : ce qui ne contribua pas peu à le faire soupçonner de Judaïsme.

Il a écrit plusieurs ouvrages excellens.

1. *Exegemata in priores duos Dioscoridis de materiâ medicâ libros*. Antuerpiæ, 1536, *in*-4.

2. *In Dioscoridem Anazarbœum commentaria*. Venetiis, apud *Scotum*, 1553 & 1557, & apud *Zillettum*, 1577, *in*-4. Argentorati, 1554, *in*-4. Lugduni, apud *Mathiam Bonhomme*, 1558, *in*-8. Argentinæ, apud *Bihelium*, 1565, *in*-4. L'édition de Lyon est augmentée de plusieurs annotations, par Robert Constantin. Cet ouvrage est le même que le précédent, mais avec des augmentations très-considérables. On y trouve une nomenclature des médicamens simples, en grec, en latin, en italien, en espagnol, en allemand & en françois. L'Auteur y fait voir les erreurs de ceux qui avoient écrit avant lui sur cette matiere.

3. *Curationum medicinalium Centuriæ VII*. La premiere de ces centuries a d'abord paru à Ancône en 1549, ensuite à Florence, chez *Torrentinus*, en 1551, *in*-8 ; elle est dédiée à Côme de Médicis II du nom. La seconde, dédiée au Cardinal de Ferrare, a été imprimée à Rome, en 1551, ensuite à Venise, chez *Valgrisius*, en 1552, *in*-8. La troisieme & la quatrieme, écrites d'abord à Ancône en 1552 & 1553, ont été ensuite imprimées avec les deux précédentes à Bâle, chez *Frobenius*, en 1556, *in-fol.* & à Lyon, en 1559, *in*-4. elles sont dédiées à Alphonse d'Alencastre, grand Commandeur de Portugal. La cinquieme a paru à Pezaro en 1556, & à Raguse en 1557; la sixieme, à Pezaro en 1558. Ces deux dernieres ont été dédiées à Joseph Nassinius, Juif. Enfin, la septieme, écrite à Thessalonique, & dédiée à Guedalia Yahia, Turc ou Juif, a paru en 1561. Toutes ces centuries ont ensuite été imprimées ensemble à Venise en 1557; à Lyon, chez *Rouill*, en 1560 ; à Paris, en 1613, en 3 vol. ; à Bordeaux, chez *Gilbert Vernoy*, en 1620, *in*-4. ; enfin, à Barcelone, en 1628, *in-fol.* chez *Sébastien* & *Jacques Mathevats*. C'est un recueil d'observations, dont la plupart sont curieuses & intéressantes : elles sont relatives au plus grand nombre de maladies qui peuvent affliger le corps humain. On pourroit en faire un ouvrage précieux, si on entreprenoit de le réduire & d'élaguer bien des choses inutiles & trop répétées, sur-tout d'en retrancher un verbiage, souvent fastidieux, dans lequel il est difficile de distinguer ce que ces observations peuvent contenir d'utile. Cet ouvrage est précédé d'un commentaire, *de introitu Medici ad ægrotantem, deque crisi & diebus decretoriis*.

Amatus se plaint d'avoir perdu à Ancône, lorsqu'il fut obligé de prendre la fuite, un commentaire sur Avicenne, sous le titre de *Commentaria in quartum sen libri primi Avicennæ,* où se trouvoit le propre texte d'Avicenne, traduit par Jacques Mantinus.

Enfin, il avoit traduit en espagnol l'Histoire Romaine d'Eutrope, qu'il avoit dédiée à Jacques Nassinius.

AMBOISE, (*Jacques d'*) troisieme fils de *Jean d'Amboise*, Chirurgien du Roi au Châtelet à Paris, & suivant quelques-uns, Chirurgien de Charles IX, Roi de France. Il naquit à Paris dans le seizieme siecle, & suivit la profession de son pere, auquel il succéda dans l'emploi de Chirurgien du Roi au Châtelet. Il s'attacha principalement à la connoissance & au traitement des ulceres. Après avoir exercé pendant long-tems cette partie de la chirurgie avec honneur, il se mit sur les bancs de la Faculté de Médecine de Paris, & parvint au Doctorat. On n'est pas certain de l'époque de ses degrés ; il étoit déjà Docteur en 1597. Pinæus, dans son livre, *de notis virginitatis*, qui parut cette année, parle de lui comme Médecin de la Faculté de Paris ; mais il ne l'étoit pas encore en 1579 ; il paroît même qu'il n'étoit pas sur les bancs de la Faculté, puisqu'on rapporte qu'il fit, en présence d'une assemblée nombreuse, la dissection du cadavre d'une femme qui avoit été pendue, & qu'on ne lui donne que la qualité de Maîtres-ès-arts & de Bachelier en chirurgie. On le trouve encore désigné seulement comme Chirurgien en 1582 ; enfin, il faisoit son cours de Médecine & il n'étoit que Licencié, lorsqu'il fut élu en 1594, Recteur de l'Université de Paris. C'est un fait qui est encore prouvé par sa these de licence, qui est de cette même année. Il y a apparence qu'il fut reçu Docteur-Régent à la fin de 1594, ou au commencement de l'année suivante, puisqu'il présida en 1595 à une these défendue par Jean l'Ecrivain. On le trouve, dans la même époque, désigné comme Médecin du Roi. Il eut l'honneur de prêter, au nom de l'Université, le serment de fidélité au Roi Henri IV. On dit dans le *Borboniana*, qu'il se fit faire Recteur, pour répondre à ses theses la tête couverte ; qu'il dédia ses theses au Roi Henri IV ; que les Ligueurs, qui en furent irrités, disoient qu'il le falloit jetter dans la riviere ; enfin, que lorsque le Roi fut entré dans Paris, il le fit continuer Recteur, & lui donna une place parmi ses Médecins. Il fut un des grands Adversaires des Jésuites ; ce fut sous son Rectorat, que l'Université s'éleva contr'eux & leur intenta ce procès fameux qui a fait tant de bruit. *Amboise* se distingua par son zele pour les droits de sa Compagnie, & par la fermeté avec laquelle il résista aux entreprises de ces Religieux. Nous avons encore deux discours latins qu'il prononça contre eux au Parlement le 12 Mai & le 13 Juin 1594. Il mourut à Paris de la peste, le 30 Août 1606, & fut enterré dans le cimetiere St.

Nicolas-des-Champs, où l'on voit encore trois épitaphes : nous nous contenterons de rapporter la fuivante :

A la mémoire de Jacques d'Amboife, Ecuyer, Seigneur de la Bruchere, Docteur en Médecine, Confeiller-Médecin ordinaire du Roi ; demoifelle Louife Defportes, fon époufe, mere de trois enfans, a confacré à regret ce monument le 30e jour d'Août 1606, & fes freres, l'un Evéque, & l'autre Maître des Requétes.

Il avoit deux freres ; le premier, appellé *François*, fut fucceffivement Confeiller & Préfident au Parlement de Bretagne, Avocat-général au grand Confeil, Maître des Requêtes, Confeiller au Confeil-privé, enfin, Confeiller d'Etat ; le fecond, du nom d'*Adrien*, fut Recteur de l'Univerfité de Paris, grand Maître de Navarre, Curé de St. André-des-Arcs ; enfin, Evêque de Treguier en Bretagne. Il laiffa une fille unique, qui fut mariée avec David de Mondezir, Gouverneur de la Fere en Picardie, enfuite Lieutenant au Gouvernement de Verdun.

Nous ne connoiffons de ce Médecin que les queftions fuivantes, défendues dans les Ecoles de médecine ; la premiere, par l'Auteur lui-même ; les autres, fous fa préfidence.

1. *An venæ feclio arthritidi purgatione commodior ?* 1594, *in-*4.

2. *An totus homo ex nativitate morbus ?* 1695, défendue par Jacques l'Ecrivain.

3. *An phtifi fit in lacte præfidium ?* 1598, *in-*4.

4. *An ab oculis contagio ?* 1605, *in-*4.

5. *An peftis à cœlo ?* 1606, *in-*4.

AMBROSINI (*Barthelemi*) naquit à Bologne vers la fin du feizieme fiecle. Il étudia la médecine dans l'Univerfité de cette ville, & y reçut les honneurs du Doctorat ; il fut choifi vers 1620 pour remplir une chaire de médecine dans la même Univerfité, & s'en acquitta avec diftinction. Peu de tems après, il fut chargé de la direction du jardin de botanique : le Sénat de Bologne lui confia en même-tems le foin du Cabinet d'hiftoire naturelle de la République. Nous avons de lui les ouvrages fuivans :

1. *Panacea ex herbis quæ à fanctis denominantur.* Bononiæ, apud *Benacium*, 1630, *in-*8.

2. *Præfidiorum defcriptiones in peftiferâ lue.* 1630.

3. *Hiftoria Capficorum.* Bononiæ, 1630, *in-*12.

4. *Modo e facile præferva e cura di pefte à beneficio del popolo di Bologna.* Bologna, per lo *Ferroni*, 1631, *in-*4.

5. *De pulſibus.* Bononiæ, 1645, *in-4.*

6. *Theorica medicina in tabulas veluti digeſta*, *cum aliquot conſulta-tionibus.* Bononiæ, 1632, *in-4.*

7. *De externis malis opuſculum.* Bononiæ, apud *Ferronium*, 1656.

8. *De urinis.* Ibid.

9. Enfin il a publié pluſieurs ouvrages d'Aldrobande, & y a ajouté un traité des Monſtres. *Voyez* ALDROANDE.

AMBROSINI, (*Hyacinte*) Médecin de Bologne, ſelon toute apparence fils du précédent, duquel il ſuccéda dans la place de Directeur du jardin public de botanique de la même ville. Il a donné :

1. *Hortus Bononiæ ſtudioſorum conſitus*, *ſive catalogus plantarum in horto Bononienſi, anno 1657, cultarum. Item novarum plantarum haclenùs non ſculptarum hiſtoria & icones.* Bononiæ, apud *Ferronium*, 1654, 1657, *in-4.*

2. *Phytologia, hoc eſt, de plantis.* Bononiæ, apud *hæredes Evangeliſtæ de Duceiis*, 1656, 1666, *in-fol.* On y trouve les différens noms & les ſynonymes, de même que les étymologies des plantes découvertes dans le dix-ſeptieme ſiecle ; il y a encore quelques planches qui repréſentent quelques-unes de ces plantes. L'ouvrage eſt terminé par un lexicon de botanique, & par une table à trois langues.

AMELUNGIUS (*Pierre*) étoit né à Stendelt, ville de la vieille Marche du Brandebourg. Il ſe diſtingua dans l'alchymie vers le commencement du ſiecle dernier, & fut Médecin du Marquis de Brandebourg. Il a donné l'ouvrage ſuivant :

Traclatus nobilis. Lipſiæ, deux vol. *in-8.* Le premier, chez *Jacques Apel*, en 1607 ; le ſecond, chez *Abraham Lamberg*, en 1608. Le premier volume n'eſt qu'une hiſtoire de la chymie, de ſon origine, de ſon ancienne obſcurité, du développement de ſes principes, de ſes progrès, de ſa dignité, de ſon utilité, de ſa néceſſité ; l'Auteur y prétend que tout les remedes ſimples, dont on ſe ſert dans le traitement des maladies, ont des qualités impures, malignes, & par conſéquent nuiſibles ; il croit même en avoir découvert & en indiquer les cauſes. Le ſecond volume n'eſt qu'un tiſſu d'injures contre Guillaume Bokel, qui avoit écrit contre la chymie ; on le préſente comme un vrai empirique : on l'accuſe de ne donner que des remedes vénimeux, corroſifs, impurs, contraires à la conſtitution de l'homme, ſous prétexte qu'il n'emploie ni les minéraux, ni les métaux, niles préparations chymiques. Cet ouvrage ſe reſſent des idées d'un Enthouſiaſte ; il préſente la chymie comme au-deſſus de toutes les ſciences, même comme la ſeule qui mérite ce nom ;

s'il étoit permis d'uſer de cette expreſſion, on pourroit accuſer *Amelungius* d'avoir levé l'étendard du fanatiſme en médecine.

AMICUS, (*Diomede*) Médecin de Plaiſance en Italie, dans le ſeizieme ſiecle, a donné les deux ouvrages ſuivans :

1. *De morbis communibus, liber ; tractatus de variolis appendix ad librum de morbis communibus, in quo agitur de causâ præſentis tempeſtatis.* Venetiis, apud *Franciſcum de Franciſcis*, 1596, 1599, *in-4*.

2. *De morbis ſporadibus, opus novum.* Ibid, 1605, *in-4*. On peut connoître ce que cet ouvrage contient par les notions qu'un Auteur contemporain en a donné : *Continet ea omnia quæ ad illorum morborum diagnoſticen, prognoſticen, therapeuticen, prophylacticen, analepticen, item ad gerocomicen denique ad tria medica inſtrumenta pertinent.*

AMIGUET, (*Antoine*) Chirurgien Eſpagnol, né vers le milieu du XVᵉ. ſiecle, en Catalogne, où il exerça la chirurgie. Il a écrit ſur les plaies, ſous le titre ſuivant : ·

Lectura ſobre las apoſtemas en general. Barcelona, de l'eſtampcria de *Luſchner*, 1501, *in-4*.

AMMAN (*George-Chriſtophe*) n'eſt connu que par l'ouvrage ſuivant :

De ſanguificatione læsâ. Jenæ, 1659, *in-4*.

AMMAN, (*Paul*) Médecin du ſiecle dernier, étoit Profeſſeur en médecine à Leipſic ; il eſt connu par pluſieurs ouvrages :

1. *Diſputatio de ſpiritibus influentibus.* Lipſiæ, 1644, *in-4*.

2. *De caloris nativi naturâ.* Lipſiæ, 1657, *in-4*.

3. *De motu, ſeu circulatione ſanguinis.* Lipſiæ, 1659, *in-4*.

4. *Anti-quartarii Peruviani hiſtoria.* Lipſiæ, 1663, *in-4*.

5. *Hominem eſſe plantam inverſam.* Lipſiæ, 1667, *in-4*.

6. *Medicina critica, ſive deciſoria, cum centuriâ caſuum medicinalium in conſilio Facultatis medicæ Lipſienſis antehâc reſolutorum comprehenſa.* Efurti, apud *Joh. Barthol. Olearium*, 1670, *in-4*. Stadæ, apud *Joh. Feſſelium*, 1677, *in-4*. Cette derniere édition eſt la plus correcte ; nous la devons à Chriſtien-François Paullini.

7. *Paræneſis ad diſcentes circà inſtitutionum medicarum emendationem.* Rudolſtadii, apud *Joh. Barthold. Olearium*, 1673, *in-12*. Lipſiæ, 1677, *in-12*. Cet ouvrage a été critiqué par Eccard Leichner, dans un écrit qu'il publia ſous le titre de *Archæus ſyncopticus*. Amman répondit à la critique par l'ouvrage ſuivant :

8. *Archæus syncopticus*, 1674, 1677, *in-*12. C'est une réponse à la critique de l'ouvrage précédent, par Leichner.

9. *Suppellex botanica*. Lipsiæ, apud *Joh. Christian. Tarnovium*, 1675, *in-*8. C'est une énumération des plantes qu'on trouve dans le jardin de botanique de Leipsic, & dans les campagnes aux environs de cette ville : elle est suivie d'une introduction très-succincte à la matiere médicale, en faveur des Eleves de l'Ecole de Leipsic.

10. *Character plantarum naturalis, seu methodus genuina cognoscendi plantas*. Ibid, 1676, 1685, *in-*12. Francofurti, 1685, 1700, *in-*12. avec les notes de *Nebel*. L'Auteur indique une méthode pour connoître les plantes par la fructification. Il a fait son ouvrage en forme de canons, presque tous autorisés par des exemples : on a ajouté à l'édition de Francfort, un autre ouvrage fort succinct, relatif au même objet, sous le titre de *fundamentum methodi genuinæ cognoscendi plantas*.

11. *Curæ secundæ, quibus character plantarum naturalis, anno* 1685, *auctior & correctior redditus fuit*. Lipsiæ, 1686, *in-*12.

12. *Hortus bosianus, quoad exotica dùmtaxat, descriptus*. Lipsiæ, 1686, *in-*4.

13. *Disputatio de auctione*. Lipsiæ, 1685, *in-*4.

14. *Irenicum Numæ Pampilii cum Hippocrate*. Lipsiæ, 1689, *in-*8.

15. *De remediis stomachicis*. Lipsiæ, 1689, *in-*4.

16. *Praxis vulnerum lethalium sex decadibus historiarum rariorum, ut plurimùm tromaticarum*. Francofurti, 1690, 1701, *in-*8.

17. *Brevis ad materiam medicam ad usum philiatrorum manuductio, ad finem suppellectilis botanicæ*. Lipsiæ, 1675, *in-*8.

18. *Dissertatio de resonitu, seu contrafissurá*. Lipsiæ, 1674, *in-*4.

On trouve dans les éphémérides d'Allemagne plusieurs observations du même Auteur, dont les plus intéressantes sont sur un écoulement de lochies par le nez ; sur une impuissance produite par l'obstruction des vaisseaux spermatiques, & accompagnée de l'excrétion de la semence par des petits trous dans la région épigastrique droite ; sur une hydropisie qu'on avoit prise pour une superfétation ; sur la curation d'une fievre maligne par des viperes avalées vivantes : enfin, *de banduró Zingalensium*. Decur. I, ann. II, n°. 184, 185, 186, 187 ; decur. II, ann. I, n°. 23.

AMMAN, (*Jean-Conrad*) Docteur en médecine, qui resta toujours dans une campagne, où il fut ignoré : on lui offrit cependant une chaire de médecine qu'il refusa, à la sollicitation de ses amis qui craignoient de le perdre. Il a donné :

1. *Disputatio inauguralis sistens ægrum pleuro-pneumoniá laborantem*. Basileæ, 1687, *in-*4.

2. *Surdus loquens.* Harlem , 1692 , *in*-8. réimprimé fous le titre fuivant.

3. *Differtatio de loquelâ.* Amftelodami , 1700 , *in*-12 , 1702 , 1708 , *in*-8. Lugduni - Batav. 1727 , *in*-8. traduit en allemand , à Prenzlau , 1747 , *in*-8. & en anglois , à Londres , 1694 , *in*-8. L'Auteur explique le méchanifme de la voix ; il indique enfuite les moyens de faire parler ceux qui font fourds & muets, dès la naiffance , & de rendre la parole aifée à ceux qui parlent avec peine.

4. *De venis bibulis.* Lugduni , Batav. 1729 , *in*-4.

Amman a encore donné une nouvelle édition des huit livres de Cælius Aurelien , avec des notes.

AMMAN , (*Jean*) Médecin Ruffe de ce fiecle , a été Doéteur en médecine , membre de l'Académie impériale de Péterfbourg , & Profeffeur de botanique dans la même ville. Nous avons de lui :

Stirpium rariorum , in Imperio Rutheno fponte provenientium , icones & defcriptiones. Petropoli , 1739 , *in*-4.

AMMONIUS , ancien Chirurgien , étoit d'Alexandrie : il fut nommé *Lithotome*, c'eft-à-dire , *coupeur de pierre* , parce qu'il s'avifa le premier de couper ou de rompre dans la veffie les pierres qui étoient trop groffes , pour fortir fans danger par l'ouverture qu'on fait à cet effet. Sa méthode étoit de faifir la pierre avec un crochet pour l'empêcher de rentrer , & de la couper enfuite avec un inftrument convenable , mince & émouffé par fa pointe , après l'avoir pofé à plomb , en prenant garde de ne point offenfer la veffie avec l'inftrument ou avec l'éclat de la pierre.

AMMONIUS. (*Jean Agricola*) *Voyez* AGRICOLA.

AMOREUX , (*Pierre-Jofeph*) fils d'un médecin de ce nom , eft né à Beaucaire , ville du Languedoc , le 26 Février 1741. Son pere , *Guilleaume* AMOREUX , après avoir exercé , pendant quelques tems , la médecine à Beaucaire , fa patrie , s'eft fixé à Montpellier , où il s'eft rendu en 1761 , à la follicitation de Henri Haguenot , Doyen des Profeffeurs de la Faculté de médecine de cette ville. Il a été agrégé à la Société royale des fciences , d'abord en qualité d'Adjoint , en 1761 , enfuite , comme Affocié , en 1766 , & a été Direéteur de cette Compagnie en 1769 ; il eft aujourd'hui Médecin de l'hôpital faint-Eloy , & Bibliothécaire de la Faculté de médecine. Le fils a marché fur les traces de fon pere , dont il a embraffé la profeffion : il a été reçu au Doétorat en médecine dans l'Univerfité de Montpellier , en 1762 , & Affocié à la Société royale des fciences de la même ville , en 1764 ; il eft aujourd'hui

Bibliothéquaire

Bibliothé caire de a Faculté de médecine, enfemble avec fon pere.
Nous avons de lui :

1. *De noxâ animalium.* À Avignon, chez *Tournel*, 1762 , *in*-4. C'eft une
differtation académique qu'*Amoreux* a foutenue dans les Ecoles de
Montpellier, le 20 Avril de la même année, pour fa réception au
dégré de Bachelier ; elle eft dédiée à Henri Haguenot, Doyen des
Profeffeurs de la même Univerfité. Dans la divifion méthodique
des animaux, l'Auteur fuit le fyftême de la nature de Linné ; il
parcourt fucceffivement ces fix claffes d'animaux ; 1°. les mammelus ;
2°. les oifeaux ; 3°. les amphibies ; 4°. les poiffons ; 5°. les infectes ;
6°. les vers. Il a déjà décrit dans fa préface les différentes manieres dont les animaux peuvent nuire à l'homme ; il étale dans ce
vafte champ beaucoup d'érudition ; il fait l'énumération des maux
divers qui nous menacent de la part des animaux ; il paffe enfuite
à la curation, qui eft accompagnée de réflexions judicieufes & de
plufieurs avis falutaires, mais que l'Auteur ne garantit pas tous
également. Il traite affez méthodiquement des antidotes généraux, & fait voir affez de difcernement dans le choix de fes ga-
rans, par rapport aux antidotes particuliers.

2. *Lettre d'un Médecin de Montpellier à un Magiftrat de la Cour des
Aides de la même ville, & Agriculteur*, fans indication d'année, de
ville, ni d'Imprimeur. Cette lettre eft relative à la médecine vétérinaire ; on y trouve des vues très-fages & très-utiles fur cette
partie effentielle. Il feroit à fouhaiter que l'Auteur exécutât avec
plus d'étendue le vafte projet dont cette lettre paroît contenir
le plan.

3. *Seconde lettre d'un Médecin de Montpellier, &c.* fans indication de
lieu ni d'Imprimeur. C'eft comme une continuation de la précédente :
elle contient une bibliotheque fuccincte des Auteurs qui ont écrit
fur la médecine vétérinaire.

AMPSINGIUS (*Jean Affuerus*) étoit Profeffeur en médecine dans
Univerfité de Roftock, & Médecin d'Ulric, Duc de Holface. Nous
avons de lui les ouvrages fuivans :

1. *Differtatio jatro-mathematica, in quâ de medicinæ & anatomiæ præftantiâ, dequè utriufque indiffolubili conjugio differitur, tùm verò ipfâ
aftrologia, quæ pars eft aftronomiæ, à quorumdam contemptu vindicatur.*
Roftochii, apud *Chriftoph. Reufnerum*, 1602, *in*-4. 1618, *in*-4.
1629, *in*-8. & apud *Richel*, 1630, *in*-8.

2. *Thefes de alopeciâ & ophiafi.* Roftochii, apud *Joachimum Pedanum*,
1616, *in*-4. Ces thefes furent foutenues dans l'Univerfité de Roftock,
par Jean Steinmejer, fous la préfidence d'*Ampfingius.*

3. *Difputatio de calculo.* Ibid. 1617, *in*-4. foutenue dans les mêmes
Ecoles par Chriftien Smilovius.

4. *De morborum differentiis*, *liber*. Roftochii , apud *Joannem Hallervod*, 1619 , *in*-4. apud *Joannem Pedanum*, 1623, *in*-8. On trouve à la fuite de cet ouvrage un difcours du même Auteur , fur la thériaque d'Andromaque, qui a été auffi imprimé à Roftock, chez *Jean Hallervod*, en 1618 , *in*-4. & 1619 , *in*-8.

5. *De dolore capitis difputatio*. Ibid. 1618 , *in*-4.

6. *Hectas affectionum capillos & pilos humani corporis infeftantium*. Wittebergæ, apud *hæredes Samuelis Seetfifchii*, 1623 , *in*-8. Roftochii , apud *Ferberum*, 1623 , *in*-8.

AMSTERDAM (*Corneille-Léonard Van*) a écrit :
Cibi , potûs & condimentorum plurimorum confideratio medica. Lugduni-Batavorum , 1736 , *in*-4.

AMTOR (*Gafpard*) a donné.

1. *Memorabilium Medicorum pars prima*. Jenæ , apud *Joannem Reiffonbergerum* , 1632 , *in*-4. L'Auteur prétend donner dans cet ouvrage les moyens de guérir toutes les maladies à peu de frais & avec peu de remedes ; cependant il les prefcrit en grande quantité , & les choifit tous parmi les préparations galéniques & chymiques, qu'il n'eft pas poffible de fe procurer ordinairement à bon marché.

2. *Chryfofcopion , feu aurilogium*. Ibid. 1632 , *in*-4. C'eft un éloge continuel des préparations faites avec l'or. L'Auteur voudroit prouver qu'elles fuffifent pour donner la fanté, & pour prolonger la vie.

AMULETTES (*les*) étoient des mots écrits fur de certaines chofes , qu'on attachoit au corps du malade, & qu'on lui faifoit porter. C'eft ce que les latins ont appellé *Amuleta*, du verbe *amovere*, ôter, éloigner ; ils les appelloient encore *Proëbia* ou *Proëbra*, de *prohibere*, garantir, défendre. Les Grecs les ont appellées dans le même fens, *Apotropæa*, *Phylacteria*, *Amynteria*, *Alexiteria*, *Alexipharmaca*, parce qu'ils croyoient que ces remedes défendoient ou garantiffoient, non-feulement contre les maladies provenant des caufes naturelles, mais contre les charmes ou les enchantemens, qui pouvoient avoir été faits par d'autres , en vue de nuire. La matiere des Amulettes étoit tirée des pierres, des métaux , des fimples, des animaux , & généralement de prefque tout ce qu'il y a dans le monde. On gravoit fur les pierres, fur les métaux & fur le bois , des caracteres , ou des figures , ou des mots qui devoient être difpofés en un certain ordre, auffi bien que ceux que l'on écrivoit fur du papier ; quelquefois on n'écrivoit, ni on ne marquoit rien fur les matieres propres à faire des Amulettes , mais on employoit plufieurs cérémonies fuperftitieufes dans leur préparation & dans leur application , fans compter la peine qu'on fe donnoit pour obferver que les aftres fuffent difpofés favorablement. Les Arabes ont donné à cette derniere forte d'Amulettes, dont la vertu dépend principalement de l'influence des aftres, le nom de Talifmans, c'eft-à-dire, images.

On faifoit des Amulettes de toutes fortes de formes : on les attachoit à toutes les parties du corps ; d'où vient qu'on les appelloit encore *Periapta* & *Periammata*, d'un verbe grec, qui fignifie *attacher autour de quelque chofe*. Quelques-unes reffembloient à une piece de monnoie qu'on perçoit pour les pendre au col avec un filet ; d'autres étoient faites en anneaux pour être mifes aux doigts ou ailleurs ; d'autres, comme des braffelets ou des colliers qu'on portoit aux bras ou autour du col, ou comme des couronnes dont on entouroit la tête.

On pourroit joindre aux Amulettes tous les autres remedes fuperftitieux : on fait que l'antiquité y ajoutoit beaucoup de foi, & en employoit un grand nombre. Il y avoit, par exemple, de certaines fimples que l'on ne cueilloit, que l'on ne préparoit, & que l'on n'appliquoit point, fans pratiquer en même-tems de certaines chofes, qui, d'elles-mêmes, ne pouvoient ni faciliter l'effet du remede, ni augmenter fa vertu ; en un mot, qui fembloient tout-à-fait indifférentes, mais fans lefquelles néanmoins on prétendoit que le remede étoit inutile. Les livres des anciens Médecins contiennent plufieurs defcriptions de femblables remedes, qui font encore aujourd'hui pratiqués par des empiriques, des femmes, ou d'autres perfonnes crédules & fuperftitieufes.

Il y a des Amulettes, où, ni les charmes, ni les fuperftitions n'ont point de part, quoique perfonne ne puiffe rendre une raifon folide des effets qu'on leur attribue, ni de la maniere dont elles agiffent ; tels font le corail porté fur foi contre le flux de fang ; l'ongle d'élan, contre le mal caduc, &c. Cette derniere forte d'Amulette eft encore aujourd'hui approuvée par divers Médecins, quoique le plus grand nombre refufe, avec raifon, d'y ajouter foi.

Les grands hommes n'ont pas été exempts de cette foibleffe : on peut en juger par l'exemple de *Caton*, qui recommande de dire certains mots barbares pour remettre les os fracturés, ou difloqués, & par celui de *Q. Serenus Sammonius*, Médecin & Précepteur de l'Empereur Gordien ; il confeille, pour la fievre hémitritée, d'écrire le mot A B R A C A D A B R A, en retranchant à chaque ligne la derniere lettre. *Voyez* ABRACADABRA. *Galien* lui-même a donné dans ce préjugé ; il affure que la racine de pivoine mâle, pendue au col des enfans, arrête les attaques d'épilepfie ; il dit en avoir été témoin. *Aëtius* confeille de porter au col une pierre de jafpe, qui defcende jufqu'au creux de l'eftomac ; il dit avoir éprouvé fur lui-même que cela guériffoit les maux de ce vifcere. *Trallien* va encore plus loin ; il propofe comme un remede, qu'il avoit éprouvé pour la fievre tierce, d'écrire avec de l'encre fur une feuille d'olivier les deux mots CA ROI, & de la fufpendre au col des malades; il avertit très-férieufement qu'il faut cueillir cette feuille avant le lever du Soleil.

On peut confulter encore fur le même objet, ce que nous dirons au mot TALISMANS.

AMWALD, (*George Indurnhoff*) Chymifte du feizieme fiécle, qui fe difoit l'inventeur d'une panacée. Il a donné :

Gloffema in epiftolam Livavianam abhinc quinquennio de panaceâ Amwaldinâ fcriptam. Rotfchachii, apud *Leonhardum Straubum,* 1596, *in-4.* On y trouve une épitre de Frédéric Taubmann, à l'honneur de la panacée d'*Amwald*, & de fon Auteur, & des éloges pareils, par Conrad Lejus & André Lagner.

ANANIAS (*Jean-Laurent*) n'eft connu que par un ouvrage fingulier, imprimé à Venife, chez *Aldes*, en 1689, *in-8.* fous le titre, *de naturâ dæmonum.* Il eft divifé en fix livres.

ANATOLIUS : on a fous ce nom les ouvrages dont nous allons faire mention. On croit qu'ils font de *Vindanius ANATOLIUS*, de Beryte, Sénateur très-zélé pour le Paganifme, qui poffeda plufieurs dignités fous l'empire de Conftance & de Conftant; il fut Vicaire d'Afie en 339, Préfet d'Illyrie en 346 & 359; il avoit encore été Gouverneur de Galatie & Vicaire d'Afrique. Quelques Savans doutent cependant fi ces ouvrages ne font point d'un autre *Anatolius*, qui commanda en Illyrie; mais qui eft peut-être le même. Les ouvrages que nous avons fous ce nom, font les fuivans :

1. *De re rufticâ, fragmenta aliquot,* fe trouvent dans les vingt livres choifis *de re rufticâ,* publiés en grec par Jean-Alexandre Braficanus, & imprimés à Bâle, chez *Robert Winter,* en 1539, *in-8.* & en latin, de la traduction de Cornarius, à Bâle, chez *Froben,* en 1540, *in-8.*

2. *De mulo - medicinâ capita aliquot,* fe trouvent dans le même ouvrage que le précédent, & dans une collection d'ouvrages fur la médecine vétérinaire, imprimée en grec, à Bâle, chez *Jean Valder,* en 1537, *in-4.* & en latin, de la traduction de Jean de Ruel, à Bâle, chez *Simon Colinæus,* en 1530, *in-fol.*

ANATOMIE. Ce terme, felon fon étymologie grecque, ne fignifie autre chofe qu'une diffection, divifion ou féparation : on peut donc définir l'Anatomie. « Une divifion artificielle du corps humain en » fes parties, tant internes qu'externes, faite avec ordre & dextérité, » pour acquérir une connoiffance diftincte des différens organes qui » entrent dans fa compofition «.

L'Anatomie doit être fort ancienne ; il est impossible que les hommes n'aient point eu, même dans les premiers âges du monde, une connoissance générale de la structure des parties du corps humain. Les hazards, les meurtres, les accidents de la guerre, & l'ouverture des animaux destinés à leur nourriture, suffisoient pour les en instruire ; mais il est bien difficile, pour ne pas dire impossible, de fixer le tems où l'on commença à la cultiver comme une science. Si nous en croyons Manethon, l'étude de l'Anatomie se fit de très-bonne heure. Eusebe rapporte qu'on lisoit dans ce fameux Ecrivain Egyptien, que le Roi d'Egypte *Athotis* avoit composé plusieurs traités d'Anatomie : or, *Athotis* vécut plusieurs siécles avant la création d'Adam, si nous nous en rapportons à la chronologie des Egyptiens. Quoique la date de ce fait soit fausse, on peut cependant en conclure que l'Anatomie est une science fort ancienne. *Galien* assure que cette partie de la médecine étoit en vogue chez les *Asclépiades* : il en parle plus d'une fois ; mais on peut opposer à son autorité, celle de *Chalcidius*, ancien Commentateur de Platon, qui attribue au Philosophe *Alcmœon*, d'avoir été le premier qui ait disséqué quelque animal. Cet *Alcmœon*, disciple de Pythagore, n'a vécu que dans le trente-cinqueme siecle du monde ; ainsi cette connoissance de l'Anatomie, chez les Asclépiades, puisée dans la dissection des cadavres, ne doit s'entendre que de ceux qui ont suivi ce Philosophe. D'ailleurs, le peu de progrès qu'on avoit fait dans l'Anatomie, du tems même d'Hippocrate, fait connoître qu'on n'avoit examiné avant lui les corps des animaux, qu'assez superficiellement. Il ne reste qu'un moyen à *Galien* pour soutenir son opinion ; il prétend qu'il y a eu un intervalle entre les plus anciens Asclépiades & Hippocrate, pendant lequel l'Anatomie a été fort négligée. Cet Auteur fixe le commencement du déclin de l'Anatomie au tems où la Médecine a commencé de sortir de la famille des Asclépiades, qui enseignerent leur art à des Etrangers : mais il y a apparence que ce sentiment de *Galien* ne vient que de l'aveugle prévention de ce Médecin, en faveur de cette ancienne famille. Ce n'est pas qu'on veuille dire que les Asclépiades n'avoient aucune connoissance des parties du corps humain ; il paroît que sans cela ils n'auroient pu exercer ni la médecine en général, ni la chirurgie en particulier, qui est ce qu'ils entendoient le mieux.

Il semble d'abord que les Asclépiades ne pouvoient pas connoître la situation & la figure des parties du corps, sans être Anatomistes, ou sans avoir jamais disséqué d'animal ; mais il est aisé de faire voir que sans cela ils avoient pu acquérir ces connoissances. La premiere & la plus familiere instruction étoit celle que leur fournissoit ce qu'ils voyoient faire à la boucherie & dans les sacrifices. Pour ce qui regarde le corps humain en particulier, ils profitoient des occasions que le hazard leur offroit de s'instruire ; comme, lorsqu'ils trouvoient sur les champs des os décharnés par les bêtes, ou par la longueur du tems que ces corps avoient été expofés à l'air ; lorfqu'ils rencontroient, dans quelque lieu écarté, le cadavre de quelque voyageur, qui avoit été égorgé par des voleurs, ou ceux des foldats qui étoient morts de quelque grande bleffure dans les combats. Ils confidéroient alors ce que le hazard leur découvroit, fans être obligés de faire d'autres ouvertures que celles qu'ils trouvoient faites, ni de paffer pardeffus le fcrupule qui les empêchoit de toucher ces corps.

L'ancienne coutume d'embaumer les corps morts chez les Egyptiens, & l'obligation où ils étoient pour cela de les ouvrir, a auffi fourni un moyen d'apprendre quelle étoit la difpofition de quelques-unes des principales parties de ces corps : il fe peut que les Afclépiades aient encore profité des découvertes des Egyptiens ; mais ils avoient une meilleure Ecole ; c'étoit la pratique de leur art qui leur fourniffoit tous les jours les occafions de voir fur des corps vivans ce qu'ils n'avoient pu découvrir fur des corps morts, lorfqu'ils avoient à traiter des plaies, des ulceres, des tumeurs, des fractures, des dislocations, & autres maladies dépendantes de la chirurgie. On peut ajouter à cela, que comme la médecine s'étoit confervée dans la famille des Afclépiades pendant plufieurs fiecles, & qu'elle y paffoit de pere en fils, la tradition & les obfervations des peres & des ancêtres fuppléoient au défaut de l'expérience de chaque particulier. Ce dernier moyen, joint aux premiers, eft ce que quelques Médecins ont appellé une voie douce & naturelle, quoique longue, d'apprendre à connoître le corps humain : c'eft auffi par cette voie que les Afclépiades ont pu acquérir quelques connoiffances de l'Anatomie, fans avoir jamais paffé à la diffection. Hippocrate, l'un des plus illuftres defcendans d'Efculape, qui paroît avoir traité l'Anatomie comme une fcience, ne paroît pas avoir employé d'autre moyen, pour s'en inftruire, que cette voie douce & naturelle ; cependant, par une fupériorité de génie qui lui étoit propre, il a fçu en tirer parti mieux qu'aucun de fes ancêtres. Cet Auteur a femé dans fes ouvrages une grande quantité d'obfervations anatomiques : fi l'on parcourt les traités qu'il nous a laiffés fur les luxations, les fractures & les articulations, on ne doutera point qu'il n'ait eu une grande connoiffance de l'oftéologie. Convaincu lui-même des progrès furprenans qu'il avoit faits dans cette partie, & jaloux de tranfmettre à la poftérité des preuves de fa fcience & de fon induftrie, il fit fondre un fquelette d'airain qu'il confacra à Appollon de Delphes : c'eft ce que nous apprenons de Paufanias.

Le fcrupule dont nous avons parlé étoit fi grand parmi les anciens, qu'il paroît, par un paffage d'Ariftote, que, de fon tems, c'eft-à-dire, vers le milieu du trente-feptieme fiecle du monde, on n'avoit point encore difféqué de corps humain ; ce ne fut que dans le trente-huitieme, du tems d'Erafiftrate & d'Hérophile, qu'on paffa pardeffus ce fcrupule : on accorda alors aux Médecins les corps des criminels qu'on avoit fuppliciés ; fuivant le témoignage de Celfe, *Hérophile & Erafiftrate* ont même difféqué vifs des criminels condamnés à la mort, que les Rois

tiroient des prifons pour les leur remettre. Quelques Auteurs ont cependant combattu ce témoignage de Celfe : leurs raifons paroiffent affez
plaufibles.

Pendant qu'*Hérophile* & *Erafiſtrate* rencontroient fi peu d'obftacles
pour s'inftruire de l'Anatomie, il fe trouvoit ailleurs des Médecins qui
n'avoient pas la même facilité. Parmi ceux-ci, furent principalement
les Romains : ils brûloient la plupart des cadavres humains auffi-tôt après
leur mort; ils avoient même fait une loi, en vue des défordres qui ac-
compagnoient la guerre civile, du tems de Marius & de Sylla, qui défendoit de faire aucun outrage aux corps des morts. On fait d'ailleurs
que l'on avoit anciennement horreur de toucher les cadavres, ou feulement d'en approcher; &, par cette raifon, ceux qui enterroient les
morts, & même ceux qui préparoient les cuirs des bêtes, demeuroient
hors de la ville de Rome. On trouve encore de nouvelles preuves de la
difficulté qu'il y avoit de trouver des cadavres humains pour en faire la
diffection, dans un paffage de Pline, qui affure qu'il étoit défendu de
regarder les entrailles des hommes; mais cette difficulté diminua dans
la fuite, puifque Seneque, qui vivoit du tems d'Augufte, de Tibere &
de Néron, nous apprend qu'on difféquoit alors les membres des cadavres pour voir la fituation des nerfs & des jointures. Il étoit auffi permis
aux Médecins Romains d'anatomifer les cadavres des ennemis; c'eft ce
qu'ils firent fous Marc-Aurele, à l'égard des Allemands, comme l'a dit
Galien. Ce Médecin lui-même a pu difféquer des corps humains ; mais
il y a apparence qu'il ne l'a fait que fort rarement, & peut-être affez
imparfaitement; il le prouve lui-même par la peine qu'il fe donne de
parler de divers autres moyens, par lefquels il juge que l'on peut apprendre l'anatomie. Ce ne fut donc encore que poftérieurement à *Galien*, qu'on fe donna une liberté entiere pour les recherches anatomiques dans la diffection des cadavres humains.

Les Arabes, qui ont fuccédé aux Grecs, ont encore négligé l'Anatomie. La loi de Mahomet, qui défendoit, comme une pollution, l'attouchement des corps morts, a pu les en détourner ; mais il eft furprenant
qu'ils aient pu infpirer le même éloignement à leurs Sectateurs parmi
les Chrétiens, qui n'étoient pas retenus comme eux par des motifs de
religion. Il paroît cependant qu'on commença de faire à Montpellier,
dès l'an 1376, des diffections des corps humains, par la permiffion que
Louis de France, Duc d'Anjou, Gouverneur du Languedoc, donna cette
année aux Docteurs-Régens de cette Ville, de prendre les cadavres de
ceux qu'on exécuteroit; ce qui fut confirmé en 1396, par Charles V,
Roi de France.

La raifon, qui empêcha les Arabes de s'appliquer à l'Anatomie, les
empêcha auffi d'ouvrir les corps des malades après leur mort, pour
tâcher de reconnoitre les caufes de leurs maladies. On ne trouve dans leurs
ouvrages aucune obfervation de cette nature ; elles ne font pas même
communes dans les livres des anciens Médecins qui ont vécu parmi nous,

& nous n'en avons vû que dans les ouvrages de *Bernard Gordon* & de *Valefcus de Tarenta*, Profeffeurs de Montpellier, qui en rapportent quel- ques-unes.

Après le renouvellement des lettres, arrivé vers la fin du quinzie- me fiecle, l'Anatomie fut mieux cultivée ; on compte vers cette époque un grand nombre d'Anatomiftes célebres, *Sylvius*, *Vefale*, *columbus*, *Valverda*, *Fallope*, *Euftache*, *Adrien Spigel*, *André du Laurent*, *Jerôme Fabricio de aquâpendente*, *Cafpard Afellius*, &c. Ils ont augmenté les connoiffances qu'on avoit, & ont fait des découvertes importantes ; mais il paroît qu'ils fe font plus attachés à décrire les os, les mufcles, les vaiffeaux, qu'à rechercher la ftructure des vifceres : ce qui conftitue cependant la partie de l'anatomie la plus néceffaire pour la médecine.

A mefure qu'on a fait des progrès dans l'Anatomie, les ouvertures des corps malades après la mort, & les obfervations auxquelles elles ont donné lieu, ont été plus fréquentes : on pourroit, dans cette époque, en recueillir un bon nombre, dont plufieurs ont été très-utiles pour fixer le fiege & la caufe de quelques maladies.

Vers le milieu du fiecle dernier, les progrès de l'Anatomie devin- rent plus rapides & plus profonds ; on commença à s'y appliquer avec plus de fuccès. Jufques-là les Anatomiftes fembloient n'avoir eu pour objet, que d'étudier le nombre, la figure & les articulations des os, la fituation, les attaches & les ufages des mufcles, les diftributions des gros troncs d'arteres & de veines : ce qui eft très-néceffaire pour la chirurgie, mais moins utile pour la médecine. Les *Stenon*, les *Pecquet*, les *Malpighi*, les *Ruifch*, les *Morgagni*, les *Duverney*, les *Winflow*, les *Ferrein*, &c. fe font attachés depuis ce tems-là à étudier la ftruc- ture des vifceres, la nature des glandes, des corps glanduleux, & des ca- naux excrétoires qui leur font propres ; à faire voir à l'œil, par le fecours des injections, les diftributions des rameaux capillaires, artériels & vei- neux, & les anaftomofes qui les uniffent, & qui en font des vaiffeaux continus ; à démontrer l'exiftence de la lymphe, dont on n'avoit en- core que des notions imparfaites ; à prouver qu'elle circule dans toutes les parties du corps, & à découvrir les routes particulieres qu'elle fuit dans la circulation, &c. ce qui a donné des nouvelles lumieres pour expliquer les fonctions naturelles & les dérangemens de ces fonctions, qui font les maladies.

Il eft à defirer qu'on parvienne enfin à connoître la vraie ftructure du cerveau, & l'ufage des différentes parties qui le compofent, l'ordre de la circulation du fang, & fur-tout de celle de la lymphe dans cette partie, la premiere origine, la ftructure & les ufages des nerfs qui en naiffent & qui fe diftribuent dans les parties. On a déjà travaillé avec zele fur cette partie, malgré les difficultés qui viennent de la pofi- tion du cerveau dans la boëte offeufe du crâne : on a fait des dé- couvertes utiles ; mais il en refte encore de plus importantes à faire pour éclaircir une grande partie de l'économie animale, fur laquelle nous n'avons que des conjectures. Les

Les ouvertures des cadavres font devenues plus fréquentes, parce qu'on a été plus accoutumé à l'Anatomie ; & plus inftructives, parce qu'on a mieux fçu diftinguer les vices qui fe trouvent dans les différens vifceres, où réfide ordinairement la caufe des maladies. Cependant il eft arrivé qu'on a pris fouvent l'effet du mal pour la caufe du mal ; c'eft-à-dire, le dérangement que la maladie a produit pour le dérangement qui a produit la maladie : on n'a, pour s'en convaincre, qu'à jetter les yeux fur la plupart des obfervations rapportées dans le *Sepulchretum* de Bonnet. Il eft certain qu'on ne fauroit être trop éclairé pour faire de bonnes obfervations fur les cadavres ; &, malheureufement, ceux qui les font, ne le font pas toujours affez.

ANCILLON (*Paul*) a écrit :
De fupreffione menfium. Bafileæ, 1689, *in*-4.

ANDALORUS, (*André*) habile Médecin de ce fiecle, né à Meffine le 10 Novembre 1672. Après s'être appliqué fucceffivement aux belles-lettres & à la philofophie, il fe livra à l'étude de l'hiftoire naturelle & de la médecine. Il fit en peu de tems beaucoup de progrès dans cette derniere : il exerça cette profeffion avec diftinction dans le lieu de fa naiffance. Nous avons de lui les ouvrages fuivans :

1. *Il caffè defcritto ed efaminato, nel quale pruova con raggioni che la virtù della bevanda del caffè depende più toto d'alle aqua calda che dal feme del caffè abruftolito.* A Meffine, chez *Antonin Arena*, 1703, *in*-12.
2. *La bilancia fifica, o fia idea del vero medico.*
3. *La miniera dell' argento vivo, o fia riftretto di tutte le qualità, preparazioni, virtù, ufi alchimiftici è mecanici del mercurio.*
4. *L'officina de gli odori.*
5. *Il florario*
6. *Il medico morale.*
7. *La medicina Sagra,*
8. *Lettre de Fiori.*
9. *Spozione hiftorica della metaglie, tabelle, infcrizioni, &c. Scolpite nelle parete de templi pallagi magiftrati porte reggie e fonti artificiofi di Meffina.*

ANDERTINI, (*Lucio-François*) Chirurgien Italien de ce fiecle, natif de Boulogne, a exercé la Chirurgie à St. Ange, ville du Duché d'Urbin, & étoit Chirurgien penfionné de cette ville. Il a donné :
L'anatomico in Parnaffo. Pefaro, 1709, *in*-8.

ANDERNACUS. *Voyez* GUNTHIER.

ANDLA. (*Anchife d'*) Nous avons fous fon nom :

Epiftola de naturâ & viribus menthæ. On la trouve dans une colléction de lettres & de réponfes relatives à des matieres de médecine & de philofophie, imprimée à Rotterdam, chez *Rodolphe de Nuyffel,* en 1665, *in*-8.

ANDLUNG (*G. . . . . Chrift.*) a écrit :

Animadverfiones phyfico-medicæ bipartitæ in corollarium de fanguinis motu. Erfurti, 1672, *in*-4.

ANDRÉ, (*Pierre*) Médecin François, qui vivoit dans le milieu du feizieme fiecle, a donné :

Traité de la pefte, de la préparation de l'antimoine, & traité de la dyffenterie. À Poitiers, chez *Logeroys*, 1563, *in*-8.

ANDRÉ, (*Jean*) Médecin Danois, du fiecle dernier, exerça la Médecine à Conftantinople; il devint cher aux Sultans, dont il fut le Médecin, & qui le comblerent de bienfaits. Il mourut dans cette ville, après avoir donné :

1. *Quæftiones phyfico-medicæ.* Wittebergæ, 1624, *in*-4.
2. *Difputatio de fyncope.* Ibid. 1624, *in*-4.

ANDRÉ, (*Zacharie*) Médecin de Strafbourg, qui vivoit vers le milieu du fiecle dernier. Nous avons de lui les deux differtations fuivantes :

1. *De dentibus.* Argentorati, 1644, *in*-4.
1. *De dyfenteriâ.* Ibid. 1656, *in*-4.

ANDRÉ, (*Jean-David*) peut-être fils du précédent, a été reçu au Doctorat en médecine dans l'Univerfité de Strafbourg en 1683. Il a écrit :

De arthritide. Argentorati, 1683, *in*-4.

ANDRÉ (*Jean-Guillaume*) a écrit :
De generatione. Erfurti, 1675, *in*-4.

ANDRÉ, (*N. . . . . . . de Saint-*) Médecin de la Faculté de Caen, dans le fiecle dernier, & Médecin ordinaire du Roi de France. Il a donné :

1. *Réflexions nouvelles fur les caufes & les fymptómes des maladies.* À Paris, chez *Laur. d'Houry*, 1687, *in*-8. Cet ouvrage eft divifé en fix parties; dans la première, l'Auteur fe propofe de faire connoître les principes conftitutifs de l'homme, & commence par differter fur la compofition des mixtes en général. L'acide, le falé, l'auftere,

l'huileux, l'âcre, l'amer, le doux, l'infipide, font le fondement de fon fyftéme ; leur union conftitue, fuivant lui, la fanté. Dans la feconde, il traite de la génération ; mais il commence par examiner la matiere des alimens, & comment ils parviennent à former les humeurs ; il compare la fecrétion de la femence virile à la cribration des grains. La troifieme eft relative au fang & aux humeurs, ainfi qu'à leur alté-ration : l'Auteur parcourt les différentes caufes qui peuvent les faire dégénérer de leurs qualités primitives ; mais il les rapporte toutes à l'altération des principes qu'il a établis dans la premiere partie, com-me conftitutifs ; la fermentation y joue un grand rôle. L'Auteur con-tinue le même examen dans la quatrieme & la cinquieme partie ; mais il s'attache à l'altération des humeurs en particulier ; il parle de la pléthore, de l'impureté & de la corruption du fang ; il pourfuit les différentes humeurs ; il expofe leurs altérations & les caufes qui les produifent ; il en déduit les maladies qu'il fuit en détail. La fixieme partie roule fur les matieres étrangeres, nuifibles, ou corrompues, qui s'accumulent ou féjournent dans les différentes parties du corps ; les fermens y occupent un rang diftingué. En général, les principes établis dans cet ouvrage trouveroient aujourd'hui peu de Sectateurs.

2. *Réflexions fur la nature des remedes, &c.* A Reims, chez *François Vautier*, 1700, *in-12.* A Rouen, 1701, *in-12.* L'Auteur indique, dans la premiere partie, la nature des remedes, leurs effets, leur ma-niere d'agir ; il fait voir en quoi ils différent des alimens & des poi-fons : il prétend qu'Hippocrate avoit une connoiffance parfaite de la chymie & des remedes chymiques ; dans la feconde, il traite des indications & des contre-indications, auxquelles il faut avoir égard dans l'ufage des remedes ; on y trouve des réflexions fur l'inutilité de l'aftrologie, par rapport à la médecine : enfin, dans la troifieme, il examine l'ufage légitime, ou l'abus qu'on peut faire des médicamens ; il confirme ce qu'il avance par des obfervations intéreffantes.

3. *Lettre au fujet de la magie, des maléfices & des Sorciers.* A Paris, chez *Defpilly*, 1725, *in-12.* Ces lettres, qui font au nombre de douze, tendent à décrier la magie, & à faire voir l'inutilité & la fauf-feté des fortileges. L'Auteur y parle des prétendus pactes avec le Dé-mon, de la conjuration, des maléfices, par le moyen des figures de cire, des philtres, des ligatures, de l'obfeffion, de l'incube, du fuc-cube, de la maniere de découvrir les maléfices & leurs Auteurs, du fabbath, &c. Il fait voir que tous ces objets ne font que l'effet de la nature, de l'artifice ou de l'ignorance, fans le concours du Démon.

ANDRÉ. (*Samuel*) Nous avons de lui :

Epiftola de balfamationibus veterum, feu de ritu condiendi cadavera apud veteres. On trouve cette lettre jointe à une réponfe de Louis Bils, à une lettre de Tobie André, fur le vrai ufage des vaiffeaux lymphatiques, imprimée à Marbourg, chez *Salomon Schadewitz*, en 1678, *in*-4.

ANDRÉ, (*François*) Médecin de l'univerfité de Caen, dans le fiecle dernier. Il a donné :

Dialogues fur l'acide & l'alkali. A Paris, chez *Roulland*, 1677, 1680, *in*-12. L'Auteur y examine les objections de Boyle, contre ces principes.

ANDRÉ, (*Tobie*) Docteur en philofophie & en médecine, vivoit à la fin du fiecle dernier ; il fut Profeffeur en médecine, d'abord à Francfort, enfuite à Franeker. Nous avons de lui les ouvrages fuivans :

1. *Brevis replicatio repofita brevi explicationi mentis humanæ Henrici Regii Medici pro notis Cartefii.* Amftelodami, 1653, *in*-24.

2. *Triumviratus inteftinalis cum fuis effervefcentiis.* Groningæ, 1668, *in*-4.

3. *De concoctione ciborum in ventriculo.* Francofurti, 1675, *in*-4.

4. *Breve extractum actorum in cadaveribus bilfianâ methodo præparatis.* On trouve cet ouvrage à la fuite de la réponfe de Louis Bils, à la lettre de notre Auteur, fur le vrai ufage des vaiffeaux lymphatiques, imprimé à Duifbourg, chez *Jean Schadewitz*, en 1678, *in*-4.

5. *Bilans exacta bilfianæ & clauderianæ balfamationis.* Amftelodami, apud *Gaëfbeëck*, 1682, *in*-12. André poffédoit feul le fecret de Louis Bils pour les embaumemens des cadavres, qu'il pratiquoit fans faire l'ouverture des corps. Gabriel Clauder avoit publié, en 1679, un ouvrage dans lequel il affuroit avoir découvert une méthode pareille, mais fupérieure à celle de Bils : c'eft contre cet ouvrage qu'*André* écrivit celui dont il eft ici queftion, dans lequel il cherche à faire voir la fupériorité de la méthode de Bils fur celle de Clauder.

ANDRÉ, (*Chriftien Everhard*) Médecin de ce fiecle, a écrit :
De maniâ. Tubingæ, 1734, *in*-4.

ANDRÉ, (*Jean*) Médecin Anglois. Nous avons de lui :
Obfervations upon a treatife of the virtues of hemlok in the cure of cancers. London, 1761, *in*-8.

ANDRÉ, Chirurgien établi à Verfailles, eft de Dijon, où il eft né le 15 Octobre 1704. Dès l'âge de feize ans, il s'eft appliqué à l'étude de la chirurgie à Montpellier & dans quelques autres villes de la France. Il a été promu au grade de Maître-ès-arts, & reçu Maître Chirurgien à Verfailles dans le mois d'Août 1729. Après avoir été pendant près de dix ans Chirurgien de la Maifon royale de Saint-Cyr, il a été fait Chirurgien de la Charité de la paroiffe royale de St. Louis, à Verfailles, & il remplit encore cette place, qu'il occupe depuis plus de trente ans. Nous avons de lui les ouvrages fuivans :

1. *Differtation fur les maladies de l'uretre qui ont befoin de bougies.* A Paris, chez *Pecquet*, 1751, *in-12*.

2. *Obfervations pratiques fur les maladies de l'uretre & fur plufieurs faits convulfifs.* A Paris, chez *de la Guette*, 1756, *in-12*. On y trouve foixante-huit obfervations, dont l'Auteur cherche à s'appuyer pour prouver que, fans un ufage conftant de fes bougies, les remedes ufités pour ces maladies font infuffifans. Il y a ajouté des remarques fur quelques exemples de mouvemens convulfifs des mâchoires, dont il donne l'hiftoire, & indique les moyens qu'il a employés pour les combattre, & quelques obfervations fur des tumeurs cancereufes & des excroiffances charnues, guéries par des cauftiques.

3. *Maniere de faire ufage des bougies anti-vénériennes.* A Paris, de l'Imp. royale, 1758, *in-8*. Cette brochure contient la maniere de fe préparer à l'ufage des bougies de l'Auteur, & celle de s'en fervir : elle eft terminée par quelques obfervations qui tendent à prouver leur efficacité.

4. *Nouvelles obfervations fur les maladies de l'uretre & de la veffie.* A Amfterdam, (Paris, chez *Gueffier*,) 1766, *in-8*.

André eft l'inventeur des bougies anti-vénériennes, qu'il emploie dans les maladies de l'uretre, qui dépendent d'un virus fyphilitique.

ANDRÉAS, Médecin qu'on croit avoir vécu fous Ptolomée Philopator, & qu'on dit natif de Palerme. Il étoit à la fois Hiftorien, Orateur & Médecin : on lui a contefté ces deux dernieres qualités ; mais Seneque le place au rang des Orateurs de fon tems. Il doit être encore, à plus jufte titre, regardé comme Medecin. Les ouvrages qu'on lui attribue fuppofent en lui des connoiffances affez étendues dans la médecine. Le témoignage des Auteurs le préfente auffi comme tel ; Athenée, Tertullien, Pline, Diofcoride, Celfe, Gefner & plufieurs autres, parlent de lui comme d'un des célebres Médecins de fon tems. Polybe nous apprend qu'*Andréas* éroit attaché à Ptolomée Philopator, Roi d'Egypte, & qu'il étoit fon Médecin. Il fut affaffiné dans la tente de ce Prince par Théodote ; il fut la victime de l'erreur de celui-ci, qui cherchoit à donner la mort à Ptolomée. Brietius place fa mort à la premiere année de la cent quarante-unieme Olympiade, c'eft-à-dire 210 ans avant J. C.

Il avoit été Difciple d'Hérophile. Galien lui reproche fon arrogance ; il l'accufe d'être fans expérience, & d'avoir dit, en parlant de lui, qu'il avoit rempli fes livres de fauffetés & de chofes vaines & fuperftitieufes ; mais on peut croire qu'il n'en a ufé ainfi à l'égard d'*Andréas*,

que pour fe vanger de ce que ce Médecin avoit écrit contre Hippocrate, qu'il difoit avoir quitté fa patrie, & s'être enfui de Theffalie,
après avoir mis le feu à la Bibliotheque de Cnide. Il eft affuré d'ailleurs qu'*Andréas* ne regardoit pas Hippocrate de bon œil. La différence
des fentimens de celui-ci d'avec ceux d'Hérophile, dont il étoit Sectateur, le portoit fans doute à en agir ainfi; mais il ne s'enfuit pas delà que le conte d'*Andréas* foit exempt de calomnie, ni qu'il lui eût
été permis de le débiter.

Entre les livres qu'*Andréas* avoit compofés, il y en avoit un intitulé *Narthex*. Parmi les différentes fignifications de ce mot grec, on
trouve le mot françois *boëtte* ou *boëttier*; il y a lieu de croire que
c'eft ce dernier fens qu'*Andréas* avoit en vue; il vouloit fans doute
dire que les Médecins & les Chirurgiens devoient porter ce livre avec
eux, comme une efpece de boëttier, où ils trouveroient des médicamens pour toutes les maladies. Plufieurs Médecins, qui vinrent après
lui, donnerent le même titre à des livres, où il décrivoient des médicamens. On apprend d'ailleurs qu'*Andréas* avoit beaucoup écrit fur la
chirurgie; il eft même cité par Celfe, entre les principaux Auteurs de
cet art. On attribue à *Andréas* les ouvrages fuivans:

1. *De rebus in quibufque oppidis Siciliæ memorabilibus*. Athenée cite
le trente-troifieme livre de cet ouvrage, qui, fuivant le témoignage
de Fazellus, comprenoit l'hiftoire civile de la Sicile.

2. *De medicâ origine*. C'eft dans cet ouvrage qu'on l'accufe d'avoir
déclamé vivement contre Hippocrate.

3. *De iis quæ falfo creduntur*. Athenée, Fazellus, Tiraqueau, Gefner,
font mention de cet ouvrage.

4 *De iis quæ morfu venenata funt, five de ferpentibus*. Nous en devons
la connoiffance aux mêmes Auteurs.

5. *De herbis, five de plantis*. On trouve des notions de cet ouvrage
dans Apuleius Celfus, dans Pline, dans Galien, dans Diofcoride.

6. *Gloffemata ad Nicandrum*. On en trouve des fragmens dans Pierius
Valerianus, *lib. 29, Hyerogl. cap. 24*, dans Seneque, *lib. 2, contr. 7*;
dans les livres de Galien, *de antidotis* & *de compofitione medicamentorum*.

Caffius fait mention d'un *Andréas de Carifte*, & Galien cite un Médecin du même nom, qu'il dit fils de Chryfaris. On ne fait fi ces Auteurs parlent du même, ou d'un autre.

ANDREGHETT. *Voyez* ALDREGHETT.

ANDRIOLO, (*Michel-Ange*) Médecin Italien, qui vivoit au commencement de ce fiécle, étoit né à Véronne. Après avoir été décoré du titre de Docteur en Médecine, il fut agrégé au College des

Médecins de Venife : il fut encore Affocié à l'Académie impériale des Curieux de la nature. Nous avons de lui les ouvrages fuivans.

1. *Novum & integrum fyftema phyfico-medicum.* Bafileæ, 1694, in-8,

2. *Phyfiologia.* Clagenfurt. 1701.

3. *Philofophia experimentalis , præfide Platone , in concilio veterum & Neotericorum convocato, feu phyfica reformata Platonis , conftructa fuper diruta tria principia fundamentalia Ariftotelis.* Venetiis, 1718. Cet Auteur réduit tous les fyftêmes de philofophie à deux, celui des Eterniftes, qui croient le monde éternel , dont Ariftote eft le chef, & celui des Temporiftes, qui admettent la création d'après Moyfe & Platon. L'Auteur s'attache au fecond examen qu'il fait des XIV liv. de la métaphyfique d'Ariftote, où il montre les contradictions fréquentes dans lefquelles tombe ce Philofophe ; il examine enfuite les huit livres de phyfique générale qu'a donné Ariftote, La phyfique de l'Auteur roule principalement fur les principes des Platoniciens & des Chymiftes fur l'ame du monde , & fur l'influence des aftres , par laquelle il explique le magnétifme.

ANDREW, (*Jean*) Médecin Anglois de nos jours, duquel nous avons l'ouvrage fuivant :

The pratice of inoculation impartially confidered, &c. c'eft-à-dire , *Confidérations impartiales fur la pratique de l'inoculation , dans lefquelles on prouve évidemment fes fuccès, & l'on réfute les objections des anti-inoculateurs ; avec une lettre à Sir Edouard Wilmot Bart , dans laquelle on trouve les opinions d'Huxam & de plufieurs célebres Médecins.* A Londres, chez *Wilfon & Fell,* 1765. On ne trouve rien de nouveau dans cet ouvrage ; ce n'eft qu'une répétition de ce qui a été dit fur l'inoculation. L'Auteur cherche à applanir les obftacles qui s'oppofent aux progrès de cette méthode dans Exeter & aux environs.

ANDRILLUS , (*Michel-Ange*) Médecin Italien du fiecle dernier, naquit à Vérone. Il étudia fucceffivement la philofophie & la médecine , fe diftingua dans l'une & dans l'autre, prit les degrés de Docteur dans ces deux Facultés , & fe fit enfin agréger au College de Médecine de Venife. Nous avons de lui l'ouvrage fuivant :

Confilium veterum & Neotericorum de confervandâ valetudine , five de morborum caufis procatharticis , in quo rationes experimentorum fuffragiis difcuffæ exarantur. Lugduni, apud *Joannem de Lupifa ,* 1693 , *in-4.* L'Auteur déduit toutes les caufes des maladies des fix chofes non-naturelles , qu'il pourfuit en détail dans les fix parties qui divifent font ouvrage ; l'air , fa nature , fes propriétés , fon action , fes effets, font le fujet de la premiere. La feconde eft relative aux paffions de l'ame & à la maniere dont elles peuvent donner lieu aux maladies. Le mouvement & le repos, & les fuites fâcheufes de l'excès dans l'un & dans l'autre, rempliffent la troifieme partie. La quatrieme contient des recherches fur la nature, les caufes & les effets du fommeil & de la veille, & fur les différens inconvéniens qui font la fuite de leur abus ; l'Auteur y indique les moyens de procurer le fommeil. Dans la cinquieme, il parle des humeurs retenues ou évacuées ; il parcourt les différentes évacuations ; il s'arrête long-tems à l'excrétion immodérée de la femence, comme la plus propre à détruire les forces. Il donne en même-tems les moyens de conferver la chafteté. Les alimens font le fujet de la fixieme partie. L'Auteur y parle de leur nature, de leur qualité, de leur quantité, du tems le plus propre à leur ufage.

ANDRIOSA, (*André*) Médecin de la fin du feizieme fiecle & du commencement du dix-feptieme, avoit fait fa principale étude de l'aftrologie, fur laquelle il a compofé l'ouvrage fuivant :

Miroir, où eft traité de la vraie Aftrologie. 1633, *in-8.*

ANDROCYDE, Médecin, lequel écrivant à Alexandre-le-Grand, lui parloit en ces termes : » Souvenez-vous en buvant que le vin eft le » fang de la terre & le poifon de l'homme, comme la ciguë. » *Vinum potaturus, Rex, memento te bibere fanguinem terræ ; ficuti venenum eft homini cicuta, fic & vinum.* Pline, qui le rapporte, dit auffi qu'*Androcyde* donnoit un remede contre les vapeurs du vin, & lui attribue un ouvrage, *de braffîcâ.*

ANDROMAQUE, le pere, naquit en Crete, & vécut fous le regne de Néron, dont on dit qu'il fut le Médecin. Il vivoit vers l'an 65 de Jefus-Chrift. Nous ne favons rien concernant la méthode & les fentimens de ce Médecin. La feule chofe qui nous refte de lui, c'eft un grand nombre de defcriptions de médicamens compofés, qui étoient en partie de fon invention. Galien, qui a pris foin de les rapporter, met *Andrômaque* au rang des Auteurs qui ont le mieux écrit des médicamens ; mais il le blâme de ce qu'il s'étoit contenté d'en donner la defcription, fans ajouter leurs propriétés, ou fans indiquer pour l'ordinaire, les maladies auxquelles ces médicamens font propres. Nous apprenons encore de Galien, qu'il a donné un traité *de medicamentis compofitis ad affeétus externos.*

La plus fameufe des compofitions qu'*Andromaque* a données, c'eft l'antidote qu'il appella *galenæ;* c'eft-à-dire, tranquille, & qu'on nomma, dans la fuite, *thériaque.* ANDROMAQUE compofa un poëme grec en vers élégiaques qu'il dédia à Néron, & qui nous refte encore aujourd'hui. Il y enfeigne la maniere de préparer fon antidote ; il y défigne
les

les maladies auxquelles il eſt propre. Il fit cette deſcription en vers plutôt qu'en proſe, afin qu'on ne pût pas y faire ſi facilement quelqu'altération : c'eſt du moins ce qu'en penſé Galien, qui approuve en cela la prudence d'*Andromaque*.

Juſqu'alors l'antidote de Mitrhidate avoit été le ſeul qui fût entre les mains de tout le monde ; mais auſſi-tôt que celui d'*Andromaque* fut connu, le premier devint preſque hors d'uſage, quoiqu'à dire le vrai, ce dernier ne fût qu'une imitation de l'autre ; la ſeule différence eſſentielle qui s'y rencontre, ne conſiſte preſque que dans l'addition des viperes, qui entrent de plus dans la thériaque. Quoi qu'il en ſoit, l'antidote d'*Andromaque* fut ſi fort eſtimé à Rome, que quelques Empereurs le firent compoſer dans leurs Palais, & prirent un ſoin particulier de faire venir toutes les drogues néceſſaires, & de les avoir bien conditionnées. L'Empereur Antonin en prenoit même tous les jours à jeûn, gros comme une feve ; enfin, telle fut la réputation de ce remede, que divers Médecins entreprirent en vain d'y faire des changemens, & de produire diverſes *thériaques* de leur façon.

Andromaque avoit fait un aſſemblage énorme de toute ſorte de drogues : on ne ſait quel génie le conduiſit dans cette compoſition. Ce ne fut pas la méthode, qu'il devoit connoître aſſez, pour ſentir & craindre le ridicule des mélanges qu'il faiſoit, mais qu'il ne connoiſſoit cependant pas aſſez pour le détourner de ſon entrepriſe. Il combina toutes les formules des Empiriques ; il fit un compoſé monſtrueux, qui dure encore, & qui durera toujours, qui toujours ſera l'écueil de tous les raiſonnemens, de tous les ſyſtêmes, & qu'on ne bannira jamais. Elle eſt, pour ainſi dire, ſuivant le cœur, ſuivant l'inſtinct, ou ſuivant le goût de tous les hommes.

Il ſemble que la *thériaque*, qui tient eſſentiellement des liqueurs ſpiritueuſes, & qui ne peut être ſuppléée en partie que par le vin & ſes préparations, contient éminemment toutes les vertus néceſſaires dans les incommodités & dans beaucoup d'accidens des maladies. Elle conſole la nature, elle la remet dans tous les cas de langueur, de foibleſſe, de triſteſſe : elle réveille les fonctions de l'eſtomac, preſque toujours en faute dans les maladies : elle excite dans les corps un tumulte d'ivreſſe, néceſſaire pour vaincre les dérangemens de viſcere important, qui eſt, à tant d'égards, un des centres de la vie, de la ſanté, & de l'exercice de toutes les fonctions. Elle réuſſit dans mille cas, qui ſemblent oppoſés, parce qu'elle a mille côtés favorables à la ſanté. Elle réunit, pour ainſi dire, tous les goûts poſſibles de tous les eſtomacs.

Les Médecins, de toute autre Secte que de celle des Empiriques, l'attaqueront tant qu'ils voudront ; ils prouveront que cette compoſition n'a pas le ſens commun, ſuivant les regles de la bonne pharmacie ; mais le langage de tous les ſiecles eſt plus fort que toutes les belles obſervations. *Andromaque* fit un chef-d'œuvre néceſſaire à l'eſpece humaine, & non moins utile aux animaux, lorfqu'il imagina, ou qu'il ramaffa les matériaux de la thériaque.

Ce Médecin feroit bafoué parmi nous, s'il vouloit répondre à toutes les objeétions de théorie qu'on pourroit faire à fa compofition : il ne feroit pas reçu Bachelier dans nos Ecoles ; mais fon remede eft en vogue par-tout.

ANDRY, (*Nicolas*) Doyen des Profeffeurs au College royal de France, Doéteur-Régent & ancien Doyen de la Faculté de médecine de Paris, Cenfeur royal, & l'un des Auteurs du Journal des Savans, étoit fils d'un Marchand de Lyon, & naquit dans la même ville fur la Paroiffe de faint Nizier, en 1658. Après avoir fait fes humanités dans le lieu de fa naiffance, il vint à Paris, & y fit fa philofophie au College des Graffins. Son cours fini, il prit la tonfure eccléfiaftique, étudia deux ans dans les Ecoles de théologie, prit le degré de Maître-ès-arts en 1685, & fe fit immatriculer dans le temps convenable. On le connoiffoit alors fous le nom de *l'Abbé Andry de Boifregard*. Dans une note de la neuvieme des lettres fur les difputes élevées entre les Médecins & les Chirurgiens, imprimées en 1737, *in-*4. on dit qu'*Andry* ayant été fait Régent d'humanités au College des Graffins, en remplit les fonéions jufqu'à l'âge de cinquante ans, & qu'alors, fatigué des exercices pédagogiques, il fe mit à étudier la médecine ; mais ce récit n'eft pas exaétement conforme à la vérité. *Andry* n'avoit que trente-deux ans, lorfqu'il prit le parti de la médecine : il commença à l'étudier en 1690, l'année qu'il eut quitté l'habit eccléfiaftique. Dès 1693, il prit le degré de Doéteur en médecine à Reims ; après quoi, il fe fit recevoir à la Chambre royale de Paris, qui donnoit droit de pratiquer aux Médecins qui n'étoient pas de la Faculté de cette ville. Cette Chambre ayant été fupprimée par une Déclaration de Louis XIV, du 9 Juin 1694, *Andry* fe préfenta à la Faculté de Paris, & y fut reçu Bachelier la même année, & Doéteur-Régent en 1696. Ce fut lui qui fit cet année les paranymphes. En 1701, il fut nommé Profeffeur au Collége royal de France ; en 1702, on le nomma Cenfeur royal, avec la penfion de quatre cens livres ; la même année, il fut un de ceux que l'Abbé Bignon affocia au travail du Journal des Savans. Enfin, en 1724, il fut élu Doyen de la Faculté de médecine de Paris. Il mourut dans cette ville le 13 Mai 1742, âgé de quatre-vingt-quatre ans, & fut inhumé le lendemain dans l'Eglife de faint Roch. Il avoit été marié trois fois : 1º. en 1694, avec Mademoifelle des Roches, qui mourut au bout de deux ans, après avoir eu un enfant, qui ne vécut que quatre mois ; 2º. en 1702, avec la fille de Pierre Dionis, premier Chirurgien de Madame la Dauphine ; morte dans fa premiere couche, fans laiffer d'enfans ; 3º. avec Mademoifelle Carelle, dont il a eu une fille, qui a époufé, en 1734, M. Dionis.

Andry avoit beaucoup d'efprit & d'érudition ; mais fon génie étoit trop vif & porté à la fatyre ; il s'y eft livré avec trop d'ardeur dans les extraits & analyfes qu'on trouve de lui dans le Journal des Savans ; ce qui lui attira de fréquentes difputes avec les Ecrivains de fon tems.

Il avoit eu plufieurs démélés littéraires avec Philippe Hecquet, fon collegue, au fujet des traités fur la faignée & les difpenfes du Carême, que celui-ci avoitmis au jour. Les chofes avoient été pouffées affez vivement de part & d'autre ; le public les regardoit comme ennemis : mais ces deux Savans, qui ne fe propofoient dans leurs écrits d'autre but que la perfection de la médecine, ne pouvoient réellement être ennemis, pour avoir embraffé des opinions différentes. La promotion d'*Andry*, au Décanat de la Faculté, en 1724, fit voir le contraire. A peine *Andry* fut-il élu Doyen, que Philippe Hecquet lui fit demander, par un ami commun, fon heure pour aller fe réjouir avec lui de la juftice que la Faculté venoit de rendre au mérite d'un homme, qu'elle fembloit avoir oublié trop long-tems. *Andry* touché de ces avances, prévint Hecquet, & lui rendit la premiere vifite. Depuis ce tems, ils ne cefferent point de fe donner réciproquement toutes fortes de témoignages de l'amitié le plus fincere.

Andry eft connu par un grand nombre d'ouvrages.

1. *An mundus fenefcat ?* 1695.

2. *An parotis unica lethargi vindex ?* 1696.

3. *An perficiendis Medicis neceffaria peregrinatio.* 1696.

Il foutint ces trois queftions dans les Ecoles de médecine de Paris.

4. *De la génération des vers dans le corps de l'homme.* Paris, chez d'*Houry*, 1700, 1714; chez *Lambert & Durand*, 1741, in-12. 2 vol. Ce traité comprend quatorze chapitres. Le Ier. explique ce que c'eft que les vers ; le IIe. développe leur génération ; le IIIe. détaille leurs efpeces ; le IVe. leurs effets ; le Ve. fait connoître les fignes par lefquels ils s'annoncent, & les fymptômes qu'ils produifent ; le VIe. indique les moyens de s'en garantir ; le VIIe. préfente les différentes circonftances de leur excrétion, & les prognoftics qu'on peut en tirer ; le VIIIe. roule fur le danger de certains remedes, qu'on emploie d'ordinaire pour les détruire ; le IXe. expofe la maniere de guérir cette maladie ; le Xe. qui eft une fuite du précédent, renferme des remarques fur l'ufage de la purgation ; le XIe. contient les précautions néceffaires dans le traitement ; le XIIe. roule fur les vers, auxquels quelques Phyficiens ont attribué la génération des animaux, & qu'ils ont appellés fpermatiques ; le XIIIe. renferme quelques aphorifmes, qui font comme une récapitulation de l'ouvrage ; enfin des éclairciffemens fur les différens endroits de ce traité font le fujet du XIVe. L'édition de 1741 eft la plus correcte ; l'Auteur ne l'a donnée qu'après avoir fait beaucoup de retranchemens. Cet ouvrage a été critiqué, 1°. par *Valifnieri* : l'Auteur, fous prétexte

que le Critique n'avoit jamais vu le tœnia vivant, ni avec la tête, ne jugea pas à propos de lui répondre ; 2°. par Hecquet, qui reprocha à l'Auteur de déduire presque toutes les maladies des vers, & de n'employer dans sa pratique que les purgatifs, & quelques vains spécifiques : *Andry* n'y répondit pas plus qu'à la précédente ; 3°. enfin, par *Lemery* : sa critique paroît la mieux fondée ; *Andry* tâcha d'y répondre dans le XIV°. chapitre de l'édition de 1741. On a ajouté à cette édition, la traduction françoise, 1°. d'une dissertation de Geoffroi, *an homo ex verme ?* 2°. d'une autre de Fagon, où il examine si le fréquent usage du tabac abrege la vie. Les trois Médecins dont nous venons de parler, ne furent pas les seuls qui critiquerent l'ouvrage d'*Andry ;* Hunault fit aussi une violente satyre en prose quarrée, dans laquelle, en badinant *Andry* sur son systême des vers, il l'appella *homo vermiculosus ;* il accompagna sa satyre d'une estampe encore plus mordante que l'écrit même.

5. *Eclaircissement sur le livre de la génération des vers dans le corps de l'homme.* Paris, chez d'*Houry,* 1704, *in-12*, 1741, *in-12.* A Amsterdam, chez *Lombrail,* 1705, *in-12.* Cet ouvrage contient des remarques nouvelles sur les vers & sur les maladies vermineuses : on y trouve des réflexions sur ceux qui croient que la moëlle ne nourrit pas les os, & qu'elle a du sentiment. L'édition d'Amsterdam est augmentée de la lettre critique de Lemery, à laquelle l'Auteur tâche de répondre.

6. *Le régime du carême considéré par rapport à la nature du corps & des alimens.* A Paris, chez *Coignard,* 1710, *in-12.* L'Auteur attaque le sentiment de ceux qui regardent les alimens, dont l'Eglise permet l'usage en carême, comme plus nourrissans que ceux qu'elle défend. Il réfute le systême de la trituration, sur lequel on a cherché à établir l'excellence des alimens maigres au-dessus de la viande. Il examine aussi si les légumes sont les alimens les plus légers ; si les racines sont contraires à la continence ; si la macreuse & les autres amphibies sont poissons, ou non ; si les odeurs & le tabac rompent le jeûne. Il traite enfin plusieurs questions relatives aux collations du carême. Cet ouvrage est écrit principalement contre Hecquet.

7. *Remarques de médecine sur différens sujets, particuliérement sur ce qui regarde la saignée, la purgation & la boisson.* A Paris, chez d'*Houry,* 1710, *in-12.* Cet ouvrage a été écrit pour répondre à une critique sanglante, faite contre l'Auteur, par Hecquet. Il tend à réfuter l'explication physique & méchanique que celui-ci avoit donnée des effets de la saignée & des boissons dans la cure des maladies. Les remarques, qui font l'objet de cet ouvrage, roulent sur le fréquent usage de la saignée, l'usage des purgatifs, la circulation du sang, l'occasion de purger dans le commencement des maladies aiguës, quand l'orgasme se présente, &c.

8. *Le thé de l'Europe*, ou *les propriétés de la véronique*. A Paris, chez *Boudot*, 1712, *in*-12. Cet ouvrage eſt diviſé en cinq chapitres ; le premier préſente la deſcription de la véronique ; le ſecond contient l'analyſe de cette plante ; le troiſieme roule ſur la comparaiſon de cette même plante avec le thé ; le quatrieme traite des vertus de la véronique ; le cinquieme renferme les obſervations de Francus ſur les propriétés de cette plante.

9. *Traité des alimens de carême*. A Paris, chez *Coignard*, 1713, *in*-12, 2. vol. Ce traité eſt diviſé en trois parties : dans la premiere, l'Auteur traite des alimens maigres, & de pluſieurs queſtions relatives à l'abſtinence ; dans la ſeconde, il parle des aſſaiſonnemens les plus uſités en carême ; la troiſieme eſt relative à pluſieurs queſtions ſur le jeûne.

10. *Examen de divers points d'anatomie, de chirurgie, de phyſique, de médecine, &c.* A Paris, chez *Chaubert*, 1725, *in*-12. Cet ouvrage, écrit contre le traité des maladies des os, de Petit, & rempli de perſonnalités contre ce celebre Chirurgien, n'a pas fait honneur à *Andry* ; il y déclame avec indécence contre l'Académie des Sciences de Paris ; perſonne ne l'a mieux jugé que Haller par ces mots : *minutè adverſarium exagitat ANDRYUS*. (Stud. Med. t. 2, p. 764.)

11. *Remarques de chymie, touchant la préparation de différens remedes uſités dans la pratique de la médecine*. A Paris, chez Didot, 1735, *in* - 12.

12. *Lettre à l'Auteur de l'article ſecond du Journal des Savans, du mois de Mars 1742*. A Paris, 1725, *in*-12. C'eſt encore ſur le même ſujet.

13. *Cleon à Eudoxe, touchant la prééminence de la médecine, ſur la chirurgie*. A Paris, 1738, 1739, *in*-12. 2. vol. C'eſt une réponſe à un Mémoire, où l'on cherche à faire voir en quoi peut conſiſter la prééminence de la médecine ſur la chirurgie, & que l'Auteur réfute.

14. *L'orthopédie, ou l'art de prévenir & de corriger, dans les enfans, les difformités du corps*. A Paris, chez *Lambert* & *Durand*, 1741, *in*-12. 2 vol. Cet ouvrage eſt diviſé en quatre parties : la premiere n'eſt qu'une introduction aux autres ; elle renferme une notion générale de l'extérieur du corps. La ſeconde eſt relative aux moyens de prévenir & de corriger, en particulier, les difformités de la taille, par rapport au tronc du corps ; la tête y eſt auſſi compriſe, mais ſeulement eu égard à la maniere de la tenir. La troiſieme concerne les difformités des extrémités. La quatrieme traite de celles de la tête, proprement dite, de celles des cheveux & de celles du viſage. L'Auteur préſente d'abord les parties dans leur perfection naturelle ; il enſeigne en même tems les moyens de les maintenir dans cet état de perfection ; il les conſidere enſuite par rapport à leurs difformités ; il indique la maniere de les corriger. On peut dire que c'eſt un ouvrage

très-utile ; les peres & les meres, les nourriſſes, les gouvernantes y trouvent des moyens faciles pour maintenir les juſtes proportions que doivent avoir naturellement les parties des corps des enfans; ces moyens conſiſtent dans une méchanique familiere & des remedes ſimples & faciles. Les obſervations médécinales & les faits hiſtoriques & littéraires, dont l'ouvrage eſt enrichi, le rendent encore plus intéreſſant. On a ajouté à la fin du premier volume, la thèſe de l'Auteur : *an præcipua valetudinis tutela exercitatio ?* avec la traduction françoiſe.

15. *An præcipua valetudinis tutela exercitatio ?* C'eſt une diſſertation académique, ſoutenue dans les Ecoles de Paris, le 14 Mars 1723, par le Thieullier, ſous la préſidence d'*Andry* ; elle a été encore ſoutenue de nouveau dans les mêmes Ecoles, le 23 Mars 1741 ; mais *Andry* a déſavoué cette ſeconde édition, comme peu conforme à l'original. L'Auteur ſe propoſe de faire voir que, pour prévenir les maladies, il n'y a point de moyen plus convenable que l'exercice modéré ; on y trouve des remarques ſur les déſordres qui ſont la ſuite du trop grand repos, ſur les avantages de la promenade pour la ſanté, ſur l'utilité de la lecture à haute voix & de la déclamation en public.

16. *Quæſtio medico-chirurgica, an in humeri luxatione ambe potiùs, quam ſcala, janua, polyſpaſtuſque, iteratò renovata ?* L'Auteur y conclùt affirmativement ; c'eſt encore un écrit contre le traité des maladies des os, de Petit, que l'Auteur a fait ſoutenir, ſous ſa préſidence, dans les Ecoles de Paris, ſous la forme d'une diſſertation académique, le 3 Avril 1732.

17. Il a laiſſé en manuſcrit, un traité ſur la peſte, qu'il avoit dicté en françois au College royal, par ordre du Duc d'Orléans, Régent du Royaume, pendant le tems que cette maladie affligeoit la ville de Marſeille. Ce traité a enſuite été imprimé par les ſoins de Dionis, Médecin de la faculté de Paris, & gendre de l'Auteur ; mais nous n'en connoiſſons point l'édition.

Ce ne ſont pas-là les ſeuls ouvrages d'*Andry*, nous en avons pluſieurs autres qui n'ont aucun rapport à la médecine. 1°. *Traduction du panégyrique de Théodoſe-le-Grand, du latin de Pacatus.* Paris, 1687, *in-*12. 2°. *Les ſentimens de Clearque ſur les dialogues d'Eudoxe & de Philante.* Paris, 1688, *in-*12. 3°. *Réflexions ou Remarques critiques ſur l'uſage préſent de la langue françoiſe.* A Paris, 1692, *in-*12. 4°. *Suite de ces réflexions.* A Paris, 1694, *in-*12.

Andry étoit inſtruit ; il avoit acquis des connoiſſances profondes dans la partie qu'il avoit embraſſée ; mais il étoit trop prévenu en faveur de ſes propres lumieres, & il en abuſa. Il eut pu faire un meilleur uſage de ſes talens : s'il les eût uniquement conſacrés à l'avancement de ſon art, à des recherches utiles à l'humanité, aux moyens propres à encourager les jeunes Auteurs qui faiſoient les premiers pas dans la vaſte carriere de la médecine, son nom seroit devenu célebre, & auroit pu orner les fastes de la médecine ; mais il se laissa trop entraîner par le goût de la satyre ; il n'y eut qu'un petit nombre d'Auteurs & d'ouvrages qui trouverent grace devant lui ; il déchira tout impitoyablement ; les meilleurs ouvrages, les productions qui ont fait le plus d'honneur à leurs Auteurs, qui ont même illustré le siecle où nous vivons, éprouverent, auprès de lui, une censure trop sévere, le plus souvent injuste ; les Leclerc, les Petit, les Hecquet, les Lemery, le célebre Auteur des essais de physique, &c. ne furent point à l'abri de sa critique ; c'est ce qu'on voit dans le journal des Savans, auquel il travailla pendant quelque tems : aussi, lorsqu'il eut cessé d'être chargé de ce travail, le Journaliste, son successeur, désavoua & condamna même le jugement qu'il avoit porté de beaucoup d'ouvrages ; c'est cette conduite d'*Andry* qui, suivant le témoignage du même Journaliste, a fait dire à un Critique, *è diario, quod tandiu deturpavérat, expulsus.*

ANEL, (*Dominique*) Chirurgien François du commencement de ce siecle, a été Chirurgien-major du Régiment des Cuirassiers du Comte de Gronsfeld ; il a servi successivement dans les armées du Roi de France & de l'Empereur. Il a donné les ouvrages suivans :

1. *L'art de sucer les plaies sans se servir de la bouche d'un homme.* A Amsterdam, chez *François Van-der-plaat*, 1707, *in-*8. A Trevoux, 1717, *in-*12. On a porté à l'excès tout ce qu'on a dit de la succion des plaies ; les uns ont voulu l'employer dans tous les cas, les autres, au contraire, ont cherché à la proscrire dans toute sorte de plaies : notre Auteur tient un juste milieu ; il expose avec discernement les cas où la succion peut être utile, & ceux où elle peut être dangéreuse ; il proscrit la succion avec la bouche, dans la crainte que celui qui doit sucer, ne soit infecté de quelque virus ; il y supplée par une seringue de son invention, & dont il donne la description ; il indique la maniere de s'en servir & les précautions que cette méthode exige ; il termine son ouvrage par une matiere bien étrangere à son sujet ; il prétend qu'on peut se préserver des maladies vénériennes par un spécifique dont il se dit le possesseur.

2. *Nouvelle méthode de guérir les fistules lachrymales.* A Turin, chez *Pierre-Joseph Zapatta*, 1713, *in-*4.

3. *Suite de la méthode de guérir les fistules lacrymales.* A Turin, chez *Jean-François Mairesse & Jean Radix*, 1714, *in-*4.

Dans le premier de ces deux ouvrages, l'Auteur combat le sentiment de ceux qui indiquent le siege de cette maladie dans la caroncule lacrymale, & qui croient que l'érosion de cette caroncule est la cause de l'écoulement du pus ; il regarde au contraire le sac nazal comme le siege de la maladie, & croit que le pus sort des points lacrymaux : il exclut du traitement les remedes alors en usage, le cautere actuel & potentiel, la perforation de l'os unguis, &c. il fait la defcription d'une opération particuliere, qu'il dit avoir imaginée, & dont il a éprouvé les plus heureux fuccès ; il ne donne cependant cette opération comme utile, que lorfque la fiftule lacrymale n'eft accompagnée ni de carie, ni de callofités trop confidérables.

Le fecond eft un recueil de lettres écrites par différens Médecins & Chirurgiens, en faveur de la méthode d'*Anel*; l'Auteur y parle encore, quoique fuccinctement, des différences, des caufes & de la curation de la même maladie. *Bianchi*, dans fa differtation *de ductibus novis*, fait *Fanton* & *Verna*, les inventeurs de cette méthode ; mais ceuxci, fur-tout *Fanton*, en attribuent la gloire à *Anel*. Cette méthode a été perfectionnée par *Heifter*, qui a donné en 1716, fous la forme d'une differtation académique, un précis de l'ouvrage d'*Anel* & de fa méthode.

4. *Recueil des méthodes pour la guérifon des plus dangereufes maladies.* A Trevoux, 1717, *in-12*. On y a joint *l'art de fucer les plaies*, de l'Auteur.

ANEPONYMUS, (*Guillaume*) Philofophe du quatorzieme fiecle, qui a écrit :

De calore vitali. Argentorati, 1567, *in-*4.

ANGE, (*François-Michin de Saint*) a donné :

Obfervationes anatomicæ. Venetiis, 1554, *in-*4. Morgagni a prétendu que l'Auteur n'a rien dit qui lui foit particulier, & qu'il n'a fait que rapporter les obfervations de Fallope.

ANGE (*Daniel*) a donné :

Catalogus medicamentorum fpagyricorum pharmacopæ fpagyricæ comitis Odoardi de Pepulis. Dantifci, apud *Simonem Reinigerum*, 1667, *in-*8. Il y indique les vertus, l'ufage & les dofes des médicamens. Il y a ajouté un *appendix* fur la compofition des médicamens propres aux différentes maladies.

On trouve encore dans les éphémérides d'Allemagne, ann. 6, 7, & 8, n. 195, 76, 77, 78, plufieurs obfervations du même Auteur. 1°. fur l'excrétion fpontanée d'un calcul de la veffie, d'un volume confidérable ; 2°. fur l'abus du tabac ; 3°. fur une tumeur au bras, à la fuite de la répercuffion de la galle ; 4°. fur la répercuffion de bubons vénériens, produite par des inonctions.

ANGE, (*Victor*) Médecin Italien, natif de Bagnorea dans l'Etat de l'Eglife, vivoit dans le commencement du fiecle dernier. Il a donné :

Confultationes medicæ. Cet ouvrage n'a été imprimé qu'après la mort de de l'Auteur, par les soins de Vincent Manuncius. Romæ, *ex Typographiâ Caballinâ*, 1640, *in-fol.*

ANGE DE SAULIEU, (*le P.*) Rèligieux Capucin, Prédicateur, mort à Dijon en 1678, âgé de soixante-quinze ans. Il avoit été Gardien à Nuys ; ce qui lui avoit donné lieu de connoître les eaux minérales qui sont auprès de cette ville, sur lesquelles il a donné l'ouvrage suivant :

Hydrologie, ou traité des eaux minérales, trouvées auprès de la ville de Nuys, entre Prixey & Premeaux. A Dijon, chez *Palliot*, 1661, *in-12.* L'Auteur ne s'est fait connoître que par sa qualité R. C. (*Religieux Capucin.*) Julbin, Médecin de Nuys, qui a donné un traité sur la même matiere, y parle du *P. Ange ;* Claude Pitois, Médecin de Beaune, a donné une réfutation de l'ouvrage de ce Religieux.

ANGE BOLOGNINUS. *Voyez* BOLOGNINUS.

ANGE DE SAINT JOSEPH, (*le P.*) dont le vrai nom étoit *la Brosse*, étoit natif de Toulouse ; il entra dans l'Ordre des Carmes Déchauffés, & en remplit plusieurs charges. Il fut envoyé à Ispahan, en qualité de Missionnaire Apostolique : après un long séjour dans la Perse, il revint en Europe, & fut fait Supérieur des Missions en Flandre. Il fut enfin élu Provincial de son Ordre pour la province du Languedoc. Il se retira à Perpignan, où il mourut en 1697. Il est connu par un ouvrage intitulé : *Gazophylacium linguæ Persarum, triplici linguarum clavi, latinæ, italicæ, gallicæ, necnon specialibus præceptis ejusdem linguæ referatum*, imprimé à Amsterdam, en 1684, *in - fol.* Le long séjour qu'il avoit fait en Perse, lui donna lieu d'en apprendre la langue ; il en profita pour traduire en latin la pharmacopée Persane, qu'il publia sous le titre suivant : *Pharmacopœa Persica, ex idiomate Persico in latinum translata.* Parisiis, apud *Michallet*, 1681, *in-8.* L'Auteur de cette pharmacopée est *Mouzaffir F. ben Mouhammed al Hossein.*

ANGELI, (*Jacques d'*) Docteur en Médecine de l'Université de Montpellier, qui n'est connu que par les superstitions multipliées, auxquelles il étoit attaché dans sa pratique. Gerson, Chancelier de l'Université de Paris, parle de lui dans une de ses lettres, & le blâme d'être superstitieusement attaché à l'observation de certains jours.

ANGELINUS, (*Faconde*) Médecin Italien, natif de Rimini, étoit Docteur en philosophie & en médecine. Il a donné :

Methodus pro venæ sectione eligendâ. Patavii, apud *Pasquati*, 1639, 1641, 1650, *in-4.*

TOME I.   V

ANGELINUS, (*Fulvius*) né à Céfenne dans le feizieme fiecle, étoit Docteur en philofophie & en médecine. Il a donné :

De verme admirando per nares egreffo. Ravennæ, apud *hæredes Petri Johanelli*, 1610, *in-4.* On y trouve un commentaire par Vincent Alfarius de la Croix.

ANGELIS (*Jean d'*) a donné :

Vindiciæ differtationis Epiftolicæ Theodori Aldis de generatione animalium contra Harveium. Amftelodami, 1667, *in-12.*

ANGELUTIUS *de Beaufort*, (*Théodore*) Docteur en philofophie & en médecine, vivoit dans le feizieme fiecle : nous avons de lui les ouvrages fuivans, qui font relatifs à la médecine, outre quelques autres qui n'ont du rapport qu'à la philofophie.

1. *Ars medica ex Hippocratis & Galeni thefauris potiffimùm deprompta, ac fingulari quodam & perfpicuo fententiarum ordine expofita.* Venetiis, apud *Paulum Mejettum*, 1588, *in-4.*

2. *De naturâ & curatione febris malignæ, libri quatuor.* Venetiis, apud *Mejettum*, 1593, *in-4.*

3. *Bactria, quibus rudens quidam ac falfus criminator validè repercutitur, & de naturâ febris malignæ accuratiffimè differitur.* Venetiis, apud *Joh. Bapt. Ciottum*, 1593, *in-4.*

ANGERVILLE, (*Céfar d'*) Médecin François, vivoit dans le quinzieme fiecle. Il a donné :

Traité contre la maladie contagieufe de la pefte. A Paris, chez *Roigny*, 1587, *in-16.*

ANGITIA, fille d'Æeta, Roi de Colchide, eft celle de qui les Marfes, peuple d'Italie, avoient appris la maniere de charmer les ferpens. On lui attribue d'être la premiere qui a découvert les herbes venimeufes, ou les poifons tirés des plantes ; quelques-uns ont cru qu'elle s'appelloit encore *Angerona*, parce que les Romains étant affligés de la maladie qu'on nomme *angina*, c'eft-à-dire, *efquinancie*, en furent guéris, à la fuite des vœux qu'ils lui avoient faits. On dit auffi qu'*Anguitia* étoit fille du foleil, & l'on prétend qu'elle eft la même que Médée, qui paffe chez d'autres pour fa fœur, ainfi que Circé.

ANGLIC, (*Barthelemi*) Religieux Cordelier du quinzieme fiecle, qui a écrit :

De proprietatibus rerum, lib. XVIII. Argentinæ, 1491, *in-fol.* Norimbergæ, 1519, *in-fol.* Francofurti, apud *Wolfg. Richter*, 1601, *in-8.*

On a joint à cette derniere édition un dix-neuvieme livre du même Auteur, *de variarum rerum accidentibus.*

ANGLIC, (*Jean*) Médecin du seizieme siecle, duquel nous avons, *praxis medica.* Augustæ Vindel. 1595, *in-4.*

ANGO (*Pierre*) étoit Professeur à Caen, vers la fin du siecle dernier. Il a donné :

1. *An homo à vermibus ?* Cadomi, *in-4.*
2. *L'optique divisée en trois livres.* A Paris, 1682, *in-12.*

ANGUILBERT *ou* AUGUILBERT, (*Théobalde*) Medecin Irlandois du seizieme siecle. Nous avons de lui :

Mensa philosophica. Parisiis, apud *Dion. Roce., vieille édition* ; & apud *Johannem Parvum*, 1517, *in-8.* a été publié de nouveau sous le nom de Michel Scot, & sous ce titre, *Enchiridion, in quo de quæstionibus mensalibus, rerum naturis, statuum diversitate, &c.* Francofurti, apud *Richter*, 1602, *in-12.*

C'est un ouvrage singulier. L'Auteur y paroit uniquement occupé des plaisirs de la table, & les présente comme préférables à tous les les autres ; il prescrit les regles qu'on doit observer pour les rendre plus agréables. Il indique d'abord l'espece & les qualités des boissons, des viandes & des autres alimens, dont il faut faire usage ; il passe ensuite aux discours qu'il faut y ténir, & aux matieres qu'il faut y traiter, & qu'il faut varier, eu égard aux personnes qui s'y trouvent : il finit par les jeux & les plaisanteries qu'on doit y ajouter.

ANGUILLARA, (*Eloi*) Botaniste Italien du seizieme siecle, se livra de bonne heure à l'étude de la botanique ; le desir de perfectionner les connoissances qu'il avoit acquises dans cette partie, lui fit entreprendre plusieurs voyages : il parcourut l'isle de Chypre, la Crete, l'Illyrie, la Grece, l'Italie, la Suisse, la Provence. De retour en Italie, il fut fait Directeur du jardin de botanique de Padoue, & Botaniste de la République de Venise dans l'Université de Padoue. Il mourut dans cette ville en 1550. Haller le présente comme le premier de sa nation qui ait entrepris de voyager pour s'occuper de la recherche des plantes, & comme le premier des Botanistes Italiens. Nous avons de lui :

De simplicibus, a été imprimé en italien, sous ce titre : *Semplici*, par les soins de Jean Marinelli, à Venise, chez *Valgris*, en 1561, *in-4.* ensuite en latin, avec des notes de Gaspar Bauhin, à Bâle, chez *Henri-Pierre*, en 1593, *in-8.*

V ij

ANGUISOLA, (*Antoine*) Docteur en médecine, qui vivoit dans le seizieme siecle. Il a écrit :

Compendium simplicium & compositorum medicamentorum, quorum frequens est usus. Item unicornis historia & de aliis animalibus cornigeris. Placentiæ, apud *Bazachium*, 1587, *in-8.*

ANHARD (*Elie*) a donné :
Consilium podagricum. Ingolstadii, 1585, *in-8.*

ANHAUSEN (*Jean-André*) est l'Auteur de l'ouvrage suivant :
De diureseos provocatione utili & noxiâ. Halæ Magdeb. 1724, *in-4.*

ANHORN (*Sylv. Samuel*) a écrit :
De febre tertianâ simplici. Heidelbergæ, 1679, *in-4.*

ANRIQUEZ, (*Henri - George*) Médecin Portugais du seizieme siecle, naquit à Guardia, ville de Portugal, dans la province de Beira. Il fut d'abord Professeur ès - arts dans l'Université de Salamanque, ensuite commis pour remplir, dans celle de Coïmbre, la chaire destinée à enseigner la doctrine d'Avicenne ; enfin, Professeur de médecine-pratique dans la même Université. Il étoit Médecin ordinaire d'Antoine Alvarez de Tolede, Duc d'Albe, lorsqu'il donna les ouvrages suivans :

De regimine cibi atque potûs & de cæterarum rerum non naturalium usu. Salmanticæ, apud *Michaëlem Serrano*, 1594, *in-4.*

2. *Trattado del perfetto Medico.* Salmanticæ, 1595, *in-4.* Ce traité avoit déja paru l'année précédente en latin.

ANSELME AURÉLIUS. *Voyez* AURÉLIUS.

ANSTRA (*Gerbrand Jean*) a écrit :
De jecore. Franekeræ, 1645, *in-4.*

ANTHONI (*Jean-Gregoire*) a écrit :
De nephritico dolore. Giessæ Hassorum, 1685, *in-4.*

ANTHRACINI (*Jean*) Médecin Italien, qui vivoit à la fin du quinzieme siecle, & au commencement du seizieme. Il enseigna long-tems la médecine avec distinction à Padoue & à Rome, & devint enfin premier Médecin du Pape Adrien VI. Nous ne connoissions aucun ouvrage de ce Médecin ; nous savons seulement qu'il retouchoit & corrigeoit ceux de Jean Vigo. Celui-ci nous l'apprend lui-même dans une lettre qui nous reste de lui ; il avoue encore avec franchife qu'il doit à *Anthracini* ce qu'il y a de mieux dans fes ouvrages.

ANTIOCHIS, femme dont Galien parle comme ayant exercé la médecine.

ANTIOCHUS, Médecin, contemporain de Galien, connu par un régime fingulier, auquel il attribuoit la bonne fanté dont il avoit toujours joui, & la durée de fa vie, qui a été prefque à cent ans. Nous prenons dans Galien le détail de fon régime & de fa conduite. » Il » avoit pris la coutume de fe promener chaque jour environ trois » ftades, ou un demi-mille, pour aller de fa maifon jufqu'au *Forum*, » c'eft-à-dire, à la place publique, où les principaux citoyens de » Rome fe raffembloient. Quand il devoit aller plus loin pour voir » des malades, il faifoit le chemin ou en chaife à porteurs, ou en » chaife roulante. Il avoit dans fa maifon un cabinet qu'il faifoit échauffer » en hiver avec un poële, & rafraîchir en été. Là, tous les matins, » il fe faifoit bien frotter & broffer, après avoir été à la felle. Vers » les neuf ou dix heures, étant au *Forum*, il mangeoit un peu de » pain avec du miel bouilli; enfuite il demeuroit-là à caufer ou à lire » jufqu'à douze; alors il prenoit un peu d'exercice avant fon dîner, » qui étoit toujours fort frugal, & qui commençoit par quelque nourriture apéritive. A fouper, il ne prenoit que quelque chofe de léger à l'écuelle, à moins que ce ne fût quelque volaille dans fon propre » bouillon. »

ANTIOCHUS *de Sebafte* (*Saint*) étoit Médecin. Il fouffrit généreufement le martyre dans le deuxieme fiecle du falut, fous l'Empereur Adrien; il eut la tête tranchée; fa mort fut fuivie de la converfion du bourreau qui la lui avoit donnée, & qui s'appelloit *Cyriaque*. L'Eglife célébre fa fête le 15 Juillet.

ANTIPATER, Médecin de la Secte Méthodique, qui mourut, comme le croyoit Galien, d'un tubercule crud, formé dans les arteres du poumon, & qui lui avoit rendu le pouls inégal & intermittent pendant quelques mois.

ANTOINE *Nébriffenfis*, ainfi appellé de *Lebrixa*, bourg d'Andaloufie, où il naquit en 1444, de parens pauvres & de très-médiocre condition. Il étudia à Salamanque & à Boulogne; il enfeigna dans l'Univerfité de cette premiere ville pendant vingt-huit ans. Mécontent des Directeurs de cette Univerfité, il fe rendit aux follicitations du Cardinal Ximenès, qui vouloit l'attirer à Alcala; il alla dans cette ville, où il enfeigna jufqu'à fa mort, arrivée le 11 Juillet 1522; après avoir été Hiftoriographe du Roi d'Efpagne. Il avoit acquis des connoiſſances profondes dans les langues & les belles-lettres, dans les mathématiques, la juriſprudence, la médecine & la théologie. Il avoit travaillé à l'édition de la Bible Polyglotte. Il a donné pluſieurs ouvrages relatifs aux langues, à l'hiſtoire, aux belles-lettres, & aux différentes ſciences. Parmi ces derniers, il y en a un qui concerne la médecine, & qui fut imprimé à Alcala de Henarès, ſous le titre de *Lexicon artis medicamentariæ.*

ANTOINE, (*le Bienheureux*) né à Milan, & élevé, dès ſon enfance, dans les ſentimens d'une vraie piété, s'appliqua à l'étude de la médecine : il s'attacha particuliérement à la pratique des opérations de chirurgie. Il exerça cette profeſſion, & ſur-tout la chirurgie, pendant long-tems, avec ſuccès. La pratique des devoirs de ſon état lui ayant fait connoître plus particuliérement les dangers auxquels on eſt expoſé dans le monde, il voulut chercher, dans la retraite, les moyens les plus propres à ſe ſanctifier. Il entra dans l'Ordre des Hermites de ſaint Auguſtin ; mais ſes talens étoient trop connus ; il ne put reſter long-tems enſeveli dans le cloître. On venoit tous les jours implorer ſon ſecours pour des maladies déſeſpérées. Il fut obligé à reprendre les fonctions de ſon premier état ; il les remplit toujours avec réputation en Italie, en France & en Eſpagne. Il recevoit de la main des grands & des riches un juſte ſalaire qu'il diſtribuoit tout de ſuite aux pauvres. Ses ſuccès exciterent la jalouſie de quelques Chirurgiens qui voulurent le faire aſſaſſiner ; mais notre Religieux s'échappa ſain & ſauve des mains des émiſſaires qu'on avoit envoyés à cet effet. Il mourut en 1482, à l'âge de ſoixante-dix ans. On aſſure qu'il a été béatifié.

ANTOINE, (*Dominique*) Médecin François de la fin du ſiecle dernier., & du commencement de celui où nous vivons, étoit Médecin & Directeur de l'hôpital du Saint-Eſprit. Il a donné :

Méthode pour conſerver la ſanté, ſuivant le cours des ſaiſons & les différens tempéramens, & le moyen de les connoître. A Paris, chez *Giron*, 1699.

ANTOINE, (*Caïetan de Saint*) Prêtre Portugais, pourvu d'un Canonicat à Liſbonne, a traduit en Portugais la Pharmacopée connue ſous le nom de *Bateana* ; ſa traduction a été imprimée à Liſbonne, 1733, *in-8.* Nous avons encore de lui :

Pharmacopæa luſitana reformata, methodo practica de preparatos medicamentos na formo galenica à chemica ; c'eſt-à-dire, *Pharmacopée Portugaiſe réformée, méthode pratique de préparer les médicamens d'une maniere galénique & chymique.* Liſbonne, 1711, *in-fol.*

ANTONELLUS, (*Hippolite*) natif de Foſſombrone, ville d'Italie, au Duché d'Urbin, a donné les ouvrages ſuivans :

1. *De Cucurbitulá, libellus.* Pariſiis, apud *Chriſtian. Wechel*, 1541, *in-8.*

2. *Apparatus animadverſionum in auctoritates & rationes, quibus Hippolitus Obicius vinum exhibet ægrotis omni tempore, in omni febre.* Venetiis, apud *Joh. Ant. Julianum*, 1531, *in-8.*

ANTONIN, (*Joſeph*) Médecin Italien, qui a donné :

Diſſertaʒioni apologetica, &c. c'eſt-à-dire, *Diſſertation apologétique de médecine, où l'on examine ſuccinctement deux points importans de la pratique.* A Veniſe, chez *Savioni* ; 1769.

ANTONIUS MUSA, Médecin de l'Empereur Auguſte, étoit Grec de nation, & frere d'*Euphorbus*, Médecin de Juba, Roi de Numidie.

Auguſte étant dangereuſement malade, & ne pouvant ſe réſoudre à prendre aucun remede, *Antonius Muſa* lui conſeilla de ſe baigner dans l'eau froide, & même d'en boire : cela réuſſit, & valut à *Muſa*, outre de grandes largeſſes qui lui furent faites par l'Empereur & par le Sénat, le privilege de porter un anneau d'or ; ce qui, juſques-là, n'avoit été permis qu'aux perſonnes de la premiere condition. Le même privilege fut commun à tous ceux de ſa profeſſion ; ils furent encore exemptés de tous impôts pour toujours. Suetone dit que le Sénat fit élever à *Muſa* une ſtatue d'airain qu'on plaça à côté de celle d'Eſculape.

On rapporte que *Muſa* ayant voulu traiter Marcellus, neveu & fils adoptif d'Auguſte, comme il avoit traité l'Empereur, il en coûta la vie à ce jeune Prince. On ajoute même que *Livie*, voyant avec chagrin Marcellus préféré à ſes fils, avoit gagné *Muſa* pour le faire périr en le baignant à contre-tems. Quelques-uns prétendent encore que ce Médecin, ayant paſſé de la pharmacie à la pratique de la chirurgie qu'il n'entendoit pas, traita les malades d'une maniere ſi cruelle, avec le fer & le feu, que le peuple Romain, qui, peu de tems auparavant, l'avoit comblé d'honneurs, indigné de ſa façon d'agir, le lapida & traina enſuite ſon cadavre par toute la ville ; mais c'eſt à juſte titre qu'on révoque en doute ce fait, puiſque Pline, de qui on apprend que *Muſa* guériſſoit des ulceres très-facheux, nous dit qu'il ne faiſoit preſque autre choſe, pour parvenir à ces ſortes de guériſons, que de preſcrire de la chair de viperes à ſes malades. Il eſt aſſez commun qu'on ſe déchaine contre les Médecins, lorſqu'ils ne réuſſiſſent pas dans une maladie ; ce qui arriva à *Antonius Muſa*, arrive tous les jours aux Médecins les plus habiles ; il avoit ſauvé l'Empereur ; il eut le malheur de perdre le jeune Marcellus : c'eſt un des grands inconvéniens de la médecine. La réputation la mieux établie ne tient pas quelquefois contre les plaintes mal fondées d'une famille déſolée.

Horace parle d'*Antonius Mufa* en ces termes.

>   . . . . *Nam mihi haias*
> *Mufa fupervacuas Antonius.*

On a publié en 1740, à Londres, un ouvrage anglois, dans lequel Atterburi, Evêque de Rochefter, qui en eft l'Auteur, prétend que Virgile a repréfenté *Antonius Mufa* fous le nom de *Japis*, Médecin d'Enée : il a recueilli avec foin tout ce que ce Poëte dit du dernier, pour l'appliquer au premier.

On a imprimé à Bâle, en 1528 & 1549, parmi d'autres traités fur la matiere médécinale, un ouvrage d'*Antonius Mufa*, intitulé *libellus de Betonicâ* ; mais quelques uns ne le croient pas de ce Médecin, & l'attribuent à L. Apulée.

ANTONIUS CASTOR, Médecin célebre, qui a vécu du tems de Pline, vers l'an 70, de la naiffance du fils de Dieu ; il étoit favant dans la connoiffance des fimples, & ce même Pline parle de celles qu'il avoit dans fon jardin : il ajoute qu'*Antonius Caftor* étoit âgé de plus de cent ans, & qu'il fe portoit encore bien, fe fouvenant de tout ce qu'il avoit vu, & raifonnant très-jufte.

ANTONIUS MUSA BRASSAVOLUS. *Voyez* MUSA.

ANTONIUS GALATEUS, ainfi nommé, parce qu'il étoit de Galatina, dans le pays des Salentins, ou terre d'Otrante. Il a vécu dans le XVᵉ. fiecle ; il a été très-eftimé par fon efprit & par fa doctrine ; il étoit Philofophe, Médecin, Poëte & Géographe ; fes ouvrages font voir qu'il avoit le goût délicat & beaucoup d'érudition. *Antonius Galateus* avoue lui-même que fes parens étoient des Prêtres, qui l'avoient élevé avec beaucoup de foin dans la connoiffance des langues & des belles-lettres. Il étudia d'abord à Nardo, Ville épifcopale du Royaume de Naples, dans la terre d'Otrante, & il continua ailleurs avec beaucoup de fuccès.

Hermolaus Barbarus lui dédia en 1480 la traduction de la paraphrafe de Thémiftius, en huit livres ; les Savans de fon tems le confulterent dans les cas difficiles. *Galateus* fut tourmenté de la goutte fur la fin de fa vie, &, pour fe divertir, il en compofa l'éloge, fous le titre de *laudatio podagræ*. C'eft à ce fujet que Latomus lui fit ce quatrain.

> *Quam laudas, podagramque vocas, Galathee, puellam*
> *Quamvis proftituas, intereà ipfe premis.*
> *Avelli fed poffe negas, ergò potes idem,*
> *Publicus & mango, Mæchus & effe domi.*

On ne fait pas le tems de la mort de ce grand homme ; il y a apparence que ce fut avant l'an 1490 : les Auteurs qui parlent de lui n'ont pas eu le foin de nous l'apprendre.

ANTONIUS,

ANTONIUS, (*Jean*) natif de Campagna, ville d'Italie, au Royaume de Naples, a donné :

Directorium summæ summarum medicinæ. On le trouve avec l'ouvrage de Philippe Ulftad, intitulé : *Cœlum Philofophorum*, imprimé à Lyon chez *Rouil*, en 1557, *in-*16. & à Strafboug, 1630, *in-*12.

ANTONIUS, (*François*) Médecin Anglois, qui vivoit au commencement du fiecle dernier ; il étoit de Londres, où il exerçoit la médecine. Nous avons de lui les ouvrages fuivans :

1. *Medicinæ chymicæ & veri potabilis auri affertio.* Cantabr. 1610, *in-*8.

2. *Apologia veritatis illucefcentis pro auro potabili, feu effentiâ auri ad medicinalem potabilitatem reducti.* Londini, apud *Legatt*, 1616, *in-*4. imprimé encore en anglois chez le même & la même année.

3. *Panacea aurea, five tractatus duo de ipfius auro potabili.* Hamburgi, apud *Froben*, 1618, *in-*8.

4. *De lapide Philofophorum, lapide rebis & præparatione, atque regimine ignis ejufdem, fecundùm dicta Philofophorum & concordantias eorumdem.* Francofurti, apud *Conrad. Eifrid.* 1625, *in-*8.

ANTYLUS, *ou* ANTILLUS, fameux Médecin de l'antiquité, fouvent cité par Oribafe, Aëtius, Paul d'Egine, qui lui donne le titre de très-favant en chirurgie, par Stobée, Avicenne & Rhazès. Cet Auteur eft le même qu'*Antilis* ou *Antiles*. Il y a apparence que la variété de noms propres qu'on remarque à l'égard de ce Médecin & des Auteurs arabes, ne provient que de la négligence des Traducteurs & des Copiftes.

On trouve dans Aëtius plufieurs fragmens tirés des ouvrages d'*Antylus*; favoir :

1. *De infolatione & arenæ aggeftione, ac aliis vaporatoriis fomentis.* Tetrab. I, Serm. 3, C. 9.

2. *Quomodò vena fecunda eft ? De magnitudine & figurâ fectionis.* Ibid. C. 13, 14, 15.

3. *De cucurbitularum ufu.* Ibid. C. 20.

4. *De purgatione.* Ibid. C. 23.

5. *Quibus dandum fit veratrum, quibus non ?* Ibid. C. 121.

6. *Chirurgia everfionis palpebrarum.* Tetrab. II, ferm. 3, C. 72.

APFFELSTAT (*Jean-Conrad*) a écrit :
De anorexiâ. Lugduni-Batav. 1686, *in-*4.

APHRODISÉE. (*Alexandre*) Nous avons fous fon nom les ouvrages fuivans.

1. *De febrium caufis & differentiis opufculum.* De la traduction latine de

Georges Valla ; fe trouve dans la collection *de medicinæ claris fcrip-*
toribus , publiée par Campegius , & imprimée à Lyon en 1506 , *in-8.*
& à Bâle , chez *Winter* , en 1542 , *in-8.*

2. *Problematum fectiones quinque.* De la traduction latine du même ;
fe trouve avec les commentaires de Pierre d'Appone , fur les problé-
mes d'Ariftote. Venife , chez *Scott,* 1519 , *in-fol.* & à Paris , 1520 ,
1524 , *in-fol.*

APIAN, (*Philippe*) Mathématicien & Médecin , fils de Pierre ,
célebre Mathématicien , naquit à Ingolftadt , ville forte de la Baviere ,
le 14 Septembre 1531. Son pere , qui fut un excellent Aftrologue &
Mathématicien , le fit élever avec beaucoup de foin ; il répondit à ces
foins par fon affiduité & par la force de fon génie , propre pour les
fciences. Il y fit de fi grands progrès , que l'Empereur Charles V en fut
charmé , & fe faifoit fouvent un plaifir d'être entretenu par *Apian.* Ce
favant homme voyagea beaucoup ; il alla à Strafbourg , puis à Dole ;
enfuite , étant venu en France , il s'arrêta à Paris , à Bourges & à Orléans , pour y écouter les grands hommes qui y profeffoient les belles-
lettres ; en 1552 , il retourna à Ingolftadt , & , comme il y avoit déjà
été fait Profeffeur de mathématiques , il les enfeigna publiquement
après la mort de fon pere.

Apian étoit extrêmement valétudinaire , & , pour ce fujet , il réfolut
d'étudier à fond la médecine. Pour exécuter ce deffein , il fit un voyage
en Italie , où il fe fit gloire d'être le difciple des grands hommes qui
profeffoient cette fcience ; il reçut enfin le bonnet de Docteur en médecine à Bologne : à fon retour en Allemagne , il travailla à la defcription de la Baviere , qu'il dédia à Albert , qui en étoit Duc , & qui lui fit
un préfent de 2000 écus d'or. *Apian* publia auffi un traité *de umbris* ,
& travailla à d'autres ouvrages qui ne furent imprimés qu'après fa mort.
Comme ce Médecin faifoit profeffion de la religion nouvelle , & qu'elle
n'étoit point foufferte à Ingolftadt , il fut obligé d'en fortir en 1568 : il
s'arrêta quelques tems à Vienne en Autriche , où l'Empereur Maximilien le reçut avec beaucoup de bonté. Il alla à Tubingue en 1569 ; il y
profeffa les mathématiques ; enfin , il y mourut d'apoplexie le 14 Novembre 1589 , âgé de 58 ans.

APICIUS. (*Cœlius*) *Voyez* Cœlius.

APIN , (*Jean-Louis*) Médecin d'Altdorf , naquit le 20 Novembre 1668
à Oëhring , où Jean-Frédéric fon pere étoit Miniftre : après la mort de
celui-ci , fe trouvant fans bien , il fe retira à Altdorf , où il fut Correcteur
dans l'Imprimerie de Henri Meyer ; cette occupation ne l'empêcha
point de continuer l'étude des lettres ; il profita des lumieres de Roëten-
beck & de Sturmius , & devint habile dans la philofophie ; il s'appliqua

enfuite à la médecine, où il eut principalement pour Maîtres Jacques
Pancrace Brunon & Jean-Maurice Hoffman ; il obtint fes licences en
1690, & devint d'abord Médecin des Comtes de Hohenloë ; il prit le
bonnet de Docteur en 1691, & foutint, en cette occafion, des thèfes
de fyncope. Il pratiqua durant onze ans dans la petite ville d'Herfpruck ;
on l'agrégea enfuite à l'Académie impériale des Curieux de la nature,
à la follicitation de Luc Schroëck, célebre Médecin, qui a été Préfident
de cette Société, & qui avoit beaucoup d'affection pour lui ; en 1694, il
fut reçu dans la Société des Médecins de Nuremberg ; & en 1697, il fut
fait Médecin du Prince de Sulzbach ; en 1702, on l'appella à Altdorf
pour remplir la chaire de philofophie & de chirurgie ; il commença fes
leçons par un difcours de temperamentis : enfin il mourut le 20 Octobre
1703, & laiffa un fils qui fait l'objet de l'article fuivant.

Nous connoiffons d'*Apin* les ouvrages fuivans :

1. *De flatibus*. Altorfii, 1687, *in*-4.

2. *De fyncope*. C'eft une differtation académique qu'*Apin* foutint en
1691, pour fa réception au Doctorat.

3. *Febris epidèmicæ, annis 1694 & 1695, in noricæ ditionis oppido
Herfpruccenfi & vicino tractu graffari deprehenfæ, tandemque petechialis
redditæ, hiftorica relatio.* Norimbergæ, apud *Andr. Otton. Swobaci,*
1697, *in*-8. L'Auteur donne dans cet ouvrage l'hiftoire de la fievre
épidémique qui avoit affligé Herfpruck & les environs de cette ville ;
il y rapporte fes propres obfervations, dans lefquelles, après avoir
parlé de l'origine & de la marche de ces fievres, il expofe la méthode
qu'il avoit employée pour les détruire ; il les fait dépendre de la grande humidité de l'air, venue à la fuite des grandes pluies de l'Automne :
il peut avoir raifon en cela ; mais il explique finguliérement comment
l'humidité de l'air a pu donnner lieu à ces maladies : le reflux des
efprits animaux, le défaut de circulation des parties bilieufes & fulfureufes du fang, la lenteur du cours de ce fluide en étoient, fuivant lui,
les premiers effets : le mouvement des efprits animaux, devenu enfuite impétueux, communiquoit au fang un mouvement encore plus
violent ; les premiers donnoient lieu au froid qui précédoit la fievre ;
les feconds produifoient la chaleur qui l'accompagnoit. Une pareille
théorie ne feroit pas aujourd'hui reçue, même dans nos dernieres
Ecoles : les purgatifs, les alexipharmaques, les fudorifiques font les
remedes qu'il avoit employés, mais dont il avoit enfin reconnu l'inef-
ficacité ; auffi avoue-t-il qu'il na trouvé un fecours réel que dans le
quinquina.

4. *De temperamentis, oratio.* APIN prononça ce difcours en 1702, à
Altdorf, lorfqu'il y commença fes leçons.

5. *Fafciculus differtationum academicarum.* Altorfii, apud *Kohlefium,*
1718, *in*-8. C'eft un recueil de differtations académiques, qui ont

été publiées après la mort de l'Auteur, par son fils. On a mis à la tête de la collection, une préface de Jean-Jacques Bayer ; on y trouve 1°. Un programme sur la doctrine d'*Hippocrate*, *de magno ad faciendos in arte progressus impedimento.* 2°. *De origine diverfitatis temperamentorum in homine.* 3°. *Eolus microcofmo commodans & incommodans ;* c'est une differtation phyfico-pathologique sur les affections venteufes. 4°. *Differtatio de fyncope.* C'est la même que nous avons déjà indiquée. 5°. *De principio vitali.* L'Auteur admet dans l'homme un efprit immortel, l'image de la divinité ; mais il y fuppofe en même tems un principe femblable à celui des animaux, qu'il regarde comme la fource & le foutien de la vie, & comme le mobile de tous les mouvemens & de toutes les actions qui doivent y concourir.

6. Il laiffa un livre des maladies qu'il avoit traitées, de leurs caufes & de leurs remedes : fon fils l'a publié après fa mort.

APIN, (*Sigifmond Jacques*) fils du précédent, vivoit dans le commencement de ce fiecle. Il a été fucceffivement Profeffeur de métaphyfique dans l'Univerfité de Nuremberg, Infpecteur des Eleves à Altdorf, Membre de l'Académie des Curieux de la Nature, & Recteur de l'Ecole de St. Gilles à Brunfwick. Il est connu par une hiftoire des Profeffeurs de philofophie de l'Univerfité d'Altdorf, par celle des Vice-Chanceliers de la même Univerfité, & par un ouvrage qui a pour titre, *de Reipublicæ Noribergenfis munificentiâ erga litteras & litteratos, teftimoniis exterorum firmatâ.* Nous avons encore de lui :

Meditatio de incremento phyfices per Medicos facto. 1720, in-4. C'est un difcours qui confifte en un petit détail des Médecins qui ont contribué en quelque chofe à l'accroiffement de la phyfique ; il tend à élever beaucoup les Médecins modernes au-deffus des anciens : il est terminé par l'éloge du Docteur Bayer.

APIS. *Voyez* OSIRIS.

APOLLINAIRE QUINTUS, felon toute apparence Allemand, a écrit dans cette langue un petit ouvrage fur les remedes les plus employés, & d'une préparation aifée : cet ouvrage a été traduit en latin par Rodolphe Goclenius, & imprimé fous le titre fuivant :

Enchiridion remediorum facilè parabilium. Francofurti, apud *Guillelm. Hofman,* 1620, in-8.

APOLLINARIS. (E.....) Nous avons fous ce nom deux ouvrages écrits en Allemand. Le premier est un Traité fuccinct des plaies empoifonnées, imprimé à Strafbourg, chez *Commerlander, in-4.* Le fecond, qui traite de plufieurs remedes tirés du regne végétal, a été imprimé à Strafbourg, chez *Mulb,* 1651, *in-8.*

APOLLODORE, Médecin, natif de Lemnos, isle célebre de l'Ar-
chipel, vivoit dans le commencement du trente - huitieme fiecle du
monde, & avoit dédié quelques livres à Ptolomée Soter : il n'eſt peut-
être pas différent de celui que Pline dit avoir écrit au Roi Ptolomée,
touchant les vins dont ce Prince devoit boire.

Pline parle encore de deux *Apollodores*, dont l'un étoit de Tarente,
& l'autre de Citium ; ils avoient écrit touchant les contre-poiſons : c'eſt
apparemment de l'un des deux que Galien a tiré la deſcription d'un
antidote contre la vipere ; ſans doute c'eſt auſſi un des mêmes qui eſt
cité par le Scholiaſte de Nicandre, comme ayant écrit touchant les
plantes venimeuſes. Pline cite encore un *Apollodore* de Pergame.

APOLLONIDES, Médecin de l'isle de Cos, qui vivoit peu de tems
avant Empedocle, c'eſt-à-dire, dans le trente - cinquieme fiecle du
monde. Il exerça long-tems la médecine avec honneur à la Cour d'Artaxerxès ; il eſt connu par une aventure qui le fit périr malheureuſement,
& qui déshonore ſa mémoire, s'il eſt vrai qu'il ait abuſé de ſa profeſſion. On dit qu'épris d'*Amytis*, fille de *Xerxès*, ſœur d'*Artaxercès*, &
veuve de *Megabyſe*, il ſe laiſſa entrainer par ſa paſſion. On ajoute que
cette Princeſſe, aſſez connue par ſes amours, & par la vie licencieuſe
qu'elle avoit menée, à l'exemple d'*Amyſtris* ſa mere, ne dédaigna pas
d'accueillir les vœux de ſon Médecin ; on croit qu'elle fut dirigée principalement par le deſir de trouver un remede aux maux qu'elle ſouffroit
depuis long-tems ; mais, fruſtrée dans ſon attente, ſa ſanté ne ſe réta-
bliſſant point, elle rougit de ſa foibleſſe & en inſtruiſit ſa mere : *Amyſtris*
s'en plaignit à *Artaxerxès* qui la rendit l'arbitre du ſort d'*Apollonides*.
Ce Médecin fut arrêté, &, après deux mois des tourmens, il fut enterré
vif, le jour même de la mort d'*Amytis*. Nous tenons cette hiſtoire de
Cteſias, auquel on a d'abord reproché d'avoir groſſi le crime de ſon
confrere, & qu'on a toujours blâmé de l'avoir publié. La noirceur du
Médecin, délateur de ſon confrere, paroît auſſi criminelle, & l'eſt peut-
être encore plus, que la faute d'*Apollonides*.

Il eſt fait mention, parmi les Médecins méthodiques, d'un *Apollo-*
nides de Chypre, diſciple d'Olympicus de Milet, & Maître d'un Julien
qui vivoit en même-tems que Galien.

APOLLONIUS. Il y a un très-grand nombre d'anciens Médecins de
ce nom, dont il eſt parlé par Galien & Paracelſe ; mais il eſt impoſſible
de rien dire de particulier de chacun d'eux : il regne même à ce ſujet
une ſi grande confuſion, que ſouvent il n'eſt pas poſſible de les diſtinguer ; nous nous bornerons aux ſuivans.

APOLLONIUS d'*Antioche*. Ils étoient deux, le pere & le fils. Nous
apprenons d'un livre, inſeré dans les œuvres de Galien, ſous le titre
d'*introduction*, qu'ils étoient empiriques, & qu'ils avoient ſuccedé à Phi-

linus & à Serapion. Il peut fe faire que l'un fût plus fameux que l'autre, puifque Celfe n'en reconnoît qu'un feul.

APOLLONIUS, autre empirique, qui, au rapport de Galien, a demeuré long-tems à Alexandrie; on lui attribue des livres fur les médicamens aifés à préparer ou à trouver, cités par Galien; mais, à proprement parler, on ne fait lequel de tous les *Apollonius* en eft l'Auteur; Galien ne le dit point; quoi qu'il en foit, Galien rapporte la defcription de plufieurs des médicamens dont il y eft parlé, & fait connoître qu'il en eftime l'Auteur; cependant il le cenfure en quelques endroits, pour avoir traité cette matiere fans diftinguer affez exactement les cas où les remedes différens peuvent être propres.

APOLLONIUS, Médecin, difciple d'Hippocrate; on l'a fort blâmé de ce qu'il donnoit beaucoup à manger à fes malades, & les faifoit d'ailleurs mourir de foif. Erafiftrate difoit de lui, ainfi que de Dexippus, autre difciple d'Hippocrate, pour les tourner en ridicule, qu'ils faifoient douze portions de la fixieme partie d'un cotile d'eau, qu'ils mettoient chacune de ces portions dans autant de petites coupes de cire, pour en donner une ou deux, tout au plus, à leurs malades, dans l'ardeur de la fievre; le cotile étoit une mefure qui ne contenoit que neuf onces de liqueur; par confequent ces coupes de cire n'auroient contenu que la huitieme partie d'une once, ce qui étoit plutôt faire goûter l'eau au malade, que lui en donner à boire; mais Galien, de qui nous apprenons cette particularité, prétend que ce rapport eft faux, & qu'il eft un des effets de la malignité d'Erafiftrate, qui vouloit faire tomber fur le Maître ce qu'il difoit des difciples.

APOLLONIUS *de Pergame*, Médecin fouvent cité par les anciens Auteurs. On ne connoît de lui rien de particulier; on y ignore même jufqu'au tems où il a vécu; on fait feulement qu'il eft Auteur d'un traité *de re ruflicâ*.

APOLLONIUS, furnommé *Mus*, ou *le Rat*, étoit concitoyen & condifciple d'Héraclide Erythréen; il avoit écrit auffi-bien que Bacchius & quelques autres Hérophiliens, divers livres touchant la Secte d'Hérophile, & d'autres fur la compofition des médicamens. Strabon rapporte qu'Apollonius & Héraclide avoient vécu de fon tems: or, cet Auteur a vécu depuis le tems de Jules Céfar jufqu'à celui Tibere, qui monta fur le trône, l'an quatorze du falut, & mourut l'an trente-fept.

APOLLOPHANES, Médecin, né dans la Syrie, vivoit fous Antiochus-le-Grand, dont il fut le Médecin, comme nous l'apprenons de Polybe. Celfe en parle comme d'un bon Médecin, & Pline comme d'un Auteur: nous apprenons enfin de Cœlius Aurelien qu'il étoit de la Secte d'Erafiftrate ; il fut très-eftimé d'Antiochus qui prenoit fon avis dans les affaires les plus délicates, & l'admettoit à fon Confeil, où il préféra fouvent fon avis à celui des autres. Apollophane vivoit 220 ans avant Jefus-Chrift. On trouve une médaille que Mead a cru avoir été frappée à fon honneur.

APOMAZAR. Nous avons fous ce nom l'ouvrage fuivant : *Apoteleſmata, ſive de ſignificatis & eventis infomniorum, ex Indorum, Perſarum, Ægyptiorumque diſciplinâ depromptus, ex Johannis Sambuci bibliothecâ, liber.* Francofurti, apud *Andræam Vechel.* 1577, *in-8.* traduit en latin par Jean Leunclavius.

APONO. (*Pierre d'*) *Voyez* PIERRE.

APPEL (*Pierre*) a écrit :
De febri militum diæteticâ. Heidelbergæ, 1674, *in-4.*

APPLES, (*Jean-Benjamin d'*) Médecin Suiffe, qui vivoit au commencement de ce fiecle, a donné :
Galacto-logia. Laufanæ, 1707, *in-4.*

APULEIUS CELSUS, Médecin, natif de Centuripa, dite aujourd'hui Centorbi, en Sicile ; il a été en grande eftime fous l'empire de Tibere, vers l'an 30 ou 35 du falut. Scribonius Largus dit qu'*Apuleius* avoit été fon Précepteur & celui de Valens, qui étoit un célébre Médecin ; & Marcel l'empirique, qui a vécu fous Théodofe & Gratien, le nomme entre ceux qui avoient mieux écrit de la médecine. On lui attribue un traité des chofes ruftiques que nous avons dans les éditions de Bâle, de l'an 1539 & 1540, fous le titre, *de re ruſticâ ſelectorum, libri viginti.*

APULEIUS LUCIUS, Philofophe Platonicien, natif d'une ancienne ville d'Afrique, connue fous le nom de Madaura ; il vivoit, fuivant certains, fous l'Empereur Conftantin, vers l'an 252, &, fuivant d'autres, dans le deuxieme fiecle, fous l'empire d'Antonin & de Marc-Aurele : il étoit fils de Thefée, homme de naiffance, & de Salvia, parente de Plutarque & du Philofophe Sentus. Après avoir étudié à Carthage, il alla à Athenes où il s'attacha à la doctrine de Platon, & enfuite à Rome, où, ayant goûté la Jurifprudence, il devint excellent Avocat ; mais la philofophie avoit tant de charmes pour lui, qu'il la préféra à l'étude du droit. Il époufa une riche veuve, nommée *Pudentilla,* qui étoit d'Oevilla, que nos Géographes modernes croient être Tripoli. Sicinius Æmilianus accufa *Apulée,* devant Claudius Maximilius, Proconful d'Afrique, d'avoir fait mourir Pontianus, fils de Prudentilla, & de s'être fervi de charmes magiques pour fe faire aimer de cette dame. *Apulée* fe défendit devant le Proconful par une apologie que nous avons encore, & que Saint-Auguftin appelle un difcours très-éloquent & très-fleuri : quoique dans ce difcours il cherche à fe laver du foupçon de magie comme d'un crime dont on l'accufoit, il paroît cependant d'ailleurs qu'il paffoit pour grand Magicien : les payens l'ont tenu pour tel ; quelques-uns ont même ofé comparer fes prétendus miracles à ceux de Jefus-Chrift. Nous avons de lui les ouvrages fuivans :

1. *De virtutibus herbarum quæ à chirone Centauro, præceptore Achillis & Æfculapio, accepit auctor, liber.* Bafileæ, apud *Cratandrum*, 1528, *in-fol.* Parifiis, apud *Chrift. Vechel.* 1528. *in-fol.* Venetiis, apud *Aldum*, 1547, *in-fol.* On a ajouté à ces dernieres éditions, quelques autres ouvrages fur la matiere médicale & la traduction latine du livre de Galien, *de plenitudine*, faite par Gunthier d'Andernach. Certains ont attribué cet ouvrage à *Apuleius Celfus* ; mais il eft aujourd'hui certain qu'il n'eft pas de lui.

2. *De ponderibus & menfuris & fignis cujufcumque ponderis, liber.* Cet ouvrage, écrit en grec, a été traduit en latin par Jean-Baptifte Nicolin : on le trouve avec le fupplément des œuvres de Mefué.

Apuleius a encore beaucoup écrit fur d'autres matieres. On a de lui 1°. La métamorphofe ou l'âne d'or. 2°. Un livre fur le monde. 3°. Un autre fur le Dieu de Socrate. 4°. Trois livres fur les dogmes de Platon, c'eft-à-dire, fur la philofophie : le premier fur la philofophie naturelle ; le fecond fur la morale ; le troifieme fur le fyllogifme cathégorique.

Les œuvres d'*Apuleius* ont été imprimées à Leide, 1588, *in-8.* avec les notes de Pierre Colvius. A Paris, 1688, *in-4.* avec les notes de *Juliani Floridi.*

AQUÆUS, (*Etienne*) en françois *de l'Aigue*, mot gafcon, qui fignifie *de l'eau*. Il étoit Seigneur de Beauvais en Berry, où il étoit né d'une famille noble. Il fe fit eftimer par fes actions & par fes écrits, fous le regne de François I. Il avoit donné *les commentaires de Céfar, de la guerre des Romains, & autres expéditions par lui faites ès Gaules & en Afrique*, imprimés à Paris en 1531, *in-fol.* Ce ne fut pas là fon feul ouvrage ; il donna encore les fuivans qui ont quelque rapport à la médecine.

1. *Singulier traité, contenant la propriété des tortues, efcargots, grenouilles & artichaux.* A Lyon, 1530, *in-8.*

2. *In omnes C. Plinii fecundi, naturalis hiftoriæ argutiffimi fcriptoris, libros commentaria.* Parifiis, apud *Poncetum Lepreux*, 1530, *in-fol.* Ce commentaire eft le meilleur des ouvrages de l'Auteur ; mais il n'en eft pas plus digne d'éloge. *Aquæus* n'y a corrigé qu'en plagiaire, & y a paffé prefque tous les endroits difficiles ; cependant, foyons équitables,

tables, c'étoit beaucoup dans ce tems-là qu'un Gentilhomme pût en faire autant.

AQUAPENDENTE. *Voyez* FABRICIO.

AQUILA, (*Jean dell'*) appellé par Tiraquellus, *Joannes Patavinus Aquilanus*, Médecin très-fameux, qui, au rapport de Corsettus, a été regardé comme un nouvel Esculape. Il a été Professeur en médecine dans l'Université de Padoue, & a écrit un traité *de sanguinis missione in pleuritide*, qui a été inséré dans la bibliotheque napolitaine. Il a encore ajouté des notes à l'ouvrage de Pierre d'Appone, *liber conciliator differentiarum Philosophorum, præcipuè Medicorum*. Venetiis, 1521, *in-fol.*

AQUILANUS, (*Sébastien*) Médecin du XVIᵉ. siecle, dont on ignore le vrai nom : il y a lieu de croire qu'on lui a donné celui d'*Aquilanus*, du lieu de sa naissance ; il étoit d'Aquila (& non d'Aquilée, comme plusieurs l'ont avancé,) ville épiscopale du Royaume de Naples, Capitale de l'Abbruzze ultérieure. Il étoit en réputation du tems de Louis de Gonzague, Evêque de Mantoue. Nous apprenons de Nicolas Toppius, qu'il a été Professeur en médecine dans l'Université de Padoue, qu'il est mort en 1443, & qu'il a été enterré dans l'Eglise de Saint-Maxime. Toppius se trompe dans l'époque de sa mort, ou l'erreur vient d'une faute d'impression. Tous les Historiens se réunissent à placer *Aquilanus* dans le tems de Louis de Gonzague, Evêque de Mantoue, qui n'a occupé le siege épiscopal de cette ville qu'en 1483, & qui est mort en 1511. On trouve même un de ses ouvrages adressé à ce Prélat ; ce qui suffit pour faire rapporter la mort de ce Médecin à 1543, & non à 1443. Aquilanus a été un des plus zélés défenseurs de la doctrine de Galien. Il a donné les ouvrages suivans :

1. *De febre sanguined ad mentem Galeni*. On trouve cet ouvrage avec la pratique de Marc Gatinaria. Basileæ, apud *Henr. Petri*, 1537, *in-8.* Lugduni, apud *Portonarium*, 1538, *in-4*. Francofurti, apud *Bernerum*, 1604, *in-8.*

2. *Interpretatio morbi gallici & cura*. Ce traité, adressé d'abord en forme de lettre à Louis de Gonzague, a été imprimé à Lyon, chez *Bevelaque*, en 1506, *in-4*. avec quelques œuvres de Gatinaria, d'Astarius & de Landulphus, & ensuite à Boulogne, chez *Benoît Hector*, en 1517, *in-8.* enfin à Bâle, en 1537, *in-fol*. avec quelques œuvres de Gatinaria, d'Astarius, de Landulphe & de Montagnana. L'Auteur s'attache d'abord à connoître l'espece de maladie désignée sous le nom de vérole : il prétend qu'elle a été connue par Galien. Il rapporte beaucoup de passages de ce Médecin, dans lesquels il croit en trouver la description ; mais on voit qu'il confond cette maladie avec celle que les Anciens appelloient *Elephantiasis* : il ne se trompe pas moins, eu égard

au fiege du mal qu'il fixe dans la peau, fous prétexte que les puftules véroliques ne pénetrent pas plus loin que la peau. La méthode qu'il propofe pour guérir cette maladie, eft déduite des mêmes principes ; une diete convenable, les purgatifs, les altérans, fur-tout le vin de viperes, rempliffent tout le traitement ; il y ajoute l'application d'un onguent fur les ulceres & les puftules : il fait cependant entrer dans cet onguent un quinzieme de mercure, en avertiffant ceux qui font d'une complexion foible & délicate, de s'en abftenir.

AQUIN *ou* AQUINO, (*Saint-Thomas d'*) célebre Docteur de l'Eglife, de l'Ordre des Dominicains, naquit en 1227, de l'illuftre famille des Comtes d'*Aquino*. Il prit l'habit de faint Dominique à Naples en 1243 : il étudia pendant quelque tems à Paris, & alla enfuite à Cologne pour y continuer fes études fous Albert-le-Grand. Il fuivit fon Maître à Paris en 1245, & revint avec lui à Cologne en 1248 ; il enfeigna dans cette ville la philofophie, l'écriture fainte & les fentences ; de retour à Paris en 1253, il fe mit fur les bancs de la Faculté de théologie, & y fut reçu Docteur en 1257 : il enfeigna cette fcience dans la même ville avec beaucoup de diftinction, en 1269, & à Naples en 1272 : enfin, il quitta cette derniere ville pour fe rendre au Concile général de Lyon ; il fe détourna pour voir fa niece, mariée avec Annibal de Ceccano, mais il tomba malade dans leur château ; il fe fit porter au Monaftere de Foffa Nova, où il mourut le 7 mars 1274, âgé de 48 ans. Il a été canonifé par le Pape Jean XXII, en 1313, & déclaré Docteur de l'Eglife, par Pie V, en 1567. On affure que faint Thomas s'étoit appliqué à la chymie ; on lui attribue les ouvrages fuivans, qui tous, à l'exception du premier, font relatifs à cette fcience.

1. *De motu cordis, liber.* Imprimé avec les autres œuvres de l'Auteur, à Rome, en 1570, *in-fol.*

2. *Secreta alchymiæ magnaliæ.* Coloniæ Agrippinæ, apud *Bohmbargen*, 1579, *in-4.* Lugduni-Batav. apud *Thomam Baffon*, 1598, *in-8.* On le trouve encore dans le troifieme volume du théâtre chymique : cet ouvrage, publié par Daniel Broufchwis, comprend les traités fuivans : 1°. *De corporibus fuper-cœleftibus.* 2°. *De lapide minerali, animali & plantali.* 3°. *Thefaurus alchymiæ fecretiffimus.* On y a *ajouté le livre de la lumiere* de Jean de Roquetaillade, & la clavicule & l'*apertorium* de Raimond Lulle.

3. *Liber Lilii Benedicti.* On le trouve dans le cinquieme volume du théâtre chymique.

4. *Tractatus fextus de effe & effentiâ mineralium tractans.* On le trouve dans le même volume du théâtre chymique.

5. *Aurora, five, aurea hora, commentaria fuper turbam Philofophorum breviorem, ut dicitur.* On le trouve dans la décade II de la collection

chymique, publiée par Jean Renanus, à Francfort, en 1625 & 1628, in-8. fous le titre de *harmonia chymica philofophica.*

6. *Commentarium fuper turbam Philofophorum breviorem, ut dicitur*, inféré dans le même ouvrage.

AQUIN (*Antoine d'*) étoit natif de Paris ; il alla étudier la médecine à Montpellier, & y fut reçu au Doctorat, le 18 Mai 1648 : de retour à Paris, il s'attacha à la Cour, & fut nommé, en 1667, premier Médecin de la Reine Marie-Thérefe d'Autriche, Femme de Louis XIV. Il dut cette place au crédit de Vallot, premier Médecin du Roi, dont il étoit l'allié, ayant époufé une niece de fa femme: enfin, il fucceda à Vallot, lui-même, & fut fait en 1671, Confeiller d'Etat & premier Médecin de Louis XIV, Roi de France. Si nous en croyons l'Auteur des Annales de la Cour & de Paris, il fe rendit importun par fes demandes exceffives. Nous rapporterons les propres paroles de cet Hiftorien. » Non con- » tent de la fortune qu'il avoit faite, il s'étoit fait chaffer à force de fe » rendre importun à Sa Majefté par fes demandes : il avoit même ofé » lui témoigner que fes fervices alloient du pair, tout du moins avec » tous ceux qu'on pouvoit lui rendre ; que puifque fa vie étoit la chofe » du monde qui lui devoit être la plus précieufe, celui qui la lui con- » fervoit par fes ordonnances, n'étoit pas un homme à méprifer ». Il prenoit le chemin de ce Maître Jacques Coctier qui rudoyoit Louis XI, comme il auroit fait d'un valet d'écurie, au rapport de Comines ; auffi fut-il renvoyé en 1693, & exilé à Moulins avec une penfion de 6000 livres. Il mourut en 1696, loin de la Cour où il n'avoit pas fçu fe foutenir ; fa mort arriva à Vichi, où il avoit été prendre les eaux pour rétablir fa fanté. Ses enfans lui firent dreffer, dans l'Eglife de Vichi, un monument avec une infcription. On a cru auffi qu'on avoit rendu fa religion fufpecte à Louis XIV, & que ce fut un des principaux motifs de fa difgrace. Un autre Hiftorien, *Amelot de la Houffaie*, nous apprend encore une aventure défagréable pour ce Médecin ; il raconte qu'un quart-d'heure après que la Reine Marie-Thérefe eut rendu l'ame, Monfieur de Villacerf rencontra d'*Aquin* dans l'appartement, & qu'il fe laiffa tellement aller à fa colere qu'il lui donna un foufflet, en l'accufant d'avoir tué la Reine par la faignée qu'il avoit ordonnée mal-à propos contre l'avis de *Fagon* : ce foufflet fut le premier avertiffement de celui que la fortune devoit lui donner quelque tems après.

ARABES, (*Etat de la médecine chez les*) Ce fut au tems de la décadence des fciences, dans le feptieme fiecle, que les Arabes commencerent à connoître les Auteurs grecs. Pendant les fureurs de la guerre, les Savans s'étoient difperfés, les Ecoles avoient été détruites, les bibliotheques publiques avoient été brûlées, les fciences étoient fur le point d'être entiérement abolies ; la ville d'Alexandrie, qui étoit l'endroit où elles étoient le plus cultivées, & qui étoit fur-tout renommée pour la médecine, fut faccagée par les Sarrafins, vers l'an 640, & fa fameufe bibliotheque prefque entiérement brûlée ; ce qui refta de livres de médecine ne dut fa confervation qu'à l'amour de la vie qui avoit porté ces barbares à les épargner ; les ouvrages des Grecs, qu'on y avoit amaffés avec beaucoup de foin, pafferent auffi entre les mains des Arabes. Un autre événement avoit déjà contribué à tranfplanter la médecine dans les parties orientales de l'Afie : ce fut le mariage de *Sapor*, Roi de Perfe, avec la fille de l'Empereur *Aurélien*, qui la fit accompagner de quelques Médecins grecs ; ceux-ci porterent la Doctrine d'*Hippocrate* à Nibur, capitale du Chorafan, fondée par *Sapor*, l'an de Jefus-Chrift 272. Ce fut des Ecoles de Nibur, comme le conjecture *Freind*, que fortirent dans la fuite les *Rhafès*, les *Haly-Abbas*, les *Avicennes*.

Le neuvieme fiecle fut celui où les Arabes profiterent le mieux des dépouilles des Grecs. Le Calife *Almamon Abdalla*, qui monta fur le trône en 813, fit traduire en Arabe les ouvrages grecs (a) ; par ce moyen, tout le favoir de ceux-ci fut bientôt tranfporté chez les Sarrafins ; ce ne fut plus que dans leur Empire qu'on vit des Géometres, des Aftronomes, des Méchaniciens, des Médecins ; tandis que toutes les autres nations étoient plongées dans l'ignorance. La médecine joua un grand rôle chez ce peuple penfeur & férieux, grand amateur de la poéfie, & dont quelques Rois fe piquoient de protéger les lettres. Cet état dura quatre ou cinq cens ans. Vers le onzieme & le douzieme fiecle, le fchifme & la révolte diviferent le puiffant empire des Califes ; cette divifion fut fatale aux fciences qui commencerent à déchoir ; la médecine fubit le même fort, &, dès le quatorzieme fiecle, on n'entendit plus parler des Médecins Arabes, ou du moins leurs ouvrages n'ont plus mérité la même attention.

La médecine fut plus ariftotélicienne & péripathéticienne que jamais, entre les mains des Arabes ; ce qui ne pouvoit être autrement, puifqu'un de leurs Califes avoit vu dans la nuit un fpectre, fous la figure d'Ariftote, qui l'exhortoit à l'étude. Il fe fit parmi eux un compofé ou un mélange des opinions de Galien & de celles d'Ariftote, jointes à celles de quelques beaux génies parmi les Arabes : il en réfulta un Corps particulier dans lequel les nuances du galénifme fe voyoient mêlées avec quelques réflexions particulieres, mais fur-tout avec l'empirifme propre aux pays qu'habiterent & que parcoururent les Arabes : en effet, les Médecins de cette Nation fuivirent le fond du fyftéme de Galien, quoiqu'ils en fiffent fort peu d'ufage. Ils mêlerent aux écrits des Grecs, les traits groffiers de leur vanité & de leurs fuperftitions; ils fonderent prin-

---

(a) La plupart des verfions furent d'abord faites de grec en fyriaque, avant que d'être traduites en arabe : les pandectes médicinales qu'Aaron, prêtre d'Alexandrie, avoit compofées en langue fyriaque, furent quelque tems le feul livre claffique des Univerfités arabes.

cipalement toute leur science fur des raifonnnemens généraux, & fur les traditions des remedes qu'ils n'examinoient point : par-là ils réduifirent infenfiblement la médecine à un jeu de mots & à un vrai appareil d'érudition. Dans leurs ouvrages ils traiterent légérement de la nature, du caractere, des différences des maladies ; ils les indiquerent encore plus légérement ; mais ils marquerent en détail les indications, ou, comme on parloit alors, les intentions, *intentiones & ingenia*, qu'il falloit fuivre pour les guérir, & ils s'étendirent beaucoup fur les moyens de les remplir : auffi a-t-on regardé les Arabes comme de fimples répétiteurs de médecine, occupés à une fauffe dialectique, & enfoncés dans des divifions frivoles ; comme des ignorans qui avoient deshonnoré leurs Maîtres, (*les Grecs*) & qui, dans l'impoffibilité de s'élever jufqu'à eux, les avoient rabaiffés à leur portée, & les avoient embarraffés de chaînes honteufes & de termes barbares

Nous devons cependant leur rendre juftice ; plus équitables, ou au moins, plus inftruits & moins prévenus que nos peres, nous ne devons point adopter leurs préjugés ; ceux-ci méprifent les Arabes au premier moment, où, dépouillés du jargon des interpretes, les Grecs reparurent fur la fcene ; mais nous ne pouvons point nous diffimuler aujourd'hui que la médecine leur doit beaucoup. Aux remedes fimples, connus des Grecs, & à leur pharmacie qu'ils avoient adoptée, ils ajouterent un grand nombre de nouveaux remedes qui leur étoient propres, parce qu'ils croiffoient dans leur pays, ou qu'ils avoient la commodité de les tirer des Indes, dont ils étoient voifins. Plufieurs de ces remedes font encore en ufage parmi nous.

Les médicamens fimples, dont les Grecs & les Romains n'ont point parlé, mais dont nous devons la connoiffance aux Arabes, font les purgatifs tirés des plantes, comme la manne, le fené, la rhubarbe, les tamarins, la caffe, les mirobolans, qui font plus doux que ceux dont les Grecs fe fervoient.

Les Arabes ont encore introduit dans la médecine, la diftillation, la connoiffance des fels, des eaux thermales, des cordiaux aromatiques gradués ; ils ont rendu l'ufage du fucre plus commun : de-là ce grand nombre de compofitions où il entre, & qui étoient inconnues avant eux, comme les firops, les juleps, les conferves, les confections ; on doit d'ailleurs leur tenir compte de ce qu'ils nous ont les premiers indiqué plufieurs fortes d'aromates ; ils ont auffi mis en ufage les pierres précieufes & les feuilles d'or & d'argent ; mais en cela, ils n'ont fait autre chofe que travailler pour la parade, & fatisfaire une vanité mal placée.

Tandis que les Arabes s'occupoient de l'étude de cette partie de la médecine, ceft-à-dire, de la pharmacie, ils en négligeoient deux autres qui en font le fondement le plus folide, la botanique, & fur-tout l'anatomie. La loi de Mahomet, qui défendoit, comme une pollution, l'attouchement des corps morts, a pu les détourner de l'anatomie ; mais ils ont encore infpiré le même éloignement à leurs Sectateurs parmi les

Chrétiens qui n'étoient pas retenus comme eux par des motifs de religion. Il eſt ſurpenant qu'ils aient négligé l'étude de la botanique ; cette ſcience avoit été cultivée par les Grecs, dont ils vouloient paroître les imitateurs. La raiſon qui empêcha les Arabes de s'appliquer à l'anatomie, les empêcha auſſi d'ouvrir les corps des malades après-leur mort, pour tâcher de reconnoître la cauſe de leurs maladies ; auſſi ne trouve-t-on dans leurs ouvrages aucune obſervation de cette nature.

L'anatomie que les Arabes ont négligée, a été remplacée chez eux par une nouvelle ſcience inconnue aux Grecs, qu'ils ont cultivée, c'eſt-à-dire, la chymie, dont on doit leur faire honneur, quoiqu'il y ait apparence qu'ils la tenoient des Egyptiens qui s'y ſont toujours appliqués. On trouve dans les ouvrages des Médecins Arabes, des traces de cette ſcience, qui ne permettent pas de douter qu'ils ne l'aient connue ; il eſt du moins certain qu'en Europe leurs Sectateurs l'ont pratiquée avec ſuccès ; on n'a, pour s'en convaincre, qu'à lire *Arnaud de Villeneuve* & *Raimond Lulle*, qui y ont excellé.

Les Arabes étoient entêtés de l'aſtrologie qu'ils tranſporterent à la pratique de la médecine. Leur prévention alloit encore plus loin en faveur des Taliſmans. *Voyez* les mots *Aſtrologie* & *Taliſmans*.

ARAND, (*Frédéric-Jacques*) Médecin Allemand, eſt aujourd'hui Médecin & Conſeiller aulique de l'Electeur de Mayence ; il a publié l'ouvrage ſuivant :

Abhandlung von drey Krankheiten, &c. ; c'eſt-à-dire, *Traité des trois maladies qui ont regné parmi le peuple en 1771 & 1772, avec la méthode curative.* À Gottingue, chez *la veuve Van-den-hoëck*, 1773. Cet ouvrage contient un grand nombre d'obſervations utiles.

ARANTIUS (*Jules-Céſar*) naquit à Boulogne, où il étudia les élémens de l'anatomie, ſous ſon oncle Barthelemi Magnus, vers l'an 1548 ; il fut enſuite diſciple de Veſale ; il reçut les honneurs du Doctorat dans l'Univerſité de ſa patrie, & y fut fait bientôt après Profeſſeur de médecine, d'anatomie & de chirurgie : il enſeigna pendant trente-deux ans, c'eſt-à-dire, juſqu'à ſa mort arrivée le 7 Avril 1589 : il fut enterré dans l'Egliſe appellée *Corpus Domini*. Nous avons de lui les ouvrages ſuivans :

1. *De humano fœtu, liber.* Lugduni-Batavorum, apud *Felicem Lopez de Haro*, 1564, *in-*12. Baſileæ, apud *Pierre*, 1579, *in-*8. Venetiis 1571, & apud *Brechtan*, 1587, *in-*4. avec le livre de Plazzoni, *de partibus generationis*, Lugduni-Batav. 1664, *in-*12. Romæ, 1564, *in-*8. Venetiis, 1571, 1587, 1589, *in-*4. Cet ouvrage a été publié à l'inſu de l'Auteur, par Laurent Scholzius ; mais l'Auteur y ayant ajouté dans la ſuite une préface & un livre d'obſervations anatomiques, cette collection fut imprimée à Veniſe en 1595, *in-*4.

2. *De tumoribus secundùm locos affeclos*, *liber.* Bononiæ , 1571 , *in*-8. 1587, *in*-4.

3. *Obfervationes anatomicæ.* Venetiis, 1587 , 1595 , *in*-4. Bafileæ, 1679 , *in*-8.

Ces trois ouvrages ont été réunis & imprimés enfemble à Venife , chez *Barthelemi Carampellus*, en 1595 , *in*-4. & chez *Jacques Brechtan* , en 1587 , *in*-4. & à Bâle, chez *Sébaftien-Henri Pierre*, en 1579 , *in*-8.

4. *In Hippocratis librum de vulneribus capitis commentarius.* Lugduni , apud *Ludovicum Cloquemin*, 1579 , *in*-8. 1639 , *in*-12. Lugdun. Batav. apud *Joh. Maire*, 1639 & 1641 , *in*-12. Cet ouvrage a été recueilli des leçons d'*Arantius*, & publié par Claude Porral de Lyon, qui y a ajouté des notes marginales.

5. *Confilia & epiftolæ medicæ.* On les trouve dans l'ouvrage publié par Laurent Scholzius , à Francfort, chez *les héritiers Wechel*, en 1598 , *in-fol.* & à Hanovre , en 1610 , *in-fol.*

Arantius a fait plufieurs découvertes ; il a obfervé le premier l'ouverture interne du larynx ; il en a fait une comparaifon fort jufte , avec les ouvertures des inftrumens de mufique à vent; il a encore découvert le mufcle externe propre de l'index ; il a traité très-exactement & fort au long du trou ovale qu'on obferve dans le cœur du fœtus ; il a fait mention le premier d'un mufcle orbiculaire qui borde l'orifice extérieur du vagin , dont la découverte doit être cependant attribuée à Berenger Carpi.

ARAS. (*George*) Nous avons fous ce nom l'ouvrage fuivant : *Enchiridion hermetico-medicum.* Venetiis, apud *Joh. Jac. Hertz* , 1666 , *in*-12. Cet ouvrage n'eft qu'une defcription des médicamens fpagiriques les plus en ufage : on y a ajouté un petit traité de François Travaginus fur le même fujet.

ARATUS, Médecin & Aftrologue, né à Solo dans la Cilicie, vivoit vers la 124 olympiade. Il écrivit fur l'aftrologie , fur les os , fur les vertus des médicamens & fur la génération ; mais fes ouvrages ne font pas venus jufqu'à nous.

ARBILLEM , (*Laurent*) fameux Médecin , que le Magiftrat de Bruxelles fit venir d'Angleterre au fujet de la pefte qui ravagea cette Capitale du Brabant en 1668. On lui affigna une penfion & un logement fur le coin du vieux marché, pour avoir foin des pauvres malades. Ce Médecin s'étoit déjà rendu célebre à Londres dans la pefte qui avoit défolé cette ville.

ARBUTHNOT, (*Jean*) Médecin Anglois de ce fiecle, étoit membre du Collège des Médecins de Londres, & de la Société royale de la même ville. Il a donné quelques ouvrages :

1. *Essai concerning the nature of alimens*. A Londres, chez *Tonson*, 1731, *in*-8. Cet ouvrage, traduit en françois, a été imprimé à Paris en 1741, *in*-12, sous le titre d'*essai sur la nature & le choix des alimens* ; il a été ensuite traduit en allemand & imprimé à Hambourg en 1744, *in*-4. L'Auteur établit que dans le choix des alimens, on doit avoir égard à la constitution des sujets, & qu'à cet effet il est nécessaire de connoître la nature & les qualités des différens alimens : il entre à ce sujet dans un détail très-étendu ; il explique en même-tems les différens effets & les avantages de la nature animale & végétale ; il y a joint des regles sur la diete.

2. *An essay concerning the effects of air in human bodies*, c'est-à-dire, *essai touchant les effets de l'air sur le corps humain*. A Londres, chez Tonson, 1733, *in*-8. 1751, *in*-12. Cet ouvrage, traduit en françois par Boyer de la Pebrandie, a été imprimé à Paris en 1742, *in*-12. traduit ensuite en italien par Antoine Felice, qui y a ajouté des notes : il a été imprimé à Naples en 1753, *in*-4. L'Auteur entre avec autant d'exactitude que de jugement dans les détails les plus curieux sur la nature, les qualités, les propriétés & la composition de l'air dans les différentes saisons & les diverses situations. Il fait voir combien l'air a d'influence sur la constitution bonne ou mauvaise de notre corps. Il déduit ensuite divers aphorismes de pratique, de la plus grande utilité. Il démontre la nécessité de s'exposer souvent à l'air extérieur ; les attentions qu'on doit porter dans le choix de l'air, relativement au lieu où l'on doit fixer a demeure : il indique à ce sujet les causes qui rendent l'air meilleur, ou qui alterent ses qualités, & les signes propres à nous diriger dans ce choix. L'air des villes fixe encore son attention ; il désigne les moyens nécessaires pour le rendre plus salubre ; enfin, il porte ses vues sur l'intérieur des maisons ; il fait voir combien il est nécessaire de le rendre pur, & il en donne les moyens.

ARCADIO, (*François*) Philosophe & Médecin Italien, étoit de Savone. Il a écrit :

Parafrasi sopra la statica medicina santoriana. In Loario de Castello, 1618, *in*-12.

ARCÆUS (*Jean*) a donné.

1. *De curandorum vulnerum ratione*. Antuerpiæ, 1574, *in*-4. Amstelodami, 1658 ; traduit en haut Allemand, à Nuremberg, 1674, *in*-8. avec figures.

2. *De febribus*. Ibid.

ARCÆUS

ARCÆUS (*François.*) étoit en même-tems Médecin & Chirurgien dans le feizieme fiecle ; il étoit né à Frefno ; mais comme il y a en Efpagne deux bourgs de ce nom, l'un dans la vieille Caftille, l'autre dans l'Andaloufie, on ne peut favoir bien précifément dans lequel des deux il a pris naiffance. Il a donné :

De rectâ curandorum vulnerum ratione & aliis ejufdem artis præceptis, libri duo, & de febrium curandarum ratione, libellus. Antuerpiæ, apud *Plantinum,* 1574, *in*-8. Amftelodami, apud *Van-den-Berghe,* 1658, *in*-12, avec des notes d'Alvarez Nonnius.

ARCELLA, (*Juftinien*) Médecin Napolitain, duquel nous avons l'ouvrage fuivant :

De ardore urinæ & ftillicidio, ac de mictu fanguinis non puri, opus. Patavii, apud *Pafquatum,* 1568, *in*-4.

ARCERIUS (*Sixte*) naquit dans la Frife, & fut Docteur en médecine de l'Univerfité de Franeker, Capitale de la même province. Il enfeigna la médecine & la langue grecque dans cette Académie, où il vécut avec beaucoup de réputation ; il mourut célibataire en 1623, âgé de 53 ans, & fut enterré dans l'églife principale d'Alcmaër, où l'on voit fon épitaphe.

D. G. ET MEMORIÆ
CLARISS. VIRI D. SEXTI ARCERII
MEDICI EXPERIENTISS.
Græcarum litterarum & Hippocrat. per XVIII annos in Academiâ Frifio-
rum interpretis ;
Qui poftquàm cùm laude fuum ævum in cælibatu tranfegiffet, vixiffetquê
annos 52, *menfes* 7, *dies* 19.
Lentâ tabe correptus, vivere defiit Kal. Auguft. M. D. C. XXIII.
Frater PAULUS & JACQUELINA foror
Hoc monumentum fratri defideratiff. mæfti pofuerunt.

Nous avons de lui la traduction fuivante, avec des notes.
Galeni oratio hortatoria ad artium liberalium fludium capeffendum ; item quod optimus Medicus, nifi etiam Philofophus, non fit. Franekeræ, apud *Viduam Ramberti Doyema,* 1616, *in*-4.

ARCET, (*Jean d'*) Médecin François de nos jours, eft né à Saint-Sever, ville de France en Gafcogne, diocèfe d'Aire. Il a étudié la médecine dans l'Univerfité de Bordeaux, où il a reçu les honneurs du Doctorat. Il eft enfuite venu à Paris ; il a fuivi les Ecoles de la Faculté de médecine de cette ville, & y a été reçu Docteur-Régent en 1763 ; enfin, il a été nommé par le Roi, en 1775, à une chaire de médecine au College royal de France, vacante par la mort de Hellot. Il a soutenu le 18 Novembre 1762, dans les Ecoles de la Faculté de médecine de Paris, une these de sa composition, dans laquelle il établit que toutes les humeurs du corps, tant récrémentitielles, qu'excrémentitielles, sont produites par la fermentation. Cette question, qui est une des plus difficiles & des moins développées de l'économie animale, y est traitée avec art; mais elle laisse toujours les mêmes doutes sur un objet aussi essentiel, & sur lequel il n'est pas possible de parvenir à un certain degré de conviction.

Nous avons encore de lui :

1. *Mémoire sur l'action d'un feu égal, violent & continué pendant plusieurs jours, sur un grand nombre de terres, de pierres & de chaux métalliques, essayées, pour la plupart, telles qu'elles sortent du sein de la terre.* A Paris, chez *Cavelier*, 1766, *in*-8. Ce Mémoire a été lu à l'Académie royale des Sciences, les 16 & 28 Mai 1766.

2. *Un autre Mémoire sur le même sujet, lu à l'Académie royale des Sciences le 29 Août 1770, auquel on a joint un Mémoire sur le diamant & quelques pierres précieuses traitées au feu.* A Paris, chez *Cavelier*, 1771, *in*-8.

ARCHAGATUS, fils de Lysanias, étoit du Péloponese. Il fut le premier des Médecins Grecs, qui vint s'établir à Rome sous le consulat de Lucius Æmilius, & de Marcus Livius, l'an 535 de la fondation de la ville. Son arrivée fut très-agréable à tout le monde. On lui donna le droit de Bourgeoisie, & le public lui acheta une boutique à ses dépens dans le carrefour d'Accilius, pour y exercer sa profession. Au commencement, on lui avoit donné le surnom de Guérisseur de plaies, *Vulnerarius;* mais peu de tems après, la pratique de couper & de brûler, dont il se servoit, ayant paru cruelle; on changea son premier surnom en celui de *Bourreau,* & l'on prit dès-lors une grande aversion pour la médecine & pour tous les Médecins; mais elle ne dura pas long-tems: on connut bientôt que c'étoit moins l'art, que ce cruel Artiste, qu'il falloit condamner.

ARCHEDEMUS a écrit sur la médecine vétérinaire sous le titre suivant :

De mulo-medicinâ, capita aliquot. On les trouve dans la collection des Auteurs de la médecine vétérinaire, imprimée en grec, à Bâle, chez *Valder,* en 1537, *in*-4. & en latin, de la traduction de Jean de Ruel, à Paris, chez *Colinæus,* 1530, *in-fol.*

ARCHELAUS fut Auteur d'un Traité d'histoire naturelle en vers, qu'il dédia à Ptolomée Philadelphe. Antigone de Caryste appelle cet ouvrage un recueil d'épigrammes touchant les choses merveilleuses &

difficiles à croire ; il en rapporte quelques - unes, qui roulent toutes fur l'hiftoire des animaux. Artémidore, Pline, Varron, qui citent le même ouvrage, n'en difent rien qui ne concerne les animaux ; mais Stobée, qui cite le livre des fleuves, parle auffi du livre des pierres, & il eft très-probable qu'*Archelaüs* a auffi décrit en vers ce qu'il y avoit remarqué de merveilleux. On ne fait fi cet *Archelaüs* eft le même qu'un Géographe du même nom, qui donna la defcription de tous les pays qu'Alexandre avoit parcourus.

ARCHEVÊQUES, Médecins, ou qui ont exercé la médecine, ou bien qui fe font appliqués à quelque partie de cette fcience. *Voyez* EVÊQUES.

ARCHIBIUS, au rapport de Pline, avoit dédié quelques livres de médecine au Roi Antiochus. Galien cite auffi un Médecin de ce nom.

ARCHIDAMUS, Médecin cité par Dioclès, vivoit à peu près du tems d'Hippocrate ; il préféroit les frictions feches à celles faites avec l'huile, parce que l'huile, difoit-il, durcit & brûle la peau. Pline, dans fon indice, nomme un *Archidemus* qui pourroit bien être le même, ces noms n'étant différens, qu'en ce que le premier eft dorique, & le dernier de la dialecte commune.

ARCHIGENE, Médecin, natif d'Apamée en Syrie, fils de Philippe, & difciple d'Agatinus, profeffa fon art à Rome fous Domitien, Nerva & Trajan, & mourut fous l'empire de ce dernier, âgé de 73 ans. *Archigene* a beaucoup écrit fur la phyfique & fur la médecine. Galien parle de dix livres fur les fievres, & de douze livres de lettres favantes de la médecine, qu'il avoit compofés. On trouve dans Aëtius divers fragmens tirés des œuvres d'Archigene, comme,

1°. *Hiera.* 2°. *De balneis naturalibus.* 3°. *De fpongiæ ufu.* 4°. *De dropace, picatione & finapifmo.* 5°. *De vertiginofis, infaniâ, refolutione, tetano & convulfione, cephalæâ & hemicraniâ.* 6°. *De pectore fuppuratis.* 7°. *De volvulo, cœliacâ affectione & dyfenteriâ.* 8°. *De hepatis abfceffu.* 9°. *De his qui per circuitum quemdam fanguinem mingunt.* 10. *Ifchiadis exacerbatæ cura.* 11°. *De elephantiafi.* 12°. *De viperarum ufu & de pruritibus.* 13°. *De Leprâ.* 14. *De cancris mammarum, fluxu muliebri, uteri abfceffu, uteri exulceratione, cancris uteri, &c.*

Juvenal a mis le nom d'*Archigene* dans fes ouvrages, pour indiquer quelque Médecin que ce foit.

Sat. VI. v. 236.

. . . . *Tunc corpore fano*
Advocat ARCHIGENEM, *onerofaque Pallia jactat.*

Et ailleurs, Sat. XIII, v. 98.

Nec dubitet Ludus ſi non eget Anticyra nec
Archigene. . . . .

Et dans la Sat. XIV. v. 52.

Ocyus Archygenum quære atquè eme quod Mithridates
Compoſuit. . . . .

Ce Poëte ayant vécu juſqu'à la douzieme année d'Adrien, il a été contemporain d'*Archigene*, & la maniere dont il en parle fait voir le grand emploi où étoit ce Médecin ; mais ce n'eſt pas ſur le ſeul témoignage de Juvenal que la réputation d'*Archigene* eſt établie ; il a encore en ſa faveur celui de Galien, qui eſt d'autant plus fort, que cet Auteur eſt du métier, & qu'il n'eſt pas trop prodigue de louanges à l'égard de ceux qui ne ſont pas de ſon parti. *Archigene* eut un diſciple nommé *Philippe*, dont Galien fait auſſi beaucoup d'eſtime.

On regarde communément *Archigene* comme Chef des Eccleƈtiques, ſorte de Médecins qui ne vouloient ſe ranger d'aucun parti, mais qui ſe faiſoient chacun un plan, le meilleur qu'ils pouvoient, & s'approprioient tout ce qu'ils croyoient leur convenir dans chaque Seƈte : leur méthode eſt encore aujourd'hui celle des Médecins les plus raiſonnables.

Il pourra paroître étrange qu'on mette *Archigene* au nombre des Médecins de la Seƈte ecclectique ou *choiſiſſante*, pendant que d'autres le comptent parmi les Pneumatiques ; mais il eſt aiſé de concilier ces différends. Si *Archigene* eſt mis au nombre des Pneumatiques, ou s'il eſt entré dans les ſentimens d'Athenée, cela n'empéche pas qu'il n'eût la liberté de choiſir ce qu'il trouvoit de meilleur dans les autres Seƈtes principales, quoi qu'il reconnût peut-être les mêmes cauſes de maladies, que les Dogmatiques & les Méthodiques, & quoiqu'il eût joint à ces cauſes celle ſur laquelle les Pneumatiques comptoient le plus, c'eſt-à-dire, l'eſprit ; on l'a peut-être mis, pour cette raiſon, au nombre des Pneumatiques : quoi qu'il en ſoit, l'Auteur de l'introduƈtion, qui met *Archigene* dans la Seƈte ecclectique, le place auſſi entre les Pneumatiques ; & Galien lui-méme, qui ne parle nulle part de la premiere de ces Seƈtes, remarque en plus d'un endroit qu'*Archigene* étoit du parti d'Athenée, ou de celui des Pneumatiques.

ARCILIUS. *Voyez* ARSILLUS.

ARCISSEWSKI (*Chriſtophe*) a donné, *Epiſtola de podagrâ curatâ per Doƈtorem Cneuffelium.* Amſtelodami, apud *Joh. Blaeu*, 1648, *in-12*.

ARCULANUS *ou* HERCULANUS, (*Jean*) Médecin, natif de Rome, &, ſuivant certains, de Véronne, jouiſſoit d'une très - grande réputation dans le quinzieme ſiecle. Il enſeigna pendant pluſieurs années à

Boulogne & à Padoue, & mourut à Ferrare vers l'an 1484. Il nous a laiffé des preuves de fon érudition dans les ouvrages fuivans :

1. *Practica medica.* Venetiis, apud *Scottum*, 1497, *in-fol.* & apud *Torefanum de Afcula*, 1504, *in-fol.* & apud *Juntas*, 1542, 1557, *in-fol.* & apud *Valgrifium*, 1560, *in-fol.* Bafileæ, apud *Henr. Petri*, 1540, *in-fol.*

2. *Expofitio perutilis in primum quarti Canonis Avicennæ.* Lugduni, apud *Jac. Myt.* 1518, *in-fol.* Venetiis, apud *Valgrifium*, 1560, *in-fol.* Patavii, apud *Jac. de Cadorinis*, 1685, *in-4.*

3. *Expofitiones in nonum librum Almanforis.* Bafileæ, 1540, *in-fol.*

Arculanus a rétabli dans la médecine l'ufage des cautéres ; il s'en eft fervi avec fuccès pour les douleurs des yeux, des oreilles & des dents.

ARCULARIUS. (*Jean*) Nous avons fous fon nom, *de acidulis Schwalbacenfibus, epiftola, quæ fimul continet hiftoriam mirabilis delirii.* Francofurti, apud *Merianum*, 1631, *in-4.*

ACULARIUS, (*Jean-Henri*) a écrit *de fcorbuto.* Argentorati, 1636, *in-4.*

ARDERN, (*Jean*) Chirurgien d'Angleterre, un des plus renommés de fon tems. Il commença à exercer fa profeffion à Neumark, en 1349, époque où la pefte commença à ravager l'Angleterre : il nous apprend lui-même qu'il pratiquoit la chirurgie avant que Henri, Comte de Derbi, fût fait Duc de Lancaftre, en 1350 ; & il la pratiqua avec diftinction ; il alla s'établir à Londres en 1370 ; fa réputation l'avoit devancé, & depuis long-tems fon nom y étoit célebre. Suivant la commune opinion, il a été Chirurgien de Henri IV, Roi d'Angleterre, qui monta fur le trône le 13 Octobre de l'an 1399, après la dépofition de Richard II ; cependant Freind prétend le contraire ; il ne croit pas qu'*Ardern* ait vécu affez long-tems pour cela. Quoi qu'il en foit, il a écrit un ouvrage affez confidérable fur la médecine & la chirurgie ; il paroît même que c'eft lui qui a relevé l'étude de cette derniere fcience chez les Anglois. Cet ouvrage d'*Ardern*, qui eft manufcrit, renferme un traité de la fiftule à l'anus ; & au rapport de fon Auteur, il n'étoit perfonne alors qui pût guérir cette fâcheufe maladie : il avoit inventé un nouvel inftrument pour donner des lavemens, & il recommandoit beaucoup l'ufage de ce remede.

ARDINGHELLI, (*Angele*) favante Napolitaine, très-connue dans la République des lettres, par les divers ouvrages qu'elle a donnés. Nous lui devons le fuivant :

Storia di vegetabili, &c. Napoli, Nella Stamperia di *Raimondi*, 1758, *in-8.* C'eft une traduction de l'ouvrage anglois de *Hales*, fur la même matiere, à laquelle cette Dame a ajouté des notes ou obfervations intéreffantes ; elle y a joint auffi vingt planches gravées pour éclaircir un grand nombre d'expériences ; elle convient qu'elle s'eft beaucoup aidée de la traduction que Buffon avoit donnée du même ouvrage, pour éclaircir divers endroits du texte original, qu'elle cite dans fon avertiffement ; mais elle y déclare en même-tems qu'elle s'eft éloignée en beaucoup d'endroits de cette traduction, parce que le Traducteur s'étoit trop éloigné lui-même du fens de l'Auteur. Cette traduction, qui eft dédiée à S. A. S. M. le Duc de Penthievre, eft eftimée par fon élégance & par fon exacte fidélité.

ARDINOIS (*François*) a donné :
Fundamenta totius medicinæ anatome. Lugd. Batav. 1718, *in*-4.

ARDIZZONI, (*Fabrice*) Médecin Genois du fiecle dernier, qui a donné les deux ouvrages fuivans :

1. *Ricordi intorno al prefervar fi, è curar fi della pefte.* In Genova, 1656,
2. *Difcorfo fopra l'effenza, cofa, & effetti delle aque minerale, fingolarmente del monte di Corfema.* A Genes, chez *Bottari*, 1680, *in*-4. L'Auteur s'attache principalement à faire connoître les abus qu'on commet dans le tranfport & l'ufage des eaux minérales ; il indique en même tems la maniere la plus convenable de les prendre à la fource, de les tranfporter, & de s'en fervir pour la guérifon de nos maladies : il y a ajouté quelques obfervations relatives à leurs effets.

ARDOYNIS, (*Santes de*) Médecin, natif de Pefaro, dans le Duché d'Urbin, étoit en grande réputation parmi les Vénitiens ; il vivoit vers l'an 1430. Nous avons de lui :

Opus de venenis. Venetiis, apud *Scotum*, 1492, *in-fol.* Bafileæ, apud *Henr. Petri*, 1562, *in-fol.* Cette derniere édition a été corrigée par Théodore Zwinger, qui y a ajouté une préface relative aux moyens de connoître les poifons & de corriger leurs effets. Dans cet ouvrage, l'Auteur, après avoir donné l'hiftoire de tous les poifons & défigné leurs différentes efpèces, indique les moyens de les connoître & de diftinguer leurs effets : il paffe enfin à la partie pratique qui comprend deux chefs ; le premier eft relatif à la méthode propre à fe garantir des poifons, ou à prévenir leurs effets ; on trouve dans le fecond le moyen d'en arrêter les fuites funeftes, lorfqu'on na pas pu s'en garantir.

ARDUINI, (*Pierre*) Botanifte Italien, natif de Véronne, eft Garde du Jardin des plantes de Padoue. Il a donné :

1. *Animadverfiones botanicæ.* Patavii, 1759, *in*-4.

2. *Animadverfionum botanicarum fpecimen alterum.* Venetiis, apud *Sanfon*, 1764, *in*-4. Ce fecond effai contient vingt planches.

Dans ces deux ouvrages, l'Auteur suit la méthode de Linné pour la nomenclature & la description des plantes dont il parle ; il en est quelques-
unes qu'il assure être nouvelles, ou du moins pouvoir passer pour telles.

ARELLAN, (*Pierre-François*) Medecin Piémontois, né vers le
milieu du seizieme siecle, exerça la médecine à Asti, ville du Piémont :
il étoit en grande réputation dans le commencement du siecle dernier. Il
mourut à l'âge de 50 ans ; il étoit à la fois Théologien, Poëte, Philosophe & Médecin : on a de lui des poésies latines, un ouvrage sur la
sainte Trinité, une démonstration des vérités de la religion chrétienne,
un cours complet de philosophie. Ceux de ses ouvrages, qui sont relatifs
à la médecine, sont les suivans :

1. *Trattado di peste*. Astæ, apud *Zangrandum*, 1598, *in*-4.

2. *Avertimenti sopra la cura della contagione*. Ibid. 1599.

3. *Praxis arellana*. Taurini, apud *Tarinum*, 1610. Cet ouvrage comprend deux parties : dans la premiere ; l'Auteur parle des trois objets,
qu'il appelle *les instrumens* de la médecine, & qui sont le régime, la
saignée & l'administration des médicamens ; dans la seconde, il traite
d'abord en général, ensuite en particulier, des principales maladies
qui peuvent attaquer le corps humain.

ARENDS (*Wolfgang-Arnauld*) a écrit *de venæ sectione*. Jenæ, 1751,
in-4.

ARESTES *ou* ORESTES, (*Saint*) Médecin de Thyane en Cappadoce, qui remporta la palme du martyre, sous l'empire de Dioclétien.
L'Eglise en fait la fête le 9 de Novembre.

ARETÉE, Médecin, étoit natif de Cappadoce. On varie beaucoup
sur l'âge où il a vécu ; il y en a qui n'hésitent pas de le mettre au tems
des premiers Césars. Pour établir cette opinion, on se fonde principalement sur la dialecte ionique, dans laquelle ce Médecin a écrit, & on
prétend que cette dialecte n'étoit plus en usage après les premiers
Césars ; mais Ménage a détruit cette objection en citant plusieurs Auteurs
grecs qui ont vécu sous Adrien ou sous Severe, & qui n'ont pas laissé de
se servir de cette dialecte.

Il est plus apparent qu'il faut placer ce Médecin beaucoup plus tard
& après Galien ; mais avant Aëtius & Paul d'Egine, qui le citent l'un &
l'autre.

Il ne nous reste d'*Aretée* qu'un ouvrage de médecine, divisé en huit
livres, mais qui ne sont pas parvenus entiers jusqu'à nous. Cet ouvrage
a été imprimé plusieurs fois sous le titre suivant :

*De acutorum & diurnorum morborum causis & signis, lib. IV, & de
eorumdem curatione, lib. IV.* en grec, Parisiis, apud *Hadr. Turnebum*

1554, *in*-8 ; c'eſt l'unique édition grecque des œuvres d'*Aretée* ; elle eſt fort rare. En grec & en latin, Auguſtæ Vindel. Apud *Willerum*, 1603, *in-fol.* ſous le titre de *æthiologia*, *ſimeiotica & therapeutica morborum acutorm & diurnorum.* En latin, de la traduction de Junius Paulus Craſſus, Venetiis 1552, *in*-4. Baſileæ, apud *Pernam*, 1581, *in*-4. Pariſiis, apud *Morell*, 1554, *in*-16. *Inter medicæ artis principes.* Pariſiis, apud *Henr.* Etienne, 1567, *in-fol.* Pariſiis, *in*-4. & Londini, apud *Boſſyer*, 1726, *in*-4. avec des annotations de Pierre Petit. Jean Wigan en a donné une édition en grec & en latin. A Oxfort, chez *Chlarendon*, en 1723, *in-fol.* Nous devons à Boërhaave une nouvelle édition d'*Aretée*, à laquelle il a joint les commentaires que Pierre Petit avoit faits ſur cet Auteur, & les notes que Wigan y avoit ajoutées ; elle a paru à Leide en 1735, *in-fol.* enfin, il en a été fait des nouvelles éditions à Straſbourg, chez *Koënig*, en 1768, *in*-8. & à Lauſanne, chez *Graſſet*, 1772, *in*-8. Nous devons cette derniere édition à Haller. Cet ouvrage eſt diviſé en huit livres ; les quatre premiers ſont deſtinés à expliquer les cauſes & les ſignes des maladies, deux des maladies aiguës & deux des maladies chroniques ; les autres quatre ſont diſtribués de même ; deux pour expliquer la curation des maladies aigues, & deux, celle des maladies chroniques.

Le ſtyle d'*Aretée* eſt concis & ſerré comme celui d'Hippocrate, qu'il avoit lu & qu'il cite. On ne trouve point dans ſes ouvrages de trace de la théorie galénique ; ce qui prouve qu'il n'avoit pas vu ceux de Galien, ou qu'il ne les approuvoit pas. Il eſt le premier qui rapporte une obſervation d'une hydropiſie hydatide qu'il décrit aſſez bien, mais dont il n'a connu ni la nature, ni l'origine. Il eſt encore le premier des anciens, après Archigene, qui ait fait uſage des cantharides en véſicatoire. Les Méthodiques, & même la plupart des anciens Médecins, employoient les médicamens qu'ils appelloient métoſyncritiques, pour tirer du centre à la circonférence ; ils prenoient pour cela de la moutarde ou la plante appellée *thapſia.* *Aretée* le pratiquoit auſſi ; mais il employoit de plus les cantharides, pour attirer plus puiſſamment, & pour faire venir ſur la peau des veſſies qui ſe rempliſſent d'une eau âcre & chaude, qui ſe vuide enſuite au ſoulagement des malades.

Ce Médecin étoit attaché à la Secte des Pneumatiques ; il parle ſouvent des eſprits, comme étant la cauſe de la plupart des phénomenes dans les corps ; il étoit auſſi Méthodique à pluſieurs égards, ſur-tout par rapport à l'air, à la chambre & à l'exercice des malades. Il ſemble s'être laiſſé emporter à des raiſonnemens pris dans le fonds de la doctrine des Dogmatiques, avec laquelle la Secte des Pneumatiques fraterniſoit ; il a connu la néceſſité de l'anatomie pour découvrir la cauſe des maladies, & pour établir la méthode propre à les traiter ; mais ſon anatomie étoit auſſi mauvaiſe, que ſa théorie. Il étoit grand partiſan de la ſaignée ; il eſt même à craindre qu'il n'ait été un peu trop loin à cet égard ; par exemple, il a voulu que la lepre pût être guérie par des ſaignées réitérées ;

rées. Dans les grandes douleurs de tête, il tiroit du fang des veines qui font au-dedans du nez, foit à l'aide de deux inftrumens de fon invention, foit par le moyen d'une plume d'oie, dont le bout du tuyau étoit coupé en forme de dents de fcie.

ARETIUS, (*Benoît*) Miniftre Calvinifte, natif de Berne, ville de Suiffe. Il enfeigna la philofophie à Marpurg, & la théologie à Berne; il s'étoit auffi appliqué à la botanique, & Gefner avoue qu'il tient de lui les connoiffances qu'il a acquifes dans cette fcience. Il mourut dans cette derniere ville, le 22 Avril 1574; il avoit déjà donné les ouvrages fuivans :

1. *Stockornii & Neffi in Bernatium Helvetiorum ditione montium & nafcentium in eis ftirpium defcriptio.* Tiguri, apud *Andrœam Gefnerum*, 1561, *in-fol.* Argentorati, 1561, *in-fol.* cum hortis Germaniæ Gefneri.

2. *De medicamentorum fimplicium gradibus & compofitione; opus anonymi, editum ab Aretio.* Tiguri, apud *Frofchouer*, 1572, *in-8.*

ARGELLATA. *Voyez* ARGILLATA.

ARGENTIER, (*Jean*) dit en latin *Argenterius*, étoit de Caftel-Novo en Piémont, & d'une affez baffe naiffance : il vivoit dans le feizieme fiecle. A l'âge de vingt cinq ans, il alla à Lyon où il exerça la médecine avec un fuccès fi merveilleux, qu'au rapport de Caftelan, *in vitis Medicorum*, il mérita l'admiration de tous les habitans de cette grande ville, & de tous les étrangers qui s'y rendoient de tous côtés ; car on ne lui donnoit point d'autre nom que celui du *grand Médecin.* Après avoir féjourné à Lyon pendant cinq ans, il paffa à Anvers, où fon favoir & fa vertu lui acquirent l'eftime & la bienveillance de Vincent Lauro, qui depuis fut élevé à la dignité de Cardinal : il fut appellé dans la fuite en Italie, & il enfeigna la médecine d'abord à Naples, enfuite à Pife, enfin à Montréal & à Turin : il fixa fa demeure dans cette derniere ville, & y époufa Marguerite *Broglio*, d'une famille noble, fœur de Charles, qui étoit alors Archevêque de Turin ; il en eut un fils nommé *Hercule. Argentier* mourut dans la même ville en 1572, âgé de 58 ans, fuivant certains, de 69, fuivant d'autres, & de 59, fuivant fon épitaphe. Son fils le fit honorablement inhumer dans l'Eglife métropolitaine, où il lui fit élever un maufolée en marbre, & lui confacra l'épitaphe fuivante.

D. O. M.

JOANNI ARGENTERIO,
Parentibus & natali folo fuis tantùm noto,
Ingenio verè Ariftotelico & in re medicâ doctiffimo,
Monumentis luftrandæ orbi notiffimo,
Cujus perennem famam & gloriam
Neutiquàm confumptura eft vetuftatis injuria.
HERCULES *filius mœrens pofuit.*
Obiit ann. Dom. 1572, *tertio idus Maii, ætatis fuæ* 59.

Argentier a beaucoup écrit ; on en jugera par le catalogue de ſes ouvrages, dont la plus grande partie n'a été imprimée qu'après ſa mort.

1. *De conſultationibus medicis, ſeu, ut vulgus vocat, collegiandi ratione*,
liber. Florentiæ, apud *Torrentinum*, 1551, *in-8.* Pariſiis, apud *Mar-*
tinum juvenem, & *Ægidium Gorbinium*, 1557, *in-16.*

2. *De erroribus veterum Medicorum.* Florentiæ, apud *Torrentinum*, 1553,
in-fol.

3. *De morbis, libri XIV.* Florentiæ, apud *Torrentinum*, 1556, *in-fol.*
Lugduni, 1558, *in-8.* L'Auteur y parcourt, dans autant de livres dif-
tinéts, les genres, les différences, les cauſes des maladies, leurs ſymptômes, leurs effets, leurs tems, leur diagnoſtic : ce dernier objet fait
ſeul la matiere de quatre livres ; l'Auteur termine ſon ouvrage par
deux livres dans leſquels il développe les devoirs & les fonétions des
Médecins auprès des malades.

4. *De ſomno & vigiliâ : de ſpiritibus & calido innato, libri duo.* Florentiæ,
apud *Torrentinum*, 1556, *in-4.* Lugduni, apud *Honoratum*, 1560, *in-4.*
Pariſiis, apud *Molinæum*, 1568, *in-4.*

5. *Commentarii tres in artem medicinalem Galeni.* Monteregali, apud
Torrentinum, 1566, 1568, *in-fol.* Pariſiis, apud *Molinæum*, 1553,
in-8. 1578, *in-8.* & apud *Joh. Poupium*, 1618, *in-8.* Le premier de
ces commentaires traite *de corporibus* ; le ſecond, *de ſignis* ; le troiſieme, *de cauſis ſalubribus.*

6. *De urinis, liber.* Lugduni, apud *Sanéum-Andræam*, 1591, *in-8.*
Lipſiæ, apud *Joh. Chriſtoph. Voglſartum*, 1682, *in-8.*

7. *Opera nunquam excuſa, jamdiu deſiderata, ac è tenebris in lucem pro-*
dita. Venetiis, apud *Juntas*, 1606, *in-fol.* Cet ouvrage comprend
deux parties ; on ne trouve dans la premiere qu'un commentaire ſur
la premiere, la ſeconde & la quatrieme ſeétion des aphoriſmes d'Hippocrate : l'Auteur nous apprend qu'il y a travaillé pendant trente-ſix
ans. C'eſt bien du tems perdu pour faire un ouvrage auſſi médiocre. La
ſeconde partie contient différens traités. 1°. Un traité des fievres. 2°.
Une expoſition du premier livre *ad Glauconem.* 3°. Un livre qui contient l'explication du chaud & du chaud inné.

8. *Opera omnia.* Francofurti & Hanoviæ, apud *hæredes Cl. Marnii &*
Vecchel, 1610, *in-fol.* Venetiis, apud *Ciottum*, 1592, *in-fol.* 2 vol.
& apud *Juntas*, 1606, *in-fol.* 2 vol. Ce n'eſt qu'une colleétion des
ouvrages précédens qu'on a voulu réunir en un ſeul corps d'ouvrage.

On n'eſt pas d'accord ſur l'habileté d'*Argentier* : les uns parlent de lui
comme d'un grand Médecin, auſſi profond dans ſes ouvrages, qu'heureux dans ſa pratique ; les autres lui accordent beaucoup de ſcience pour
la partie théorique de la médecine, mais fort peu de talens dans la pratique : tels ſont Huarte & Impérialis. Il avoue lui-même qu'il n'avoit

point affez de mémoire pour fe fouvenir des remarques qu'il faifoit dans fon cabinet ; ce qui paroît confirmer l'idée de ces derniers ; mais nous en portons un jugement différent. Si *Argentier* paroiffoit aujourd'hui parmi nous, on mépriferoit fa pratique; s'il ofoit fe montrer dans nos Ecoles, fa théorie feroit trouvée auffi mauvaife, & ne mériteroit pas feulement qu'on prît la peine de la combattre. On peut dire qu'il ne s'eft diftingué que par fon acharnement contre Galien ; c'étoit une fête pour lui que d'avoir découvert les erreurs de ce Médecin ; il en parle avec un air de mépris, qui lui attira les reproches de fes Confreres, & qui lui mérita d'être appellé *le Cenfeur des Médecins.*

ARGENTIER, (*Jacques*) né à Caftel-Novo en Piémont, dans le feizieme fiecle, prit fucceffivement les degrés de Docteur en philofophie & en médecine, & fut enfin Profeffeur en médecine dans l'Univerfité de Turin : il étoit peut - être fils ou petit-fils du précédent. Nous avons de lui : *Libri tres de pefte.* Taurini, 1598.

ARGENTINUS, (*Richard*) Médecin Anglois du quatorzième fiecle ; fuivant le témoignage de Wolfgangus Juftus, il vivoit vers l'an 1336. Nous avons de lui :

Correctorium. C'eft un ouvrage de chymie qu'on trouve dans la Collection chymique, publiée par Gratarolus, à Bâle, chez *Pierre Perna*, en 1561, *in-fol.* & dans le fecond volume du Théâtre chymique.

ARGILLATA, (*Pierre d'*) Médecin & Chirurgien, natif de Boulogne. Il vivoit vers 1490, & fuivant certains, en 1391. Nous avons de lui : *Chirurgiæ, libri VI.* Venetiis, apud *Benedictum Genuenfem*, 1480, *in-fol.* & apud *Octav. Scotum*, 1492, 1497, 1499, *in-fol.* & apud *Juntas*, 1520, *in-fol.* rapportés encore dans la bibliotheque chirurgicale de Manget, & imprimés de nouveau en 1531, avec quelques œuvres d'Albucafis.

ARGOLI *ou* ARGOLUS, (*André*) célebre Mathématicien, né en 1572, à Tagliacozzo, dans le Royaume de Naples, fit un grand progrès dans l'étude de la philofophie & de la médecine, mais fur-tout de l'aftrologie. Les ignorans de fon pays fe fervirent de cette occafion pour lui faire des affaires. *Argoli* fe retira à Venife, & le Sénat de cette ville fe fit un plaifir & un honneur de rendre toute forte de bons offices à cet illuftre exilé ; on lui fournit tous les inftrumens néceffaires pour faire fes obfervations ; on le nomma même Profeffeur de mathématiques dans l'Univerfité de Padoue ; on le fit enfuite Chevalier de Saint Marc, vers l'an 1639, ou 1640. Il mourut après l'an 1653, âgé de plus de 80 ans. *Argoli* eft connu par des éphémérides, & par des obfervations fur la comete de 1653. Il a encore donné :

1. *Aftronomicorum, libri III.* Patavii, 1637.

2. *Problemata aftronomica.* Patavii, 1638.

3. *Ephemerides ad longitudinem urbis Romæ, ab anno 1621, ad annum 1640.* Romæ, 1621, *in-4.*

4. *Primi mobilis tabulæ.* Patavii, 1644, 1667, *in-4.* 2 vol.

5. *Ephemerides ab anno 1641, ad annum 1700.* Patavii, 1648, *in-4.* 3 volumes.

6. *De diebus criticis & de ægrotorum decubitu, libri duo.* Patavii, apud *Paulum Frambottum*, 1639 & 1652, *in-4.*

ARIAS DE BENAVIDEZ, (*Pierre*) Médecin Efpagnol, naquit au commencement du feizieme fiecle à Toro, ville d'Efpagne, dans le Royaume de Leon, fur la rive du Douero. Après avoir reçu le Doctorat, il exerça la médecine & la chirurgie en Efpagne pendant quelque tems ; il paffa enfuite dans les Indes, où il continua l'exercice de fa profeffion ; c'eft le même que celui qu'on trouve défigné dans la bibliotheque de Leide, fous le nom de *Pedraria de Benavidez*; on n'a fait qu'un même mot de fon nom *Pierre*, en Caftillan *Pedro*, avec celui d'*Arias* ; ces élifions font affez fréquentes en efpagne. Nous avons de lui :

Secretos de chirurgia: efpecial de las enfermedades de morbo Gallico y lamparones, y mirrachia, y la manera como fe curan los Indios de llagas y heridas : con otros fecretos, hafta agora no efcritos. Valladolid, 1567, *in-8.* c'eft-à-dire, fecrets de chirurgie, principalement fur la vérole, les écrouelles, la paffion hypocondriaque & la méthode des Indiens pour guérir les plaies & bleffures, avec d'autres fecrets qui n'ont pas encore été publiés. Cet ouvrage eft dédié à Charles, Prince d'Efpagne, fils de Philippe II, qui, l'année fuivante, mourut en prifon d'une mort violente, par l'ordre de fon pere.

ARIOSTE, (*François*) fameux Jurifconfulte Italien, naquit à Ferrare. Il fut en grande eftime auprès de Borfius, Duc d'Efte, de Reggio & de Modene, qui le fit Préteur dans le diftrict de Reggio. Il fut décoré du titre de Chevalier & de Comte, d'abord par l'Empereur Frédéric III, en 1452, enfuite par le Pape Innocent VIII, en 1492. Il mourut peu de tems après dans fa patrie, & fut enterré dans l'Eglife des Capucins. Nous avons de lui :

De oleo montis Zibinii, feu petroleo agri Mutinenfis, libellus. Cet ouvrage, compofé par l'Auteur en 1460, n'a été publié qu'en 1690 ; il fut alors imprimé à Copenhague, chez *Bokenhorf.* Nous devons cette premiere édition à Oliger Jacobæus : il a été de nouveau imprimé à Modene, chez *Capponi*, en 1698, *in-4.*

ARISLÆUS, Mahométan arabe fuivant quelques-uns, Chrétien fuivant d'autres, vivoit vers l'an 1200. On lui attribue un ouvrage qui a été publié d'abord en latin fous le titre de *Turba Philofophorum*, enfuite en françois, fous celui de *la turbe des Philofophes, qui eft appellée le code de vérité en l'art.* Cette traduction a paru *in-4.* fans indication de lieu, ni d'année, ni d'imprimeur.

ARISLAUS n'eſt connu que par un dialogue *de lapide philoſophico*, qu'on trouve dans l'ouvrage de Bernard Penot, intitulé, *denarium medicum*, & imprimé à Berne, chez *Lepreux*, 1608, *in-8*.

ARISTARQUE, Médecin de Berenice, fille de Ptolomée Philadelphe, vivoit du tems des diſciples d'Eraſiſtrate & d'Hérophile, dans le trente-huitieme ſiecle du monde.

ARISTÉE, Roi d'Arcadie, fils d'Appollon & de Cyrene, ſelon la fable, fut remis par ſon pere au Centaure Chiron, qui lui enſeigna la médecine & l'art de deviner. On a dit d'*Ariſtée* qu'il avoit montré aux hommes de ſon tems à faire l'huile, à cailler le lait, à recueillir le miel & pluſieurs autres choſes utiles à la ſociété : on lui a auſſi attribué d'avoir découvert la vertu du ſilphium ou du *Laſſer*, plante dont le ſuc ou la gomme étoit d'un très-grand uſage parmi les anciens Médecins ; mais qu'on ne connoît pas bien aujourd'hui, à moins que, ſuivant le ſentiment de Saumaiſe, on ne le prenne pour notre aſſa-fœtida ; ce que M. Huet dit pour prouver qu'*Ariſtée* eſt le même que Moïſe eſt curieux ; mais ce n'eſt qu'une conjecture ingénieuſe, dépourvue de vraiſemblance.

ARISTOGENE. Les Auteurs parlent de trois perſonnages de ce nom, dont on fait trois perſonnes différentes, tandis que c'eſt la même. On parle d'abord d'un *Ariſtogene* ſurnommé *Cnidien*, du lieu de ſa naiſſance, qui fut Valet d'un Chriſippe, les uns diſent du Philoſophe ; mais Leclerc conjecture qu'il s'agit du Médecin. *Ariſtogene* s'appliqua ſans doute à la philoſophie & à la médecine, auprès du Maître qu'il ſervoit; car il devint Médecin d'Antigone, ſurnommé Gonatas, Roi de Macédoine. Suidas parle d'un ſecond *Ariſtogene* qui dédia quelques ouvrages au même Souverain ; mais il y a lieu de croire qu'c'étoit le même, & qu'il dédioit ſes ouvrages au Prince qui l'avoit pris à ſon ſervice, & dont il étoit le Médecin. Enfin, on fait mention d'un troiſieme *Ariſtogene*, ſurnommé *Thraſien* ; c'eſt encore le même : on lui avoit donné ce nom, par rapport au long ſéjour qu'il avoit fait dans la Thrace. *Ariſtogene* vivoit ſous la 125 olympiade, vers l'an 280, avant Jeſus-Chriſt ; il a beaucoup écrit en médecine, ſur-tout ſur les remedes naturels, ſur la vertu des médicamens, ſur les animaux venimeux ; mais ſes ouvrages ne ſont pas venus juſqu'à nous ; nous ne les connoiſſons que par la mention qui en a été faite par Suidas.

ARISTON eſt l'Auteur du livre *de diætâ*, qu'on trouve parmi les œuvres d'Hippocrate : cet ouvrage eſt aſſez eſtimé. Diogene de Laërce parle de ſix autres perſonnes du même nom ; mais Leclerc croit qu'aucune d'elles n'a été Médecin.

ARISTOTE, Philoſophe, Chef de la Secte des Péripatéticiens, étoit fils de *Nicomachus* & de *Feſtiade* ; il naquit à Stagire, petite ville de la Macédoine, dans la XCIX olympiade, environ 384 ans avant la naiſſan-

ce de Jefus-Chrift. On prétend que Nicomachus fon pere, Médecin
d'Amyntas, aïeul d'Alexandre-le-Grand, tiroit fon origine d'*Efculape*.
Ariftote perdit fon pere & fa mere dans les premieres années de fon enfance : *Proxene*, ami de fon pere, prit foin de fon éducation & l'éleva
mal ; car lorfqu'*Ariftote* eut commencé d'étudier la grammaire, puis
la poétique, il quitta fes études par libertinage ; il réuffit cependant à
la poéfie. Ayant diffipé par fes débauches une partie du bien que fon
pere lui avoit laiffé, il prit le parti des armes, qu'il quitta enfuite pour
s'appliquer à la philofophie ; il étudia cette fcience fous Platon, & ne
finit fes études qu'à la trente-feptieme année de fon âge ; il furpaffa
bientôt tous ceux qui fuivoient l'École de Platon ; il prit cependant des
fentimens différens de ceux de fon Maître : celui-ci s'en plaignit hautement, & traita fon difciple de rébelle & d'ingrat.
    Après la mort de Platon, qui arriva la premiere année de la CVIII^e
olympiade, 348 ans avant Jefus-Chrift, *Ariftote* quitta Athenes, & fe
retira à Atarne, petite ville de la Myfie, vers l'Hellefpont, où regnoit
alors Hermias, fon ancien ami ; ce Prince lui donna fa fœur., ou, felon
d'autres, fa fille, ou fa petite fille *Pythias* en mariage. *Ariftote* fut fi
transporté d'amour pour elle, qu'il lui offrit des facrifices : trois ans après
Hermias ayant été pris par Memnon, Général des armées du Roi de
Perfe, *Ariftote* fe retira à Mytilene, Capitale de Lefbos, où il demeura
quelque tems. Philippe, Roi de Macédoine, ayant connu la réputation
d'*Ariftote*, l'engagea à prendre foin de l'éducation de fon fils Alexandre,
alors âgé de quatorze ans. *Ariftote* accepta ce parti, & en huit années
qu'il fut auprès de ce Prince, il lui enfeigna l'éloquence, la phyfique, la
morale, la politique, & une certaine philofophie qu'il n'apprenoit à perfonne, comme dit Plutarque. Philippe fit ériger des ftatues à *Ariftote*,
& rebâtit Stagire, qui avoit été ruinée par les guerres. Ce Philofophe
perdit enfuite les bonnes graces d'Alexandre, à l'occafion de Callifthene
qui étoit fon parent, & que ce prince fit expofer aux lions, pour avoir
écouté, difoit-il, des propofitions qu'Hermolaüs lui avoit faites contre fa
vie : *Ariftote*.fut foupçonné d'y avoir eu part. Quelque tems après il fe retira à Athenes, où il établit fa nouvelle École ; les Magiftrats le reçurent
très-bien ; car, à fa confidération, Philippe avoit fait beaucoup de graces
aux Athéniens ; ils lui donnerent le Lycée, où il philofophoit en fe promenant ; d'où fa Secte fut appellée la Secte des Péripatéticiens : ce lieu
devint bientôt célebre par le concours d'un grand nombre de difciples.
Un Prêtre de Cérès, nommé *Eurimedon*, accufa, dans la fuite, *Ariftote*
d'impiété ; celui-ci fe juftifia de ce crime par une apologie fort ample
qu'il écrivit aux Magiftrats ; mais comme il connoiffoit le peuple d'Athenes, qui étoit très-délicat fur fa religion, le fouvenir du traitement
que Socrate en avoit reçu dans une occafion pareille, l'épouvanta tellement, qu'il fe retira à Chalcis, ville d'Eubée : on croit même qu'il aima
mieux s'empoifonner, que de fe livrer à fes ennemis. Saint Juftin &
Saint Grégoire de Nazianze difent qu'il mourut de déplaifir de n'avoir

pu comprendre la caufe du flux & du reflux de l'Euripe ; fur quoi quelques modernes ont inventé cette fable, qui depuis a eu cours, que ce
Philofophe fe précipita dans l'Euripe, en difant ces paroles, *que l'Euripe
m'engloutiffe*, *puifque je ne le puis comprendre* ; d'autres difent qu'il mourut d'une colique, dans la foixante-troifieme année de fon âge, la troifieme année de la CXIV^e olympiade, vers l'an 322 avant Jefus-Chrift,
déux ans après la mort d'Alexandre. Le peuple de Stagire enleva fon
corps, & lui dreffa des autels. Il laiffa de *Pythias* une fille qui fut mariée
en fecondes noces avec un petit-fils de *Demaratus*, Roi de Lacédémone :
il eut auffi, d'une Concubine, un fils nommé *Nicomachus*, qu'il aima
avec une tendreffe extrême, & auquel il adreffa fes livres de morale.

Athenée rapporte que Ptolomée Philadelphe acheta de Nelée les
ouvrages d'*Ariftote* ; mais ce fait ne s'accorde pas avec le récit de Strabon & de Plutarque. Il eft affez vraifemblable, ou que ce bruit fut répandu pour faire honneur à la bibliotheque de Ptolomée, dont on fait
combien ce Prince étoit jaloux, ou que Nelée vendit des écrits fuppofés pour être mis dans cette même bibliotheque ; ce qui arrivoit fréquemment alors ; ou bien, comme le croit François Patricius, qu'il avoit
un double exemplaire des écrits d'*Ariftote*, qu'il en vendit un pour la
bibliotheque d'Alexandrie, & qu'il garda l'autre pardevers lui. Ses
héritiers groffiers & ignorans, dans la crainte que ces livres ne fuffent
enlevés pour la bibliotheque de Pergame, pour laquelle on faifoit de
grandes recherches, les cacherent dans un caveau, où ils refterent aban-
donnés à l'humidité, aux mites & aux vers. Long-tems après, les ouvrages
d'*Ariftote* furent vendus à un Athénien, nommé *Apellicon*, qui étant plus
curieux de livres que véritablement Philofophe, remplit mal les lacunes
que l'humidité & les vers avoient faites, & y introduifit quantité de fautes.
Sylla s'étant rendu Maître d'Athenes, environ 250 ans après la mort
d'*Ariftote*, s'empara de la bibliotheque d'*Apellicon*, & fit transporter à
Rome les écrits des Philofophes qu'on y avoit raffemblés. Un Gramma-
rien, nommé *Tyrannion*, qui avoit une bibliotheque d'anciens Philofophes, fort nombreufe, & qui étoit fort zélé pour la doctrine d'*Ariftote*,
obtint du Bibliothécaire de Sylla une permiffion de prendre copie des
ouvrages de ce Philofophe ; mais ces exemplaires, livrés à des Copiftes
qui n'avoient ni favoir, ni exactitude, devinrent de plus en plus défec-
tueux. *Andronicus* le Rhodien, qui avoit été élevé dans le Lycée, étant
venu à Rome, s'appliqua à les tirer de la confufion & du défordre où
ils étoient tombés ; il travailla fur les originaux pour les rétablir, & compofa des fommaires de chaque ouvrage, du tems de Cicéron, qui dit
à Trébatius, au commencement de fes topiques, que parmi les Philofophes mêmes, il y en avoit très-peu qui connuffent *Ariftote*. Cicéron
témoigne d'ailleurs une grande eftime pour la philofophie péripatéticienne, qui embraffe, dit-il, toute la nature ; mais on ne reconnoît plus
les ouvrages d'*Ariftote* à la defcription que Cicéron & Diogene de Laërce nous en ont laiffée.

On peut confidérer *Ariftote* comme Philofophe & comme Médecin, c'eft-à-dire, comme ayant acquis des connoiffances fur différentes parties de la médecine : nous ne parlerons point de fa philofophie ; cet objet n'entre point dans notre plan ; nous nous occuperons feulement de ce qui a du rapport à la médecine.

Ariftote avoit écrit deux livres de la médecine, & quelques autres fur l'anatomie, que nous avons perdus ; mais il nous refte l'hiftoire des animaux, avec celles de leur génération & de leurs parties. Alexandre-le-Grand ayant envie de connoître la nature & les propriétés diverfes des animaux, lui ordonna de travailler à cette recherche, & lui fournit, pour cela, la fomme de huit cens talens, qui font un million, neuf cens mille de nos livres : ce Prince foumit à fes ordres plufieurs milliers d'hommes de divers cantons, de la Grece & de l'Afie, afin qu'il en apprît tout ce qu'ils auroient pu découvrir dans l'exercice continuel qu'ils faifoient de la chaffe & de la pêche, & dans l'habitude où ils étoient, pour la plupart, de nourrir des animaux. *Ariftote* étoit chargé d'interroger ces gens, & de rapporter à Alexandre ce qu'ils lui auroient communiqué. Il femble qu'avec d'auffi grands fecours, *Ariftote* devoit produire quelque chofe de fort exact fur cette matiere ; cependant les Anciens avoient déjà remarqué qu'il avoit avancé beaucoup de faits contraires à la vérité ; on pourroit l'excufer en quelque façon, en difant que n'ayant pu tout voir par fes propres yeux, & tout faire par lui-même, il a été contraint de s'en rapporter fréquemment aux témoignages des autres ; mais fuppofé qu'en plufieurs occafions il ait été obligé de s'en tenir au rapport d'autrui, en ce qui concerne par exemple certaines propriétés des animaux, que le hazard feul fait découvrir, il y en a d'autres où il a dû travailler par lui-même, ou du moins être préfent & diriger le travail d'autrui. Telles font les chofes qui regardent l'anatomie, touchant laquelle il faut obferver que cet Auteur n'avoit jamais difféqué que des bêtes, & que de fon tems on n'avoit point encore ofé anatomifer des cadavres humains ; c'eft ce qu'il infinue lui-même dans le paffage fuivant. » Que » les parties internes de l'homme font inconnues, ou qu'on n'a rien » de bien certain fur ce fujet ; mais qu'il en faut juger par la reffem- » blance qu'elles doivent avoir avec les parties des autres animaux qui » ont du rapport avec chacunes d'elles ». A bien juger de l'anatomie d'*Ariftote*, on peut conclure que ce Philofophe n'a rien connu, ou n'a connu que fort peu de chofe touchant les ufages réels des parties : il a emprunté beaucoup de chofes d'Hippocrate, comme on s'en appercevra en comparant ces deux Auteurs ; cependant il faut remarquer qu'il a fait mention de l'inteftin jejunum, qu'il a diftingué le colon, le cœcum & le rectum, & qu'il connoiffoit par conféquent les inteftins un peu mieux qu'*Hippocrate*, qui n'avoit connu que le colon & le rectum. Il a été fait plufieurs éditions de fon hiftoire des animaux, entr'autres à Touloufe, en 1619, *in-fol.* en grec & en latin, avec des annotations de Jules-Céfar Scaliger, & de Phil. Mauffac, à Venife, 1519, *in-fol.* avec

le

le traité d'Albert-le-Grand, *de animalibus*. A Paris, 1524, 1533, *in-fol.* Ces deux éditions portent la division suivante : *de historiâ animalium, lib. IX. De partibus animalium & earum causis, lib. IV. De generatione animalium, lib. V. De communi animalium ingressu, lib. I. De communi animalium motu, lib. I.* A Lyon, 1560, *in-8.* avec la description des plantes, du même Auteur, de la traduction de Théodore Gaza.

Il a encore écrit quelques autres ouvrages qui peuvent être rapportés à la médecine.

1. *De plantis, libri duo*, en grec. A Bâle, chez *Robert Winter*, 1539, *in-8.* A Paris, 1539, *in-8.* A Francfort, 1587, *in-4.* en grec & en latin, de la traduction de Jules-César Scaliger, à Paris, *de l'Imprimerie royale*, 1619, *in-fol.* en latin, à Leipsic, 1511, *in-fol.* sous le titre de *historia plantarum*, à Lyon, 1566, *in-fol.* A Marbourg, 1598, *in-8.* A Lyon, 1560, *in-8.* avec l'histoire des animaux, de la traduction latine de Théodore Gaza, sous le titre de *plantarum naturæ brevis descriptio.*

2. *De re rusticâ, fragmenta aliquot.* On trouve cet ouvrage dans la Collection des Auteurs qui ont écrit sur la même matiere, imprimée à Bâle, chez *Winter*, 1539, *in-8.* & chez *Froben*, 1540.

3. *De aquis & balneis.* On le trouve dans la Collection de Venise, *de balneis.*

4. *De perfecto magisterio.* On le trouve dans la Collection des Alchymistes, publiée par Gratarole, & imprimée à Bâle en 1561, *in-fol.* & dans le troisieme volume du Théâtre chymique, imprimé à Strasbourg, chez *Zetzner*, en 1613, *in-8.* On croit cet ouvrage supposé.

5. *De lapide philosophico.* On le trouve dans le cinquieme volume du même Théâtre chymique. On croit encore cet ouvrage supposé.

6. *De somno & vigiliâ, insomniis & devinatione*, avec l'ouvrage de Jules-César Scaliger, *de insomniis.*

7. *Problemata quæ ad stirpium genus pertinent.* Parisiis, 1533, *in-8.*

ARIZARRA, (*Gaëtan*) Chirurgien Italien, natif de Florence, où il exerce la chirurgie, & où il est premier Chirurgien de l'hôpital de Sainte-Marie-la-neuve. Il a donné :

Nuovo methodo, per liberare il corpo humano con Sicurezza dal male venereo, per mezzo di uno specifico trovato con longo studio e sperienze A Florence, 1742.

ARLEBOUT, (*Isbrand-Gisbert*) Docteur en médecine, a donné :

1. *Frederici Ruischii operum anatomico-Chirurgicorum index.* Amstelodami, apud *Janssonio-Waesbergios*, 1721, 1725, *in-4.* 2 volumes. L'Auteur a réduit en table les différentes œuvres de Ruisch, dont il

étoit prefque impoffible de retirer aucun fruit fans ce fecours. Cet Anatomifte n'avoit obfervé aucune méthode, & plufieurs matieres femblables fe trouvoient éparfes en une infinité d'endroits.

2. *Catalogus præparatorum Ruifchii.* Ibid. 1733, *in-4.*

ARLENSIS (*Pierre*) de Scudalupis. Il a donné l'ouvrage fuivant : *Sympathia feptem metallorum & feptem lapidum ad planetas.* Matriti, 1602, *in-fol.* Parifiis, apud *Davidem Gillium*, 1610, *in* 8. avec le *fpeculum lapidum* de Camillus Leonardus. Hamburgi, 1717, *in-8.* L'édition de Paris eft tronquée & très-défectueufe ; celle d'Hambourg ne vaut pas mieux ; elle a été copiée fur celle de Paris. Le fils d'*Arlenfis* en donna une édition à Rome, au commencement du dix-feptieme fiecle ; mais ayant cru enfuite que cet ouvrage renfermoit des fecrets précieux, il crut avoir fait une étourderie, & en acheta tous les exemplaires qu'il fupprima. Cette anecdote donne lieu de croire que *Pierre Arlenfis* a vécu vers la fin du feizieme fiecle.

ARLUNUS, (*Jean-Pierre*) Médecin de Milan, qui fe diftingua dans le feizieme fiecle. Il étoit iffu d'une famille noble de cette ville, qui n'avoit pas dédaigné de s'appliquer à la médecine ; fon pere avoit exercé cette profeffion ; il parvint à être premier Médecin de fon Souverain. Il mourut à Milan, & fut enterré dans l'Eglife de Saint Ambroife, où l'on voit l'épitaphe fuivante.

D. O. P.

Invidiflis hunc, parcæ, nobis JO. PETRUM ARLUNUM,
Virum medicæ Facultatis peritiffimum,
Celeberrimum, probatiffimum, perinfignis item doctrinæ probitatis ac laureæ
patris,
Atque fratrum quatuor majeflat. præfulgentem,
An candidas hujus litteras cùm moribus fanctiffimis adamantes,
ad cumulum veflræ felicitatis erexiflis in cœlum?

Il a écrit les ouvrages fuivans :

1. *De febre quartanâ commmentarius.* Mediolani, apud *Pontium*, 1532, *in-fol.*

2. *De faciliori alimento, commentarius tripartitus.* Bafileæ, apud *Ifingrinium*, 1553, *in-8.*

3. *De balneis, commentarius.* Ibid. 1553, *in-8.*

4. *De lotii difficultate, commentarius.*

5. *De morbo articulari, commentarius.*

6. *De afthmate, commentarius.*

7. *De fupprimendâ geniturâ lotio confufâ.*

8. *De seminis fluore involuntario, qui à Græcis gonorrhæa dicitur, commentarius.*

9. *De febre quartanâ.*

10. *De suffusione, vel cataractâ, commentarius.*

Ces sept derniers ouvrages ont été imprimés à Milan, chez *Pontius*, en 1533, *in-fol.* & le dernier séparément, à Milan, chez *le même*, 1539, *in-fol.*

11. *Comment. vinum mixtum, an meraceum juncturarum doloribus obnoxiis magis conveniat?* Parisiis, 1577, *in-8*. Venetiis, versùs ann. 1530.

ARMA, (*Jean-François*) Médecin du seizieme siecle, natif de Chivas dans la Savoye; il mérita la confiance d'Emmanuel-Philibert, Duc de Savoye, & devint son premier Médecin. Il a donné les ouvrages suivans.

1. *De pleuritide, liber.* Taurini, apud *Cravottum*, 1549, *in-8*.

2. *Paraphrasis in librum de venenis Petri de Abano.* Bugellæ, 1550, *in-8*. Taurini, apud *Coloni*, 1557, *in-8*.

3. *De vesicæ & renum affectibus, liber.* Bugellæ, 1550, *in-8*.

4. *De significatione stellæ crinitæ.* Taurini, 1578, en latin & en italien.

5. *Examen trium specierum hydropum in dialogos deductum.* Taurini, apud *Cravottum*, 1566, *in-8*.

6. *Quod medicina est scientia, & non ars.* Ibid. 1567, 1575, *in-8*.

7. *Commentarius de morbo sacro.* Taurini, apud *Cravottum*, 1568, 1586, *in-8*.

8. *De tribus capitis affectibus.* Taurini, apud *Cravottum*, 1573, *in-8*. Il y est question de la phrénésie, de la manie & de la mélancolie.

9. *Che il pane fatto con il decotto del riso no sii sano.* Taurini, 1569.

ARMAE (*Frédéric*) a écrit:
De venenis. 1557, *in-8*.

ARMBRUSTER (*Jean*) a donné:
Disquisitio medica succincta circà modum quo purgant medicamenta cathartica. Stutgardiæ, apud *Grippium*, 1599, *in-8*.

ARMERIA (*Clément-Clémentin de*) a écrit:
Clementia medicinæ. Romæ, 1512, *in-fol.* C'est un antidotaire, ou un recueil de formules, divisé en trois livres.

ARMILLEI, (*Gaëtan*) Médecin Italien, exerçoit la médecine à Ancône, vers le milieu de ce siecle. Il a donné un recueil de consultations de divers Docteurs & Profeſſeurs en médecine, avec des diſſertations ſur les matieres qui en ſont l'objet.

ARMSTRONG, (*Jean*) Médecin Ecoſſois, a reçu en 1732 les honneurs du Doctorat en médecine dans l'Univerſité d'Edimbourg. Il a été envoyé par le Roi d'Angleterre dans l'iſle de Minorque, en qualité de Médecin des hôpitaux ; il n'a quitté cette iſle qu'en 1756, lorſqu'elle eſt paſſée au pouvoir des François. Il a donné les ouvrages ſuivans :

1. *A ſynopſis of the hiſtory and cure of the venereal diſeaſe.* A Londres, chez *Millar*, 1737, *in-8.* C'eſt un abrégé hiſtorique de la vérole & de ſa curation : nous ne connoiſſons point cet ouvrage ; mais on reproche à l'Auteur un défaut d'exactitude dans l'ordre des Auteurs qui ont écrit ſur cette maladie, & dans l'indication du lieu de leur naiſſance.

2. *Art of preſerving healt.* Londres, chez *Millar*, 1739, *in-12.* C'eſt un poëme ſur les moyens de conſerver la ſanté ; on y trouve de très-beaux paſſages & des deſcriptions élégantes ; mais il n'y a rien de neuf : le grand but de l'Auteur eſt d'exciter à une ſage obſervation des judicieux préceptes des Anciens, ſur le même ſujet. Il a orné des graces de la poéſie, ce que l'antiquité avoit tant de fois dit & répété ſur l'efficacité de la médecine, de l'exercice, des inſtrumens & du chant.

Il a encore donné en anglois une hiſtoire naturelle & civile de l'iſle de Minorque, qui a été traduite en françois ſur la ſeconde édition angloiſe, & imprimée à Amſterdam (Paris, chez *de Hanſy*) 1769, *in-12.* C'eſt ſur les lieux mêmes que l'Auteur a compoſé ſon ouvrage, ou que du moins il en a raſſemblé les matériaux. Après avoir donné un précis de l'hiſtoire de cette iſle, il s'étend ſur les détails les plus circonſtanciés de la géographie ; il parle des impôts, eſpeces, monnoies, poids & meſures qui y ſont en uſage, du commerce de l'iſle & de ſes manufactures ; il entre dans les plus grands détails de l'hiſtoire naturelle ; il décrit le caractere, les mœurs, les coutumes des Habitans ; il finit par la deſcription des antiquités des tems les plus reculés des Romains & des Maures. Cet ouvrage a eu beaucoup de ſuccès en Angleterre.

I. ARNAUD *ou* ERNAUD *de Poitiers*, Médecin du douzieme ſiecle, étoit Chanoine de Saint-Quentin, & Médecin de Philippe-Auguſte, Roi de France.

II. ARNAUD, *de Villeneuve*, célébre Médecin, qui vivoit vers la fin du treizieme ſiecle, & au commencement du quatorzieme ; il a été ainſi appellé du village où il avoit pris naiſſance ; mais comme il y en a pluſieurs de ce nom en Catalogne, en Rouſſillon, en Languedoc & en Provence, on ne peut dire préciſément où il eſt né : chacune de ces quatre provinces le réclame & le réclamera long-tems, ſans pouvoir éclaircir la vérité. On trouve plusieurs Auteurs, du tems même d'*Arnaud de Villeneuve*, qui l'ont appellé Catalan, *Catalanum*, tels que St. Portien, Evêque de Meaux en 1326, Bernard de Luxembourg, Nicolas Eymeric, Jean Pic de la Mirande ; mais nous devons convenir qu'on en trouve d'autres, aussi ses contemporains, qui l'appellent Provençal, *Provincialis* : ces preuves se détruisent mutuellement, & ne peuvent servir à éclaircir la vérité. Astruc a prétendu qu'*Arnaud* étoit né à Villeneuve, village à deux lieues de Montpellier ; les preuves sur lesquelles il a établi son sentiment, ne sont pas plus convaincantes que les précédentes.

Arnaud a étudié la Médecine à Montpellier : *c'est*, dit Astruc, *une forte présomption qu'il devoit être des environs de cette ville, & par conséquent du bourg de Villeneuve qui est auprès* : cette présomption est bien foible. On se rendoit déjà alors à Montpellier, de pays bien éloignés, pour y étudier la médecine. Le Roussillon & la Catalogne, où quelques-uns croient qu'*Arnaud* avoit pris naissance, ne sont éloignés de cette ville que de vingt-cinq ou trente lieues : on trouve, même dans le siecle suivant, un Médecin né à Perpignan, Professeur en médecine à Montpellier : nous voulons parler de Gabriel Miro.

Astruc s'appuie sur la tradition constante de la ville de Montpellier, qui est persuadée qu'*Arnaud* y a demeuré : on y montre, dit il, dans la rue du Campnau, la maison où l'on prétend qu'il demeuroit. Cette preuve n'est pas plus concluante que la premiere : il ne suffit pas d'avoir resté dans une ville, pour être supposé avoir pris naissance dans les environs.

Enfin, la preuve sur laquelle Astruc insiste le plus, est déduite de quelques mots propres au bas Languedoc, qu'on trouve dans les ouvrages d'*Arnaud* ; mais ce Médecin n'a-t-il pas pu, pendant son séjour à Montpellier, apprendre la langue du pays, comme le font tous les jours les Etudians en médecine, qui viennent de pays fort éloignés, pour suivre les écoles de cette ville ? Si cette preuve étoit suffisante, elle seroit favorable au sentiment de ceux qui font naître *Arnaud* en Catalogne ou en Roussillon. Les livres de ce Médecin, condamnés à Tarragone par les Inquisiteurs, étoient du pur *Catalan*, tel qu'on le parloit alors, & qu'on le parle encore aujourd'hui dans ces deux provinces. Un de ces livres commence par ces mots : *Beneyt sia & lofat Jefu-Chrift* ; un autre, par ceux-ci : *Al Catholic inquifidor* ; le titre d'un troisieme, est ainsi conçu : *Perço com moltz defiren Saber* ; enfin, un quatrieme commence ainsi : *devant vous, Senyor en jauhme per la gracia de Deu, Rey d'Arragò*. Astruc assure que c'est-là du pur *Languedocien* ; nous ne le contredirons pas là-dessus ; cela peut avoir été dans des tems reculés ; car le *patois* qu'on parle aujourd'hui dans le bas Languedoc, est bien différent ; mais nous pouvons assurer à notre tour, que c'est aussi du pur & du plus pur *Catalan*. Outre plusieurs chartres, regiftres & anciens monumens, dans lesquels on trouve ces mêmes expreſſions, elles ſont encore répétées pluſieurs fois dans le recueil des conſtitutions de Catalogne, qui ſont écrites en Catalan, dont les dernieres ſont de 1583, & qui ſont encore aujourd'hui le droit écrit de ces deux provinces. Il paroît que toutes ces raiſons doivent nous faire conclure qu'on ne peut établir rien de bien poſitif ſur le lieu de la naiſſance d'*Arnaud*.

On n'eſt pas plus d'accord ſur l'année de ſa naiſſance : Champier & Linden la mettent en 1300; Freind n'eſt point de cette opinion; il appuie ſon ſentiment ſur ce que, dans un Concile tenu en France, entr'autres accuſations contre le Pape Boniface VIII, il y eſt porté que ce Pape avoit approuvé un livre d'*Arnaud de Villeneuve*, que la Faculté de théologie de Paris avoit déclaré renfermer des ſentimens hérétiques : or, Boniface mourut en 1303; d'où il s'enſuit que ce Médecin vint au monde long‑tems avant l'année 1300. De nouvelles preuves confirment le ſentiment de Freind : 1°. on trouve que ce Médecin étoit, en 1308, à la Cour du Pape Clément V, qui le conſulta ſur une demande de l'Univerſité de Montpellier, où Arnaud avoit régenté long-tems, *qui diu olim rexerat in ſtudio prælibato*. 2°. Nous apprenons de Çurita, Hiſtorien Aragonois, (*Annales de Aragon*) qu'*Arnaud* fut appellé, en 1285, de Barcelonne où il étoit, à Villefranche de Panadès, auprès de Pierre III, Roi d'Aragon, dans la maladie dont ce Prince mourut. 3°. Enfin, il eſt certain qu'*Arnaud* mourut dans le trajet de Sicile en Provence, où il alloit pour ſecourir le Pape Clément V, qui étoit malade : ce Pape mourut en 1314; par conſéquent la mort d'*Arnaud* eſt antérieure à cette époque.

Arnaud étudia vingt ans à Paris, & dix ans à Montpellier; il voyagea en Italie & en Eſpagne; il demeura quelque tems à Barcelonne; il enſeigna la médecine à Montpellier; il eut l'honneur d'être employé dans une négociation importante pour les Rois d'Aragon & de Sicile, & de devenir un homme d'Etat. Il fut envoyé par ces Princes vers le Pape Clément V, & Robert, Roi de Naples.

Arnaud avoit appris les langues ſavantes, & principalement la grecque, l'hébraïque & l'arabe; il excella ſur-tout dans la philoſophie, la médecine, la chymie & l'alchymie; enfin, il ne négligea rien de tout ce qui pouvoit ſatisfaire à la paſſion qu'il avoit de tout ſavoir; mais cette paſſion le porta trop loin, & le fit donner dans des nouveautés dangereuſes : elle le précipita même dans l'héréſie. *Arnaud de Villeneuve* étoit alors à Paris, où il s'étoit acquis une réputation conforme à ſon mérite; il la ruina par ſa préſomption à vouloir trop attribuer à la médecine. Il commença par chercher l'avenir dans l'aſtrologie; il s'imagina que cette ſcience étoit infaillible : ſur ce fondement, il publia que la fin du monde arriveroit bientôt; il en fixoit même l'année en 1335 ou 1345, & ſelon d'autres, en 1376. Quelques tems après, il préféra les œuvres de miſéricorde, au ſaint Sacrifice de la Meſſe ; & improuvant le deſſein d'établir des Ordres religieux , il ſoutint qu'il n'y auroit de damnés, que ceux qui donnent mauvais exemple. L'Univerſité de Paris s'éleva contre cette nouvelle doctrine , & condamna quinze de ſes propoſitions ; ſur ces entre-faites , les amis d'*Arnaud*, craignant qu'il ne fût arrêté , lui donnerent le moyen de ſe retirer. Divers Auteurs ont écrit que , dans le même tems , des Inquiſiteurs de la Foi , aſſemblés à Taraſcon , ville de France en Provence , par ordre de Clément V , y condamnerent les rêveries de ce ſavant Médecin ; elles ont été encore condamnées dans un Concile tenu à cet effet en 1317 , à Tarragone en Eſpagne ; mais cette derniere condamnation n'a été prononcée qu'après la mort d'*Arnaud*. Il étoit déjà ſorti de France, & s'étoit retiré en Sicile, auprès de Fréderic d'Aragon, qui le reçut avec des témoignages particuliers d'eſtime & de bienveillance : c'eſt pour s'attirer de plus en plus les faveurs de ce Prince, qu'il compoſa un livre , *de ſanitate tuendâ* , & un Commentaire ſur l'Ecole de Salerne. Quelque tems après ce Prince le renvoya en France, pour y traiter le même Pape Clément V, qui étoit malade ; mais *Arnaud de Villeneuve* fit naufrage ſur les côtes de Gênes. Quelques-uns mettent ce naufrage tout au plus tard en 1313. Freind eſt de ce nombre, & allegue pour raiſon , qu'en cette même année le Pape Clément adreſſa à un chacun des lettres circulaires , par leſquelles il ordonna , ſous peine de déſobéiſſance au Saint Siege , de reproduire le livre d'*Arnaud* , *de praxi medicâ* , qui reſtoit caché quelque part , pendant que ce Médecin avoit promis d'en faire préſent au Souverain Pontife , mais que la mort l'en avoit empêché.

François Pegna & d'autres l'ont ridiculement accuſé de magie. Le premier établit ce qu'il avance ſur la tranſmutation métallique , que Jean André , dit-il , lui vit faire à Rome : ce qu'il attribue à la magie. Les autres , parce qu'ils le croient Auteur des deux traités *de phyſicis ligaturis* , & *de ſigillis duodecim ſignorum*. Pour le premier , ce n'eſt que la traduction d'un livre arabe, compoſé par Lucas-Ben-Coſta ; le ſecond ne ſe trouve point parmi les Œuvres d'*Arnaud de Villeneuve* ; en tout cas, ce n'eſt qu'un traité d'aſtrologie, où il a peut-être un peu trop donné aux ſuperſtitions de cette ſcience peu certaine. Au reſte , il n'eſt point vrai que ce ſavant Médecin ait compoſé le livre *de tribus Impoſtoribus* , comme Guillaume Poſtel l'a oſé dire ; quelques-uns , comme Ramus, l'ont attribué à Poſtel lui-même. Florimond de Raimond , dit que Ramus liſoit de ſon tems ce livre en ſe promenant au College de Beauvais ; cependant Naudé , très-habile Bibliographe , a ſoutenu que ce livre n'avoit jamais exiſté ; il croit même que tout ce qu'on en a dit , n'eſt tiré que de Lipſe, dans ſon livre *de monitis*, de ſes avertiſſemens & de ſes exemples politiques , *L.* 1 , *c.* 4 , où , parlant de ceux qui font profeſſion publique d'impiété, il cite l'Empereur Frédéric II, qui avoit coutume de dire qu'il y avoit trois fameux impoſteurs qui avoient ſéduit les hommes. Naudé s'eſt cependant trompé ; il exiſte réellement un livre de tribus Impoſtoribus, qui a été imprimé vers la fin du feizieme fiecle, quoique la date foit du commencement du même fiecle : il eſt dans la bibliotheque de M. le Duc de la Valliere, format in-12 ; c'eſt celui qu'on a voulu attribuer à Arnaud de Villeneuve; il ne faut pas le confondre avec un autre ouvrage, qui porte le même titre, & qui a été imprimé à Hambourg, chez Reuman, 1700, in-4. Celui-ci, qui eſt de Kortholt, Profeſſeur en théologie à Hambourg, eſt bien différent du précédent. Les trois impoſteurs dont il y eſt queſtion, font Edouart Herbert, Thomas Hobbs, & Benoît Epinoſa ; tandis que dans le premier on n'a pas héſité à aſſocier Jeſus-Chriſt & Moyſe à Mahomet, & à les préſenter tous les trois comme les trois impoſteurs. Il ne feroit pas difficile de prouver qu'Arnaud de Villeneuve eſt foupçonné à tort, dans Mariana, d'avoir le premier eſſuyé la génération humaine dans une courge ou citrouille ; Delrio lui-même en convient, lui qui donnoit aſſez facilement dans ces fortes de bruits.

Les ouvrages d'Arnaud de Villeneuve ont été recueillis & réunis en un corps d'ouvrage, qui a été imprimé fous le titre de

Opera omnia. Lugduni, 1504, in-fol. avec une préface de Thomas Marchius, & apud Huyon, 1520, in-fol. 2 vol. Pariſiis, 1509, in-fol. Venetiis, 1514. Baſileæ, apud Petrum Perna, 1585, in-fol. On a ajouté à cette édition des notes de Taurellus de Mont-Belliard. Le premier volume contient les traités ſuivans : 1°. Speculum introductionum medicinalium. 2°. Aphoriſmi de ingeniis nocivis, curativis & præſervativis morborum, ſpeciales corporis partes reſpicientes. 3°. De parte operativâ. 4°. De humido radicali. 5°. De conceptione. 6°. De ſimplicibus. 7°. Antidotarium. 8°. De phlebotomiâ. 9°. De doſibus theriacalibus. 10°. Liber aphoriſm. de graduationibus medicinarum per artem comp. 11°. De vinis. 12°. De aquis medicinalibus. 13°. De conferentibus & nocentibus principalibus membris corporis noſtri. 14°. De phyſicis ligaturis. 15°. Expoſitiones viſionum quæ fiunt in ſomnis ad utilitatem medicinæ. 16°. De diverſis intentionibus Medicorum. 17°. De regimine ſanitatis. 18°. Regimen ſanitatis, ad Regem Aragonum. 19°. De conſervandâ juventute & retardandâ ſeneclute. 20°. De bonitate memoriæ. 21°. De coïtu, 22°. De conſiderationibus operis medicinæ. 23°. Medicationis parabolæ & quæ dicuntur regulæ generales curationis morborum. 24°. Breviarium practicæ. 25°. Practica ſummaria, ſeu regimen. 26°. De cautelis Medicorum. 27°. De modo præparandi cibos & potus infirmorum in ægritudine acutâ. 28°. Compendium regimenti acutorum. 29°. Regulæ generales de febribus. 30°. Conſilium quartanæ. 31°. Conſilium febris hecticæ. 32°. Conſilium podagræ. 33°. De ſterilitate utriuſque ſexûs. 34°. De ſignis Leproſorum, 35°. De amore heroïco, 36°. Remedia contrà maleficia. 37°. De venenis. 38°. De arte cognoſcendi venena. 39°. Contrà calculum. 40°. Regimen contrà catarrhum. 41°. De tremore cordis. 42°. De epilepſiâ. 43°. De eſu carnium pro ſuſtentatione

tentatione ordinis Cartufienfis, contrà Jacobitas. Cette differtation, écrite en faveur des Chartreux, contre l'ordre des Dominicains, tend à prouver que l'ufage de la viande n'eft point néceffaire pour la confervation de la fanté, ni pour le rétabliffement des malades ; elle eft fort courte & paroît n'être qu'une confultation ; mais elle fit honneur à Arnaud, & elle a contribué à conferver un ordre qui a toujours édifié l'églife. 44°. *Recepta electuarii præfervantis ab epidemiâ*. 45°. *De ornatu mulierum*. 46°. *De decoratione*. 47°. *Explicatio fuper Can. Vita brevis*. 48°. *Tabula fuper*, Vita brevis. 49°. *Expofitio fuper ifto aphorifmo Hipp*. In morbis minùs. 50°. *Commentum fuper libello de malâ complexione*. 51°. *Commentum fuper regimen Salernitanum*. Ce dernier a été publié de nouveau par René Moreau à Paris, en 1672, *in*-8.

Dans le fecond tome, on trouve les traités fuivans :

1°. *Rofarius Philofophorum*. 2°. *Novum lumen*. 3°. *Sigilla*. 4°. *Flos florum*. 5°. *Epiftola fuper alchymiam*. 6°. *De judiciis infirmitatum, fecundùm motum planetarum*.

On a oublié dans cette Collection quelques ouvrages que nous avons encore d'*Arnaud de Villeneuve* :

1°. *De falubri hortenfium ufu, tractatus*. Il a été imprimé à la Haye en 1572, *in*-8. 2°. *Enarrationes in* de confervandâ valetudine 3°. *Scholæ Salernitanæ opufculum*. 4°. *De febribus, liber*. 5°. *Speculum alchymiæ*.

Nous avons encore de lui une traduction latine des *Canons* d'Avicenne, & de fon traité *de viribus cordis*, imprimée à Venife, en 1490, *in*-4.

Les ouvrages d'*Arnaud* font prefque tous fort courts ; on peut les regarder comme des confultations, des mémoires, des lettres, plutôt que comme des ouvrages dogmatiques faits exprès : on ne doit pas y chercher un ftyle correct, un latin pur, un ordre méthodique, un raifonnement foutenu, fans répétition ni digreffion ; on n'écrivoit pas de cette façon dans fon fiecle. Les écrits qu'on attribue à *Arnaud* font même au-deffous de la maniere d'écrire de fon tems ; on ne doit point en être furpris, s'il eft vrai qu'il les compofoit à la hâte, & qu'il ne les relifoit jamais, parce qu'il en trouvoit la revifion trop pénible, fouvent ennuyeufe, & toujours incompatible avec la vivacité de fon caractere.

Nous devons cependant convenir qu'on a attribué à *Arnaud* beaucoup d'ouvrages qui ne lui appartenoient pas, comme, 1°. un traité intitulé *de omni genere fimplicium medicamentorum* : ce n'eft qu'un recueil des ouvrages d'Avicenne, de Serapion, du Pandectaire de Jean Platearius, plus récent qu'*Arnaud* & d'*Arnaud*, lui-même qu'on cite. 2°. Un livre qui a pour titre, *Tréfor des pauvres*, imprimé à Lyon, chez *Claude Nourry*, dit *le Prince*, en 1527, *in*-8. en caracteres gothiques. 3°. Un traité intitulé, *Breviarium practicæ à capite ad plantam pedis*. Ce traité a été compofé par un difciple d'un Médecin de Naples, appellé *Jean Cafamida*, qui fuivoit fon Maître chez tous fes malades, dont il écrivoit les obfervâtions, & dont il recueilloit les ordonnances ; ce qui ne fauroit convenir à *Arnaud*, qui n'a été à Naples qu'après l'an 1309, dans un tems où fon âge, fon favoir & fa réputation ne permettent pas de lui attribuer un pareil rôle.

Ce Médecin fut fort infatué de l'aftrologie judiciaire ; il y chercha la connoiffance de l'avenir ; il voulut que, dans le traitement des maladies, on eût égard aux différens afpects des planetes ; il fut auffi fort entêté de l'alchymie, à laquelle il s'attacha toute fa vie : on prétend qu'il y fit de grands progrès. Il a fait du moins plufieurs ouvrages qui font encore l'admiration de ceux qui ont la foibleffe de courir après la pierre philofophale.

Il fit fervir la chymie à la médecine ; il trouva l'efprit-de-vin, l'huile de térébenthine, & plufieurs autres compofitions dont il fpécifia les propriétés ; il s'apperçut que fon efprit-de-vin étoit fufceptible du goût & de l'odeur de tous les végétaux : delà vinrent toutes les eaux compofées, dont les boutiques de nos Apothicaires font pleines, & dont on peut dire, en général, qu'elles font plus lucratives pour les Diftillateurs, que falutaires pour les malades. Il donna beaucoup de formules de médicamens ; il eft vrai qu'elles étoient trop chargées ; mais c'étoit le défaut de fon fiecle. La doctrine de ce Médecin fut accueillie en Efpagne avec empreffement ; il s'y forma même une Secte de fes Partifans, qu'on nomma *Arnauldiftes*.

Nous ne pouvons cependant nous empêcher de lui donner les éloges qu'il mérite : il eft un des premiers qui n'ait pas été un Compilateur fervile des Arabes & des Grecs modernes ; du moins eft-il un des premiers dont les ouvrages aient fait quelque révolution en médecine. Il ofa penfer par lui-même, & fes vues tendirent au bien : fes obfervations furent neuves & intéreffantes ; fes démonftrations fur le vin & fur fes produits chymiques, enrichirent la pharmacie & le commerce : il nous apprit en un mot que les Anciens n'avoient pas tout fait, & c'étoit beaucoup pour fa gloire ; trop heureux, fi, portant toutes les richeffes de fon génie fur l'art de guérir, il n'eût pas cherché à pénétrer les myfteres de la religion.

III. ARNAUD *ou* ARLAUD, (*Etienne*) Médecin du quatorzieme fiecle, & contemporain de Gui de Chauliac, qui le cite dans fa chirurgie, tantôt fous le nom d'*Arnaud de Montpellier*, tantôt fous celui d'*Arlaud*. On lui attribue, dans la bibliotheque de Gefner, quelques ouvrages de médecine, dont le manufcrit étoit entre les mains de Matthieu Dreffer, Médecin d'Erford, & qui n'ont jamais été imprimés ; ils avoient pour titre : 1°. *Viridarium fuper antidotarium Nicolai.* 2°. *Prognofticationes.* 3°. *Tractatus de febribus & evacuatione.* Jean-George Schenckius rapporte qu'il avoit auffi un manufcrit du *Viridarium*, de cet Auteur. Gui de Chauliac dit qu'il tient de ce Médecin la difpenfation de certaines tablettes qu'il loue beaucoup. Ces tablettes ne font autre chofe que l'électuaire *de Citro* folutif, dont la compofition a été long-tems particuliere aux Médecins qui exerçoient la Médecine à Montpellier.

IV. ARNAUD, (*Louis*) Doƈteur en médecine, exerçoit fa profeffion à Aix en Provence, au commencement de ce fiecle. Il a donné : *Traité des eaux minérales d'Aix en Provence.* A Aix, 1705, *in*-12.

V. ARNAUD, (*Jofeph*) Efpagnol, qui vivoit au commencement de ce fiecle, a écrit : *Certamen pharmaceutico-galenicum circà theriacæ magnæ præftantiam.* Valentiæ, 1727, *in*-4.

VI. ARNAUD DE RONSIL, (*George*) habile Chirurgien François, qui vit encore aujourd'hui. Après avoir étudié la chirurgie à Paris, il a été reçu à la Maîtrife dans cette ville, & y eft devenu membre de l'Académie de chirurgie, & un des Profeffeurs de l'Ecole de Saint'Côme : il a quitté enfuite cette ville, & s'eft retiré à Londres, où il exerce la chirurgie avec diftinƈtion, & où il eft membre de la fociété des Chirurgiens de cette Ville. Il eft connu par plufieurs bons ouvrages.

1. *Traité des hernies ou defcentes*, 1749, *in*-12. 2 vol. Cet ouvrage a été publié de nouveau en anglois, *in*-8. Ce traité eft divifé en deux parties : la premiere comprend une inftruƈtion pour les perfonnes affligées des hernies, avec une explication anatomique des parties qu'il faut connoître pour entendre cette matiere ; on trouve enfuite la defcription, les caufes & les fymptômes des différentes hernies : la feconde traite des hernies avec adhérence, & des hernies avec étranglement.

2. *Inftruƈtions claires & familieres fur les hernies.* 1754, *in*-8. Cet ouvrage eft écrit en anglois.

3. *Obfervations fur l'ancvryfme.* 1760, *in*-8. écrit d'abord en anglois, traduit enfuite en françois, & inféré dans les Mémoires académiques de l'Auteur.

4. *Inftruƈtions fimples & aifées fur les maladies de l'uretre & de la veffie*, en anglois, à Londres, 1763, *in*-8. en françois, à Amfterdam, chez *Chauguion*, 1764, *in*-12. L'Auteur y donne une defcription des parties de la génération qui appartiennent à l'un & à l'autre fexe, avec quelques obfervations phyfiologigues & pathologiques fur celles des femmes ; il explique, par de nouveaux principes, les différentes efpeces de gonorrhées, tant dans l'homme que dans la femme, & donne les moyens de les guérir, de façon à prévenir les maladies de l'uretre, connues fous le nom de carnofités & de rétention d'urine. Les carnofités, fcrupuleufement démontrées, font la bafe de l'ouvrage ; l'on y donne les moyens d'y remédier par l'ufage des bougies

médicamenteufes ; l'on explique les rapports réciproques qu'il y a
entre les maladies de l'uretre & celles de la veffie. On a ajouté
à l'ouvrage un vocabulaire françois, pour faciliter l'intelligence des
termes de l'art.

5. *Differtation fur les Hermaphrodites* , écrite d'abord en anglois,
traduite enfuite en françois, & inférée dans les Mémoires acade-
miques de l'Auteur.

·6. *A difcourfe on the importance of anatomis , &c.* ; c'eft-à-dire ,
Difcours fur l'importance de l'anatomie. A Londres, 1767. Ce difcours a été prononcé dans l'amphithéâtre des Chirurgiens de Londres, le 21 Janvier 1767. L'Auteur cherche à y prouver combien
il eft effentiel au Chirurgien de connoître, dans toutes fes parties ,
l'homme, cet objet , le plus vafte & le plus curieux de la phyfique
expérimentale ; il fait voir enfuite combien cet art, quoique très-
méchanique en apparence , a. du rapport avec la philofophie.

7. *Mémoires de chirurgie, avec quelques remarques hiftoriques fur l'état
de la médecine & de la chirurgie en France & en Angleterre.* A Londres, chez *Nourfe*, & à Paris, chez *Defaint*, 1768 , *in-4.* 2 *vol.*
La premiere partie de cet ouvrage préfente d'abord la vie du Docteur Hunter, Médecin de Londres : elle eft fuivie de fix mémoires
fort utiles & remplis d'excellentes obfervations. Le premier a pour titre :
Recherches fur la hernie de naiffance ; cette differtation, écrite en
Anglois par Hunter, eft ici traduite en françois, & accompagnée
des remarques pathologiques du Traducteur. Le fecond traite des
inconvéniens auxquels les defcentes expofent les Prêtres de l'Eglife
Romaine. Le troifieme eft relatif aux différences locales des tefticules ,
& de leur nombre indéterminé. Le quatrieme contient des obfervations fur les anévrifmes. Le cinquieme préfente une relation de
plufieurs obfervations , faites fur une efpece particuliere d'anévrifme.
Le fixieme eft une differtation auffi curieufe que favante , fur les
Hermaphrodites.

8. *Remarks on the compofition, &c.* ; c'eft-à-dire , *Remarques fur la
compofition , l'ufage & les effets de l'extrait de Saturne de M. Goulard ;
& de fon eau végéto-minérale.* A Londres, chez *Elmfley*, 1771. Cet
ouvrage tend à faire l'éloge de ces préparations , mais fur-tout à
annoncer au public que l'Auteur prépare l'extrait de Saturne , que
fa préparation l'emporte fur toutes les autres du même genre ;
enfin , qu'il en fait la diftribution par privilege exclufif.

ARNAULD *de Nobleville,* (*L . . . Daniel*) Médecin de ce fiecle,
exerce fa profeffion à Orléans, où il eft né le 24 Décembre 1701.
Nous avons de lui les ouvrages fuivans :

1. *Manuel des Dames de Charité.* A Orléans, 1747, *in-12* ; à Paris,
1755 , 1758, *in-12*, & chez *Debure*, 1766, *in-12*. C'eft un recueil

de formules de médicamens faciles à préparer, que l'Auteur a dreffées en faveur des perfonnes charitables, qui diftribuent les remedes aux pauvres dans les villes & les campagnes ; il y a ajouté des remarques, qu'il a cru propres à rendre leur application plus aifée : ce recueil eft fuivi d'un traité abregé de la faignée. Les remedes, contenus dans ces formules, font tous bien choifis ; mais comme l'Auteur n'y a pas joint une defcription des maladies contre lefquelles on peut les employer, il eft à craindre que ces formules ne deviennent dangereufes entre les mains de beaucoup de particuliers qui ne font pas en état de diftinguer les cas où l'on peut en faire une heureufe application.

2. *Ædologie*, ou *Traité du Roffignol franc ou chanteur, contenant la maniere de le prendre au filet, de le nourrir facilement en cage, & d'en avoir le chant pendant toute l'année.* A Paris, chez *Debure*, 1751, *in-12.*

3. *Hiftoire naturelle des animaux, pour fervir de continuation à la matiere médicale de Geoffroi.* A Paris, chez *Defaint & Saillant*, 1756, *in-12*, 6 vol. Cet ouvrage, qu'*Arnaud de Nobleville* a donné enfemble avec Salerne, comprend les infectes, les poiffons, les amphibies, les oifeaux, les quadrupedes, & l'homme : chacune de ces claffes contient, fous l'ordre alphabétique, la defcription d'un petit nombre d'individus ; la partie anatomique tient la plus grande place. L'objet eft auffi bien rempli qu'on pouvoit l'efpérer : on peut feulement faire un reproche aux Auteurs, celui de n'avoir pas mis affez de variété dans leurs defcriptions, & de s'être contentés de fuivre toujours le même ordre, &, pour ainfi dire, les mêmes termes ; on peut encore leur reprocher d'avoir terminé prefque tous leurs articles par des recettes extemporanées, qui ne peuvent pas fervir de modele, puifque chaque Praticien doit les combiner fuivant les circonftances. Il paroît qu'il auroit mieux valu donner une table des dofes, où leurs fubftances, ou bien leurs produits, auroient pu entrer.

4. *Defcription abrégée des plantes ufuelles, employées dans le manuel des Dames de Charité.* 1767, *in-12.*

5. *Cours de médecine-pratique.* A Paris, chez *Debure*, 1769, *in-12.* Cet ouvrage eft de Ferrein ; *Arnauld de Nobleville* n'en eft que l'Editeur. *Voyez* FERREIN.

I. ARNISÆUS (*Frédéric*) a donné, *de melancholiâ hypocondriacâ.* Hafniæ, 1654, *in-4.*

II. ARNISÆUS, (*Henningus*) natif d'Halberftad, & Profeffeur en médecine dans l'Académie d'Helmftad, a été un Philofophe & un Médecin fort eftimé dans le commencement du dix - feptieme fiecle.

Il avoit voyagé en France & en Angleterre, & avoit donné des leçons dans l'Académie de Francfort-fur-l'Oder, avant que de venir
à Helmftad. On a cru qu'il avoit été Profeffeur à Jene, & qu'il avoit
légué fa bibliotheque à l'Académie de cette ville ; mais cette idée qu'on
reconnoît aujourd'hui pour fauffe, ne fe trouve que dans un ouvrage
de comparandâ prudentiâ civili, fauffement attribué à Bofius, & que
fa veuve a défavoué. Enfin, il fut appellé en Dannemarck, où il
fut fait Confeiller & Médecin du Roi; il y mourut dans le mois de
Novembre 1635.

On peut confidérer *Arnifœus* comme un grand Politique, un bon
Philofophe, & un habile Médecin.

Ses ouvrages de politique ont été eftimés. Il a donné dans cette
partie : 1°. *de autoritate Principum in populum femper inviolabili*. A
Francfort, 1612 ; 2°. *de jure majeftatis, libri tres*. Ibid. 1610. ; 3°. *Re-
lectiones politicæ*. Ibid. 1615 ; 4°. *de fubjectione & exemptione Cleri-
corum* ; 5°. *de poteftate temporali Pontificis in Principes* ; 6°. *de tranf-
latione Imperii Romani* ; 7°. *de Republicâ* ; 8°. *de jure connubiorum* ;
9°. *doctrina politica*.

Il écrivit auffi fur la philofophie. Il a donné, 1°. *Epitome meta-
physices ad mentem Ariftotelis* ; 2°. *de conftitutione & partibus metaphysicæ* ; 3°. *vindiciæ pro Ariftotele de fubjecto metaphysicæ & naturâ
entis* ; 4°. *difputationes octo metaphysicæ* ; 5°. *Epitome doctrinæ physicæ*.

Il a encore écrit fur la médecine : nous avons de lui les ouvrages
fuivans :

1. *Obfervationes aliquot anatomicæ*. Francofurti, apud Andr. *Eichhorn*,
1610, *in-4*.

2. *Difputatio de lue venereâ cognofcendâ & curandâ*. Oppenheimi, apud
Joh. Theod. Debry, 1610, *in-4*. C'eft une differtation académique
que l'Auteur fit foutenir, fous fa préfidence, par Martin Gosky.

3. *De generatione hominis, liber*. Francofurti, 1614.

4. *De obfervationibus quibufdam anatomicis, Epiftola*. On la trouve
dans les obfervations de médecine d'Horftius.

5. *Difquifitiones de partûs humani legitimis terminis, & obfervationes ac
controverfiæ anatomicæ*. Helmftadii, 1618, *in-4*. Francofurti, apud
Joh. Davidem Zunnerum, 1641, *in-12*.

6. *De præfervatione à pefte, liber*. Francofurti, 1627.

7. *De hydropum effentiâ & curatione*. Ibid. 1628.

8. *De apoplexiâ & epilepfiâ cognofcendis & curandis*. Ibid 1634.

I. ARNOLD (*Jean-Martin*) a écrit :
De dyfenteriâ, 1690, *in-4*.

II. ARNOLD (*J....* *Godefroi*) a donné :
De vi viscerum in fluida. Regiomont. 1726. *in*-4.

I. ARNOLDI, (*Henri* - *Guillaume*) Médecin de ce siecle, qui a
écrit :
De febre stomachali. Marpurgi, 1727, *in*-4.

II. ARLNODI, (*Jean-Frédéric*) Médecin Allemand, qui a donné
l'ouvrage suivant :
De visûs obscuratione à partu. Hallæ Magdeb. 1732, *in*-4.

ARNOLDT. (*Ernest*) Nous avons de lui une dissertation, *de epi-
lepsiâ*, imprimée à Erfort, 1680, *in*-4.

ARNOLDUS *Novicomensis.* Nous avons sous son nom :
*Enarrationes in opusculum Scholæ Salernitanæ de conservandâ bonâ
valetudine.* Antuerpiæ, 1562, *in*-16.

I. ARNOUL, *dit* DE LENS *ou* LENSEI, Médecin & Mathématicien
célebre, vivoit dans le seizieme siecle. Il étoit, non pas de Lens en
Artois, comme Guichardin l'a cru, mais de Bellœil, qui est un
village près d'Ath dans le Haynault. *Arnoul* avoit un frere nommé
Jean de Lens, qui fut Docteur en Théologie à Louvain, & qui a
écrit de très-beaux ouvrages. *Arnoul* passa en Moscovie ; on y estima
sa doctrine, & il fut Médecin du Czar. Il périt à Moscou, lorsque
cette ville fut prise & brûlée par les Tartares en 1572. Il avoit fait
un voyage dans les Pays-bas en 1565, & on avoit imprimé à Anvers
un de ses ouvrages, intitulé :
Isagoge in geometrica elementa Euclidis.

II. ARNOUL. (*le P. F.*) Nous avons sous son nom l'ouvrage suivant :
*Révélation charitable de plusieurs remedes souverains contre les plus
cruelles & périlleuses maladies.* A Lyon, chez *Bailly*, 1651, *in*-12.

AROMATARIIS (*Joseph de*) d'Assife, a écrit :
1. *De rabie contagiosâ.* Venetiis, apud *Sarcinam*, 1625, *in*-4. Francofurti, apud *Hofmann*, 1626, *in*-4.
2. *De generatione plantarum, epistola.* Francofurti, 1624, *in*-4. Cobur-
gi, 1747, *in*-4. avec les œuvres de Jungius. L'Auteur se borne à faire
voir que les plantes viennent de leur semence ; il regarde celle-ci
comme contenant non-seulement le germe de la plante, mais même
la plante entiere, & développée, quoiqu'en petit.

ARQUATUS, (*Jean-François*) Médecin de Trevifo, ville d'Italie, dans les Etats de Venife, qui vivoit au commencement du fiecle dernier. Il a donné un ouvrage fingulier, où il croit démontrer les abus qu'on commet dans la pratique de la médecine. Il avance qu'il démafquera les Médecins, & qu'il fera voir au grand jour leur conduite & leur manege. Cet ouvrage a paru fous le titre fuivant :

Medicus reformatus. Venetiis, apud *Cierum,* in-4. La premiere partie en 1608 & 1618 ; & la feconde en 1621.

Il a encore donné :

1. *Teforo della vera & perfetta medicina univerfale per la falute & confervatione de Prencipi.* In Venetiâ, 1621, in-4.

2. *Propugnaculo fortiffimo contro la pefte.* A Triefte, chez *Turrini,* 1626, in-4.

ARRAGOS (*Guillaume*) naquit dans un village près de Touloufe, en 1513. Il étudia la médecine à Montpellier, vers le milieu du feizieme fiecle ; on le trouve dénommé en 1551, parmi les Etudians de cette Univerfité. Il y prit vraifemblablement le degré de Docteur : il exerça fucceffivement fa profeffion à Paris & à Vienne en Autriche ; on l'a dit Médecin de trois Rois de France ; fans doute de Henri II, François II, & Charles IX, & de l'Empereur Maximilien II. Etant plus qu'octogénaire, il fe retira à Bâle chez Jacques Zwinger, Médecin & Profeffeur de chymie, fon ami. Il y mourut en 1610, âgé de 97 ans, & fit Zwinger fon héritier. George Bertin parle de lui, avec beaucoup d'éloge, dans fon épitre nuncupatoire de fes Commentaires fur les confultations des Médecins. Nous avons de lui les deux ouvrages fuivans :

1. *Epiftola de extractis chymicè præparatis.* Cette lettre, adreffée à Jean Craton, & datée de Vienne en Autriche, du 12 des kalendes de Mai 1575, a été imprimée dans la Collection des lettres philofophiques médecinales & chymiques, publiée par Scholzius, à Francfort, 1598, in-fol. On y trouve d'affez bonnes chofes ; l'Auteur, quoique très-attaché aux principes des Chymiftes, ne peut s'empêcher de blâmer Paracelfe : il annonce qu'il ne prendra pas la peine d'expliquer cet Auteur, qui ne mérite d'être placé ni parmi les Philofophes, ni parmi les Médecins.

2. *Epiftola de naturâ & viribus hydrargyri.* Cette differtation épiftolaire, adreffée, en 1597, à Paul Jove, Florentin, a refté long-tems manufcrite dans la bibliotheque des Zwinger : elle n'a été publiée qu'en 1710, par Théodore Zwinger, petit-fils de Jacques, qui l'a inferée dans la Collection des differtations de médecine, qu'il a publiée cette même année à Bâle, in-8. L'Auteur, peu inftruit de l'action & des vertus du mercure, en blâme l'ufage ; il regarde ce remede comme très-dangereux ; il prétend qu'on ne peut s'en fervir fans effuyer

des

des contractions de nerfs, des paralyfies, des tremblemens, des douleurs longues & cruelles, & qu'enfin tous ces maux ne fe terminent d'ordinaire que par la mort : il avoue cependant qu'on ne doit point le bannir abfolument de la pratique, & qu'il a quelques vertus connues feulement de ceux qui font inftruits de la maniere de le préparer ; mais *Arragos* n'en eft pas plus avancé ; il ne connoît pas lui-même cette préparation, ou du moins il ne l'indique pas.

ARRAIS. (*Edouard-Madeira*) *Voyez* MADEIRA.

ARREDONDO, (*Martin de*) Médecin Efpagnol du fiecle dernier, eft Auteur d'un livre intitulé,

De albiteriâ, feu veterinariâ medicinâ. Matriti, 1658.

ARRIGONI, (*Antoine*) Médecin Italien, qui eft aujourd'hui en réputation à Lodi, Ville d'Italie, dans le Milanois, Capitale du Lodefan. Il a publié les ouvrages fuivans :

1. *Offervazioni intorno alla maladia della rabia, &c.* c'eft-à-dire, *Obfervations fur la maladie de la rage, & fur les différens remedes dont on fe fert pour la guérir.* A milan 1768. L'Auteur raconte les effets multipliés qu'il a vu produire au mercure fur des perfonnes attaquées de cette maladie ; il le préfente comme le feul remede & le plus efficace, lorfqu'il eft adminiftré à propos ; il paroît même fe glorifier beaucoup de cette découverte : mais fi c'en eft une pour lui, ce n'en eft pas une pour l'art de guérir ; Aftruc, Bertrand, Sauvages & plufieurs autres en avoient parlé avant lui. On ne fauroit cependant affez conftater l'efficacité de ce remede, & faire trop d'expériences fur une maladie auffi cruelle.

2. *Jafi mecanica, &c.* ; c'eft-à-dire, *Traité des remedes naturels & méchaniques.* A Lodi, chez *Trabutti*, 1775, *in*-8. 2 *vol.* Cet ouvrage eft divifé en trois parties : dans la premiere, l'Auteur expofe le régime que la nature prefcrit à l'homme, pour jouir d'une fanté conftante ; dans la feconde, il examine les effets phyfiques de l'équitation, de l'électricité, de la mufique, des bains, &c. dans la troifieme, il donne la lifte des remedes naturels & méchaniques propofés par les plus célebres Auteurs, tant anciens que modernes.

ARRIVABENUS, (*Louis*) Italien, né a Mantoue, eft Auteur des ouvrages fuivans :

1. *Ifloria della china* ; c'eft-à-dire, *Hifloire du quinquina.* A Verone, 1599, *in*-4.

2. *Sylvius ocreatus.* On le trouve dans l'édition des œuvres de Jacques Sylvius, faite à Cologne, chez *Chouet*, en 1630, *in-fol.*

3. *Il magno vitei primo della china.* In Verona, 1597, *in-*4.

ARTEDI, (*Pierre*) Médecin, né le 22 Février 1705, dans la province d'Ingermanland, en Suede, fut destiné d'abord par son pere à l'état ecclésiastique ; mais on ne put vaincre son goût pour l'histoire naturelle, & l'on fut obligé de le laisser à son inclination. En 1716, il entra dans l'école d'Hurnesand, & pendant ses études à Upsal, il eut tant d'attraits pour l'alchymie, qu'il s'y attacha, & se voua ensuite à la médecine. Charles Linné, étant venu à Upsal en 1728, lia une amitié étroite avec *Artedi*; l'un & l'autre se communiquant leurs lumieres, ils firent chacun de grands progrès dans toutes les parties de la physique & de la médecine. *Artedi* le cédoit à Linné par rapport à la botanique : mais celui-ci regardoit *Artedi* comme son maître dans la connoissance des poissons & des amphibies; ils travailloient avec une égale diligence à la recherche de la nature des animaux quadrupedes & des pierres. Linné, voulant faire un voyage en Laponie, établit, au cas de mort, *Artedi* héritier de tous ses manuscrits; & *Artedi*, partant pour l'Angleterre, fit la même chose pour Linné; mais après un certain tems, ces deux amis se rencontrerent en 1735 à Leyde. Linné y donna à *Artedi* la connoissance du célebre Seba, & il l'engagea à mettre en ordre & en état de paroitre le troisieme tome de son trésor, où il ne devoit y avoir que des poissons : ce travail étant fini, il voulut approfondir davantage ce qui regarde les plantes ombelliferes. Il acheva ensuite de travailler sa philosophie ichtyologique. Il se proposoit de publier cet ouvrage avant de retourner dans sa patrie; mais le soir du 27 Septembre 1735, sortant de chez Seba, pour s'en retourner chez lui, il tomba dans un fossé où il se noya. Linné obtint ses écrits, les rectifia, les mit en ordre, & les fit imprimer. La philosophie des poissons étoit complette; le traité *de Synonymis* étoit aussi complet, mais mal en ordre; la bibliotheque étoit imparfaite, & le systême étoit presque à sa perfection. Nous devons à Linné l'édition des ouvrages d'*Artedi*, qui ont paru sous les titres suivans :

1. *Bibliotheca ichtyologica, seu historia litteraria ichtyologiæ, in quâ recensio fit Auctorum qui de piscibus scripsere, librorum titulis, loco & editionis tempore, additis judiciis quid quivis Auctor præstiterit, quali methodo & successu scripserit, disposita secundùm sæcula, in quibusquisque Auctor floruerit.* Lugduni-Batavorum, 1738, *in-*8.

2. *Philosophia ichtyologica, in quâ quidquid fundamenta artis absolvit, characterum scilicet genericorum, differentiarum specificarum, varietatum & nominum theoria rationibus demonstratur & exemplis com-*

probatur. Ibid, 1738, *in*-8. Linné a orné cet ouvrage de la vie de son ami, qu'il a écrite en latin.

Artedi avoit fait une étude particuliere de la botanique; il avoit tracé un plan de divifion de la claffe des ombelliferes, que Linné a publié en 1738; il confifte en trois fections fondées fur la confidération de l'abfence & du nombre des enveloppes de l'ombelle des fleurs.

ARTEFIUS, *ou* ARTEPHIUS, Alchymifte du commencement du feizieme fiecle, qui paffe, parmi les Adeptes, pour avoir prolongé fa vie au-delà de 1000 ans. Il eft l'Auteur d'un ouvrage intitulé : *Clavis majoris fapientiæ, fi & de arte occultâ atque lapide philofophorum liber fecretus.* Parifiis, 1609, *in*-8. On le trouve encore dans le quatrieme volume du théâtre chymique, & dans une collection d'ouvrages de chymie, imprimée à Francfort, chez *Bringer*, 1614, *in*-8. Cet ouvrage, traduit en François par Pierre Arnauld, fieur de la Chevallerie, a été imprimé en latin & en François à Paris, 1612, 1659, *in*-4. & inféré dans la bibliotheque chymique, publiée en 1678, en fuite en Anglois, à Londres, 1624, *in*-12.

ARTEMIDORE d'Ephefe, qu'on nomme ordinairement *Daldianus*, pour faire honneur à la patrie de fa mere, qui étoit de Daldis, ville de Lydie. Il vivoit fous le regne d'Antonin-le-Pieux; il confacra tout fon tems & toutes fes veilles à courir après des fonges; il crut que ce grand travail lui avoit fourni de quoi payer de raifon & d'expérience; il eut grand foin d'inftruire fon fils dans les mêmes fciences.

Il avoit fait un traité de la chiromance, qu'on a perdu; Bayle a démontré l'erreur de Van-der-Linden, qui avoit avancé que ce traité avoit été imprimé en grec par Alde, & traduit en latin par Cornarius. Nous ne connoiffons d'*Artemidore* que l'ouvrage fuivant :

Oneiro-critica, five de fomniorum interpretatione, libri IV; de auguriis & manuum infpectione, libri duo. Bafileæ, apud *Frobenium*, 1537, *in*-4. 1539, 1544, *in*-8. Venetiis, 1518, *in*-8. Lugduni, 1546, *in*-8. en grec, Venetiis, apud *Aldes*, 1518, *in*-8. en grec & en latin, Lutetiæ, apud *Marcum Orry*, 1603, *in*-4. avec les notes de Rigalt : traduit en italien par Lauro, in Vineg. chez *Gabr. Giolito*, 1547, *in*-8. en François, fous ce titre : *des Jugemens aftronomiques des fonges*, A Paris, 1664, *in*-8. à Rouen. 1664, *in*-12. en Allemand, Argentorati, 1597, *in*-8. Annaberg. 1600. Charles Fontaine en a donné un abrégé à Geneve, 1555; *in*-8. A Paris, 1566, *in*-16. Artemidore avoit beaucoup travaillé fur un fujet auffi frivole que celui-là; il ne s'étoit pas contenté d'acheter tout ce qui avoit été écrit fur l'explication des fonges, ce qui montoit à plufieurs volumes; mais il avoit encore employé beaucoup d'années à voyager pour faire connoiffance avec les difeurs de bonne aventure, & pour recueillir les mémoires fur les événemens des fonges. Son ouvrage eft divifé en cinq livres ; les trois premiers font dédiés à un Caffius Maximus, ou peut-être Claudius Maximus, & les deux autres à fon fils. Quoique cet ouvrage foit rempli de minuties, de frivolités, on y trouve cependant des traits d'érudition, qui font plaifir aux perfonnes qui aiment les belles-lettres.

ARTHAUD, Médecin François de nos jours, qui étoit Licencié en médecine en 1772. Il a donné :

Differtations fur la dilatation des arteres & fur la fenfibilité, appuyées de plufieurs expériences faites fur les animaux vivans, auxquelles on a joint deux obfervations fur l'hydropifie du péritoine. A Paris, chez *Cavelier*, 1771, in-8.

ARTHEMISE, Reine de Carie & femme de Maufole, a eu la réputation d'entendre la médecine : on a dit qu'elle avoit donné fon nom à l'Armoife, que les Latins appellent *Artemifia ;* mais d'autres prétendent qu'*Arthemifia* vient d'*Artemis*, nom que les Grecs avoient donné à Diane. *Arthemife* mourut vers le milieu du trente-feptieme fiecle. Il y a eu une *Arthemife* encore plus ancienne que celle-ci.

ARTHUSIUS, (*Guillaume*) Médecin du fiecle dernier, qui avoit reçu les honneurs du Doctorat dans l'Univerfité de Strafbourg. Nous avons de lui les ouvrages fuivans :

1. *De phlebotomiâ in genere.* Argentorati, 1628, *in*-4.

2. *De cardialgiâ.* Ibid. 1629, *in*-4.

3. *De differentiis morborum.* Ibid. 1630, *in*-4.

4. *De morbillis & variolis.* Ibid. 1630, *in*-4.

ARTISTA (*Elie*) eft l'Auteur d'un ouvrage de chymie fous le titre de *nova difquifitio*, qu'on trouve dans le quatrieme volume du Théâtre chymique.

ARTOCOPHINUS, (*Henri*) Docteur en philofophie & en médecine, étoit Médecin ordinaire de Stetin, ville d'Allemagne, Capitale de la Poméranie citérieure ; il vivoit dans le fiecle dernier. Il eft connu par les deux ouvrages fuivans :

1. *Prodromus myfteriorum naturæ myfteriofiffimorum emiffus, & aurora medicinæ univerfalis confurgens.* Stetini, apud *Kelnerum*, 1620, *in*-4.

2. *Analyfis & fynthefis phyfico-chymico-medica artificiofiffima.* Apud *Guillelm. Schulzium*, 1621, *in*-4.

ARTOMIUS, (*Chriſtophe*) natif de Thorn, ville de Pologne, dans la Pruſſe royale, a donné *de graviſſimo rerum affectu calculo*. On trouve ce petit ouvrage dans la premiere décade de la collection publiée à Bâle en 1618, *in-*4. par Jean-Jacques Genath.

ꞃ ARTORIUS, Médecin d'Auguſte. On dit que la nuit qui précéda la bataille donnée contre Brutus & Caſſius, l'an 712 de Rome, Minerve lui parla en ſonge, & lui commanda d'aller voir Céſar, qui étoit malade, & de lui dire de ſa part, que nonobſtant ſon indiſpoſition, il ne laiſsât pas de ſe trouver à la bataille. De cette maniere, *Artorius* ſauva la vie à Auguſte, non pas à la vérité par ſes remedes, mais par l'avis qu'il lui donna ; car l'aile de l'armée qu'Auguſte commandoit, ayant été battue, ſon camp fut pris, & il eût infailliblement été tué, s'il y fût demeuré. *Artorius* périt depuis dans un naufrage en la même année, ou en celle d'après la bataille d'Actium, l'an 723 de Rome.

Cælius Aurelianus nous apprend qu'*Artorius* étoit Sectateur d'*Aſclépiade* ; il rapporte quelques traits de ſa pratique, & lui joint à cet égard un Clodius, un Alexandre de Laodicée, un Chryſippe, qui avoit traité de la maladie appellée *Catalepſis*, & un Titus; ce dernier eſt ſans doute le même qu'Etienne de Bizance, appellé Titus Aufidius, qu'il dit Sicilien de naiſſance, & Auditeur d'Aſclépiade.

ARTUR, (*Charles*) Médecin du ſiecle dernier, né au Pleſſis, a donné :

Promptuarium Hippocratis in locos communes, ordine alphabetico digeſtum. 1684, *in-*4. C'eſt un abrégé de médecine à l'uſage des jeunes Médecins. Les notes, dont il eſt rempli à la marge, ſont très-courtes, mais elles ſont utiles.

ASCHAM, (*Antoine*) a donné :

A littel herbal of the properties of herbes newly amended-declaring what herbs has dependences opon certains conſtellations, *&c.* London, 1750, *in-*12; 1759, *in-*8.

ASCHMOLE, *ou* ASHMOLE, (*Elie*) Chymiſte Anglois du ſiecle dernier, décoré de l'ordre de Chevalerie, a publié :

Theatrum chymicum Britannicum, continens opuſcula poëtica illuſtrium Philoſophorum Anglorum, qui de myſteriis hermeticis linguâ ſuâ ſcripſerunt, in unum collecta. Londini, apud *Brooke*, 1652, *in-*4.

ASCLÉPIADES (*les*) étoient des Médecins qui ſe diſoient deſcendans d'Eſculape, & qui ont eu la réputation d'avoir conſervé la médecine dans leur famille pendant plus de 700 ans; Galien croit même que de leur tems l'anatomie étoit dans sa perfection. *Asclépiades* veut dire *les enfans d'Asclepias*, qui est le nom grec d'Esculape.

Nous saurions quelque chose de plus particulier touchant cette famille de Médecins, si nous avions les écrits d'Eratosthene, de Phérécide, d'Appollodore, d'Arius de Tarse & de Polyanthus de Cyrene, qui avoient pris le soin de faire leur histoire ; mais quoique les ouvrages de ces Auteurs soient perdus, les noms d'une partie des *Asclépiades* se sont au moins conservés, comme le justifie la liste des prédécesseurs d'Hippocrate, qui se disoit le dix-huitieme descendant d'Esculape. La généalogie de ce Médecin se trouve encore toute entiere de la maniere suivante :

ESCULAPE.

PODALIRE, fils d'*Esculape*.

HIPPOLOCHUS, fils de *Podalire*.

SOSTRATUS I, fils d'*Hippolochus*.

DARDANUS, fils de *Sostratus* I.

CLEOMITIDÉE I, fils de *Dardanus*.

CRISAMIS I, fils de *Cleomitidée* I.

THÉODORE I, fils de *Crisamis* I.

SOSTRATUS II, fils de *Théodore* I.

CRISAMIS II, fils de *Sostratus* II.

CLEOMITIDÉE II, fils de *Crisamis* II.

THÉODORE II, fils de *Cléomitidée* II.

SOSTRATUS III, fils de *Théodore* II,

NEBRUS, fils de *Sostratus* III.

GNOSIDICUS, fils de *Nebrus*.

HIPPOCRATE I, fils de *Gnosidicus*.

HÉRACLIDE, fils d'*Hippocrate* I.

HIPPOCRATE II, fils d'*Héraclide*.

Ce dernier est notre célebre *Hippocrate*.

On dira peut-être que cette généalogie est fabuleuse : mais supposé qu'il y ait quelque erreur ou quelque chose d'inventé dans cette succession des *Asclépiades*, il est du moins certain que l'on connoissoit avant Hippocrate diverses branches de la famille d'Esculape, outre la sienne ; & que celle d'où ce Médecin étoit issu, étoit distinguée par le surnom d'*Asclépiades Nébrides*, c'est-à-dire, *de Nebrus*, à raison que *Nebrus*, pere de *Gnosidicus*, avoit encore un autre fils nommé *Chrysus*, qui pouvoit avoir fait une branche séparée de celle d'où Hippocrate étoit sorti. D'ailleurs, *Nebrus* s'étoit particulierement rendu fameux dans la médecine ; sur quoi la Prétresse d'Apollon lui avoit rendu un témoignage très-avantageux, selon la remarque d'Etienne de Bizance.

Il y avoit encore d'autres branches des *Asclépiades*, qui étoient répandues en divers lieux : on comptoit même trois célebres écoles qu'ils avoient établies ; la premiere étoit celle de Rhodes, qui manqua aussi la premiere par le défaut de cette branche de successeurs d'Esculape : ce qui arriva apparemment long-tems avant Hippocrate, puisqu'il n'en parle point, comme il fait de celle de Cnide, qui étoit la troisieme, & de celle de Cos, la seconde. Ces deux dernieres fleurissoient en même-tems que l'école d'Italie, où étoient Pythagore, Empedocle & d'autres Philosophes Médecins, quoique les écoles grecques fussent plus anciennes. Ces trois écoles, qui étoient les seules qui fissent du bruit, avoient une émulation réciproque, & disputoient continuellement à qui feroit les plus grands progrès dans la médecine : cependant Galien donne la premiere place à celle de Cos, comme ayant produit le plus grand nombre d'excellens disciples, entre lesquels étoit Hippocrate. Celle de Cnide tenoit le second rang, & celle d'Italie, le troisieme.

Hérodote parle aussi d'une école de Médecins, qui étoit à Cyrene, où Esculape avoit un temple, dans lequel le service étoit différent de celui qui se pratiquoit dans la Grece, & qui pourroit faire soupçonner qu'il y avoit aussi là des *Asclépiades* d'une autre sorte.

Le même Historien fait aussi mention d'une école de Médecine, qui étoit à Crotone, patrie de Démocede, fameux Médecin, qui vivoit en même-tems que Pythagore.

C'est de l'école de Cnide qu'est sorti cet ouvrage qu'on a appellé les sentences Cnidiennes : on regarde aussi les prénotions coaques, qui se trouvent parmi les œuvres d'Hippocrate, comme un recueil d'observations faites par les Médecins de Cos.

I. ASCLÉPIADE, natif de Prusse, dans la Bythinie, fut un des plus célebres Médecins de l'antiquité. Il vivoit dans la 171 olympiade, qui tombe à l'an 658 de Rome, & 3912 de la création du monde. Il voyagea beaucoup, s'arrêta quelque tems à Parium, dans la Propontide, se fit admirer à Athenes, & vint enfin s'établir à Rome. Il enseigna d'abord la rhétorique ; mais, ne trouvant pas son compte à ce métier, il voulut essayer si celui de la médecine seroit moins ingrat ; quoiqu'il n'en eût, au rapport de Pline, aucune connoissance, il crut que l'ayant étudiée quelque tems, il payeroit assez d'esprit. La réputation d'*Asclépiade* s'étendit au loin : Mithridate, Roi de Pont, qui aimoit la médecine, tâcha de l'attirer dans sa cour mais celui-ci se trouvoit trop bien à Rome, pour se donner à un Prince qui étoit en guerre avec les Romains : il se refusa aux sollicitations de ce Souverain.

Deux aventures assez singulieres ne contribuerent pas peu à augmenter sa réputation. On dit qu'il ressuscita un mort dans le tems qu'on le portoit au bûcher ; les Romains en furent perfuadés ; ils ne connurent pas que la mort apparente de cet homme n'étoit qu'une léthargie. *Afclépiade* cherchoit à fe faire valoir ; il ne les détrompa pas. Ce Médecin eut encore l'audace de défier la fortune ; il protefta qu'il ne feroit jamais malade : il confentit qu'on ne le crût pas Médecin fi jamais cela arrivoit. Si nous nous en rapportons au témoignage de Pline, il fut affez heureux pour que l'événement ne démentit pas fes promefies, & il mourut d'une chûte dans un âge avancé, fans avoir jamais éprouvé aucune maladie ; cependant nous apprenons de Suidas que dès la premiere fois qu'*Afclépiade* eut befoin de fon art, fon art lui manqua, & qu'il mourut d'une inflammation de poitrine.

Afclépiade fe trouva dans des circonftances favorables ; il fçut en profiter. La médecine d'Hippocrate & des Grecs n'étoit point alors dominante à Rome, quoiqu'elle n'y fût pas abfolument inconnue ; peut-être fuffifoit-il qu'elle vint des Grecs pour y être rejettée ou y fuivoit pour guide en médecine les augures, les charmes, les amulettes, la divination. On avoit d'ailleurs une haine bien décidée pour *Archagatus* & fes Sectateurs, qui avoient décrié la médecine, en n'employant, dans le traitement des maladies, que le fer & le feu, brûlant, coupant, facrifiant à tous propos. Ce fut dans ces circonftances favorables qu'*Afclépiade* parut : plus occupé de plaire que d'être utile, chaque jour il apprêtoit des difcours étudiés, qu'il débitoit avec art & avec éloquence. Il s'étoit fait une théorie, tirée de la philofophie d'Epicure ; cette philofophie l'aidoit encore à s'accréditer, en lui donnant une grande facilité à expliquer tout ce qui fe préfentoit à lui : fa pratique étoit affortie à fa théorie ; ni faignée, ni purgations, ni vomitifs, un certain régime de vie, peu d'alimens, les boiffons glacées, les bains, les frictions, la promenade ; tels étoient les moyens dont *Afclépiade* fe fervoit pour traiter fes malades : il permettoit volontiers le vin, & même, ce qui eft inconcevable & extravagant, il en permettoit jufqu'à l'excès aux phrénétiques, afin, difoit-il, de les calmer en les endormant. Tous les jours il imaginoit de nouveaux remedes ; fi les malades ne pouvoient dormir, il les faifoit fufpendre dans des lits en l'air, & les faifoit bercer : on affure même qu'il les mettoit dans des bains fufpendus ; chofe incroyable.

Le génie d'*Afclépiade* impofa filence aux criailleries & aux menaces de fes Rivaux. Il ne faut point s'étonner de fes fuccès ; ce Médecin avoit voulu faire la cour aux Romains, à ces Maîtres de la terre, qui souffroient impatiemment que des Grecs vinffent traiter leurs Sénateurs, leurs femmes & leurs enfans ; il avoit créé pour eux une médecine il en avoit fait une, fi on peut parler ainfi, habillée à la romaine ; il avoit combiné un fyftême qui avoit confondu toutes les Sectes de la médecine grecque : ce mélange, ou ce corps de doctrine d'*Afclépiade*, avoit été plus agréable, plus décidé & plus a portée de tout le monde, que celui d'*Hippocrate* ; l'univers, foumis aux Romains, en adopta la médecine
avec

avec l'empreſſement que les Provinciaux montrent pour ce qui vient de la Cour & des Villes capitales.

La Grece, qui étoit, après l'Egypte, le berceau de cet art, fut éblouie de la réputation du Médecin Romain ; il eût envahi le nom même d'*Hippocrate*, ſi le ſien n'eût été préciſément celui qu'avoit porté en Grece une famille de Médecins de grande réputation.

Il trouva le moyen de ſe faire admirer, en renvoyant aux Grecs & à tous les Habitans de la terre connue, léurs propres dogmes, accommodés à ſa brillante maniere. *Aſclépiade* étonna le monde ; il dut beaucoup à l'heureux poſte où la fortune le plaça ; il éclipſa la réputation de tous ſes prédéceſſeurs ; il fut vraiment grand, vraiment créateur d'une méthode encore en uſage ; il a été mis en parallele avec Boerhaave ; & l'Auteur de ce parallele paroît pencher pour le Réformateur Romain.

La doctrine d'*Aſclépiade* parut auſſi nouvelle que ſa méthode : cela n'eſt pas ſurprenant. Celle-ci ne pouvoit être qu'une ſuite de la premiere ; il établiſſoit, pour principe de tous les corps, les atomes, qui ſont, ſelon lui, de petits corps que l'eſprit ſeul peut ſaiſir, qui n'ont aucune qualité, mais qui, dans le commencement, étant dans un mouvement continuel, & venant à ſe rencontrer & à ſe choquer les uns les autres, ſe ſubdiviſent encore, par ce moyen, en une multitude innombrable de fragmens, d'une grandeur & d'une figure différentes : il ajoutoit que ces particules, s'approchant dans la ſuite, & ſe réuniſſant par leurs mouvemens divers, formerent tout ce qu'il y a au monde, où toutes les choſes ſenſibles conſervent en elles la même diſpoſition ou changement, que les particules dont elles étoient compoſées ; changement qui ſe fait relativement à la grandeur, à la figure, au nombre & à l'ordre. C'étoit ſur ces principes qu'*Aſclépiade* avoit bâti ſon ſyſtême ſur les cauſes de la ſanté & des maladies. L'aſſemblage des petits corps dont nous avons parlé, & la diverſité de leurs figures occaſionnent les divers interſtices ou pores dont tous les corps ſont percés dans toute leur maſſe. Cela ſuppoſé, diſoit ce Médecin, tous les corps ayant des pores, le corps humain a les ſiens, remplis, ainſi que ceux des autres corps, de molécules, ou d'un fluide ſubtil qui circule dans la maſſe, à la faveur de la communication des interſtices ; d'ailleurs ces eſpaces vuides étant plus ou moins grands, le fluide circulant eſt plus ou moins ſubtil ; il a des molécules plus ou moins groſſes ; le ſang eſt compoſé des parties les plus groſſieres ; l'eſprit, ou la chaleur, eſt engendré des molécules les plus déliées.

De ces principes, *Aſclépiade* inféroit que le corps humain ſubſiſte dans ſon état naturel, tant que les matieres dont nous avons parlé, circulent librement par les pores, & qu'il commence au contraire à en ſortir lorſque leur circulation eſt embaraſſée ; en ſorte que la ſanté dépend, ſelon lui, du rapport des pores avec les matieres qu'ils ont à recevoir & qui doivent y paſſer, & les maladies de la diſproportion qui ſe rencontre entre les paſſages & les matieres qui les rempliſſent. L'inconvénient le plus ordinaire naît des petits corps qui s'embarraſſent dans leur cours & obftruent les canaux, foit parce qu'ils s'y portent en trop grande abondance, foit parce que leurs figures font irrégulieres, foit encore parce que leur circulation eft trop lente ou trop prompte ; il arrive auffi quelquefois que la qualité des matieres eft bonne, mais que les paffages font mal difpofés pour les recevoir, comme lorfqu'ils font trop étroits ou difpofés obliquement, ou lorfqu'ils font trop fermés ou trop ouverts.

Afclépiade paroît encore reconnoître une troifieme caufe de maladies : c'eft la confufion ou le mélange des fucs ou des matieres liquides & des efprits ; mais il prétend que le défordre des efprits peut être une caufe antécédente, & non une caufe conjointe ou immédiate d'une maladie : il difoit la même chofe de la plénitude, laquelle, felon lui, augmente fouvent le mal, quoiqu'elle n'en foit jamais la caufe principale.

L'efprit de fyftême domina *Afclépiade* ; il l'empêcha d'acquérir les connoiffances que nous devons à l'expérience. Les caprices de fon efprit étoient fon guide ; le raifonnement précéda toujours chez lui l'expérience ; il avoit commencé par fe former des opinions bonnes ou mauvaifes des chofes ; il recommanda les unes & profcrivit les autres ; il n'eut en cela aucun égard pour les obfervations de plufieurs fiecles qui conftatoient l'efficacité d'un remede, ou qui en banniffoient un autre comme pernicieux. Il lui eft arrivé ce qui arrive aux autres Aventuriers en médecine ; une méthode, le plus fouvent funefte dans fes commencemens, vient à être rejettée avec mépris dans les fiecles poftérieurs.

Si *Afclépiade* eût étudié de bonne heure la médecine, & dans les meilleures fources, avec les talens qu'il avoit, il auroit pu rendre de grands fervices à fa profeffion ; mais lorfque l'efprit eft prévenu & rempli d'autres connoiffances, rarement fait-on beaucoup de progrès dans une fcience auffi étendue, & qui demande toute la jeuneffe pour en apprendre les principes, & toute la maturité de l'âge pour les méditer, fe perfectionner & pratiquer avec jugement & réflexion. Quand on a multiplié fes connoiffances fans ordre & fans projet formé, il arrive feulement qu'on fait beaucoup, qu'on doute long-tems, & qu'on finit par ne croire à rien.

Afclépiade a donné quelques ouvrages, dont nous avons des fragmens dans Aëtius, comme, 1°. *Malagmata hydropica quæ evacuant humorem.* 2°. *Emplaftrum è fcillâ.* 3°. *Quæ uteri ulcera ad cicatricem ducunt.* Il en avoit donné plufieurs autres plus volumineux & plus intéreffans ; tels font, 1°. Un livre *de tuendâ fanitate*, dont Celfe fait mention. 2°. Un ouvrage fur l'hydropifie, dont il eft parlé dans Cœlius Aurelien. 3°. Un volume fur l'ufage du vin. 4°. Quelques ouvrages relatifs à la médecine, adreffés à Mithridate. Pline fait mention de ces deux derniers.

II. ASCLÉPIADE, Médecin célebre, différent du précédent, quoique fon Compatriote, naquit, de même que lui, à Prufa, fous le treizieme

Confulat de Domitien, qui répond à l'année 840 de la fondation de Rome, & à l'an 89 de Jefus-Chrift. Il vécut fous les Empereurs Trajan & Adrien, & mourut à l'âge de 70 ans, fous le regne d'Antonin, l'an de Rome 910. On a cru qu'il étoit de la même famille que le précédent ; mais cette conjecture n'a rien de certain ; il avoit fait plufieurs livres fur la compofition des remedes, tant internes qu'externes ; il avoit été affranchi par un certain Calpurnius. Nous apprenons de l'infcription fuivante, qu'outre plufieurs prérogatives particulieres, il avoit obtenu la Bourgeoifie romaine. On trouve cette infcription dans un monument d'Arignan.

> *C. CALPURNIUS ASCLEPIADES*
> *PRUSA AD OLYMPIUM*
> *MEDICUS,*
> *Parentibus & fibi & fratribus,*
> *Civitates VII à divo Trajano impetravit,*
> *Natus III, nonas Martias, Domitiano XIII, Cos. &c.*

Spon traduit ainfi, mot à mot, toute cette infcription.

Caius Calpurnius Afclépiades, Médecin de la ville de Pruffe, au pied du mont Olympe, a obtenu du divin Empereur Trajan, fept villes pour fes pere & mere, pour lui & pour fes freres, & eft né le 4 de Mars, fous le treizieme Confulat de Domitien, le même jour que fa femme Vero-nica Chelidon, avec laquelle il a vécu 5 2 ans, ayant été approuvé par les perfonnes de la premiere qualité, à caufe de fa fcience & de fes bonnes mœurs, ayant été Affeffeur dans les Magiftratures du Peuple romain, non feulement dans l'Italie, mais auffi dans les autres provinces, &c.

III. ASCLÉPIADE, *furnommé* PHARMACION, à caufe de fon appli-cation principale à la compofition des médicamens. Il avoit compofé dix livres fur cette matiere, dont il y en avoit cinq qui traitoient des médi-camens que l'on applique extérieurement, & cinq autres concernant les médicamens qui fe prennent par la bouche : les deux premiers de ces livres portoient le nom d'une Dame, nommée *Marcella*, à qui ils étoient dédiés ; en forte que le premier de ces cinq livres étoit intitulé, *Marcelle premiere* ; le fecond, *Marcelle feconde* ; les derniers portoient le nom d'un nommé *Mafon* ou *Mnafon*, à qui ils étoient auffi dédiés, & qui pouvoit être auffi de la famille Papiria, à laquelle ce furnom étoit propre.

Galien rend témoignage à ce même *Afclépiade*, qu'il avoit fort bien écrit, & le met au rang des meilleurs Auteurs qui avoient travaillé fur la matiere dont on vient de parler ; il le loue même en particulier de ce qu'il avoit eu foin de marquer exactement le *modus faciendi*, ou la maniere dont on devoit s'y prendre pour bien faire les compofitions qu'il décrivoit ; il le loue encore d'avoir marqué, avec la même exacti-tude, les qualités de chacun de ces médicamens, & la maniere de s'en fervir; mais les louanges, que lui donne Galien en plufieurs endroits, n'empêchent pas qu'il n'obferve auffi que cet *Afclépiade* avoit affecté, pour groffir fes livres, de ramaffer des compofitions de toutes fortes de médicamens, de quelque nature qu'ils fuffent, tant bons que mauvais.

Cet *Afclépiade* fe diftinguoit encore par le prénom de *Marcus Terentius*, qu'il avoit emprunté de la famille *Terentia*, à l'exemple du Poëte Térence & de plufieurs Médecins Grecs qui avoient pratiqué la même chofe dès qu'ils s'étoient établis à Rome : l'avantage qu'ils en tiroient, c'eft qu'en même tems qu'on les adoptoient dans les familles romaines, où qu'on leur permettoit d'en prendre le nom, on leur donnoit le droit de Bourgeoifie, & ils étoient inférés dans les Tribus.

IV. ASCLÉPIADE (*Arius*) a écrit auffi fur la compofition des médicamens. Il n'a pas, comme le précédent, rempli fes livres de remedes fans aucun choix ; tout ce qu'il a écrit eft de fon propre fonds ; c'eft pourquoi il n'avoit compofé qu'un feul livre, au lieu que le *Pharmacion* en avoit compofé dix, qu'il avoit chargés d'une infinité de médicamens copiés d'après d'autres Médecins. L'application particuliere que ces deux *Afclépiades* ont donnée à la matiere des médicamens, fait croire que les fragmens qui fe trouvent dans Aëtius, & que Van-der-Linden attribue à un *Afclépiade*, fans faire aucune diftinction, appartiennent plutôt à l'un ou l'autre de ces derniers, qu'à *Afclépiade* le Bithynien.

ASCLÉPIODOTUS, Médecin très-verfé dans les mathématiques, & excellent Muficien, étoit en réputation vers l'an 500 du falut. Pfychreftus avoit été fon Maître en médecine. L'ellébore blanc contribua beaucoup à le faire eftimer ; ce remede avoit été profcrit de la médecine depuis quelque tems ; Pfycreftus même n'en avoit aucune connoiffance ; mais *Afclépiodotus* fut fi bien s'en fervir, qu'ayant fait par ce moyen des cures admirables, on s'empreffa d'en rappeller l'ufage dans la médecine.

ASCOLI, (*Alexandre*) Médecin du fiecle dernier, naquit à Péroufe ; fut promu au Doctorat dans fa patrie, & devint Profeffeur en médecine dans l'Univerfité de la même ville. Il a écrit fur les fievres, fous fe titre fuivant :

Delle febri theoria è prattica. A Péroufe, 1699, *in*-4. Il explique la théorie des fievres par les principes de la géométrie. On trouve à la fin une differtation en forme de lettre, que l'Auteur a ajoutée pour donner plus de clarté aux principes qu'il a établis dans fon ouvrage.

ASELLIUS, (*Gafpard*) favant Médecin du fiecle dernier, naquit à Crémone. Il paffa la plus grande partie de fa vie à Milan, où il exerça fa profeſſion, & où on lui acccorda le droit de Cité. Il fut premier Chirurgien des armées. Il s'étoit particuliérement attaché à l'anatomie, qu'il profeſſa pendant quelque tems à Pavie. Ceux qui ont rapporté l'époque de ſa régence dans cette ville, vers 1630, ſont dans l'erreur; ils n'ont pas fait attention qu'*Aſellius* étoit mort depuis quatre ans; il mourut en effet à Milan le 24 Avril 1626, dans la 45 année de ſon âge, & fut enterré dans l'Egliſe de Saint-Pierre-Céleſtin, où l'on plaça l'épitaphe ſuivante.

B. M. S.
GASPARI ASELLIO, VIRO
MORUM SUAVITATE INCOMPARABILI,
CIVI CREMONENSI.
ANATOMES ET CHIRURGIÆ
IN TICINENSI ACADEMIA PUBLICO INTERPRETI,
ATQUE IN BELLO CISALPINO
REGII EXERCITUS PROTO-CHIRURGO,
QUI ANNUM AGENS XLV OBIIT,
ALEXANDER TADINUS ET SENATOR SEPTALIUS,
EX COLLEGIO NOBIL. MEDIOL.
PHILOSOPHI AC MEDICI,
AMICO OPTIMO MŒSTISSIMI,
P. P.
DIE XXIV, APRIL. M. DC. XXVI.

Nous avons de lui :

1. *De laƈibus, ſeu laƈeis venis, quarto vaſorum meſaraïcōrum genere novo invento, diſſertatio.* Mediolani, apud *Baptiſtam Bidellum*, cum figuris, 1627, *in-*4. Baſileæ, 1611 & apud *Henricum Petri*, 1628, *in-*4. Lugduni-Batav. 1639, 1640, *in-*4. & apud Joann. *le Maire*, 1641, *in-*8. Amſtelodami, apud *Joh. Blaeu*, 1645, *in-fol.* On trouve encore cette diſſertation, revue par Van-der-Linden, dans les œuvres de Spigel, & éclaircie par Blaſius, dans les œuvres de Veslingius.

2. *Hiſtoria vaſarum chyli.* Inſéré dans la bibliotheque anatomique de Manget.

Ces deux ouvrages ſont relatifs à la découverte anatomique que l'Auteur avoit faite, & dont nous allons parler.

Aſellius a rendu ſon nom célebre par la découverte & la démonſtration qu'il fit en 1622, des vaiſſeaux du Méſentere, deſtinés à porter le chyle. Il leur donna le nom des veines laƈées ; il en parle comme de canaux qui portent le chyle à une groſſe glande, ſituée au centre des inteſtins ; mais il convient que la deſcription qu'il en donne eſt faite d'après la diſſeƈion des animaux. On a voulu conteſter à *Aſellius* l'honneur de cette découverte : les uns l'ont attribuée à Eraſiſtrate ; les autres à Galien, mais fans aucune raifon plaufible : quoi qu'il en foit, on ne fauroit lui refufer l'honneur d'avoir le premier démontré ces vaiffeaux, & connu leurs ufages.

ASHMOLE. *Voyez* ASCHMOLE.

ASMAN (*Daniel*) a écrit :
De feminis virilis generatione & vitiis. Ultrajecti , 1696 , *in-4.*

ASPASIE, femme qu'on dit avoir exercé la médecine. On ne fait ni qui elle eft, ni d'où elle eft, ni dans quel tems elle a vécu. Quelques Auteurs ont conjecturé que cette *Afpafie* étoit la belle Phocéene, qui fut Maîtreffe de Cyrus le jeune & d'Artaxerce, Rois de Perfe. On fup-pofe que cette femme, ayant été univerfelle, ayant mérité d'être con-fultée dans les affaires d'Etat les plus importantes, elle a pu auffi avoir quelque connoiffance de la médecine, & avoir écrit quelques ouvrages qui y foient relatifs. Cette conjecture paroit fans fondement. Il y a eu une autre *Afpafie* qui étoit de Milet dans l'Ionie, qui n'étoit ni moins belle, ni moins favante que la Phocéene, qui, après être devenue l'époufe de Périclès, fit admirer à Athenes les reffources de fon efprit, & gouverna l'Etat pendant long-tems. On ne peut donc fe décider en faveur de la Phocéene ; les même raifons devroient nous faire balancer entre les deux *Afpafies ;* mais rien ne nous indique qu'il s'agiffe ici d'aucune des deux. Nous devons convenir que nous n'avons aucune lumiere à cet égard.

Quoi qu'il en foit, il y a d'affez bons remedes parmi ceux qu'*Afpafie* propofe pour diverfes maladies des femmes : Aëtius l'a du moins cru ainfi, puifqu'il les a rapportés dans fes recueils, où il n'a apparemment mis que ce qu'il a trouvé de meilleur dans les Auteurs. Il y en a qui font dangereux, comme ceux qu'elle ordonne pour faire avor-ter & pour rendre les femmes ftériles : ce qui étoit auffi bien un crime chez les Payens que parmi nous, comme on le recueille du ferment d'Hippocrate & des loix que les anciens Jurifconfultes ont faites fur ce fujet. *Afpafie* prétendoit néanmoins qu'il n'y avoit rien de criminel dans fes vues à cet égard, en ce qu'elle ne fe propofoit, comme elle dit elle-meme, que de conferver les femmes qui ne peuvent accou-cher fans un péril manifefte de leur vie ; mais à ce danger, quel autre remede permis, finon d'en écarter les caufes.

Voici les titres des fragmens tirés des ouvrages d'*Afpafie*, & rappor-tés par Aëtius.

1. *Fœtum corrumpentia medicamenta.*

2. *Cura poft fœtûs execlionem ; de reclinatione, averfione, ac recurfu uteri ad uteri normas.*

3. *De hæmorrhoïdibus uteri, herniâ aquosâ & varicosâ mulierum, condylomatis, &c.*

ASSENDELFT (*Simon*) a écrit ;
De febre quâdam epidemicâ. Lugduni-Batav. 1668, *in*-4.

ASSETTATO, (*Camille*) natif de Chieti, ville d'Italie au Royaume de Naples, Médecin de beaucoup de réputation ; il a donné en italien des annotations sur l'histoire des plantes aromatiques des Indes, qui ont été insérées dans la bibliotheque Napolitaine.

ASSMANN, (*Frédéric-Sigismond*) Médecin de l'Université de Strasbourg, a écrit :
De constipatione alvi. Argentorati, 1664, *in*-4.

ASSONVILLE, (*Guillaume*) Médecin François du seizieme siecle, duquel nous avons l'ouvrage suivant :
De febre pestilenti, liber. Parisiis, apud *Renatum Aprilem*, 1546, *in*-8.

ASTANIUS, Médecin Grec, qui étoit, suivant *Haller*, contemporain d'Alcindus. On lui attribue l'ouvrage suivant :
De veris anatomes fundamentis. Parisiis, 1532, *in*-12.

Haller regarde l'existence de cet Auteur comme incertaine, parce qu'il ne l'a trouvé dans aucun catalogue ; cependant il est rapporté par *Van Leempoël* & *Sandervet*.

ASTARIUS, *ou* ASTERIUS, (*Blaise*) Médecin de Pavie, vivoit en 1508. Son savoir & sa grande expérience lui acquirent une réputation qui fit beaucoup de bruit ; elle attiroit chaque jour chez lui une foule de personnes qui venoient lui demander des conseils & des secours à leurs infirmités. Il donnoit la plus grande partie du jour à recevoir les pauvres, qui étoient assurés d'être entendus par préférence aux personnes les plus riches & les plus distinguées. Son apothicairerie, qu'il avoit levée avec des sommes immenses, étoit réservée à l'usage des pauvres, à qui il donnoit *gratis* les drogues les plus cheres. La fortune du particulier le plus riche eût été insuffisante pour répondre aux abondantes aumônes qu'il faisoit ; mais plusieurs personnes de qualité, qui connoissoient le désintéressement de ce grand homme, y contribuerent par leurs libéralités.

Des hommes tels qu'*Asterius*, devroient, pour le bien de l'humanité, être immortels. Il mourut & emporta avec lui les regrets sinceres de ses concitoyens : les grands pleuroient en lui la perte d'un tendre & solide ami ; & les pauvres, qui l'appelloient leur pere, assemblés en foule autour de fa maifon, répandoient les larmes les plus ameres, & demandoient au ciel de ne pas furvivre à leur pere commun.

On trouve dans Van-der-Linden un Blaife *Aftarius* de Pavie, qui a écrit:

1. *De curandis febribus, tractatus ab Aben Haly fuper primam quarti traditus.* Lugdun. apud *Vicentium de Portonariis*, 1532; Francof. apud *Bernerum*, 1604, *in-*8. Bafileæ, 1535, & *cum Marco Gatinaria*, 1517, 1539, *in-*8. 1537, *in-fol.*

2. *Confilia quædam valdè utilia.* Venetiis, 1521, *in-fol.* apud *Lucam Antonium de Giunta*; Lugduni, *cum confiliis J. Math. de Gradibus.*

ASTERTAG, (*George-Adolphe*) Médecin, natif de Dirmenach en Alface, a été reçu au Doctorat dans l'Univerfité de Strafbourg en 1763. Nous avons de lui:

Differtatio medica de metromaniâ. Argentorati, 1763, *in-*4. L'Auteur ne rapporte que ce qu'on trouve dans les Médecins anciens & modernes, & fpécialement dans le Traité des maladies des femmes, d'Aftruc, fur la métromanie ou fureur utérine, & fur-tout les différens points de curation qu'on s'eft propofé de remplir dans cette maladie; mais il le fait avec beaucoup d'ordre & de clarté; il donne même aux matieres qu'il traite, les graces de la nouveauté.

ASTHNAR, (*Herman*) fameux Anatomifte du quinzieme & du feizieme fiecle, étoit de Montréal. *Haller* révoque en doute fon exiftence, fous prétexte qu'il n'eft parlé de lui dans aucun des catalogues qu'il a vus; cependant, *Van-Leempoël* & *Sandervet* en font mention, & lui attribuent l'ouvrage fuivant:

De corde & ejus annexis. Genevæ, 1529.

ASTELL (*Jean*) a donné:

Liquor alchaeft, or a difcourfe of that immortal diffolvent of Paracelfus & Helmont. London, 1675, *in-*12.

ASTIUS (*Jean Gottlieb*) a donné:

Diatribe hiftorico-litteraria exhibens fuccintam medicorum, Medicævé hiftoriæ delineationem. Lipfiæ, 1715, *in-*8.

ASTORGA. (*Pierre Barca de*) *Voyez* BARCA.

ASTRAMPSYCHUS, Auteur ancien, qui n'eft connu que par deux ouvrages: l'un fur le foin que l'on doit prendre des ânes; l'autre touchant

touchant les conjectures que l'on peut tirer des fonges ; ils font fous les titres fuivans :

1. *De curâ afinorum.*

2. *Oneirocriticon , five fomniorum interpretatio.* En grec & en latin, de la traduction de Morel , Parifiis, 1599 , *in-8.* & apud *Marcum Orry* , 1603 , *in-8.* Cette derniere édition renferme auffi l'ouvrage d'Artemidore fur le même fujet ; en latin , de la traduction de Scaliger , Lugduni-Batav. 1600, *in-4.* Amftelodami, 1689 , *in-4.* Hagæ-Comitis, 1605 ; Hafniæ, 1631 , *in-4.* & avec les *Sybillina oracula aurea & renovata à Joanne Opfopæo* , Parifiis, 1599 , *in-8.*

ASTROLOGIE JUDICIAIRE , fcience vaine & trompeufe, qu'on dit avoir pris naiffance chez les Chaldéens, dont quelques-uns changerent leur profeffion d'Aftronomes en celle d'Aftrologues. La croyance du pouvoir des aftres eft très-ancienne chez les Nations orientales ; elle eft peut-être une fuite du Sabeïfme, qui étoit la religion la plus commune de ces peuples. Cette doctrine fe répandit infenfiblement en Egypte , dans la Grece , enfin dans toutes les parties du monde : les Princes & les Rois s'en fervirent pour appuyer leur politique ; les Prêtres des Idolâtres, pour autorifer leur religion ; les Hiftoriens , pour écrire au goût du vulgaire.

La médecine n'en a pas été exempte : les Médecins Grecs fe laifferent entraîner par le torrent ; Galien contribua à augmenter l'entêtement qu'on avoit pour l'Aftrologie, par la maniere dont il arrangea les jours critiques , & par l'influence qu'il attribua à la Lune fur nos humeurs. Les Arabes , qui fuccéderent aux Grecs , furent auffi fort entêtés de cette vaine fcience ; ils ne manquerent pas de la tranfporter dans la pratique de la médecine. Il falloit à chaque pas confulter les afpects ou les conjonctions des planetes , & fe conformer aux conféquences qu'on en tiroit. Delà étoit venue la diftinction dés jours heureux & des jours malheureux, & fur-tout la lifte des jours égyptiacs. La même prévention a fubfifté long-tems parmi nous : on avoit foin de marquer dans les almanachs les jours qu'il falloit choifir pour fe purger , ou pour fe faire faigner ; les Médecins eux-mêmes y mettoient leur confiance, ou du moins n'auroient ofé y contrevenir.

Cet entêtement n'a commencé à diminuer que vers le feizieme fiecle ; cependant la prévention étoit encore trop forte pour pouvoir ceffer tout-à-fait. L'hiftoire nous apprend que fous Catherine de Médicis on ne faifoit rien fans confulter les Aftrologues, & qu'on ne parloit que de leurs prédictions à la Cour du Roi de France , Henri IV. Cette foibleffe avoit jetté de trop profondes racines dans les efprits , & elle étoit autorifée par de trop grands fuffrages, pour pouvoir être facilement corrigée. Ajoutons qu'elle plait trop aux efprits foibles &

crédules, ce qui fait le grand nombre, pour pouvoir efpérer d'en guérir jamais le public.

On eft enfin revenu de la foibleffe que nos peres avoient eu pour l'Aftrologie : on a reconnu qu'elle n'a pas même un principe probable, qu'il n'y a point d'impofture plus ridicule ; enfin, pour tout dire, que c'eft une fcience vaine, frivole & incertaine. S'il refte encore dans le public quelques veftiges de la fuperftition de nos peres, ce ne font pas les Médecins qui l'entretiennent : elle jouit cependant toujours de quelque crédit dans la plus grande partie de l'Orient ; mais elle y eft plus excufable que chez les Chrétiens : le dogme de la fatalité, auquel la religion Mufulmane affujettit les efprits, paroît rendre au moins poffible un art qui répugne à la raifon éclairée par la foi.

ASTRUC (*Jean*) naquit à Sauve, ville du bas Languedoc, dans le diocefe d'Alais, le 19 Mars 1684, d'un pere qui étoit Miniftre du Saint Evangile dans fa patrie, alors remplie de Proteftans. Elevé d'abord par fon pere lui-même, il prit une teinture des belles-lettres, & apprit les éfémens de la langue latine ; il alla enfuite à Montpellier, où, après fon cours de philofophie, il fut reçu Maître-ès-arts en 1700 ; après quoi, il fuivit les écoles de médecine de la même ville, & y fut décoré du grade de Bachelier en 1702, de celui de Licencié, le 12 Octobre de la même année, & de celui de Docteur, le 25 Janvier fuivant. Quoique revêtu de ce nouveau titre, il fuivit toujours les actes de la Faculté avec zèle & avec affiduité. Il fréquenta les hôpitaux ; il parcourut, avec la plus grande application, la plupart des Auteurs anciens & modernes ; il fonda, par des recherches très-profondes, les myftères de l'anatomie, & fit une étude particuliere de cette partie de l'art de guérir ; il s'appliqua encore à l'hiftoire naturelle ; en un mot, il facrifia pendant huit ans, au plaifir de l'étude & de l'obfervation, tous les amufemens de fon âge, & les douceurs même de la fociété. Son mérite déjà connu le fit choifir, peu de tems après fa réception aux degrés, pour faire les leçons de Chirac, pendant l'abfence de ce Profeffeur, appellé à l'armée auprès du Duc d'Orléans : il s'en acquitta avec diftinction jufqu'en 1709.

Un concours fut ouvert l'année fuivante dans l'Univerfité de Touloufe, pour remplir trois chaires de médecine, qui y étoient vacantes ; *Aftruc* fe préfenta, fut admis au concours, & choifi pour la chaire d'anatomie ; il en prit poffeffion en 1711. Peu de tems après, quoiqu'encore fort jeune, il reçut un honneur qui flatteroit les Médecins les plus confommés, & qui eft une preuve des talens qu'on reconnoiffoit en lui. Il fut choifi pour arbitre entre Chirac & Vieuffens : celui-ci prétendoit favoir extraire un acide de fang, à l'exclufion de tout autre Auteur, & au moyen d'une terre bolaire, qu'il joignoit au *caput mortuum* du fang diftillé. Chirac vouloit à fon tour s'attribuer l'honneur de cette découverte, & accufoit fon adverfaire de plagiat.

Astruc, chargé de prononcer entre deux célebres Médecins, démontra que cette découverte étoit une chimere, qu'il étoit ridicule de disputer pour un étre de raison, & que tout l'acide de la distillation dépendoit du bol.

Le jugement d'*Astruc* ne diminua rien de l'estime que Chirac avoit pour lui. Ce Professeur, devenu premier Médecin du Prince Régent, lui donna la survivance de sa chaire. *Astruc* quitta alors Toulouse, & fut reçu au nombre des Professeurs de l'Université de Montpellier en 1715; il obtint, l'année suivante, la chaire vacante par la mort de Jacques Chastelain, & devint Professeur en titre. La maniere distinguée dont il remplit les fonctions de la régence, donnerent à ses leçons une célébrité peu commune; il la dut tant à sa méthode d'enseigner, qu'à l'érudition qu'il savoit y répandre. Les acclamations de ses Ecoliers le rendirent célebre dans toute l'Europe; la Cour retentit enfin de ces éloges: le Roi, pour l'encourager & le récompenser, lui donna en 1720 une pension de 700 liv. & le nomma, peu de tems après, Inspecteur des eaux minérales du Languedoc.

Astruc méditoit de grands projets, des ouvrages aussi utiles & nécessaires qu'étendus, & qui n'attendoient de nouvelles perfections que du commerce des Savans, & des richesses de la Capitale. Il se détermina à venir à Paris; mais à peine fut-il arrivé dans cette ville, que sa réputation le fit appeller auprès d'Auguste II, Roi de Pologne, Electeur de Saxe: ce Prince le fit son premier Médecin en 1729. *Astruc* s'ennuya bientôt du séjour de la Cour; sous prétexte de quelques affaires de famille, il obtint un congé passager, rempli d'éloges & d'invitations à un prompt retour; il revint à Paris, & renonça absolument à la Saxe. Ce fut à peu près dans le même tems que la ville de Toulouse fit éclater pour lui son estime & sa reconnoissance; elle le nomma Capitoul: cette dignité est toujours recherchée, à raison de la noblesse héréditaire qui y est attachée; *Astruc* l'accepta comme un témoignage honorable rendu à ses services.

Décoré en 1730 du titre de Médecin consultant du Roi, il fut nommé l'année suivante à une chaire de médecine au Collége royal de France, vacante par la mort de Geoffroi. Dès-lors, entiérement fixé à Paris, il se livra à la pratique, & la fit avec la vogue d'un Médecin précédé par une brillante réputation; il partagea son tems entre le soin de ses malades, la composition de ses ouvrages, & les fonctions de sa régence. Il reçut en 1743, de la Faculté de Médecine de Paris, une preuve singuliere de l'estime générale qu'on avoit pour lui: cette Compagnie s'est toujours distinguée par son attachement inviolable à l'exécution de ses statuts, & par la fermeté avec laquelle elle à résisté à ceux qui ont voulu les lui faire enfreindre; mais elle crut devoir faire une exception en faveur d'*Astruc*: elle l'adopta unanimement, & le reçut à la cooptation. Ce Médecin disserta devant la Faculté, sur sa profession, pour suppléer à un examen qu'on ne pouvoit pas raisonnablement exiger d'un homme fi éprouvé ; il foutint auffi une thefe fans Préfident , & compta cette époque de fa vie comme celle qui lui avoit fait le plaifir le plus fenfible.

La réputation d'*Aftruc*, portée au plus haut période, l'avoit rendu célèbre dans toute la France : les étrangers lui rendirent encore plus de juftice que fes concitoyens. Un grand Roi écrivoit à un Philofophe, fon ami, qui étoit malade : *je fuis tranquille fur votre fort ; un homme tel que vous ne peut avoir pour Médecin qu'ASTRUC.* Sa vie privée ne le rendit pas mois recommandable ; il fut à la fois époux tendre, pere heureux, ami fidele & zélé. Les jeunes Médecins trouvoient des reffources auprès de lui ; il fe livroit peu, mais il les inftruifoit fans affectation ; il leur donnoit fon avis fans vanité ; il corrigeoit leurs erreurs avec bonté. Il eft mort à Paris le 5 Mai 1766, âgé de 82 ans, & a été enterré dans l'Eglife de St. Thomas du Louvre. Après fa mort, on a placé fon bufte dans l'école de Montpellier. Il avoit époufé dans fa province *Jeanne Chaunel*, qui lui a laiffé une fille mariée avec M. de Silhouette, Miniftre d'Etat, & un fils, qui a été Préfident honoraire de la Cour des Aides de Paris, & Maître des Requétes ordinaires de l'Hôtel du Roi.

Nous avons de ce favant Médecin les ouvrages fuivans :

1. *Tractatus de causâ mechanicâ motûs fermentationis.* Monfpellii, 1702, *in-12.* Il s'agit, dans cet ouvrage, de la caufe de l'impulfion de l'acide dans l'alkali ; ce que nous appellons effervefcence, & qu'on ne diftinguoit pas encore de la fermentation. L'Auteur fait entrer les tourbillons, les explofions de la matiere fubtile, dans la caufe de l'effervefcence. Cet ouvrage ne peut pas lui faire honneur par la fauffe phyfique qui y regne ; mais c'eft l'ouvrage d'un jeune homme qui fait les premiers pas dans la vafte carriere de la médecine : *Aftruc* n'étoit alors que Bachelier. Cet ouvrage fut critiqué par Vieuffens. *Aftruc* répondit à cette critique fous ce titre : *Refponfio critica animadverfionibus Fr. R. Vieuffens in tractatum de causâ motûs fermentativi.* Monfpellii, apud *Pech*, 1702, *in-4.*

2. *Mémoire fur les pétrifications de Boutonet, petit village près de Montpellier.* 1708. L'Auteur examine l'opinion de ceux qui croient que toutes les pétrifications font des jeux de la nature ; il établit que les pétrifications ont été moulées par de véritables coquilles ; il explique la caufe phyfique des changemens de coquille en pierre.

3. *Differtatio phyfico-anatomica de motu mufculari.* Monfpellii, apud *Pech*, 1710, *in-12.* Cette differtation eft écrite dans les principes de Borelli, & dans l'ordre mathématique que l'Auteur introduifoit dans les écoles ; elle joint à la clarté, l'élégance du ftyle : elle eut une réputation fi brillante, que Manget l'inféra dans fon *Theatrum anatomicum*, dès qu'elle eut paru. L'Auteur y donne d'abord la defcription anatomique du mufcle ; il examine enfuite quelle eft la

caufe de fon mouvement; il recherche en même-tems la méchanique par laquelle les efprits animaux peuvent mouvoir ces organes ; il déduit des conféquences de cette méchanique ; enfin , il prévient les objections qu'on pourroit lui faire , & en donne la folution.

4. *De la digeftion des animaux , pour démontrer qu'elle fe fait par un levain.* A Paris , 1710 , *in-12.*

5. *Mémoire fur la caufe de la digeftion des alimens.* A Montpellier, 1711 , *in-*4. à Paris , 1711 , *in-8.*

6. *Traité de la digeftion.* A Touloufe , chez *Colomiés* , 1714 , *in-12.*

Dans ces trois ouvrages , *Aftruc* réfute le fyftême de la digeftion par la trituration ou le broiement , & cherche à l'expliquer d'une maniere auffi peu analogue aux loix de l'économie animale , c'eft-à-dire , par la fermentation. En voulant combattre l'excès des partifans de la trituration , qui augmentoient prodigieufement les forces des folides , il a donné dans l'excès contraire ; il les a trop diminués. Ces trois ouvrages furent critiqués par Hecquet , Pitcarn & Boër ; le fecond le fit par des plaifanteries baffes & déplacées ; le dernier , qui ne fit que prêter fon nom & fa plume à Pitcarn , fe laiffa entraîner par fa paffion , & fe répandit en injures groffieres contre *Aftruc.* Celui-ci lui répondit d'un ton différent dans une lettre adreffée à un Médecin de la Faculté de Paris , qui fut imprimée à Touloufe en 1715 , *in-12*, fous ce titre : *Epiftolæ , quibus refpondetur epiftolari differtationi Thomæ Boëri , de concoctione.*

7. *Differtatio de ani fiftulá.* Monfpellii , apud *Martel* , 1718 , *in-8.* L'Auteur y examine quelle eft l'opération qui convient à cette maladie.

8. *Differtatio de fenfatione.* Monfpellii , apud *Pech.* 1720 , *in-8.*

9. *Differtatio medica de hydrophobiâ.* Monfpellii , 1720. On y trouve une éruditon variée qui amufe & inftruit : l'Auteur tâche d'y donner une connoiffance parfaite de l'hydrophobie ; il commence par des hiftoires récentes d'hydrophobes , dans lefquelles on voit toutes les circonftances de cette maladie ; il paffe enfuite aux inftructions néceffaires , foit pour la prévenir , foit pour la guérir. Il y affure au mercure la propriété d'être l'antidote de la rage.

10. *Quæftio medica de naturali & præternaturali judicii exercitio . . . . an judicii exercitium five rectum , five depravatum , à cerebri mechanifmo , & quâ ratione pendeat?* Monfpellii , apud *Pech.* 1718 , *in-8.* L'Auteur examine par quelle méchanique l'ame exerce fes opérations dans le corps , & conclut que l'acte du jugement dépend de la méchanique du cerveau , par le moyen du reffort de fibres.

11. *Differtation fur l'origine des maladies épidémiques , particuliérement*

de la peste. 1722, *in*-8. L'Auteur commence par rechercher la nature & les causes des maladies épidémiques simples; delà il passe à l'examen de l'origine & des causes de l'épidémie pestilentielle; il fait voir que la peste differe des fievres malignes par quatre principaux caracteres: il fait l'histoire des différentes pestes, dont il est fait mention dans les anciens Auteurs, pour montrer que la peste ne nait point en Europe, & qu'elle vient originairement de pays chauds; il indique les causes qui produisent cette maladie dans le Levant, & celle de sa propagation en Asie & en Europe, & de sa cessation.

12. *Dissertation sur la peste de Provence.* A Montpellier, 1722, *in*-12. Elle a été traduite en latin par Scheuchzer, qui y a ajouté des notes. L'Auteur suppose d'abord que la peste est contagieuse; il expose ensuite son sentiment sur la nature du venin de cette maladie, sur sa communication, sur sa multiplication, sur les principaux accidens qu'il produit, sur ses différentes manieres d'agir, sur les moyens de se préserver de la peste & de la guérir.

13. *Dissertatio de phantasiâ & imaginatione.* Monspellii, 1723, *in*-8.

14. *Dissertation sur la contagion de la peste.* A Toulouse, chez *Desclasseaux*, 1724, 1725, *in*-8. L'Auteur prouve que cette maladie est véritablement contagieuse; il expose les objections qu'on fait contre ce sentiment, & y répond. On y trouve une érudition historique, variée & exacte. La maniere dont *Astruc* développe une suite de raisons concluantes, & réfute les objections, fait voir la maturité de son génie & l'étendue de ses connoissances.

15. *De morbis venereis.* Parisiis, apud *Cavelier*, 1735, *in*-4. 1740, *in*-4. 2 vol. La premiere édition a été réimprimée à Bâle, par *Jean-Rodolphe Im-hoff*, qui y a laissé le même titre, & le nom de *Paris*, avec la date de 1738, mais sans nom d'Imprimeur. Cet ouvrage a été traduit en françois par Jault: on a fait plusieurs éditions de cette traduction qui a été imprimée pour la premiere fois à Paris, 1734, *in*-12. 4 vol. & 1740, *in*-8. 3 vol. Il a été encore traduit en anglois par Barouby, à Londres, chez *Innys & Mamby*, 1736, *in*-8. 2 vol. L'ouvrage est divisé en neuf livres. Le premier contient, en quinze chapitres, l'histoire des maladies vénériennes, de leur origine, de leurs progrès, de leur diminution: l'Auteur prouve qu'elles étoient inconnues aux anciens Juifs, Grecs, Latins, Arabes; qu'elles n'ont paru en Europe que vers la fin du quinzieme siecle, & qu'elles nous sont venues des isles Antilles. Le second, qui contient treize chapitres, traite de la nature, de la propagation, de l'activité du virus syphilitique; il renferme un précis historique des divers remedes qui ont été mis en usage, en différens tems, pour combattre ces maladies, comme les bois sudorifiques, les préparations mercurielles, les fumigations, les frictions, &c. de la maniere dont on les a employés, des effets qu'ils ont produits, de la préférence qu'il faut

donner aux uns & aux autres. Dans le troifieme & le quatrieme, l'Auteur paffe à l'examen des maladies vénériennes en général & en particulier. Dans le troifieme, il traite de ces maladies en particulier, c'eft-à-dire, de celles qu'il regarde comme locales, & en indique le fiege; il en donne la defcription & les différences; il en développe les caufes; il en explique les fymptômes, le diagnoftic & le prognoftic; il en expofe le traitement. Ce livre contient dix chapitres, qui traitent, 1°. de la gonorrhée; 2°. du bubon; 3°. des ulceres cancéreux ou chancres; 4°. des porreaux, des verrues, des condylomes des parties génitales; 5°. des fics, des marifca, des rhagades & autres fymptômes fyphilitiques qui paroiffent à l'anus. Après avoir parlé de chacune de ces maladies, il fait connoître les différens accidens ou fymptômes qui les accompagnent, ou leur furviennent, ou leur fuccedent, ou bien en dépendent, ou bien enfin, font l'effet de leur mauvais traitement; il expofe en même tems la maniere de les traiter. Le quatrieme livre eft relatif à la vérole en général; il contient douze chapitres : le premier renferme une defcription de cette maladie; dans le fecond l'Auteur en recherche les caufes. Le troifieme préfente un tableau très-étendu de fes fymptômes, que l'Auteur déduit du vice des différentes parties du corps & de la léfion des fonctions; le diagnoftic & le prognoftic de cette maladie font le fujet du quatrieme & du cinquieme; les fuivans font relatifs au traitement; l'Auteur adopte de préférence les frictions mercurielles. Il s'occupe d'abord, dans le fixieme, de la préparation des malades, qu'il expofe dans un grand détail, & de la compofition de l'onguent mercuriel; il paffe, dans le feptieme, à la maniere d'adminiftrer ce remede, c'eft-à-dire, de donner les frictions mercurielles; il indique deux méthodes; il appelle la premiere *hydrargirofis plenior*, & la feconde, *hydrargirofis parcior*. Il expofe dans le huitieme & le neuvieme les accidens qui furviennent ordinairement pendant le traitement, fuivant l'une & l'autre de ces deux méthodes, & défigne les moyens de les combattre. Le dixieme & le onzieme contiennent un tableau des maladies qui reftent après le traitement : l'Auteur s'occupe d'abord de celles qui peuvent céder aux fecours de l'art, & paffe enfuite à celles qu'on doit regarder comme prefque incurables. Ce livre eft terminé par un appendix, qui fait le fujet du douzieme chapitre, & dans lequel *Aftruc* examine un grand nombre de remedes qui ont été propofés contre ces maladies : tels font, 1°. la panacée de la vigne, ou mercure précipité rouge; 2°. le précipité folaire d'Uçay; 3°. les différentes préparations d'æthiops minéral; 4°. la panacée de la Brune; 5°. la maniere de charger les tifanes fudorifiques, de mercuriels; 6°. la folution du mercure par déliquefcence; 7°. la tifane hydrotico-cathartique, ou de Callac; 8°. la teinture, l'élixir, la poudre & les pilules de Rotrou; 9°. l'eau de Rabel; 10°. la teinture d'ambre gris; 11°. l'eau de menthe de Quercetan; 12°. la pierre médica-

menteufe de Crollius ; 13°. les pilules de Palmarius; 14°. la poudre aftringente de Verny; 15°. le baume d'acier , &c. Ces quatre
livres font fuivis d'une differtation fur l'origine, le nom , la nature
& le traitement des maladies vénériennes parmi les Chinois. Les
cinq derniers livres font tous littéraires & philologiques ; ils contiennent une bibliotheque chronologique des Auteurs Aphrodifiaques,
c'eft-à-dire, des Auteurs qui ont écrit fur les maladies venériennes,
ou fur les remedes qu'on peut employer dans leur traitement. Le
cinquieme comprend ceux qui ont écrit depuis l'invafion de ces
maladies en Europe , jufqu'au milieu du feizieme fiecle , au nombre de 83. Le fixieme contient ceux qui ont fleuri depuis cette
derniere époque jufqu'à la fin du même fiecle , au nombre de 110,
Le feptieme & le huitieme font relatifs à ceux du fiecle dernier , au
nombre de 216. Enfin, le neuvieme fait connoître les Auteurs du
fiecle où nous vivons , jufqu'au tems où *Aftruc* a écrit , c'eft-à-dire,
en 1740 , époque de la feconde édition , au nombre de 132. *Aftruc*
donne des notions hiftoriques très-fuccinctes de la plupart d'entr'eux;
elles font fuivies de l'indication de ceux de leurs ouvrages qui font
relatifs aux maladies vénériennes , & fouvent d'une analyfe courte,
mais claire & méthodique de ces mêmes ouvrages. Cette bibllo-
theque n'eft pas cependant complette; il y a plufieurs Auteurs qui
devoient y trouver une place, & dont il n'y eft fait aucune mention ;
mais on doit excufer quelques oublis dans un ouvrage qui a exigé
des recherches très-étendues , & auffi longues que pénibles.

Les éditions multipliées qu'on a faites de cet ouvrage, fuffifent pour
en faire l'éloge : il a été traduit en françois, en anglois, en allemand ,
&c. les Savans l'ont recherché avec empreffement; il a été adopté par
toute l'Europe : cela n'eft pas furprenant ; c'eft un modele d'ordre & de
méthode , un prodige de critique & d'érudition. *Aftruc* a fait plus qu'on
ne pouvoit attendre d'un feul homme ; en un mot, plus qu'on n'en avoit
fait pendant deux fiecles. Il n'eft pas de Médecin verfé dans la lecture
des Auteurs , tant anciens que modernes, qui ne foit effrayé du fatras
d'Ecrivains qu'il lui a fallu débrouiller , des dégoûts qu'il lui a fallu
effuyer, de la juftefte qu'il a été obligé d'avoir pour apprécier , dans
l'hiftoire du traitement de cette maladie, ce qu'il y avoit de bon , de ce
qui étoit autif ou même mauvais.

Il a rendu un fervice effentiel à la médecine & à l'humanité ; il eft
le premier qui ait approfondi cette matiere intéreffante : on peut dire
qu'il a entiérement défriché un champ, occupé fouvent avant lui par
la charlatanerie, l'ignorance & la mauvaife foi.

16. *Mémoires pour fervir à l'hiftoire naturelle de la province du Languedoc.* A Paris , chez Çavelier , 1737 , *in-*4. Cet ouvrage, divifé en
trois parties , & orné de figures & de cartes en taille douce, renferme quantité d'obfervations importantes, phyfiques, hiftoriques &
littéraires :

littéraires : l'Auteur y examine la position des routes romaines, & des différens campemens des Empereurs dans le Languedoc ; il recherche l'origine de la langue, les changemens des noms & des lieux ; il fouille l'ancien sol de cette province ; il examine les terreins que la mer a engloutis, ceux qu'elle a laissés à découvert ; il traite en Médecin l'histoire des eaux minérales ; il restitue & corrige le texte des anciens Auteurs qui ont parlé de la même province. Un homme qui auroit vieilli dans l'étude de l'antiquité, se feroit honneur d'un pareil ouvrage.

17. *Lettre sur un écrit intitulé, second mémoire pour les Chirurgiens.* 1737, *in*-4. L'Auteur, accusé par les Chirurgiens, d'avoir adopté dans son traité *de morbis venereis*, la pratique prescrite dans les ouvrages de Thierry de Hery, d'Antoine Chaumette, & d'Ambroise Paré, tous trois Chirurgiens, se justifie en disant que non seulement il n'a rien pris d'eux, mais qu'il n'auroit pu en rien prendre qui fût véritablement à eux, parce que ces Chirurgiens n'ont rien dit de nouveau, & que leurs ouvrages ne sont que des répétitions de ce que plusieurs Médecins avoient écrit auparavant.

18. *Seconde lettre sur un écrit intitulé, second mémoire pour les Chirurgiens.* 1737, *in*-4. L'Auteur, qui, dans la premiere lettre, a fait voir que c'est aux Médecins que le public doit les progrès heureux qu'on a faits dans l'art de connoître & de traiter les maladies vénériennes, expose dans celle-ci les preuves qui montrent que le traitement de ces maladies est du ressort de la médecine, & qu'il faut, pour le bien public, que les Médecins président à ce traitement & le dirigent.

19. *Troisieme lettre sur un écrit intitulé, Reponse d'un Chirurgien de St. Côme.* 1738, *in*-4. L'Auteur commence par des réflexions sur l'Auteur de la réponse, qu'il croit être M. Petit ; il examine ensuite les raisons qu'on oppose à sa justification, dans laquelle il a prouvé qu'il n'avoit rien pris de la pratique de Thierry de Hery, & qu'il n'en a rien pu prendre.

20. *Quatrieme lettre sur un écrit intitulé, Réponse d'un Chirurgien de St. Côme à la premiere lettre, &c.* 1738, *in*-4. L'Auteur examine à qui, de la médecine ou de la chirurgie, doit être attribuée la découverte du spécifique pour les maladies vénériennes.

21. *Cinquieme lettre sur l'extrait qui a été donné de la quatrieme par l'Auteur des Observations sur les écrits modernes.* A Paris 1738, *in*-4. *Astruc* répond à cinq réflexions de cet Auteur ; savoir, si Carpi étoit l'Auteur des ouvrages qui portent son nom ; s'il étoit Médecin ou Chirurgien ; si les Médecins dont parle *Astruc*, ont traité eux-mêmes la maladie vénérienne ; enfin, si les Chirurgiens ont non-seulement connu, mais encore pratiqué la vraie méthode de guérir ces maladies.

22. *An sympathia partium à certâ nervorum positurâ in interno sensorio?* 1743. *Astruc* soutint cette question lorsqu'il fut reçu à la coop-tation dans la Faculté de médecine de Paris.

23. *Tractatus therapeuticus.* Genevæ, 1743, 1750, in-8. C'est une thérapeutique qu'*Astruc* avoit dictée dans les écoles de Montpellier: elle fut publiée par un Médecin nommé Lamotte, qui, voulant s'en attribuer la gloire, & empêcher qu'on en reconnût le vrai Auteur, la retoucha, l'altéra, la gâta & diminua son mérite; cependant on le reconnut à Geneve, & on ne laissa pas de l'imprimer; mais on y ajouta le nom du véritable Auteur. *Astruc* la désavoua comme une production qui s'étoit altérée dans des mains étrangeres.

24. *Lettre sur l'espece de mal de gorge gangreneux qui a regné parmi les enfans en 1748.* Elle contient trois observations sur trois Pensionnaires du collége de Louis-le-Grand, en qui ce mal étoit accompagné d'un caractere d'inflammation qu'on n'observoit pas dans les autres maladies; on trouve ensuite la méthode curative que l'Auteur a employée. Quelques-uns attribuent cet ouvrage à Chomel.

25. *An morbo, colicæ pictonum dicto venæ sectio in cubito?* 1750. Il conclut affirmativement.

26. *Tractatus pathologicus.* Genevæ, 1753, in-8. Parisiis, apud *Cavelier*, 1767, in-12. C'est un livre élémentaire très-méthodique, très-clair, & à la portée de ceux qui se destinent à la pratique de la médecine.

27. *Dissertation sur l'immatérialité, l'immortalité & la liberté de l'ame.* A Paris, chez *la veuve Cavelier*, 1755, in-12.

28. *Doutes sur l'inoculation de la petite vérole, proposés à la Faculté de médecine de Paris.* 1756, in-12.

29. *Traité des tumeurs & des ulceres, où l'on a tâché de joindre à une théorie solide, la pratique la plus sûre & la mieux éprouvée.* A Paris, chez *Cavelier*, 1759, in-12, 2 vol. On y a joint deux lettres, 1°. sur la composition de quelques remedes, dont on vante l'utilité, & dont on cache la préparation; 2°. sur la nature & les succès des nouveaux remedes qu'on propose pour la guérison des maladies vénériennes. On ne doit juger cet ouvrage, que suivant la fin à laquelle l'Auteur le destinoit, l'utilité des Etudians: on y trouve cependant assez d'érudition, des recherches profondes & utiles, des idées exactes & nettes, & des vues vraies & simples d'un traitement méthodique.

30. *Traité des maladies des femmes.* A Paris, chez *Cavelier*, in-12; les 1, 2, 3 & 4 vol. 1761; les 5 & 6, 1765. Les quatre premiers volumes ont été traduits en Anglois & imprimés à Londres, chez *Nourse*, 1762, in-8. 2 vol. ensuite en latin, & imprimés à Venise, chez *Pezzana*, en 1763. Cet ouvrage est divisé en quatre livres; le

premier traite des maladies des femmes, qui font caufées par les
regles : l'Auteur commence par y examiner la ſtructure de la matrice ; il explique enſuite le méchaniſme, les cauſes, les ſymptômes, les uſages du flux menſtruel ; après quoi il parle de la premiere éruption des regles, dont il développe la marche, le méchaniſme & les accidens qui la précedent ou l'accompagnent ; il indique en même-tems les moyens propres à les prévenir, les corriger ou les arrêter : c'eſt ce qui fait l'objet des trois premiers chapitres. Il y expoſe un ſyſtême nouveau pour expliquer la menſ-
truation : ce ſyſteme eſt très-ingénieux, mais il a beſoin de nouvelles preuves pour être généralement accueilli. Il examine dans
les neuf chapitres ſuivans, les différens vices qui dépendent des
regles : 1°. les regles diminuées ou ſupprimées ; 2°. les regles
retenues par quelque vice de conformation ; 3°. les regles difficiles
& laborieuſes ; 4°. les regles dévoyées ; 5°. les pâles couleurs ; 6°. les
regles immodérées ; 7°. les fleurs blanches ; 8°. la ceſſation des
regles ; 9°. la fureur utérine : ce dernier chapitre eſt écrit en latin.
Le ſecond livre traite des maladies qui dépendent de l'état de la
matrice : l'Auteur examine ſucceſſivement, en dix chapitres, les différentes maladies de cette partie, comme, 1°. l'inflammation ; 2°.
la gangrene ou le ſphacele ; 3°. l'apoſtéme ou l'abcès ; 4°. l'ulcere ;
5°. le ſquirrhe ; 6°. le faux ſquirrhe ou le ſtéatome & le ſarcome ;
7°. le cancer ; 8°. l'hydropiſie ; 9°. la tympanite ; 10°. la deſcente.
Il traite, dans le onzieme, des maladies qui ont du rapport à la
deſcente de la matrice ; il s'occupe, dans le chapitre ſuivant, des
maladies des ovaires & des trompes ; enfin, la paſſion hyſtérique
ou ſuffocation utérine fait le ſujet du dernier chapitre. Le troiſieme
livre traite de la groſſeſſe & des maladies qui y ont rapport : l'Auteur commence par examiner les parties de la génération des femmes & les enveloppes du fœtus ou de l'arriere-faix ; il paſſe enſuite au
méchaniſme de la génération ; il expoſe les différens ſyſtêmes qu'on a
employés pour expliquer cette fonction, & indique les ſignes de la
conception, après quoi il s'occupe des fauſſes conceptions. Les groſ-
ſeſſes de l'ovaire, celles des trompes & les ventrales méritent ſucceſſivement ſon attention : c'eſt ce qui fait le ſujet des cinq premiers
chapitres. Le ſixieme traite de la ſtérilité ; les trois ſuivans ſont relatifs à la groſſeſſe, à la formation, aux accroiſſemens & à la nourriture du fœtus. La conduite que les femmes doivent tenir pendant la groſſeſſe, les incommodités propres à cet état, les précautions avec leſquelles on doit traiter les maladies des femmes groſſes,
font le ſujet du chapitre dixieme. Le onzieme concerne le terme
naturel du part ou accouchement ; les ſix ſuivans traitent, 1°. de
l'avortement, ou bleſſure, ou fauſſe couche ; 2°. de l'accouchement
naturel ; 3°. des lochies ou vuidanges ; 4°. de la fievre de lait ; 5°.
du lait répandu ou des dépôts de lait ; 6°. de la mole. Le quatrieme

livre comprend les maladies des mamelles & des défauts de lait; il renferme dix chapitres : 1°. la structure & les usages des mamelles ; 2°. le gonflement douloureux de cette partie dans les nourrices, appellé le poil ; 3°. leur inflammation ; 4°. leur abcès ou apostheme ; 5°. leur ulcere ; 6°. les glandes squirrheuses & le squirrhe des mamelles ; 7°. le cancer de cette partie ; 8°. les maladies des mamelles ; 9°. & 10°. le défaut & les mauvaises qualités du lait dans les nourrices.

En traitant de chaque maladie, l'Auteur en donne d'abord la description, ensuite il en expose les causes, les différences & les symptômes. Delà il passe au diagnostic, au prognostic & à la curation ; il y ajoute les précautions qu'il est nécessaire de prendre dans le traitement ; enfin, il donne la liste la plus complette des médicamens simples & composés, tant de ceux qu'on peut employer avec succès & sans danger dans chaque maladie, que de ceux qu'on a proposés, mais dont l'usage est ou dangereux, ou peu sûr. Il termine le tout en indiquant les formes sous lesquelles on peut prescrire ces remedes. Cette marche, que quelques Médecins ont paru ne pas approuver, est cependant la plus propre à accoutumer ceux qui commencent à s'adonner à l'étude de la médecine, à mettre de l'ordre dans leurs idées, & à envisager chaque objet sous sa véritable face.

L'Auteur a ajouté à la fin du second livre, c'est-à-dire, dans le quatrieme volume, un tableau chronologique des Auteurs qui ont écrit sur les maladies des femmes ; il l'a partagé en quatre époques : il a pris la premiere depuis les commencemens de la médecine, qui se perdent dans l'obscurité des tems, jusques vers l'an 800 de J. C. la seconde, depuis ce tems jusqu'au commencement du seizieme siecle ; la troisieme va jusqu'au milieu du dix-septieme siecle ; la quatrieme comprend la fin du siecle dernier & celui où nous vivons. L'Auteur y donne le catalogue chronologique des Auteurs, qui, dans chaque époque, ont écrit sur les maladies des femmes ; il y ajoute un précis historique de chacun d'eux ; il indique ceux de leurs ouvrages qui sont relatifs à cette matiere ; il porte son jugement sur quelques-uns de ces ouvrages : chaque époque est précédée d'un discours préliminaire relatif à l'état de la médecine dans les différens tems, aux découvertes générales qui ont été faites dans les diverses époques, aux maladies nouvelles qui ont paru dans les différens siécles.

On trouve à la fin du sixieme volume deux dissertations. Dans la premiere, l'Auteur cherche à satisfaire aux doutes que Van-Swieten paroît avoir sur la distinction des veines dans la matrice, qu'il avoit proposée dans le premier volume. La seconde contient une réponse à une critique faite dans le Journal des Savans, de quelques questions de philologie contenues dans les quatre premiers volumes.

31. *L'art d'accoucher réduit à ses principes.* A Paris, chez *Cavelier,*

1766, *in*-12. L'Auteur examine d'abord dans une histoire sommaire de l'art d'accoucher, qui sert de préliminaire à l'ouvrage, 1°. les personnes qui ont exercé cet art; 2°. les progrès par lesquels il s'est successivement perfectionné; 3°. les traités particuliers qu'on a composés sur ce sujet, & qui ont en quelque maniere détaché l'art d'accoucher du reste de la chirurgie; il entre ensuite en matiere & divise son ouvrage en cinq livres. Il donne dans le premier les connoissances préliminaires de l'art d'accoucher. Il parle dans le second des accouchemens naturels, où l'enfant se présente dans une posture convenable. Le troisieme traite des accouchemens contre nature. Le quatrieme est relatif aux accouchemens laborieux & difficiles. Le cinquieme expose les accidens qui arrivent quelquefois dans les accouchemens, & indique les moyens de les combattre. L'ouvrage est suivi d'une décision des Auteurs de Sorbonne, sur le baptême conféré par injection; il est terminé par une lettre de l'Auteur, relative à la conduite d'Adam & d'Eve, à l'égard de leurs premiers enfans.

32. *Mémoires pour servir à l'histoire de la Faculté de médecine de Montpellier.* A Paris, chez *Cavelier*, 1767, *in*-4. Cet ouvrage n'a été publié qu'après la mort de l'Auteur : nous le devons à Lorry, qui a rassemblé les manuscrits d'*Astruc*, & les a réunis en un corps d'ouvrage. Non content d'être Editeur, il a mis à la tête une préface très-bien écrite, qui renferme un abrégé historique de la médecine, où l'on trouve des réflexions justes & beaucoup d'érudition : il y a encore joint un éloge historique de l'Auteur; enfin, il y a ajouté la notice de quelques Médecins qu'*Astruc* indiquoit, & il a vérifié les noms & les dates de quelques ouvrages oubliés. L'ouvrage est divisé en cinq livres. Le premier traite de l'origine, de l'ancienneté, des premiers progrès & des anciens usages de la Faculté de médecine de Montpellier, des premiers établissemens qui y furent faits pour l'instruction publique. Le second présente l'état de cette Faculté sur la fin du quinzieme siecle, & dans les siecles suivans, jusqu'a nos jours, ses nouveaux progrès, ses privileges, ses nouveaux usages, les établissemens qui y ont été faits depuis cette époque, les découvertes que nous devons à cette Ecole. On trouve à la fin de chacun de ces deux livres les chartes & autres pieces justificatives, qui sont relatives à ce que l'Auteur avance. Le troisieme livre contient la vie & les ouvrages des Médecins de cette Faculté, qui y ont régenté depuis sa premiere origine, jusqu'à l'établissement des Professeurs royaux, au nombre de quarante-sept, dont plusieurs n'ont enrichi la médecine d'aucun écrit. Le quatrieme renferme les vies & les ouvrages des Professeurs royaux, depuis leur établissement jusqu'à nos jours, au nombre de cinquante-huit, dont plusieurs n'ont rien écrit. Le cinquieme présente les vies & les ouvrages des Médecins qui, après avoir étudié en médecine à Montpellier, & y avoir pris leur degré, sont

parvenus à occuper des places diftinguées, au nombre de foixante-treize, dont plufieurs ont été déjà rapportés dans les deux livres précédens. On ne doit point regarder cet ouvrage comme complet ; l'Auteur n'y avoit pas mis la derniere main : auffi les vies des Médecins y font-elles données, pour la plûpart, bien fuccinctement ; il en eft de même de leurs ouvrages, qu'*Aftruc* fe contente quelquefois d'indiquer ; fouvent même il ne les défigne point, & renvoie aux Bibliographes. On y trouve encore beaucoup de contradictions dans les dates qui devroient fixer les époques de la naiffance des Auteurs, de leur mort & de leur promotion aux places. Nous aurons lieu, dans cet ouvrage, d'en faire remarquer plufieurs : enfin, l'Auteur paroît s'être un peu oublié dans le jugement trop févere, quelquefois injufte, qu'il porte de quelques médecins ou de leurs ouvrages, furtout de fes contemporains.

Nous ne faurions finir l'article d'*Aftruc*, fans faire mention d'un ouvrage qu'il avoit médité long-tems, mais qu'il n'ofoit publier, de crainte que quelques efprits-forts ne puffent en tirer quelques inductions contre la divinité des livres faints : il ne le mit au jour qu'après avoir été raffuré par des perfonnes pieufes & inftruites. Il a pour titre : *Conjectures fur les mémoires originaux dont Moïfe put fe fervir pour compofer le livre de la Genefe*. A Bruxelles, (Paris) 1753, *in-12*.

ATCREL *ou* ACREL, (*Olof*) Chirurgien Suédois, qui eft aujourd'hui Chirurgien-Major de l'hôpital royal de Stockolm, & du Corps des Gardes-nobles de Suede. Il a été affocié à plufieurs Académies.

Nous avons de lui un recueil d'obfervations de chirurgie, faites dans l'hôpital de Stockolm : ce recueil, publié par l'Auteur en Suédois, a été traduit en allemand par Vogel, & imprimé à Lubeck, chez *Donatius*, en 1772. Il eft divifé en cinq chapitres : le premier renferme des obfervations fur la tête & le col ; le fecond contient la defcription des maladies & des opérations relatives à la poitrine & aux extrêmités fupérieures ; le troifieme préfente le tableau de quelques obfervations qui concernent le ventre, le dos & les parties génitales ; le quatrieme eft relatif aux extrêmités inférieures ; le cinquieme roule fur les tumeurs graiffeufes.

ATHENÉE, Médecin, qui étoit d'Attalie, ville de Cilicie, & qui fut le premier Fondateur de la Secte Pneumatique ou Spirituelle. Ce Médecin parut après Thémifon, & vivoit, à ce qu'il femble, du tems de Pline ; il eut plufieurs difciples ou fectateurs, dont les noms nous font reftés, comme Théodore, Agathinus, Hérodote, Magnus, Archigene, &c.

Au rapport de Galien (*introduct. feu Medicus*, *cap. 9.*) Athenée croyoit que ce n'eft point le feu, l'air, l'eau & la terre qui font les véritables élémens. Il donnoit ce nom à ce qu'on appelle les qualités premieres de ces quatre corps, c'eft-à-dire, au chaud, au froid, à l'humide & au fec, dont les deux premieres tiennent lieu, felon lui, des caufes efficientes, & les deux dernieres, des caufes matérielles. *Athénée* ajoutoit un cinquieme élément qu'il appelloit efprit : il concevoit que cet efprit pénetre tous les corps, & les conferve dans leur état naturel ; fentiment, qu'il avoit tiré des Stoïciens, qui obligea Galien à donner à Chryfippe, l'un des plus fameux d'entre ces Philofophes, le nom de Pere de la Secte pneumatique.

Athénée, appliquant ce fyftême à la médecine, vouloit que la plupart des maladies vinffent, lorfque l'efprit, dont on a parlé, fouffre ou reçoit le premier quelque atteinte ; mais comme les écrits de ce Médecin ne font pas venus jufqu'à nous, on ne fait point plus particuliérement ce qu'il entendoit par cet efprit, ni comment il concevoit qu'il fouffre : on peut feulement recueillir de la définition qu'il donnoit du pouls, qu'il croyoit que cet efprit étoit une fubftance qui pouvoit être plus ou moins étendue ou refferrée. Le pouls, difoit-il, n'eft autre chofe qu'un mouvement qui fe fait par la dilatation naturelle & involontaire de l'efprit, qui eft dans les arteres & dans le cœur, lequel efprit, fe mouvant de lui même, meut en même tems le cœur & les arteres.

C'eft tout ce qu'on peut découvrir des fentimens d'*Athénée*, à la réferve de quelque chofe qui concerne l'anatomie ; en quoi il fuivoit Ariftote. Galien remarque qu'aucun des Médecins de ce tems-là n'avoit fi univerfellement écrit de la médecine qu'*Athénée* ; mais il ne nous refte de tous fes ouvrages, que deux ou trois chapitres qu'on trouve dans les recueils d'Oribafe, & dont on ne peut rien tirer qui ferve à l'établiffement de l'opinion dont il s'agit, & encore moins qui faffe voir de quel ufage elle étoit, par rapport à la pratique de la médecine.

ATHOTIS, Roi de la premiere dynaftie des Thinites, que les Egyptiens difoient avoir été fort experts dans la médecine, & à qui ils attribuoient quelques livres d'anatomie.

ATRATUS *ou* LE NOIR, (*Hugues*) Cardinal dans le treizieme fiecle, Anglois de nation, & natif d'Evesham, dans le diocefe de Worchefter, fit de grand progrès dans les fciences, particuliérement dans la philofophie, dans les mathématiques & dans la médecine. Il fe rendit fur-tout fi habile Médecin, qu'on le furnommoit ordinairement le phénix de fon tems. On a dit de lui qu'il fut le Médecin le plus honnête, le plus décifif & le plus agréable de fon fiecle. Le Pape Nicolas III fouhaita de le voir à Rome, où il foutint parfaitement l'opinion qu'on avoit conçue de lui : peu après il fe fit Prêtre & fut fait Cardinal du titre de Saint Laurent, *in Lucinâ*, par le Pape Martin, le 23 Mars de l'an 1281. Il remplit exactement les devoirs de fon miniftere, & mourut de la pefte, l'an 1287. On lui attribue quelques ouvrages.

1. *Canones medicinales, fuper opus febrium Ifaaci.*

2. *De genealogiis humanis.*

3. *Problematum liber unicus.*

ATROCIANUS, (Jean) Botanifte Allemand du feizieme fiecle, a donné :

1. *Commentarii in Æmilium Macrum de re herbariâ.* Friburgi-Brifgoiæ, apud *Emmeum*, 1530, *in-8.*

2. *Scholia in hortulum Strabi. in-8.* fans indication de lieu, ni d'année.

ATTALUS, difciple de Soranus, & Partifan de la Secte méthodique. Il pratiquoit la médecine à Rome en même tems que Galien, qui eut quelques difputes avec lui, au fujet de la cure d'un Philofophe, nommé Théagene. La caufe de leur différend venoit de ce que le Médecin méthodique vouloit appliquer des remedes, qui étoient fimplement émolliens, fur une tumeur que ce Philofophe avoit à la région du foie, contre l'avis de Galien, qui vouloit qu'on y appliquât des aftringens, pour ne pas trop affoiblir ce vifcere.

ATTALE, dernier Roi de Pergame, étoit fils d'Eumenes de Stratonique. Il n'étoit encore qu'enfant, lorfque fon pere, en mourant, le laiffa fous la tutele d'Attale II, qui adminiftra le Royaume pour fon neveu, pendant 21 ans, après lefquels il le couronna. Il mourut après cinq ans de regne, à la fuite d'une fievre qu'il contracta pour avoir travaillé lui-même, avec trop d'ardeur, au tombeau de fa mere, & avoir été à cet effet expofé long-tems au foleil. On ne convient pas de l'année de fa mort; le Clerc la fixe à l'an du monde 3818, & Rollin la met en 3871. Il inftitua le peuple romain héritier de fes Etats : les termes de fon teftament font ainfi rapportés : *Populus romanus, meorum hœres efto.* Les Romains donnerent à ces paroles une explication favorable & un fens fort étendu ; ils les appliquerent à tous fes Etats, tandis que ce Prince n'avoit voulu défigner que les meubles de fon palais.

Ce Prince aimoit beaucoup la médecine, & vouloit favoir les chofes par lui-même. Il cultivoit, dit Plutarque, des plantes venimeufes, comme la jufquiame, l'ellébore, la ciguë, l'aconit : il les femoit, les plantoit lui-même dans fes jardins, & les cueilloit chacune dans le tems le plus propre, afin de pouvoir faire des expériences fur les fucs, les femences & les fruits de ces plantes, pour connoitre leurs propriétés. L'Auteur de cette remarque regarde cette occupation d'*Attalus* comme un amufement indigne de la Majefté Royale ; il lui préfere, pour cette raifon, Demetrius, furnommé Poliocertes, c'eft-à-dire, preneur de villes, qui ne fe divertiffoit qu'à faire conftruire des vaiffeaux ou des

galeres,

galeres, & des machines de guerre d'une grandeur prodigieuse ; mais il seroit à souhaiter que les Rois se fissent un plaisir de s'occuper plutôt à des choses utiles à la société, comme faisoit *Attalus*, que de faire consister toute leur gloire à imiter Demetrius, qui, ne cultivant que les arts de la guerre, ne pensoit point aux arts de la paix, & à rendre ses peuples heureux. *Attalus* ne s'attachoit pas seulement à examiner les poisons ; il essayoit aussi les contre-poisons, donnant des uns & des autres à des Criminels condamnés à la mort, comme on l'apprend de Galien. Il préparoit encore divers bons médicamens, dont une partie portoit son nom du tems du même Galien, qui en rapporte la composition, & qui assure qu'*Attalus*, qu'il appelle son Roi, parce que lui Galien étoit de Pergame, avoit eu une grande application pour cela. Varron, Pline & Columelle assurent que ce Prince laissa des livres d'agriculture. On lui a aussi attribué l'invention des tapisseries.

ATHALIN, (*Claude-François*) Professeur en médecine dans l'Université de Besançon, & membre de l'Académie de la même ville. Nous avons de lui :

1. *Lettre à un Médecin de province, au sujet d'un coup reçu à la tête*, 1746, *in-12*.

2. *Institutiones anatomicæ*, 1753, *in-8*.

ATTIGNA. Nous avons, sous le nom de l'*Herboriste d'Attigna*, un ouvrage intitulé :

Œuvres médicinales, contenant les remedes choisis, les petits secrets & la médecine aisée. A Lyon, chez Thyolie, 1695, *in-12*.

AVANTIO, (*Charles*) célebre Médecin Italien du siecle dernier, étoit fils de *Jean-Mario Avantio*, célebre Jurisconsulte de Padoue, mort en 1622. Il s'appliqua particuliérement à la botanique, & y acquit beaucoup de connoissances. Il sollicita, en 1638, la Chaire de botanique, qui fut donnée à Veslingius, & mourut quelques années après. Il a ajouté des annotations assez intéressantes à l'ouvrage de Baptiste Fiera, qui a pour titre, *Cœna, sive de herbarum virtutibus & victûs ratione*, qui n'ont été publiées qu'après sa mort, par Jacques Avantio, son frere, à Padoue, 1649, *in-4*. *Voyez* l'article de FIERA.

AVANZINI, (*Joseph*) Médecin Italien de ce siecle, a écrit en faveur du chocolat contre le Docteur Félix. Ce petit traité a été imprimé à Florence, en 1728, *in-4*.

AUBEL (*Thomas*) a traduit en italien le traité de George Riviere, sur la peste.

I. AUBERT (*Jacques*) *Voyez* ALBERT.

II. AUBERT (*François*) naquit à Dormans, petite ville de France en Champagne, le 28 Septembre 1695. Il se livra à l'étude de la médecine. Après avoir reçu les honneurs du Doctorat, il fut fait Médecin des hôpitaux de Châlons-sur-Marne. Nous avons de lui:

1. *Discours sur la maladies des bestiaux.*

2. *Consultations médicinales sur la maladie noire*, 1745, *in-*4.

3. *Réponse aux écrits de M. Navier, touchant le péritoine*, 1751, *in-*4.

AUBERY, (*Jean*) connu en latin sous le nom d'*Albericus*, Médecin, natif du Bourbonnois, qui vivoit au commencement du siecle dernier. Il avoit étudié la médecine à Montpellier, sous André Du Laurent, & fut dans la suite Médecin du Duc de Montpensier. Il est Auteur des livres suivans:

1. *L'antidote de l'amour: plus, un discours de la nature & des causes d'icelui, & les remedes pour se préserver & guérir des passions amoureuses.* A Paris, chez *Chappelet*, 1599, *in-*12. A Delf, chez *Arnaud Bon*, 1663. Cet ouvrage est curieux & savant; il est plus utile & plus agréable que le titre ne paroît le promettre. Il est dédié à Du Laurent, Professeur en médecine dans l'Université de Montpellier.

2. *Les bains de Bourbon-Lancy & l'Archambaut.* A Paris, chez *Périer*, 1604, *in-*8.

3. *De restituendâ & vindicandâ medicinæ dignitate, apologeticus.* Parisiis, apud *Cottereau*, 1608, *in-*8.

AUBIGNÉ DE LA FOSSE, (*Nathan*) Médecin & Mathématicien du siecle dernier, étoit d'une naissance illustre; il étoit fils de *Théodore Agrippa d'AUBIGNÉ*, Seigneur des Landes & de Chaillon, Favori du Roi Henri IV, Gentilhomme de sa chambre, Maréchal de Camp, Gouverneur des isles & du château de Maillezais, & Vice-Amiral de Guienne & de Bretagne. Il naquit le seize Janvier 1601, à Nancray, près de Pluviers en Gâtinois. Il se retira à Geneve avec ses pere & mere, le premier Septembre 1620. Il épousa *Claire Pélissari*, le 15 Juillet 1621, & il fut reçu Docteur en médecine à Fribourg en Brisgaw, le deux Mai 1626; on lui donna *gratis* la Bourgeoisie de Geneve, le vingt Mars 1627. Etant devenu veuf le onze Septembre 1631, il épousa en secondes noces, le vingt-trois Mai 1632, *Anne Crespin*, fille du Conseiller *Samuël Crespin*. Le dix-huit Janvier 1658, il fut fait membre du Conseil des deux Cens. Il vivoit encore en 1669; nous ignorons l'époque de sa mort. Il a laissé entr'autres enfans, 1°. *Anne*, qui épousa François le Sage de la Colombiere, à Couches, dans le Duché de Bourgogne. 2°. *Samuël*, qui a été Ministre de Renan, à Bevilars & au Val de Tavanes. 3°. *Agrippa*, établi à Grenoble, qui eut trois enfans . dont l'aîné fut Major du château de Sedan ; le second, Major du château de Salces en Roussillon ; & le troisieme, Capitaine dans un régiment de Marine. *Aubigné de la Fosse* s'étoit particuliére-ment attaché à la chymie ; ses ouvrages sont tous relatifs à cette partie de la médecine. Il a donné :

1. *Lumen novum chymicum.* Genevæ, apud *Fratres de Tournes*, 1654, in-8.

2. *Arcanum hermeticæ philosophiæ.* Ibid.

3. *Carmen aureum & enigma.* C'est un Poëme relatif à des matieres de chymie ; il est inféré dans le second volume de la bibliotheque chymique de Manget.

4. *Bibliotheca chymica contracta.* Genevæ, 1653, *in-8.* 1654, *in-4.* & 1673, *in-8.* Ce recueil contient les écrits suivans : 1°. *Joannis Aurelii Augurelli chrysopæïa & vellus aureum.* 2°. *Cosmopolytæ novum lumen chymicum & de mercurio & sulphure.* 3°. *Anonymi enchyridion physicæ restitutæ & arcanum philosophiæ hermeticæ opus.* Cet Anonyme est M. d'Espagnet.

5. *Aureum vellus : oder Guldene Schatz, &c.* Basileæ, 1704 ; Lamb. 1708, *in-4.* 2 vol. C'est une collection des écrits des plus fameux Alchymistes, *en haut Allemand.*

AUBIN. (*Jean de Saint-*) *Voyez* SAINT-AUBIN.

AUBLET, (*Fusée*) Botaniste François, qui, après avoir parcouru cette partie de l'Amérique, à laquelle on a donné le nom de Guyane françoise, & y avoir fait beaucoup d'herborisations, vient d'en publier le résultat dans l'ouvrage suivant :

Histoire des plantes de la Guyane françoise, rangées suivant la méthode sexuelle. A Paris, chez *Didot*, 1775, *in-4.* 4 vol. Cette histoire com-prend les plantes du continent, celles des bords de la mer & des isles de cette contrée : elle contient plusieurs genres & plusieurs espèces qui n'ont jamais été décrits, ou qui ne l'ont été qu'impar-faitement : quant à ceux qui sont bien déterminés, l'Auteur s'est contenté d'en rapporter les noms connus, avec les phrases des Botanistes, & d'en indiquer les figures. L'article de chaque espèce est terminé par l'exposé des usages auxquels les diverses Nations qui habitent la Guyane françoise, emploient les diverses parties de chaque plante. Il a réuni, à la fin des descriptions des plantes, des détails intéressans & des vues nouvelles sur la culture, les prépa-rations, le commerce, l'usage du café, de la vanille, du musca-dier, du manihot : ceux-ci sont sous la forme de mémoire. Il y donne aussi des observations d'histoire naturelle & de physique, qu'il a eu occasion de faire pendant son séjour à Cayenne & à l'isle de France, ainſi que des particularités ſur les mœurs & uſages des Indiens de la Guyane. Toutes les deſcriptions & explications des figures, au nombre d'environ 400, ſont en françois & en latin.

AUBRY (*Jean d'*) étoit natif de Montpellier; il étudia la théologie, embraſſa l'état eccléſiaſtique, & reçut l'ordre de prêtriſe. Il vint à Paris; il y fut décoré du titre de Médecin ordinaire du Roi; & il exerça la médecine dans cette ville vers les années 1658, 1659 & 1660 : nous ne ſavons point cependant s'il avoit reçu les honneurs du Doctorat en médecine. Il avoit fait une étude particuliere de la chymie, & étoit Sectateur zélé de Paracelſe; auſſi annonce-t-il lui-même qu'il fait profeſſion de la médecine Paracelſique & Archetique. Il fut gratifié de l'Abbaye Notre-Dame de l'Aſſomption, & publia les ouvrages ſuivans :

1. *La merveille du monde, ou la médecine véritable reſſuſcitée.* A Paris, 1655, *in*-4.
2. *Le triomphe de l'Archée, & le déſeſpoir de la médecine.* A Paris, 1656, *in*-4.

Ces deux ouvrages ont été réimprimés enſemble ſous le titre ſuivant :

Le triomphe de l'Archée & la merveille du monde, ou la médecine univerſelle & véritable pour toutes ſortes de maladies les plus déſeſpérées, &c. A Paris, 1660, *in*-4.

AUBRY, Chirurgien du ſiecle dernier, qui a donné :

1. *Abrégé, où l'on voit que les gouttes ſont maladies curables.* A Paris, 1620, *in*-8.
2. *Abrégé touchant la guériſon de la goutte & de la gravelle.* A Paris, chez *Saugrain*, 1621, *in*-4.

AUCHTER (*J. Pierre*) a écrit :
De tuſſi. Baſileæ, 1615, *in*-4.

AUCUNA ÉMERIC. (*Antoine*) *Voyez* ÉMERIC.

AUDIGER (*Antoine*) a donné des *Inſtitutions de chymie*, qui ont paru à Leipſic, chez *Dyck*, 1757, *in*-8.

AUDOIN de *Chaignebrun*, (H . . . . . .) ancien Chirurgien des hôpitaux & armées du Roi de France, a été employé par ordre du Roi au traitement de pluſieurs maladies épidémiques. Il a donné un ouvrage ſous le titre de *Cartes microcoſmographiques, ou deſcription du corps humain.* Il a reclamé, comme à lui propres, les cartes anatomiques de *Chirol.* Il a dit à ce sujet que depuis très-long-tems il s'étoit proposé de faire des tables de toutes les parties de la médecine, pour lui servir de *compendium*; que même en 1745, étant à l'armée, il avoit communiqué son dessein à M. *Simon*, alors Chirurgien-Major des Chevaux-légers. Il a ajouté que peut de tems après, ayant eu occasion de démontrer l'anatomie à Paris, il conçut le projet de décrire cette science par une analyse énumérative en forme de carte. Ce qu'il y a de vrai, c'est que son ouvrage fut approuvé en 1754, par Morand, Censeur Royal, & qu'*Audoin de Chaignebrun* obtint un privilege du Roi pour neuf années; mais ayant été employé depuis cette époque au traitement de différentes maladies épidémiques, il n'a pu s'occuper de l'impression de cet ouvrage : il pensoit enfin le faire paroître en 1762, lorsque *Chirol* publia sa premiere carte sur l'angéiologie. La ressemblance qu'il crut y trouver avec les siennes excita ses plaintes; mais la contestation n'est pas encore décidée. On ne sauroit cependant avec justice accuser *Chirol* d'avoir profité du travail d'*Audoin de Chaignebrun.* Il arrive tous les jours dans les sciences & les arts, que deux personnes travaillent en même-tems sur le même objet, s'occupent des mêmes recherches, ont les mêmes idées, & font les mêmes découvertes.

Nous avons encore d'*Audoin de Chaignebrun* l'ouvrage suivant: *Relation d'une maladie épidémique & contagieuse, qui a régné l'été & l'automne de 1757, sur des animaux de différentes especes, dans la Brie.* Paris, chez *Prault,* 1762, *in-12.* L'Auteur décrit d'abord les symptômes de cette épidémie; il rend compte ensuite de ce qu'il a vu dans quelques-uns de ces animaux, qui ont été ouverts; il en déduit des conséquences, desquelles il passe à l'explication des causes de la maladie; ce qui est suivi de la curation. L'Auteur paroit n'avoir consulté que son zele, & l'envie d'instruire le public de ses occupations. La plus grande partie de l'ouvrage est assez superficielle. Le chapitre de la curation est le mieux raisonné & le plus fini : à l'article qui traite des moyens préservatifs, on trouve des préceptes qui peuvent être utiles. L'Auteur termine son ouvrage par ses découvertes sur le tissu cellulaire; il les présente avec la complaisance d'un inventeur; il nous apprend que le tissu cellulaire est le siége & l'organe des métastases, &c. La doctrine qu'il établit à cet égard n'est pas de lui : elle avoit été déjà développée & mise dans tout son jour par Thierry, Médecin de la Faculté de Paris, dans la these qu'il soutint en 1749 dans les écoles de cette Faculté.

A VEGA. *Voyez* VEGA.

AVELLINUS, (*François*) Médecin Italien du siecle dernier, étoit né à Messine. Après avoir été reçu Docteur en philosophie & en médecine, il exerça cette derniere avec réputation. Le Collége des Médecins de Messine le choisit plusieurs fois pour son Chef, sous le nom de Prieur. Il publia l'ouvrage suivant:

Expostulatio contrà Chymicos, quâ eorum paradoxa seu rationis umbræ (si quæ sunt) enucleantur, ejectantur, expelluntur. Messanæ, apud *Viduam Bianco,* 1637, *in-*4.

I. AVENARIUS (*Samuel*) a écrit:

De somno, ejusque adjuncto, insomnio, & opposito, vigiliâ. Lipsiæ, 1638, *in-*4.

II. AVENARIUS (*Jean-Christien*) a écrit:

De fluxu hæmorrhoïdali. Erfordiæ, 1726, *in-*4.

AVENBRUGGER (*Léopold*) a publié:

Inventum novum abstrusos interni pectoris morbos detegendi ex percussione thoracis humani. Vindebonæ, 1761, *in-*8. traduit en françois par Rosiere de la Cassagne, & imprimé avec le manuel des pulmoniques, de cet Auteur. A Paris, chez *Humaire,* 1770, *in-*12.

I. AVENZOAR, appellé en arabe *Aben-Zohr-Alandalausi,* mais dont le vrai nom étoit *Zoht ben Zoth,* c'est-à-dire, *Zoht, fils de Zoht,* étoit Juif de religion, & fils d'un Médecin célebre. Il étoit né en Andalousie: quelques-uns le font natif de Seville; mais ce n'est pas un fait certain: on peut l'avoir inféré du long séjour qu'*Avenzoar* a fait dans cette ville, qui étoit le lieu de la résidence d'un Calife Mahometan. Averroës le cite, le loue, & prétend qu'il a vécu 135 ans: on peut bien ne pas l'en croire si l'on veut; mais on peut du moins conclure qu'*Avenzoar* a vécu avant lui, & par conséquent au commencement du douzieme siecle. On dit que dès l'âge de dix ans, il s'appliqua à la médecine, mais qu'il ne commença à l'exercer par lui-même qu'à quarante ans. Son pere & son grand-pere, qui étoient l'un & l'autre Médecins, prirent soin de son éducation, & présiderent à ses études. Il s'instruisit avec eux, non-seulement de la médecine, mais encore de la chirurgie & de la pharmacie qu'il exerça pendant long-tems; il s'excuse dans ses ouvrages sur cette nouveauté, c'est-à-dire, sur la réunion de ces trois parties de la médecine en une seule personne. Les Médecins, ses contemporains, regardoient déjà les opérations de la main, & la composition des médicamens, comme une chose au-dessous d'eux; ils en laissoient le soin à leurs serviteurs. *Avenzoar* ne s'arrêta pas au préjugé de ses pareils. Il avoit raison; il n'y a rien de vil dans tout ce qui peut concourir à la conservation de l'espece humaine. Ce Médecin exerça sa profession pen-

dant long-tems & avec fuccès ; il y acquit une connoiffance parfaite de fon art, & mérita d'être furnommé *le Sage* & *l'Illuftre*. Nous
apprenons de lui-même qu'il avoit la direction d'un hôpital, & qu'il
fut fouvent employé par le Miramolin ; mais nous favons en même-
tems que, quoiqu'il eût guéri d'une jauniffe le fils d'Haly, Gouverneur de Seville, il fut emprifonné par l'ordre de ce Miniftre, & qu'il
en effuya de très-mauvais traitemens : nous ignorons cependant les
caufes de fa difgrace. Nous avons de lui les ouvrages fuivans.

1. *Liber theifir* ou *thaiffer dahelmodana vahelfabir ; c'*eft-à-dire, *recti-
ficatio medicationis & regiminis*. Venetiis, apud *Schotum*, 1496,
in-fol. & apud *Gregor. de Gregoriis*, 1514, *in-fol.* 1553, *in-fol.*
Lugduni, 1531, *in-8.* On a ajouté à cette derniere édition l'ouvrage intitulé, *Antidotarium*, du même Auteur, & le *Colliget* d'A-
verroës. Cet ouvrage traite de toutes les maladies ; il indique les
remedes qui leur conviennent ; il fixe le régime des malades. Il
eft divifé en vingt-fix traités. Il feroit trop long d'en donner la diftribution ; nous nous contenterons d'un exemple. Le vingt-unieme
traite *de paffionibus matricis*, & eft divifé en fept chapitres : 1°. *de
matrice & defectu conceptionis* ; 2°. *de apoftematibus matricis* ; 3°. *de
corrofione matricis* ; 4°. *de laxitudine & diflocatione matricis* ; 5°. *de
fuperfluitate fluxûs menftrui* ; 6°. *de retentione fuperfluâ menftruorum* ;
7°. *de opilatione & plenitudine carnis & fciffurâ in ore matricis*.

2. *De febribus, liber*, inféré dans la collection imprimée à Venife,
chez *Pechacini*, 1576, *in-fol.*

Il écrivt encore fur les plantes venimeufes & fur les antidotes ;
il fit beaucoup d'obfervations & de remarques fur des chofes qui n'a-
voient pas été traitées avant lui ; par exemple, fur l'inflammation
du médiaftin, fur un abcès dans le péricarde, fur une hydropifie du cœur. Il fut l'ennemi de tous ceux qui prétendoient faire
cadrer les médecines avec la conftitution de leurs malades, tellement
que la qualité & la quantité du purgatif ne furpafferoient aucunement
l'action que demanderoient les humeurs & l'état de la maladie. C'é-
toit Alkind qu'il avoit principalement en vue, parce qu'il avoit compofé un traité dans ce genre fur les dofes & les propriétés des remedes. Il ne pouvoit auffi fouffrir les empiriques ; il étoit fi ennemi de la
charlatannerie, & faifoit fi peu de cas des fimples recettes, qu'il s'emporte
contre l'imprudence des vieilles femmes & contre la fuperftition des
Aftrologues : il ne fut cependant point exempt de fuperftitions ; il croyoit,
par exemple, que tirer la pierre de la veffie étoit une chofe indécente & contre la pudeur, & qu'un homme qui avoit de la religion,
ne devoit jamais entreprendre cette vilaine opération.

Il faifoit une eftime particuliere de l'ellébore noir en purgatif. Il eft
le premier Médecin qui ait fait mention du bézoar, dont il ordonne
trois grains pour la jauniffe occafionnée par le poifon.

Avenzoar eft le premier qui ait traité, d'une maniere intéreffante, ce qui concerne l'abcès au médiaftin : il eft encoie le premier qui ait décrit la difphagie, ou la difficulté d'avaler les alimens ; il a même propofé, parmi plufieurs autres fecours contre cette maladie, un moyen qu'on a prétendu avoir trouvé de nos jours , & dont on a voulu beaucoup faire valoir la découverte. Ce moyen, propofé par ce Médecin, confifte à introduire dans la bouche, au-delà de l'obftacle, un tube par le moyen duquel on puiffe faire avaler du lait ou d'autres alimens liquides.

La plupart des Auteurs donnent à *Avenzoar* le nom d'empirique; mais il le mérite beaucoup moins que les autres Médecins Arabes : ce qui pourroit faire juger qu'ils n'ont jamais lu que la préface de fes ouvrages, qui eft un recueil des remedes dont lui ou d'autres s'étoient fervis. Il avoit pour maxime, que l'expérience eft le guide le plus sûr que l'on puiffe fuivre dans la pratique, & que c'eft elle qui condamne ou qui fait l'éloge du Médecin durant fa vie auffi bien qu'après fa mort : il obferve même que tant s'en faut que l'on puiffe acquérir les talens de la médecine par des diftinctions de logique, ou par des fubtilités de fophiftes, qu'il n'y a au contraire qu'une longue expérience, jointe à beaucoup de jugement, qui puiffe nous procurer un talent fi extraordinaire. *Avenzoar* rapporte que fe trouvant un jour dans une circonftance épineufe, & dans laquelle il ne favoit quel parti prendre, après avoir inutilement confulté plufieurs autres Médecins, il prit enfin celui d'aller confulter fon pere, qui vivoit dans une ville fort éloignée de la fienne; le bon vieillard fe contenta, pour toute réponfe, de lui indiquer un paffage dans Galien, qu'il lui ordonna de lire, en lui difant que s'il ne venoit point à bout, après l'avoir lu, de guérir cette maladie, il ne devoit jamais s'attendre à y réuffir. Cet avis eut tout le fuccès qu'il pouvoit defirer ; car il eut le bonheur de guérir fon malade : ce qui les fatisfit extrémement l'un & l'autre. En effet, il paroît fi attaché dans tous fes ouvrages à la fecte dogmatique, qui eft directement oppofée à celle des empiriques, qu'il ne manque jamais de raifonner fur les caufes & les fymptômes des maladies. Et comme il prend Galien pour guide dans ce qui concerne la théorie de la médecine, il ne perd aucune occafion de le citer, & en parle plus fouvent que tous les autres Médecins Arabes.

II. AVENZOAR, furnommé *Abohaly*, Médecin Arabe, qui a donné un ouvrage fur la fanté, fous le titre fuivant : *de regimine fanitatis*, *liber*. Il a été mis au jour par Jean-George Schenckius, A Bâle, chez *Louis Konig*, 1618, *in-*12.

AVERBACH (*Jean-Maurice*) a écrit : *De procidentiâ ani.* Erfordiæ, 1732, *in-*4.

AVERROEZ

AVERROEZ *on* AVEN-ROEZ, Médecin Arabe, dont le vrai nom étoit *About Valid, Mohammed, ben Roschd* ; c'est-à-dire, *Mahomet, pere de Valid, fils de Roschd.* Il naquit à Cordoue en Espagne, où ses ancêtres avoient tenu pendant long-tems un rang distingué. Son ayeul avoit été député, par ses compatriotes, vers l'Empereur de Maroc, pour lui offrir la couronne : celui-ci, après l'avoir acceptée, l'avoit nommé Chef des Prêtres & grand Justicier. Ses charges passerent à ses descendans : *Averroëz* les occupa après la mort de son pere, & exerça sa jurisdiction sur toute l'Andalousie & sur le Royaume de Valence. Il s'étoit d'abord livré à l'étude du droit ; mais dégoûté des matieres arides & abstraites qui faisoient l'objet de ses études, il s'attacha à la physique, à la médecine, aux mathématiques & à la géométrie. Il conserva cependant ses charges ; il y joignit même celle de Juge de Maroc & de toute la Mauritanie, que Mansor, Roi de Maroc, lui donna, en lui conservant les premieres. *Averroëz* fit un voyage à Maroc ; il y établit des Juges comme ses Subdélégués, & revint à Cordoue.

Ce Philosophe Médecin, un des plus grands de sa nation, & rival d'Avicenne, s'appliqua constamment à la médecine ; il y fit des progrès rapides, qui lui acquirent, dans sa patrie, une célébrité peu commune. Quelques Modernes ont voulu le présenter comme dépourvu des connoissances les plus ordinaires dans cette partie ; mais un seul trait de lui suffit pour le justifier. Le courage qu'il eut de faire saigner un de ses enfans âgé de six ou sept ans, prouve qu'il étoit plus Médecin qu'on ne l'a cru. Cet exemple a au moins servi aux amateurs de la saignée, pour mettre *Averroëz* au nombre de leurs grands hommes. On ignore le nombre des victimes du préjugé ridicule qui empêchoit de saigner les enfans avant l'âge de quinze ans. *Averroëz* fut bien hardi, mais bien éclairé, pour oser enfreindre un usage qu'on regardoit comme sacré.

Averroëz ne jouit pas tranquillement de sa gloire ; il eut des ennemis ; il les trouva parmi ses Confreres : mais quel est le Médecin qui n'en a pas, lorsqu'il jouit d'une grande réputation, & qu'il en est digne ? Ses talens excitent l'envie : heureux, s'il ne succombe pas aux embûches qu'on lui tend ! Quelques Nobles & plusieurs Docteurs de Cordoue, ayant à leur tête Ibnuzoar, Médecin de cette ville, résolurent la perte d'*Averroëz* ; ils furent peu touchés de la clémence dont celui-ci avoit usé vis-à-vis un de leurs Confreres, Ibnu Saïgh, Médecin de Cordoue, détenu dans les prisons pour crime d'hérésie, & qu'il mit en liberté. Ils cacherent leur dessein sous le voile de la religion ; ils subornerent des jeunes gens ; ils surprirent un acte, dans lequel ils lui attribuerent des sentimens condamnables en matiere de religion : cet acte, signé par cent témoins, & envoyé au Roi de Maroc, fut suivi de la perte d'*Averroëz*. Ses biens furent confisqués ; il fut lui-même exilé dans le quartier des Juifs. *Averroëz* obéit ; mais ayant été quelquefois à la mofquée pour y faire fa priere, il en fut chaffé à coups de pierre par les enfans. Ne pouvant réfifter à ces opprobres, il prit la fuite & fe retira à Fez; mais il y fut reconnu & emprifonné. Le Roi de Maroc tint un nouveau confeil contre lui; quelques-uns opinerent à la mort du Philofophe, du Médecin, du Chef de la Juftice & du Clergé; mais on fe contenta de l'obliger à fe rétraĉter. Il fut, à cet effet, conduit un Vendredi, vers l'heure de la priere, devant la porte de la mofquée; il y fut placé, tête nue, fur le plus haut degré; il y fut expofé aux infultes de tous ceux qui entroient dans l'Eglife, & qui lui crachoient au vifage. Après y avoir déclaré qu'il rétraĉtoit fon héréfie, il fut renvoyé. Il refta enfuite à Fez, où il fit des leçons de jurifprudence. Il obtint, quelque tems après, la permiffion de revenir à Cordoue; mais il y vécut miférablement, fans biens, fans livres, fans amis. Son innocence parut enfin au grand jour. Il fut rappellé à la Cour. Manfor lui confia la premiere Magiftrature de fon Royaume; *Averroëz*, rendu à Maroc, avec toute fa famille, en remplit les fonĉtions avec diftinĉtion jufqu'à fa mort, qui arriva dans cette ville, fuivant certains, en 1206. Il fut enterré hors de la porte des Corroyeurs, où fon tombeau & fon épitaphe ont paru fort long-tems.

Averroëz étoit extrêmement laborieux; il fe fignala par des commentaires qu'il compofa fur prefque toute la philofophie d'Ariftote, & par la paffion qu'il fit éclater pour la perfonne & la doĉtrine de ce Philofophe. Ces commentaires le firent furnommer *le Commentateur*. Ce fut auffi lui qui traduifit, le premier, Ariftote en arabe, avant que les Juifs en euffent donné leur verfion. Nous n'avons eu même, pendant long-tems, d'autres textes d'Ariftote, que celui de la verfion latine qui fut faite fur la verfion arabe d'*Averroëz*. Il a daté fon commentaire de l'an 1197. On connoit encore de lui les ouvrages fuivans:

1. *De theriacâ traĉtatus.* Venetiis, 1562, & rapporté dans le dixieme volume des œuvres de l'Auteur, édition de Venife, 1552.

2. *De venenis, liber.* Lugduni, apud *Jac. Myt.* 1517, *in-*4. inféré à la fuite du *regimen fanitatis*, de Magninus.

3. *Cantica.* Venetiis, apud *Greg. de Gregoriis*, 1484, *in-*4. de la traduĉtion d'Armegandus. Ibid. apud *Juntas*, 1555, *in-fol.* corrigé par André Alpagus. C'eft un commentaire fur les cantiques d'Avicenne.

4. *De febribus.* On le trouve dans la colleĉtion *de febribus*, imprimée à Venife.

5. *Colleĉtaneorum de re medicâ feĉtiones tres.* Lugduni, apud *Sebaft. Griphium*, 1537, *in-*4. Cet ouvrage, traduit en latin par Jean Brugérinus, renferme trois feĉtions. La premiere, fur les fonĉtions de la fanté, fuivant les principes d'Hippocrate & de Galien; la feconde, fur la confervation de la fanté, fuivant les principes de Galien; la troifieme, fur la curation des maladies.

6. *De simplicibus*, *liber.* Argentorati, avec les œuvres de Serapion.

7. *Colliget*, *libri VII.* On le trouve dans le dixieme volume des œuvres de l'Auteur, imprimées à Venise, apud *Juntas*, 1542, 1552, *in fol.* & avec les œuvres d'*Avenzoar*, à Venise, chez *Gregoire de Gregoriis*, 1496, *in-fol.* à Lyon, chez *Jacques de Giuntis*, 1531, *in-8.* On en trouve encore trois éditions faites à Venise, avec des corrections de Surianus, en MCDXIV, MCDLXIX & MCDXC. Cette derniere, chez les freres *de Sorlivio.* Cet ouvrage, qu'on dit avoir été composé par ordre du Miramolin de Maroc, a été traduit d'arabe en latin, par Armengauld Blasius de Montpellier ; il comprend toute la médecine ; il présente, comme l'Auteur l'avoue lui même, un sommaire de ce qui a été dit avant lui, auquel il a fait beaucoup d'additions. Il contient sept livres. Le premier traite de l'anatomie ; le second, de la santé des parties & de leur action ; le troisieme, des différences & des causes des maladies ; le quatrieme, des signes de la santé & de la maladie. Le cinquieme, des médicamens & des alimens ; le sixieme, de la conservation de la santé ; le septieme, de la curation des maladies. Il n'y a presque rien de l'Auteur dans cet ouvrage : il a copié Galien. Son principal but est de concilier les principes d'Aristote avec la pratique de ce Médecin. Il est cependant le premier qui ait avancé qu'on ne pouvoit avoir la petite vérole deux fois. C'est avec raison qu'on regarde le *Colliget* d'*Averroëz* comme un ouvrage peu utile, qui ne peut même servir qu'à orner la bibliotheque des amateurs des Arabes.

8. *Hahupalah Altahapalah.* Cet ouvrage, écrit en arabe, & traduit en latin par Calo Calonymus, sous le titre de *destructiones destructionum*, & celui de *destructorium destructorii*, est un des plus beaux ouvrages d'*Averroëz*, au sentiment du P. Rapin : c'est le seul où l'Auteur donne quelque preuve d'orthodoxie ; il y réfute les opinions d'Algazel. Celui-ci avoit soutenu que le monde n'est point l'ouvrage de Dieu, que Dieu n'est pas un Agent, qu'il n'est pas unique, simple & incorporel, & qu'il peut y avoir deux natures incréées.

Il avoit encore donné dans la poésie ; il avoit composé sur-tout beaucoup de vers relatifs à la galanterie ; mais lorsqu'il fut vieux, il les fit jetter au feu : il donna par là un exemple de sagesse. On assure que, suivant ses propres expressions, il ne le fit que pour empêcher qu'on ne connût les folies de sa jeunesse, ou qu'on n'y donnât une approbation dont elles n'étoient pas dignes.

On a présenté, assez communément, *Averroëz* comme un Compilateur ; ce n'est pas tout-à-fait sans fondement. Les Mahométans l'ont regardé comme un Raisonneur hardi, véhément & dangereux, qui sappoit les fondemens de toutes les religions.

AUGENIO, (*Horace*) *de Monte-Sancto*, dans la marche d'Ancône, fe diſtingua dans le ſeizieme ſiecle. Il ſuccéda à la réputation de ſon pere *Louis Augenio*, qui avoit exercé la médecine, avec célébrité, pendant 70 ans, & qui avoit été Médecin du Pape Clément VII. L'étude de la philoſophie occupa les premieres années de ſa jeuneſſe : il s'appliqua enſuite à la médecine, & y fit beaucoup de progrès. Après avoir été reçu au Doctorat dans l'Univerſité de Boulogne, il fut fait Profeſſeur de logique dans celle de Macerata. A peine avoit-il fini la ſeconde année de ſa régence, qu'il fut choiſi pour remplir la chaire de médecine théorique à Rome ; il quitta celle-ci cinq ans après, pour prendre celle de médecine-pratique dans l'Univerſité de Pavie : après l'avoir remplie pendant ſeize ans avec diſtinction, il ſuccéda en 1592, non à Capivaccius, comme certains l'ont avancé, mais à Bernardin Paternus, dans la chaire de médecine théorique de Padoue, avec des gages de 900 florins. Il mourut en 1603, dans cette derniere ville, dans un âge très-avancé. *Augenio* avoit beaucoup travaillé ; on en jugera par les ouvrages ſuivans :

1. *De curandi ratione per ſanguinis miſſionem*, *libri III.* Venetiis, apud *Mejettum*, 1570, *in-8.* L'Auteur y recherche principalement ce qu'on doit entendre par plénitude ou pléthore, ſuivant le ſens des Modernes, & quelles ſont les indications qui doivent déterminer le Médecin à faire pratiquer la ſaignée.

2. *De curandi ratione per ſanguinis miſſionem*, *libri XIII.* Genevæ, 1575, *in-fol.* Taurini, apud *Zatterium*, 1584, *in-4.* 1636, *in-4.* Venetiis, apud *Zilettum*, 1597, *in-fol.* Les trois premiers livres ſont les mêmes que les précédens.

3. *De curandi ratione per ſanguinis miſſionem*, *libri XVII.* Francofurti, apud *Marnium & Aubrium*, 1598, *in-fol.* 2. vol. C'eſt une nouvelle édition de l'ouvrage précédent, auquel on a ajouté quatre livres ſur le même ſujet. L'Auteur paroît fort attaché à la doctrine de Galien ; il déclame continuellement contre les Modernes, qu'il appelle, par dériſion, des *Novateurs*.

4. *De medendis calculoſis & exulceratis renibus*, *liber.* Camerini, apud *Gojoſum*, 1575, *in-4.* L'Auteur ne ſe borne pas au calcul & à l'ulcere des reins ; il parle encore de la néphralgie, du *diabete*, & de l'ardeur d'urine ; il indique les moyens de guérir ces différentes maladies.

5. *De modo præſervandi à peſte*, *libri IV.* Fizmi, apud *Aſtolphum de Grandi*, 1577, *in-8.* Lipſiæ, 1598, *in-8.*

6. *Quod homini certum non ſit naſcendi tempus*, *libri II.* Venetiis, apud *J. B. Ciottum*, 1595, *in-8.* Francofurti, apud *Marnium & Aubrium*, 1597, *in-fol.* On y trouve la deſcription d'un embryon pétrifié dans le ſein de ſa mere, & une diſſertation ſur les cauſes de ce phénomene.

7. *Epiſtolarum medicinalium*, *lib. XII.* Auguſtæ Taurinorum, apud *Bevilaqua*, 1579, *in-4.* & apud *Ratterium*, 1580, *in-4.* Venetiis, apud *Zenarium*, 1592, & 1602, *in-fol.*

8. *Epiſtolarum & conſultationum medicinalium , lib. XXIV.* Francofurti , apud *Marnium* & *Aubrium*, 1597 , *in-fol.* 2 vol. C'eſt une nouvelle édition de l'ouvrage précédent, à laquelle on a ajouté douze livres de conſultations.

9. *De febribus , febrium ſignis , ſymptomatibus & prognoſtico , lib. VII.* Venetiis, 1605 , *in-fol.* Francofurti, 1607 , *in-fol.* Cet ouvrage , compoſé par l'Auteur, depuis 1568 , juſqu'à 1572 , a été publié après ſa mort par *Hilaire Augenio* , ſon fils. On y a ajouté trois traités du même Auteur : 1°. ſur la curation des ſymptomes de la fievre peſtilentielle ; 2°. ſur les fievres peſtilentielles ; 3°. ſur le traitement de la rougeole & de la petite vérole.

10. *Conſilia quædam medica.* On les trouve dans la collection publiée par Joſeph Lautenbach, à Francfort, chez *Sartorius* , en 1605 , *in-4.*

11. *Opera omnia.* Venetiis, apud *Zenarium* , 1597 , 1602 , 1607 , *in-fol.* 3 vol. On y a réuni tous les ouvrages précédens.

Vogli & Papadopoli lui attribuent un ouvrage *de morbo gallico* ; mais il y a apparence qu'il n'a jamais été imprimé.

AUGER (*Jean-Louis*) a écrit *de morbis venereis.* Baſileæ , 1718 , *in-4.*

AUGUILBERT. *Voyez* ANGUILBERT.

AUGURELLE , (*Jean-Aurele*) fameux chymiſte & bon Poëte latin , étoit de Rimini. Il vivoit vers l'an 1510 & 1515. Paul Jove a dit de lui qu'il avoit un grand génie dans un petit corps. Il s'appliqua beaucoup à la poéſie ; il donna des odes , des élégies & des vers iambes , ſur différens ſujets. Ces derniers ſont ceux où il a le moins réuſſi. Il avoit la paſſion de ſouffler & de faire de l'or. Il fréquenta les Cours des Rois & les Palais des Grands , où il étoit connu pour un fameux Adepte ; mais ſon ſecret ne le garantit pas de la miſere : il mourut fort pauvre à Treviſi , à l'âge de 83 ans. Les Partiſans de l'alchymie ont prétendu qu'il avoit affecté cette pauvreté , pour ſe mettre à couvert des envieux de ſon ſecret. Cela ſent le langage des Adeptes : l'homme eſt trop facile à ſe rendre aux attraits ſéduiſans du démon de l'or, pour ſavoir produire ce brillant métal ſans en être ébloui , & pour le poſſéder ſans en faire uſage , à moins qu'il ne ſoit du nombre de ces avares, qui s'en bâtiſſent des divinités ; mais l'avarice n'eſt point un vice du pays des Souffleurs : à ce métier, il y a trop à perdre & trop peu à gagner ; auſſi eſt-il apparent , que c'eſt pour en avoir couru les riſques , qu'*Augurelle* tomba enfin dans une pauvreté réelle. Il a donné l'ouvrage ſuivant qui eſt en vers , & qui eſt relatif à l'objet de ſa paſſion & de ſes recherches.

Chryſopæœ , libri tres , & Geronticon , liber unus , verſu heroïco. Venetiis , apud *Sim. Lucrenſem* , 1515 , *in-4.* Baſileæ , 1518. Antuerpiæ, apud *Plantinum* , 1582 , *in-8.* On trouve encore la Chryſopée ſeule dans la collection des Alchymistes, imprimée à Bâle, chez *Henri Pierre*, en 1561, *in-fol.* & dans le troisieme volume du théatre chymique, imprimé à Strasbourg, chez *Zetzner*, en 1613, *in-8*. Cet ouvrage a été traduit en françois par Joly, à Paris, 1550, & en vers françois par F. Habert de Berry, à Paris, chez *Hulpeau*, 1626, *in-8*.

AUGUSTIS (*Cyr de*) de Thertona, célebre Médecin du quinzieme siecle, vivoit, suivant Justus, en 1495. Il a donné :

Lumen Apothecariorum. Venetiis, apud *Scotum*, 1517, *in-fol*. Lugduni, 1536, *in-4*. Cette derniere édition a été revue & corrigée par Nicolas Muton.

AUHADI MOSTA-OUFI étoit d'une famille considérable, originaire de la ville de Sebzvar ou Kharosan. On le donne comme bon Poëte; on assure encore qu'il a excellé dans l'astronomie & dans la médecine. Entre ses ouvrages de poésie, on fait cas de celui qu'il a composé à la louange de l'Iman Ali-ben-Moussa Al-riza.

AVICENNE, Philosophe & Médecin Arabe, a vécu dans le onzieme siecle. Les Arabes l'appellent *Abou-Ali-Houssain*, *ben-Abdallah-ben-Sina*; c'étoit son vrai nom, qui signifioit *Houssain*, *pere de Hali*, *fils d'Abdalla*, *petit-fils de Sina*. Les Musulmans le nomment vulgairement *Ebn-gina*, & les Juifs, *Arabisans-aben-Sina*, ou *ben-Sina*, c'est-à-dire, fils de *Sina*, d'où l'on a formé *Avicenne*. Il étoit fils de *Sina* & de *Citara*, & il naquit à Bokhara, ville de la province Transoxane, l'an 370 de l'égire, qui étoit la 980 de Jesus-Christ; ce qui détruit l'erreur de ceux qui se sont imaginés qu'*Avicenne* avoit été disciple d'Averroëz à Cordoue, & de Rhasès à Alexandrie; car Averroëz vivoit à la fin du douzieme siecle. *Avicenne* avoit beaucoup d'esprit & une mémoire prodigieuse; il étoit encore enfant, lorsque son pere le mit sous la conduite d'un Précepteur qui le fit si bien étudier, qu'à l'âge de dix ans il savoit tout l'alcoran, & la plus grande partie de ce qu'on appelle les humanités. Son pere l'envoya ensuite chez un célebre Jardinier, qui étoit en réputation de savoir parfaitement l'arithmétique des Indiens, outre l'astronomie, la géométrie & les autres parties des mathématiques qui étoient cultivées parmi ces peuples. Le jeune *Avicenne* acquit en peu de tems toutes les connoissances du Jardinier. Peu de tems après, un Philosophe de profession, nommé *Al-Abdalla*, de Natel, étant venu à Bokhara, *Sina* le reçut chez lui & le logea, dans l'espérance qu'il enseigneroit la philosophie à son fils : il ne fut point trompé ; *Avicenne* prit d'abord des leçons de logique sous lui ; mais l'Ecolier, non content de raffiner, en subtilité, sur le Maître, voulut, sans son secours, se mettre à la lecture des originaux de philosophie; il les étudia seul ; il

lut encore leurs Commentateurs, & en ufa de même à l'égard d'Eu-
clide, après que fon Maître lui eût enfeigné les cinq ou les fix premieres
propofitions de cet Auteur, qu'il comprit & expliqua fort bien tout
feul; il paffa enfuite à l'almagefte ou grande conftruction de Ptolomée:
ce fut alors que fon Maître *Abdalla* l'abandonna, comme ne lui pouvant plus rien montrer. *Avicenne* s'adonna enfuite à la médecine; il
lut les livres qui en traitoient, &, pour joindre l'expérience à l'étude,
il fe mit à vifiter les malades, quoiqu'il n'eût alors que feize ans. Lorfqu'il voulut étudier en théologie, il commença par la métaphyfique
d'Ariftote, qu'il lut, dit-on, quarante fois fans l'entendre. Il n'étoit
encore âgé que de dix-huit ans, lorfqu'il mit fin à toutes les études dont
nous venons de parler. Il perdit fon pere vers le même tems, &,
n'ayant plus rien à étudier que le train du monde, il entra dans les
affaires & dans les emplois. Cependant il fe mit dès-lors à faire des
livres fur toutes fortes de fujets. Il fut employé depuis dans les affaires
d'Etat, en qualité de Vifir du Sultan *Gobous*, dans le Giorgian, après
avoir été fon Médecin; mais fes débauches lui cauferent de grandes
maladies, dont il mourut l'an 1036 de J. C. le 428e. de l'égire, &
le 57e. de fon âge.

On avoit dit de lui à Ifpahan, pendant le féjour qu'il y avoit fait,
que fa philofophie n'avoit pu lui apprendre à bien vivre, ni fa médecine à conferver fa fanté. Les Hiftoriens ne font pas d'accord fur
le rang qu'il a tenu; le plus grand nombre affure qu'il a été grand
Vifir; quelques-uns le font fortir d'une Maifon fouveraine, tandis que
quelques autres le placent fur le trône; mais les uns le font régner
à Cordoue, les autres en Bithynie.

Ce Médecin a peu vécu; il a même paffé une partie de fa vie dans
la débauche; cependant il a beaucoup écrit. On peut en juger par les
ouvrages fuivans:

1. *Libellus de removendis nocumentis, quæ accidunt in regimine fanitatis.* Venetiis, apud *Domitium de Tridino*, 1547, *in-fol.* Les éloges
qu'on a donnés à cet ouvrage, font trop outrés. L'Auteur n'a prefque fait que copier Galien: ce font fes regles fur la fanté, qu'il a
renouvellées; il a cependant réuffi à fe les rendre propres, & à
leur prêter un air original par l'affectation ou la fingularité étudiée
de fon ftyle, qui n'a fouvent abouti qu'à les rendre inintelligibles.
Il y a fait néanmoins quelques additions, mais qui font de peu
d'importance. On trouve avec cet ouvrage un traité *de fyrupo
acetofo.*

2. *De corde, ejufque facultatibus.* Lugduni, apud *Nicolaum Edouard*,
1559, *in*-8. de la traduction latine de Jean Brugerinus Campegius;
imprimé encore à Venife, 1490, *in*-4. à la fuite des canons de
l'Auteur, de la traduction d'Arnaud de Villeneuve.

3. *De animalibus*, traduit de l'arabe en latin par Michel Scot; c'eft

un volume *in-fol.* où on ne trouve ni le lieu, ni l'année de l'impreſſion.

4. *De febribus, tractatus quatuor.* On trouve ces traités dans la collection de Veniſe, *de febribus.*

5. *De tinctura metallorum, tractatus.* Francofurti, apud *Cyriacum Jacobum*, 1550, *in-4.* On regarde cet ouvrage comme ſuppoſé & fauſſement attribué à *Avicenne.*

6. *Chymicus liber, porta elementorum dictus.* Baſileæ, apud *Petrum Perna*, 1572, *in-8.* On le croit encore ſuppoſé.

7. *Epiſtola ad Regem Haſen, de re recta, & lapidis philoſophici declaratio.* On les trouve dans le Théâtre chymique, imprimé à Straſbourg, chez *Zetzner*, en 1613, *in-8.* mais on le croit auſſi ſuppoſé.

8. *De morbis mentis, tractatus.* Pariſiis, apud *Huart*, 1679, *in-8.* traduit de l'arabe en latin, par *Pierre Vattier*, qui y a ajouté des notes.

9. *De mineralibus, tractatio caſtigatiſſima, ſeu de congelatione & conglutinatione lapidum.* Cet ouvrage a été imprimé à Veniſe, 1542, *in-8.* & à Geda, chez *Tanken*, en 1682, *in-8.* avec celui qui a pour titre, *Gebri, Regis Arabum, ſumma perfectionis magiſterii in ſuâ naturâ.* On l'a encore inſéré dans le Théâtre chymique, tom. IV, & dans la bibliotheque chymique de Manget, tom. I.

10. *Liber canonis de medicinis cordialibus, & cantica.* Venetiis, apud *Juntas*, 1544, 1555, *in-fol.* & apud *Scott*, 1500, *in-4.* Baſileæ, apud *Hervag*, 1556, *in-fol.* Groningæ, 1649, *in-12.*

11. *De ægritudinibus nervorum, tractatus.* Pariſiis, 1570, *in-8.* de la traduction latine de Jean Quinquarboræus.

12. *De ſyrupo acetoſo.* Venetiis, apud Juntas, 1544, 1555, *in-fol.* Baſileæ, apud *Hærvagium*, 1556, *in-fol.* traduit de l'arabe, par André Alpago.

13. *Canon medicinæ.* Cet ouvrage a été traduit de l'arabe en latin, par Gérard de Carmone, Armengauld Blaſius, Jean Quinquarboræus, Arnaud de Villeneuve, Vopiſcus, Bellune, Fortunatus Plempius & pluſieurs autres. Les éditions s'en ſont multipliées à l'infini; nous nous contenterons de rapporter celles de Veniſe, 1490, *in-4.* & apud *Juntas*, 1544, 1546, 1555, 1582, 1595, 1608, *in-fol.* 2 vol. de Bâle, chez *Jean Hervagius*, 1556, *in-fol.* de Veniſe, 1580, *in-4.* & chez *Octave Scott* 1500, *in-4.* & chez *Vincent Valgriſius*, 1564, *in-fol.* 2 volum. de Groningue, 1649; de Louvain, chez *Nempæus*, 1658, *in-fol.* de Paris, chez *Martin*, 1570 & 1572, *in-8.* Celle-ci ne contient que le fen I du livre III. De Padoue, 1659, *in-12.* Celle-ci ne renferme que le fen II du même livre.

Les

Les éditions de Venife de 1546, 1555, 1582 & 1608, & celle de
Bâle de 1556, font de la traduction d'Armengauld Blaſius, corrigées par Alpago. Celle de Bâle a été publiée par Bernard Rinius.
Nous ne devons pas oublier l'édition arabe faite à Rome, à l'Imprimerie de *Medicis*, en 1593, *in-fol.* Cet ouvrage eſt diviſé en cinq
livres, qui contiennent un cours entier de médecine.

Les œuvres d'Avicenne ont été réunies & imprimées ſous le titre
de *libri in re medicâ omnes*, à Venife, 1564, 1608, *in-fol.* 2 vol. &
ſous celui de *opera*, à Lyon, 1522, *in-4*.

On lui attribue encore un ouvrage intitulé : *Abohali*, id eſt, *Avicennæ liber de rebus alchymii*, qui n'a pas été imprimé, mais dont
on aſſure qu'il exiſtoit deux copies manuſcrites dans la bibliotheque de
Boyle, qui les avoit reçues, l'une de Kenelm Digby, l'autre d'Elie
Ashmole.

Avicenne a ſuivi le plan des autres Médecins Arabes. Il a été l'imi-
tateur, ou mieux encore, le copiſte de Galien, de Rhazès & d'Haly
Abbas ; mais il leur eſt inférieur. On ne doit point chercher dans ſes
ouvrages quelque choſe qui réponde à la réputation de leur Auteur :
on y trouve les ſignes des maladies, multipliés ſans aucune raiſon ; on
y voit ſouvent, ce qui n'eſt que pur accident, déſigné pour le ſymp-
tome principal, quoique même quelquefois il n'ait aucune connexion
avec la maladie. Cependant la réputation d'*Avicenne* s'étoit répandue
dans toute l'Aſie & en Europe : dans le douzieme & le treizieme
ſiecle, la plupart des Médecins Arabes ne s'occupoient qu'à réduire
ſes ouvrages en abrégé, ou à les éclaircir par des commentaires : on
ne ſuivoit pas d'autre doctrine dans nos écoles ; les Maîtres expli-
quoient *Avicenne* ; les Eleves cherchoient à le connoître : on leur en
faiſoit même un devoir. Cet abus a duré juſqu'à la renaiſſance des
lettres, & long-tems même après cette époque.

AVILA (*Louis de*) a écrit ſur la ſanté, ſous le titre ſuivant :
Regimen ſanitatis. Auguſtæ, apud *Henricum Steiner*, 1531, *in-4*.

AVIS *ou* LOYSEL. (*Jean*) *Voyez* LOYSEL.

AULBER (*Jean-Martin*) a été reçu au Doctorat en 1708, dans
l'Univerſité de Straſbourg. Il a donné :

1. *Diſſertatio medica de epilepſiâ verminoſâ*. Argentorati, apud *Paſto-
rium*, 1708, *in-4*. L'Auteur prétend que les vers ſont la cauſe la
plus ordinaire de l'épilepſie des enfans ; il déſigne les ſymptomes
qui accompagnent l'épilepſie vermineuſe. Il examine enſuite comment les vers peuvent ſe produire dans les enfans ; delà il paſſe au
prognoſtic de cette épilepſie, & il termine ſa diſſertation en indi-

quant quelques remedes & le régime convenable pour cette maladie.

2. *Differtatio medica de pharmaciæ ufu, ejufdemque abufu.* Argentorati, apud *Paftorium,* 1708, *in-4.* Cette differtation n'eft divifée qu'en deux articles : le premier traite de l'utilité de la pharmacie; le fecond, de l'abus de cet art. Dans le premier, l'Auteur fait voir qu'un Médecin doit connoître, non-feulement les drogues fimples & les drogues compofées, mais encore les vertus & les ufages des unes & des autres. Dans le fecond, il prouve qu'on peut faire beaucoup de fautes dans l'ufage de la pharmacie, comme de donner trop dans la multiplicité des drogues.

AULETIUS. (*Alard*) *Voyez* ALARD.

AUMONT, (*Arnulphe d'*) Médecin François, né à Grenoble le 27 Novembre 1720. Il a étudié la médecine dans l'Univerfité de Montpellier, où il a reçu les honneurs du Doftorat vers l'an 1744. Il exerce aujourd'hui la médecine à Valence en Dauphiné, où il eft depuis long-tems premier Agrégé de la Faculté de médecine de cette ville, & Profeffeur royal de la même Faculté. Il eft en même tems Correfpondant de l'Académie des Sciences de Lyon, & de la Société royale des Sciences de Montpellier. Il a publié en 1744 une relation des fêtes publiques données par l'Univerfité de médecine de Montpellier, à l'occafion du rétabliffement de la fanté du Roi. Il a fourni plufieurs articles de médecine à l'Encyclopédie, vol. 3, 4, 5, 6 & 7. Enfin, il a publié un mémoire fur *une nouvelle méthode d'adminiftrer le mercure par le moyen du lait des animaux friftionnés.*

AVOLA (*François*) naquit à Calatafimi, bourg de Sicile, le 11 Septembre 1667. Il paffa les premieres années de fa jeuneffe à l'étude des belles-lettres; il prit enfuite les élémens de la philofophie de Scot, qu'il abandonna bientôt pour fuivre les principes de Defcartes & de Gaffendi. Il s'appliqua à la phyfique expérimentale fous Nicolas Baron, Dofteur en médecine, qui fut encore fon premier maître pour la médecine; il continua l'étude de cette derniere fcience à Palerme fous François Zambara, & reçut enfin les honneurs du Doftorat en philofophie & en médecine à Salerne, le 23 Avril 1690. Il fut à la fois Poëte & Médecin; il fe diftingua par fes poéfies; mais les Mufes ne lui firent point négliger fa profeffion, qu'il exerça avec honneur dans fa patrie. Il s'étoit auffi appliqué à la chymie. On concevoit de lui les plus hautes efpérances, lorfqu'il perdit la vue en 1702; il vivoit encore en 1706. Nous ne connoiffons de lui que des poéfies Italiennes & une lettre adreffée à un Philofophe Péripatéticien, relative au fyftéme d'Ariftote fur la forme & la fubftance de la matiere; cependant Antoine Mongitor cite de lui deux ouvrages de médecine : *Obfer-vationes medicinales* , & *Confultationes medicinales* ; mais fans indiquer leur édition.

AVOLUS (*Céfar*) a écrit fur l'antipathie & la fympathie, fous le titre fuivant : *de caufis antipathiæ & fympathiæ*. Venetiis, apud *Zilet-tum* , 1580 , *in-8*.

AURELIEN. (*Cœlius*) *Voyez* CœLIUS.

I. AURELIUS CORNELIUS CELSUS. *Voyez* CELSE.

II. AURELIUS , (*Anfelme*) Médecin, naquit à Mantoue , dans le fei-zieme fiecle. Quoique jeune , il fut premier Médecin du Duc de Man-toue. Il écrivit fur la fanté des vieillards ; il s'y détermina , parce que , comme il le difoit , on ne vit , à proprement parler , qu'à cet âge , & que c'eft alors que les lumieres & la fageffe l'emportent fur les autres périodes de la vie. C'étoit parler des vieillards d'une maniere bien obligeante , & en même-tems leur donner des confeils dont on s'a-vouoit redevable à l'expérience d'autrui. Son ouvrage parut fous le titre fuivant :

Gerocomica, five de fenum regimine, libri tres. Venetiis, apud *Franc. Ciottum* , 1606 , *in·4*.

AUREND (*J. George*) a écrit :

De cephalalgiâ. Lugduni-Batav. 1675 , *in-4*.

AURIFABER, (*André*) Médecin Allemand , qui vivoit dans le fiecle dernier , étoit natif de Breslaw , ville d'Allemagne , Capitale de la Siléfie ; il étoit Médecin du Prince de Pruffe. Nous avons de lui les ouvrages fuivans :

1. *Succini hiftoria breviter defcripta* , publiée par Schulzius , *in-8*. fans indication d'année , & fans nom de ville ni d'Imprimeur.
2. *Phæmonis feu Demetri C. pⁿⁱ libellus de curâ canum , latiné verfus & notis illuftratus.* On le trouve dans la collection , *rei acci-pitrariæ fcriptorum* , publiée par Rigalt en 1612 & 1654.

AURILLAC. (*Guillaume d'*) *Voyez* BEAUFET.

AURRAN (*Jofeph-François*) Chirurgien François de nos jours , eft né en Provence. Après avoir appris les premiers élémens de la chi-rurgie , il a été à Strafbourg ; il a perfectionné fes connoiffances dans l'hôpital de cette ville , où il a été employé en qualité de Chirurgien , & chargé d'y faire les démonftrations anatomiques. Il a fuivi en même tems les écoles de médecine de la même ville, & y a été reçu au Doctorat en 1766. Nous avons de lui :

Elinguis fœminæ loquela. Argentorati, apud *le Roux*, 1766, *in-4.* Cette differtation a pour fujet l'obfervation d'une femme qui parloit, quoique privée de fa langue par les fuites de la petite vérole. L'Auteur y décrit avec exactitude le méchanifme des différentes parties de l'arriere-bouche, que cette femme employoit pour parler & pour former des fons. Il donne l'anatomie des mufcles qui entroient en jeu pour cette opération ; il rapproche de ce fait plufieurs autres cas femblables rapportés par différens Auteurs.

Il a encore donné deux tables *in-fol.* La premiere intitulée : *Table des articulations des os, felon un nouveau fyftéme, & leur rapport à celui des anciens.* La feconde, fous le titre de *Table des articulations & des connexions des os, felon le fyftéme des anciens Anatomiftes, & leur rapport à celui des modernes.* Ces deux tables ont été publiées à la fuite du cours abrégé d'oftéologie de Le Cat.

AUSFELD (*Jean-Chriftophe*) a écrit :
De pleuritide. Jenæ, 1681, *in-4.*

AUSONE, (*Jules*) célebre Médecin du quatrieme fiecle, naquit à Bazas, petite ville dans les Landes, à quinze lieues de Bordeaux ; il pratiqua la médecine dans cette derniere ville, où il acquit la plus grande célébrité. Tous les Hiftoriens fe réuniffent à faire fon éloge ; il fut le premier Médecin de fon tems, & connu dans toutes les villes de fon voifinage. Son bien fut médiocre ; il ne chercha pas à l'augmenter. Il donnoit fes foins à tout le monde gratuitement ; cependant il s'attachoit beaucoup à fa profeffion. On dit que fa maniere de vie fut frugale, modefte & toujours la même. On le préfente comme bon ami, bon pere, bon mari : il naquit peu curieux des affaires d'autrui ; il ne fut ni ambitieux, ni colere, parce qu'il fut fe corriger de ce dernier vice. Il fuyoit avec foin les affemblées tumultueufes ; il ne voulut jamais être témoin, ni accufateur contre perfonne : il étoit fans envie & fans ambition, & il mettoit les juremens & le menfonge dans un même degré. Il ne fe laiffa jamais entraîner dans aucune conjuration, ni dans aucune cabale : il obfervoit religieufement les loix facrées de l'amitié : il faifoit confifter la félicité, non à poffeder ce qu'on defiroit, mais à ne defirer pas ce qui ne pouvoit procurer le bonheur. Il ne cherchoit point à approfondir les fecrets d'autrui ; il n'inventoit jamais des faux bruits pour ternir la réputation de fon prochain, & il gardoit le filence quand les vérités qu'il favoit pouvoient être défavantageufes. Il ne croyoit pas que de n'avoir pas commis de fautes fût une chofe qui méritât des louanges ; & il eftimoit plus les bonnes mœurs que les loix, c'eft-à-dire, qu'il faifoit une bonne action, parce qu'elle étoit bonne, & non pour se conformer aux loix.

Il fut honoré de plusieurs emplois considérables ; il fut Sénateur de Rome & de Bordeaux, & Préfet d'Illyrie ; mais la maniere dont son fils s'explique sur ces charges, prouve que le pere n'en eut que le titre & les honneurs, sans avoir la peine de les exercer, comme le remarque Bayle. » Il semble, dit un Historien moderne, qu'*Ausone* » n'avoit seulement que comme honoraire, le titre, le rang & les ap- » pointemens de Préfet ; il ajoute qu'*Ausone*, le Médecin, étoit na- » tif de Bordeaux ; que plusieurs Auteurs célebres l'ont mis au nom- » bre des Chrétiens, & qu'il étoit Archiâtre de Valentinien I «.

Mais, 1°. Scaliger avance qu'*Ausone* fut Médecin de Valentinien ; & Bayle en doute, avec d'autant plus de raison qu'*Ausone* le fils n'en dit pas un mot ; ainsi ce fait est au moins suspect. 2°. Plusieurs Auteurs ont mis *Ausone* le fils au nombre des Chrétiens ; mais nous ne trouvons point qu'on ait parlé du christianisme du pere ; son fils n'en parle pas. Il semble donc que notre Historien ait appliqué au pere ce qu'on a dit du fils. 3°. *Ausone* le pere étoit natif de Bazas, & non de Bordeaux, de l'aveu de tout le monde. 4°. Il n'y a pas à douter si *Ausone* le pere posséda seulement le titre de ses charges sans les exer- cer, puisqu'*Ausone* le fils dit expressément qu'il en avoit le titre, sans en avoir l'exercice : nous ne savons où notre Historien a pris qu'il en avoit les appointemens.

On trouve dans le Journal de médecine (année 1763,) des réflé- xions fort touchantes pour les Médecins de Guyenne, au sujet d'*Ausone*, leur compatriote. On y remarque, d'après *Ausone* le fils, que son pere ne fut jamais ni témoin, ni dénonciateur contre personne ; c'est- à-dire, suivant le commentaire de Bayle, » qu'il eut de l'aversion pour » les procès ; qu'il fut sans envie, sans ambition ; qu'il mettoit au » même rang de jurer & de mentir ; qu'il ne trempa jamais dans nul » complot, dans nulle cabale ; qu'il n'inventoit point de faux bruits » contre la réputation de son prochain «. Voilà sans doute qui fait beaucoup d'honneur à la médecine ; & voilà un exemple bien frap- pant pour les Médecins.

Sa femme étoit de la ville d'Acqs, sœur d'un celebre Rhéteur qui se distingua à Toulouse : elle s'appelloit *Æmilia Æonia* ; elle étoit fille de *Cæcilius Argicius Arborius*, d'Autun, qui s'étoit réfugié en Aqui- taine après un bannissement qui l'avoit privé des biens qu'il possédoit dans sa patrie. De ce mariage, où il vécut quarante-cinq ans dans une union parfaite, il eut deux fils & deux filles. Le Poëte *Ausone* étoit l'aîné des premiers ; *Avitien* fut le second ; il embrassa la pro- fession de son pere ; mais il mourut à la fleur de son âge. *Æmilia Melania*, l'une des deux filles, & l'aînée des quatre enfans, mourut dès le berceau. *Julia Dryadia*, qui resta, épousa *Pomponius Maximus*, Sénateur de Bordeaux, qui la laissa veuve de bonne heure.

Aufone mourut à l'âge de 90 ans, fans avoir reffenti les miferes de la vieilleffe ; il marchoit encore fans bâton. Son fils lui dreffa un éloge funebre, qui commence ainfi :

> *Nomine ego Aufonius non ultimus arte medendi,*
> *Et mea fi noffes tempora primus eram.*
> *Vicinas urbes colui, patriáque, domoque*
> *Vafates patriâ, fed lare Burdigalam, &c.*

Sa profeffion l'obligea d'étudier plus particuliérement le grec, & fon fils nous apprend qu'il poffédoit bien cette langue ; mais qu'il étoit peu exercé dans celle des latins.

Nous avons cependant, parmi les poéfies de fon fils, un fragment de lettre en vers latins, que fon pere lui écrivit de Treves, lorfqu'*Aufone* quitta cette ville, pendant les troubles que caufoit la révolte de Maxime : la latinité n'en eft pas fi mauvaife. Sans s'arrêter à la doctrine particuliere d'aucun Médecin de l'antiquité, *Jule Aufone* fe fraya des routes nouvelles qui eurent un heureux fuccès. Il fut l'inventeur de la médecine, qu'il exerça, & ne fit point apparemment de fecte.

> *Ut nullum Aufonius, quem fectaretur, habebat,*
> *Sic nullum qui fe nunc imitetur habet.*

C'eft le fils qui parle, & qui dit en vers ce qu'on avoit dit en profe avant lui.

Aufone avoit écrit quelques livres de médecine ; mais nous les avons perdus ; nous n'en avons d'autre connoiffance que celle que nous en donne Marcel, furnommé l'Empirique, qui écrivoit au commencement du cinquieme fiecle, & qui témoigne s'en être fervi pour compofer les fiens.

AUSTRIACUS (*Jean*) eft Auteur d'un traité fur la mémoire & fur les moyens de la conferver ou de l'augmenter, qu'on trouve dans une Collection de fix traités fur le même fujet, publiée à Leipfic, chez *Jean-Henri Ellinger*, en 1678, *in*-8. & à Strafbourg, en 1603, *in*-12.

AUSTRIUS (*Sébaftien*) célebre Médecin du feizieme fiecle, étoit né à Ruffac, petite ville d'Alface, & exerça la médecine à Colmar. Juftus nous apprend qu'il fleuriffoit en 1537, fous le regne de Henri VIII, Roi d'Angleterre, & fous le Pontificat de Paul III. Nous avons de lui les ouvrages fuivans :

1. *De fecundâ valetudine tuendâ.* Argentorati, apud *Schottum*, 1538, *in*-4. Bafileæ, 1540, *in*-8. C'eft un commentaire du livre de Paul d'Egine, fur le même fujet.

2. *De puerorum, infantiumque morborum dignotione & curatione, liber, ex barbaro latinus factus & emendatus.* Bafileæ, apud *Wefthein*, 1540, *in*-8. Lugduni, apud *Rouill*, 1549, *in*-16.

AUTOLICUS, grand pere d'Ulyſſe, qui paſſa chez les Poëtes pour avoir entendu la médecine auſſi-bien que ſes fils. Ce furent eux qui arrêterent, par enchantement, le ſang qu'Ulyſſe perdoit, ayant été bleſſé par un ſanglier.

Ulyſſe lui-même eſt mis au rang des Médecins. Il ſe ſervit utilement du *moly*, que Mercure lui avoit indiqué, pour ſe garantir des charmes de Circé. L'on étoit anciennement ſi prévenu que les Héros de la guerre de Troye devoient tous être Médecins, qu'on a attribué à quelques-uns de guérir des maladies, même après leur mort. Philoſtrate rapporte ceci de Proteſilaüs.

AUTONIACUS (*Janus*) a traduit du grec un livre de Galien, qu'il a publié ſous le titre de *Galeni de conſtitutione artis medicæ*, *liber.* Pariſiis, 1531, *in-*8.

AWENIUS (*Jean*) a écrit, *de phtyſi.* Argentinæ, 1665, *in-*8.

I. AUVERGNE. (*Pierre d'*) *Voyez* PIERRE.

II. AUVERGNE. (*Annne-Marie d'*) Nous avons ſous nom :

Recueil de ſecrets touchant la médecine, éprouvés en quantité de maux qui arrivent au corps humain, en faveur des pauvres. A Paris, chez *Vaugon*, 1692, *in-*12.

AWSITER, (*Jean*) Anglois, Apothicaire de l'hôpital royal de Gréenwich, eſt l'Auteur de l'ouvrage ſuivant :

An eſſay on the effects of opium, conſidered as à poiſon ; With the moſt rational method of cure, deduced from experience directing likewiſe the proper means to be uſed, when phyſical aſſiſtance cannot readily be obtained neceſſary te be univerſally known for the preſervation of life ; c'eſt-à-dire, *Eſſai ſur les effets de l'opium, conſidéré comme poiſon, avec la méthode la plus raiſonnable d'y remédier, fondée ſur l'expérience, avec les moyens qu'on doit mettre en uſage, lorſqu'on n'eſt pas à portée de recevoir promptement les ſecours d'un Médecin ; ouvrage néceſſaire à tout le monde pour conſerver ſa vie.* A Londres, chez *Kearſly*, 1763, *in-*8.

AUXIRON, Docteur en Médecine & Médecin à Beſançon, a donné : *Oupuſcule ſur l'inoculation.* A Beſançon, chez *Charmet*, 1765, *in-*8.

AUZEBI, (*Pierre*) Chirurgien-Dentiſte, né en 1736, à Nîmes, ville du bas Languedoc, a étudié la chirurgie à Toulouſe & à Bordeaux ; il eſt enſuite venu à Paris, où il a ſuivi les hôpitaux de cette ville ; il s'y eſt appliqué particuliérement à la connoiſſance des maladies qui attaquent les dents. Il a profité des inſtructions de *Mouton*, Dentiſte du Roi, dont il a été l'éleve : enfin, il a quitté Paris pour ſe rendre à Lyon, où, après avoir fuivi de nouveau les hôpitaux, il a été reçu Maître Chirurgien-Dentifte, en 1762. Il exerce aujourd'hui fa profeſſion dans cette ville avec fuccès. Il a donné :

Traité d'odontalgie, où l'on préfente un fyſtéme nouveau, fur l'origine & la formation des dents, une defcription des différentes maladies qui affectent la bouche. A Lyon, chez *Roſſet*, 1771, *in*-12. L'Auteur propofe d'abord, fur l'origine & l'accroiſſement des dents, des vues nouvelles, fondées fur le raifonnement & l'obfervation ; il annonce enfuite, pour les diverfes maladies, dont la bouche peut être affectée, plufieurs remedes qui ont été éprouvés avec fuccès, & notamment une liqueur odontalgique qui préferve les enfans des vives douleurs, & des accidens cruels auxquels les expofe la fortie des dents.

AUZOTIUS (*Adrien*) eft l'Auteur d'une lettre à Jean Pecquet, fur les vaiſſeaux chyleux ou lactés, & fur le réfervoir du chyle, imprimée en 1657, & inférée dans l'ouvrage de Sibold Hemfterhuys, imprimé à Heildelberg, en 1659, *in*-4. fous le titre de *meſſis aurea*.

AXT (*Jean-Conrad*) vivoit dans le fiecle dernier ; il étoit licencié en médecine. Il a donné les deux ouvrages fuivans :

1. *Tractatus de arboribus coniferis & pice conficiendâ, & aliis ex illis arboribus provenientibus.* Jenæ, apud *Bielkium*, 1660, 1679, *in*-12 1689, *in*-12.

2. *Dialogus de partu feptimeftri.* Ibid. apud *Gollnerium*, 1679, *in*-12. L'Auteur fe borne à examiner fi un enfant eft parfait à fept mois, & fi l'accouchement, à ce terme, doit être regardé comme naturel.

AYALA. *Voyez* AIALA.

AYKIN *ou* AIKIN. (*Johnfon*) On trouve le premier de ces deux noms dans un de fes ouvrages, & le fecond dans un autre. C'eft un Chirurgien Anglois, qui eft membre du Collége des Chirurgiens d'Edimbourg, où il exerce la chirurgie avec diftinction. Nous avons de lui les ouvrages fuivans :

1. *Obfervations on the external ufe of préparations of lead, &c.* c'eft-à-dire, *obfervations fur l'ufage externe de préparations de plomb, avec quelques remarques générales fur les remedes topiques.* A Londres, chez *Johnfon*, 1771. L'Auteur examine les propriétés & les différentes manieres d'agir des remedes tirés du plomb ; il indique les maladies qui en permettent ou en exigent l'ufage, & celles qui le profcrivent : il annonce enfuite un ouvrage nouveau, fur les remedes topiques en général ; nous ne favons point s'il a été encore publié.

2. *Eſſais on feveral important fubject, on furgery* ; c'eft-à-dire, *eſſais fur différens fujets importans de chirurgie.* A Londres, chez *Dilly*, 1771. L'Auteur s'occupe principalement des fractures de la cuiſſe,

de

de celles de la rotule, de la rupture du tendon d'Achille, & de l'extraction des dents. Il propose pour ces divers cas, des instrumens de son invention, qui paroissent avantageux, mais dont la seule expérience peut constater l'utilité.

AYN (*George-Henri*) a écrit *de morbis raris*. Halæ-Magdeb. *in*-4.

AYMEN, (*Jean-Baptiste*) Médecin de ce siecle, étoit Associé de l'Académie royale des sciences, belles-lettres & arts de Bordeaux, & Correspondant de l'Académie royale des sciences de Paris ; il exerçoit la médecine à Castillon-sur-Dordogne : il n'est connu que par la dissertation suivante :

Dissertation, dans laquelle on examine si les jours critiques sont les mêmes en nos climats qu'ils étoient dans ceux où Hippocrate les a observés. A Paris, 1752, *in*-8.

I. AYRER, (*Christophe-Henri*) Médecin & Philosophe de la fin du seizieme siecle, & du commencement du dix-septieme. Il a donné les ouvrages suivans :

1. *Methodica & succinta informatio Medici praxim aggredientis.* Francofurti, apud *Saveri*, 1594, *in*-8.

2. *Regimen pestis & dysenteriæ populariter grassantium præservandæ & curandæ.* Argentorati, apud *Bohemum*, 1607, *in*-4.

3. *Epistolæ medicæ.* Noribergæ, 1625, *in*-4.

II. AYRER, (*Jean-Christophe*) peut-être le fils du précédent, est l'Auteur des ouvrages suivans :

1. *De morbo hungarico.* On le trouve dans la collection des dissertations académiques, publiée par Genath, à Bâle, en 1631, *in*-4.

2. *De alimentis & medicamentis.* Altdorfii, 1677, *in*-4.

3. *De palpitatione cordis.* Altdorfii, 1678, *in*-4.

III. AYRER, (*Jean - Guillaume*) peut-être le fils de Christophe Henri, & le frere de Jean Christophe, a écrit, *de scirrho hepatis*, 1688, *in*-4.

AYROLD. *Voyez* AIROLD.

AYSCOUGH, (*Jacques*) Opticien de ce siecle, duquel nous avons l'ouvrage suivant :

Description abrégée de l'organe & du méchanisme de la vue. A la Haye, 1754, *in*-8.

AZEVEDO, (*Pierre*) Médecin , qui vivoit au commencement de ce fiecle , étoit Docteur-Régent de la Faculté de médecine de Paris , & avoit enfeigné , pendant quelque tems , dans les Ecoles de cette Faculté. Nous avons de lui :

1. Un difcours latin , prononcé en 1706 , à l'ouverture des Ecoles , fur l'utilité de l'expérience , & fur la vanité du raifonnement , dans la pratique de la médecine. L'Auteur fait voir que cette expérience , dont il parle , eft fort différente de celle dont les Charlatans fe vantent communément. Il finit fon difcours par l'éloge de Fagon , premier Médecin de Louis XIV.

2. *An in inflammationibus kermez minerale ?* 1733 , *in*-4. L'Auteur foutient qu'on ne doit point employer le kermès dans quelque inflammation que ce foit , contre le fentiment d'Helvetius , qui le croyoit très-efficace dans l'inflammation des amygdales , en y apportant les précautions convenables.

AZIR. (*Felix-Vicq d'*) *Voyez* VICQ.

AZZOGUIDI, (*Germain*) Médecin Italien , qui eft actuellement Profeffeur en médecine dans l'Univerfité de Boulogne. Il a publié :

Obfervationes ad uteri conftrictionem pertinentes. Bononiæ , 1773 , *in*-8. L'Auteur s'écarte beaucoup des opinions le plus généralement reçues ; il réfute le fentiment de ceux qui établiffent que le fang paffe pur des arteres de la mere dans les veines du fœtus : il prétend au contraire que le placenta attire , de la partie à laquelle il eft attaché , une matiere fous la forme d'humeurs blanches , qu'il change , par un méchanifme particulier , en une liqueur rouge , c'eft-à-dire , en fang ; il combat encore l'opinion de ceux qui ont parlé de monftres humains fans cœur ; il nie la poffibilité de ce phénomene ; il prétend que ce mufcle s'eft dérobé aux recherches des Obfervateurs , foit parce qu'il n'étoit pas dans fa place naturelle , foit parce qu'il étoit caché par quelque peloton de graiffe ; il cherche à faire voir la fauffeté des fentimens de ceux qui croient que l'avulfion du placenta eft fuivie d'une hémorragie. On trouve dans cet ouvrage plufieurs autres idées pareilles ; elles font préfentées d'une maniere affez intéreffante ; elles ne peuvent qu'exciter les recherches des Médecins jaloux de connoître le vrai méchanifme de plufieurs phénomenes de l'économie animale.

B

BAADER. (*Joseph*) Nous avons fous fon nom :
Obſervationes medicæ inciſionibus cadaverum illuſtratæ. Auguſtæ. Vindel.
1763, *in*-8.

BAALEN (*Pierre Van*) a écrit :
De cortice peruviano , ejuſque in febribus intermittentibus uſu. Lugduni-
Batav. 1735 , *in*-4.

BAARLAND. *Voyez* BARLAND.

BACA (*Alphonſe*) a donné :
*Ratio cognoſcendi cauſas & ſigna tam in proſperâ , quàm adverſâ vale-
tudine urinarum.* Hiſpali , 1577 , *in*-4. Venetiis , 1578 , *in*-8.

BACCANELCIUS ou BACCANELLUS , (*Jean*) Médecin, natif de
Régio , étoit en réputation dans le ſeizieme ſiecle. Il avoit la ſtature
fort petite , mais l'eſprit vaſte & étendu ; ſon corps étoit même mal
bâti & mal compoſé : ſi la nature ſembloit avoir été négligente dans
ſa formation , il paroît qu'elle s'étoit uniquement occupée à enrichir ſon
ſujet des plus éminentes qualités de l'eſprit. Il vivoit vers l'an 1534.
Nous avons quelques ouvrages de la façon de ce Médecin.
1. *De conſenſu Medicorum in curandis morbis , libri IV.* Venetiis , apud
Juntas , 1553 , 1555 , *in*-8. Pariſiis, apud *Carolum Stephanum* , 1554 ,
in-12. Lugduni, apud *Honoratum* , 1558 , 1572 , *in*-16.
2. *De conſenſu Medicorum in cognoſcendis ſimplicibus , liber I.* avec le
précédent, édition de Lyon, 1572 , & Lutetiæ, 1554, *in*-12. Venetiis , 1555 , 1556 , *in*-8. & apud *Juntas* , 1558 , *in*-16.

BACCER (*Janus*) a donné :
Theſaurus chymicus experiment. certiſſ. fide Juſti Reinecceri. Francofurti,
apud *Honoratum* , 1572 , *in*-16. Lipſiæ, apud *Shurerium* , 1609 , *in*-8.

BACCHIUS , Médecin , Sectateur d'Hérophile, qui avoit écrit un
livre intitulé : *des choſes les plus remarquables concernant Hérophile &
ceux de ſa ſecte.* C'eſt peut-être le même que celui dont parle Columelle, comme ayant écrit ſur l'agriculture.

BACCHUS , Roi d'Aſſyrie, de Lybie & des Indes, a été regardé
par les habitans de ces pays , comme le premier Auteur de la méde-

decine, soit pour avoir découvert les vertus du lierre, soit pour avoir
enseigné l'usage du vin. Cette derniere raison fait croire qu'il étoit
le même que Noé, mais caché sous les voiles de la Table. L'histoire de
la médecine fournit plusieurs autres traits semblables, qui cependant
se peuvent rapporter aux anciens Patriarches.

BACCIO, (*André*) Médecin du seizieme siecle, qui vivoit encore
en 1586, étoit né à St. Elpidio, dans la Marche d'Ancône, d'une
famille originaire de Milan, & fut décoré des grades de Docteur en
philosophie & en médecine. Il avoit une grande érudition, & acquit
une réputation très-étendue. Il exerça la médecine à Rome, où on
lui accorda le droit de Bourgeoisie ; il fut attaché au Cardinal Ascaigne
Colomna ; enfin, il devint premier Médecin du Pape Sixte V. Il
a donné les ouvrages suivans :

1. *De monocerote, seu unicornu ejusque admirandis viribus & usu.* Cet
ouvrage, composé en Italien, a été traduit en latin, d'abord par
André Marinus, ensuite par Volfgang Gabelchover : la traduction
du premier a été imprimée à Venise en 1566, *in-*4. celle du second,
à Stutgard, chez *Marc Furster*, en 1598. *in-*8.

2. *De magnâ bestiâ, ab antiquis* Alce *vocatâ, ejusque ungulæ pro epi-
lepsiâ viribus,* écrit en italien, & traduit par Gabelchover, imprimé
avec le précédent, & Stutgardiæ, 1568, *in-*8.

3. *Discorso dell' acque albule, bagne di Cesare Augusto a Tivoli ; dell'
acque di san Giovanni, a capo di bove; dell' acetose presso a Roma; è dell'
acque di anticoli : con algune regule necessarie per usar bene ogni acqua
di bagno.* A Rome, chez *les héritiers de Bladus,* 1567, *in-*4.

4. *De thermis, libri septem.* Venetiis, apud *Valgrisium,* 1571, 1578,
in-fol. Romæ, apud *Mascardum,* 1622, *in fol.* Patavii, 1711, *in-fol.*
Cet ouvrage traite de la nature des eaux en général, de leurs différences, de leur mélange avec la terre, avec le feu, avec les métaux. Ou y trouve encore des notions sur la nature & les propriétés du feu terrestre, sur, les fontaines, les fleuves, les lacs, les
bains de tout l'univers, (au moins de ceux que l'Auteur connoissoit)
sur la maniere de faire usage des bains pour la guérison des maladies ; enfin sur la maniere de se baigner, usitée par les Romains,
& les exercices en usage parmi eux. L'ouvrage est divisé en sept
livres, qui traitent des matieres suivantes : 1°. *de naturâ, atque origine aquarum omnium in communi;* 2°. *de totâ arte balneariâ;* 3°. *de
methodo medendi omnes ægritudines per balnea;* 4°. *historiæ thermarum
sulphurearum ;* 5°. *historiæ aquarum mineralium ;* 6°. *historiæ ex metallis;* 7°. *thermæ,* & traite *de thermis Romanorum.* Ce dernier livre
a été réimprimé dans le douzieme tome des antiquités romaines
de Groëvius.

5. *Del tevere, lib. III.* A Venife, 1576, *in-4.* à Rome, 1599, *in-4.*
L'Auteur traite de la nature & des propriétés de l'eau; il parle des
différens fleuves, rivieres, fontaines, qu'il connoît dans l'Univers;
il s'attache fur-tout à ce qui concerne le Tibre, qui paroît faire le
principal objet de fon ouvrage, le Nil, le Pô & le Rhin; il y examine
la maniere dont on doit faire ufage de l'eau; il agite la queftion,
quelle eft la méthode la plus faine, de la faire rafraîchir avec la neige,
la glace ou le nitre; il termine fon ouvrage par l'hiftoire de plufieurs
inondations effuyées chez les Romains, & par l'examen des moyens
que les anciens Romains avoient pris pour s'en garantir.

6. *Tabula fimplicium medicamentorum.* Romæ, apud *Jof. de Angelis,*
1577, *in-4.*

7. *De balneis Tranfcherii oppidi Bergomatis.* Bergomi, 1582, *in-4.*

8. *Duæ Epiftolæ.* Patavii, apud *Mejettum*, 1583, *in-4.* la premiere de
ces deux lettres, adreffée à Marc Oddus, roule fur les vertus de
la thériaque; la feconde examine l'utilité de la chair de vipere
dans la compofition de la thériaque; elle eft adreffée à Antoine
Porto.

9. *De venenis & antidotis.* Romæ, apud *Accoltum*, 1586, *in-4.* L'Auteur examine la maniere d'agir des poifons, qu'il fuit fucceffivement, en les diftribuant par genres, enfuite par efpeces. Il expofe
les moyens de s'en garantir, & de prévenir leurs effets; il indique
les différens antidotes qu'on peut mettre en ufage, eu égard à chacun d'eux. Il y a ajouté une differtation fur les morfures des chiens
enragés, où il expofe les moyens de les guérir.

10 *De naturali vinorum Hiftorid.* Romæ, apud *Mutium*, 1596, 1598,
in-fol. Francofurti, apud *Steinium*, 1607, *in-fol.* Quelques Bibliographes ont cru qu'il y avoit une édition de 1597; cette date placée
à la fin de celle de 1596, les a induits en erreur; un peu d'attention les
auroit convaincus que ce n'eft qu'une même édition; ils auroient trouvé à la tête du volume l'année 1596, & à la fin, 1597. L'Auteur parle
d'abord des vins d'Italie & des repas ou feftins des anciens; ce feul
objet lui a fourni la matiere de fept livres. Il parle enfuite des vins
du Rhin, d'Efpagne, de France, de ceux de toute l'Europe, des
vins factices, de la biere, & de leurs ufages.

11 *De gemmis ac lapidibus pretiofis, eorumque viribus & ufu.* Francofurti, apud *Becker*, 1603, *in-8.* & apud *Zunner*, 1643, *in-8.*
Ce traité, écrit d'abord en italien, a été traduit en latin par *Wolfgang*
Gabelchover, qui y a ajouté des notes affez intéreffantes. On y a
joint une differtation fur la formation de l'or dans les fouterreins,
& fur les propriétés de ce métal.

Nous avons encore de lui les ouvrages fuivans, qui n'ont aucun
rapport avec la médecine; 1. *Delle dodici gioie, che refplendevano*

nella veste sacra del sommo Sacerdote. 2. *De conviviis antiquorum, deque solemni in eis vinorum usu, atque ritu cænarum sumptuosissimo, libri V.* Ce dernier se trouve dans le neuvieme volume du Trésor des antiquités Grecques de Gronovius.

BACCUET, (*Hoseas*) Apothicaire de Geneve, qui vivoit vers le milieu & la fin du siécle dernier. Il a donné :

L'Apothicaire charitable. A Geneve, 1670, *in*-8. Il y traite principalement des alimens & des médicamens les plus usités.

I. BACHER, (*George-Frédéric*) Médecin françois, natif de Thann en Alsace ; il compte parmi ses aïeuls une longue suite de Médecins, qui se sont également distingués dans l'exercice de leur profession. Il s'est appliqué dès sa jeunesse à l'étude de la médecine ; après avoir reçu les honneurs du Doctorat dans l'Université de Besançon, il est revenu dans sa patrie, où il a suivi avec honneur la voie qui lui avoit été tracée par ses ancêtres. Il s'est particuliérement livré à des recherches sur les hydropisies. Il a connu, avec tous les Praticiens, la nécessité d'un remede assez efficace pour remplir les indications que ces maladies présentent, & en même temps assez doux, pour que son usage puisse être continué assez long-temps pour la guérison d'une maladie, dont le traitement ne peut être que fort long. Il est enfin parvenu à en découvrir un qui réunit ces deux qualités essentielles ; il a dû cette découverte à son travail, à son application & à ses talens ; il a cherché en même temps à ne pas être confondu avec cette foule de Charlatans, d'Empiriques, qui n'annoncent des secrets, des spécifiques, que pour en retirer le principal avantage. *Bacher*, dirigé par des sentimens différens, pénétré de l'honneur de sa profession, & guidé par l'amour de l'humanité, n'a pas balancé à publier son secret ; mais il ne l'a fait, qu'après s'être assuré de l'efficacité de son remede par une expérience de trente ans, par celle d'*Alexandre-Philippe Bacher*, son fils, dont nous parlerons dans l'article suivant, & par les succès suivis & constans qu'on en a observés dans les hôpitaux du Royaume. Nous ferons connoître ce remede précieux à l'humanité, après avoir indiqué les ouvrages de ce Médecin relatifs à son remede ; ce sont les suivans :

ı *Précis de la méthode d'administrer les pilules toniques dans les hydropisies.* A Paris, chez la *Veuve Thiboust*, 1765, 1767, *in*-12. L'Auteur indique la méthode qu'il faut suivre dans l'administration de ses pilules, c'est-à-dire, de son remede contre les hydropisies ; la durée de leur usage, les cas où il faut les interrompre, ceux où il est nécessaire de faire précéder d'autres remedes pour préparer à leur usage, les circonstances où l'on doit favoriser leur action par d'autres médicamens. Il distingue, avec Boërhaave, les hydropisies en chaudes & en froides : c'est d'après ce principe, qu'il fait varier

les remedes & le régime. On trouve dans cet ouvrage treize obfervations, qui font d'autant plus intéreffantes qu'elles font voir que
ces maladies ne font pas auffi fouvent incurables qu'on l'avoit toujours
cru. La feconde édition eft enrichie de plufieurs morceaux intéreffans ; entr'autres d'une lettre à MM. *F.* & du *F.*, avec quelques
obfervations fur des afcites & des anafarques.

2. *Obfervations faites par ordre de la Cour, fur les hydropifies & fur
les effets des pilules toniques.* A Paris, chez *la Veuve Thibouft*, & chez
Cavelier, 1769, *in-*12. C'eft un recueil d'obfervations faites dans les
hôpitaux militaires du Royaume, qui conftatent l'efficacité du remede de *Bacher.* Il eft précédé par une lettre d'*Alexandre-Philippe
Bacher* à Jofeph Bonafos, qui contient des vues affez étendues fur
le caractere des hydropifies, & fur la maniere de fuivre leur traitement.

3. *Expofition des différens moyens ufités dans le traitement des hydropifies.* A Paris, chez *Didot*, 1771, *in-*12. C'eft une nouvelle édition de l'ouvrage que nous avons indiqué le premier ; mais il eft
beaucoup augmenté. L'Auteur y fait connoître l'inutilité & le danger
du régime fec & des remedes actifs, dans la plupart des hydropifies :
il combat, par l'application des principes les plus recens, ces erreurs univerfellement répandues & puiffamment accréditées ; enfin
il établit les avantages & la néceffité des boiffons abondantes, par
la théorie la plus faine & par des obfervations multipliées.

La bafe du remede de *Bacher*, eft l'ellébore noir, qu'on emploie
à la dofe de deux onces, avec une pareille dofe de myrrhe, & environ trois gros de chardon béni, réduit en poudre. On emploie encore
fous la forme d'irroration, l'eau-de-vie alkalifée avec l'alkali de nitre,
fixé par les charbons, à la dofe d'un dixieme fur neuf parties d'eau-
de-vie. Nous n'entrons point dans le détail de la préparation de ce
remede ; on le trouve d'une maniere affez étendue dans le recueil
des obfervations des hôpitaux militaires, publié à Paris, à l'Imprimerie Royale, en 1772, *in-*4. Mais nous ne pouvons nous empêcher
de faire obferver que *Bacher* a cherché les moyens de prévenir les
fâcheux effets de la partie acrimonieufe, cauftique & déletere de
l'ellébore, & qu'il a réuffi à la corriger par l'alkali fixe, ou à l'enlever par des évaporations multipliées ; la myrrhe qu'il y affocie,
affure encore l'efficacité de ce remede par fa qualité réfolutive, anti-
fceptique & fondante. Les obfervations multipliées que nous avons
fur les effets de ce remede, ne laiffent plus aucun doute fur fon
efficacité. On doit une double reconnoiffance à fon Auteur ; il a
d'abord communiqué, avec une honnêteté & un défintéreffement
dignes d'éloges, la compofition d'un remede qui manquoit à la médecine ; il a en même tems publié la maniere d'en faire ufage ; il
a ajouté, par fa théorie, par fes recherches, & par un grand nombre

d'obfervations, un degré de perfection à l'art de guérir, relativement aux hydropifies & à quelques autres maladies de langueur.

II. BACHER, (*Alexandre-Philippe*) fils du précédent, eſt né à Thann en Alſace. Livré de bonne heure à l'étude de la médecine, il a puiſé les premiers élémens de cette ſcience, auprès d'un pere qui réunit, à beaucoup de talens, une expérience conſommée ; il a ſuivi enſuite les Ecoles de médecine de l'Univerſité de Beſançon, où il a été reçu au Doctorat, en 1764. Peu de tems après, il eſt venu à Paris ; il s'eſt mis ſur les bancs de la Faculté de médecine de cette ville, & y a été reçu Docteur-Régent en 1772. Il a ſoutenu, dans les Ecoles de cette Faculté, les trois queſtions ſuivantes :

1. *An actio vitalis à proportione elaſticitatis ad flexilitatem ? An animalis à fabricâ eminentiùs flexili & elaſticâ ?* Pariſiis, 1771, *in*-4.

2. *An inſtinctus ſanitatis tutor incertus ?* Pariſiis, 1771, *in*-4.

3. *An chronicos morbos perverſo aquæ uſu debellare periculoſum ?* Pariſiis, 1771, *in*-4.

Il conclut affirmativement dans ces trois theſes. Nous ne nous arrê- terons qu'à la derniere, qui eſt la plus intéreſſante ; elle eſt relative à l'abus de la méthode aqueuſe & glaciale, qui étoit alors très-fréquente à Paris, où tout le monde avoit la manie de s'inonder, & où quelques légers ſuccès de cette méthode excitoient un enthouſiaſme preſque général. L'Auteur s'éleve contre cet abus ; il cherche à ramener l'uſage des aqueux aux bornes qu'on doit lui preſcrire ; il fait voir les dangers de leur excès ; il démontre, en même tems, leur utilité dans pluſieurs cas, où les aqueux ſeuls peuvent convenir & préparer à l'uſage des re- medes qui doivent compléter la guériſon.

Ce ſont les ſeuls ouvrages qui aient paru ſous le nom de *Bacher* ; nous avons cru cependant ne pas devoir l'oublier ; il doit partager les éloges que nous avons donnés à ſon pere ; il a concouru aux ouvrages que nous avons ſous le nom de ce dernier. Elevé ſous ſes yeux, & formé par les principes de cet habile Maître, il s'eſt livré aux mêmes recherches ſur les maladies chroniques ; il n'a pas peu contribué à per- fectionner la méthode employée par ce Praticien, contre ces maladies ; il a accéléré la publication de la compoſition des pilules toniques, dont nous avons parlé dans l'article précédent : enfin, il opere aujourd'hui à Paris, des cures merveilleuſes dans le traitement de pluſieurs maladies chroniques, & principalement des hydropifies.

I. BACHOT, (*Etienne*) Médecin François, qui vivoit dans le com- mencement du ſiecle dernier, étoit Médecin de la Faculté de Paris. Outre une queſtion de médecine, ſoutenue dans les Ecoles de cette

faculté

Faculté, en 1684, *an chocolatæ ufus falutaris ?* nous avons encore de lui les ouvrages fuivans, qui ont quelque rapport à la médecine :

1. *Apologie ou défenfe pour la faignée contre fes calomniateurs, & ré-ponfe au libelle intitulé,* Examen ou raifonnement fur l'ufage de la faignée. A Paris, chez *Cramoify,* 1646, 1648, *in-8.*

2. *Vefperiæ & pileus Doctoralis, cum quæftionibus medicis.* Parifiis, 1675, *in-12.*

Il a encore donné 1°. le tableau du *Maréchal de Schomberg,* préfenté au *Duc d'Halwin, fon fils.* A Paris, 1633, *in-8.* 2°. *Euchariflicum pro pace, ad Jul. Mazarinum.* Parifiis, 1660, *in-fol.* 3°. *Parerga, feu horæ fubcefcivæ, quibus continentur poëmata latina & gallicæ epiflolæ, panegy-ricus Ludovico XIV, circà ann. 1652.* Parifiis, 1686, *in-12.*

II. BACHOT, (*Gafpard*) Médecin du Bourbonnois, qui vivoit dans le commencement du fiecle dernier ; il prenoit le titre de Confeiller & Médecin du Roi. Il a écrit :

Effai fur les erreurs populaires touchant la médecine, & régime de fanté. A Lyon, chez *Vincent,* 1626, *in-8.* L'Auteur a donné cet ouvrage, qui eft divifé en cinq livres, pour fervir de fuite à celui de Joubert, fur la même matiere.

BACHOW (*George-Henri*) a écrit :
De apoplexiâ, Jenæ, 1680, *in-4.*

BACHSTROM, (*Jean-Frédéric*) Médecin Hollandois, connu par les ouvrages fuivans :

1. *De plicâ Polonicâ.* Hafniæ, 1723.

2. *Tractatio de lue aphrodifiacâ.* Venetiis, 1753, *in-8.*

3. *Obfervationes circà fcorbutum, ejufque indolem, caufas, figna & curam.* Ce traité a été publié d'abord à Leyde, en 1734, *in-8.* en-fuite, par les foins de *Luc Martini,* à Florence, chez Moucke, 1757, *in-8.* L'Auteur combat le fentiment de ceux qui ont regardé le froid, dans les climats feptentrionaux, l'air de la mer, & l'ufage des alimens falés, comme les caufes du fcorbut ; il croit que cette maladie n'eft due qu'à l'abftinence totale des végétaux ; il préfente encore ceux-ci comme propres à préferver de cette maladie, & à la guérir dans peu de jours lorfqu'on en eft atteint ; il appuie fon fentiment fur un grand nombre d'obfervations ; il donne le nom d'anti-fcorbutiques à toutes les plantes falutaires & bonnes à manger ; il les divife en trois claffes : 1°. les herbes potageres, les plantes & les fruits infipides, ou plutôt douceâtres, même l'herbe des prairies ; 2°. tous les végétaux aci-dules ou acides ; 3°. les végétaux amers, âcres : il veut qu'on n'em-ploie ceux-ci qu'avec beaucoup de précautions.

TOME I. M m

BACK, (*Jacques*) Médecin à Rotterdam, fa patrie. Nous ne favons rien de fa vie; nous connoiffons feulement de lui les deux ouvrages fuivans :

1. *Une lettre* qu'on trouve dans l'ouvrage de Beverwick, *de calculo*, imprimé à Leyde, chez *Elzevir*, en 1638, *in*-12. L'Auteur y examine pourquoi, dans les perfonnes fujettes au calcul, les reins ont un volume plus confidérable que dans l'état naturel; il recherche enfuite les caufes de la couleur des calculs & des fables.

2. *Differtatio de corde.* Rotterodami, apud *Arn. Leers*, 1648, 1654, 1660, 1661, 1670, *in*-12. Londini, 1653, *in*-4. Lugduni-Batav. 1664, *in*-12. L'Auteur prétend prouver l'inexiftence des efprits animaux; il parle enfuite de l'hématofe & des caufes de la chaleur des animaux vivans. On trouve encore cette differtation avec l'ouvrage de 'Guill. Harvé, intitulé *exercitationes anatomicæ de motu cordis & fanguinis circulo.* Rotterodami, 1654, *in*-12. & dans les éditions de 1648 & 1660 *in*-12. & de 1653, *in*-8.

BACKER, (*George*) Médecin Anglois, qui, après avoir exercé la médecine à Londres avec diftinction, eft devenu Médecin ordinaire de la Reine d'Angleterre. Il eft Membre de la Société royale de Londres, du Collége des Médecins de la même ville, & de celui de Cambridge : il étoit depuis long-tems Médecin de la Maifon du Roi d'Angleterre. Il a donné :

1. *De catarrho & de dyfenteriá Londinenfi, epidemicis utrifque anno 1762.* Londini, apud *Whifton & White*, 1764.

2. *Inquiry in to the merits of inoculating, &c.* c'eft-à-dire, *recherches fur les avantages de la méthode d'inoculer la petite vérole, qui eft en ufage en différentes provinces de l'Angleterre.* A Londres, chez *Dodfley*, 1766, *in*-8. L'Auteur croit que l'inoculation doit fon origine au hazard; il a tâché de découvrir quelque chofe de la pratique de Sutton, & il communique ce qu'il a appris des perfonnes qui ont été inoculées fuivant fa méthode; il paffe enfuite à quelques autres méthodes particulieres, pratiquées dans différens cantons de l'Angleterre. Ces détails font fuivis de quelques réflexions fur l'ufage des préparations d'antimoine & de mercure dans le régime préparatoire, même dans la fievre variolique, & après l'éruption, fur celui des rafraichiffans, de l'air libre & frais; il regarde ce dernier comme le moyen qui peut le plus concourir à rendre l'inoculation heureufe.

3. *An, effay concerning the caufe of the andemical colic of Devonshire, Which was in the theatre of the College of phyficians in London, on the twenty nine day of June 1767;* c'eft-à-dire, *Effai fur la*

caufe de la colique endémique du Devonshire , lu dans le théâtre des Médecins de Londres, le 29 Juin 1767. A Londres, chez *Hughs* , 1767 , *in-8.* L'Auteur s'eſt propoſé de démontrer que cette colique , que Muſgrave & Huxham ont attribuée à l'acidité du cidre , étoit l'effet du plomb dont on ſe ſert dans ce pays pour doubler ou ſceller les moulins & les preſſes, dans leſquels on écraſe les pommes, & qui étant diſſous par l'acide de ces mêmes pommes , paſſe juſques dans le cidre, qui en eſt le produit.

4. *Opuſcula medica iterùm edita.* Londini , apud *Elmſly* , 1771 , *in-8.* Ces opuſcules , qui n'avoient encore été imprimés que ſéparément, contiennent, 1°. l'hiſtoire des catharres & d'une dyſſenterie qui regnerent à Londres en 1762 ; 2°. une diſſertation ſur les affections de l'ame , & ſur les maladies qui en réſultent ; 3°. enfin , un diſcours anniverſaire prononcé au Collége des Médecins de Londres en 1761, en conſéquence de la fondation d'Harvée. Il eſt ſuivi de recherches ſur Jean Caïus, qu'on a regardé comme le fondateur de l'anatomie à Londres.

BACKMEISTER (*Matthieu*) a publié quatre volumes des Œuvres medicinales de *François Joël ;* il y a ajouté quelques notes relatives à la chymie, & pluſieurs expériences & obſervations ſur la conſervation de la ſanté. A Roſtoch , 1614, *in-4.* Il a encore donné : *Diſputationes medicæ.* Roſtochii , 1614, *in-4.* La cinquieme traite du ſommeil & de la veille ; la ſixieme, du mouvement & du repos ; la ſeptieme , de l'excrétion des humeurs ſuperflues ; la huitieme , des paſſions de l'ame.

I. BACKTISHUA , (*George*) Médecin Indien , Chrétien de religion , vivoit dans le huitieme ſiecle ; il excelloit dans la connoiſſance des langues perſane & arabe. Almanſor , ſecond Calife de la famille du grand Abbas, & fondateur de Bagdat, aujourd'hui Babylone , le fit venir à ſa Cour au ſujet d'une maladie dangereuſe, dont il craignoit les ſuites ; *Backtishua* y ſoutint , par d'heureux ſuccès , l'opinion avantageuſe qu'on avoit conçue de lui. Le Prince le traita avec beaucoup de bienveillance , & après ſa guériſon, il l'occupa à la traduction de pluſieurs livres de médecine. Ce Médecin ayant enſuite demandé congé pour retourner en ſon pays, à cauſe de quelques infirmités qui lui étoient ſurvenues, le Calife, qui avoit reſſenti l'agréable effet de ſes bons ſoins, ne lui en accorda la permiſſion qu'après l'avoir comblé d'honneurs , & récompenſé ſes ſervices par un préſent de dix mille pieces d'or.

La médecine étoit héréditaire dans la famille de *Backtishua ,* ainſi qu'elle l'avoit été dans celle d'Hippocrate & de quelques autres Médecins illuſtres. On tranſmettoit alors à ſes deſcendans , comme

un dépôt facré, les connoiffances particulieres qu'on avoit acquifes ;
& celui dont nous parlons eut, dans fa poftérité, jufqu'à la quatrieme
génération, autant d'excellens Médecins, que de defcendans.

II. BACKTISHUA, fils du précédent, fut très-confidéré à la Cour
du Calife Rashid, fucceffeur d'Almanfor. Ce Médecin y fut appellé
au fujet d'une apoplexie dont le Calife fut attaqué ; il propofa la faignée comme le remede le plus convenable ; mais Mahomed Alomin,
l'ainé des fils du Prince, s'y étant oppofé, *Backtishua* ne fit
prévaloir fon opinion, que par l'appui d'un autre fils du Calife, nommé Almam. Ce remede réuffit & délivra le Prince du
fâcheux accident qui menaçoit fes jours. Après cette cure, *Backtishua*
fut fait premier Médecin de Rashid, avec un appointement annuel de
cent mille dragmes, qui revient à peu-près à la fomme de 40000
de nos livres.

I. BACON, (*Roger*) Cordelier, Anglois de nation, contemporain
d'Albert-le-Grand, eft le premier qui a introduit la chymie dans les
pays occidentaux : cette fcience y étoit fi peu connue de fon tems,
qu'il rapporte que trois feules perfonnes en étoient inftruites, parmi
lefquelles il nomme Pierre de Maharncourt, natif de Picardie, dit *le
Ma tre des expériences*.
Bacon naquit à Ilchefter, ou aux environs, l'an 1214. Il commença fes études à Oxford, puis étant allé à Paris pour les achever,
il s'y diftingua par fon efprit & par l'étendue de fes connoiffances fur les
mathématiques & la philofophie. On dit même qu'il y enfeigna publiquement la théologie. Etant de retour à Oxford, il s'appliqua avec
un tel fuccès à l'étude des langues, que peu de tems après il compofa une Grammaire latine, grecque & hébraïque.
Il ne fut pas plutôt de retour en Angleterre, qu'il y fut accufé de
magie : on alla même plus loin qu'aux accufations ; cet homme
illuftre fe vit expofé aux infultes & aux caprices de l'ignorance, qui
avoit la puiffance en main. Pourroit-on croire qu'un homme qui a
détruit, avec tant de force, les folles prétentions de ceux qui ajoutent foi à la magie, ait été lui-même traité de Magicien, & emprifonné comme tel ? A la vérité, il falloit un génie fupérieur, pour fe
faire jour à travers les tenebres que l'ignorance avoit répandues fur
le treizieme fiecle : tout ce qui étoit furprenant paroiffoit furnaturel ;
le peuple, abruti par l'oifiveté, & prefqu'incapable de favoir, donnoit
tête baiffée dans les foupçons de magie, qui n'étoient que trop fouvent
appuyés par la conduite de ceux qui avoient du pouvoir dans les magiftratures ; delà vint cette malheureufe fatalité, qui mit tant de grands
hommes en butte aux traits malins de l'injuftice & de la calomnie.
Bacon mourut à Oxford, fuivant Léland, en 1248 ; fuivant James
en 1284 ; fuivant Freind, en 1291, & fuivant Eloi, en 1292.

On connoît de lui les ouvrages suivans :

1. *Tractatus duo de chemiâ.*

2. *De mirabili potestate artis & naturæ, libellus, ubi de lapide Philosophorum.* Parisiis, 1540, 1542, *in*-4. traduit en françois par *Jacques-Girard de Tournus.* A Lyon, chez *Macé Bonhomme*, 1557, *in*-8. A Paris, 1612, *in*-12. Ibid. chez *Hulpeau*, 1629, *in*-12.

3. *Speculum alchemiæ.* On le trouve dans la collection d'alchymistes publiée par Gratarole à Bâle, chez *Henri Pierre & Pierre Perna*, en 1572, *in-fol.* & dans le second vol. du théâtre chymique. Cet ouvrage a été traduit en françois, & publié à Lyon, chez *Macé Bonhomme*, en 1557, *in*-8. sous le titre de *miroir d'alquimie de Rogier Bacon* ; le traducteur se dit Gentilhomme du Dauphiné.

4. *De secretis operibus artis & naturæ & nullitate magiæ.* On le trouve dans le cinquieme vol. du théâtre chymique. Publié d'abord par Jean Dée ; ensuite par un anonyme ; à Hambourg, chez *Froben*, 1618, *in*-8. sous ce titre : *Epistolæ de secretis operibus artis & naturæ & de nullitate magiæ.* L'Auteur prétend dans cet ouvrage, qu'une personne qui seroit parfaitement instruite de la maniere dont la nature agit dans ses opérations, pourroit l'égaler, même la surpasser. Il y montre avec beaucoup de sagacité quelle a été l'origine de la magie ; il fait voir avec évidence la fausseté de ses principes. Il prouve que la magie est une chimere, à moins qu'on n'entende par ce mot, la connoissance des propriétés des corps & des moyens que la nature met en usage, & qui, employés par l'art, peuvent produire des effets encore plus surprenans que ceux que la magie a jamais opérés.

5. *Epistola de modo miscendi.*

6. *Thesaurum chymicum.*

7. *Specula mathematica.*

8. *Medulla alchemiæ.* 1608. *in*-8.

9. *De arte chymiæ scripta.* Francof. apud *Saurium & Schonwetterum*, 1603, 1620, *in*-12. On y a joint les ouvrages suivans du même Auteur : 1°. *Breve breviarium de dono Dei* ; 2°. *verbum abbreviatum de leone viridi* ; 3°. *secretum secretorum naturæ* ; 4°. *de laude lapidis Philosophorum* ; 5°. *tractatus trium verborum* ; 6°. *epistola de ponderibus* ; 7°. *speculum secretorum.*

10. *De retardandis senectæ accidentibus & conservandis senibus.*

Bacon a été le plus grand homme de son tems ; peut-être même pourroit-on le mettre en parallele avec les Auteurs les plus célébres qui ont paru après lui. Il est étonnant, vu l'ignorance du siécle où il vivoit, qu'il ait pu acquérir des connoissances aussi universelles sur toutes sortes de sujets. Il n'étoit pas médecin ; mais il étoit très-verfé dans la philofophie naturelle, & il a rendu de grands fervices à la médecine, principalement par rapport à la chymie.

On trouve dans fes ouvrages plufieurs découvertes intéreffantes dans les méchaniques, la magie naturelle & plufieurs autres arts, qu'on a fauffement attribuées à quelques modernes, & qu'on a regardées fans aucun fondement, comme l'effet d'une magie criminelle. Il nous a laiffé des réflexions fur différens médicamens, comme la teinture d'or, l'os qui fe trouve dans le cœur du cerf, la chair des viperes, &c. Son ouvrage fur la vieilleffe a été dédié au Pape Nicolas IV, qui avoit été Général des Francifcains ; Bacon y a ramaffé tout ce que les Auteurs Grecs & Arabes avoient écrit fur le même fujet ; mais il y a ajouté différentes obfervations qui lui font propres. Ses ouvrages font écrits avec tant d'élégance, de précifion, de force, & contiennent des obfervations fi juftes & fi exaétes fur la nature, qu'il n'a point d'égal parmi les Chymiftes anciens.

Cet homme, qu'on peut appeller le prodige de fon fiécle, pouffa l'étude de la philofophie auffi loin que le permettoit l'efprit humain : fon traité d'optique eft un chef-d'œuvre : Il inventa les microfcopes, les télefcopes, les miroirs ardens, & ceux qui renverfent les objets. Il doit encore être regardé comme le feul Aftronome de fon fiécle, & la connoiffance qu'il avoit de la méchanique étoit fi profonde, qu'après Archimede, il a été le premier qui l'ait poffédée à fond. Il fit voir, par des machines qui fe mouvoient d'elles-mêmes, les merveilleux effets des corps élaftiques ; les automates paroiffoient entre fes mains des êtres animés ; &, comme fi les loix du reffort euffent été gouvernées par l'artificieufe difpofition de fes ouvrages, elles fe prétoient à la vivacité de fon génie, qui chaque jour, inventoit de nouvelle machines. Bacon, favoit fi bien affujettir la nature fous le régles de l'art, qu'il exécutoit des chofes beaucoup plus furprenantes que les prodiges qu'on attribue aux Magiciens. Il prouve, par des expériences, qu'un homme inftruit des loix qu'obferve la nature, eft en état de produire des effets, qu'il leur eft impoffible d'imiter avec leurs charmes, leurs fortiléges & leurs preftiges. On lui attribue l'invention de la poudre à canon ; mais quelques-uns la lui difputent : on peut croire qu'il l'a connue, de ce qu'il dit que l'on peut imiter par art le tonnerre & les éclairs ; car le fouffre, le nitre & le charbon, qui, feparés, ne produifent aucun effet fenfible, éclatent avec grand bruit, lorfqu'on les mêle dans une proportion convenable, qu'on les enferme dans un lieu étroit, & qu'on y met le feu. On ne peut certainement décrire la poudre à canon avec plus de précifion ; &, au témoignage du Doéteur Freind, c'eft faire tort à Bacon, que de lui difputer cette découverte.

II. BACON, (François) Lord Vérulam & Vicomte de Saint-Alban, naquit à Londres dans le Palais d'Yorck le 22 Janvier 1560 : il étoit fils de *Nicolas Bacon*, Conseiller d'Etat en Angleterre, & Chancelier du Royaume, sous la Reine Elisabeth. Il s'appliqua de bonne heure à l'étude de la philosophie ; dès l'âge de seize ans, il reconnut l'inutilité, même la fausseté des principes de la philosophie péripatéticienne ; il devint un excellent Philosophe, un savant Théologien, un habile Historien, un Jurisconsulte profond, un agréable Poëte, & l'un des plus beaux génies de son siécle. Il avoit fait une étude particuliére de la jurisprudence & des loix nationales du Royaume d'Angleterre ; ce qui lui facilita d'abord l'entrée au Conseil d'Etat, & lui mérita ensuite de parvenir aux dignités de Solliciteur & Procureur-Général au Conseil Privé, de Garde des Sceaux & de Chancelier du Royaume: il avoit déja été fait Chevalier, Lord de Verulam, & Vicomte de Saint-Alban. On publioit à l'envi son affabilité, son honnêteté, sa libéralité ; mais une complaisance criminelle pour ses Domestiques le conduisit à sa perte ; il souffrit qu'ils prissent de l'argent des personnes dont les affaires étoient pendantes devant lui ; ce fut un des principaux motifs des accusations qu'on porta contre lui. Rapin Thoyras prétend qu'il s'étoit laissé lui-même corrompre par des présens. *Bacon*, traduit devant le Parlement d'Angleterre, & n'ayant pu se justifier des griefs qu'on lui imputoit, fut privé des Sceaux, dépouillé de ses biens, & renfermé à la tour de Londres, d'où il sortit quelque tems après, réduit à une extrême pauvreté. Il écrivit une lettre très-touchante à Jacques I, Roi d'Angleterre, par laquelle il le prioit de le secourir, de peur, dit-il, qu'il ne fût contraint à porter la besace ; & que lui, qui n'avoit souhaité de vivre que pour étudier, ne fût obligé d'étudier pour vivre. C'est après sa disgrace, qu'il composa la plupart de ses ouvrages.

Il mourut le 9 Avril 1626, âgé de soixante-six ans, à High-gate près de Londres, dans la maison du Comte d'Arondel, où il avoit été passer quelques jours pour se délasser des fatigues de son esprit. Il a beaucoup loué dans ses ouvrages un remede, dont il a fait usage pendant les trente dernieres années de sa vie ; c'étoit trois grains de nitre qu'il prenoit tous les matins dans un bouillon tiéde. Les ouvrages de ce grand homme lui ont mérité une des premieres places parmi les Savans de son siécle ; ils sont aussi profonds, que multipliés : nous en donnons l'énumération.

1 *Partitio doctrinæ circà corpus hominis in medicinam & voluptuariam.* Lond. apud *Heviland*, 1623, *in-fol.* Parisiis, apud *Mettayer*, 1624, *in-4.* Argentorati, 1635, *in-8.* Cet ouvrage renferme trois parties : la Ie est relative à la conservation de la santé ; la IIe, à la curation des maladies ; la IIIe, à la prolongation de la vie.

2 *Instauratio magna.* Londini, 1620, *in-fol.*

3 *De dignitate & augmentis scientiarum, lib. IX.* Parisiis, 1624, Argentorati, apud *Zetznerum*, 1635, *in-8.* c'est une des meilleures productions de l'Auteur.

4 *Hiſtoria naturalis & experimentalis de ventis.* Lugduni-Batav. apud Hegerum & Hakium, 1638, *in-16.* Amſtelodami, 1662, *in-12.* On trouve, à la fin de cet ouvrage, une introduction à l'hiſtoire du denſe & du rare, du grave & du léger, de la ſympathie & de l'antipathie, du ſouffre, du mercure & du ſel.

5 *De motús, ſive virtutis activæ variis ſpeciebus.* Ibid. 1638, *in-16.*

6 *Sylva ſylvarum & Atlas novus.* Amſtelodami, 1648, 1661, *in-12.* C'eſt une traduction latine faite par *Jacques Gruter* : cet ouvrage avoit paru en Anglois, ſous le titre de *ten centuries of natural hiſtory.* London, 1621, 1622, *in-4.* Suſſmilch, 1639, *in-fol.* Bodl. 1670, *in-fol.* Oſb. 1676, *in-4.*

7. *Hiſtoria vitæ & mortis.* Londini, apud *Heviſand*, 1623, *in-8.* Lugduni-Batav. apud *Maire*, 1637, *in-16.* traduit en françois par *Baudouin*, à Paris chez *Loydon*, 1647, *in-8.* L'Auteur commence par ſe moquer de ce mot d'Hippocrate, que *la vie eſt courte & l'art de guérir fort long*; il tourne enſuite en ridicule les éloges pompeux que les Chymiſtes donnent à leurs ſecrets, & le cas aveugle qu'on a toujours fait de certaines panacées; & puis, comme s'il oublioit lui-même ces ſages principes, il propoſe une méthode de prolonger la vie, qui ſe trouve au moindre examen, auſſi vaine & auſſi trompeuſe, que le ſont les plus belles promeſſes des Empiriques. Il établit deux cauſes générales de ſa mort: 1°. l'eſprit qui, ſemblable à une flamme légere, mine & détruit le corps; 2°. l'air qui le ſeche & l'épuiſe. Il propoſe en même-tems les remedes propres à ralentir & à corriger l'effet de ces deux cauſes; mais il traite moins la matiere en Médecin, qu'en Philoſophe profond, dont les vaſtes connoiſſances & le génie ſublime pénétrent au-delà des apparences dans les choſes naturelles, & qui, à l'aide de ces grandes lumieres, eſſaie d'étendre la vie humaine, s'il étoit poſſible, au-delà de ſes bornes communes. Mais *Bacon* ne s'eſt que trop bien réfuté; quoique pendant les trente dernieres années de ſa vie, il prit réguliérement tous les matins trois grains de ce nitre, qui étoit ſon remede favori, il ne paſſa pas ſoixante-ſix ans.

Ce ne ſont pas là les ſeuls ouvrages du Chancelier *Bacon*; nous en connoiſſons encore pluſieurs, qui n'ont aucun rapport à la médecine; ce grand homme étoit à la fois grand Politique, bon Hiſtorien, Philoſophe profond; les autres ouvrages qui nous reſtent de lui, ſont une preuve qu'il a excellé dans chacune de ces parties : tels ſont, 1°. *La vie de Henri VII, Roi d'Angleterre*, qui eſt fort eſtimée; 2°. *Cogitata & viſa de naturæ interpretatione*; 3°. *Deſcriptio globi intellectualis*; 4°. *Thema cœli*; 5°. *de fluxu & refluxu maris*; 6°. *de principiis atque originibus*; 7°. *Conſilia Regi Jacobo ſuppeditata*; cet ouvrage eſt relatif à l'union de l'Ecoſſe avec l'Angleterre, & à la néceſſité d'envoyer en Irlande des Colonies Angloiſes; 8°. *Œuvres morales & politiques*;

litiques, qui ont été traduites en françois par Baudouin. On a réuni tous les ouvrages de *Bacon*, qu'on a publiés en un feul corps d'ouvrage, à Francfort en 1665, *in-fol.* A Coppenhague, chez *Goès* 1694, *in-fol.* à Leipfic, chez *Frythopile*, en 1694, *in-fol.* 7 vol. Les Anglois en ont auffi donné de magnifiques éditions, à Londres, chez *Millar* en 1710 & en 1728, *in-fol.* 4 vol.

BACOT, *de la Bretonniere* (*François*) que quelques-uns ont cru de Paris, étoit né en 1670 à Verdun fur Saone, où fa famille étoit établie. Il fut reçu au Doctorat en médecine dans l'Univerfité de Louvain. Nous avons de lui :

1. *Réponfe à M. Moreau, Médecin de Châlons.* A Châlons, chez *Nanti*, 1710, *in-12*. Cette lettre regarde plufieurs queftions de médecine.

2. *Analyfe des eaux chaudes minérales de Bourbonne.* A Dijon, chez de *Fay*, 1712, *in-12*. L'Auteur y a ajouté une differtation fur les différens genres de colique, & des remedes pour leur guérifon & pour plufieurs autres maladies. Cet ouvrage eft dédié à M. de Migieux, Préfident au Parlement de Bourgogne.

BACQUERE, (*Benoit de*) Théologien du fiécle dernier, étoit Profeffeur en Théologie, & Prieur de l'Abbaye de Dunes. On a de lui l'ouvrage fuivant :

Senum medicus. Coloniæ Agrippinæ, apud *Widenfeld*, 1673, *in-8*. L'Auteur annonce d'abord que fon ouvrage eft très-curieux & très-utile à ceux qui veulent vivre long-tems ; tout s'y réduit cependant à des précautions ordinaires & triviales, propres à rendre la vieilleffe exempte de quelques-unes des infirmités, qui l'accompagnent le plus fouvent. On trouve avec cet ouvrage le fuivant: *Senum falvator, remedia fuggerens pro fenum falute æternâ.* Celui-ci n'eft relatif qu'au falut de l'ame des vieillards.

BADANI, (*George*) Italien, natif de Plaifance, vivoit vers le milieu du XVI fiécle. Nous avons de lui:

Annotationes centum in fimplicia mefuæ. Papiæ, 1568, *in-8*.

BADILIUS, (*Valere*) Italien, exerçoit la médecine à Verone, dans le commencement du fiécle dernier. Il a donné, *de fecandâ venâ in pueris, vel antè quatuordecimum ætatis annum.* Veronæ, *Typis Tamianis*, 1606, *in-4*.

BADIUS, *voyez* BALDUS.

BADUEL, (*Claude*) habile Philologifte François, étoit Profeffeur

Calvinifte à Nîmes vers l'an 1567. Nous avons de lui, *oratio de laudibus artis medicæ*. Lugduni, apud *Gryphium*, 1544. Il a encore donné, 1°. en 1557, des remarques fur les livres apocriphes; 2°. en 1544 & 1581, un traité fur le mariage des gens de lettres; 3°. en 1544, un traité fur les devoirs des Profeffeurs; 4°. divers autres ouvrages auffi peu relatifs à la médecine que ces derniers.

BADUS, (*Sebaftien*) Médecin Italien du fiécle dernier, exerçoit fa profeffion à Genes, où il étoit Confulteur de la République pour les objets relatifs à la fanté des Citoyens. Il a donné :

Anaflafis corticis peruviæ, feu kinæ kinæ defenfio. Genuæ, apud *Canlenza*, 1663, *in-4*. On y a joint un autre traité du même Auteur, qui tend à prouver l'utilité, même la néceffité de la faignée dans la petite vérole & la rougeole.

BAERIUS, (*Nicolas*) nous avons fous fon nom :

1. *Ornitho-phonia, five harmonia melitarum avium, juxtà naturas, virtutes & proprietates fuas, carmine latino-germanico decantatarum*. Bremæ, apud *Weffel*, 1695, *in-4*.

2. *Apotheca cinerum, ducentis ftrophis, tanquàm medicis pyxidibus referta, per rhytmos latino-germanicos, repræfentata*. Bremæ, 1698, *in-4*.

BAERSDORP, (*Corneille*) Chevalier, Chambellan & Médecin de l'Empereur Charles V, naquit à Tergoes en Zelande, il mourut à Bruges en 1565, où il fut enterré dans l'Eglife Cathédrale; on y voit encore aujourd'hui fon épitaphe fur une pierre bleue, qui autrefois étoit ornée d'ouvrages en cuivre :

Ci gît MESSIRE CORNEILLE DE BAERSDORP, Chevalier, en fon vivant Confeiller & Archi-Médecin du feu Empereur Charles V, & de Madame Léonore, Reine de France, & de Marie, Reine de Hongrie, qui mourut le 24 Novembre en l'an 1565; & Dame ANNE DE MOSSECHEROËN, fa compagne, laquelle trépaffa le . . . .

Baerfdorp a donné au public.

Methodus univerfæ artis medicæ, in partes quinque diffectæ. Brugis, apud *Crocum*, 1538, *in-fol*.

BAGARD, (*Antoine*) naquit à Nanci le 2 Janvier 1696; fon pere Antoine Bagard, qui étoit Confeiller d'Etat & premier Médecin de Léopold I, Duc de Lorraine, veilla à fon éducation. Il s'appliqua à la médecine qu'il étudia à Montpellier, où il fut reçu au Doctorat en 1715; il fe difoit alors Confeiller-Médecin ordinaire du Duc de

Lorraine, Prépofé à l'hôpital Royal, & Maître-ès-arts. En effet, le Duc
Léopold, inſtruit de ſes progrès, l'avoit honoré du titre de ſon
Médecin ordinaire, avec les émolumens attachés à cette place, avant
qu'il eût pris des leçons de médecine dans aucune Faculté. Il fut fait
peu de tems après Médecin Conſultant de la Ducheſſe de Lorraine,
Médecin Aulique du Duc Léopold, Médecin des deux hôpitaux bourgeois de Nanci, & en 1722 Médecin ordinaire & Penſionnaire de
cette Ville ; il fut enfin premier Médecin ordinaire du feu Roi de
Pologne, Duc de Lorraine, Préſident du Collége des Médecins de
Nanci, Surintendant & Directeur perpétuel du Jardin des plantes de
cette Ville, & membre de l'Académie de cette Capitale de la Lorraine.
Il aimoit non ſeulement l'étude de la phyſique & de la médecine ;
il s'étoit encore appliqué aux belles-lettres & à la connoiſſance de
l'antiquité. Il avoit fait une collection curieuſe de médailles, ſur-tout
de celles des Grecs. Il eſt mort d'apoplexie le 7 Décembre 1772,
âgé de 76 ans.

Nous connoiſſons de lui les ouvrages ſuivans :

1. Quæſtio medica, *an vomitus fæculentus in paſſione iliacâ ab anti-
periſtaltico inteſtinorum motu ?* C'eſt une Diſſertation académique,
qu'il ſoutint en 1715 dans les Ecoles de Montpellier, pour y être
reçu au dégré de Bachelier, & qu'il dédia à *Antoine Bagard*, ſon
pere. Il y ſoutient que la paſſion iliaque ne vient point du mouvement anti-périſtaltique des inteſtins ; il a fait graver, à la fin, des
figures, où il a voulu repréſenter les mouvemens des inteſtins.
Haller a inſéré cette Diſſertation dans ſa collection de diſſertations anatomiques.

2. *Mémoire ſur la petite vérole.* C'eſt un recueil d'obſervations, où
l'Auteur expoſe ſon ſentiment ſur la formation des miaſmes vario-
leux, & caractériſe leurs premiers effets ſur les humeurs du corps
humain ; il y rappelle enſuite les contradictions que l'inoculation
a eſſuyées à Nanci, & finit par déplorer le ſort de tant de perſonnes que cette pratique eût pu conſerver.

3. *Hiſtoire de la thériaque.* A Nanci, 1725, *in-*4. C'eſt un diſcours
qu'il prononça en préſence des Officiers municipaux de Nanci,
auxquels il le dédia. Il y examine en détail les drogues qui entrent
dans la compoſition de la thériaque ; il donne à la fin le poëme
d'Andromaque ſur cette compoſition. *Haller* ſe trompe en rappor-
tant ce diſcours à l'année 1755.

4. *Mémoire ſur les macrobies ou centenaires.*

5. *Mémoire ſur les eaux de Contrexeville en Lorraine.* A Nanci, chez
Hoener, 1760. L'Auteur donne à cet eau le ſurnom de ſavonneuſe
& de ſaxifrage ; il appuie cette dénomination ſur nombre d'obſervations de pierres briſées dans la veſſie à la ſuite de l'uſage de

ces eaux. Il les recommande encore pour les affections des nerfs & pour toutes les maladies de la peau. *Bagard* n'a pas tort de conseiller ces eaux pour les maladies des nerfs ; il savoit sans doute, que tout remede qui engage à se lever matin, à respirer un air libre, & à faire un exercice modéré, ne peut qu'être fort utile aux habitans des grandes villes. Les eaux de Contrexeville ont cela de commun avec toutes les eaux minérales.

6. *Les eaux minérales de Nanci.* 1763, *in-8.*

7. *Dissertation sur la cause physique des tremblemens de terre & les maladies épidemiques qu'elles occasionnent.*

8. *Dispensatorium pharmaceutico-chymicum.* Parisiis, 1771, *in-fol.*

9. *Pinax materiei medicinalis, seu selectus medicamentorum officinalium, simplicium & compositorum.* Parisiis, 1771, *in-8.*

Il alloit mettre la derniere main à un ouvrage important sous le titre d'*Hydrologie minérale, pour servir de supplément à l'histoire de la Lorraine*, lorsqu'il mourut.

BAGELLARD à *Flumine*, (*Paul*) Médecin du XVᵉ siécle, qui a écrit :

1. *De ægritudinibus infantum.* Venetiis, apud *Math. Vindischgretz*, 1487, *in-4.*

2. *Opusculum recens natum de morbis puerorum.* Lugduni, apud *Germanum Rose*, 1538, *in-8.* On y trouve des notes ou commentaires de *Pierre Tolet.*

BAGET, (*Jean*) Chirurgien de ce siécle, étoit maître Chirurgien-Juré de Paris, & Démonstrateur en anatomie & en chirurgie. Il a donné :

1. *Ostéologie, premier traité dans lequel on considere chaque os, par rapport à ses parties, à ses cavités & à ses jonctions.* A Paris, chez d'Hotelfort, 1731, *in-12.* Ce traité est composé de quatre parties : la premiere traite des parties de l'os ; 1°. de la diaphyse ; 2°. de l'apophyse ; 3°. de l'épiphyse ; la seconde concerne les cavités des os, le trou, la fente, le canal, le conduit, la fosse, l'échancrure, le sinus, la cavité aveugle, la cavité cellulaire ; la troisieme est relative aux jonctions des os, la diarthrose, la synarthrose & leurs différentes sortes ; la quatrieme traite des os en particulier : l'Auteur commence par ceux de la tête & du col ; il vient ensuite à ceux du dos ; il continue par les os de la poitrine & des hanches, & il finit par ceux des extrémités tant inférieures que supérieures. Ce que l'Auteur dit sur cela n'est nouveau ni pour le fonds, ni pour la méthode. C'est une répétition abrégée de ce qui se trouve dans la plupart des autres livres d'ostéologie, & une répétition d'autant

plus courte, qu'elle n'eſt accompagnée d'aucune remarque particuliere de l'Auteur.

2. *Myologie.* A Amſterdam, 1736, *in-*8.

3. *Lettre pour la défenſe & la conſervation des parties les plus eſſentielles à l'homme & à l'Etat.* A Geneve, chez *Bomin*, 1750, *in-*12.

4. *Réflexions ſur un livre intitulé :* Obſervations ſur les maladies de l'uretre, 1750, *in-*12.

BAGIEU, (*Jacques*) Chirurgien françois, eſt depuis long-tems Chirurgien-Major des Gendarmes de la garde ordinaire du Roi. Il a donné :

1. *Lettre d'un Chirurgien de Province*, 1740. Elle a été écrite contre la Faye, au ſujet de la nouvelle lithotomie de Foubert.

2. *Lettre ſur le traité de la gangrene de M. Queſnay, & ſur le traité des plaies d'armes à feu, de M. Deſport.* A Paris, chez *le Breton*, 1750. *in-*12.

3. *Examen de pluſieurs parties de la chirurgie, d'après les faits qui peuvent y avoir rapport.* A Paris, chez *la veuve Delaguette*, 1756, *in-*12. 2 vol. Cet ouvrage, dont le principal objet eſt la chirurgie militaire, contient des recherches ſur les plaies d'armes à feu, des mémoires ſur l'amputation, un examen analytique de pluſieurs nouvelles méthodes pour amputer les membres. On y a joint un examen du chap. 7, des recherches critiques ſur l'état de la chirurgie.

BAGLIVI, (*George*) ſavant Médecin italien, naquit en 1668, à Aleſſano, ville du Royaume de Naples, dépendante de l'archevêché d'Otrante. Il étudia d'abord à Naples, enſuite à Padoue, où il reçut les honneurs du Doctorat en médecine. Il voyagea dans toute l'Italie, tant pour s'inſtruire dans les hôpitaux par l'obſervation des maladies, que pour voir quel étoit l'état de la médecine dans les Académies. À ſon rapport, la paſſion pour les ſyſtêmes avoit produit un bouleverſement fatal à l'ancienne doctrine. L'étude de la nature étoit négligée, pour avoir trop déféré aux idées chimériques d'une raiſon, qui chancelle toujours, quand elle n'eſt pas guidée par la nature elle-même ; la ſcience de guérir n'étoit plus qu'un monſtrueux aſſemblage d'opinions ridicules, ſoutenues par l'entêtement ou par la honte d'avouer ſes fautes. *Baglivi* employa quelques années dans ſes voyages, après quoi il ſe retira à Rome, où le Pape Clément XI, lui confia la chaire de médecine théorique, & peu après celle d'anatomie dans le Collége de la Sapience de cette Ville. Il ſe diſtingua par la maniere dont il remplit les fonctions de ſa régence & les devoirs de ſa profeſſion ; ſes heureux ſuccès dans la pratique lui mériterent une réputation très-étendue. On avoit tout lieu de concevoir de lui les plus grandes espérances, si une mort prématurée ne l'eût enlevé à la fleur de son âge. Il mourut à Rome en 1706, âgé de 38 ans, & fut enterré dans l'Eglise de saint Marcel. Il avoit été agrégé à la Société Royale de Londres & à l'Académie Impériale des Curieux de la Nature. Quoique jeune, il avoit beaucoup travaillé; il nous a laissé le fruit de ses veilles & la preuve de ses talens dans les ouvrages suivans.

1. *De praxi medicâ, ad priscam observandi rationem revocandâ.* Romæ, apud *Cæsarettum*, 1696, 1699, *in*-8. L'ouvrage est divisé en deux livres; le premier est presque tout relatif à l'utilité de l'observation; l'Auteur fait voir que nous devons à l'observation tout ce qu'il y a de certain en médecine; il indique plusieurs causes qui nuisent à l'observation: 1°. le mépris des Anciens; 2°. la multiplicité des systêmes; 3°. les fausses comparaisons & les conséquences qu'on veut en déduire; 4°. la maniere d'étudier; 5°. la mauvaise application des principes qu'on trouve dans les Auteurs; ce qui ne vient, suivant lui, que du défaut d'expérience de ceux qui étudient, ou de leur attachement à quelques systêmes; 6°. l'usage où l'on est de ne plus traiter les maladies aphoristiquement, c'est-à-dire, à la maniere d'Hippocrate; il donne en même tems quelques exemples de la maniere dont il faut expliquer les maladies; il parle, à cet effet, de la pleurésie, des fievres, de la rougeole, de la petite vérole, des jours critiques, de la jaunisse, de la colique, de plusieurs autres maladies, des symptômes ordinaires dans les maladies aiguës, &c. il examine ensuite l'état & les progrès de la médecine dans les différens siecles, & les vraies sources de la théorie & de la pratique; il parle des maladies de l'esprit & des moyens de les guérir; il termine le premier livre par un plan d'histoire des maladies particulieres à chaque pays; il exhorte les Médecins à l'entreprendre; cela lui donne lieu de parler en passant de la nature de l'air de Rome, & des maladies ordinaires dans cette ville: dans le second livre, il poursuit dans un grand détail beaucoup d'objets dont il n'avoit parlé qu'en général dans le premier; il y indique sur-tout les regles qu'on doit suivre pour faire une bonne histoire des maladies, & pour en déduire les conséquences relatives à leur curation. Cet ouvrage a été traduit en françois, en 1757, par M. d'*Aignan*. Voyez l'article AIGNAN.

2. *Specimen quatuor librorum de fibrâ motrice & morbosâ.* Perusiæ, 1700, *in*-4. Romæ, apud *Buagnum*, 1702. Ultrajecti, apud *Water*, 1703. Basileæ, apud *Konig*, 1703, *in*-8. L'origine, la division, la composition des fibres, la maniere d'en faire l'examen, l'origine du mouvement des solides, la structure, le mouvement & les usages de la dure-mere, & la comparaison de ces mouvemens avec ceux du cœur, font l'objet des cinq premiers chapitres; l'Auteur passe ensuite à l'équilibre mutuel des solides & des fluides; il expose en quoi

il confifte, quelles font fes caufes, quels font fes effets. L'élafticité, l'irritabilité, la contractilité, la force ofcillatoire, la communication & la dépendance mutuelle ou fympathie des folides & leur effet, font encore la matiere de cinq chapitres : l'Auteur prend occafion de l'irritabilité des folides, pour parler de la maniere d'agir des irritans & de leur effet. Le relâchement des folides n'a pas moins mérité fon attention ; il en examine les effets dans le chap. XII du premier livre. Les trois derniers livres ne contiennent que dix-fept chapitres ; l'Auteur parle d'abord de la fucceffion des maladies, enfuite du prognoftic, de la maniere de le porter & de fa certitude ; il établit que la connoiffance du climat, des qualités & de l'influence de l'air, eft néceffaire pour connoître & guérir les maladies ; il traite des maladies qui deviennent incurables par l'ignorance du Médecin, ou l'impuiffance de la nature ; les occafions des maladies, la difpofition des corps à les contracter, la longévité de la vie jufqu'à cent ans, l'examen des devoirs du Médecin auprès de fes malades, le choix des alimens, ou, pour mieux dire, la maniere de guérir plufieurs maladies fans remedes, & par le feul fecours de bons alimens, ont fourni à l'Auteur la matiere de cinq chapitres ; il parle enfuite des maladies vénériennes, des varices, des anévrifmes, des hydatides des vifceres, des fievres méfentériques, de la néceffité de renouveller l'air dans les chambres des malades, & de changer d'air dans les maladies ; il expofe la maniere de guérir plufieurs maladies par la mufique, la danfe, l'équitation, la navigation, la chaffe, &c. il examine la nature & l'ufage de la graiffe & de la falive, & les maladies qui en dépendent ; il termine enfin fon ouvrage par un examen de l'ufage des délayans & des huileux, & de l'abus qu'on en fait dans la pratique de la médecine. Cet ouvrage a été vivement critiqué, 1°. par *Nellen*, Médecin Hollandois, dans fon traité de théorie-méchanique ; 2°. par *Senac*, dans fes commentaires phyfiologiques, fur l'anatomie d'Heifter ; 3°. par *Poli*, Chymifte de Rome, dans fon triomphe des acides. La critique de ce dernier eft peu mefurée & pouffée jufqu'à l'indécence.

3. *Differtatio de anatome, morfu & effectibus tarantulæ.* Après avoir donné la defcription naturelle & anatomique de la tarentule, & expofé la maniere dont cet animal fe reproduit, l'Auteur parle de fa morfure, & décrit les accidens qui en font l'effet ; il paffe enfuite à la méthode curative ; il donne la mufique & la danfe comme les remedes les plus efficaces ; il ajoute quelques obfervations relatives à la piquure de la tarentule & du fcorpion ; il termine fon ouvrage par un examen fuccinct de la nature du venin de la tarentule, & de la maniere dont la mufique agit pour opérer la guérifon de ceux qui font mordus par cet animal.

4. *Differtatio de ufu & abufu veficantium.* L'Auteur rapporte d'abord

quelques expériences sur les effets des cantharides ; il expose ensuite les avantages & les inconvéniens de l'application des véſicatoires ; il finit par leur maniere d'agir, qu'il n'établit que d'après ſa doctrine particuliere ſur l'action des irritans.

5. *Diſſertatio de obſervationibus anatomicis & practicis varii argumenti.* Cette diſſertation comprend, 1°. des expériences faites ſur des animaux vivans, en injectant des liqueurs dans leurs vaiſſeaux ; 2°. quelques expériences ſur la circulation du ſang dans les grenouilles ; 3°. l'ouverture du cadavre de Malpighi ; 4°. l'hiſtoire des apoplexies épidémiques qui regnerent à Rome en 1694 & 1695.

Ces trois diſſertations ont été imprimées à la ſuite de la pratique de *Baglivi*, à Rome, en 1696.

6. *Diſſertatio de anatome fibrarum, de motu muſculorum & de morbis ſolidorum.* En traitant cette matiere, l'Auteur parle du mouvement de la dure-mere, de l'action des ſolides ſur les fluides, & de la réaction de ceux-ci ſur les premiers.

7. *Diſſertatio de experimentis circà ſalivam, ejuſdemque naturâ, uſu & morbis.*

8. *Diſſertatio de experimentis circà bilem ejuſdemque naturâ, uſu & morbis.*

9. *Diſſertatio de experimentis varii argumenti.* Ces expériences roulent ſur le ſang, ſur la reſpiration, ſur le ſommeil, ſur la circulation du ſang dans la tortue, & ſur la ſtructure du cœur.

Ces quatre diſſertations ont été imprimées à la ſuite de la premiere édition du *ſpecimen de fibrâ motrice & morboſâ.*

10. *Opuſcula duo.* Lugduni - Batavorum, apud *Freder. Hauring*, 1707, *in-8.* Ces deux opuſcules ſont deux diſſertations : la premiere intitulée, *Canones de medicinâ ſolidorum ad rectum ſtatices uſum*; la ſeconde comprend différens objets : 1°. l'analogie des maladies & de la nature ; 2°. la végétation des pierres ; 3°. la deſcription du tremblement de terre arrivé à Rome en 1703 ; 4°. le mouvement des ſolides dans le corps animé ; 5°. l'analogie de la circulation de la mer avec la circulation du ſang.

11. *Opera omnia medico - practica & anatomica.* Lugduni, apud *Aniſon & Poſuel*, 1704, 1710, *in-4.* Venetiis, apud *Gabr. Ertz*, 1705, *in-8.* Pariſiis, apud *Rigaud*, 1711. Antuerpiæ, 1715, *in-4.* Lugduni, apud *Servant*, 1733, *in-4.* Ibid apud. *Brayſet*, 1745, *in-4.* Venetiis, 1752, *in-4.* On y a réuni tous les ouvrages que nous venons d'indiquer ; on y a joint pluſieurs lettres de différens Savans à *Baglivi*, comme d'Andry, d'Oſterchamp, de Cole, d'Hotton, de Leclerc, &c. & quatre opuſcules de Santorinus, ſur la ſtructure & le mouvement des fibres, la nutrition, les hémorrhoïdes & le flux menſtruel.

Baglivi

Baglivi auroit été un des plus grands Médecins ; il avoit adopté une pratique qui entroit beaucoup dans les vues de la nature ; mais il s'éloigna lui-même du point de perfection, auquel il étoit sur le point de parvenir ; il s'égara, il se laissa emporter après l'honneur de la découverte de l'action des fibres. Il a joui cependant, il jouit même encore en Italie de la réputation la plus distinguée : on n'a pas hésité à le décorer du titre de second Hippocrate Romain, de digne successeur de Celse, qui, le premier, fut illustré de ce beau nom. Les Ecoliers suivoient ses leçons en foule ; il les attiroit de toutes parts. L'éloquence Romaine, qui lui étoit naturelle, donnoit du poids & de la grace aux plus petites choses qui sortoient de sa bouche. Nous devons encore convenir que la matiere de ses leçons étoit tirée d'après ce que l'expérience avoit confirmé cent fois.

BAIER. *Voyez* BAYER.

BAILLART (*Edme*) a donné :
Discours du tabac, où il est traité particuliérement du tabac en poudre. A Paris, chez *Martin le Prest*, 1668, 1693, *in-12*. Cet ouvrage tend à louer l'usage du tabac, & à prouver que ses effets ne se font pas sentir jusqu'au cerveau.

BAILLIF, (*Roch*) en latin, *Baillisius*, plus connu sous le nom de *la Riviere*, étoit un Médecin très-estimé vers l'an 1580. Il étoit natif de la ville de Falaise en Normandie, Médecin ordinaire du Roi Henri IV, puis de M. de Mercœur, &c. & Seigneur de la Riviere. Il s'acquit beaucoup de réputation par son savoir ; mais sa maniere particuliere d'exercer la médecine, suivant les principes de Paracelse, lui suscita des critiques & des envieux ; il se vit même obligé de faire l'apologie de sa doctrine. Il savoit aussi les belles-lettres & la philosophie. Il mourut à Paris le 5 Novembre 1605. Il avoit publié :

1. *Demosterion, seu aphorismi ccc. continentes summam doctrinæ Paracelsicæ*. Parisiis, apud *Petrum Lhuilier*, 1578, *in-8*. Cet ouvrage est en latin & en françois.

2. *Responsio ad quæstiones propositas à Medicis Parisienfibus*. Ibid. 1579, *in-8*.

3. *Premier traité de l'homme, & de son essentielle anatomie ; de ses maladies, médecines & remedes, des teintures d'or, corail & antimoine, & magistere des perles*. A Paris, chez *Langelier*, 1580, *in-8*.

4. *Traité de la peste*. A Paris, 1580.

5. *Discours des interrogatoires faits en présence de MM. du Parlement, à Roc le-Baillif, sur certains points de sa doctrine*. A Paris, 1579, *in-8*.

6. *Sommaire de défense de* Roc le Baillif *aux demandes des Docteurs & Faculté de Médecine de Paris.* 1579, *in*-8.

7. *Petit traité de l'antiquité & singularité de la Bretagne Armorique, en laquelle se trouvent bains curans la lepre, podagre, hydropisie, ulceres & autres maladies.* 1577⸳, *in*-4. fans nom de ville, ni d'Imprimeur.

8. *Paradoxes philosophiques.* A Paris, 1634, *in*-8.

On raconte de ce Médecin un trait fort singulier. Lorsqu'il se sentit près de la mort, il fit venir tous ses serviteurs, l'un après l'autre, & dit à l'un : » tiens, voilà deux cens écus que je te donne, va-t-en, » & que je ne te voie jamais «. Il donna sa vaisselle d'argent à un autre ; il distribua ainsi tous ses meubles avec la même condition que chacun sortiroit à l'instant de sa maison ; enfin, il se trouva seul, & il ne lui resta que le lit où il étoit couché. Quelques Médecins vinrent le voir, pour savoir de ses nouvelles, & pour continuer à le soigner dans sa maladie ; il les pria d'appeler ses gens : ceux-ci lui répondirent qu'ils avoient trouvé la porte ouverte, & qu'ils n'avoient rencontré aucun domestique ; *la Riviere* leur dit alors : » adieu, Messieurs, » il est donc tems que je m'en aille aussi, puisque mon bagage est » parti « ; & il mourut ainsi.

BAILLOU, (*Guillaume*) célebre Médecin, naquit à Paris vers l'an 1538. Son pere, qui étoit un habile Géometre & un célebre Architecte, étoit originaire des environs de Nogent-le-Rotrou, où sa famille tenoit un rang distingué. L'étude de l'art oratoire & de la poésie occuperent les premieres années de *Baillou* ; il passa ensuite à celle de la philosophie ; il y fit beaucoup de progrès ; il enseigna pendant quelque tems les humanités & la philosophie dans l'Université de Paris ; il prit ensuite le parti d'étudier en médecine, & se mit sur les bancs de la Faculté de cette ville ; il y fut reçu Bachelier en 1568, & Docteur-Régent en 1570. Pendant sa licence, il fit paroître dans les disputes tant de force & de vivacité d'esprit, qu'on l'appelloit ordinairement dans l'Ecole, *le fléau des Bacheliers*. *Baillou* se livra tout entier à l'exercice de sa profession ; il se consacra en même-tems à l'instruction des Eleves ; les Ecoles de Paris acquirent une nouvelle célébrité, qu'elles durent aux savantes leçons de ce Médecin : il fut choisi en 1580, pour être le Doyen de sa Faculté. La réputation qu'il avoit acquise à juste titre, le fit connoître à la Cour, où on voulut l'attirer plusieurs fois, mais inutilement ; il fut même choisi en 1601, par Henri IV, pour être le premier Médecin du Dauphin : la confiance dont il se voyoit honoré par son Souverain, les vives sollicitations de Madame de Montglas, Gouvernante des Enfans de France, les graces qu'il pouvoit se promettre dans cette place, ne purent lui faire surmonter l'éloignement qu'il avoit pour la Cour ; il refusa cette place ; il préféra le calme d'une vie unie, paisible & tranquille. Il continua d'exercer sa profession à Paris ; il le fit avec un désintéressement qui a peu d'exemples. Sa charité éclata plusieurs fois ; il sacrifioit souvent de ses propres deniers pour le soulagement des malheureux qui imploroient ses secours : enfin, il mourut à Paris en 1616, l'ancien des Ecoles, dans la soixante-dix-huitieme année de son âge, & la quarante-sixieme de son Doctorat. Il fut enterré dans l'Eglise de Saint-Paul. Il avoit épousé un fille de Gervaise Honoré, Apothicaire de Paris, dont il eut quatre enfans : l'ainé entra dans l'état militaire ; le second, que son pere destinoit à la médecine, se fit Capucin, & a été connu sous le nom de P. Polycarpe ; les deux autres étoient des filles qui furent mariées, l'une avec Chappotin, Magistrat de Nevers, & l'autre avec Sublet, Commissaire des guerres.

Baillou avoit beaucoup écrit ; mais ses ouvrages n'ont paru qu'après sa mort, à l'exception du premier : nous les devons à Jacques Thevard, son petit-neveu, Médecin de la Faculté de Paris, qui les a publiés & commentés.

1. *Comparatio Medici cum Chirurgo, ad castigandam quorumdam Chirurgorum audaciam.* Parisiis, 1577, *in-8.*

2. *Consiliorum medicinalium, libri duo.* Parisiis, apud *Quesnel,* 1635, 1639, *in-4.* 2 vol.

3. *Consiliorum medicinalium, liber tertius. Item paradigmata & historiæ morborum ob raritatem observatione dignissimæ.* Ibid. 1649, *in-4.*

4. *Epidemiorum & ephemeridum, libri duo.* Ibid. 1640, *in-4.*

5. *Adversaria medicinalia.* Parisiis, *in-4.*

6. *Definitionum medicarum, liber.* Ibid. 1639, *in-4.*

7. *Commentarius in libellum Theophrasti, de vertigine.* Ibid. 1640, *in-4.*

8. *De convulsionibus, libellus.* Ibid. 1640, *in-4.*

9. *Opuscula medica.* Ibid. 1643, *in-4.* Ces opuscules roulent sur la goutte, sur le calcul, sur les urines, sur le rhumatisme & sur la pleurésie.

10. *Liber de rhumatisino & pleuritide.* Ibid. 1642, *in-4.*

11. *De virginum & mulierum morbis, liber, in quo multa ad mentem Hippocratis explicantur, quæ & ad cognoscendum & ad medendum pertinebant.* Parisiis, 1643, *in-4.* Ce traité ne contient que onze chapitres, & ne parle que de cinq ou six maladies ; mais il ne laisse pas d'être assez long, parce que l'Auteur est fort diffus dans ses raisonnemens, qu'il écrit sans ordre, qu'il charge son style de trop de mots grecs sans nécessité, & qu'il suit les Arabes dans sa pratique.

11. *Labyrinthi Medici extricati.* Genevæ, 1687, *in-4.*

On a réuhi les œuvres de *Baillou* en un feul corps d'ouvrage, dont on a fait une édition à Paris, chez *Quefnel*, 4 vol. *in*-4. Le premier, en 1635 ; le fecond, en 1640 ; le troifieme, en 1643 ; le quatrieme, en 1649. A Venife, chez *Jérémie*, en 1734, *in*-4. 4 vol. & à Geneve, chez *les freres de Tournes*, en 1761 & 1762, *in*-4. 4 vol. avec une préface de Tronchin. Nous devons l'édition de Paris à Thévard, neveu de l'Auteur, & celle de Venife à Zanini, Médecin de cette ville. Le premier volume de l'édition de Paris contient feulement le premier livre des confultations ; le fecond renferme les deux livres fur les épidémies ou maladies populaires ; un livre de définitions ou d'explications de mots grecs relatifs à la médecine ; un commentaire fur le livre de Théophrafte touchant le vertige, & une differtation fur les convulfions. Le troifieme traite des maladies des femmes ; il eft terminé par quatre petits traités : le premier, fur la goutte ; le fecond, fur la pierre ; le troifieme, fur le fédiment des urines ; & le quatrieme, fur le rhumatifme. Le quatrieme volume renferme les deuxieme & troifieme livres des confultations ; il eft terminé par l'expofition de quelques cas rares, & maladies fingulieres obfervées par notre Auteur, ou dont l'hiftoire eft venue à fa connoiffance. L'Editeur de Venife a fait quelque changement dans la diftribution des matieres. Le premier tome de cette édition comprend les deux livres concernant les épidémies, le livre des définitions, le commentaire fur le livre de Théophrafte, touchant le vertige, & la differtation fur les convulfions ; le fecond tome contient le premier livre des confultations ; le troifieme, les fecond & troifieme livres des confultations, & l'hiftoire des cas finguliers obfervés ou recueillis par *Baillou* ; le quatrieme ne differe en rien de celui donné par Thevart. L'édition de Geneve ne differe pas beaucoup de celle de Venife.

BAILLY, (*Pierre*) Médecin François du commencement du fiecle dernier, étoit né dans la Champagne. Il a écrit :

Queftions naturelles & curieufes, recueillies de la médecine, touchant le régime de fanté, par ordre alphabétique. A Paris, chez *Billaine*, 1628, *in*-8.

BAISNESI (*Faufte Néron*) a donné :]

De faluberrimâ potione cahue, feu caffé nuncupatâ. Romæ, *in*-12.

BAKER, (*George*) Chirurgien Anglois de la fin du feizieme fiecle, qui a donné en 1575 un petit ouvrage intitulé . *the nature & properties of quick filver* ; c'eft-à-dire, *la nature & les propriétés du mercure.* On le trouve dans toutes les éditions du traité de Guillaume Clowes, *de morbo gallico.*

BALAMIO, (*Ferdinand*) Sicilien , fut Médecin du Pape Léon X , de qui il reçut de grandes marques d'eſtime. Il n'étoit pas moins inſtruit dans les belles-lettres que dans la médecine , & il cultivoit la poéſie & l'érudition grecque avec beaucoup de ſuccès. Il fleuriſſoit à Rome vers l'an 1555. Il a traduit du grec en latin pluſieurs opuſcules de Galien : 1°. le livre *de oſſibus ad Tyrones* ; 2°. *de optimâ corporis noſtri conſtitutione* ; 3°. *de bonâ valetudine.* La premiere de ces traductions a été imprimée à Valence, chez *Mey*, en 1555 , *in-*8. enſuite à Francfort, chez *Zetter* , en 1630 , *in-fol.* avec des notes de Gaſpard Hoffman : toutes les trois ont été inſérées dans les œuvres complettes de Galien , imprimées à Veniſe , apud *Juntas*, en 1586. 4°. *De hirudinibus , revulſione , cucurbitulâ , cutis conciſione ſive ſcarificatione.* Roſtochii , 1636 , *in-*8. 5°. *De cibis boni & mali ſucci.* Lugduni , 1555 ; 1560.

I. BALBIAN , (*Juſte*) Doĉteur en médecine , étoit d'Aloſt en Flandres. Il exerça ſa profeſſion à Goude , où il embraſſa le Calviniſme. Il mourut dans cette religion en 1616 , & fut inhumé dans le temple principal de la même Ville ; on lui fit l'épitaphe ſuivante :

> *Singulos dies , ſingulas vitas puta.*
> *JUSTI à BALBIAN , Flandri, Aloſtani , philo-chymici ,*
> *ejuſque hæredum ſepulchrum.*
> *Ille heri , ego hodie , tu cras.*
> *Obiit anno 1616.*

Balbian a compoſé les ouvrages ſuivans :

1. *Nova ratio praxeos medicæ. lib. III.* Venetiis , 1600 , *in-*8.

2. *Traĉtatus VII. de lapide philoſophico.* Antuerpiæ , apud *Raphel ,* 1600. On le trouve auſſi dans le troiſieme volume du théâtre chymique. Cet ouvrage n'eſt pas de la compoſition de *Balbian* ; il n'a fait que le recueillir , le corriger & le publier.

II. BALBIAN , (*Corneille*) Médecin , naquit en Flandres & exerça ſa profeſſion en Italie ; il fut fait Citoyen de Rome. Nous avons de lui :

Specchio chimico , nel quale ſi vede la qualita è virtu di alcuni balſami , antidoti , opiati & vero oro potabile , &c. A Rome , chez *Grignani* , 1629 , *in-*8. Manget rapporte le titre de cet ouvrage en latin ; ſans indiquer cependant qu'il eſt écrit en italien.

BALCIANELLI , (*Jean*) natif d'Arzigna , étoit Doĉteur en médecine. Il a donné :

1. *De abuſu bolorum corroborantium , quæſtio epiſtolaris.* Veronæ , apud *Tamum* , 1593 , *in-*4.

2. *De abufu antimonii & caffiæ purgantis.* Ibid. Cet ouvrage, écrit d'abord en italien, a été enfuite traduit en latin.

3. *Difcorfo contro l'abufo dell' antimonio preparato, ò argento vivo fublimato ò del precipitato in medicine folutive ordinati.* A Verone, chez *Angetamo*, 1603, *in-4.* L'ouvrage précédent eſt une traduction d'une partie de celui-ci.

BALCKE, (*Godefroi-Ferdinand*) a donné :
Empiema fpurium. Halæ-Magdeb. 1725, *in-4.*

BALDACH, (*Canalmufalus de*) Philoſophe & Médecin Sarraſin, yivoit ſous l'Empereur Fréderic, en 1230. Nous avons de lui :

1. *Liber fuper rerum præparationibus, quæ ad oculorum medicinas faciunt, & de medicaminibus ipforum rationabiliter terminandis.* Venetiis, apud *Scotum*, 1500, *in-fol.* imprimé avec la chirurgie d'Albucaſis.

2. *De paffionibus oculorum, liber.* Venetiis, apud *Azulanum*, 1499 & 1500, *in-fol.*

I. BALDASSARI, (*Baldus*) étoit de Ferrare, où il s'appliqua principalement à la connoiſſance des odeurs, des parfums & des drogues. Il vivoit au commencement de ce ſiécle. Il a écrit :
Ragioni con le quali fi dimoftra che il lapis lazuli fi deve lavare & non abbrucciare per la confettione alchermes di Mefue. A Ferrare, di ſtampa Camerale, 1618, *in-4.*

II. BALDASSARI, (*Jofeph*) Médecin Italien, peut être le fils du précédent. Il eſt connu plus particuliérement par ſon goût pour l'hiſtoire naturelle, que par ſes talens en médecine. Il a exercé cette profeſſion à Sienne ; il s'eſt retiré enſuite dans un lieu ſolitaire, éloigné du tumulte & de la diſſipation, où il a été à portée de ſuivre ſon goût pour les nouvelles découvertes ; il s'y eſt occupé à rechercher les productions naturelles de l'Etat de Sienne, dont il a fait un recueil conſidérable, qui eſt conſervé dans le cabinet du Cavalier Giovanni Venturi Gallerani. Nous avons de lui :

Offervazioni fopra il fale della creta, con un Saggio di produzioni naturali dello Stato Sanenfe. In Siena, 1750, *in-8.* Cet ouvrage ne roule preſque que ſur la craie, genre de terre fort commun dans le lieu du ſéjour de l'Auteur. Il trouve dans cette terre une quantité conſidérable de ſel d'un caractere ſingulier, dont il promet d'examiner les propriétés encore avec plus de ſoin. Cet eſſai fait ſouhaiter que l'Auteur eût pouſſé plus loin ſes recherches pour l'utilité de la médecine & de l'hiſtoire naturelle.

I. BALDE BALDI, *ou* BALDUS BALDIUS, Médecin célébre, natif de Florence, étoit en grande réputation à Rome vers le milieu du fiécle dernier. Il y étoit Profeffeur de médecine-pratique; il obtint enfuite un Canonicat d'une des Eglifes de cette Ville; il devint enfin Médecin du Pape Innocent X, mais il ne jouit pas long-tems de cette derniere place. Il altéra fa fanté en changeant fa maniere de vivre, qui étoit bien différente de celle de la Cour; il mourut quelques mois après, fuivant quelques-uns, d'une maladie contagieufe. Il a laiffé les ouvrages fuivans:

1. *Prælectio de contagione peftiferâ.* Romæ, apud *Guillelmum Facciotum*, 1631, *in*-4.

2. *Difquifitio iatrophyfica ad textum* XXIII. *libri Hippocratis, de aëre, aquis & locis.* Romæ, apud *Grignanum*, 1637, *in*-4. Il s'attache beaucoup à développer dans cet ouvrage les caufes des calculs; il examine dans un détail bien étendu, fi dans le XVIIe fiécle il y a eu un plus grand nombre de perfonnes fujettes au calcul, que dans le XVIe; enfin il s'arrête long-tems à la vertu & aux propriétés de l'eau du Tibre.

3. *De loco affecto in pleuritide difceptationes.* Parifiis, apud *Cramoifi*, 1640, *in*-8. Romæ, apud *Caballum*, 1643, *in*-8. On trouve dans cette derniere édition une lettre de *René Moreau*, Médecin françois, *de affecto loco in pleuritide.*

4. *Del vero opobalfamo orientale, difcorfo apologetico.* In Roma, appreffo *vitale mafcard*, 1646, *in*-4.

5. *Opobalfami- orientalis, in conficiendâ theriacâ, Romæ adhibiti, medicæ propugnationes.* Romæ, Typis Cameræ Apoftolicæ, 1640, *in*-4. Norimbergæ, 1644, *in*-12. avec le livre de *Volcamer*, intitulé, *De opobalfami orientalis examine & finceritate.*

6. *Due lettere fopra il balfamo del quale fu compofita la theriaca Romana.* In Roma, 1640, *in*-4.

7. *Relatione del miracolo infigne, operato in Roma, per interceffione di S. Filippo Neri, Alli 5 di Gennaro*, 1644. In Roma, 1644, *in*-4.

II. BALDE, (*Jacques*) Poëte Allemand, né en 1603. Il entra dans la Société des Jéfuites en 1624, & mourut à Newbourg, le 9 Août 1668, à l'âge de 65 ans. Il fe diftingua tellement par fes poéfies, qu'il mérita le furnom de l'*Horace Allemand*. Parmi fes poéfies, nous ne citerons que celles qui traitent de quelque fujet de médecine: ce font les fuivantes.

1. *Medicinæ gloria per XII fatyras afferta.* Monachii, 1651. *in*-12. & dans le troifieme volume de fes poéfies, édition de Cologne, 1660, *in*-12.

2. *Satyra contra abusum tabaci.* Monachii, 1657, *in*-12. & dans le même volume de ses poésies.

3. *Solatium podagricorum*, Monachii, 1661, *in*-12. & dans le même volume de ses poésies.

BALDESI, (*Antoine*) Médecin de Florence, qui a écrit sur le traitement de la gangrene & du sphacele. Son ouvrage a été publié par Jean Castelanus, Chirurgien à Venise, en 1616, *in*-4. & à Florence, chez *Marescoti*, 1613, *in*-8. sous le titre de *quæstio de gangrenæ & sphaceli diversâ curatione.*

BALDI, (*Camille*) naquit à Boulogne, en 1547, & fut Professeur dans l'Université de sa patrie, où il avoit été reçu au Doctorat en philosophie & en médecine. Il mourut dans la même ville, en 1634, âgé de 87 ans. Il a laissé les ouvrages suivans :

1. *In physiognomonicâ Aristotelis commentarii.* Bononiæ, apud *Bonomium*, 1621, *in-fol.* 1664, *in*-4. Il a été publié par *Jérôme Tamburini.*

2. *De humanarum propensionum ex temperamento prænotionibus, tractatus.* Bononiæ, apud *Hæred. Rossi*, 1629, *in*-4. 1664, *in*-4.

3. *De naturali ex unguium inspectione præsagio, commentarius*, Ibid. 1629, *in*-4. 1664. *in*-4.

Il avoit encore donné, 1°. *Delle mentite & offese di parole comme si possano accommodare*; 2°. *introduttione alle virtu morali :* imprimés l'un & l'autre à Boulogne, le premier en 1623, le second en 1624.

I. BALDINGER, (*Ernest-Godefroi*) Médecin Allemand de ce siécle, étoit employé en cette qualité dans les Armées du Roi de Prusse, pendant la derniere guerre, & est aujourd'hui Médecin pensionné à Langensalza. Il a publié les ouvrages suivans :

1. *Introductio in notitiam scriptorum medicinæ militaris, cum additamentis.* Berolini, apud Arn. *Wever*, 1764, *in*-8.

2. *Traité de médecine, ouvrage périodique pour l'instruction de ceux qui ne connoissent pas le danger de se servir de Charlatans.* A Langensalza, chez *J. Christ. Martini*, 1766, 1767, *in*-8. Cet ouvrage est écrit en Allemand.

3. *Traité des maladies des Armées.* A Langensalza, chez *Martini*, 1765, *in*-12. Cet ouvrage, écrit en Allemand, est fondé sur l'observation ; il est divisé en trois parties : la premiere a pour objet les hôpitaux & leurs établissemens ; la seconde concerne le régime du Soldat dans les camps ; la troisieme, les maladies ordinaires dans les armées.

4. *Kleine chymifche abhandlungen*, &c. c'eft-à-dire, *Differtations chymiques fur la grande utilité de la connoiffance de* l'acidum pingue, *dans l'explication de plufieurs phénomenes chymiques.* A Langenfalza, chez *Martini*, 1767. C'eft un recueil de plufieurs differtations, dans lefquelles l'Auteur rapporte les opinions de Meyer & les fiennes propres, fur divers ufages qu'il fuppofe que l'*acidum pingue* a dans la nature, & dont il prétend qu'on obferve les effets dans les procédés chymiques.

5. *Biographien jetzlebender Ærtzte*, &c. c'eft-à-dire, *Biographie, ou vies des Médecins & des Naturalifles vivans en Allemagne.* A Jena, chez *Hartung* : la premiere partie, 1768 ; la feconde, 1769 ; la troifieme, 1771. La premiere partie contient les vies de Van-Swieten, de Cranz, de Kæftner, de Spielman, de Margraff, de Gmelin, & de Bruckmann : la feconde, celles de Succow, de Winkler, de Walch, de Bilguer, de Salchow, de Schæffer, de Schroder & de Camper : la troifieme, celles de Martini, de Gefner, de Hollmann, de Jæger, de Murray, de Meckel, de Lœbftein & de Schroter. Ces vies font des vrais éloges, où l'Auteur pouffe les louanges jufqu'à l'adulation.

6. *Aufzuge aus den neueften Differtationen*, &c. c'eft-à-dire, *Extrait de thefes & de differtations nouvelles, concernant la phyfique & la médecine.* A Berlin & à Stralfund, chez *Lange*, 1772. Ce recueil eft intéreffant par le choix éclairé de *Baldinger*, & par l'importance des fujets qu'ont traité les Auteurs qui y font analyfés avec autant d'attention, que de fagacité,

II. BALDINGER, Botanifte Allemand, qui eft aujourd'hui Intendant du Jardin de botanique de Jena. Il a donné :

Index plantarum horti & agri Jenenfis. Jenæ, apud *Dietrich*, 1773, Ce n'eft qu'un fimple catalogue des plantes qui font cultivées dans le jardin de Jena. L'Auteur s'eft borné à indiquer leurs noms, fans en donner aucune defcription,

I. BALDINI, (*Baccius*) Médecin Italien, étoit natif de Florence ; il fut premier Médecin de Côme de Médicis, premier du nom, grand Duc de Tofcane. Outre plufieurs difcours, quelques panégyriques, & l'hiftoire de ce même Grand-Duc de Tofcane, nous avons encore fous fon nom :

1. *In librum Hippocratis de Aëre, aquis & locis, commentaria.*

2. *Tractatus de cucumeribus.*

Ces deux ouvrages ont été imprimés enfemble à Florence, chez *Sermatelli*, en 1586, *in-*4.

II. BALDINI, (*Bernardin*) Médecin Italien, né en 1515 à Iftra, bourg du Milanois, enfeigna d'abord la médecine à Pavie, enfuite les mathématiques à Milan ; il mourut dans cette derniere ville le 12 Janvier 1600, âgé de 85 ans. Il avoit déjà donné :

1. *Problemata excerpta ex commentariis Galeni in Hippocratem.* Venet. 1567, *in-8.*

2. *De præftantiâ & dignitate juris civilis & artis Medicinæ, dialogus.*

3. *In peftilentiam libellus.*

Nous ne faifons point mention de fes poéfies, ni de ceux de fes ouvrages qui font relatifs à la politique & à l'hiftoire.

BALDIT, (*Michel*) natif de Saint-Miniato, ville d'Italie dans la Tofcane, étudia la médecine dans l'Univerfité de Montpellier, où il fut reçu au Doctorat ; il exerça enfuite la Médecine à Mende. Il a donné :

1. *Hydrotermopotie des Nymphes de Bagnols en Gévaudan*, ou *Merveilles des eaux de Bagnols.* A Lyon, chez *Huguetan*, 1651, *in-8.*

2. *Speculum facro-medicum octogenum, in quo medicina octo ex angulis, veluti totidem fontibus, à primo & in primum falientibus, facra repréfentatur, præfixâ appeno geminâ tanquam vittâ fpeculum æquilibraliter fufpenfurâ.* Lugduni, apud *Gayet*, 1670, *in-8.*

BALDTSCHMIEDT (*Guillaume-Henri*) a donné :

De abortu. Kiliæ, 1723, *in-4.*

BALDOVIUS (*J.*) a écrit : -

1. *De fenfibus internis.* Lipfiæ 1638, *in-4.*

2. *De fenfibus externis.* Lipfiæ, 1638, *in-4.*

BALDUINI, (*Chriftien-Adolphe*) Alchymifte du fiecle dernier, Membre de l'Académie Impériale des Curieux de la Nature, fous le nom d'*Hermès*, & de la Société royale de Londres, qui a donné les ouvrages fuivans :

1. *De regerminatione argenti, novo artificio inventâ.* Lipfiæ, apud *Fritfchium.* 1676, *in-4.*

2. *Aurum fuperius & inferius auræ fuperioris & inferioris hermeticum.* Coloniæ, ad fpream, 1674 ; Lipfiæ, apud *Fromannum*, 1674, *in-12.* Amftelodaimi, apud *Janffon.* 1675, *in-12.*

3. *Phofphorus hermeticus, five magnes luminaris.* Lipfiæ, 1674, *in-12.*

4. *Venus aurea, in formâ chryfocollæ foffilis cum fulmine cœlitùs delapfa prope Haynam.* Haynæ, apud *Kramer*, 1677, *in-12.*

5. *Hermes curiosus, five inventa & experimenta physico-chymica nova.* 1680, *in*-12; le lieu de l'impreffion n'eft point défigné.

On a encore de lui des obfervations fur quelques petites urnes antiques, qu'on découvrit en Allemagne en 1674, imprimées à la Haye, *in*-4.

BALDUS *ou* BALDIUS, (*Sébaſtien*) Médecin Italien qui vivoit dans le fiecle dernier. Il exerça la médecine à Gênes, où il fut Médecin des hôpitaux, & enfuite à Rome, & fut attaché à la famille du Cardinal de Lugo. Il eft connu par les ouvrages fuivans :

1. *Cortex peruviæ redivivus, profligator febrium, affertus ab impugnationibus, Melippi Protimi.* Genuæ, apud *Ben-Guaſchi*, 1656, *in*-8.

2. *Anaſtaſis corticis peruviani, feu chinæ defenſio.* Genuæ, apud *Calenzani*, 1663, *in*-4.

3. *Neceſſitas phlebotomiæ in exanthematibus.* Genuæ, 1663, *in*-4.

BALDUTIUS, (*Valere*) Médecin du Mont-Dauphin, eft connu par les deux ouvrages fuivans :

1. *De putredine libri duo.* Urbini, apud *Raguſios*, 1608, *in*-4.

2. *Tumorum omnium præternaturalium curandorum methodus ; necnon febrium putridarum curandarum ratio, in quatuor diſtincta libros.* Venetiis, apud *Balionum*, 1612, *in*-4.

BALEMANN (*Henri*) a donné :

De filentio medico. Gottingæ, 1752, *in*-4.

BALESTRA, (*Joſeph*) Chirurgien Italien du fiecle dernier, étoit natif de Lorette. Il a donné :

Gli accidenti piu gravi del mal contagioſo, offervati nel lazzaretto all' iſola ; è la ſpecialita de medicamenti experimentati. A Rome, chez *Moneto*, 1657, *in*-4.

BALESTRINI, (*Philippe*) Anatomiſte Génois, du commencement de ce fiecle. Nous avons de lui :

l'Anatomia moderna ; c'eft-à-dire, *l'Anatomie moderne.* A Gênes, 1708. L'Auteur y traite des os, des cartilages, des ligamens ; il y a joint quelques obfervations de Kerkringius fur les os du fœtus, & l'hiftoire anatomique de l'accouchement, dans laquelle il parle de la différence de l'état des os de l'enfant qui vient de naître, & de ceux de l'adulte.

BALIANUS, (*Jean-Baptiſte*) fameux Jurifconfulte Italien du fiecle dernier, étoit né à Gênes en 1581, d'une famille patricienne ; il se rendit célebre par ses connoissances dans les mathématiques. Il mourut en 1666, âgé de 85 ans. Il est connu par plusieurs ouvrages relatifs à la philosophie & aux mathématiques. Il a encore écrit sur la peste, sous le titre suivant :

Della pestilensa, ove si adducono pensieri nuovi ni piu materie. A Gênes, chez *Ben-Guaso*, 1653, *in*-4. A Savone, 1674.

BALIGH (*Harder*) a écrit :
De natura hominis. Francofurti ad Viadr. 1600, *in*-4.

BALIN, Chirurgien herniaire de Paris, reçu au College de chirurgie pour les hernies, a été ci-devant employé en qualité de Chirurgien dans les armées du Roi de France. Il a donné :

L'art de guérir les hernies ou descentes. A Paris, chez *Hérissant*, 1768, *in*-12. Cet ouvrage contient l'histoire des différentes especes de descentes & l'exposition des remedes nécessaires à la guérison de ces maladies. L'Auteur y a joint la description des bandages les plus connus & celle de plusieurs autres de nouvelle invention, qui paroissent réunir les avantages de la légereté, de la souplesse & de la sûreté.

BALL, (*Jean*) Médecin Anglois de ce siecle, qui a donné :
1. *Pharmacopœa domestica nova.* Londini, 1758, *in*-12.
2. *The moderne practice of physick, &c.* c'est-à-dire, *Pratique moderne de la médecine.* A Londres, 1759, *in*-8. 2 vol.
3. *Practice of physick, &c.* c'est-à-dire, *pratique de la médecine, &c.* A Londres, chez *Millar*, 1762, *in*-8. 2. vol. & une autre édition de la même année, en trois volumes. C'est une nouvelle édition de l'ouvrage précédent, auquel on a fait quelques changemens ; c'est un traité de la pratique moderne de la médecine, ou une méthode pour traiter les différentes maladies auxquelles le corps humain est sujet ; on y trouve le détail de leurs causes, de leurs symptômes, de leur diagnostic, de leur prognostic, & du régime nécessaire à observer dans le traitement ; on y a joint un grand nombre de recettes adaptées à tous les cas & à toutes les circonstances, que l'Auteur annonce comme élégantes & efficaces.
4. *New compendious dispensatory.* London, 1768, *in*-8.

BALLAY, Chirurgien de nos jours, reçu Maître en chirurgie à Paris, en 1756. Nous avons de lui :
Traité sommaire des maladies vénériennes. A Paris, chez *Debure, Cavelier, &c.* 1762, *in*-8. 1766, *in*-8. On n'a fait que changer le fron-

tifpice pour mettre cette derniere date ; car il n'y a pas eu de nouvelle édition.

BALLEXSERD, (*Jacques*) Citoyen de Geneve, né le 3 Octobre 1726, & mort en 1774. Il a donné :

1. *Differtation fur l'éducation phyfique des enfans, depuis leur naiffance, jufqu'à l'âge de puberté.* A Paris, chez *Vallat-la-Chapelle*, 1762, *in-8.* Cet ouvrage a remporté le prix le 21 Mai 1762, à la Société hollandoife des fciences ; l'Auteur l'a dédié à Antoine Petit, Docteur en médecine de la Faculté de Paris, Profeffeur au jardin du Roi, &c. L'Académie de Harlem avoit propofé pour le fujet du prix de 1762, *quelle eft la meilleure direction à fuivre dans l'habillement, la nourriture & les exercices des enfans, depuis le moment où ils naiffent, jufqu'à leur adolefcence, pour qu'ils vivent long-tems & en fanté.* BALLEXSERD, dont elle a couronné les travaux, a divifé fa differtation en quatre époques ; elle font précédées d'une introduction dans laquelle il indique la conduite que le pere, & furtout la mere, doivent tenir jufqu'à la naiffance de l'enfant ; il fuit, dans chaque époque, l'ordre annoncé dans le programme ; c'eft-à-dire, il traite fucceffivement de l'habillement, de la nourriture, & des exercices qui conviennent aux enfans. La premiere de ces époques commence au moment de la naiffance, & finit au tems où l'on ceffe d'alaiter l'enfant. La feconde commence à l'âge d'un an ou environ, & finit à celui de cinq ou fix. Le tems qui s'écoule depuis l'âge où l'on change en Europe l'habillement des garçons, jufqu'à celui de dix ans, compofe la troifieme. La quatrieme enfin, qui commence à l'âge de dix ans, finit à l'âge de puberté. L'article de l'exercice eft précédé, dans chacune de ces époques, de quelques obfervations qui entrent néceffairement dans l'éducation phyfique des enfans.

2. *Differtation* fur cette queftion : *Quelles font les caufes principales de la mort d'un auffi grand nombre d'enfans, & quels font les préfervatifs les plus efficaces & les plus fimples pour leur conferver la vie?* A Geneve, chez *Ifaac Bardin*, 1775, *in-8.* Cette differtation a été couronnée en 1772, par l'Académie royale des fciences de Mantoue : cette Académie, qui n'admet aucun difcours écrit en langue étrangere, en fut fi fatisfaite que, contre l'efprit de fon inftitution, elle la fit traduire en italien, afin que rien ne s'oppofât à fon couronnement. L'Auteur a divifé fa differtation en quatre fections, dans lefquelles il recherche les caufes principales de la deftruction des enfans ; il les réduit en quatre ; 1°. la débilité héréditaire ou acquife des peres & meres ; 2°. l'ufage des Nourrices empruntées ; 3°. celui d'emmaillotter les enfans ; 4°. leur fevrage trop précipité. Dans la premiere fection, il examine la premiere de ces caufes ; il y a ajouté des réflexions judicieufes, dans lefquelles il indique quelles font les difpofitions defirables dans

les peres & les meres ; quelles font les attentions que doit avoir une femme dans fa groffeffe ; quels doivent être fa nourriture, fon exercice, fes amufemens, &c. La feconde de ces caufes fait le fujet de la feconde fection ; l'Auteur y expofe les foins qu'on doit prendre de l'enfant nouveau né, & fait connoître quel eft l'état de cet enfant au moment où il vient de naître ; il blâme beaucoup les meres qui ne nourriffent pas leurs enfans de leur propre lait ; il fait voir les dangers des Nourrices empruntées ; il s'occupe des précautions qu'on doit prendre dans le choix d'une Nourrice en cas de vraie néceffité, de fon régime de vivre, des attentions qu'elle doit avoir, &c. La troifieme fection eft relative au maillot ; l'Auteur ne fe contente pas d'en blâmer la pratique, il en démontre les inconvéniens & le danger ; il expofe en même tems la maniere d'arranger & de placer l'enfant dans fon berceau ; il fait voir l'abus de l'ufage, affez général, de bercer les enfans ; il indique les attentions générales qu'on doit porter dans les foins qu'on leur donne. Dans la quatricme fection, il établit la précipitation de fevrer les enfans, comme une caufe de leur mortalité ; il blâme, avec raifon, l'ufage de la bouil.ie ordinaire ; il en fait voir les dangers ; il indique des moyens qui paroiffent mériter la préférence ; il y a ajouté quelques réflexions très-intéreffantes fur la premiete dentition, fur les caufes des maladies de la premiere enfance, fur la réferve qu'il faut pour l'ufage des médicamens, fur l'aifance qu'il faut procurer aux enfans, fur la liberté qu'il faut leur donner, fur la gaieté qu'on doit leur infpirer, fur les jeux qui leur font favorables. L'Auteur ne fe borne pas à démontrer le mal & la caufe du mal, il en indique encore le remede. Nous ne pouvons cependant nous empêcher de relever une affertion de l'Auteur, dont nous connoiffons la fauffeté, & qu'il n'a donnée que d'après des notions peu exactes, & le témoignage de quelque perfonne, qui a eu peut-être quelque intérêt à lui cacher la vérité. « Il n'eft rien de mieux concerté, de mieux entendu que » les foins que l'on prend, à *Perpignan*, des enfans trouvés ; & » cependant prefque aucun n'en échappe. De plus de cent enfans » qu'on y envoie chaque année, à peine y en a-t'il quelqu'uns » qui parviennent à l'âge de fept ans, pour les envoyer à l'hôpital » de la Miféricorde ». Cette affertion contient deux propofitions ; la feconde eft vraie à la lettre, mais la premiere eft entierement contraire à la vérité. Il n'y a peut-être pas d'hôpital en France, où les enfans trouvés foient plus mal tenus, plus mal foignés, que dans celui de Perpignan ; on y néglige jufqu'aux précautions les plus triviales ; on ne s'attache, avec foin, qu'aux objets qu'on croit les moins difpendieux. Ce n'eft pas que quelquefois quelques ames tendres & compatiffantes n'aient voulu corriger les abus qui s'y font gliffés. Nous avons encore, parmi nos manufcrits, des mémoires tendans à cet objet ; ils font l'ouvrage d'un pere, dont la mémoire eſt en vénération dans ſa province, & qui avoit mérité d'être quelquefois conſulté à cet effet par le Bureau d'adminiſtration ; mais, par malheur, les Médecins de cet hôpital n'ont pas été conſultés en même-tems ; ils ont vu avec peine que le Bureau donnoit ſa confiance à des Médecins qu'il regardoit comme étrangers à l'hôpital, & des vues auſſi utiles, auſſi eſſentielles pour la conſervation de l'eſpece, ont été ſans effet. Du reſte, l'ouvrage de *Ballexſerd* eſt très-bien fait ; il renferme tout ce que la théorie la plus ſaine, & l'expérience la plus confirmée réuniſſent de plus ſûr & de mieux prouvé, pour la ſanté & la conſervation des enfans.

BALLISTA, (*Chriſtophe*) Médecin François du ſeizieme ſiecle, né à Paris, eſt connu par les ouvrages ſuivans :

1. *De re medicâ*, *libri V*. Tiguri, apúd *Froſchoverum*, 1546, *in-8*.

2. *Concertatio in podagram*. Tiguri, apud *FF. Geſneros*, 1555, *in-8*. Argentorati, 1570, *in-8*. C'eſt un poëme ou, pour mieux dire, une élégie ſur les douleurs inſéparables de la goutte.

BALLONIUS. *Voyez* BAILLOU.

BALMER, (*Natgannet*) Médecin Anglois, qui exerce la médecine à Londres, où il eſt Médecin ordinaire de l'hôpital des femmes accouchées. Il a donné :

A threatiſe on the fever, &c. c'eſt-à-dire, *Traité de la fievre des accouchées, où l'on expoſe, ſous un nouveau point de vue, la nature & la cauſe de cette maladie*. A Londres, chez *Cadell*, 1772. L'Auteur regarde cette fievre comme une maladie primitive, qui dépend de l'inflammation des inteſtins & de l'épiploon ; il préſente cette inflammation comme occaſionnée par la compreſſion de ces parties, durant la groſſeſſe & l'accouchement ; il entre enſuite dans le détail des fievres diagnoſtiques ; ce détail eſt ſuivi des préceptes thérapeutiques ; l'Auteur inſiſte beaucoup ſur l'uſage du ſel cathartique, de l'huile de ricin, du tartre émétique, du vin d'antimoine, donnés à petite doſe.

BALMIS, (*Abraham de*) Médecin Juif, né à Lecci dans le Royaume de Naples, floriſſoit à Veniſe, dans le commencement du ſeizieme ſiecle ; il enſeigna, pendant quelque tems, dans l'Académie de Padoue. On a dit de lui qu'il ſe plaiſoit beaucoup plus à réfuter ce que les autres avoient dit, qu'à établir quelque choſe de certain. Il a très-peu écrit ſur la médecine ; mais il a donné trois ouvrages. 1°. *De demonſtratione*. 2°. *De ſubſtantiâ orbis*. 3°. *Mikne Abram*, c'eſt-à-dire, *la poſſeſſion d'Abraham*. C'eſt une grammaire hebraïque, qui a été traduite en latin, en partie, par l'Auteur lui-même, en partie, par Calonyme, à la priere de Daniel Bomberg ; elle fut imprimée en hébreu & en latin à Venife, par *Bomberg*, en 1523 ; il a encore traduit en latin quelques ouvrages d'Avem Pace, & quelques commentaires d'Averroëz fur Ariftote.

BALOARD. Nous avons fous fon nom :

Le vrai alex'arthrite, ou remede infaillible pour les gouttes. A Paris, chez *Moreau*, 1646, *in*-4.

BALTHAZAR, (*Théodore*) Docteur en médecine, vivoit au commencement de ce fiecle, & exerçoit la médecine à Leipfic. Il a écrit :

De dofibus medicamentorum, diatribe. Lipfiæ, apud *Weidmann*, 1719, *in*-8. L'Auteur prétend déterminer les dofes des remedes par les principes de la géométrie, & faire voir que les vertus des médicamens font en raifon compofée directe des actions & des poids ; il enfeigne la méthode de prefcrire ou de démêler les dofes des médicamens compofés, par plufieurs équations d'algebre ; il a imaginé une ligne courbe, dont l'axe, par fes diverfes abfciffes, exprime les divers âges ; il a fait graver une balance finguliere, pour trouver tout d'un coup la dofe d'un remede proportionné à chaque âge. Il a divifé fon traité en fix chapitres. Dans le premier, il examine en général ce qui regarde les vertus, les actions, les maffes & les poids des médicamens, ainfi que les extenfions ou volumes, les efpaces qu'ils occupent, & leurs diverfes proportions. Dans le fecond, il traite des dofes des médicamens fimples, foit naturels, foit artificiels, & les détermine conformément à la raifon, à l'expérience ou à l'ufage. Dans le troifieme, il prefcrit les dofes des médicamens compofés. Dans le quatrieme, il indique en quoi confifte la jufteffe & l'élégance des formules, fuivant lefquelles le Médecin ordonne les remedes qui doivent être préparés dans les boutiques des Apothicaires. Il expofe dans le cinquieme les raifons qui engagent à varier ou à changer les dofes ordinaires des médicamens : enfin, dans le dernier, il démontre, par le fecours d'une courbe algébrique, la maniere de proportionner les dofes des remedes aux différens âges des malades.

BANAL, Botanifte François, qui vivoit vers le milieu de ce fiecle. Nous ignorons s'il vit encore. Il avoit pris naiffance en Languedoc ; il étoit Jardinier du jardin royal des plantes médicinales à Montpellier. Son nom étoit très-connu parmi les Etudians en médecine de l'Univerfité de cette ville, auxquels il faifoit des cours particuliers de botanique. Il a donné :

Catalogue des plantes ufuelles, fuivant l'ordre de leurs vertus. A Montpellier, 1755, *in*-8. Il a fuivi les dénominations & les caracteres de Tournefort. Ce catalogue eft très-court.

BANC,

BANC, (*Jean*) Médecin, natif du Bourbonnois, étoit Docteur & Professeur en médecine. Il a donné :

1. *La mémoire renouvellée des merveilles des eaux naturelles.* A Paris, chez *Sereftre*, 1605, *in-8.*

2. *Les admirables vertus des eaux minérales de Pougues, Bourbon & autres, renommées en France.* A Paris, 1618, *in-8.*

BANDINI, (*Ange-Marie*) favant Italien de nos jours, a été décoré du grade de Docteur en Droit civil & canonique ; il eft aujourd'hui Bibliothécaire de la bibliotheque Laurentine. Il a trouvé, parmi les manufcrits de cette bibliotheque, un fragment confidérable du dixieme livre de l'hiftoire des plantes de Théophrafte, fragment qui manquoit dans toutes les éditions de cet ancien Ecrivain ; il l'a fait imprimer en grec, avec la traduction latine de Plancus, à Florence, *à l'Imprimerie royale*, 1770.

BANESI, (*Faufte-Néron*) Religieux Maronite Italien, qui vivoit vers la fin du fiecle dernier ; il étoit Profeffeur de langue chaldéene à Rome. Nous avons de lui :

Difcurfus de faluberrimâ potione cahue, five caffe. Romæ, apud *Michael. Herculem*, 1671, *in-12.*

BANG (*Axel-Olaüs*) a écrit :
Differtatio pharmaceutica de junipero. Hafniæ, 1708, *in-4.*

I. BANISTER, (*Richard*) habile Médecin d'Oxfort, qui joignit l'exercice de la chirurgie à celui de la médecine. Il a publié :
Hiftory of man fucked from the fap of the moft approved anatomifts in IX books. London, 1578, *in-fol.*

II. BANISTER, (*Richard*) Chirurgien-Oculifte Anglois, de qui nous avons une defcription anatomique de l'œil, qu'on trouve dans la premiere partie de fon ouvrage, intitulé :
A treatife of the eyes, &c. c'eft-à-dire, *traité merveilleux des yeux, contenant la connoiffance & la cure de onze cent treize maladies auxquelles cette partie & les paupieres font fujettes.* Londres, 1622, *in-8.*

III. BANISTER, (*Jean*) Anglois, peut être le fils du précédent, qui, après un voyage fait dans la Virginie, a écrit en 1680 fur les infectes qu'on y trouve ; fon ouvrage a été publié en 1701, avec des notes de Petiver, Apothicaire. Il a encore donné en anglois, 1°. un traité divifé en cinq livres, contenant la maniere de guérir les tumeurs, les bleſſures, les ulceres, les fractures & les luxations ; 2°. antidotaire, ou magaſin des médecines ordinaires aux Chirurgiens ; 3°. traité pour l'extraction de toutes ſortes d'huiles , & la maniere de préparer les minéraux & en tirer les huiles & les ſels. A Londres, chez *Harper*, 1633 , *in*-8.

BANOW, (*Jean*) Chymiſte Anglois, vivoit vers le milieu de ce ſiecle. Il a publié en anglois l'ouvrage ſuivant :

Dictionnaire univerſel de médecine. A Londres , 1749. Ce dictionnaire contient l'explication des termes d'uſage en médecine, anatomie, chirurgie , pharmacie , botanique , chez les Anciens & les Modernes : l'Auteur recherche les étymologies des mots ; il détermine leurs différens ſens ; il fait la deſcription des différentes parties du corps humain ; il indique les principales vertus déterminées des remedes officinaux ; il donne des regles pour diſtinguer les bons des mauvais.

BANYER , (*Henri*) Chirurgien Anglois, qui vivoit au commencement de ce ſiecle. Il a donné :

1. *Michrotechne* , &c. c'eſt-à-dire, introduction méthodique à l'art de chirurgie. A Londres , 1717 , *in*-8.

2. *Pharmacopée des pauvres*. A Londres , 1729 , *in*-12. troiſieme édition en anglois.

BANZER , (*Marc*) né à Auſbourg , l'an 1592 , de *George Banzer*, Orfevre & Lapidaire , étudia en médecine , & prit le bonnet de Docteur à Bâle , en 1616 ; il fut agrégé en 1619 au Collége des Médecins d'Auſbourg , & il exerça ſa profeſſion dans la même ville, pendant pluſieurs années. Son attachement à la religion luthérienne l'obligea d'abandonner ſa patrie , & de fuir de ville en ville : il ſe retira enfin à Wittemberg , où il eut une chaire de médecine qu'il occupa juſqu'à ſa mort, arrivée dans la même ville, le 4 Mai 1664 , à l'âge de 72 ans. Moreri , & Eloy qui l'a copié, rapportent à 1606 ſa réception au Doctorat; ils n'ont pas fait attention que *Banzer* n'auroit été alors âgé que de 14 ans : nous croyons plutôt, avec pluſieurs autres Bibliographes, devoir placer cette époque à l'an 1616. On a de ce Médecin les ouvrages ſuivans :

1. *Fabrica receptarum*. Auguſtæ - Vindeliorum , apud *Aperberger*, 1622 , *in*-8. L'Auteur y examine en détail les différens remedes compoſés ; il déſigne leurs différences ; il expoſe la maniere de les préparer ; il preſcrit leurs doſes ; il fait connoître leurs vertus ; il établit enfin la maniere d'en faire uſage.

2. *Controverſiarum medico-miſcellanearum* , *decades III.* Lip. 1649 , *in*-4.

BAPST (*Michel*) a donné :

1. *Neues Arzney-Kunft-und Wunderbuch.* A Malhoufen , 1590 , *in-4.* à Eisleben , 1596 , 1604 , *in-4.* à Leipfic , 1592 , 1604 , *in-4.*

2. *Juniperetum oder Wachholder-garten, wie man aus diefem gewachfe oel, waffer, extraäen und falien bereiten folle.* A Eisleben , 1601 , 1605 , 1675 , *in-4.* C'eft une expofition très-étendue des vertus médicinales qu'on a attribuées au genievre. L'Auteur a ramaffé tout ce qu'il a trouvé à ce fujet dans les Auteurs ; mais fa collection eft auffi mauvaife & mal choifie, que volumineufe.

BARAVALLA (*Chriftophe*) Médecin du feizieme fiecle, né à Montréal dans le Piémont, fut Profeffeur en médecine dans l'Univerfité de la même ville. Il a donné :

1. *De pefte , liber.* In Monte-Regali , apud *Torrentinum* , 1565 , *in-8*·
2. *De tempore dandi catapotia.* Ibid. 1565 , *in-8.*

I. BARBA , (*Alvare-Alphonfe*) Prêtre , fuivant quelques-uns Efpagnol , & , fuivant d'autres , natif de Lepe dans la Tofcane , vivoit au commencement du dix-feptieme fiecle ; il étoit Curé de Saint-Bernard de Potofi. Le voifinage des mines du Potofi , & la fréquentation des Ouvriers qui travailloient à leur exploitation , firent naître en lui le goût de la métallurgie ; il s'y appliqua avec foin , & publia, dans les traités fuivans , les connoiffances qu'il avoit acquifes par une longue expérience.

1. *Arte de los metalles , en que fe enfenna el verdadero beneficio de los de oro y plata por açoque , el modo de fundir los todos.* En Madrid , 1640, *in-4.*

2. *Trattato dell'arte metallica ,* c'eft-à-dire , *traité de l'art métallique.* A Cordoue , 1674. Cet ouvrage a été traduit en anglois par le Comte de Sandwich , & imprimé à Londres , la même année , *in-8.* enfuite en françois , fous le titre de *traité de l'art métallique* , & imprimé à Paris , en 1733 , *in-12.* L'Auteur explique les qualités des métaux , felon les principes de la philofophie péripatéticienne. Il a divifé fon traité en deux parties. Dans la premiere , il donne des inftructions pour ceux qui s'attachent à l'art métallique , & fait diverfes remarques curieufes fur le Pérou. Dans la feconde , il traite particuliérement de ce qui regarde les mines ; il y apprend les moyens de les préparer , & de fe fervir utilement du mercure pour la préparation de l'argent. Cet ouvrage étoit devenu fort rare ; il a été réimprimé en françois , à Paris , 1751 , *in-8.* 2 vol. en anglois , à Londres , en 1738 , *in-12.* & en flamand , à Leyde , 1740 , *in-8.* On a ajouté à ces éditions une troifieme & une quatrieme partie ; la troifieme , fur la découverte de toutes fortes de mines , depuis l'or

jufqu'au charbon , par *G. Plattes* ; la quatrieme, intitulée, *le Mineur complet* , de *HOUGHTON*.

II. BARBA , (*Pierre*) Médecin Efpagnol , fut d'abord premier Pro-feffeur en médecine dans l'Univerfité de Pincia ; il fut appellé enfuite auprès de Ferdinand, Infant d'Efpagne, & devint enfin Médecin ordi-naire de Philippe IV, Roi d'Efpagne. Nous avons de lui :

1. *Vera praxis de curatione tertianæ*. Hifpali , 1642, *in*-4. Matriti , 1644, *in*-4. L'Auteur annonce qu'il impugne la fauffe méthode de traiter les fievres tierces , & qu'il en établit une qui eft très-efficace ; il prend en même tems la défenfe des Médecins Efpagnols, & les juftifie des reproches qu'on leur a faits fur la maniere de traiter ces maladies.

2. *Refunta de la materia de la pefte*. En Madrid , 1648.

BARBARO (*Hermolaüs*) naquit à Venife le 21 Mai 1454, d'une famille noble & très-diftinguée dans la République : il fut Auteur dès l'âge de dix-huit ans. Les Vénitiens le députerent vers l'Empereur Frédéric & vers Maximilien fon fils, Roi des Romains, & le char-gerent de négociations importantes : ce qui ne l'empêcha point de cultiver les belles-lettres avec application. Il favoit parfaitement bien le grec ; il publia des paraphrafes fur Ariftote, une traduction de Diof-coride avec des notes, &c. L'ouvrage qui lui acquit le plus de répu-tation , eft celui qu'il entreprit fur Pline. Le Pape Innocent VIII , auprès duquel il étoit Ambaffadeur, le nomma au Patriarchat d'A-quilée ; mais le Sénat de Venife, indigné qu'*Hermolaüs* eût accepté cette dignité fans fa permiffion, lui défendit, fous peine de confif-cation de tous fes biens, de profiter de cette nomination du Pape. *Zacharie*, fon pere, n'ayant pu faire révoquer cette défenfe, en mou-rut de chagrin. *Hermolaüs*, qui n'avoit pas voulu renoncer au Pa-triarchat, mourut lui-même à Rome, dans une efpece d'exil, en 1493. La plupart des Hiftoriens fe réuniffent pour affurer qu'il avoit été promu au Cardinalat ; mais quelques-uns difent qu'il n'avoit été que défigné pour cela, & qu'il mourut avant que fa promotion fût rendue publique. On a voulu infinuer qu'il eft incertain fi on lui donna les honneurs de la fépulture ; mais on fait bien pofitivement qu'il fut enterré à Rome dans l'Eglife de Sainte-Marie del Popolo, où l'on voit l'épitaphe fuivante :

> Barbariem HERMOLEOS latio qui depulit omnem ,
> Barbarus hic fitus eft , utraque lingua gemit.
> Urbs Venetum vitam , mortem dedit inclyta Roma ;
> Non potuit nafci , nobiliufque mori.
> Obiit anno 1494.

Parmi le grand nombre d'ouvrages de *Barbarus*, nous nous contenterons de rapporter ceux qui ont du rapport à la médecine. Il fit, 1°. un traité de l'accord de l'aftronomie avec la médecine ; il le compofa à Cologne, à la priere de Théodore Flas, Médecin de Nuys ; 2°. il donna une traduction de Diofcoride, dont il corrigea le texte, & il y ajouta de très-bons commentaires ; cette traduction, fous ce titre, *in Diofcoridem corollariorum, lib. V*, a été imprimée à Cologne chez *Soter*, en 1530, *in-fol*. 3°. il travailla fur l'hiftoire naturelle de Pline, qu'il tâcha de rétablir ; il y corrigea plus de cinq mille paffages. Cet ouvrage a été imprimé à Bâle, chez *Valder*, en 1534, *in-4*. fous le titre fuivant : *in C. Plinii naturalis hiftoriæ libros, cafligationes*. Il a encore paru à Crémone, 1485, 1495, *in-fol*. A Rome, 1492, 1493, *in-fol*. 4°. Nous avons encore de lui, *naturalis fcientiæ compendium*, qu'on a imprimé à Marbourg, chez *Egenolph*, en 1597, *in-8*. avec le traité des ris & des larmes de *Rodolphe Goclenius*. 5°. Il a enfin donné un poëme de fix cens vers, *de re uxoriâ* ; il fe contente d'y examiner fi un homme fage doit fe marier, & il conclut pour la négative. *François Barbarus*, fon ayeul, avoit déja travaillé fur la même matiere ; celui-ci avoit prefcrit des regles tant à ceux qui fe marient, qu'à ceux qui font déja mariés. Il étoit même entré dans un fi grand détail, qu'il avoit fait un chapitre de *coïtûs ratione*.

BARBATUS, (*Jerôme*) Médecin, natif de Padoue, dans le fiécle dernier, étoit Profeffeur en médecine dans l'Univerfité de Pife. Il a donné :

1. *De arthritide liber*. Venetiis, 1665, *in 4*.

2. *Differtatio de fanguine & ejus fero*. Venetiis, apud *Mortali*, 1665, *in-4*. Francofurti, apud *Zunner*, 1667, *in-12*. Parifiis, apud *Rob. de Ninville*, 1667, *in-12*. Lugduni-Batav. 1736, *in-8*. L'Auteur y expofe dans un grand détail les fentimens de plufieurs Auteurs ; 1°. celui de Conringius, de Lindenius & de Bartholin, fur la fanguification ; 2°. celui de Stenon, fur la blancheur du fang ; 3°. celui de Regius, fur le paffage du chyle dans le foie ; 4°. celui de Licet, fur la nutrition de l'embrion ; 5°. celui de Warton & de Charleton, fur le lait ; 6°. celui Moëbius, fur la nature des efprits animaux, &c. Cet ouvrage n'eft, à proprement parler, qu'une compilation, mais qui devient intéreffante par la bonté des matériaux que l'Auteur à choifis. On y combat les nouvelles opinions fur la formation du fang ; on y prétend que ce fluide ne fe forme pas dans le cœur, mais dans le foie.

3. *Differtatio anatomica de formatione, organifatione, conceptu & nutritione fœtûs in utero*. Patavii, apud *Bodium*, 1676, *in-4*.

BARBERET, (*Denis*) Médecin François de nos jours, eft né dans

le Bailliage d'Arnay-le-Duc, en Bourgogne, le 27 Décembre 1714.
Il a étudié la médecine dans l'Univerſité de Montpellier, où il a reçu
les honneurs du Doctorat. Il a enſuite voyagé en Italie ; de retour
dans ſa patrie, il s'eſt fixé à Dijon en 1743 ; il y a été aſſocié à l'Académie en 1744, & agrégé au Collége des Médecins en 1746 ; il
a été nommé en 1756, Médecin des Armées du Roi de France,
& employé en cette qualité dans l'iſle de Minorque & en Allemagne ; il a été enſuite déſigné pour être le premier Médecin de l'Armée qui s'aſſembla en Bretagne. Il a été fait, en 1761, Médecin pen-
ſionné de la ville de Bourg en Breſſe, où il établit alors ſa réſidence;
enfin, en 1766, il a été nommé, par le Roi, Médecin de la Marine,
au département de Toulon ; il remplit encore aujourd'hui cette place,
& il eſt chargé par le Gouvernement de donner aux Chirurgiens de la
Marine des leçons d'anatomie raiſonnée, de pathologie, de matiere
médicale & de botanique. Nous avons de lui les ouvrages ſuivans,
qui ont tous été couronnés par différentes Académies.

1. *Diſſertation ſur les rapports qu'il y a entre les phénomenes du tonnerre
& ceux de l'électricité*. A Bordeaux, 1750. Elle a remporté le prix, en
1750, au jugement de l'Académie des belles-lettres, ſciences &
arts de Bordeaux.

2. *Mémoire qui a remporté le prix de phyſique de l'année 1761, au
jugement de l'Académie des ſciences, belles-lettres & arts de Lyon*, &c.
A Lyon, chez *Duplain*, 1762, *in-*12. Ce mémoire roule ſur cette queſtion propoſée par l'Académie : *quelles ſont les cauſes qui font pouſ-
ſer le vin ? quels ſont les moyens de prévenir cet accident & d'y remédier, ſans que la qualité du vin devienne nuiſible à la ſanté ?* L'Auteur examine la nature, l'eſſence & les principes du raiſin, enſuite
du moût ou du ſuc du raiſin, enfin ſon produit, c'eſt-à-dire, le vin :
il ſuit cette liqueur dans ſes différens états de décadence ; il compare
ſous les mêmes points de vue, un vin fort avec un vin foible, un vin
d'un pays avec celui d'un autre, un vin d'une vieille vigne avec un vin
d'une vigne nouvellement plantée : il enviſage ſous les mêmes rapports
& dans la même intention les vins de liqueur, & les rapproche des
autres. Après avoir établi ce qui fait l'eſſence d'un bon vin, il recherche les principes & les cauſes qui conduiſent cette même liqueur à
ſa deſtruction ou à ſa détérioration ; il s'occupe des moyens d'en
empêcher l'action. Il conſidere auſſi la façon on fait le vin ;
il donne à ce ſujet des idées qui pourroient être ſuivies avec avantage. Il termine ſon travail par rechercher les moyens de rétablir
un vin gâté ou extrêmement affoibli. Il condamne avec raiſon toutes les préparations de plomb, comme mortelles. On trouve dans
ce Mémoire d'excellentes choſes ſur la fermentation, ſur l'air ſura-
bondant qui ſe trouve dans le vin, ſur les effets de la chaleur &
du tonnerre ſur le vin, ſur les principes du vin, & principalement

sur le principe aqueux, qui est une des causes destructives de cette liqueur.

3. *Mémoire sur les maladies épidémiques des bestiaux*. A Paris, chez la veuve d'Houry, 1766, *in-8*. Cet ouvrage a remporté le prix proposé par la Société Royale d'agriculture de la généralité de Paris, pour l'année 1765.

Il a encore remporté, en 1761, le prix des arts de l'Academie de Besançon, sur la meilleure maniere de cultiver la vigne & de faire le vin; &, en 1763, il a partagé avec l'Abbé Carro, Curé de Charmentré, le prix double de l'Académie de Rouen, sur la meilleure maniere d'amender les terres relativement à leurs différentes qualités.

BARBEREAU, Médecin Spagyrique du siécle dernier, a donné :

1. *L'Esprit universel, ou le principe des grands remedes*. Sans date, *in-8*.

2. *Remedes souverains, découverts & employés par l'Auteur*. A Paris, 1669, *in-4*.

I. BARBERI, (*Jean*) Docteur en Médecine, a donné :

Hydropis in urbe Montiliensi facta curatio ; item quæstio, an mineralia in plantarum numero sint reponenda ? Aquis-Sext. apud *Roize*, 1626, *in-8*.

II. BARBERI, (*Louis-Marie*) d'Imola, ville d'Italie dans la Romagne, Docteur en philosophie & en médecine, a donné :

Spiritus nitro-aërei operationes in microcosmo. Bononiæ, 1680, *in-12*. On y a joint une dissertation épistolaire du même Auteur sur les fonctions des pores biliaires & sur l'usage & le mouvement de la bile.

BARBETTE, (*Paul*) célébre Médecin du siécle dernier, qu'on dit natif de Strasbourg, exerça la médecine avec beaucoup de reputation à Amsterdam; il nous a laissé des preuves de son érudition dans les ouvrages suivans :

1. *De variolis & morbillis*. Argentorati, 1642, *in-4*.

2. *Anatomia*. Amstelodami, 1657, 1659, *in-8*. traduite en flamand, 1659, 1663, *in-8*. L'Auteur a joint à la description des parties, l'exposition des maladies particulieres à chacune d'elles, avec l'indication des remedes qui peuvent leur convenir; il y a ajouté une notice succincte des hypotheses qui étoient le plus reçues dans son tems : cet ouvrage ne contient rien de nouveau, ni de particulier.

3. *Tractatus de peste*. Lugduni-Batav. 1667. Fréderic Deckers y a ajouté des notes.

4. *Aanmerkingen over de bils, &c*. A Rotterdam, 1660, *in-8*.

5. *Praxis medica*. Lugduni-Batav. apud *Gaasbekios*, 1669, 1678,

*in-*12. Amstelodami, apud *Lescailles*, 1665, *in-*8. avec des notes de Fr. Deckers & des additions de plusieurs maladies, faites par Manget. Cet ouvrage, traduit en François, a été imprimé à Lyon, chez *Guillimin*, 1694, *in-*12. L'Auteur a renfermé toute la pratique de la médecine dans un fort-petit volume, mais qui contient beaucoup de bonnes choses. Il a écrit fort succinctement ; cependant son ouvrage est exact & rempli ; ses raisonnemens sont justes, ses remedes assurés, & ses observations fidelles : mais ce n'est que pour les Savans qu'il a écrit.

6. *Opera Chirurgico-Anatomica, ad circularem sanguinis motum, aliaque recentiorum inventa, accommodata.* Lugduni-Batav. apud *Joh.* à *Gelder & Hackium*, 1672, *in-*12. On y a joint le traité de la peste, que nous avons déja indiqué. Bononiæ, 1692, *in-*8, La partie chirurgicale de cet ouvrage avoit déja été imprimée à Amsterdam, en 1663, *in-*8. elle l'a été de nouveau dans la même ville, chez *Wolters*, en 1693, *in-*12. Nous devons cette derniere édition à Jean Muis, qui y a ajouté des notes ; elle a été ensuite traduite en françois, & imprimée à Geneve, chez *Miege*, 1675, *in-*8, & à Lyon en 1694, *in-*12. 3 vol. par les soins de Manget.

7. *Opera omnia medica & chirurgica, notis & observationibus, necnon pluribus morborum historiis & curationibus illustrata & aucta.* Genevæ, apud *Chouet*, 1682, *in-*4. Jacques Manget, qui a veillé à cette édition, en a donné une autre, augmentée de l'histoire de plusieurs maladies, & qui a été faite à Geneve, chez *Chouet*, 1688 & 1704, *in-*4. Les mêmes ouvrages ont été encore traduits en haut allemand, & imprimés à Leipsick, en 1718, *in-*8. sous le titre de *medicinische, chirurgische, und anatomische schriften,*

BARBEU DU BOURG, (*Jacques*) est né à Mayence, ville de France dans la Province du Maine ; il a été reçu aux degrés dans la Faculté de médecine de Paris, dont il est Docteur-Régent & ancien Professeur des Ecoles ; il est en même tems Correspondant de la Société Royale des Sciences de Montpellier, & Associé de l'Académie des Sciences de Stockolm, Nous avons de lui les ouvrages suivans :

1. *Lettre d'un Garçon Barbier à l'Abbé des Fontaines, au sujet de la maitrise-ès-arts.* 1743, *in-*12.

2. *Gazette d'Epidaure.* A Paris, chez *Grangé*, 1761, 1762, 1763, *in-*8. 5 vol. C'est un recueil périodique de nouvelles de médecine, avec des réflexions pour simplifier la théorie & éclairer la pratique. Ce petit ouvrage étoit devenu intéressant par la maniere dont l'Auteur mettoit les différens objets sous les yeux du public. On peut seulement lui reprocher d'avoir été trop facile à prodiguer des éloges.

3. *Le Botaniste françois, comprenant toutes les plantes communes & usuelles ;*

usuelles, disposées suivant une nouvelle méthode, & décrites en langue vulgaire. A Paris, chez *Lacombe*, 1767, in-12. 2 vol. L'Auteur expose dans les sept premiers chapitres, sa doctrine & ses principes sur ce qui regarde les fleurs, les semences, les fruits, les racines, les feuilles & les tiges des plantes ; il montre ce qu'elles offrent de particulier, les singularités & diversités auxquelles il faut s'arrêter pour être en état de les distinguer, & de les reconnoître au besoin. Il propose ensuite la méthode d'après laquelle il distribue toutes les plantes en six classes : la premiere est celle des plantes à fleurs composées ; la seconde, celle des plantes à fleurs complettes ; la troisieme, celle des plantes à fleurs incomplettes ; la quatrieme, celle des plantes à fleurs efflorées ; la cinquieme, celle des plantes à fleurs hétéroclites ; la sixieme, celle des fleurs tout-à-fait imperceptibles, ou absolument nulles. Après cet exposé de sa méthode, l'Auteur en présente le tableau succinct. Il s'étend ensuite sur les regles auxquelles il s'est attaché dans l'arrangement de ses familles, & sur celles qu'il a suivies dans la nomenclature. A la suite de cette partie de l'ouvrage, qui est proprement la partie élémentaire de la botanique, l'Auteur a placé trois lettres très-intéressantes ; deux sur l'application de la botanique à la médecine, & une troisieme contenant des vues & des idées sur la nécessité d'exiger des Herboristes plus de connoissances, & même des épreuves. Après quoi on trouve une dissertation intitulée, *avis sur la récolte, la dessication & la conservation des plantes.* Ensuite, un catalogue d'un jardin de plantes usuelles, rangées suivant la méthode de l'Auteur. Ce premier volume est terminé par une table alphabétique, ou nomenclature latine & françoise des plantes qui croissent aux environs de Paris. Dans le second volume, l'Auteur entre dans le détail de toutes ces plantes, qu'il présente par ordre de classes & de familles ; il n'oublie rien de tous les signes qui peuvent les faire distinguer, & il a soin d'assigner les endroits où elles croissent. Cet ouvrage réunit la méthode, l'ordre & la clarté, la sûreté des principes, l'agrément & la pureté du style, enfin les graces de la nouveauté : c'est le premier que nous ayons conçu, dans ce plan, qui paroît fort utile aux jeunes Médecins & aux Herboristes.

Nous avons encore de lui : 1°. *objections à M. Basselin sur la quadrature du cercle* ; 2°. *sommaire de chronologie en vers techniques* ; 3°. *lettre à Mademoiselle de ..... sur les vents* ; 4°. *lettres sur l'histoire, traduites de Bolingbroke* ; 5°. *chronographie, ou description des tems.*

BARBEYRAC, (*Charles*) Médecin françois, né à Ceireste, petite ville de Provence, suivant la plus commune opinion, & à St. Martin, dans la même province, suivant Astruc, qui rapporte sa naissance à l'an 1629. Il a été un des plus grands Praticiens de l'Europe dans le XVIIe fiécle. Son pere, qui étoit Gentilhomme, laiſſa quatre fils, qui prirent tous le parti des armes ou des lettres. *Charles Barbeyrac*, qui étoit le troiſieme, après avoir fait ſes humanités & ſa philoſophie dans l'Académie de Die en Dauphiné, alla à Aix, Capitale de la Provence, où il commença d'étudier en médecine ; mais il en partit bientôt, pour aller à Montpellier, où il crut faire de plus grands pro-grès. Il y continua ſes études avec beaucoup d'application, & y fut reçu Docteur le dernier d'Avril 1649. Son premier deſſein étoit d'aller s'établir à Paris ; mais la réputation qu'il avoit acquiſe en ſort peu de tems à Montpellier, & un mariage avantageux qu'on lui propoſa, le déterminerent à s'y arrêter. En 1658, il y eut des diſputes publi-ques à l'occaſion de deux chaires vacantes par la mort de Jacques Duranc & de Lazare Riviere. *Charles Barbeyrac* ſe mit ſur les rangs, quoique la religion proteſtante, dont il faiſoit profeſſion, ne lui per-mît pas d'y prétendre. Il n'avoit en cela d'autre vue que de ſe faire connoître de plus en plus. Ces diſputes lui firent beaucoup d'hon-neur, & ſa réputation augmenta, au point qu'il fut en peu de tems le Médecin de Montpellier le plus employé : elle ſe répandit bientôt dans le Royaume & dans les pays étrangers. On le conſultoit de toutes parts pour les cas les plus difficiles, & on l'appelloit ſou-vent en pluſieurs villes des plus conſidérables du Royaume. Mademoi-ſelle d'Orléans voulut l'avoir auprès d'elle ; il refuſa cet emploi, pré-férant ſa liberté aux avantages qu'il auroit trouvés à la Cour. Le Car-dinal de Bouillon le fit ſon Médecin ordinaire par brevet, avec une penſion de 1000 livres, quoiqu'il ne fût pas obligé d'être auprès de ſa perſonne : c'étoit principalement en reconnoiſſance des ſervices qu'il en avoit reçus pendant le ſéjour que ce Cardinal avoit fait en Lan-guedoc. La plupart des Etudians, qui étoient toujours en grand nom-bre à Montpellier, tâchoient, autant qu'il leur étoit poſſible, de pro-fiter de ſa converſation. Il y en avoit dix ou douze qui l'accompa-gnoient tous les jours chez ſes malades ; il ſe diſtingua encore par ſon déſintéreſſement & par ſa charité ; tous les malades trouvoient auprès de lui les mêmes ſecours, quels que fuſſent leur état & leur fortune : ſa bourſe étoit même ſouvent ouverte aux pauvres. Après avoir ſou-tenu, pendant près de 50 ans, une très-grande réputation, il mou-rut à Montpellier le 6 Novembre 1699, à l'âge de 70 ans, d'une fie-vre continue, qui dura dix-huit jours. Il laiſſa deux filles & un fils ; celui-ci a été Docteur en médecine, & Tréſorier de France à Mont-pellier.

Barbeyrac n'a laiſſé aucun écrit ; les occupations continuelles de ſon état ne lui laiſſerent pas le tems de tranſmettre à la poſtérité les ob-ſervations rares & intéreſſantes, qu'une longue pratique lui avoit donné occaſion de faire. Il n'en eſt pas cependant moins eſtimable par la maniere diſtinguée dont il a exercé ſa profeſſion, & par les ſuccès qui ont ſuivi ſa méthode. Il avoit ſur toutes les maladies des idées nou-

velles, mais claires & folides. Sa pratique étoit admirable, fimple &
aifée ; il l'avoit débarraffée de quantité de remedes inutiles, qui étoient
en ufage avant lui, & qui ne fervoient qu'à fatiguer les malades ; il
n'en employoit qu'un petit nombre de choifis & des plus efficaces ;
il s'en fervoit fi à propos, que jamais Médecin n'a eu des fuccès plus
heureux & plus furprenans. En un mot, il fut réduire la médecine à
fa plus grande fimplicité, & en faifir, pour ainfi dire, le plus pur
efprit, au milieu des factions excitées par l'ardeur des Chymiftes, les
curieufes recherches des Théoriciens, & les fubtilités des difcuffions
fcholaftiques. On ne peut le mettre au rang des génies fupérieurs &
diftingués qui ont fait fleurir la médecine ; mais il occupe le premier
rang parmi les Médecins du fecond ordre, qui eft affurément le plus
utile. Il n'étoit pas bien favant, mais il étoit fage : ce qui vaut
beaucoup mieux pour l'exercice journalier de l'art.

Le célebre Locke, qui avoit connu particuliérement *Barbeyrac* à
Montpellier, & qui étoit bon ami de *Sydenham*, difoit qu'il n'avoit
jamais vu deux hommes plus reffemblans dans la doctrine & dans les
manieres. Ces deux Médecins fe reffembloient en effet par leurs phy-
fionomies, autant que par leurs mœurs douces, honnêtes, fimples &
pleines de candeur. Ils étoient l'un & l'autre Gentilshommes, &
avoient apporté dans l'exercice de leur profeffion, qu'ils faifoient par
goût & non par néceffité, la nobleffe de leur extraction.

Quoique *Barbeyrac* n'ait jamais écrit, on lui a cependant attribué
un ouvrage qui fut d'abord imprimé fous le titre de *Traités nouveaux
de médecine*, contenant *les maladies de la poitrine, les maladies des femmes & quelques autres maladies particulieres, felon les nouvelles opinions.*
A Lyon, chez *Jean Cofte*, 1684, *in*-12. *fans nom d'Auteur.* Après la
mort de *Barbeyrac*, l'Imprimeur, pour accélérer la diftribution des
exemplaires qui lui reftoient, changea le frontifpice du livre, & ajouta
par M. B*** Docteur de Montpellier. Un Libraire d'Amfterdam renchérit fur celui de Lyon, & réimprima le même ouvrage en 1734 & 1741,
in-12. fous le titre de *Differtations nouvelles fur les maladies du cœur,
de la poitrine, de l'eftomac, des femmes, vénériennes, & quelques maladies particulieres ;* il y mit le nom de *Barbeyrac* : mais ce célebre Praticien rougiroit de voir fon nom à la tête d'un fi mauvais ouvrage, qui
paroît être forti de la plume d'un jeune Ecolier, encore peu inftruit.
Tout y eft mauvais, trivial & contraire aux principes de la vraie théorie,
& aux loix de la faine pratique.

On a encore publié des *formules de médecine*, qu'on lui a attribuées
fous ce titre : *Medicamentorum conflitutio, feu formulæ* CAROLI BAR-
BEYRAC*, in lucem editæ ac auctæ curâ & ftudio Doctoris Medici Monf-
peffulani.* Lugduni, apud FF. *de Tournes*, 1751, *in*-12, 1760, *in*-12.
2 volumes ; mais il eft fort incertain que ces formules foient de
Barbeyrac.

BARBIERER, Chirurgien Allemand du commencement de ce fiecle. Nous avons fous fon nom :

Der Weitgerifte und wohl Pracdicirte, c'eft-à-dire, *le Chirurgien verfé dans la pratique.* A Riga, 1709, *in-8.*

BARBIERI. *Voyez* BARBERI.

BARBOR, (*Guillaume*) Médecin Anglois du fiecle dernier, duquel nous avons, *difputatio de lue venereâ.* Trajecti ad Rhenum, apud *Hulf-huyfen*, 1663, *in-4.* C'eft une differtation inaugurale que l'Auteur foutint dans les Ecoles d'Utrecht, le premier de Juin de la même année.

BARBUOT (*Jean*) naquit en 1630 à Flavigny dans la Bourgogne ; il étudia la médecine dans l'Univerfité de Montpellier, où il fut reçu au Doctorat. Il mourut en 1665, âgé de 35 ans. On a de lui :

Fontis fan-reginalis naturalis medicati virtutum admirabilium in gratiam ægrotantium explicatio. Parifiis apud *Beffin*, 1661, *in-12.*

BARCA DE ASTORGA, (*Pierre*) Médecin Efpagnol du fiecle dernier ; il étudia la médecine dans l'Univerfité d'Alcala de Henarez, fous *Pierre-Michel de Heredia.* Après avoir été reçu au Doctorat dans la même Univerfité, il y fut fait Profeffeur en médecine. Après la mort de *Heredia*, fon ancien Maître, arrivée en 1663, il recueillit fes ouvrages, & les fit imprimer à Lyon, en 1665.

BARCKHUSEN (*Jean-Conrad*) naquit à Hornes, dans le Comté de Lippe, le 16 Mars 1666. Après avoir donné un tems raifonnable à l'étude du grec & du latin, il s'appliqua férieufement à la chymie & à la pharmacie. Pour réuffir dans cette étude, il s'attacha pendant dix ans à ceux qui s'y étoient acquis le plus de réputation à Berlin, à Mayence, & dans les autres villes les plus fameufes de l'Allemagne. Les lumieres qu'il y acquit, tant auprès d'eux, en profitant de leurs connoiffances, que par fon travail particulier, lui ayant fait faire de très-grands progrès, il revint dans fa patrie en 1693 ; mais il y fit peu de féjour ; le théâtre n'étoit pas affez vafte pour lui ; il ne pouvoit y faire ufage de fes connoiffances, encore moins étendre celles qu'il avoit déjà. Il réfolut donc de parcourir d'autres provinces, & on le vit fucceffivement en Allemagne, en Hongrie, en Italie. Il fe trouva en qualité de Médecin du Général des Vénitiens, à l'expédition de la Morée. Ce Général étant mort, il vint en Hollande & fe fixa à Utrecht, où il obtint des Magiftrats la permiffion d'enfeigner la chymie. Le décret des Magiftrats eft du 17 Septembre 1694, & le 3 d'Octobre 1698, il fut fait Docteur en médecine & Lecteur en chymie : enfin le

17 Mars 1703, il fut élu Profeſſeur extraordinaire en chymie, & il en remplit les fonctions juſqu'à ſa mort, qui arriva le premier d'Octobre 1723; il s'étoit marié en 1699; mais il perdit ſa femme en 1717, ſans en avoir eu d'enfans. *Barckhuſen* étoit un homme droit, plein de probité, ami du travail, & zélé pour le bien public. Par ſon teſtament, il légua à la bibliotheque publique d'Utrecht, un choix de livres ſur la botanique & les différentes parties de l'hiſtoire naturelle. Ses écrits ſont une preuve encore vivante des profondes connoiſſances qu'il avoit acquiſes dans la pharmacie, la chymie & la médecine.

1. *Synopſis pharmaceutica.* Francofurti, apud *Knochium*, 1690, *in*-12. Ultrajecti, 1696, *in*-8. L'Auteur a diviſé cet ouvrage en trois ſections. Dans la premiere, il parle des inſtrumens qui ſervent aux opérations pharmaceutiques, & des médicamens qui entrent dans les préparations. Dans la ſeconde, il expoſe la maniere de faire ces opérations : enfin, dans la troiſieme, il fait le détail des préparations qui réſultent de ces préparations, & il indique en même tems leurs vertus.

2. *Pharmacopeus ſynopticus.* Ultrajecti, apud *Rh. Franc. Halma*, 1696, *in*-8. On y trouve la compoſition & les formules des médicamens & leur préparation, ſoit chymique, ſoit galénique.

3. *Pyroſophia.* Lugduni - Batav. apud *Bouteſtein*, 1697, *in*-4. Cet ouvrage eſt diviſé en trois parties : la premiere traite de la iatrochymie; la ſeconde, de la métallurgie; la troiſieme, de l'alchymie. Dans la premiere, l'Auteur indique les principes chymiques, qu'il réduit au nombre de quatre, dont deux actifs, le ſel & l'huile, un neutre, l'eau, & un paſſif, la terre; il décrit enſuite les opérations de chymie; il indique leurs produits; il commence par parler des médicamens de chacun des trois regnes; & après avoir expoſé leur préparation, il fait connoître leurs vertus, la maniere d'en faire uſage & leurs doſes. La ſeconde partie, qui traite de la métallurgie, eſt courte; on y trouve une deſcription des inſtrumens relatifs à cet objet, les moyens propres à faire découvrir les veines métalliques, par le ſeul ſecours de la vue, les procédés néceſſaires pour opérer la ſéparation des différens métaux. La troiſieme partie ſe réduit à faire voir la poſſibilité de la tranſmutation des métaux : l'Auteur y a ajouté l'hiſtoire de quelques opérations chymiques faites depuis l'an 1695, dans le Laboratoire de l'Académie d'Utrecht.

4. *Acroamata, in quibus complura ad iatro-chemiam atque phyſicam ſpectantia, jucundâ rerum varietate explicantur.* Trajecti-Batavorum, apud *Viſchum*, 1703, *in*-8. Cet ouvrage, qui eſt comme une ſuite du précédent, contient trente-trois diſſertations qui roulent ſur différens ſujets, tous relatifs à la chymie : 1°. l'antiquité & l'utilité de cette ſcience; 2°. 3°. la défenſe de ſes principes contre les Péripatéticiens & les Mathématiciens; 4°. 5°. des doutes ſur l'exiſtence

de l'esprit nitreux aërien de Mayow ; 6°. 7°. la panacée ; 8°. l'explication de quelques fables avancées par certains Chymistes ; 9°. le sens dans lequel les Poëtes, les Physiciens, les Mytologistes, les Alchymistes ont parlé du chaos & de la matiere premiere ; 10°. 11°. l'examen du sel, comme principe chymique ; 12°. 13°. l'examen du soufre & de l'huile ; 14°. 15°. l'examen du feu ; 16°. 17°. 18°. l'examen de l'eau ; 19°. le froid ; 20°. l'examen de la terre ; 21°. 22°. 23°. 24°. 25°. la fermentation & les fermens ; 26°. 27°. la génération des acides ; 28°. 29°. les cinq manieres différentes de préparer les volatils ; 30°. la maniere de rendre fixes les principes chymiques ; 31°. la précipitation ; 32°. la putréfaction. L'Auteur termine son ouvrage par l'histoire de quelques phénomenes qu'il a observés dans la distillation de quelques substances animales & végétales.

5. *Historia medicinæ, in quâ, si non omnia, pleraque saltem Medicorum ratiocinia, dogmata, hypotheses, sedæ, &c. quæ ab exordio medicinæ ad hæc nostra tempora inclaruerunt, pertractantur.* Amstelodami, apud *Waesbergios*, 1710, in-8. Cet ouvrage, réduit en forme de dissertation, & augmenté, a été publié de nouveau sous le titre *de medicinæ origine & progressu.* A Utrecht, chez *Paddenburg*, 1723, in-4. L'Auteur y parle successivement, 1°. de l'origine & des progrès de la médecine en général ; 2°. des élémens, de la nature & des causes ; 3°. de l'usage de l'anatomie en médecine ; 4°. de la nature de l'homme, de la liqueur séminale, du siége de l'ame & de la santé ; 5°. des tempéramens & des facultés naturelles ; 6°. des maladies & des symptômes en général, & de quelques maladies nouvelles en particulier ; 7°. de la Secte des Empiriques ; 8°. de celle des Méthodistes ; 9°. de la doctrine d'Hippocrate ; 10°. des sentimens de quelques anciens Dogmatiques ; 11°. de l'astrologie ; 12°. des sentimens de Celse, d'Asclépiade & des Sectes pneumatique, épysinthétique & éclectique ; 13°. de la doctrine de Galien ; 14°. des principes des Grecs, des Arabes & des Latins qui sont venus après Galien, & des Médecins Chinois ; 15°. de la doctrine de Paracelse ; 16°. des hypotheses de Severin, de Crollius, de Scheunemann & de Van-helmont ; 17°. de celles de Sylvius, de Takenius & de Willis ; 19°. enfin de la doctrine d'Andry, de Moor & de Stahl.

6. *Compendium ratiocinii chemici, more Geometrarum concinnatum.* Lugduni-Batav. apud *Hackium*, 1712, in-8. Le but de l'Auteur est de faire voir, par des exemples, comment on peut déduire, des opérations chymiques, des conséquences propres à expliquer d'autres phénomenes. Après avoir donné l'explication de quelques termes usités en chymie, il rapporte quelques axiomes qu'il a cru conduire au sujet qu'il s'est proposé ; il établit ensuite cinquante-deux propositions qu'il cherche à prouver par des expériences. Quoique l'Auteur annonce que la géométrie lui a servi pour la composition

de son ouvrage, on ne doit point s'attendre à trouver dans ses propositions une évidence géométrique ; il avoue lui-même, dans sa préface, qu'il n'est pas bien profond dans les mathématiques, & qu'il n'est pas possible à un Chymiste de parvenir à l'évidence aussi aisément qu'un Géometre.

7. *Collecta medicinæ practicæ generalis.* Amstelodami, apud *Welstenios*, 1715, *in-8*. C'est une compilation des meilleurs principes, que *Barckhusen* a puisés dans les Auteurs qu'il a cru les plus célebres. Cet ouvrage contient neuf chapitres. Le premier traite des devoirs du Médecin & des signes diagnostics & prognostics. Le second est relatif aux signes des tempéramens & des parties affectées. Le troisieme expose les différences & les périodes des maladies ; il y est encore question des crises, de la métastase & de la rechûte. Le quatrieme contient les loix naturelles de l'art de guérir. Le cinquieme indique les signes que l'on doit déduire des fonctions volontaires & de l'habitude du corps. Le sixieme fait connoître ceux qui dépendent des fonctions animales, vitales & naturelles. Le septieme traite des excrémens & des humeurs excrémentitielles. Le huitieme est relatif aux observations qu'on peut faire sur l'extérieur du corps : enfin, le neuvieme roule sur le prognostic qu'on peut déduire des parties extérieures.

8. *Elementa chymiæ, quibus subjuncta est confectura lapidis philosophici.* Lugd. Batav. apud *Hackium*, 1718, *in-4*. Cet ouvrage contient d'assez bonnes choses, rendues d'une maniere exacte & fidelle ; on y trouve encore plusieurs expériences particulieres, & différentes opérations manuelles, qu'on ne trouvoit point ailleurs dans le tems où l'Auteur a écrit.

BARDUS (*Jérome*) de Genes, est l'Auteur de l'ouvrage suivant : *Medicus Politico-Catholicus, seu medicinæ sacræ, tum cognoscendæ, tum faciendæ idea.* Genuæ, apud *Ferronum*, 1643, *in-8*.

BARGÆUS (*Pierre-Ange*) est Auteur de quelques Poëmes latins, relatifs à la médecine, qui ont été imprimés à Florence, chez *Zannetti*, en 1585, *in-4*. sous les titres suivans : 1°. *Cynegeticon, seu de venatione, libri VI*. 2°. *Ixeuticon, vel de aucupio, liber unus*. 3°. *Eclogæ venatoriæ IV*.

BARICELLI, (*Jules-César*) de San-Marco, ville d'Italie, dans le Royaume de Naples, vivoit au commencement du siecle dernier ; il étoit Docteur en philosophie & en médecine, & exerçoit la médecine à Bénévent. Il est l'Auteur des ouvrages suivans :

1. *De lactis, seri & butyri facultatibus & usu, opuscula cum jucunda,*

tum utilia : acceſſit in fine de chymico butyro non inutilis conventus. Neapoli, apud *Scorrigium*, 1603, 1623, *in-4.*

2. *De hydronosâ naturâ, ſive ſudore humani corporis, libri IV.* Neapoli, apud *Scorrigium*, 1614, *in-4.* L'Auteur y traite de la formation, de la ſecrétion, des routes de la ſueur ; il en déſigne les différences ; il en indique les uſages ; il parle encore des ſueurs exceſſives & contre nature ; il expoſe le traitement convenable dans ce cas.

3. *Hortulus genialis, ſive arcanorum valdè admirabilium, tam in arte medicâ, quàm reliquâ philoſophiâ, compendium.* Boloniæ, 1617, *in-16.* Coloniæ, apud *Smitz*, 1620, *in-12.* Genevæ, apud *Albert*, 1620, *in-12.* On a joint à cette derniere édition le livre d'Arnauld Freitagi, *de eſculentorum & potulentorum facultatibus.* On trouve dans cet ouvrage beaucoup de choſes relatives aux vertus des plantes ; mais il y a bien du fabuleux ; c'eſt une compilation, à laquelle l'Auteur a ajouté peu de choſe qui ſoit de lui : il prétend que les plantes, qui ont quelque reſſemblance, ont les mêmes vertus.

BARILIUS, (*Jean*) nous avons ſous ſon nom :
Phyſiologia humana & pathologia per tabb. ſynopticas ex Hippocratis & Galeni genio. Pariſiis, 1653. Haller rapporte cette édition à Caen.

BARISANUS, (*François-Dominique*) Médecin de la fin du XVIIᵉ. ſiécle & du commencement du XVIIIᵉ, étoit natif d'Albe, ville d'Italie, dans le Montferrat. Après avoir été reçu Doĉteur en médecine, il fut agrégé au Collége des Médecins de Turin ; il exerça la médecine dans le Piémont, & principalement dans cette derniere ville, où il fut Médecin des Princes de Carignan. Il eſt mort à Turin, & a été enterré dans l'Egliſe de St. Dominique. Nous avons de lui :

1. *Hippocrates medico-moralis ad utramque, corporum ſcilicet & animarum, ſalutem, per geminam ejuſdem aphoriſmorum expoſitionem accommodatus.* Auguſtæ Taurinorum, apud *Zappattam*, 1682, *in-4.*

2. *Traĉtatus de thermis valderianis, propè cuneam in Pedemontio ſitis.* Ibid. 1690. *in-8.*

BARKER, (*Jean....*) Médecin Anglois de ce ſiécle, Doĉteur en médecine & membre du Collége Royal de Londres. Il a donné en anglois un ouvrage, qui a été traduit en françois par Schomberg, ſous le titre ſuivant :
Eſſai ſur la conformité de la médecine des Anciens & des Modernes, entre la pratique d'Hippocrate, Galien, Sydenham & Boerhaave, dans les maladies aiguës. A Amſterdam, 1742, *in-12.* à Paris, chez *Cavelier*, 1768, *in-12.* Cette ſeconde édition a été revue, corrigée

corrigée & augmentée par *Lorry*. Le but de cet ouvrage est d'expoſer les principes de la ſeule vraie & bonne médecine, & de prouver qu'elle n'eſt point ſujette à varier : les notes nombreuſes de l'Editeur & la préface dont il a enrichi cette production, en augmentent le mérite.

BARLAND *ou* BAARLAND, (*Hubert*) Médecin, natif d'un village du même nom, dans la Zelande, auprès de la ville de Goëz. Il fit ſes études à Namur, & y exerça la médecine pendant quelque tems. Il vivoit au commencement du ſeizieme ſiécle, ſous le pontificat du Pape Adrien VI. Il a traduit du grec en latin quelques ouvrages de ſaint Baſile & de Galien, & principalement le diſcours du premier *de agendis Deo gratiis & in Julittam martyrem*, & le livre de ce dernier, *de remediis paratu facilibus*. Cette derniere traduction a été imprimée, *Veriæ*, 1533. Il avoit annoncé une traduction de tous les Médecins Arabes ; mais une mort prématurée l'empêcha de remplir ſes promeſſes. Nous avons encore de lui les trois ouvrages ſuivans, qui ont du rapport à la médecine.

1. *Epiſtola ad medicinæ, apud Lovanienſes, ſtudioſam juventutem.* On la trouve avec les lettres médicinales de Jean Manard.

2. *Epiſtola medica de aquarum deſtillatarum facultatibus, de Adriani Elii Barlandi mortis genere, hâcque occaſione de fluxuum ventris & hæmorroïdum generibus.* Antuerpiæ, apud *Steelſium*, 1536, *in-8*.

3. *Velitatio cum Arnoldo Noot, quâ docetur vulgus Medicorum non paucis abuti medicamentis ſimplicibus & de Avicennæ in pleriſque horum hallucinatione.* Antuerpiæ, apud *Henricum Petri*, 1532, *in-8*. L'Auteur prétend faire voir que le commun des Médecins ne ſait point ſe ſervir des ſimples, & qu'Avicenne a fait bien des fautes à cet égard.

Moréri a fait deux Médecins différens de *Barland* & de *Baarland* ; un peu d'attention lui auroit ſuffi pour éviter cette mépriſe, puiſqu'il rapporte les mêmes objets de l'un & de l'autre.

BARLES, (*Louis*) Médecin François du XVIIe ſiécle, il étoit Agrégé au Collége des Médecins de Marſeille ; il a donné :

1. *Nouvelles découvertes ſur les parties de l'homme & de la femme & des organes ſervant à la génération.* A Lyon, 1674, 1680, *in-12*. 4 vol. avec des planches.

2. *Nouvelles découvertes ſur les parties renfermées dans le bas-ventre.* A Lyon, 1673, 1682, *in-12*.

3. *Découvertes ſur les organes de l'homme.* A Lyon, 1675, *in-12*.

BARLET, (*Annibal*) Docteur en médecine & Démonstrateur de chymie. Nous avons sous son nom :

Le vrai & méthodique cours de la physique résolutive, ou chymie, représenté par figures, pour connoître la théotechnie ergocosmique, c'est-à-dire, l'art de Dieu en l'ouvrage de l'univers. A Paris, chez *Charles*, 1653, in-4. avec fig.

BARNABEY, (*Antoine*) de Consignano dans la Marche, Philosophe & Médecin du commencement de ce siécle ; il exerçoit la médecine à Rome. Il a donné :

Dissertazione delle morti improvise, nella quale si ragiona delle peruche e degli acidi, con un discurso dello scieglimento delle balle. In Roma, Stamperia di *Gonzagues*, 1709, in-4. L'Auteur commence par chercher les causes des morts subites : il les attribue toutes à l'air ; il examine aussi les causes de la fréquence de l'apoplexie à Rome, il les trouve dans les particules acides & mercurielles répandues dans l'air, qui, suivant lui, blessent le cerveau ; il fait ensuite la description de la campagne de Rome, & prétend que l'air n'y est pas sain. Enfin il enseigne quelques préservatifs contre l'apoplexie ; tels sont le feu, les odeurs, le tabac, les sorbets, les confections de hyacinte & d'alkermès, &c. Il conseille de s'en servir le soir avant que de se coucher. Cet ouvrage est suivi de deux traités, le premier sur les perruques, le second sur les nourrices : dans le premier, l'Auteur blâme les perruques, parce que, suivant lui, elles sont nuisibles à la santé ; il y donne quelques avertissemens pour se servir des acides avec utilité : dans le second, il explique les bonnes & les mauvaises qualités du lait, & les marques auxquelles on peut reconnoître une bonne nourrice.

BARNAUDUS, (*Nicolas*) Docteur en philosophie & en médecine, étoit de Crest, petite ville de France en Dauphiné ; il vivoit dans le XVIᵉ siécle. Il a donné :

1. *Commentariolum in ænigmaticum epitaphium Bononiæ insculptum, ælia lilia crispis.* Lugduni-Batav. apud *Basson*, 1597, in-8. & avec l'explication de cette épitaphe par *Vitus Basinstoch*, en 1618, in-8. inféré encore dans le troisieme volume du théâtre chymique.

2. *Brevis elucidatio arcani Philosophorum.* Ibid.

Il a encore traduit en latin le poëme allemand de *Lambspringius* sur la pierre philosophale. Cette traduction a été publiée à Leyde, chez *Basson*, en 1597, & chez *Plantin*, en 1599, in-8.

BARNER, (*Jacques*) Médecin du siécle dernier, étoit d'Elbing, ville de la Prusse Royale, où il étoit né en 1641. Il fut successivement Professeur en philosophie & en médecine ; il exerça sa profesfion à Leipfic, d'où il fe retira enfuite dans fa patrie. Il avoit fait une étude particuliere de la chymie; il a été un des premiers qui ont rangé fous un certain ordre les principales expériences chymiques, en y joignant des explications raifonnées. Outre plufieurs ouvrages qu'il a laiffé prêts à paroître, mais qui n'ont pas vu le jour, nous avons de lui les fuivans:

1. *Differtatio epiftolica, feu prodromus vindiciarum, experimentorum, ac dogmatum propriorum.* Auguftæ-Vindelicorum, apud *Gebelium,* 1667, *in-8*. Cet ouvrage eft écrit contre David Van-der-Becke; celui-ci, dans une lettre fur la maniere de rendre le fel de tartre volatil, & dans fon traité fur les principes naturels, s'étoit attribué des expériences & des découvertes que *Barner* réclame: l'Auteur a ajouté à cet ouvrage une differtation fur la maniere de volatilifer les alkalis.

2. *Exercitium chymicum delineatum.* Patavii, 1670, *in-4*.

3. *Prodromus fennerti novi.* Auguftæ-Vind. 1674, *in-4*. C'eft une explication des fyftêmes de la médecine moderne. L'Auteur y examine les dogmes d'Hippocrate, de Galien, de Paracelfe, de Van-Helmont, de Sylvius, de Willis, &c. mais il ne fait cet examen que d'après les principes de l'anatomie & de la chymie.

4. *Spiritus vini fine acido.* Lipfiæ, apud *Fritfchium,* 1675, *in-8*. L'Auteur prétend démontrer qu'on ne fauroit trouver des acides, indiftinctement dans l'efprit-de-vin & les huiles, & que par conféquent ces fubftances ne peuvent fe coaguler par le mélange de l'efprit d'urine. Il enfeigne en même-tems la maniere de faire des fels volatils huileux, & il indique leurs ufages.

5. *Chymica philofophica, cum doctrinâ falium, medicamentis fine igne culinari parabilibus & exercitio chymiæ.* Noribergæ, apud *Ottonem,* 1689, *in-8*.

BARNSTORF, (*Bernard*) a écrit:
De reffufcitatione plantarum. Roftockii, 1703, *in-4*.

BAROCCI, (*Alphonfe*) Médecin du XVIᵉ fiécle, étoit Profeffeur en médecine dans l'Univerfité de Ferrare, fa patrie. Il laiffa un fils, *François Barocci,* qui fut Profeffeur de philofophie à Venife. Nous avons de lui:

1. *In primam magni Hippocratis aphorifmorum fectionem dilucidiffimæ lectiones, eodem prorsus ordine habitæ, quæ puncta à laureandis in Doctorum confeffu paffim explicari folent.* Ferrariæ, apud *Mammarellum,* 1593, *in-4*.

2. *Lectionum de febribus, liber primus.* Ferrariæ, apud *Baldinum,* 1606,

in-fol. Cet ouvrage, qui traite de la fiévre en général, a été recueilli des leçons de *Barocci*, & publié par Jean Libiolus.

I. BARON, (*Théodore*) naquit à Paris le 17 Juin 1715 ; son pere, *Hyacinthe-Théodore Baron*, issu d'une famille ancienne & honnète, originaire de la côte St. André en Dauphiné, étoit Docteur-Régent de la Faculté de Médecine de la même ville ; il avoit été Doyen de cette Faculté en 1730, & les trois années suivantes, & est mort le 28 Juillet 1758. *Théodore Baron* marcha sur les traces de son pere, & embrassa sa profession ; après avoir fait ses études au collége de Beauvais, il s'appliqua à l'étude de la Médecine, se mit sur les bancs de la Faculté de Paris, & y reçut en 1742 les honneurs du Doctorat ; il avoit beaucoup de goût pour la chymie, & s'appliqua particuliérement à cette science. Un mémoire qu'il donna à l'Académie royale des Sciences, contenant des recherches & des expériences sur le *borax* & sur un sel appellé *borek*, qu'on avoit porté de Perse, & qu'on donnoit pour du *borax* naturel, fut très-accueilli ; il annonçoit un homme versé dans la chymie, & commença la réputation de l'Auteur parmi les Chymistes. Les heureux essais de *Baron* lui procurerent la connoissance de *Hellot*, qui étoit chargé par le Gouvernement d'examiner tout ce qui étoit relatif aux mines, aux teintures, aux arts & aux manufactures. *Baron* lui fut associé dans cette place de confiance en 1748, sous la qualité d'adjoint ; il saisit avec ardeur une occasion si favorable pour se livrer en entier à son goût pour les expériences de chymie ; mais il ne jouit pas long-tems de cette place : il fut remercié deux ans après. Il fut associé à l'Académie royale des Sciences de Paris en 1752, & nommé Censeur royal en 1756. Il est mort dans cette ville le 10 Mars 1768, à l'âge de 53 ans. Il étoit depuis long-tems tourmenté de la goutte & d'une hernie ombilicale, qui lui causoit des coliques douloureuses & fréquentes. Il a laissé deux freres, dont l'un est actuellement Notaire à St. Domingue, & l'autre fait le sujet de l'article suivant.

Il a donné en 1768, *in-12.* une nouvelle édition latine de la *Pharmacopæa extemporanea Fulleri*, à laquelle il avoit fait des augmentations : il n'a rien changé au texte de l'Auteur, ni aux notes du dernier Editeur : celles qu'il a ajoutées sont courtes & bonnes ; il y a joint deux tables alphabétiques fort étendues, l'une de formules qui sont au nombre de plus de mille, & l'autre des maladies auxquelles ces médicamens peuvent convenir.

Il a donné une nouvelle édition du Cours de chymie de Lemery, qu'il a augmenté d'un grand nombre de notes & de plusieurs préparations chymiques. Paris, chez *Hérissant*, 1756, *in-4.* Les additions que *Baron* a faites, font des articles entiers qui avoient échappé aux connoissances de l'Auteur : elles sont soutenues d'une érudition profonde en chymie, & d'un style nerveux & méthodique qui les

diftingue même du texte de l'Auteur. Les remarques ont trois objets ;
elles difcutent les raifonnemens chymiques de Lemery, & les réfor-
ment ; elles enrichiffent le livre de découvertes & d'expériences qu'on
ignoroit du tems de Lemery, & qu'on n'a faites que depuis ; enfin,
elles examinent rigoureufement les préjugés qu'on a fouvent dans la
pratique de la médecine fur l'efficacité des préparations chymiques.

Enfin, on a de lui quelques pieces fugitives écrites en latin, qui
ont mérité, dans leur tems, l'accueil le plus favorable du public. La
premiere eft une differtation qu'il donna dans le tems de fa licence
fur les arteres du cœur, & fur les mouvemens de contraction & de
dilatation : dans la feconde, il expofe les dangers que l'on court en
employant les aftringens dans les hémorrhagies ; la troifieme a pour
but de montrer combien il eft falutaire aux meres de nourrir elles-
mêmes leurs enfans. Cette derniere differtation, traduite en françois,
a été placée à la fuite d'un traité de *Philippe Hecquet*, fur la même
matiere.

II. BARON, (*Hyacinthe-Théodore*) frere du précédent, a été reçu
aux degrés dans la Faculté de médecine de Paris ; il a été Doyen de
cette Faculté en 1750 & les trois années fuivantes, & Médecin des
Armées du Roi en Allemagne & en Italie. On a toujours regardé ce
Médecin comme très-favant : on efpéroit qu'il auroit enrichi la médecine
de fes ouvrages, & qu'en faifant ufage de fes talens, il auroit foutenu dignement un nom déjà fameux parmi les Maîtres de l'Art. La célébrité
de fon frere paroiffoit l'inviter à marcher fur fes traces : on avoit d'autant
plus lieu de l'efpérer, qu'une bibliotheque immenfe, magnifique & bien
choifie, dont *Baron* eft le poffeffeur, lui en facilitoit les moyens ; cependant nous ne connoiffons de lui que les productions fuivantes :

1. *Ritus, ufus & laudabiles Facultatis Medicinæ Parifienfis confuetu-
dines.* Parifiis, 1751, *in-12.* C'eft un petit volume de 190 pages,
qui n'eft autre chofe qu'un recueil des ufages de la Faculté de Médecine de Paris, extrait des regiftres de cette Compagnie. *Baron,*
qui fe touvoit alors Doyen de cette Faculté, a dû préfider, en cette
qualité, à l'édition de ce recueil.

2. *Quæftionum medicarum feries chronologica, &c.* Parifiis, apud
Hériffant, 1752, 1763, *in-4.* Ce n'eft qu'un catalogue des queftions
de médecine, ou des thefes qui ont été foutenues dans les écoles
de la Faculté de Paris.

3. *Formules de médicamens à l'ufage des hôpitaux d'armée.* C'eft une
brochure de 70 pages, dont il y a eu plufieurs éditions ; la feptieme a été faite à Paris, chez *Cavelier,* en 1758, *in-12.*

I. BARONIO. (*Roger de*) Haller lui attribue un ouvrage intitulé :

*de exhibitione medicinarum opiatarum , laxativarum , & elogium melo-
num;* mais il n'en rapporte point l'édition.

II. BARONIO , (*Théodore*) Médecin Italien , natif de Cremone ,
vivoit au commencement du fiecle dernier. Il a donné :

De operationis meiendi triplici læfione & curatione, libri duo. Papiæ ,
apud *Vianum* , 1608 , *in-4.* Haller en rapporte l'édition en 1709.
C'eft un traité des maladies des reins & de la veffie , où , après leur
defcription , on trouve leur prognoftic & leur curation.

III. BARONIO , (*Vincent*) célebre Médecin, natif de Meldola ,
dans la Romandiole , vivoit vers l'an 1630 ; il exerçoit la médecine
à Forli , ville d'Italie dans la Romagne. Il eft connu par l'ouvrage
fuivant :

*De pleuripneumoniâ, anno 1623 & aliis temporibus, Flaminiam , aliaf-
que regiones populariter infeftante , ac à nemine hactenùs obfervatâ , libri
duo.* Forolivii , apud *Cimmattium* , 1636 , 1638 , *in-4.*

BARRA , (*Pierre*) Médecin du fiecle dernier , Agrégé au Collége
des Médecins de Lyon , a donné :

1 *L'abus de l'antimoine & de la faignée, démontré par la doctrine d'Hippocrate.* A Lyon , 1664 , *in-12.*

2. *Les abus de la thériaque & de la confection d'hyacinthe.* A Lyon ,
chez *Valançol*, 1667 , *in-12.* On y a joint une *defcription de cette
confection réformée* , du même Auteur.

3. *L'ufage de la glace , de la neige & du froid.* A Lyon , chez *Cellier* ,
1675 , *in-12* ; à Paris , chez *Moëtte* , 1677 , *in-12.* L'Auteur prétend
que l'eau de la glace & de la neige fait des merveilles pour le mal
aux dents , l'inflammation des yeux , la dyffenterie , la pleuréfie , &
il le fait voir par nombre d'exemples qu'il rapporte , avec plufieurs
autres chofes curieufes qu'il dit fur ce fujet.

4. *Hippocrate, de la circulation des humeurs.* A Lyon , 1682 , *in-12.*
à Paris , chez d'*Houry* , 1683 , *in-12.* L'Auteur s'attache à prouver
que la circulation du fang étoit connue d'Hippocrate.

BARRALIS , (*Barthelemi*) Médecin du commencement du fiecle
dernier , étoit Docteur-Régent de la Faculté de Médecine de Paris. Il
a traduit en françois les paradoxes de la pefte , de l'italien de *Facio* ;
fa traduction a été publiée à Paris en 1620 , *in-8.*

BARREDA , (*Gonfalve*) Médecin dont *Van-der-Linden* fait mention
en parlant des Œuvres de *Fumanelli* , comme ayant écrit *de vini facultatibus*. Il en eft auffi parlé dans la bibliotheque botanique d'*Ovide*

Montalban, où nous apprenons que cet ouvrage a été écrit contre Fracaftor & Fumanelli.

BARREIRA, (*François-Ifidore*) Prêtre Portugais, qui vivoit au commencement du fiecle dernier. Haller l'appelle *Barrera* dans le premier volume de fa bibliotheque botanique, & *Barreyra* dans le fecond. Nous avons de lui :

*Trattado das fignificationes das plantas, flores, e fruttos, que fe rife-
renna fagrada Scrittura*; c'eft-à-dire, *traité contenant l'explication des
plantes, fleurs & fruits, dont il eft queftion dans l'Ecriture Sainte.*
A Lisbonne, 1622, *in*-4. 1625, *in*-4.

BARREIT. (*Richard*) Nous avons fous fon nom :

De compreffione quam patitur pulmo in expiratione. Lugduni-Batav.
1720, *in*-4.

BARRELIER (*Jacques*) naquit à Paris en 1606, d'une famille noble. Après avoir confacré les premieres années de fa jeuneffe à l'étude du grec & du latin, il étudia la philofophie & s'appliqua enfuite à la médecine; il prit enfin les degrés de Licencié & de Docteur dans cette derniere Faculté; mais peu de tems après, c'eft-à-dire, en 1635, il entra dans l'Ordre des Dominicains. L'étude de la théologie, à laquelle il fe livra, ne lui fit pas perdre le goût qu'il avoit pour la botanique; il cultiva toujours cette partie avec foin. La qualité d'Affif-tant du Général, qui lui fut donnée en 1646, lui donna la facilité de voyager; il fut fecondé en cela par Gafton, Duc d'Orléans, qui voulut fournir à une partie des dépenfes inféparables des recherches de *Barrelier*. Il parcourut la France, l'Efpagne & l'Italie; il fit une collection nombreufe de plantes, qui étoient inconnues avant lui : un féjour de 23 ans qu'il fit à Rome, lui facilita la connoiffance de celles de l'Italie, & de plufieurs infectes marins des environs du port d'Oftie. Son deffein étoit de publier la collection qu'il avoit faite; il entretenoit à cet effet une très-grande correfpondance avec les plus célebres Botaniftes de fon tems, & profitoit de leurs avis; il avoit fait graver plufieurs planches; il en avoit encore deffiné lui-même un grand nombre, felon la méthode de Tournefort, avec les fleurs, les fruits & les femences. Il s'occupa principalement de l'exécution de fon projet après fon retour à Paris en 1672; mais dans le tems qu'il y travailloit avec ardeur, il mourut en 1673, des fuites d'un afthme qu'il avoit contracté dans fes voyages.

Barrelier avoit écrit la relation de fes voyages, & y avoit ajouté une hiftoire intéreffante des obfervations de phyfique & d'hiftoire naturelle, qu'il avoit eu occafion de faire dans fes longues courfes; mais au moment de fa mort, on enleva ce manufcrit, qui ne s'eſt plus retrouvé. Nous n'avons de lui que l'ouvrage fuivant:

Plantæ per Galliam, Hiſpaniam & Italiam obſervatæ, & iconibus æneis exhibitæ. Pariſiis, apud *Steph. Ganeau*, 1714, *in-fol.* Cet ouvrage n'a paru que long-tems après la mort de l'Auteur ; nous en devons la publication au célebre Antoine de Juſſieu, qui, après avoir recueilli les manufcrits de l'Auteur, a mis les matieres en ordre, les a rangées fuivant la méthode de Tournefort, & y a ajouté beaucoup de fynonymes, un grand nombre de defcriptions, & pluſieurs obfervations intéreſſantes.

BARRERE (*Pierre*) naquit à Perpignan ; il confacra ſes premieres années à l'étude de la langue latine & de la philofophie ; il étudia cette derniere dans l'Univerſité de ſa patrie ; il y fuivit enfuite les Ecoles de médecine, & y prit le grade de Bachelier le 3 Décembre 1717, il fignala ſon entrée dans la carriere de la médecine, par des theſes publiques *ſur les fievres*, qu'il foutint dans le mois de Juin 1718, fous la préſidence de *Joſeph Carrere*, Doĉteur en médecine, & ancien Reĉteur de l'Univerſité ; il les foutint d'une maniere diſtinguée ; il y fit paroître des talens qui firent concevoir de lui les plus belles eſpérances.

Décoré du grade de Doĉteur en médecine dans l'Univerſité de Perpignan, le 29 Juin 1718, il quitta bientôt ſa patrie. Le defir d'acquérir de nouvelles connoiſſances & de perfeĉtionner celles qu'il avoit déjà, fut le motif des voyages qu'il entreprit ; il s'appliqua fur-tout à l'étude de l'hiſtoire naturelle, mais principalement de la botanique : les progrès qu'il fit dans cette derniere partie le firent choifir en 1722, pour paſſer dans la Cayenne, avec la qualité de Médecin-Botaniſte du Roi ; pendant un féjour d'environ trois ans qu'il fit dans cette isle, il en parcourut toutes les parties ; il en remarqua les produĉtions ; il obſerva les mœurs & les uſages des Habitans ; il y trouva un vaſte champ pour l'hiſtoire naturelle : auſſi cultiva-t-il, avec foin, cette partie eſſentielle.

De retour en France, il revint dans ſa patrie ; il fut bientôt choifi pour remplir une chaire de médecine qui ſe trouvoit vacante dans l'Univerſité de Perpignan ; il y fut nommé par le Roi, le 4 Février 1727 ; il fut fait peu de tems après Médecin du Roi, dans l'hôpital militaire de la méme ville ; cette place lui donna lieu de ſe livrer à la pratique ; il le fit avec autant de zele que de fuccès ; il étoit Correfpondant de l'Académie royale des Sciences de Paris, & Aſſocié de celle de Montpellier ; il fut nommé par le Roi en 1753, Protomédic de la province du Rouſſillon ; enfin, l'Univerſité de Perpignan le choifit pour ſon Chef ; il en fut élu Reĉteur le 7 Janvier 1755, mais il ne vit pas la fin de ſon Reĉtorat ; il mourut dans le mois de Novembre

fuivant

fuivant , & fut enterré dans l'Eglife de Saint - Matthieu ; l'Univerfité
affifta à fes funérailles. Nous avons de lui les ouvrages fuivans :

1. *Queftion de médecine , où l'on examine fi la théorie de la botanique ,
ou la connoiffance des plantes eft néceffaire à un Médecin.* A Narbonne, 1740 , *in*-4. Cet ouvrage a été fait contre *Thomas Carrere* ,
Profeffeur en médecine dans la même Univerfité. *Voyez l'article
de ce dernier.*

2. *Effai fur l'hiftoire naturelle de la France équinoxiale.* A Paris , chez
Piget, 1741 , *in*-12. C'eft une efpece de catalogue ou dénombrement des plantes , des animaux & des minéraux des isles comprifes
fous la dénomination de France équinoxiale.

3. *Differtation fur la caufe phyfique de la couleur des Negres , de la
qualité de leurs cheveux , & de la génération de l'un & de l'autre.* A
Paris, 1742 , *in*-4. L'Auteur attribue à la bile la caufe de la couleur des Negres ; il prétend expliquer pourquoi les Negres ont les
cheveux crépus , ou femblables à de la laine. Les explications qu'il
donne font fondées fur des principes qui ne font ni exacts , ni nouveaux , ni intéreffans.

4. *Differtatio phyfico-medica , cur tanta humani ingenii diverfitas.*
Parifiis , 1742 , *in*-4.

5. *Nouvelle relation de la France équinoxiale.* A Paris , chez *Piget* &
Durand , 1743 , *in*-12. Cet ouvrage contient une defcription des
côtes de la Guyane & de la Cayenne , le commerce de cette colo-
nie , les divers changemens qui y font arrivés , fon état actuel , les
mœurs & les coutumes des peuples fauvages qui habitent ces pays.
Il eft terminé par un dénombrement des différentes Nations Indien-
nes répandues dans le continent de la Guyane.

6. *Ornithologiæ fpecimen novum.* Perpiniani , apud *Reynier* , 1745 ,
in-4. C'eft un catalogue ou dénombrement des oifeaux du Rouffillon , fur-tout des Pyrenées & de ceux de la France équinoxiale.
L'Auteur y propofe une nouvelle méthode claire , aifée & courte ,
qui facilite la connoiffance des oifeaux & leur diftribution en claffes , en genres & en efpeces ; les pieds des oifeaux lui ont fervi à
établir les claffes ; il en fait quatre : il déduit les genres de leur
bec & les efpeces des autres variétés.

7. *Differtation fur les pierres figurées.* A Paris , chez *d'Houry* , 1746 ,
in-8. L'Auteur y parle de la formation & de l'origine des pierres
figurées ; il donne la defcription de celles qu'il connoiffoit ; il s'é-
tend principalement fur celles qui , foit intérieurement , foit extérieurement , ont une figure réguliere & déterminée. On y trouve quelques planches qui repréfentent quelques-unes de ces pierres , mais

qui font mal gravées, & qui avoient été encore plus mal deſ-
ſinées.

8. *Obſervations anatomiques, tirées de l'ouverture des cadavres.* A Perpignan, chez *le Comte*, 1751, *in*-4. 1753, *in*-4. Cette derniere édition, qui eſt beaucoup augmentée, eſt ornée de planches. Cet ouvrage fut critiqué par un anonyme dans le mois de Juillet 1755:
on prétendit que *Barrere* avoit confondu les effets avec la cauſe;
on voulut encore établir l'impoſſibilité de reconnoître, par l'ouverture des cadavres, les cauſes éloignées & immédiates des maladies. *Barrere*, alors attaqué d'une maladie grave dont il mourut, étoit
hors d'état de ſe défendre & de ſe juſtifier; mais *Thomas Carrere*,
Profeſſeur en médecine dans la même Univerſité, prit ſa défenſe;
il répondit à la critique, il juſtifia *Barrere*; il prouva que l'ouverture des cadavres étoit une voie sûre pour connoître des cauſes des
maladies.

Barrere a joui d'une grande réputation, mais plus comme Naturaliſte, que comme Médecin; il s'annonçoit comme un Sectateur de la Nature, qui l'obſerve dans ſa marche, qui la ſuit dans ſes opérations,
qui la ſeconde dans ſes efforts: il vouloit paroître Obſervateur éclairé;
il vouloit en même-tems qu'on crût qu'il ne ſe bornoit pas à une
ſimple ſpéculation, & qu'il ſavoit mettre en uſage les fruits de ſon
expérience. Mais ce Médecin étoit trop ſyſtématique dans le traitement
des maladies; il ſe faiſoit ſouvent des idées ſingulieres qui ne pouvoient
que l'écarter de ſon objet; il vouloit quelquefois forcer la marche ordinaire des maladies & de leurs ſymptômes, pour les aſſujettir à ces mêmes idées; ce n'eſt pas-là cependant la pratique d'un Médecin qui
ne veut être que le Miniſtre de la Nature: mais on doit lui rendre
aſſez de juſtice pour croire qu'il vouloit bien faire. Il ne négligea pas
un moyen qu'il crut propre à le diriger dans ſes vues; il chercha à
connoître, par l'ouverture des cadavres, les cauſes des maladies, &
donna au public le réſultat de ſes obſervations.

Le goût qu'il avoit pour l'hiſtoire naturelle, l'avoit engagé à faire
une nombreuſe collection des productions de la nature; il ſe trouvoit
dans une province qui lui en fourniſſoit en grande quantité; ſon ſéjour
dans la France équinoxiale avoit encore rendu cette collection plus
aiſée & plus nombreuſe; il avoit réuni dans un cabinet toutes ces
productions; il avoit diviſé ce cabinet en trois parties. La premiere
préſentoit le regne minéral, qui renfermoit les terres, les bols, les
gyps, les talcs, les pierres figurées, les pierres fines, les métaux, les
ſels foſſiles, les bitumes. La ſeconde renfermoit les végétaux; on y
voyoit des éponges, des madrepores, des litophytes, des coraux, des
racines, écorces, fruits, ſucs tirés des plantes, ſubſtances gommeu-
ſes & réſineuſes, excroiſſances des végétaux. La troiſieme partie étoit
celle des animaux; elle contenoit pluſieurs peaux de ſerpent & de

porc-épic, des insectes étrangers, un caméléon, des étoiles de mer, des cancres, ourfins, befoarts, becs d'oifeaux, œufs, mâchoires, écailles, pieds, griffes, cornes, dents, nids de colibri, coquillages en petite quantité. On comptoit en général, dans ce cabinet, 325 articles. *Barrere* jouit d'une grande réputation, relativement à l'hiftoire naturelle ; mais c'étoit dans un tems où cette fcience n'étoit point portée au degré de perfection où elle eft aujourd'hui.

BARROUG, (*Philippe*) Médecin Anglois, duquel nous avons l'ouvrage fuivant :

Method of phyficks, &c. c'eft-à-dire, *méthode de médecine.* A Londres, chez *George Miller*, 1634, 1639, 1652, *in-*4. Il en avoit été fait déjà plufieurs éditions, mais que nous ne connoiffons point ; nous trouvons feulement que celle de 1634 eft la feptieme. Cet ouvrage contient l'indication des caufes des maladies, l'explication de leurs fymptomes, l'expofition des moyens propres à les combattre : il eft terminé par un détail des regles qu'il faut fuivre dans la compofition des médicamens, qui étoient le plus en ufage dans le tems où l'Auteur écrivoit.

I. BARROW, (*Ifaac*) né à Londres en 1630, fit fes études à Oxfort, aux dépens de Henri Hammond, après que fon pere eut perdu fon bien au fervice de Charles I ; il s'avança beaucoup dans les humanités & dans les mathématiques ; mais n'ayant pu avoir d'emploi fous Cromwel, il prit le parti de voyager dans le Levant. Sous le regne de Charles II, *Barrow* fut fait Profeffeur en grec à Oxford, en 1660, & quelques années après, il enfeigna les mathématiques. En 1672, il fut Recteur du Collége de la Trinité à Cambridge, puis Vice-Chancelier de l'Univerfité ; il avoit déjà été reçu au Doctorat en théologie. Il mourut le 4 Mars 1677, & fut enterré à Weftminfter, où l'on voit fon épitaphe. Outre quelques fermons & plufieurs ouvrages latins & anglois, relatifs aux mathématiques & à la théologie, on a encore de lui :

Lectiones opticorum phœnomenorum. Londini, 1669, *in-*4. 1674, *in-*8.

II. BARROW, (*Jean*) Anglois, qui a donné :

1. *Medical dictionary an explication of all the terms ufed in phyfik, anatomy, furgery, chymiftry, pharmacy, botany.* C'eft-à-dire, *Dictionnaire de médecine, contenant l'explication des termes de médecine, d'anatomie, de chirurgie, de chymie, de pharmacie & de botanique.* A Londres, 1749, *in-*8.

2. *New effay of the practice of phyfik ;* c'eft-à-dire, *effai nouveau fur la pratique de la médecine.* A Londres, 1767, *in-*12. On y trouve des

réflexions & des remarques affez intéreffantes fur différens fujets ; comme fur le traitement des fiftules ; fur le danger qui accompagne l'ufage des remedes qu'on donne comme des fpécifiques, & qui ne méritent point notre confiance ; fur une meilleure maniere de faire ufage de la ciguë. L'Auteur veut qu'on faffe prendre le lait d'une chevre qu'on nourrit avec cette plante.

BARROWBY, (*Guillaume*) Médecin Anglois, né à Londres au commencement de ce fiecle, étoit fils d'un habile Médecin de la même ville ; il fut reçu au degré de Bachelier en médecine, en 1736, & à celui de Docteur, en 1738 ; il fut enfuite agrégé au Collége royal de Londres. Il a traduit en anglois la premiere édition latine du traité des maladies vénériennes d'Aftruc, fous le titre fuivant :

A treatife of the, venereal difeafe, in fix books, containing an account of the original, propagation, and contagion of this diftemper in general, as alfo of the nature, caufe and cure of all venereal diforders in particular, wether local, or univerfal. Written originally in latin by John. Aftruc. London, 1737, in-8. 2 vol.

BARRY, (*Edouard*) Médecin Anglois, qui vivoit au commencement de ce fiecle ; il étoit de la Société royale de Londres ; il exerça d'abord la médecine à Yorck en Irlande ; il fut enfuite Profeffeur de médecine dans l'Univerfité de Dublin, & premier Médecin des Armées du Roi d'Angleterre, en Irlande. Nous avons de lui les ouvrages fuivans :

1. *Tr. on three different digeftions and dies harges of human body ;* c'eft-à-dire, traité des trois différentes digeftions & évacuations du corps humain, & des maladies de leur principaux organes. A Londres, 1759, in-8.

2. *A treatife on a comfumption,* &c. A Londres, chez Innys, 1727, in-8. L'Auteur ne s'attache à l'objet qu'il indique dans le titre de fon ouvrage, qu'après avoir expliqué des principes généraux, dont il fait enfuite l'application au fujet qu'il s'eft propofé. Il a divifé fon traité en trois parties. Dans la premiere, il explique le méchanifme de la nutrition ; dans la feconde, il donne la defcription des organes de la refpiration, fur-tout des poumons, & entre dans des détails étendus fur leur ftructure & leurs ufages ; enfin, dans la troifieme, il parle de la phthifie pulmonaire ; il développe les caufes de cette maladie ; il indique fes différences ; il établit la maniere dont il faut la traiter.

BARSAN, (*François - Dominique*) Médecin Piémontois du fiecle dernier, a écrit :

Prophylactica provisio pro vertiginosâ affectione. Cunei, apud *Guiguet*, 1664, *in-4.*

BARSANTI (*Jean-Charles*) a donné le discours suivant, quil a prononcé en 1759, dans l'Université de Pise :

De balneis oratio. Pisis, apud *Polloni & Bindi*, 1759, *in-4.* Cette harangue est dédiée au Cardinal Jean-François Albani ; elle est écrite, partie en grec, partie en latin ; son objet est de faire voir l'utilité des bains, pour le rétablissement & pour la conservation de la santé, par la vertu des eaux. L'Orateur a joint à sa harangue beaucoup de notes au bas des pages.

BARTELETT, (*Jean*) Chirurgien Anglois, qui a donné :

Pharmacopæa hyppiatrica, *&c.* Londini, apud *Pott*, 1765. L'ouvrage est divisé en deux livres. Le premier contient la partie chirurgicale de la médecine vétérinaire ; le second, la partie médicinale : l'Auteur ne suit dans sa pratique que les regles établies dans le traitement des maladies qui attaquent l'espece humaine ; ce qui a fait dire, qu'on pourroit nommer ce livre *la chirurgie & la médecine des hommes, appliquées aux chevaux.*

BARTENFELDS. (*George-Pierre*) On trouve un Médecin de ce nom dans le Journal des Savans, où on lui attribue un ouvrage qui a été publié sous le nom de *George-Pierre Hartenfelds.* Il y a lieu de croire que cette erreur n'est qu'une faute typographique.

BARTENSTEIN, (*Gaspard-Daniel*) Médecin de ce siecle, qui, après avoir fait ses études dans l'Université de Strasbourg, y a été reçu aux degrés, vers l'an 1709. Nous avons de lui :

1. *Centuria thesium medicarum.* Argentorati, apud *Maag*, 1708, *in-4.* Ces theses roulent sur différens sujets, comme sur l'origine de la médecine, sur l'ame, le corps, la nature, les tempéramens, les causes des fievres, les fievres malignes, les acides, les émulsions, l'abus des remedes volatils, l'effet de l'ipecacuana, &c.

2. *De morbis infantum recens natorum.* Argentorati, 1711, *in-4.* L'Auteur n'a fait que copier ce qui se trouve sur la même matiere dans les Auteurs les plus connus.

BARTH. *Voyez* BARTHIUS.

BARTHÉS, (*Paul*) Médecin François de nos jours, né à Narbonne, est fils de *Guillaume Barthés*, connu par des mémoires d'agriculture & de méchanique ; il a étudié la médecine dans l'Université de Montpellier, où il a reçu les honneurs du Doctorat ; il est ensuite venu à Paris, y a partagé fon tems entre la médecine & la littérature, & a été nommé Cenfeur royal ; il s'eft préfenté en 1761 au concours d'une chaire de médecine vacante dans l'Univerfité de Montpellier, par la promotion de François Imbert, à la place de Chancelier de cette Univerfité, & y a été nommé par le Roi en 1763 : dix ans après, c'eft-à-dire, en 1773, il a obtenu la furvivance, avec l'adjonction, de la place de Chancelier de la même Faculté, dont il remplit aujourd'hui les fonctions, par l'abfence du Titulaire. Outre plufieurs articles de l'Encyclopédie, auxquels il a travaillé, nous avons encore de lui :

1. *Dubia circà poteftates medicamentorum.* Monfpellii, 1762, *in*-4.

2. *Oratio academica de principio vitali.* Monfpellii, apud *Rochard,* 1773, *in*-4. Ce difcours a été prononcé le 31 Octobre 1772, dans l'Univerfité de Montpellier, à l'ouverture des Écoles. L'Auteur y traite la queftion la plus difficile & la plus importante de l'économie animale ; il annonce, dans fon épitre dédicatoire, qu'il le deftine à fervir de préface aux ouvrages qu'il fe propofe de publier fur la médecine. Après avoir expofé très-fuccinctement les opinions que les différentes Sectes de Phyfiologiftes avoient conçues du principe vital, il établit d'abord qu'il n'eft pas poffible de fe faire une idée jufte de fa nature ; que fa maniere d'agir prouve qu'il eft également diftinct de la matiere & de l'efprit ; que c'eft par un vice de l'efprit humain que, dans les premiers tems de la phyfiologie, on avoit divifé tous les êtres qui compofent cet Univers en matériels & en fpirituels, ne faifant pas attention aux propriétés fingulieres de la nature animale & végétale, & même de la lumiere ; d'où il conclut que, fans s'arrêter à de vaines recherches fur les caufes du principe vital, il faut en obferver les actions. Il donne une idée de la faculté motrice du principe vital ; après quoi il paffe à la faculté de fentir, qu'il confidere comme une faculté active ; il cherche à développer la théorie de l'influence fympathique des nerfs ; il termine fon difcours en difant qu'il lui refteroit à examiner quelle eft l'origine & le terme de ce principe vital ; mais il obferve que l'un & l'autre font enveloppés des mêmes ténebres que fon effence ; il croit cependant pouvoir conjecturer que le principe vital de l'homme eft émané de quelque principe univerfel, auquel Dieu a confié le mouvement de la nature.

2. *Nova doctrina de functionibus naturæ humanæ.* Monfpellii, apud *Rochard,* 1774, *in*-4. C'eft une efpece de phyfiologie divifée en feize chapitres, qui traitent chacun d'une fonction, & dans lefquels l'Auteur s'éloigne beaucoup des idées le plus généralement reçues. Le premier a pour objet la digeftion des alimens. Après quelques préliminaires, dans lefquels, entr'autres objets, l'Auteur prétend que la digeftion n'eft point d'une néceffité abfolue pour la confervation de la vie, il confidere cette fonction fous deux points de vue :

1°. relativement à l'extraction & à l'affimilation des fucs alimentaires ; 2°. relativement à l'exercice des autres fonctions, eu égard au travail de la digestion, il admet une fermentation vitale, qu'il croit propre à prévenir la corruption fpontanée des alimens ; il prétend que le principe vital recherche ou rejette, par choix, les alimens ; qu'il ne digere pas ceux qui lui font défagréables ; qu'il digere les autres d'autant plus parfaitement, qu'ils lui plaifent davantage ; qu'il commence à donner un caractere vital aux fucs des alimens dont il opere la digeftion. La circulation du fang fait l'objet du chapitre fecond : l'Auteur prétend que chaque partie de la maffe du fang fuit quelquefois des directions différentes du mouvement circulatoire, confidéré fuivant le méchanifme généralement reçu d'après Harvé ; qu'elle ceffe même de fe mouvoir, fur-tout dans les vaiffeaux éloignés du cœur ; il croit que le principe vital peut arrêter, renverfer, rétablir la circulation, à différens intervalles de tems, dans les vaiffeaux les plus éloignés du cœur. Le troifieme chapitre contient le développement de la théorie de l'Auteur fur un mouvement périftaltique qu'il admet dans les arteres, & auquel il attribue leurs pulfations. Le quatrieme traite de la chaleur vitale ; elle eft préfentée comme engendrée par le principe vital, qui l'entretient & l'augmente par fon influx particulier. Le cinquieme traite de la génération & de la perfection des humeurs qui émanent du fang : l'Auteur les attribue au mouvement inteftin des fucs aqueux, falins, huileux, muqueux, coagulables ; il préfente ces mouvemens comme régis & animés, d'une maniere inconnue, par le principe vital. Le fixieme concerne la nutrition, ou, fuivant l'expreffion de Stahl, *l'affimilation nutritive* : l'Auteur établit qu'on peut déterminer une fecrétion plus abondante des fucs nutritifs, par l'irritation du principe vital, ou en ramolliffant les membres qu'on veut nourrir. Le feptieme eft confacré à la refpiration ; le principe vital, déterminé dans l'animal naiffant, par une certaine appétence automatique qui fe renouvelle pendant toute la vie, eft préfenté comme la caufe des mouvemens de la refpiration : l'Auteur ajoute que lorfque les poumons ont fait un ufage fuffifant de l'air, ils le rechaffent par une action qui n'eft nullement l'effet de leur méchanifme ; mais parce que la nature l'ordonne. Le huitieme développe le méchanifme de la voix & de la parole ; c'eft le fyftême de Ferrein, mais modifié, en joignant à la tenfion des cordes vocales, le rétreciffement ou la dilatation de l'ouverture de la glotte, auxquels feuls Dodart avoit eu recours pour expliquer la diverfité des tons. Le neuvieme traite des fonctions des parties génitales, c'eft-à-dire, de la femence, de fa préparation, de fa fecrétion, de fon expulfion dans l'acte vénérien, des menftrues, de la conception, de l'accouchement : on y trouve encore des réflexions relatives à la production du lait dans les mamelles. Le dixieme eft deftiné à expliquer la formation de l'homme : l'Auteur rejette le fyftême du développement, pour admettre une faculté *génératrice* inconnue, qui tire, de leurs femences, les corps organifés des végétaux ou des animaux ; il ne s'arrête point à examiner fi la faculté *génératrice* commence & perfectionne chaque partie, dont le volume fe développe enfuite diverfement, ou fi elle trace en différens tems les linéamens de chacune, de forte que les formes propres fe perfectionnent fucceffivement les unes les autres. Le onzieme a pour objet la vue. Le douzieme, l'ouie. Le treizieme, l'odorat, le tact, le goût & les autres fens, par lefquels l'Auteur entend le fentiment de la douleur, de la foif, de la faim, de l'appétit vénérien. Le quatorzieme traite de la pofition & du mouvement des diverfes parties. Le quinzieme, du fommeil. Le feizieme, du rapport des fens & des mouvemens à l'ame ; l'Auteur traite tous ces différens objets fur le même plan, & fuivant les mêmes vues. Cet ouvrage préfente des idées particulieres à l'Auteur : la plûpart des queftions de l'économie animale y font envifagées fous des points de vue nouveaux, & propres à exciter les recherches des Savans ; mais le fyftême de l'Auteur exige toute autre chofe que de fimples affertions : ce ne fera que d'après des preuves bien convaincantes, qu'on pourra fe déterminer à l'adopter, & à réformer par conféquent le plan & les idées qu'on a fuivis jufqu'ici.

I. **BARTHIUS** *ou* **BARTH**, (*Michel*) Médecin du feizieme fiecle, de qui nous avons deux épitres adreffées à Chriftophe Pithopœus ; elles ont été imprimées avec d'autres ouvrages publiés par Scholzius, à Francfort, chez *les héritiers de Wechel*, 1598, *in-fol.* Nous avons encore de lui :

Veritates Hippocratis, & verorum Medicorum phyfiologiæ de naturâ hominis, &c. Annabergæ, 1583, *in-4.*

II. **BARTHIUS** *ou* **BARTH** (*Thomas*) a écrit :
De variolis & morbillis, Jenæ, 1629, *in-4.*

III. **BARTHIUS** (*Jérémie*) étoit né vers la fin du feizieme fiecle, à Sprottaw, ville d'Allemagne dans la Siléfie ; il s'appliqua à l'étude de la médecine, fut reçu au Doctorat, & devint Médecin ordinaire des Etats de la baffe-Luface : il a revu & corrigé le *tyrocinium chymicum* de *Jean Beguin*, & en a donné une édition à Guben, en 1618, *in-8.*

I. **BARTHOLE**, (*Sébaftien*) Médecin Italien, natif de Montella, vivoit vers le milieu du fiecle dernier ; il étoit Profeffeur de phyfique & d'anatomie à Naples ; il fut chargé par Pierre d'Aragon, Viceroi

du

du Royaume de Naples, de rétablir les bains de Pouzol, & de faire des nouvelles expériences fur leur nature & leur vertus ; c'eft ce qui lui donna lieu de travailler aux deux ouvrages fuivans :

1. *Breve ragguaglio de bagni di Pozzuoli, difperfi, inveftigati, e ritrovati.* A Naples, chez *Roncaglioli*, 1667, in-4.

2. *Thermologia Aragonica, five hiftoria naturalis thermarum occidentali campaniæ orâ inter Paufilippum & Mifenum fcatentium, jam ævi injuriâ deperditarum, & Petri Ant. ab Aragoniâ ftudio & munificentiâ reftitutarum.* Neapoli, apud *Novellum de Bonis*, 1679, in-4. Cet ouvrage a été publié, après la mort de l'Auteur, par *Michel Blancard.*

II. BARTHOLE, (*George-Théodore*) Médecin Italien, peut-être le fils du précédent, étoit Profeffeur en Médecine à Giffen au commencement de ce fiecle. Nous avons de lui :

1. *De neceffitate phyfices in praxi-medicâ.* 1699, in-4.

2. *Opera medica tripartita.* Francofurti ad Mœnum, 1717, in-4. Cet ouvrage, comme le titre l'indique, comprend trois parties : la première eft relative à la théorie ; la feconde, à la pratique de la Médecine ; la troifieme à celle de la chirurgie. Dans la première, on trouve d'abord une defcription anatomique des parties, avec des obfervations fur leurs ufages. Cet examen eft fuivi d'une hiftoire des médicamens, de leurs vertus, de leurs propriétés, de leur préparation, & la maniere d'en faire ufage : l'Auteur y a ajouté un traité de formules. La feconde préfente l'hiftoire générale des maladies, celle de leur caractere particulier, de leurs périodes, de leur traitement. L'Auteur a appuyé les principes qu'il avance par des exemples & des obfervations multipliées. Il a obfervé le même ordre dans la troifieme partie à l'égard des maladies externes ou chirurgicales : on y trouve cinq décades d'obfervations & curations relatives à ces maladies.

BARTHOLET (*Fabrice*) naquit à Boulogne en 1588. Il enfeigna d'abord la logique & puis la médecine dans l'Univerfité de fa patrie ; il fut fait enfuite Profeffeur en médecine dans celle de Pife ; il fut enfin appellé à Mantoue pour y remplir la première chaire de médecine dans l'Univerfité qu'on venoit d'y établir. Après avoir paffé quelque tems dans cette derniere ville, il voulut fe retirer à Boulogne, fa patrie ; mais étant tombé malade, il mourut en chemin en 1630, & fuivant James, en 1632. Il a laiffé les ouvrages fuivans :

1. *Anatomica humani microfcomi defcriptio.* Bononiæ, apud *Bononium*, 1619, *in-fol.* Cet ouvrage eft en forme de thefes qui ont fait

la matiere des leçons données par l'Auteur dans l'amphithéâtre anatomique de Pife.

2. *Encyclopædia hermetico-dogmatica , five orbis doctrinarum medicarum phyfiologiæ , hygieinæ , pathologiæ , femeioticæ & therapeuticæ.* Bononiæ, apud Sebaftianum Bonomium , 1619 , in-4.

3. *Prælectio anatomica habita Bononiæ è fubfellio anatomico.* Bononiæ, 1620, in-4.

4. *De hydrope pulmonum.* Bononiæ , 1629.

5. *Methodus in dyfpnæam , feu de refpirationibus , libri IV, quibus quintus pro colophone acceffit de curationibus ex dogmaticorum & hermeticorum penu depromptis.* Bononiæ , apud *Hæredes EvangeliftæDozzæ,* 1633 , in-4.

I. BARTHOLIN , (*Laurent*) Médecin qui, fuivant le témoignage de Wolfgangus Juftus, vivoit en 1504. Nous avons de lui : *Tractatus de balneo Corfennæ,* qu'on trouve dans la collection *de Balneis ,* publiée à Venife.

II. BARTHOLIN (*Gafpard*) naquit le 12 Février 1585 à Malmuyen, petite ville dans la Scanie, appartenante alors au Roi de Dannemarck , & aujourd'hui au Roi de Suede, où fon pere étoit Miniftre Luthérien. Il fut à la fois célebre Philofophe , favant Médecin , & grand Théologien. Il s'étoit livré de bonne heure à l'étude ; à treize ans, il parloit déjà le grec & le latin avec facilité. Il étudia la philofophie à Copenhague ; il alla continuer l'étude de cette fcience à Wiremberg , où il s'appliqua en même-tems à celle des mathématiques & de la théologie ; il y fut reçu Maître-ès-arts en 1605. Il voulut enfuite voyager pour perfectionner les connoiffances qu'il avoit déjà , & pour en acquérir de nouvelles. Il parcourut l'Allemagne , la France, l'Angleterre , la Suiffe ; il alla à Louvain, où il lia amitié avec Jufte-Lipfe ; il fe rendit enfuite à Leyde & puis à Bâle ; il s'appliqua à l'étude de la médecine dans ces deux dernieres villes. Dans le cours de fes voyages , il avoit refufé la chaire de langue grecque à Sedan , qui lui avoit été offerte de la part du Duc de Bouillon , par le Docteur Mofen , Médecin de ce Prince. Après un féjour d'un an à Bâle, il voulut parcourir l'Italie ; il s'y rendit en 1609 ; il fuivit les plus célebres Univerfités. Il alla à Boulogne , à Florence, à Lucques , à Pife , à Sienne , à Rome , à Naples ; il s'arrêta pendant quelque tems à Padoue ; où il donna des leçons publiques ; il y fit d'abord des diffections anatomiques ; il y expliqua enfuite un traité fur les cauteres. Il revint en 1610 à Bâle, où il reçut les honneurs du Doctorat en médecine, au commencement de l'année fuivante. Il quitta , peu de tems après , cette ville , & fe rendit à Wiremberg pour y exercer la Médecine ; mais fa réputation le fit appeller en 1612 à Copenhague, pour y remplir

la chaire de langue latine ; il y fut fait l'année suivante Profeſſeur en
médecine ; il fut élevé en 1618 à la dignité de Recteur de l'Univerſité. Il quitta en 1624 ſa chaire de Médecine, pour en prendre une de
théologie : enfin, un voyage qu'il fit à Sora dans le mois de Juillet
1630, pour y conduire un de ſes enfans, lui fut funeſte ; il reſ-
ſentit en chemin des douleurs de colique, qui le conduiſirent au tombeau le troiſieme jour après ſon arrivée dans cette ville ; il y mourut
le 13 du même mois dans la maiſon de Joachim Burſer, Profeſſeur
en médecine, qui étoit ſon ami. Il avoit été nommé peu de tems
avant à un Canonicat de Roſchild. Son corps fut tranſporté à Copenhague, & enterré dans la Chapelle de l'Univerſité. Pluſieurs Grands
du Royaume, les Magiſtrats de Copenhague, tous les Ordres de l'U-
niverſité, & un concours prodigieux d'Etudians & d'habitans de tous
les états, honorerent ſes funérailles de leur préſence. On conſacra à
ſa mémoire l'épitaphe ſuivante :

D. O. M. S.

GASP. BARTHOLINO MALMOG.
THEOL. MED. AC PHILOS. DOCT.
REG. ACAD. HAFN. P. P. ET ROSCH. CAP. CANON.
INGENIO DIVINO, DISSERENDIQUE ACUMINE,
PIETATE, JUSTITIA, PRUDENTIA,
INTEGRITATE,
SINGULISQUE INSERVIENDI VOLUNTATE,
NON DOMI MINUS, XVII ANN. IN
ARTIUM HUMAN.
MED. AC THEOL. PROFESS. REGNIQUE
GYMNASIIS,
VEL REGIO JUSSU DESTINATA INDUSTRIA
QUAM FORIS IN MELIORE ORBI
EUROP. VARIIS
OBITIS, PEREGRIN. ET MONUM. EDITIS,
NOBILITATO.
EX RECTURÆ ACAD. ITERAT. ET
HONORE ET ONERE
IN CŒLEST. PATRIAM IMMAT. MORTE
EVOCATO,
ANNA KINCKIA
CUM VI FILIIS ET I FILIA SUPERSTES
AMORIS FIDEIQUE CONJUG. ET
PEREN. DESIDERII MONUM.
B. M. P. C. M.

Bartholin avoit épouſé en 1612 la fille ainée de Thomas Kinckius,
célebre Mathématicien & habile Médecin, Profeſſeur en médecine à
Copenhague ; il en eut ſept enfans, parmi leſquels il n'y eut qu'une

fille. L'aîné de ses enfans, appellé *Bartole*, prononçoit déjà des discours grecs en public, à l'âge de quatorze ans, & devint Professeur d'éloquence dans sa patrie, & Antiquaire de Frédéric III, Roi de Dannemarck ; il y en eut trois, *Thomas*, *Erasme* & *Albert*, qui furent Médecins. Nous en parlerons dans les articles suivans :

On peut considérer, *Bartholin*, comme Orateur, comme Philosophe, comme Théologien & comme Médecin. Nous avons de lui des ouvrages relatifs à chacune de ces quatre parties :

Comme Orateur, il a donné, 1°. *Threnologia in obitum Annæ Catharinæ, Reginæ Danorum.* Francof. 1614, *in*-4. 2°. *Oratio de ortu, progressu & incrementis Hafniensibus.* Hafniæ, 1620, Wittebergæ, 1645, *in*-4. 3°. *Rhetorica major.* Argentorati, Lipsiæ, Hafniæ, 1616, 1618, *in*-12. 4°. *Rhetorica minor.* Hafniæ, 1630, *in*-8. 5°. *Oratoria major & minor.* Ibid. *in*-8. & *in*-12. 6°. *De Luthero, panegyricus.* Hafniæ, 1619, *in*-4.

Comme Philosophe, nous connoissons de lui plusieurs ouvrages, dont quelques-uns ont aussi quelque rapport avec la médecine : 1°. *Janitores Logici bini.* Argentinæ, 1624, *in* 12. 2°. *Disputationes de genere syllogismi & de quæstionibus mixtis.* Ibid. *in*-12. La premiere partie de cet ouvrage est écrite contre Scerbius, & la seconde contre Keckermann. 3°. *Logica major locupletata.* Ibid. 1624, 1629, 1640, *in*-8. & *in*-12. 4°. *Enchyridion logicum.* Wittebergæ, 1611, 1614. Magdeburg. 1622. Argentinæ, 1628, *in*-12. 5°. *Metaphysica major.* Hafniæ & Argentinæ, 1629, *in*-8. & *in*-12. 6°. *Enchyridion metaphysicum, ex Aristotelis, optimorumque ejus interpretum monumentis adornatum.* Francofurti, 1616, 1625, *in*-8. Argentinæ, 1652, *in*-12. 7°. *Enchyridion ethicum.* Hafniæ, 1630, *in*-12. 8°. *Præcepta physicæ generalis breviter explicata.* Ibid. 1621, *in*-12. 9°. *Præcepta physicæ specialis.* Rostochii, 1630, *in*-12. 10°. *De principiis rerum naturalium opusculum.* Hafniæ, 1626, *in*-12. 11°. *De naturâ opusculum.* Ibid. *in*-12. 12°. *De mundo tractatus.* Rostochii, 1618, *in*-8. Hafniæ, 1628, *in*-8. 13°. *Uranologia.* Hafniæ, 1628, *in*-8. 14°. *Astrologia*, Ibid. 1616, *in*-4. Argentinæ, 1624, *in*-12. 15°. *De elementis in genere, & in specie de terrâ, aëre & igne, institutio physica.* Hafniæ, 1620, *in*-8. Rostochii, 1622, *in*-12. 16°. *De aquis, libri duo.* Francofurti, 1621, *in*-12. 17°. *De mixtione, liber.* Hafniæ, 1618, 1628, *in*-12. 18°. *De meteoris, libri IV.* Ibid. 1628, *in*-8. 19°. *De rerum naturalium perfecte mixtarum qualitatibus manifestis & occultis, libri duo.* Ibid. 1618, *in*-8. 20°. *De corporibus perfecte mixtis inanimatis, seu metallis, lapidibus & mineralibus mediis, liber.* Ibid. 1628. *in*-8. 21°. *De animâ.* Wittebergæ, *in*-4. & Hafniæ, *in*-8. 1628. 22°. *Enchyridion physicum.* Argentinæ, 1625, *in*-12. 23°. *Systema physicum*, Hafniæ, 1628. *in*-8.

Ses ouvrages de théologie sont les suivans : 1°. *De Cœnâ Domini, brevis institutio.* Hafniæ, 1619, *in*-12. 2°. *Manuductio ad veram psychologiam ex sacris litteris.* Ibid. *in*-8. 3°. *De naturâ theologiæ.* Ibid.

in-4. 4°. *De partitionibus facræ Scripturæ.* Ibid. *in*-4. 5°. *Meditationes in Orationem dominicam.* Ibid. *in*-4. 6°. *De naturâ utrâque Chrifti.* Ibid. *in*-12. 7°. *De Vifitatione Mariæ.* Ibid. *in*-12. 8°. *De benedictione Aaronis.* Ibid. *in*-12.

Nous finirons par les ouvrages de médecine que nous devons à Bartholin.

1. *Problematum Philofophicorum & Medicorum nobiliorum & rariorum mifcellaneæ exercitationes ad difputandum in illuftri Albiacâ propofitæ.* Wittebergæ, apud *Raaben*, 1611, *in*-4. C'eft un recueil de dix difputations académiques, foutenues dans les écoles.

2. *De lapide nephritico, opufculum, ubi fimul de amuletis omnibus præcipiis.* Hafniæ, 1627, *in*-8.

3. *De unicornu, opufculum.* Ibid. 1627, *in*-8.

4. *De pygmæis, opufculum.* Ibid. 1628. *in*-8.

5. *De ftudio medico inchoando & abfolvendo, confilium.* Ibid. 1628, *in*-8.

Ces quatre derniers ouvrages ont été réunis & imprimés enfemble, fous le titre de *opufcula quatuor fingularia.* Hafniæ, apud *Hantfchium*, 1628 & 1663, *in*-8.

6. *Paradoxa medica CCXL.* Bafileæ, 1610, *in*-4.

7. *Difputationes philofophiæ & medicæ decem, in Academiâ Hafnienfi difputatæ.* Hafniæ, 1614, *in*-4.

8. *De aëre peftilenti corrigendo, confilium.* Hafniæ, 1616, *in*-8. Ibid. apud *Sartorium*, 1624, *in*-4.

9. *Anatomicæ inftitutiones, corporis humani utriufque fexûs hiftoriam & declarationem exhibentes, cum plurimis novis obfervationibus & opinionibus, necnon illuftrioribus, quæ in anthropologiâ occurrunt controverfiarum decifionibus.* Albiæ, apud *Raaben*, 1611, *in*-8. 1661, Wittebergæ, 1611, *in*-8. Argentorati, apud *Scher*, 1626, *in*-12. Roftochii, 1622, 1626, *in*-12. Goslariæ, apud *Hallevord*, 1632, *in*-8. Cet ouvrage a été encore publié à Leyde, en 1641, *in*-8. par *Thomas Bartholin*, fils de l'Auteur, fous le titre de *anatomia reformata.* Il a encore paru en Allemand, à Copenhague, en 1648, *in*-8. Il a été enfin traduit en françois par *Abr. du Prat*, & imprimé à Paris, chez *Mathurin Henault*, 1647, *in*-4.

10. *Controverfiæ anatomicæ & affines, nobiliores & rariores.* Goslariæ, apud *Hallevord*, 1631, *in*-8.

11. *Syntagma medicum & chirurgicum de cauteriis, præfertim poteftate agentibus, feu ruptoriis.* Hafniæ, apud *Sartorium*, 1642. *in*-4.

12. *Enchyridion phyficum.* Argentorati, 1652, *in*-12. On y trouve quèlques notions anatomiques.

III. BARTHOLIN, (*Albert*) un des fils du précédent, & Médecin comme lui, fut Recteur du Collége de Friedrischbourg en Zélande, mais la foibleffe de fa fanté le fit renoncer à cet emploi. Il paffa fes jours auprès de fon frere Thomas, & mourut le 17 Mai 1643, dans la quarante-feptieme année de fon âge. Il eft connu par l'ouvrage fuivant, qui a été publié après fa mort, par *Thomas* fon frere.

De fcriptis Danorum. Hafniæ, apud *Haubold*, 1666, *in*-4. publié par Thomas Bartholin, frere de l'Auteur, qui y a fait quelques augmentations.

IV. BARTHOLIN, (*Erafme*) autre fils de *Gafpard*, naquit en 1625, à Roeskild, ville de la Zélande, où fa mere s'étoit retirée à caufe de la pefte qui ravageoit Copenhague. Il étudia la philofophie dans l'Univerfité de cette derniere ville, & y fut reçu à la maîtrife-ès-arts. Il alla enfuite étudier la médecine à Padoue, où il fut élevé au Doctorat, en 1654. Le defir de s'inftruire & de marcher fur les traces de fon pere, l'engagea à voyager. Après avoir parcouru différens pays, il revint dans fa patrie, où il fut fait d'abord Profeffeur de géométrie, enfuite de médecine ; il remplit cette derniere chaire jufqu'à fa mort ; il fut en même tems Affeffeur du Confiftoire & du haut Confeil. Il a laiffé les ouvrages fuivans :

1. *De poris corporum & confuetudine*, *quæftiones academicæ.* Hafniæ, apud *Daniel. Pauli*, fans indication d'année.

2. *De cometis ann. 1664 & 1665*, *opufculum*, *ex obfervationibus Hafniæ habitis*, *adornatum.* Hafniæ, 1665, *in*-4.

3. *De figurâ nivis*, *differtatio.* On trouve cette differtation dans l'ouvrage de *Thomas Bartholin*, frere de l'Auteur, fur l'ufage médicinal de la neige.

4. *Experimenta cryftalli iflandici difdiaclafti*, *quibus mira & infolita refractio detegitur.* Hafniæ, apud *Dan. Pauli*, 1670 *in*-4.

5. *De naturæ mirabilibus*, *quæftiones academicæ.* Ibid. 1674, *in*-4. L'Auteur a réuni dans cet ouvrage plufieurs fujets : il y traite, 1°. de la figure des corps ; 2°. de la figure de la neige ; 3°. des pores des corps ; 4°. de l'attraction ; 5°. de la phyfique fuivant le fyftéme de Defcartes ; 6°. des expériences ; 7°. des hypothèfes dans la phyfique ; 8°. de la force de l'habitude ; 9°. de la nature ; 10°. de l'étude ; 11°. de la mémoire ; 12°. des fecrets dès fciences.

6. *De aëre Hafnienfi*, *differtatio.* Francofurti, 1679, *in*-8.

On trouve encore de lui plufieurs obfervations de phyfique très-intéreffantes dans les éphémerides d'Allemagne, ann. 2, & dans les mémoires de l'Académie de Copenhague, vol. I.

V. BARTHOLIN, (*Thomas*) autre fils de *Gaspard*, naquit à Copenhague le 20 Octobre 1616; il y fut élevé fous les yeux de fon pere; après qu'il eut donné les premieres années de fa jeuneffe à l'étude du grec, du latin & des belles-lettres, il s'appliqua à la philofophie. La mort de fon pere, arrivée en 1630, lui permit de fuivre le goût qu'il avoit déja pour les voyages; il chercha à fe rendre digne du nom illuftre qu'il portoit. Il parcourut différens pays, la France, la Hollande, l'Italie; il s'arrêta dans les plus célebres Univerfités, à Paris, à Montpellier, à Leyde, à Padoue; il fut fait dans cette derniere ville Profeffeur de la nation Allemande; il y fit connoiffance avec les hommes les plus favans de fon fiecle. François de Loredano le fit recevoir à l'Académie des Inconnus de Venife. Après des courfes longues & laborieufes, il vint à Bâle, où il fut décoré, en 1645, du grade de Docteur en médecine. De retour dans fa patrie, il fut accueilli par le Roi de Dannemarck fon Souverain, qui voulut, en recompenfant les mérites du fils, honorer la mémoire du pere: *Bartholin* fut nommé, en 1646, Profeffeur en médecine à Copenhague, & chargé d'enfeigner l'anatomie. Il s'acquitta de cet emploi avec diftinction; il rendit fon nom célebre par les découvertes anatomiques, qu'il publia, & dont il s'attribua la gloire. Il mérita, en 1654, d'être déclaré Doyen perpétuel du Collége des Médecins; en 1661, on lui permit de fe retirer, en lui accordant la qualité & les prérogatives de Profeffeur honoraire ou émérite. Il fe retira à la campagne avec une nombreufe bibliothèque, qu'il eut le malheur de voir réduire en cendres avec fa maifon en 1670. Il mourut à Copenhague le 4 Décembre 1680, âgé de foixante-quatre ans. Manget, rapporte fa mort à l'an 1665; mais il eft aifé de voir qu'il fe trompe, puifque fa bibliothèque fut brûlée en 1670, que pour le dédommager de cette perte, Chriftien V, lui accorda le titre & les émolumens de Médecin du Roi, augmenta fes gages & déclara fa terre de Hogeftardt exempte d'impôts; que l'Univerfité de Copenhague lui donna l'emploi d'Infpecteur fuprême de la bibliothèque; qu'enfin on trouve qu'en 1675, le Roi de Dannemarck le fit Affeffeur du haut Confeil. Il laiffa deux fils, *Gafpard* & *Thomas*, tous les deux Médecins, dont nous parlerons dans les articles fuivans. Nous connoiffons de lui les ouvrages fuivans:

1. *Anatomica, ex Gafparis Parentis inftitutionibus, omniumque recentiorum & propriis obfervationibus primùm locupletata.* Lugd. Batav. apud *Hackium*, 1641, 1645, 1651, 1669, 1673, *in*-8. Hagæ-Comitis, 1655, 1660, *in*-8. & apud *Ulach*, 1663, *in*-8. Lugduni, 1676, 1677, *in*-4. Roterodami, 1669, 1673.

2. *Anatomica anevrifmatis diffecti hiftoria.* Panormi, apud *Alph. de Ifola*, 1644, *in*-8. On y trouve une lettre de Jean Van-Horne, fur le même fujet, fous ce titre, *epiftola de anevrifmate.*

3. *De unicornu, observationes novæ.* Patavii, apud *Jul. Cribellium,* 1645, *in*-8. Amftelodami, 1678, *in*-12. Cette derniere édition a été corrigée & augmentée par *Gafpard Bartholin,* fils de l'Auteur. On trouve dans cet ouvrage le jugement des Savans fur la corne d'or de Wormius.

4. *De monftris in naturâ & arte.* Bafileæ, 1645, *in*-4.

5. *Differtatio de latere Chrifti aperto.* Lugd. Batav. apud *Joh. Maire,* 1646, *in*-8.

6. *Synopfis antiquitatum veteris puerperii.* Hafniæ, apud *Martzan,* 1646, *in*-8. Amftelodami, apud Weftenium, 1676, *in*-12. Nous devons cette derniere édition à *Gafpard,* fils de l'Auteur, qui y a ajouté un commentaire, & l'a augmenté d'une lettre, qui lui avoit été écrite par fon pere.

7. *De luce animalium, lib. III.* Lugd. Batav. apud *Hackium,* 1647, *in*-8. Hafniæ, 1663, *in*-8. & apud *Hauboldum,* 1669, *in*-8. Cette derniere édition porte un titre différent, *de luce hominum & brutorum.* Elle eft, ainfi que la précédente, augmentée d'un traité de Gefner fur les plantes appellées lunaires, & fur les autres corps qui font lumineux dans les ténebres.

8. *Schedion de armillis veterum.* Hafniæ, 1647, *in*-8. Amftelodami, apud *Wetftenium,* 1676, *in*-12.

9. *Vindiciæ anatomicæ, Cafparo Hoffmano oppofitæ, cum animadverfionibus in anatomicâ Hoffmani.* Hafniæ, apud *Martzan,* 1648, *in*-4.

10. *Differtatio de cygni anatome, ejufque cantu.* Hafniæ, 1650, *in*-4. Cette differtation académique, foutenue en 1650, dans les Ecoles de Copenhague, par Jean-Jacques Bewerlin, fous la préfidence de Bartholin, a été enfuite augmentée fur les manufcrits de l'Auteur, & publiée de nouveau par *Gafpard* fon fils, à Copenhague, chez *Daniel Pauli,* en 1668, *in*-8.

11. *De cruce Chifti, hypomnemata IV.* Hafniæ, 1651, *in*-8. On trouve encore cet ouvrage dans la collection *de cruce,* publiée à Amfterdam, en 1671, *in*-12. L'Auteur y traite, 1°. *de fedili medio;* 2°. *de vino myrrhato;* 3°. *de coronâ fpineâ;* 4°. *de fudore fanguineo.*

12. *De lacleis thoracicis in homine, brutifque nuperrimè obfervatis, hiftoria anatomica.* Hafniæ, apud *Martzan,* 1652, *in*-4. Londini, apud *Pulleyn,* 1652, *in*-8. & 1670, *in*-8. Parifiis, 1653, *in*-8. Genevæ, 1654, *in*-8. Lugd. Batav. & Ultrajecti, 1654, *in*-8. & avec la *meffis aurea* de *Sibold Hemfterhuys,* Heildelbergæ, 1659, *in*-8. & Lugduni-Batavorum, 1654, *in*-12. Dans la collection de *Munier,* à Génes, 1654, *in*-8. & dans la bibliotheque anatomique de *Manget.*

13. *Vafa lymphatica nuper Hafniæ in animantibus inventa & in homine,*

&

& hepatis exequiæ. Hafniæ, apud *Holst*, 1653, 1654, *in*-4. & 1670, *in*-4. Parisiis, 1653, *in*-8. & dans les trois collections indiquées dans l'article précédent.

14. *Dubia anatomica de lacteis thoracicis, & an hepatis funus immutet medendi methodum.* Hafniæ, apud *Martzan*, 1653, *in*-4. & 1670, *in*-8. Parisiis, 1653, *in*-8. & dans les trois collections déjà indiquées.

15. *Vasa lymphatica nuper in homine inventa.* Hafniæ, 1654, *in*-4 1670, *in*-8.

16. *De anginâ puerorum, Campaniæ & Siciliæ endemicâ, exercitatio-nes, sive commentarius in Marc. Aurelii Severini pœdanchonen.* Neapoli, 1653, *in*-8. Parisiis, apud *Olivarium de Varennes*, 1646, *in*-8. On y trouve une lettre de *René Moreau*, sur la laryngotomie. Cet ouvrage a été publié par *Moreau.*

17. *Paralytici novi testamenti, medico & philologico commentario illus-trati.* Hafniæ, 1653, *in*-4. Basileæ, apud *Kœnig*, 1662, *in*-8. Lipsiæ, apud *Wohlfartium*, 1685, *in*-8. C'est un commentaire sur ce que l'Evangile nous apprend des Paralytiques guéris par Notre-Seigneur, dont l'Auteur regarde les guérisons comme un effet ordinaire de la nature.

18. *Defensio vasorum lacteorum & lymphaticorum, adversùs Riolanum: accedit Harvei de venis lacteis sententia expensa.* Hafniæ, apud *Holzt & Martzan*, 1653, 1655, *in*-4. 1670, *in*-8.

19. *De secundinarum retentione.* Hafniæ, 1657, *in*-4.

20. *Historiarum anatomicarum & medicarum centuriæ VI.* La premiere & la seconde à Copenhague, chez *Haubold & Martzan*, en 1654, *in*-8; en allemand, 1657, *in*-8. La troisieme & la quatrieme, à Copenhague, chez *Haubold*, en 1657, *in*-8. On y a joint les observations anatomiques de *Pierre Paw.* La cinquieme & la sixieme, à Copenhague, chez *Godian*, en 1661, *in*-8. On y a joint l'ouvrage de *Rhodius*, intitulé, *mantissa anatomica.*

21. *Spicilegia IV, ex vasis lymphaticis, ubi Pecqueti, Glissonii, Backii, Cattieri, le Noble, Tardii, Wartonii, Charletoni, Bilsii, &c. sententiæ examinantur.* Le premier, à Copenhague, 1655, 1658, 1670, *in*-4. A Rostock, chez *Wild*, 1660, *in*-4. A Amsterdam, chez *Van-den-berge*, 1661, *in*-12. Le second, à Amsterdam, chez *le même*, 1660, *in*-12. Le troisieme & le quatrieme, à Amsterdam, chez *le même*, 1661, *in*-12. Dans le premier, l'Auteur cherche à développer le sentiment de *Glisson* & de *Pecquet*, sur les vaisseaux lymphatiques ; il réfute le sentiment de *Glisson* & répond à quelques objections de *Riolan.* Dans le second, il combat l'opinion de *Jacques Back*, sur les usages du foie, & celle d'*Isaac Cattier*, qui soutenoit que tout le chyle n'étoit pas porté au cœur par le canal thorachique ; il réfute encore *Tardy* & *T. Warton*: le premier vou-

loit qu'une partie du chyle fût portée au foie. Le second prétendoit que les glandes lombaires n'étoient point le réservoir du chyle.

22. *De integumentis corporis humani.* Hafniæ, 1655, *in-4.* Franco-furti, 1656, *in-4.*

23. *De usu thoracis & ejus partium.* Hafniæ, 1657, *in-4.*

24. *De nivis usu medico, observationes variæ.* Hafniæ, apud *Hauboldum,* 1661, *in-8.*

25. *Dissertatio anatomica de hepate defuncto, novis bilsianorum observationibus opposita.* Ibid. 1661, 1670, *in-8.*

26. *Responsio de experimentis anatomicis bilsianis & difficili hepatis resurrectione.* Hafniæ, 1661, 1670, *in-8.* Amstelodami, apud Van-den-berge, 1661, *in-12.* traduit en flamand, par *J. Blasius,* à Amsterdam, 1661, *in-12.*

27. *Castigatio epistolæ maledicæ bilsii, ubi bilsianæ artes deteguntur, & professoria dignitas vindicatur.* Hafniæ, 1661, *in-8.* Amstelodami, 1661, *in-12.* avec les discours de *Bartholin,* Hafniæ, 1668, *in-8.* Cet ouvrage porte le nom de *Nicolas-Etienne* ; mais on l'attribue à *Bartholin.*

28. *Cista medica Hafniensis, variis consiliis, curationibus, casibus rarioribus, vitis Medicorum Hafniensium, aliisque ad rem medicam, botanicam, anatomicam & chymicam spectantibus referta.* Hafniæ, apud *Hauboldum,* 1662, *in-8.* *Accessit ejusdem auctoris domus anatomica Hafniensis brevissimè descripta.*

29. *De pulmonum substantia & motu diatribe.* Hafniæ, 1663, *in-8.* Lugduni-Batav. 1672, *in-12.* On y a joint les observations anatomiques de *Malpighi,* sur les poumons : l'Auteur prétend que les poumons sont formés par des vésicules membraneuses, & que leur mouvement est indépendant de celui du cœur ; mais qu'il dépend de la poitrine ou du diaphragme.

30. *De insolitis partûs humani viis, dissertatio nova.* Hafniæ, 1664, *in-8.* avec les observations anatomiques & chirurgicales de *Vesling.*

31. *De medicinâ Danorum domesticâ.* Hafniæ, 1666, *in-8.* Cet ouvrage contient dix dissertations : 1°. sur la médecine des Danois ; 2°. sur les découvertes faites en médecine par les Médecins Danois ; 3°. sur le traitement des maladies ordinaires dans le Danemarck ; 4°. sur les remedes usités par le peuple de ce Royaume ; 5°. sur la pharmacie Danoise ; 6°. sur la nourriture ordinaire des Danois ; 7°. sur les boissons en usage en Danemarck ; 8°. sur la dignité des Médecins Danois ; 9°. sur les erreurs des Danois dans la médecine & la diete ; 10°. sur les erreurs des Danois à l'égard des Médecins.

32. *De cometâ, consilium medicum, cum monstrorum nuper in Daniâ natorum historiâ.* Hafniæ, apud *Hauboldum,* 1666, *in-8.*

33. *De hepatis exauctorati desperatâ causâ , cum præcipuis Europæ Medicis concertatio.* Hafniæ, apud *Dan. Pauli* , 1666 , 1670, *in*-8. On y trouve les questions anatomiques d'Erasme Bartholin , *de poris corporum & consuetudine.*

34. *Epistolarum medicinalium à Doctis vel ad Doctos scriptarum, centuriæ IV.* Hafniæ, apud *Haubold*, *in*-8. La premiere & la seconde , en 1663 , Hagæ-Comitis, 1740 , *in*-8. La troisieme & la quatrieme , en 1667.

35. *Orationes varii argumenti.* Hafniæ, apud *Dan. Pauli*, 1668 , *in*-8. Nous avons plusieurs discours de *Bartholin*, qui , d'abord imprimés séparément , ont été ensuite réunis. 1°. *De monstris in naturâ & medicinâ* , 1645. 2°. *De variis Reipublicæ Christianæ morbis*, 1649. 3°. *In excessum Olaï Wormii*, 1655. 4°. *In obitum Henrici Furren Medici* , 1659.

36. *De cerebri substantiâ pingui & oculorum suffusione, ad Franciscum-Josephum Burrhum.* Hafn. 1669, *in*-4.

37. *De Medicis Poëtis dissertatio.* Hafn. apud *Dan. Pauli* , 1669 , *in*-8.

38. *Opuscula nova anatomica de lacteis thoracicis & lymphaticis vasis.* Ibid. 1670 , *in*-8. Amstelodami, apud *Joh. Blaeu*, 1670 , *in*-8. On a réuni, dans cette édition , tous les ouvrages de *Bartholin* , relatifs à cette matiere : nous les avons déjà indiqués.

39. *De bibliothecæ incendio , dissertatio ad filios.* Hafn. apud *Haubold* , 1670 , *in*-8.

40. *De Medico perfecto.* Hafn. 1671.

41. *Dissertationes II. De theriacâ.* Ibid. 1671 , *in*-4.

42. *Dissertatiuncula de confectione alkermes.* Ibid. 1672 , *in*-4.

43. *De morbis biblicis , miscellanea medica.* Ibid. 1672 , *in*-8. Ce sont des réflexions sur les maladies , dont il est parlé dans les livres saints & sur quelques autres sujets qui y sont traités , comme sur le sommeil d'Adam , lorsque Dieu voulut prendre une de ses côtes pour former Eve ; sur la lutte de Jacob ; sur la femme de Loth , changée en statue de sel ; sur les cornes de Moyse ; sur la maladie de Nabuchodonosor ; sur l'histoire de Jonas ; sur l'enfantement de la Sainte Vierge ; sur la morsure des serpens ; sur la maladie de Jacob ; sur la douleur des pieds du Roi Aza ; sur celle des entrailles de Joram ; sur l'aveuglement de Tobie, &c.

44. *Disquisitio medica de sanguine vetito , cum Salmasii judicio.* Francofurti , *ex officinâ Hafniensi* , 1673 , *in*-8.

45. *De peregrinatione medicâ.* Hafn. apud *Dan. Pauli*, 1674 , *in*-4. L'Auteur expose les découvertes qu'il a faites dans ses voyages sur la manne, sur le corail, sur les fontaines minérales d'eaux salées &

tiedes. Son but eft de prouver l'utilité des voyages pour les progrès de la médecine & de la phyfique.

46. *De anatome practicâ, ex cadaveribus morbofis adornandâ, confilium.* Hafniæ, apud *Haubold*, 1674, *in*-4. Theophile Bonet avoit communiqué à l'Auteur le plan de fon *fepulchretum anatomicum.* Celui-ci expofe dans cet ouvrage la maniere dont il faut s'y prendre pour traiter cette matiere & en tirer toute l'utilité qu'on doit en attendre.

47. *Epiftola ad filium, Gafp. Bartholinum, de puerperio veteri.* Hafniæ, 1675, *in*-4.

48. *Acta medica & philofophica Hafnienfia, cum figuris æneis, ann. à 1672 ad 1679.* Hafniæ, apud *Haubold*, 1673, 1675, 1677, 1680, *in*-4. 5 vol.

49. *Collegium anatomicum, difput. XVIII adornatum.* Hafniæ, *in*-4. fans indication d'année, & 1651, *in*-4.

50. *De flammulâ cordis epiftola.* Hafniæ, apud *Dan. Pauli, in*-8. fans indication d'année.

51. *Hiftoria nova vaforum lymphaticorum.* On touve cet ouvrage dans la bibliotheque anatomique de Manget.

52. *Commentarius in Marci-Aurelii Severini tractatum de pædanchone.* Ce commentaire eft joint à la thérapeutique napolitaine de *Severin,* imprimée à Naples 1652, *in*-8.

53. *De unguento armario.* Inféré dans le théâtre fympathétique imprimé à Nuremberg en 1662, *in*-4.

54. *Obfervatio de diuturnâ graviditate.* On le trouve dans la collection fur le même fujet, imprimée à Amfterdam en 1662, *in*-12.

55. *Difcurfus de tranfplantatione morborum.* Se trouve dans le théâtre fympathétique.

56. *Epiftola de fimplicibus medicamentis inquilinis cognofcendis.* Hafniæ & Francofurti, apud *Danielem Paulli,* 1669, *in*-8. avec le commentaire de Herman Grube, *de modo fimplicium medicamentorum facultates cognofcendi.*

57. *De ufu flagrorum in re medicâ & venereâ, lumborumque & renum officio.* Francofurti, 1669, *in*-12.

58. *De fanguinis abufu, difputatio.* On l'a inférée dans l'ouvrage de Chriftien Théophile, *de fanguine vetito,* imprimé à Francfort en 1676, *in*-8.

59. *Epiftola de chirurgiâ infuforiâ, ad Horftium.* Francofurti, 1665, *in*-12.

60. *Mantiffa ex Mifcellaneis Medicis de annulis aurium.* Amftelodami, 1676, *in*-12.

61. *Differtationes de libris legendis.* Ces differtations furent compo-

fées lorfque le Roi de Danemarck donna à *Bartholin* la direction de fa bibliotheque ; elles roulent fur l'excellence des livres & l'utilité qu'on peut en retirer, fur la connoiffance & le choix des Auteurs, fur la connoiffance des langues, fur la matiere extérieure des livres, fur les différens fujets qu'on y traite, fur le choix des livres, fuivant la différence des âges, des fexes & des conditions. On y trouve des remarques curieufes fur l'ufage qu'on peut faire des abrégés & des verfions, fur les accens, les abréviations, les chiffres, les notes de mufique, l'algebre, les manufcrits.

Nous devons encore à *Bartholin* l'édition de plufieurs ouvrages, qu'il a revûs, & auxquels il a fait des additions intéreffantes. 1°. *Obfervationes anatomicæ felectiores Petri Pawii.* Hafniæ, apud *Haubold*, 1657. *in-8.* 2°. *Joannis Rhodii differtationes duæ de acid & ponderibus atque menfuris.* Hafniæ, apud *Haubold*, 1672, *in-4.* Il y a ajouté le jugement des Savans fur cet ouvrage, & la vie de Celfe. 3°. *Michaëlis Lyferi cultrum anotomicum.* Ibid. 1665, *in-8.* 4°. *Alberti Bartholini de fcriptis Danorum, liber.* Ibid. 1666, *in-8.* 5°. Il a traduit en latin le livre de *Benancius*, fur les erreurs & les fraudes des Apothicaires, & l'a publié avec le dialogue de *Lodettus* fur le même fujet. A Francfort, chez *Racher*, 1667, *in-8.* 6°. Enfin, il a publié la Pharmacopée de la Faculté de médecine de Copenhague en 1658, *in-4.* Il a donné encore un grand nombre d'obfervations intéreffantes, qu'on trouve dans les Ephémérides d'Allemagne, *ann. 1ʳᵉ*, & dans les Mémoires de l'Académie de Copenhague.

Bartholin s'eft attribué la gloire de la découverte du canal thorachique & des vaiffeaux lymphatiques ; il a parlé de ces derniers, comme d'un nombre infini de petits vaiffeaux répandus dans tout le corps, mais particulierement dans le bas-ventre, qui portent une liqueur non colorée dans le réfervoir du chyle, ou même dans les veines, où elle fe mêle avec le fang ; mais *Rudbeck* & *Joliffe* ont revendiqué la découverte de ces vaiffeaux, & ont rendu les prétentions de *Bartholin* un peu fufpectes. Il eft bien difficile de décider la queftion entre ces trois Anatomiftes: les deux premiers publierent leurs obfervations prefque dans le même tems ; le troifieme n'avoit encore rien imprimé fur ce fujet ; mais il avoit communiqué fa découverte à plufieurs perfonnes.

VI. BARTHOLIN, (*Thomas*) fils du précédent, étoit Docteur en médecine. Suivant Moreri, il donna dans la Jurifprudence, & fut Profeffeur en hiftoire & en droit, Affeffeur au Confiftoire, Secrétaire, Antiquaire & Archivifte du Roi. Il mourut le 5 Novembre 1690. Il eft connu par les ouvrages fuivans :

1. *Obfervatio de variis miris circà glaciem Iflandicam.* Hafniæ, 1670, *in-12.*

2. *De vermibus in aceto & femine.* Ibid. 1671, *in-12.*

VII. BARTHOLIN, (*Gaspard*) fils de *Thomas* premier du nom, & frere du précédent, étoit Docteur en médecine & Professeur à Copenhague, & a été employé, pendant long-tems à la Cour du Roi de Danemarck : il fut le digne héritier des vertus & de la réputation de son pere & de son ayeul ; cependant il a été accusé de plagiat, par Swammerdam & par Drelincourt. Haller, dans sa bibliotheque anatomique, l'appelle aussi, *in adhibendis alienis laboribus non meticulosus.* Il s'est fait connoître par plusieurs ouvrages.

1. *Exercitationes miscellaneæ varii argumenti, imprimis anatomici.* Lugd. Batav. apud. *Hackium*, 1675, *in-8.* Cet ouvrage contient neuf dissertations : dans la premiere, l'Auteur traite de la petite vérole, & examine si le fœtus est nourri par le sang de sa mere; dans la seconde, il parle du basilic, & fait voir que la génération de ce prétendu animal ne se fait point dans un œuf de coq; la troisieme, est relative à l'ustion de la fontanelle; la quatrieme, contient des recherches sur la cause de l'odeur de la violette, que répand la queue du Renard; la cinquieme roule sur l'usage du chou pour les femmes en couches; la sixieme traite de la fumeterre; dans la septieme, l'Auteur parle de l'usage interne des styptiques; il y a ajouté les expériences de Redi sur leur usage extérieur; dans la huitieme, il examine si le cœur concourt à la sanguification, autrement que par son mouvement; la neuvieme contient des discussions qui tendent à décider si le nom de *fond*, que les anatomistes ont donné à la partie concave de la matrice & de l'estomac, a été bien appliqué.

2. *Epistola ad oligerum Jacobæum.* On l'a joint aux observations de *Jacobæus* sur les grenouilles, imprimées à Paris, en 1676, *in-8.* Elle roule sur la maniere dont les nerfs concourent au mouvement des muscles.

3. *Diaphragmatis structura nova.* Parisiis, 1676, *in-8.* On y a joint un traité du même Auteur, sur la maniere d'injecter les visceres, avec la description d'un instrument nouveau. *Drelincourt* a reclamé cet ouvrage.

4. *De ovariis mulierum & generationis historia, epistolæ anatomicæ.* Il y a deux lettres : la premiere, Romæ, apud *Carrarum & Paulum Monetta*, 1677, *in-8.* la seconde, Amstelodami, apud *Westenium*, 1678, *in-12.* Norimb. apud *Zieglerum*, 1679, *in-8.* Elles ont été encore imprimées à Lyon, chez *Viret*, 1696, *in-12.*

5. *De œconomiâ corporis humani, exercitatio anatomica.* Hafn. 1678, *in-4.*

6. *Positiones anatomicæ ex novissimis aliorum & propriis observationibus.* Hafn. 1678, *in-4.*

7. *De cordis structurâ & usu.* Hafn. 1678, *in-4.*

8. *De olfactûs organo, disquisitio anatomica.* Hafn. 1679, *in*-4.

9. *De tibiis veterum & earum antiquo usu, lib. III, cum figuris.* Amstelodami, apud *Westenium*, 1679, *in*-12.

10. *Administrationum anatomicarum specimen.* On l'a inféré dans la troisieme édition de l'ouvrage de Michel Lyser, *de cultro anatomico*, à Françfort, 1679, *in*-8.

11. *De ductu salivali hactenùs non descripto, observatio anatomica.* Hafn. apud *Haubold* & *Liebe*, 1684, *in*-4. Ultrajecti, 1685, *in*-4. L'Auteur y parle des glandes en général ; mais particuliérement d'un conduit qu'il dit avoir trouvé dans un lion, & qui partoit de la glande sublinguale. *Muralt*, dans son *Vademecum anatomicum*, l'accuse d'avoir pris cette découverte de *Duverney*.

12. *De formatione & nutritione fœtûs in utero.* Hafn. 1687, *in*-4.

13. *Exercitationum anatomicarum de partium structurâ & usu, prima.* Hafn. 1692, *in*-4. On y trouve quelques annotations anatomiques sur le muscle cutané du porc-épic & sur les *mamelons* de la peau, & une comparaison de la structure des animaux avec celle de l'homme.

14. *De secretione humorum in corpore animato.* Hafn. 1696.

15. *De partium structurâ & usu.* Hafn. 1696, *in*-4.

16. *De respiratione animalium.* Hafn. 1700 ; *in*-4.

17. *Specimen historiæ anatomicæ partium corporis humani, ad recentiorum mentem accomodatæ, novisque observationibus illustratæ.* Hafn. apud *Viduam-Bochenoffer*, 1701, *in*-4. Amstelodami, 1701, *in*-4. Ces essais font fort courts : ils commencent par l'explication des tégumens du corps ; l'Auteur vient ensuite aux routes des alimens & du chyle, à la circulation du sang & à la respiration, aux prétendus cribles du sang, aux parties qui servent à l'entretien de l'espece, aux organes des sensations ; & enfin aux instrumens du mouvement. Ce qu'il explique suivant les nouvelles découvertes & avec une netteté & une brieveté qui se trouvent rarement ensemble. Il fait sur l'anatomie des judicieuses réflexions. Il examine d'où vient qu'on tire quelquefois de cette science si peu de secours dans la pratique de la médecine.

18. *De viâ alimentorum & chyli in corpore humano.* Hafn. 1700, *in*-4. On prétend que cet ouvrage est d'*Edouard Wium*.

Bartholin, a encore donné à Françfort, en 1679, *in*-8. une édition de l'ouvrage de Michel Lyser, *de cultro anatomico*. Il a aussi publié plusieurs des ouvrages de son pere, auxquels il a ajouté des commentaires & des observations : 1°. *Antiquitatum veteris puerperii synopsis.* Amstelodami, apud *Westenium*, 1676, *in*-12. 2°. *Dissertatio de cygni anatome, ejusque cantu.* Hafn. apud *Dan. Pauli*, 1668, *in*-8.

3°. *Schedion de armillis veterum.* Amſtelodami, apud *Weſtenium,* 1676, *in-*12. 4°. *Obſervationes de unicornu.* Francofurti, 1679, *in-*8. Il a enfin donné pluſieurs obſervations nouvelles & curieuſes, qu'on trouve dans les Mémoires de l'Académie de Copenhague, vol. I. II. III. IV. & V.

Nous lui devons la découverte des conduits ſalivaires petits & in-férieurs, bien différens de ceux qui avoient été obſervés & démon-trés par Warthon & Stenon. Il rapporte lui-même cette découverte au 13 Mars 1682 ; il dit l'avoir faite ſur une tête de veau, en pré-ſence de Borrichius & de Jacobæus ; il avoue en même tems qu'il ne la doit qu'au hazard ; mais il ne l'a publiée qu'en 1684, dans l'ouvrage que nous avons indiqué ſous le titre de *obſervatio de ductu ſalivali hactenùs non deſcripto.*

Nous avons encore de lui un ouvrage ſous le titre, *de inauribus veterum ſyntagma.* Amſtelodami, apud *Weſtenium*, 1676, *in-*12. Cet ouvrage eſt relatif aux diverſes formes de pendans d'oreille, en uſage chez les anciens, & aux différentes manieres de les porter.

I. BARTHOLOMÆUS, *ab Urbe veteri*, c'eſt ainſi que nous le trou-vons dénommé ; nous ſavons ſeulement de lui qu'il étoit Religieux Cordelier de la province de Rome. Nous connoiſſons l'ouvrage ſui-vant, qui a été publié ſous ſon nom :

In antidotarium meſue, cum declaratione ſimplicium medicamentorum & ſolutione multorum dubiorum, ac difficilium terminorum, opus. Il a été publié avec le commentaire d'*Ange Palea*, ſur le même anti-dotaire, à Veniſe, chez *Barthelemi Zannetti*, 1543, *in-fol.* A Paris, chez *Froben*, 1**6, *in-*8. & à Lyon, chez *Frellon*, 1550, *in-*8.

II. BARTHOLOMÆUS, (*J*) a écrit :

De pandiculatione. Lipſiæ, 1648, *in-*4.

III. BARTHOLOMÆUS *ou* BARTHOLOMÆI, (*Jérome-Matthieu*) a donné :

De dyſenteriâ, Jenæ, 1687, *in-*4.

BARTISCH, (*George*) Chirurgien Allemand, qui vivoit vers la ſin du ſeizieme ſiecle. Il a écrit :

οΦθαλμοδουλεια, *ſive augendients*, &c. c'eſt-à-dire, *des maladies des yeux.* A Dreſde, 1583, *in-fol.* avec fig. à Francfort, 1584, *in-fol.* à Sulzbach, 1686, *in-*4. La deſcription anatomique de l'œil, & les planches qui repréſentent les différentes parties de cet organe, ont été imitées de *Veſale.*

BARTSCH, (*Jacques*) de Lauba dans la Luſace, étoit Docteur

en

en philofophie & en médecine. Outre plufieurs ouvrages d'Aftronomie, il a encore donné les fuivans :

1. *De nutritione, concoctionibus & humoribus.* Argentorati, 1622,
in-4.

2. *Decas exercitationum medicarum ex Fernelio, tabulis, aphorifmis,
& quæftionibus inclufarum.* Argentinæ, apud *Findler*, 1624, *in*-4.

BARUFALDI, (*Jerôme*) Prêtre Italien, qui vivoit au commencement de ce fiecle ; il étoit Archiprêtre de la ville de Cento, petite
ville du Ferrarois, en Italie; il étoit membre des Académies de Ferrare
& de Faënza ; il eft mort depuis quelques années. Il eft connu par
plufieurs ouvrages, comme 1°. *Storia di Ferrara* ; 2°. *Baccanali* ;
3°. *note al Cinonio* ; 4°. *Differtatio de Poëtis Ferrarienfibus*, &c. Nous
avons encore de lui :

1. *La Tabaccheide, ditirambo.* C'eft un poëme fur le tabac, qui a
été imprimé à Ferrare, chez *Bernard Pomatelli*, en 1715, fuivant
Ovide Montalban, & en 1714, fuivant l'Auteur de la nouvelle Bibliothèque Italienne, *in*-4. fuivant le jugement d'*Apoftolo zeno*, on
trouve dans cet ouvrage beaucoup d'imagination, mais peu de jugement, & des notes peu intéreffantes, & quelquefois puériles.

2. *Il canapajo, libri VIII.* In Bologna, 1741, *in*-4. C'eft un poëme
fur le chanvre, fur fa culture, fa préparation, fes propriétés & fes
ufages.

3. *La mannana inftruita*, &c. c'eft-à-dire, *la fage-femme inftruite*, &c.
Cet ouvrage avoit été publié par l'Auteur lui-même : nous ne connoiffons point cette premiere édition ; il a été publié de nouveau à
Trente en 1760 par *Rodefchini*. Il tend à apprendre aux Sages-femmes
à adminiftrer le baptême aux enfans naiffans, dans les cas de néceffité.
Après avoir fait voir combien il importe à l'humanité que les femmes, qui embraffent l'art d'accoucher, foient parfaitement inftruites, & combien les Princes, les Magiftrats, les Evéques & les Curés,
doivent y veiller, on donne un dialogue entre un Curé & une
Accoucheufe, dans lequel on entre dans tous les détails néceffaires. Ce qui regarde l'opération céfarienne eft fur-tout fort inftructif,
& réfout bien de difficultés.

BARWICK, (*Pierre*) favant Médecin Anglois, né d'une famille
diftinguée, mais peu opulente, étudia dans le collége de St. Jean,
& obtint en 1642 le degré de Bachelier-ès-arts. Ayant été obligé,
de même que fon frere, de quitter l'Univerfité pendant le tems des
troubles qui s'éleverent alors en Angleterre, on lui confia la direction des études de Ferdinand Sacheverell, jeune Gentilhomme du Comté
de Leiceftre ; il s'en acquitta fi bien, que fon Eleve, étant mort quel-

ques années après, lui légua par reconnoissance une pension de vingt livres sterling. En 1655, il prit le degré de Docteur en Médecine, & deux ans après, il s'établit à Londres pour exercer cette profession. Dès que Charles II eut été rétabli, *Barwick* fut appellé pour être son Médecin ; & l'année suivante, ce Prince voulant reconnoitre les services des deux freres, ordonna que leurs armoiries, & celles de leurs descendans, seroient augmentées d'une rose rayonnée d'or : la patente leur en fut expédiée en 1661. *Barwick* fut un zélé défenseur de la découverte de la circulation du sang, faite par Harvé. Il se distingua dans les cures de la petite vérole, & des fievres de toute espece : il rendit de grands services dans la contagion qui affligea Londres en 1665, quoiqu'il eût été lui-même attaqué de cette maladie. Il aimoit les pauvres, les voyoit gratuitement, & leur fournissoit même des remedes. Il mourut le 4 Septembre 1694, à l'âge de 89 ans. Il a composé en latin la vie de son frere, qui a été imprimée, & un ouvrage qui parut sous le titre, *de iis quæ Medicorum animos exagitant.* Londini, 1671, *in-4.*

BARSIZIIS (*Christophe de*) naquit dans le quinzieme siecle à Pergame, suivant certains ; mais le sentiment de ceux qui le font naître à Venise, est plus vraisemblable, puisqu'on trouve que son pere, *Gaspard de Barziziis*, demeuroit dans cette derniere ville, où il étoit un fameux Orateur. Il fut Professeur dans l'Université de Padoue, & y remplit pendant long-tems la premiere chaire de médecine. Il vivoit encore vers l'an 1532. Nous connoissons de lui les ouvrages suivans :

1. *Introductorium, sive janua ad opus practicum medicinæ, & commentaria ad nonum Rhazis.* Papiæ, apud *Ant. de Carchano*, 1494, *in-fol.* La premiere partie de cet ouvrage a été réimprimée à Ausbourg, chez *Grym*, en 1518, *in-4.*

2. *De febrium cognitione & curâ, liber.* Lugduni, apud *Myt*, 1517, *in-4. In opere aureo de febribus*, & Basileæ, 1535, *in-fol. cum Clementino de re medicâ.*

3. *De Balneis.* On trouve cet ouvrage dans la collection de Venise *de Balneis.*

BAS, (*Jean le*) Chirurgien François, Membre de l'Académie royale de Chirurgie, a été reçu Maître en chirurgie au Collége de Paris en 1756. Il est aujourd'hui Professeur de l'Ecole de St. Côme de cette ville, pour la partie des accouchemens, en survivance de Barbaut, & Censeur royal. Nous avons de lui :

1. Question importante : *peut-on déterminer un terme préfix pour l'accouchement ?* A Paris, chez *Simon*, 1764, *in-8.* L'Auteur traite cette question d'une maniere intéressante. Sa conclusion est qu'il n'est pas possible de déterminer un terme préfix pour l'accouchement.

Son opinion eft étayéé d'un grand nombre d'obfervations puifées dans des fources eftimées.

2. *Nouvelles obfervations fur les naiffances prétendues tardives, fuivies d'une confultation de célebres Médecins & Chirurgiens de Paris.* A Paris, chez *Delalain*, 1765, *in*-8.

BASCARINI, (*Jean*) natif de Ferrare, exerça la médecine dans fa patrie, & y enfeigna pendant long-tems cette fcience ; il parvint enfin à y obtenir la premiere chaire de théorie. Il écrivit beaucoup, mais il ne publia que l'ouvrage fuivant :

Difpenfationum medico-moralium, canones XII. Ferrariæ, apud *Bilium*, 1673, *in*-16.

BASILE (*Valentin*) paffe communément pour avoir été Moine Bénédictin à Erfort, ville Capitale de la haute Thuringe ; mais ceux qui paroiffent les plus affurés de fon exiftence, ne font pas même d'accord fur le tems où il a vécu ; quelques-uns ont écrit qu'il avoit publié fon traité de l'antimoine aux environs du douzieme fiecle ; d'autres affurent qu'il naquit en 1394 ; d'autres enfin, qu'il fleurit en 1415. Ce dernier fentiment a été le plus fuivi.

Guainerus dit que ce Moine, grand Alchymifte, après avoir travaillé plufieurs années, reconnut qu'il n'y avoit rien de fi vain que les promeffes que fait l'alchymie ; qu'il fe mit alors à préparer des médicamens, & fe fit Médecin. Le même Auteur ajoute qu'il avoit lui-même beaucoup profité des bons remedes découverts par ce Moine.

Il n'y a rien de plus incertain que l'exiftence de *Bafile Valentin.* On a dit d'abord, on affure encore qu'il a été Moine Bénédictin à Erfort cependant fi nous nous en rapportons au témoignage de *Boerhaave*, il eft prouvé qu'il n'y a jamais eu aucun Monaftere de Bénédictins dans cette ville ; mais nous devons convenir que cette affertion eft contredite par *Gabriel Brucelinus*, qui, dans fon *Benedictus redivivus*, fait mention du *Monaftere de St. Pierre d'Erfort, Ordre de St. Benoit*, fous l'an 1503. On a enfuite débité des fables qui ont été accueillies par quelques efprits crédules, & furtout par les Alchymiftes, toujours prêts à adopter & à proclamer tout ce qui peut paroître merveilleux, & en impofer à la multitude. On a dit que les ouvrages de ce Moine n'avoient été connus qu'après fa mort ; qu'ils étoient enfermés dans une colonne du Temple d'Erfort, & que cette colonne s'étant ouverte tout-à-coup, comme par une efpece de miracle, on y avoit trouvé les œuvres de ce Bénédictin. Tant de myfteres, tant de précautions, ne peuvent que faire naître une jufte méfiance.

Il eft furprenant qu'on ne connoiffe pas mieux *Bafile Valentin*, s'il eft vrai qu'il ait exifté ; l'époque de fa vie ne feroit pas affez éloi-

gnée, pour qu'on ne pût avoir des notions bien précifes à fon égard.
,1 devroit avoir vécu dans le commencement du feizieme fiecle,
comme il eft aifé de le conclure de quelques paffages de l'ouvrage
qu'on lui attribue fous le titre de *Currus triumphalis antimonii*. On y
trouve d'abord que la vérole a été portée depuis quelque tems en Alle-
magne : il eft prouvé que la premiere invafion de cette maladie en
Europe doit être rapportée à la fin du quinzieme fiecle ; l'Auteur n'a
pu donc tenir ce langage, que poftérieurement à cette époque. Il y a
encore une raifon plus forte : l'Auteur donne à cette maladie les
noms de *lues gallica*, *morbus gallicus* ; il ajoute qu'elle a été d'abord
répandue par des Troupes françoifes. Cela ne peut être appliqué qu'aux
Troupes qui allerent à l'expédition du Royaume de Naples en 1495 ; ce
n'eft même que depuis cette époque qu'on a préfenté cette maladie
fous ces deux dénominations.

Ces raifons ne peuvent que nous faire douter de l'exiftence de *Bafile Va-*
lentin, & donner lieu de croire que les ouvrages qu'on lui attribue font
adefpotes ou pfeudonymes, & qu'ils font de quelque Chymifte qui
a voulu fe cacher fous ce nom. Il y a même lieu de foupçonner que ce
nom eft myftérieux ; il paroit formé du grec & du latin ; celui de
Bafile, du grec ἀπό τό Βασιλίος, & celui de *Valentin*, du latin *valere*
valendo, comme fi l'Auteur avoit voulu fe préfenter lui-même com-
me & *Rex* & *Valens*, c'eft-à-dire comme un *Roi puiffant*.

Quoi qu'il en foit de *Bafile Valentin*, ou de l'Auteur qui s'eft caché
fous fon nom, nous devons convenir qu'on fait beaucoup de cas de
fes écrits, & qu'ils font fort recherchés ; mais on y a joint plufieurs
morceaux qui ne font certainement pas de lui. Il a écrit en haut
Allemand, & il n'y a qu'un très-petit nombre de fes ouvrages traduits
en latin. Nous connoiffons fous ce nom les fuivans, qui font relatifs à
la chymie.

1. *Azoth, five aureliæ occultæ Philofophorum, materiam primam &*
decantatum illum lapidem philofophicum filiis Hermetis, folidè, perf-
picuè & dilucidè explicantes, &c. Francofurti, apud *Binger*, 1613,
in-4, traduit en latin par *George Beatus* ; traduit en françois fous ce
titre, *l'azoth, ou la maniere de faire l'or, caché des Philofophes*, à
Paris, chez *Angot*, 1660, *in*-12. & chez *Moët*, 1669, *in*-8. avec
la traduction françoife des *douze clefs de philofophie* du même Auteur.

2. *Opus ad utrumque*, dans le Théâtre chymique.

3. *De magno lapide antiquorum Sapientium*, dans la bibliotheque chy-
mique de Manget.

4. *Practica, unà cum duodecim clavibus & appendice* ; traduit du haut-
allemand en latin, & publié avec le *tripes aureus*. A Francfort, chez
Jacob, 1618, *in*-4. On y a joint le *mufæum hermeticum reformatum*.
A Francfort, 1677, 1678, *in*-4. Cet ouvrage eft auffi dans la biblio-
theque chymique de Manget. La partie de cet ouvrage intitulée,

duodecim claves, a été traduite en françois sous ce titre : *les douze clefs de philosophie de Frere Basile Valentin*, *traitant de la vraie médecine métallique*, & imprimée avec la traduction françoise de l'*Azoth*, du même Auteur, à Paris, chez *Angot*, 1660, *in-12.* & chez *Moët*, 1669, *in-8.*

5. *Apocalypsis chymica.* Erfurti 1624, *in-8.*

6. *Manifestatio artificiorum secretorum ad universale directorum.* Erfurti, sumptibus *Joh. Birkner*, 1624, *in-4.* traduit en françois par *J. Israël*, sous le titre de *révélation des mysteres des teintures essentielles des sept métaux & de leur vertus médicinales.* A Paris, chez *Henault*, 1646, *in-4.*

7. *Currus triumphalis antimonii*, traduit de l'allemand en latin, par *Pierre-Jean Fabre.* Tolosæ, apud *Bosc*, 1647, *in-8.* & avec les commentaires de *Théodore Kerkringius*, Amstelodami, apud *Frisium*, 1671, *in-12.*

8. *Tractatus chymico-philosophicus de rebus naturalibus metallorum & mineralium.* Francofurti, 1696, *in-8.*

9. *Chymische Schriften* (alle) &c. c'est-à-dire, *tous les ouvrages chymiques*, tant manuscrits qu'imprimés, &c. A Hambourg, 1677, *in-8.* 1717, *in-8.*

9. *Le testament & les dernieres volontés de Basile Valentin*, avec ses opérations manuelles, & un traité des choses naturelles & surnaturelles. A Londres, 1671, *in-8.*

10. *Summarius tractatus de veterum lapide philosophico & præcipuorum mineralium naturâ*, apud *Hapel*, 1602, *in-8.* écrit en allemand, & publié par *Jean Tholden.*

11. *Haliographia, de præparatione, usu, ac virtutibus omnium salium, mineralium, animalium, ac vegetabilium, ex manuscriptis Basilii Valentini, collecta ab Antonio Salmincio.* Bononiæ, apud *Tebaldini*, 1644, *in-8.*

Basile Valentin, ou, pour mieux dire, l'Auteur qui a emprunté son nom, paroit très-sincere ; on peut conter sur l'exactitude des expériences qu'il annonce ; son style est clair, intelligible & pur, excepté dans les endroits où il est question de ses arcanes, & sur-tout de la pierre philosophale ; alors il ne s'est pas piqué de plus de clarté que le reste de ses Confreres. Il paroit avoir beaucoup contribué à soutenir l'introduction de la chymie dans la médecine ; car après chaque préparation, il ne manque jamais d'en donner quelque usage médicinal : on pourroit faire voir, dit Julien Busson, dans la traduction françoise du Dictionnaire universel de médecine, que Paracelse, Van-Helmont, Lemery le pere, & beaucoup d'autres Auteurs modernes, d'une grande réputation, lui doivent la plus grande partie de ce qui est estimable dans leurs écrits ; ensorte que ce n'est pas sans raison qu'il passe pour le pere de la chymie moderne , & pour le Fondateur de la pharmacie chymique.

Il eſt le premier qui ait établi comme principes chymiques des mixtes, le ſel , le mercure & le ſoufre , & qui ait décrit le ſel volatil huileux , dont Sylvius de le Boé a parlé avec tant d'éloge , & dont il ſe fait honneur , ainſi que de quelques autres découvertes moins anciennes ; il a enrichi la médecine de pluſieurs préparations d'antimoine , & il eſt le premier qui ait conſeillé l'uſage intérieur de ce minéral : on dit qu'ayant jetté hors de ſon Laboratoire de l'antimoine , dont il s'étoit ſervi dans la fuſion de quelques métaux , il s'apperçut que des cochons qui en mangerent , par hazard , en furent violemment purgés , & que peu de tems après ils devinrent extrémement gras ; ce qui lui fit venir la penſée d'éprouver ce remede ſur le corps humain ; & il paroît par ſon ouvrage intitulé , *currus triomphalis antimonii* , qu'il s'aſſura de ſon efficacité par une foule d'expériences.

BASIUS , (*Antoine*) Médecin de Padoue , de la fin du quinzieme ſiecle , & du commencement du ſeizieme , a donné :

Florida corona , quæ ad ſanitatis hominum conſervationem ac longæ-vam vitam per ducendam ſunt perneceſſaria , continens. Emporii , 1510 , in-fol.

BASS *ou* BASSUS , (*Henri*) Médecin , né à la fin du ſiecle dernier , & mort vers le milieu de celui où nous vivons , a été Profeſſeur de médecine & de chirurgie à Halle , dans le Collége de Frédéric. Nous avons de lui :

1. *De fiſtulâ ani.* Halæ , 1718 , *in-*4. cum fig.

2. *Traité ſur les bandages en uſage dans la chirurgie.* A Leipſic , 1720 , *in-*8. avec fig. écrit en allemand.

3. *Obſervationes anatomico-chirurgicæ.* Halæ , 1731 , *in-*8.

4. *Tractatus de morbis venereis.* Lipſiæ , 1764 , *in-*8. Celui-ci a été publié après la mort de l'Auteur , par *I. W. B. M. D. A.* qui y a ajouté quelques obſervations. L'Auteur n'a aucun ſyſtème propre , aucune méthode particuliere : la deſcription des maladies vénériennes & de leurs ſymptômes eſt ſuivie de l'expoſition des différentes méthodes qu'on a miſes en uſage contre ces maladies , avec la maniere de les diriger , & l'indication des cas où elles peuvent convenir.

Il a encore donné en allemand des commentaires ſur la chirurgie de Nuck , qui ont été imprimés à Halle , 1728 , *in-*8.

BASSET , Médecin François , reçu au Doctorat en médecine dans l'Univerſité de Montpellier. Il a donné :

L'art de faire des garçons. A Montpellier , 1755 , *in-*8.

BASSIANO LANDI, Médecin du seizieme siecle, étoit né à Plai-
sance en Italie ; il étudia la médecine dans l'Université de Padoue,
& y fut reçu au Doctorat ; il y enseigna ensuite la médecine avec
applaudissement ; il fut assassiné dans cette ville le 24 Octobre 1562,
par un scélérat qui l'attaqua la nuit dans une rue, & le perça de sept
coups de bayonnette, dont il mourut le 31 du même mois. Il avoit
composé les ouvrages suivans :

1. *Præfatio in aphorismos Hippocratis.*

2. *De vacuatione, liber.*

3. *Barbaro-Mastix, seu Medicus, dialogus.* 1533.

4. *De humaná historiá, libri duo.* Basileæ, 1542, *in-4.* Francofurti,
1605, *in-8.* 1652, *in-8.*

5. *Iatrologia.* Basileæ, 1543, *in-4.* Venetiis, 1557, *in-4.* Cet ouvrage
renferme deux dialogues relatifs à la médecine en général, mais
principalement à la connoissance & au traitement des maladies.

6. *De origine & causá pestis Patavinæ, anni 1555.* Venetiis, 1555,
in-8.

7. *De incremento, libellus.* Venetiis, 1556, *in-8.*

I. BASSUS, (*Jean-Jacques*) Médecin de Pavie, qui vivoit dans le
seizieme siecle ; nous avons de lui :

De Aristotelis & Hippocratis decretis, libri III. Papiæ, 1594. L'Auteur
fait une comparaison des préceptes d'Aristote avec ceux d'Hippocrate,
& examine en quoi ils différent les uns des autres, & dans quels
objets ils sont les mêmes.

II. BASSUS *voyez* BASS.

BASTELL, (*André*) natif de Melphi, ville d'Italie, au Royaume
de Naples, étoit Docteur en philosophie & en médecine. Il vivoit vers
la fin du seizieme siecle. Il a écrit :

Speculum medicinæ. Matriti, apud *Licentiatum Varez à Castro*, 1599,
in-4. Haller rapporte une édition faite la même année à Milan,
in-4. Cet ouvrage est divisé en neuf chapitres ou sections, qui traitent, 1°. du pouls ; 2°. des urines ; 3°. des fiévres ; 4°. des maladies
particulieres ; 5°. de la peste ; 6°. de la vérole ; 7°. des alimens &
de la diéte ; 8°. de la saignée ; 9°. des purgatifs.

I. BASTER, (*Jean*) nous avons de lui :

1. *De osteogeniá.* Lugduni-Batav. 1731, *in-4.*

2. *Natuurlyke uytspanningen.* A Harlem, 1759.

II. BASTER (*Job*) a donné :

1. *Opufcula fubfeciva de animalculis & plantis quibufdam marinis.* Harlem, 1761, 1762 ad 1765, *in*-4. 2 vol.

2. *Verhandeling over de voorteeling der dieren en planten.* A Harlem, 1768, *in*-8.

BATE, (*George*) Médecin Anglois, vivoit vers le milieu & la fin du fiecle dernier ; il exerça la médecine à Londres, après avoir été reçu au Collége des Médecins de cette ville. Il devint enfin premier Médecin de Charles II, Roi d'Angleterre.

Il a ajouté des commentaires & des obfervations à l'ouvrage de François Gliffon, *de rachitide, five morbo puerili,* éditions de Londres, 1668, *in*-8. & de La Haye, chez *Leers,* 1682, *in*-4.

Nous avons encore une pharmacopée qui porte fon nom, & qui a été publiée par *J. Shipton,* Apothicaire de Londres, fous le titre de *pharmacopæa batæana.* Elle a été d'abord imprimée à Londres, en 1688, *in*-8. 1691, *in*-12. 1706, *in*-8. & 1713. Elle l'a été enfuite plufieurs fois ; comme à Lyon, en 1704, *in*-12, à Amfterdam, chez *Wetften* & *Smith,* en 1709, *in*-8. & 1731, *in*-12. à Venife, 1731, *in*-8. & 1762, à Louvain, 1752, *in*-12. Cet ouvrage contient environ huit cents remèdes tirés de la pratique de l'Auteur, qui s'étoit déja mis en réputation par une hiftoire des derniers troubles d'Angleterre.

BATES, (*Thomas*) Chirurgien de Londres, qui vivoit au commencement de ce fiecle. Nous avons de lui l'ouvrage fuivant :

An enchyridion of fevers, incident to feamen, &c. c'eft-à-dire, *traité des fiévres qui arrivent aux gens de mer fur la méditerranée.* A Londres, chez *Barnes,* 1708, *in*-12. L'Auteur donne d'abord la defcription des fiévres qui attaquent les gens de mer fur la méditerranée, fur-tout pendant l'été ; il en recherche les caufes ; il en expofe les fymptomes ; il paffe enfuite à leur méthode curative ; il y a joint quelques obfervations de médecine, qu'il a accompagnées de remarques & de réflexions. Il débute par déclarer que s'il fe méle d'écrire fur les fiévres, ce n'eft point en vue de dogmatifer ; mais feulement pour communiquer à ceux de fa profeffion, qui font fur les vaiffeaux la fonction de Médecins, ce que l'expérience de cinq campagnes a pu lui apprendre fur la nature & les remedes de certaines fiévres familieres aux gens de mer.

BATIGNE, Médecin de nos jours, qui a été reçu au Doctorat dans l'Univerfité de Montpellier ; il eft correfpondant de la Société Royale des Sciences de la même ville : il s'eft établi à Berlin, où il a été Agrégé au Collége Supérieur de cette ville, & où il eft Médecin

decin des maisons de charité Françoises. Nous avons sous son nom :
Essai sur la digestion & sur les principales causes de la vigueur & de la durée de la vie. A Berlin, chez *Decker*, 1768, *in-12.* à Paris, chez *Cavelier*, 1769, *in-8.*

BATHURST, (*Rodolphe*) Anglois, vivoit au milieu & à la fin du dix-septieme siecle & au commencement du dix-huitieme. Il étudia la médecine, & reçut le Doctorat dans cette Faculté ; il passa ensuite à l'étude de la théologie, & devint Doyen de Wells & Président du Collége de la Trinité à Oxfort ; il étoit intime ami de Willis, & avoit beaucoup d'érudition. Il est mort en 1704, à l'âge de 84 ans. Nous avons de lui :

1. *Prælectiones tres de respiratione.* Oxoniæ, 1654. L'Auteur présente la respiration comme une fonction volontaire, qui dépend de l'action du diaphragme & des muscles épigastriques. Il prétend que l'air est chargé de parties nitreuses, qui pénetrent dans les poumons à chaque inspiration. Il est partisan de la doctrine de *Van-Helmont*, & admet un acide dans l'estomac.

2. *Nouvelles de l'autre monde.* A Oxfort, 1651, *in-4*, suivant *Derham*, dans sa *théologie-physique*, édition de 1730, pag. 226 ; & en 1650, suivant *Haller*, qui cependant cite à ce sujet *Derham*. Cet ouvrage, qui est écrit en anglois, est l'histoire d'Elisabeth Gren, qui, après avoir été pendue pour crime d'infanticide, fut portée à l'amphythéâtre anatomique, où elle revint à la vie par les soins de l'Auteur & de Willis. *Haller* nous apprend qu'on en a fait une traduction Allemande, qu'il dit avoir été publiée, en 1650, *in-4.* sous ce titre, *Etwas neues vom tode.*

BATRICIDES *voyez* SAHIDE.

BATSDORFF, (*Henri de*) Chymiste Allemand du siecle dernier. Il a écrit :
Le fil d'Ariadne, ou discours chymique sur les erreurs des Alchymistes & sur la vraie maniere de parvenir au grand secret. 1636, *in-8.* écrit en Allemand,

BATT, (*Lievin & Conrad*) pere & fils, nés l'un & l'autre à Rostock, ville d'Allemagne, dans le cercle de la basse-Saxe ; le premier en 1545, le second en 1573. *Lievin*, après avoir été reçu Maître-ès-arts à Wirtemberg, en 1559, fut fait, peu de tems après, Professeur de mathématiques à Rostock. Il quitta cette ville en 1565, à cause de la guerre & de la peste ; il alla à Venise, où il reçut les honneurs du Doctorat en médecine : étant revenu ensuite dans sa patrie, il y fut fait Profeſſeur en médecine, & y enſeigna pendant vingt-cinq ans avec réputation ; enfin il y mourut d'apoplexie dans le mois d'Avril 1591, âgé de 46 ans. *Conrad*, ſon fils, fut, en 1602, Médecin penſionnaire de la ville de Montréal, pour avoir ſoin des peſtiferés ; deux ans après, c'eſt-à-dire, en 1604, il fut reçu Docteur en médecine à Bâle ; mais le 30 Décembre de l'année ſuivante, il ſe laiſſa tomber dans la maiſon de ſon frere le long d'un eſcalier & ſe bleſſa au ventricule, d'un couteau qu'il tenoit à la main ; il mourut de ſa bleſſure. Nous avons ſous le nom de l'un & de l'autre des lettres rélatives à des ſujets de médecine, qu'on trouve dans la collection de *Smett*, imprimée à Francfort, chez *Rhodius*, en 1611, *in*-8. On trouve encore ſous le nom de *Conrad Batt*, deux diſcours, le premier ſur la botanique, le ſecond ſur l'anatomie, imprimés à Montréal, en 1601, *in*-4.

BATTARRA, (*Antoine*) Botaniſte Italien, qui eſt encore vivant ; il eſt Profeſſeur de philoſophie à Rimini, ville d'Italie, dans la Romagne. Il a donné :

Fungorum agri Ariminenſis compilatio. Faventiæ, apud *Martinium*, 1755, *in*-4. réimprimé ſous le titre de *fungorum agri Ariminenſis hiſtoria.* Ibid. 1759, *in*-8. On trouve dans cet ouvrage les figures & les deſcriptions de 260 eſpeces de champignons qu'on a obſervés aux environs de Rimini. L'Auteur les a diviſés en dix-huit ſections, en les conſidérant relativement : 1°. à leur forme ramifiée ; 2°. à leur forme en maſſue ; 3°. aux trous dont ils ſont percés ; 4°. à leur ſubſtance membraneuſe ; 5°. à leur chapeau ſillonné ſortant d'une enveloppe ; 6°. à leur collet ou anneau ; 7°. au voile qui borde & ferme le chapeau en deſſous ; 8°. à leur nombre ; 9°. au nombril du chapeau ; 10°. au nombril & à leur nombre ; 11°. à leur ſolitude ; 12°. à leur nombre ſortant d'une ſeule fourche ; 13°. à leur chapeau ſillonné ; 14°. au chapeau en forme de clou ; 15°. au chapeau poreux ; 16°. au chapeau à grandes mailles en cellules ; 17°. les lucoperdons ; 18°. les agarics. Cet ouvrage contient des obſervations utiles & bien vues, ſur-tout relativement à la génération des champignons.

BATTIE, (*Guillaume*) Médecin Anglois, membre du Collége des Médecins de Londres, a écrit :

1. *A realiſe on madneſs.* A Londres, 1757.

2. *Aphoriſmi de cognoſcendis & curandis morbis nonnullis.* Londini, apud *Whiſtan*, 1762. Cet ouvrage ne contient rien de nouveau ; l'Auteur a copié les meilleures obſervations de Haller & de Van-Swieten ; il les a même confondues & défigurées.

I. BATTIER, (*Daniel*) Médecin de l'Université de Bâle ; il a écrit :
De asthmate. Basileæ, 1676, *in*-4.

II. BATTIER, (*Samuel*) Médecin du commencement de ce siecle,
peut être le frere du précédent ; il avoit été reçu au Doctorat dans l'Univerfité de Bâle, où il fut enfuite Profeffeur en médecine. Il avoit
été Agrégé à l'Académie Impériale des Curieux de la nature, fous
le nom d'*Erotianus.* Nous avons de lui :

1. *Differtatio de generatione hominis.* Basileæ, 1690, *in*-4.

2. *Specimen philologicum, continens varias obfervationes & emendationes in Diogenem Laërtium, Euripidem, Hippocratem, Philoftratum,*
&c. Basileæ, apud *Joannem-Jacobum Battier*, 1696, *in*-4.

3. *Differtatio de mente humana.* Basileæ, 1701, *in*-4.

4. *Œonomiæ corporis humani, brevis defcriptio.* Ibid. 1711, *in*-4.

5. *Œonomiæ corporis humani, defcriptio continuata.* Ibid. 1721, *in*-4.

BATTUS, (*Jacques*) nous avons fous fon nom :
Difputatio, voluntatem Medici effe pro effectu. Roftochii, 1732, *in*-4.

BAVAY, (*Paul Ignace de*) naquit à Bruxelles le 25 Février 1704,
d'un pere qui s'étoit appliqué à la chymie, & qui avoit fait des dépenfes confidérables dans cette partie. Il fuivit la même carriere, &
fe livra à la chymie par goût & par amufement ; il negligea tout
autre genre d'étude, même celle du latin ; il étoit déja marié & avoit
plufieurs enfans, lorfqu'il tourna fes vues du côté de la médecine ; il
fuivit en cela le confeil de Rega, Docteur de l'Univerfité de Louvain. Il fe rendit dans cette ville, en 1735, âgé alors de 31 ans &
y fuivit les Ecoles de médecine de l'Univerfité ; il ne favoit point
le latin, de forte qu'il fut obligé de l'apprendre en même tems qu'il
s'appliquoit aux différentes parties de l'art de guérir : cependant, après
deux années d'études, c'eft-à-dire, le 31 Juillet 1737, il fut reçu au
degré de Licencié, & revint enfuite à Bruxelles pour y exercer la
médecine. Il s'appliqua alors particuliérement à l'anatomie ; il fit luimême pendant huit ans la diffection de tous les cadavres qu'il pouvoit
fe procurer ; l'occafion devint plus favorable pour lui, en 1746, lorfque les Troupes Françoifes fe furent emparées de Bruxelles ; il fut
fait alors Médecin en chef des hôpitaux militaires ; il fit dès ce moment tranfporter les cadavres des hôpitaux dans une falle qu'il avoit
fait conftruire à cet effet, & donna des leçons publiques d'anatomie.
Après que les François eurent évacué Bruxelles, c'eft-à-dire, en 1749,
il fut fait Démonftrateur public d'anatomie & Profeffeur de chirurgie ; il donnoit fes leçons en latin, en françois & en flamand. Des
difcuffions affez vives qu'il eut avec fes confreres, & la condamnation
à une amende, que le Collège de médecine de Bruxelles prononça

contre lui, l'obligerent à quitter cette ville; il se retira à Termonde, où il continua à exercer sa profession; quelque tems après il revint à Bruxelles, où il est mort le 20 Février 1768. Il a laissé un fils *A. J. Bavay*, qui n'a pas suivi la profession de son pere, mais qui destine un de ses enfans à l'étude de la médecine. Nous ne connoissons de lui que les deux ouvrages suivans:

1. *Petit recueil d'observations en médecine sur les vertus de la confection tonique, résolutive & diurétique.* A Bruxelles, chez *de Grieck*, 1753, *in*-12.

2. *Méthode courte, aisée, peu coûteuse, utile aux Médecins, & absolument nécessaire au public indigent, pour la guérison de plusieurs maladies*, &c. A Bruxelles, chez *de Grieck* 1759, *in*-12.

Ces deux ouvrages ont été réunis & imprimés ensemble à Bruxelles; chez *Vanden Berghen*, en 1770, *in*-12. Ils sont relatifs à un remede, dont l'Auteur dit avoir fait la découverte en 1750, & qu'il présente sous le nom de *confection tonique, résolutive & diurétique*; il le recommande beaucoup contre la toux, l'enrouement, l'asthme, la phthisie commençante, la jaunisse & les fiévres intermittentes. Le premier de ces deux ouvrages contient vingt-quatre observations, que l'Auteur donne comme propres à prouver l'efficacité de son remede; le second tend au même but; mais l'Auteur y publie son secret: par le détail qu'il fait, on voit que l'oignon marin & l'iris de Florence en sont la base; mais il n'apprend point la maniere de le préparer.

BAUCYNET, (*Guillaume*) Médecin François, qui exerçoit la médecine à Orléans dans le commencement du siecle dernier. Il a donné:

Notationes in apologiam & censuram scholæ medicæ Parisiensis, adversùs chymiam. Parisiis, 1604, *in*-8. avec la *defensio chymiæ*, par *Israel Harvet.*

BAUDA, (*A.*) a écrit:

Discours curieux contre l'abus des saignées. A Sedan, chez *Guillaume de Mearbec*, *in*-12. sans indication d'année.

I. BAUDERON, (*Brice*) naquit en 1539, à Paray, dans le Comté de Charollois. Il étudia la médecine à Montpellier, où il fut reçu Docteur & se rendit un des plus habiles Praticiens de son tems. Il s'étoit établi à Mâcon, où il a exercé la médecine avec réputation pendant plus de cinquante ans. Il avoit travaillé avec beaucoup de succès à la connoissance & à la composition des médicamens, & il publia une pharmacopée, qui lui fit beaucoup d'honneur. Cet ouvrage a donné lieu à une aventure singuliere, que nous ne croyons point devoir passer sous silence. *Antoine Bauderon*, son arriere-petit-fils, achetant des drogues chez un Apothicaire de Paris, tira de sa poche de l'ar-

gent, parmi lequel étoit mêlé un cachet. L'Apothicaire en reconnut
le blafon, & demanda au jeune-homme s'il étoit de la famille dont
il voyoit les armes ; *Antoine* ayant décliné fa généalogie, l'Apothicaire l'embraffa, lui offrit les drogues *gratis*, l'invita à manger chez
lui, & lui fit beaucoup d'offres de fervice, en lui difant qu'il étoit
charmé de connoitre le defcendant de l'un des plus habiles fuccef-
feurs Galien ; on place cet événement à l'année 1715. *Bauderon*,
avoit acquis des biens confidérables, entr'autres la terre de Senecé,
paffée à fes defcendans, qui en portent le nom ; mais, arrêté & mené
en prifon par quelques Ligueurs, dans une vifite qu'il fit à l'Abbé
de Clugni, il ne racheta fa liberté, que par une rançon exceffive,
qui lui coûta une partie de fon bien. Il ne vivoit plus en 1623. Il
a laiffé un fils appellé *Gratien*, dont nous parlerons dans l'article fuivant : nous avons de lui :

1. *Praxis, in duos tractatus diftincta.* Parifiis, apud *Buon*, 1620, *in-*4.
Dans le premier traité, il parle de la maniere de guérir les fievres
effentielles, qu'il divife en fimples, compofées, confufes, errati-
ques, malignes & peftilentielles. Le fecond roule fur le traitement
des fievres fymptomatiques & des maladies internes.

2. *Pharmacopée.* A Lyon, chez *Rigaud*, 1588, 1596, 1603, 1628,
in 8. de nouveau à Lyon, en 1648, & à Touloufe, en 1654, *in-*8,
avec des notes de *Sauvageon*, Médecin de cette ville ; & en 1663
& 1681, *in-*4, avec des nouvelles notes de *François de Verny* : à
Paris, chez *Jean Beffin*, 1643, *in-*8. Cet ouvrage, traduit en latin
par *Philemond Holland*, Anglois, a été imprimé à Londres, chez
Griff, en 1639, *in-fol.* à la Haye, en 1640.

II. BAUDERON, (*Gratien*) Sieur de Senecé, fils du précédent,
naquit en 1583 ; il exerça la profeffion de fon pere, & y fit des
progrès rapides, qui lui annonçoient une réputation très-étendue, fi
une mort prématurée ne l'avoit enlevé à la fleur de fon âge : il mourut en 1615, âgé de 32 ans, d'une pleuréfie dont il fut attaqué à la
chaffe : il laiffa un fils, *Brice Bauderon*, né deux ans avant fa mort,
c'eft-à-dire, en 1613, qui a été pendant près de 50 ans Lieutenant-
général au Préfidial de Mâcon, & qui eft connu par fes poéfies. *Antoine
Bauderon*, fils de ce dernier, fut premier Valet-de-chambre de la
Reine Marie-Thérefe. Il eft connu par fes harangues, fes lettres, fes
poéfies & fes romans.

L'Auteur de la Bibliotheque Lorraine affure que *Gratien Bauderon*
avoit compofé dans fa jeuneffe un traité d'anatomie & un ouvrage
fur les maladies épidémiques de fon tems, qui n'ont pas été imprimés. Il a ajouté à la pharmacopée de fon pere, des notes qu'on trouve
dans l'édition de Lyon de 1628 : on y lit encore un difcours apologétique en faveur du fentiment de fon pere, fur l'utilité de la thériaque,
contre le champignon & l'efficacité de la chalcite dans la compofition

de la thériaque : ce difcours étoit fait contre *Fontaine*, Médecin de Montpellier , qui avoit réfuté ce fentiment dans fon traité de la thériaque.

BAUDIS (*Joachim*) de Breslaw , a publié à Leipfic , en 1570, *in-8*. un traité de *Bernard GORDON , de confervatione vitæ humanæ.* Nous avons encore de lui , *confilia medica ,* qu'on trouve dans l'ouvrage publié par Scholzius , à Francfort , chez *les héritiers de Wechel*, en 1598, *in-fol.* & en 1610.

BAUDRY , Médecin des hôpitaux du Roi , & Intendant des eaux minérales de Bourbonne-les-Bains , a donné :

Traité des eaux minérales de Bourbonne-les-Bains , contenant une explication méthodique fur tous leurs ufages. A Dijon , chez *Sirot ,* 1736, *in-8.* Le traité eſt divifé en deux parties. Dans la premiere , l'Auteur examine les fontaines & les bains de Bourbonne , & par quelle méchanique les eaux minérales de ce lieu peuvent agir ; il rapporte enfuite quelques expériences faites fur ces mêmes eaux , & tâche d'en découvrir la nature & les propriétés. La feconde partie eſt un expofé de la méthode qu'il faut obferver dans leur ufage ; on y trouve des regles importantes fur cet objet : l'Auteur y donne , fur la faignée & la purgation , des bons préceptes , quoique communs ; il parle enfuite des différentes maladies où les eaux de Bourbonne conviennent. Le détail dans lequel il entre à cet égard , n'offre rien de nouveau ; il ne laiffe pas cependant d'être utile. L'Auteur donne fon traité comme s'il n'y en avoit jamais eu fur le même fujet ; il y a apparence qu'il ne connoiffoit pas ceux qui avoient déjà paru à Lyon en 1590, & à Londres , en 1658.

I. BAVER (*Jean-Guillaume*) a écrit :
De polypo cordis , 1724, *in-4.*

II. BAVER (*Jean-Baptiſte*) a donné :
Differtatio de metallorum noxâ , in ciborum , potuum, ac medicamentorum præparatione cavendâ. Pragæ , 1751 , *in·4.*

III. BAVER. (*Jean-Adam*) Nous avons de lui :
Differtatio de cydoncis , & eorum ufu eximio Medico. Helmſtadii, 1744, *in-4.*

BAVERIUS DE BAVERIIS , (*Jean*) natif d'Imola , ville de l'Etat de l'Eglife , dans la Romagne , étoit au quinzieme fiecle Profeffeur en médecine dans l'Univerfité de Boulogne. Il a donné :

1. *De balneis.* On trouve cet ouvrage dans la collection *de balneis*, édition de Venise.

2. *Confilia.* Bononiæ, 1489, *in-fol.* Papiæ, 1521, *in-fol.*

BAUERMULLER, (*Jean-Simon*) Médecin de ce siecle, qui a écrit :

1. *Specimen theoriæ medicæ.* Vurzburg, 1716, *in-8.*

2. *De ufu partium.* Ibid. 1726, *in-4.*

BAUGIER. Nous avons sous son nom :

Traité des eaux minérales d'Attancourt en Champagne, avec quelques obfervations fur les eaux minérales de Sermaife. A Châlons, chez Seneuze, 1696, *in-12.*

BAUHESIUS, (*Pierre*) Médecin du seizieme siecle a écrit :

1. *De thermarum aquifgranenfium viribus, caufâ ac legitimo ufu, epiftolæ duæ, fcriptæ anno 2550 ; in quibus etiam acidarum aquarum ultrà leodium fiftentium facultas & fumendi ratio explicantur.* Antuerpiæ, apud *Pælum,* 1555, *in-8.*

2. *Confilia quædam de Arthritide.* On les trouve dans la collection de Garet, imprimée à Francfort, chez *Wechel & Fifcher,* 1592, *in-8.*

I. BAUHIN, (*Jean*) né à Amiens le 24 Août 1511, s'appliqua à la médecine & à la chirurgie; il exerçoit cette derniere avec succès dès l'âge de 18 ans, & la réputation qu'il acquit peu de tems après, de n'être pas moins habile dans la médecine, engagea plusieurs Princes à le consulter, & la Reine Catherine de Navarre à lui donner le titre de son Médecin ; il avoit été élevé dans la Religion Catholique ; mais ses liaisons avec les Hérétiques, le porterent à y renoncer, pour suivre les erreurs de son tems. Vers l'an 1532, il passa en Angleterre où il exerça la médecine, avec éclat, pendant trois ans, au bout desquels il revint à Paris & s'y maria : comme il se mêla d'y dogmatiser, & de protéger ouvertement les Fauteurs des nouvelles opinions, il fut mis en prison sous le regne de François I, & condamné à être brûlé ; mais la Reine Marguerite, sœur de ce Prince, obtint sa grace & sa liberté, & le fit même son Médecin & son Chirurgien ordinaire. Quelque tems après, ne se croyant pas en sûreté en France, malgré cette protection, il se retira d'abord dans la forêt d'Ardenne, puis à Anvers, où il exerça la médecine. La crainte de l'Inquisition Espagnole lui fit encore quitter de ce pays pour passer en Allemagne : enfin, il fixa sa demeure à Bâle, où il fut d'abord Correcteur de l'Imprimerie de Froben ; mais croyant trouver plus de ressource dans l'exercice de la médecine, il s'y livra en entier,

& fe fit eftimer dans l'exercice de cette profeffion. La Faculté le nomma Affeffeur, & enfuite Doyen de fon Collége. Il mourut âgé de 71 ans, laiffant deux fils, dont nous allons parler : il n'a rien écrit ; mais nous avons cru devoir en faire mention, pour faire connoître l'origine des différens Médecins de ce nom, fes defcendans, qui fe font diftingués dans leur profeffion & qui ont enrichi la médecine de leurs ouvrages.

II. BAUHIN, (*Jean*) fils du précédent, & Médecin comme lui, étoit né en 1541 ; il avoit étudié à Montpellier, où il fut immatriculé en 1561 : il choifit, fuivant l'ufage, Rondelet pour fon Parrein ; il y prit fes degrés les années fuivantes, & revint enfuite dans fa patrie ; il s'appliqua auffi à l'éloquence, & fut élu Profeffeur de rhétorique à Bâle, en 1566. Quatre ans après, il alla à Montbelliard où il exerça la médecine ; il mérita la confiance d'Ulric, Duc de Wirtemberg, dont il fut le Médecin pendant plus de 40 ans. Il mourut à Montbelliard, en 1613, âgé de 72 ans. Nous avons de lui les ouvrages fuivans :

Hiftoire notable de la rage des loups, advenue l'an 1590, & les remedes pour empêcher la rage. A Montbelliard, chez *Foillet*, 1591, *in*-8. On y trouve un détail des médicamens qui furent employés, & des différens fecours qui furent mis en ufage pour guérir les perfonnes qui avoient été mordues & bleffées par ces animaux.

2. *De plantis à Divis & Sanctis nomen habentibus.* Bafileæ, apud *Waldkirch*, 1591, *in*-8.

3. *De plantis abfynthii nomen habentibus.* Montifbelgardi, apud *Foillet*, 1593, *in*-8. On y a joint un ouvrage de *Claude Rocard* fur le même fujet,

4. *Traité des animaux ayant ailes, & qui nuifent par leurs piquures.* A Montbelliard, 1593, *in*-8. Il y a apparence que ce n'eft qu'une traduction du latin.

5. *Hiftoria novi fontis, balneique Bollenfis in Ducatu Wittembergico ad acidulas gopingenfes.* Ibid. 1598, 1600, *in*-4. Ibid. 1660, *in*-4.

6. *Hiftoriæ fontis & balnei Bollenfis, liber IV, de lapidibus, metallicifque miro naturæ artificio in ipfis terræ vifceribus figuratis, necnon de ftirpibus, infectis, avibus, aliifque animalibus, partim in putei penetralibus, partim in vicinia inventis & obfervatis.* Ibid. 1598, *in*-4.

7. *Hiftoire des merveilleux effets d'une fontaine fituée au Comté de Montbelliard, appellée la Sainte-Fontaine.* A Montbelliard, chez *Jacques Foillet*, 1601, *in*-8.

8. *De aquis medicatis nova methodus.* Ibid. 1505, 1607, 1612, *in*-4. traduit en allemand par *David Forfter*, à Sftutgard, 1602, *in*-4. Cet ouvrage, divifé en quatre livres, traite des fontaines d'eaux minérales,

minérales, & fur-tout d'eaux thermales les plus célèbres, & des bains de toute l'Europe, mais principalement du Duché de Wirtemberg : l'Auteur indique leurs vertus, la maniere la plus propre à les analyſer, & celle d'en faire uſage ; il parle encore de pluſieurs plantes, inſectes & foſſiles, qu'il a fait repréſenter dans des planches gravées.

9. *Hiſtoriæ plantarum prodromus.* Ebroduni, 1619., *in-4.* Henri *Cherler* a travaillé à cet ouvrage avec *Bauhin.*

10. *Hiſtoria plantarum univerſalis.* Ebroduni, 1650, 1651, *in-fol.* 3 vol. *Henri Cherler* a encore travaillé à la compoſition de cet ouvrage, qui a été augmenté par *Dominique Chabræus,* & publié par *François-Louis de Graffenvied,* Seigneur de Gertzenſée ; il y a 3428 planches en bois, mais qui ſont médiocres, & la deſcription de 5266 plantes, diſtribuées en quarante livres ou claſſes, en les conſidérant relativement, 1°. à quelques-unes de leurs parties ; 2°. à leur durée & grandeur ; 3°. à leurs qualités. On y trouve encore une expoſition des vertus, préparations, extraits, diſtillation des plantes ; leurs ſynonymes ; leurs dénominations dans pluſieurs langues ; la réfutation des erreurs de quelques-uns de ceux qui ont écrit ſur les plantes. Cette hiſtoire eſt eſtimée. En 1666, *Chabré* a extrait & réduit les trois volumes dont cet ouvrage eſt compoſé, en un ſeul volume *in-fol.* aſſez mince, où toutes les figures de *Bauhin* ſont rapportées.

III. BAUHIN, (*Gaſpard*) fils de *Jean Bauhin,* & frere du précédent, naquit à Bâle le 17 Janvier 1560. Il ne fut pas moins habile que ſon pere & ſon frere. A l'âge de ſeize ans, il commença d'étudier la médecine ; en 1577, il alla à Padoue ; il s'appliqua avec ſuccès à l'anatomie & à la botanique ; il viſita les plus célèbres Ecoles d'Allemagne ; il alla à Montpellier, & ſuivit les Ecoles de médecine de cette ville ; il y fut immatriculé en 1579, après avoir choiſi Dortoman pour ſon parrain, ſuivant l'uſage de ce tems. De retour à Bâle en 1580, il prit le degré de Docteur, & la Faculté de médecine le chargea de donner des leçons particulieres d'anatomie & de botanique. En 1596, Frédéric, Duc de Wirtemberg, lui donna le titre de ſon Médecin. Il fut Médecin de la ville en 1614, & il paſſa dans le cours de cette année à la profeſſion de la médecine pratique : il fut quatre fois Recteur de l'Univerſité, & huit fois Doyen de ſa Faculté. Il mourut à Bâle le 5 Décembre 1624, à l'âge de 63 ans ; il laiſſa un fils, *Jean Gaſpard,* dont nous parlerons dans l'article ſuivant. Nous avons de lui pluſieurs ouvrages d'anatomie & de botanique.

1. *De corporis humani partibus externis, liber, hoc eſt, univerſalis methodicæ anatomiæ, ad veſalium accommodatæ, lib.* 1, *multis novis,*

iifdemque rarioribus obfervationibus propriis refertus. Bafileæ , apud *Epifcopium* , 1588 , *in*-8. apud *Henr.* Petri , 1592 , *in*-8.

2. *Anatomes*, *liber II*, *partium fpermaticarum traclationem per quatuor caufas continens.* Bafileæ , apud *Henr.* Petri , 1592 , *in*-8. 1596, *in*-8.

3. *Notæ in Aloyf. anguillarum de fimplicibus.* Ibid. 1593, *in*-8.

4. *Anatomica corporis virilis & muliebris hifloria.* Lugduni-Batav. apud *le Preux* , 1597 , *in*-8. Bafileæ , apud *Filell* & *Konig* , 1609 , *in*-8.

5. *Enumeratio plantarum* (2460) *ab Herbariis noftro fæculo defcriptarum* , *cum earum differentiis.* Bafileæ , apud *Sebaft.* Henr. Petri , 1599 , *in*-4. L'Auteur y donne en même-tems les différentes dénominations & la defcription de 164 plantes, qui n'avoient pas été décrites ; il y a repréfenté dans des planches, huit plantes qui n'avoient pas encore été gravées.

6. *De corporis humani fabricâ* , *lib. IV* , *methodo anatomicâ in publicis prælectionibus propofitâ; ad Andr. Vefalii tabulas inftitutâ, & multis inventis & opinionibus auctâ.* Bafileæ , 1590 , 1600, *in*-8. Francofurti, apud *Debry* & *Merian* , 1605 , *in*-8. 1621 & 1640, *in*-4. Ces deux dernieres éditions portent le titre de *Theatrum anatomicum.*

7. *Animadverfiones in hifloriam generalem plantarum* , item *catalogus plantarum circiter quadringentarum eo in opere bis , terve pofitarum.* Francofurti, apud *Baffæum* & *Haitman* , 1601 , *in*-4. traduit en françois , à Lyon, 1719 , *in*-12 , 2 vol.

8. *Inflitutiones anatomicæ, Hippocratis , Galeni , Ariflotelis auctoritate illuflratæ.* Bafileæ , 1592 , 1604 , 1609 , *in*-8. Francofurti, apud *Debry*, 1604, & apud *Paulum Jacob*, 1616, 1618, *in*-8. Oppenhemii, 1614, 1629, *in*-8. Lugduni, 1597 , *in*-8. Bernæ , 1604 , *in*-8.

9. *De hermaphroditorum & monflroforum partuum naturâ, libri duo.* Francofurti, apud *Becker* , 1600, *in*-4. 1604, *in*-8. 1629 , *in*-8. Oppenhemii, apud *Gallerum* , 1614 , *in*-8.

10. *De partibus corporis humani.* Bafileæ , 1602 , *in*-4.

11 *Præludia anatomica.* Bafileæ , 1601 , *in*-4.

12. *De offium naturâ.* Bafileæ , 1604 , *in*-4.

13. *Introductio ad doctrinam pulfuum.* a paru avec l'*Ars fphygmicæ* de Jean *Struthius* en 1602 , *in*-8.

14. *De compofitione medicamentorum.* Offenbachii, apud *Nebenium* , 1610, *in*-8. Francofurti , apud *Hæredes Baffæi* , 1610 , *in*-8.

15. *De lapidis bezoar orientalis & occidentalis, Cervini & Germanici ortu, naturâ, differentiis, veroque ufu.* Bafileæ , apud *Waldkirch* , 1613 , *in*-8. Ibid. apud *Regem* , 1625 , *in*-8.

16. *De homine, oratio.* Bafileæ , apud *Genath* , 1614 , *in*-4.

17. *De remediorum formulis, Græcis, Arabibus & Latinis, ufitatis.* Francofurti, apud *Treudelium*, 1619, *in*-8.

18. *Phytopinax theatri botanici.* Bafileæ, apud *Henricum Petri*, 1596, *in*-4. apud *Regem*, 1671, *in*-4. Francofurti, 1620, *in*-4. On y trouve environ 400 plantes, dont on doit la premiere defcription à l'Auteur, mais dont les planches font médiocres.

19. *Prodromus theatri botanici.* Francofurti, apud *Jacobum*, 1620, *in*-4. Bafileæ, apud *Regem*, 1671, *in*-4. L'Auteur annonce qu'il y donne la defcription de 600 plantes nouvelles ; cependant il y en a plufieurs qui avoient été déjà décrites par l'*Eclufe*.

20. *Catalogus plantarum circà Bafileam fponte nafcentium, cum earumdem fynonymis, & locis in quibus reperiuntur.* Bafileæ, apud *Genath*, 1622, *in*-8. Ibid. 1671, *in*-8.

21. *Pinax theatri botanici.* Bafileæ, apud *Regem*, 1623, *in*-4. 1671, *in*-4. 1683, *in*-4. Cet ouvrage contient une efpece de table ou répertoire des ouvrages de botanique de Théophrafte, de Diofcoride, de Pline & de plufieurs autres Botaniftes, avec l'énumération d'environ 6000 plantes dont ils ont parlé, l'indication de leurs fynonymes & de leurs différences, & leur diftribution fuivant leurs genres & leurs efpeces.

22. *Epiftolæ aliquot medicæ.* On les trouve dans l'ouvrage de Jean Hornungius, intitulé, *Cifta medica*, & imprimé à Nuremberg, chez *Halbmayer*, en 1625, *in*-4.

23. *Stirpium aliquot, obfcuriùs officinis, Arabibus, aliifque denominatarum, explicatio* ; inféré dans l'ouvrage de *Denis Jonquet*, intitulé, *Hortus*, imprimé à Paris, en 1659, 1665, *in-fol*.

24. *Epiftola anatomica curiofa, ad Voglerum patrem.* Lipfiæ & Francofurti, 1673, *in*-4. On la trouve encore dans les éphémérides d'Allemagne, *ann. III.*

25. *Theatrum botanicum.* Bafileæ, 1658, *in-fol*. publié par *Jean-Gafpard Bauhin.*

Bauhin a encore ajouté des notes au commentaire de *Mathiole*, fur la matiere médicale de *Diofcoride*, publié à Bâle, en 1598, *in-fol*. il a traduit, du françois en latin, le traité de *Rouffet* fur l'enfantement céfarien ; il fit imprimer fa traduction à Bâle, en 1582 ; il annonce qu'il y a ajouté quelques obfervations ; mais elles fe réduifent à fix, qui lui avoient été communiquées par deux Médecins François de fes amis, ou qu'il avoit prifes de *Félix Plater* ; il y joignit une differtation fur le même fujet.

Il s'attribua la découverte de la valvule placée à l'entrée de l'ileum & du colon ; mais on la lui a conteftée : *Varole* & *Albert* en avoient parlé avant lui : *Archange Piccolhomini*, Médecin Romain, en avoit auffi fait mention dans les leçons anatomiques qu'il publia en 1586. Riolan l'a encore taxé de Plagiat, sous prétexte qu'il s'eſt beaucoup servi des œuvres de Veſale pour faire ſon anatomie ; mais il eſt aiſé de juſtifier *Bauhin* de cette imputation ; il n'a pas caché combien les œuvres de cet Anatomiſte lui avoient été utiles ; il a même publié qu'il s'en étoit beaucoup ſervi : un pareil aveu paroît devoir le mettre à l'abri de l'accuſation de Plagiat. A dire vrai, on ne doit pas croire aveuglément ce que *Riolan* a dit contre *Bauhin* ; il étoit ſon ennemi mortel ; il l'a pluſieurs fois appellé *homme vain, ſans jugement & ſans connoiſſances*.

La botanique doit beaucoup à *Bauhin* ; il eſt le premier qui ait recueilli & concilié la ſynonymie des plantes nommées par les Botaniſtes ; il en a connu 6000, dont il a rapporté les citations dans ſon *pinax*; il les a diviſées, relativement à leurs qualités & à leur enſemble, en douze livres ou claſſes, & chacune de ces claſſes, en ſix ſections. Cet ouvrage, fruit d'un travail de 40 ans, eſt immenſe par la confrontation que *Bauhin* a faite avec beaucoup d'exactitude de toutes les dénominations ou phraſes latines appliquées aux plantes depuis *Tragus* : il mérite toute notre reconnoiſſance ; cependant, dans l'établiſſement des genres des plantes, il s'arrêtoit beaucoup à leurs vertus, comme il paroît par ce qu'il dit dans ſon édition de Mathiole ; auſſi vouloit-il placer dans les eſpeces de ſafran bâtard, la plante qu'il nomme *helenum indicum maximum*, parce qu'il étoit perſuadé que les vertus de cette plante approche de celle du ſafran bâtard : mais, ſuivant cette regle, le ſéné, la rhubarbe, la ſcamonée, &c. ne ſeroient qu'un même genre.

IV. BAUHIN, (*Jean-Gaſpard*) fils de *Gaſpard*, naquit le 12 Mars 1606 ; il ſe voua à la médecine, à l'exemple de ſes ancêtres, &, comme eux, il y réuſſit ; il voyagea en France, en Hollande & en Angleterre ; & après ſes courſes, il fut reçu au Doctorat dans ſa patrie, en 1629 ; on lui donna la chaire de Profeſſeur d'anatomie & de botanique, & trente ans après, il eut celle de médecine-pratique. Frédéric, Margrave de Bade-Dourlach, le nomma ſon Médecin en 1640. Léopold Frédéric, Duc de Wirtemberg, lui donna le même titre en 1648 ; enfin, le feu Roi Louis XIV, l'honora du titre de ſon Conſeiller & de ſon Médecin, en 1659 ; il fut Profeſſeur en médecine pendant 55 ans ; cinq fois Recteur de l'Univerſité, & dix-neuf fois Doyen de la Faculté. Il mourut le 14 Juillet 1685, âgé de 79 ans ; il eut pluſieurs enfans : 1°. *Jean-Frédéric*, Médecin, qui a exercé ſa profeſſion à Bâle avec réputation, & a été Médecin de Sibille, Ducheſſe Douairiere de Wirtemberg ; 2°. *Jean-Jacques*, auſſi Médecin ; nous en parlerons dans l'article ſuivant ; 3°. *Jérôme*, encore Médecin & Profeſſeur d'anatomie & de botanique, qui mourut à la fleur de ſon âge & laiſſa un fils, appellé *Jean Gaſpard*, qui a exercé la médecine à Montbelliard ; 4°. trois autres fils qui entrerent dans l'état eccléſiaſtique, & furent Miniſtres de la religion.

Jean-Gaſpard Bauhin a mis la derniere main au premier volume du Théâtre botanique de ſon pere, & à quelques autres ouvrages relatifs à la pratique de la médecine & les a publiés.

V. BAUHIN, (*Jean-Jacques*) fils du précédent; il fut reçu Docteur en médecine dans l'Univerſité de Bâle, vers le milieu du ſiecle dernier. Il a écrit :

De elementis & temperamentis. Baſileæ, 1659, *in-4.*

BAVISANUS, (*François-Dominique*) natif d'Albe, & Médecin du Prince Emanuel-Philibert de Savoye, étoit, dans le ſiecle dernier, en grande réputation de ſcience & de piété; il exerçoit la médecine à Turin, où il mourut âgé de plus de 80 ans. Nous avons de lui les ouvrages ſuivans :

1. *La piſcina ſalutari ne bagni de Valdieri, con trattado methodico, dogni oſſervaſſioni e regola neceſſaria ſecondo la diverſita de mali, &c.* In Torino, 1674, *in-8.*

2. *Magnus Hippocrates medico-Moralis.* Taurini, 1682, *in-4.*

BAUKR, (*J. Gotthlieb*) Médecin Allemand de ce ſiecle, qui a écrit :

1. *De nervis, eorumque in corpore humano præſtantiâ.* Lipſiæ, 1725.

2. *De cauſâ fecunditatis gentis circumciſæ.* Ibid. 1734, *in-4.*

3. *De motibus inteſtinorum.* Ibid. 1747, *in-4.*

I. BAUMANN (*Gérard*) n'eſt connu que par un petit ouvrage, ſous le titre de *conſilia aliquot medica*, qu'on a inſéré dans la collection de Brendel, imprimée à Francfort, en 1615, *in-4.*

II. BAUMANN (*Jean-Nicolas*) a donné :

De tabaci virtutibus, uſu & abuſu. Baſileæ, apud *Genath*, 1629, *in-4.*

BAUMÉ, (*Antoine*) Chymiſte François, né à Senlis, le 26 Février 1728, s'eſt appliqué de bonne heure à l'étude de la chymie & de la pharmacie, & a été reçu Maître Apothicaire à Paris, en 1752; il eſt de l'Académie royale des ſciences de Paris, où il a été reçu en qualité d'Adjoint, en 1773, quoique dans l'édition de ſes élémens de pharmacie de 1769, il eût déclaré y avoir renoncé pour toujours. Il eſt connu, non-ſeulement par l'exactitude de ſes préparations chymiques, mais même par les cours publics de chymie qu'il fait dans la même ville d'une maniere diſtinguée, & par les ouvrages ſuivans :

1. *Plan d'un cours de chymie expérimentale & raiſonnée, avec un diſ-*

cours hiftorique fur la chymie. Paris, chez *Hériffant*, 1757, *in*-8. Il
a donné cet ouvrage avec M. *Macquer* ; Médecin de Paris.

2. *Differtation fur l'æther*, *dans laquelle on examine les différens
produits du mélange de l'efprit-de-vin avec les acides minéraux.* Paris,
chez *Hériffant*, 1757, *in*-12. L'Auteur s'eft propofé moins d'examiner l'æther, que les autres produits de ce mélange, rangés fous
deux claffes : 1°. les liqueurs qui accompagnent l'æther ; 2°. les matieres qui reftent dans la cornue & forment le refidu : il indique
les proportions de ces derniers & les précautions qu'il croit néceffaires pour retirer du mélange la plus grande quantité de liqueur
æthérée ; on trouve encore le détail des opérations que l'Auteur
a faites pour s'affurer que le mélange de l'acide nitreux avec l'efprit de vin devoit fe faire dans la proportion de trois parties fur
deux, & que tout le fecret pour empécher l'explofion, confifte à
donner à l'efprit-de-vin un mouvement de rotation, lorfqu'on y
verfe de l'acide nitreux. Il termine fon ouvrage par une courte expofition d'un appareil qu'il croit propre à fournir de l'æther marin.
L'Auteur traite toutes fes expériences en détail ; il fe borne à la
manipulation, fans entrer dans les raifons phyfiques, ni dans les propriétés médicinales.

3. *Elémens de pharmacie théorique & pratique.* A Paris, chez *Damon-
neville & Mufier*, 1762, *in*-8. chez *la Combe*, 1769, *in*-8. L'Auteur annonce que fon ouvrage contient toutes les opérations fondamentales de la pharmacie & une explication de ces opérations
par les principes de la chymie, la maniere de bien choifir, de préparer & de mêler les médicamens, avec des remarques & des réflexions fur chaque procédé, les moyens de reconnoître les médicamens falfifiés ou altérés, les recettes de médicamens nouvel-
ment mis en ufage ; les principes fondamenteux de plufieurs arts
dependans de la pharmacie, tels que l'art du Confifeur, & ceux
de la préparation des eaux de fenteur & des liqueurs de table,
avec une table des vertus & dofes des médicamens. Après avoir
rejetté la divifion que l'on avoit faite de la pharmacie galénique &
chymique, il diftribue fon ouvrage en quatre parties : la premiere
traite de la connoiffance des médicamens ; elle eft fort courte ; la
feconde, qui eft relative au choix de ces mêmes médicamens, eft plus
étendue ; l'Auteur y donne des regles générales prifes la plupart
de Sylvius, fur le choix des fimples, fur le tems de les cueillir, fur
celui de fe procurer les racines. Il traite enfuite, en autant d'articles particuliers, du choix des plantes, des fleurs, des femences,
des fruits, des bois, des écorces, des animaux & de leurs parties ;
des minéraux, de la deffication des drogues fimples, de leur confervation, de la fophiftication de ces mêmes drogues fimples, & des
moyens de la reconnoître. Il termine cette partie par un petit traité

des inftrumens qui fervent dans la pharmacie. Dans la troifieme, qui eft relative à la préparation des médicamens, l'Auteur décrit celle des minéraux, des animaux & des végétaux; mais il donne fes defcriptions fans ordre, il ne fuit pas même celui des opérations qu'il fait fubir aux médicamens. La quatrieme partie traite de la mixtion des médicamens: l'Auteur s'y eft occupé de ce qui eft relatif à la manipulation de l'Artifte; il s'eft étendu encore fur les propriétés chymiques de certaines fubftances.

4. *Manuel de chymie, ou expofé des opérations de la chymie & de leurs produits.* A Paris, chez *Didot, Mufier* & *Panckoucke,* 1763, *in*-12. Ibid. chez *la Combe,* 1765, *in*-12. 1769, *in*-12.

5. *Mémoire fur les argilles, ou recherches & expériences chymiques & phyfiques fur la nature des terres les plus propres à l'agriculture, & fur le moyen de fertilifer celles qui font ftériles.* A Paris, chez *Didot,* 1770, *in*-8. Ce Mémoire eft divifé en trois parties: dans la premiere, l'Auteur examine quels font les principes de l'argille; dans la feconde, il s'occupe des changemens naturels que les argilles éprouvent, c'eft-à-dire, des altérations que la nature opere d'une maniere infenfible fur les argilles qui reftent en place, & non de celles qu'elle occafionne aux argilles qu'elle tranfporte par le moyen des eaux, des vents, ou qui font expofées au feu des volcans, &c. la troifieme a pour objet les moyens de fertilifer les argilles. L'ouvrage eft terminé par des projets d'expériences de végétation dans les mélanges de terres, faits dans toute forte de proportions. Ce mémoire eft intéreffant par fon objet & par la maniere dont il eft traité.

6. *Chymie expérimentale & raifonnée.* A Paris, chez *Didot,* 1773, *in*-8. 3 vol. Cet ouvrage n'eft relatif qu'au regne minéral. Après un avertiffement qui contient le plan de l'ouvrage, viennent des prolégomenes, deftinés à la defcription des fourneaux, vaiffeaux, luts, uftenfiles & des manipulations les plus générales, fervant aux opérations de chymie; c'eft, à proprement parler, l'Inventaire de tout ce qui concerne un laboratoire, & des inftructions propres à tous ceux qui entreprennent d'y travailler. A ces prolégomenes, fuccede une introduction à la chymie; cet article eft uniquement théorique: l'Auteur y expofe les principes le plus généralement reçus fur ce qui concerne les décompofitions & combinaifons des différentes fubftances, les affinités, & autres généralités dont on a coutume de s'occuper en commençant les cours de chymie; il entre enfuite en matiere, & décrit les propriétés de tous ceux des corps fur lefquels nous avons déja aequis quelques connoiffances, en commençant par ceux qu'on regarde comme les plus fimples, faifant fuccéder ceux qui le font moins, & s'élevant enfin jufqu'aux mixtes les plus compofés. A la fuite des procédés ordi-

naires de chymie, l'Auteur a joint ce que tout homme qui s'occupe de cette science ne peut se dispenser de connoître de plusieurs arts, tels que ceux de la poterie en terre cuite, de la porcelaine, de la fayence, des émaux, de la verrerie en verre commun, en cryftal, & en verres colorés, ou pierres précieuses artificielles. Il passe de là à ce qui concerne la métallurgie, il la commence par un discours intitulé, *vues générales sur l'organisation intérieure du globe, & sur la formation des mines & des métaux.* Ces mixtes sont, suivant *Baumé*, toujours formés dans la mer. Après une courte notice des mines de chaque espèce de matière métallique, & des observations sur la recherche, la fouille, la direction des mines, sur les exhalaisons ou vapeurs souterreines; l'Auteur traite de ce qui concerne l'essai en petit, & le travail en grand de chaque espèce de minéral metallique, il passe delà aux pyrites, à l'examen des eaux minérales, à l'extraction du sel commun de l'eau de mer & de celle des puits & fontaines salées, en s'étendant principalement sur l'exploitation des Salines de Franche-Comté & de Lorraine. L'ouvrage est terminé par la description du dessalement de l'eau de la mer, suivant la méthode de distillation qu'à adopté *Poissonnier*; par le travail en grand des Salpêtriers pour l'extraction & la purification du nitre; & enfin par des réflexions sur la pierre philosophale. Cet ouvrage est rempli d'une multitude de faits, d'expériences & de recherches intéressantes.

I. BAUMER, (*Jean-Guillaume*) Médecin de nos jours, qui a été reçu au Doctorat dans l'Univerfité de Hall. Il a écrit:

1. *De hæmoptœ.* Halæ Magd. 1748, *in-4.*

2. *Differtatio de animali generatim, fpeciatim de humanâ naturâ.* Erfordiæ, 1754, *in-4.*

II. BAUMER, (*Jean-Philippe*) Médecin de l'Univerfité de Gieffen; Nous avons de lui:

Via valetudinem fecundam tuendi. Gieffæ, 1771, *in-8.*

BAUMLER, (*Gottlieb Sanf.*) Médecin Allemand de ce fiecle, qui a donné:

Mitteidiger artz, &c. c'eft-à-dire, *le Médecin fenfible,* &c. A Strafbourg, 1731, 1736.

I. BAUSCH, (*Léonard*) a donné:

1. *Commentarii in libros Hippocratis de locis in homine; de medicamento purgante; de ufu veratri; de diætâ.* Matriti, *ex Officinâ regiâ.* 1594, *in-fol.*

2.

2. *Epiſtolæ quædam medicæ.* On les trouve dans la *Ciſta medica* de Simon Balbmayer.

Il a encore publié le traité *de peſte* d'Agricola, après y avoir fait des additions. Swinfurti, apud *Kemlinum*, 1605, *in-8.*

II. BAUSCH, (*Jean-Laurent*) Médecin Allemand, vraiſemblablement le fils du précédent, vivoit dans le ſiecle dernier; il étoit Médecin ordinaire de la ville de Sweinfurt, & Membre de l'Académie Impériale des Curieux de la Nature, ſous le nom de *Jaſon*. Il fut même Préſident de cette Académie. Il mourut en 1665, âgé de 60 ans. Nous avons de lui :

1. *Schediaſma curioſum de unicornu foſſili*, Jenæ, apud *Hauhofer*, 1666, *in-8.* inſéré dans l'ouvrage de *Fehrius*, qui a pour titre *Anchora ſacra.*

2. *Schediaſma poſthumum de cœruleo & chryſocollâ.* Jenæ, apud *Treſcherum & Niſium*, 1668. *in-8.*

3. *De hæmatite.* Jenæ, 1665, *in-8.* Lipſiæ, 1666, *in-8.* L'Auteur parle d'abord des maladies qui ſont la ſuite des hémorrhagies & des plaies tant internes qu'externes. Il parle enſuite de l'hématite : il confirme par quantité de paſſages, que cette pierre a la vertu que les Naturaliſtes lui attribuent, d'arrêter le ſang. Il conſidere auſſi la maniere dont elle ſe forme, & ſes eſpeces différentes; mais il traite tous ces ſujets, plus par autorité, que par raiſon.

4. *De ætite.* Jenæ, 1665, *in-8.* Lipſiæ, apud *Treſcherum*, 1666, *in-8.* L'Auteur rapporte ce qu'on a dit ſur cette matiere; il a ramaſſé pluſieurs paſſages qu'il rapporte avec beaucoup d'exactitude. Il aſſure qu'elle ſe trouve dans la mer & ſur ſes rivages, dans les rivieres, & quelquefois dans les champs & ſur les montagnes, & qu'on ne la rencontre point dans les nids d'aigle, comme quelques Naturaliſtes l'ont avancé: mais il demeure d'accord des deux vertus qu'on attribue à cette pierre, d'empêcher que les femmes enceintes ne ſe bleſſent, & néanmoins de faciliter l'accouchement; il déduit la diverſité de ces effets, de la différente maniere dont on en fait l'application.

BAUSNER (*Barthelemi*) étoit Saxon; il vivoit dans le ſiécle dernier; il a écrit :

De conſenſu partium corporis humani, *libri III.* Amſtelodami, apud *Ravenſtein*, 1656, *in-8°.* L'Auteur cherche à expliquer les différentes actions ou fonctions qui ſe font dans le corps humain; la maniere dont elles s'exécutent, le méchaniſme particulier de chacune d'elles, le rapport mutuel qu'elles ont les unes avec les autres , & les caufes de l'Analogie ou fympathie des différentes parties.

BAUTZMANN (*Jean-Chrift.*) Chirurgien Allemand du commencement de ce fiecle ; nous avons de lui:
*Vernünftiges urtheil von todlichen Wunden. c. à. d. de la maniere de
juger des plaies mortelles.* A Leipfic , 1717 , *in*-12.

BAUVE, (*Jean de*) Chirurgien de Paris , né à Soiffons en 1732 ,
a été reçu Maître en chirurgie au Collége de Paris , en 1762. Nous
avons de lui :
*Réponfe à un écrit anonyme , au fujet d'un nouvel inftrument de chirurgie,
propre à extraire les corps étrangers , engagés dans l'œfophage , & à faire
paffer dans l'eftomac les alimens & les médicamens liquides , dans les
difficultés d'avaler.* A Paris , chez *d'Houry* , 1769 , *in*-8. Cette brochure eft relative à un inftrument inventé par l'Auteur , & dont
nous allons rendre compte.

Il a inventé un inftrument , par le moyen duquel on peut introduire dans l'œfophage tout aliment & médicament liquide : cet
inftrument a le double avantage de pouvoir extraire les corps arrêtés
dans l'œfophage , & de pouvoir fervir à porter les alimens ou les
médicamens liquides dans l'eftomac , indépendamment des organes
de la déglutition ; ce qui a déterminé l'Inventeur à lui donner le nom
d'*inftrument œfophagien* dans le premier cas , & celui de *canulle œfopha-
gienne,* dans le fecond. Cet inftrument , préfenté par l'Auteur au Roi
de Danemarck , lui a mérité l'honneur de recevoir de ce Prince une
tabatiere , avec le portrait de ce Souverain.

Il fe dit encore l'Inventeur d'un *Speculum oris* , qu'il dit avoir des
avantages fur celui qu'on trouve décrit dans les Auteurs. Cet inftrument
peut fervir à ouvrir & à tenir la bouche ouverte autant qu'il eft néceffaire pour en examiner le dedans , y faire des injections , & y pratiquer les opérations. » Il a , dit l'Auteur , plufieurs avantages fur le
» *Speculum a vis* des anciens , & fur tous ceux qu'on a inventés jufqu'à
» ce jour. 1°. Il donne beaucoup de facilité à l'opération , parce que
» l'écartement ménagé à la bafe de fon bec , s'étend à mefure qu'on
» l'ouvre , & donne plus d'aifance pour voir dans tout l'intérieur de la
» bouche , & y porter les inftrumens , les alimens & les médicamens. 2°.
» L'effort que l'on fait fur les mufcles en ouvrant la bouche, fe fait mieux
» fentir avec cet inftrument , que lorfqu'on emploie le *Speculum a vis* ,
» qui agit avec une telle violence , qu'il peut caufer des douleurs , des
» inflammations & même des convulfions. 3°. Il donne la liberté d'en
» débarraffer le malade dans un clin d'œil , en détachant d'un coup de
» doigt la lame d'acier qui tient le bec de l'inftrument ouvert ; ce
» qu'on ne fauroit faire promptement avec la vis.

Enfin , il nous a communiqué le plan d'une nouvelle machine, qu'il dit avoir inventée, & qu'il donne comme propre à maintenir la rotule fracturée en travers, après sa réduction. Les bornes que nous nous sommes prescrites, ne nous permettent pas d'en donner la description, qui seroit très-longue : nous ne pouvons qu'exhorter l'Auteur à constater les suites heureuses que peut avoir l'application de cette machine ; il rendra un service essentiel à l'humanité, s'il peut y parvenir ; il sera d'autant plus digne d'éloge, que les plus grands Maîtres y ont échoué.

I. BAUX, Médecin François, du commencement de ce siecle, qui exerçoit la Médecine à Nîmes, Ville du bas-Languedoc : il a donné, *traité de la peste, où l'on explique les principaux Phénomenes de cette maladie, & les moyens de s'en préserver, & de la guérir.* A Toulouse, chez *Guillemette*, 1722, *in-8*.

II. BAUX (*N. de*) Médecin François de nos jours, qui, après avoir été reçu au Doctorat en médecine, a été agrégé au Collége des Médecins de Marseille. Nous avons de lui :

Parallele de la petite vérole naturelle, avec l'artificielle ou inoculée. A Avignon, 1761, *in-12*. dédié au Duc de Villars, Gouverneur de Provence. L'Auteur, dans un discours préliminaire, s'efforce de prouver que la petite vérole a existé de tout tems : il n'en fixe cependant la connoissance exacte, qu'au tems des Aaron, des Isaac, des Rhasés ; mais il prétend que cette maladie a été presque abandonnée & négligée jusqu'au tems de Sydenham : il établit ensuite que la petite vérole est une maladie si universelle, qu'il n'y a qu'un très-petit nombre de personnes qui en soient exemptes : il admet un germe de cette maladie, inné dans tous les hommes. Le premier chapitre traite de l'histoire de la petite vérole naturelle, avec sa curation ; on y examine cette maladie dans l'*effervescence* ou l'*ébullition*, dans l'éruption, la suppuration & l'exsiccation. Le second chapitre contient l'examen de la petite vérole volante, que l'on nomme aussi fausse ou adultérine ; l'Auteur la regarde comme ne regnant jamais seule, & comme faisant une maladie toute différente de la vraie petite vérole. Dans le troisieme chapitre, il examine les avantages de la petite vérole artificielle ou inoculée ; après avoir prouvé que les préparations ne causent par elles-mêmes aucun dommage à la santé, l'Auteur soutient qu'elles y sont même utiles en général. Il y fait voir que cette opération est peu douloureuse, que cette maladie n'a rien d'incommode, enfin qu'elle se termine sans danger. On trouve à la fin de l'ouvrage, des réflexions qui tendent à prouver que la petite vérole naturelle ne seroit pas si fâcheuse, si les préjugés populaires n'en augmentoient le danger ; mais que cette maladie devient souvent formidable, & que l'inoculation met à l'abri de tous les accidens.

BAYARD, (*Edouard*) Docteur en Médecine, & Poëte Anglois, a donné :

Heath, a Poeme Shwing how the procure, preserve and restore it ; c'est-à-dire, *Poëme sur la santé, montrant comment il faut la procurer, la conserver & la rétablir.* A Londres, chez *Roberts*, 1744, *in-8.* septieme édition.

I. BÁYER, (*Venceslas*) de *Ellebogen.* Nous avons sous son nom les deux ouvrages suivans :

1. *De. virtute motivâ & suis instrumentis.* Lipsiæ, 1526, *in-4.*
2. *De principatu cordis.* Lipsiæ, 1533, *in-4.*

II. BAYER, (*Jean-Michel*) Médecin du siecle dernier, a donné :
Epistola admonitoria, ad Franciscum Cimam. Patavii, apud *Rizzardum*, 1662, *in-12.*

III. BAYER, (*Jean-Jacques*) habile Médecin du commencement de ce siecle, étoit né le 14 Juin 1677, à Jene, Ville d'Allemagne, dans la Thuringe. Il étoit fils de *Jean-Guillaume Bayer*, premier Recteur & Professeur en Théologie de l'Université de Hall, ensuite Conseiller du Consistoire de Weimar, Chapelain du Prince, & Pasteur de la Ville. Après avoir suivi les écoles de médecine de l'Université de Jene & de Hall, il fut reçu au Doctorat, dans la premiere, en 1700. Il alla ensuite à Hall, où il commença à donner des leçons aux étudians, & à voir des malades ; il quitta ensuite cette ville, où il ne se plaisoit pas ; il alla à Nuremberg, s'y fit agréger au collége des Médecins, & fut fait en 1703 Médecin de campagne, par les Etats du Cercle de Souabe. Il devint dans la suite Physicien de la ville de Ratisbonne ; mais il conserva toujours sa place dans le collége de Nuremberg, & la bourgeoisie de cette ville. En 1704, il fut appellé à Altorff, pour y enseigner la physiologie & la chirurgie ; il y obtint peu de tems après, la premiere place dans la Faculté, & l'inspection du jardin de botanique. Il avoit été associé à l'Académie Impériale des Curieux de la Nature ; dont il fut fait Conseiller en 1720, Directeur en 1729, & Président en 1730 ; il fut très-flatté de sa nomination à cette derniere place, à laquelle sont attachées les dignités de Médecin du corps de l'Empereur, de Comte Palatin & de Noble du saint Empire Romain. Il avoit encore le titre de premier Médecin du Margrave d'Anspach & celui de *Senior* de l'Université d'Altorf ; il mourut dans cette derniere ville le 4 Juillet 1735. Il laissa deux fils, dont l'aîné, *Ferdinand-Jacques*, est médecin ordinaire de la ville de Nuremberg, Doyen de la

Faculté de Médecine de la même ville, Comte Palatin & Président, membre de l'Académie des Curieux de la Nature. Nous avons de *Bayer* les ouvrages suivans :

1. *De meritis Germanorum in re medicâ.* Altorfii, 1704.

2. *De mercurii crudi usu interno, specimen circulare.* Altorfii, apud *Meyer*, 1704, *in-4.* C'est une dissertation académique, que *Bayer* fit soutenir sous sa présidence dans les écoles d'Altorf, par Jean-Pierre Rose.

3. *De longævitate Medicorum.* Altorfii, 1705, *in-4.*

4. *De frænulo linguæ.* Altorfii, 1706, *in-4.*

5. *Problemata quædam medica.* Norimbergæ, Typis *Henrici Meyer*, 1706, *in-4.* Il y a quatre problêmes : on examine dans le premier si les vins soufrés sont nuisibles. Dans le second, on recherche si la bierre devient nuisible par le mélange des alkalis. Dans le troisieme & le quatrieme, on discute pour savoir si on doit attribuer les bons effets du thé à la plante elle-même, ou à l'eau chaude dans laquelle on la fait infuser.

6. *Dissertatio de turundis.* Altorfii, 1707, *in-4.*

7. *De visco, dissertatio medico-botanica.* Altorfii, 1706, *in-4. Bayer* ne parle point de cette dissertation dans le catalogue qu'il a fait de ses ouvrages ; ce qui fait douter qu'elle soit de lui.

8. *Oryctographia norica, sive rerum fossilium & ad minerale regnum pertinentium in territorio Noribergensi, ejusque viciniâ observatarum succinta descriptio.* Noribergæ, apud *Michaëllem*, 1708, *in-4.* Ce traité est divisé en dix chapitres : l'Auteur examine, dans le premier, la situation & la nature du territoire de Nuremberg ; il traite, dans le second, des eaux & surtout des minérales ; le troisieme est destiné aux différentes sortes de terres en usage, soit pour la médecine, soit pour les arts méchaniques. Les cinq chapitres suivans roulent sur les diverses sortes de pierres. Les minéraux salins & sulphureux sont le sujet du neuvieme chapitre, & les métaux, celui du dernier. L'Auteur s'est particuliérement arrêté sur l'article des pierres, qui occupe seul plus de la moitié de l'ouvrage. On y trouve des remarques assez intéressantes sur les diverses sortes de terres, sur les principaux genres de pierres, sur la formation des pierres figurées, sur les pétrifications de plantes & d'animaux, sur les minéraux salins & sulphureux, & sur les métaux que produit le territoire de Nuremberg.

9. *De iride, dissertatio medica.* Altorfii, Typis *Joannis Guillielmi Kohlesii*, 1710, *in-4.*

10. *Dissertatio de sanguine draconis.* Altorfii, 1712, *in-4.*

11. *Dissertatio de malo punicâ.* Altorfii, 1712, *in-4.*

12. *De millefolio dissertatio.* Altorfii, 1714, *in-4.*

13. *De scillâ, dissertatio.* Altorfii, 1715, *in*-4.

14. *De asparago, dissertatio.* Altorfii, 1715, *in*-4.

15. *De lilio convallium.* Altorfii, 1718, *in*-4.

16. *De lupulo, dissertatio.* Altorfii, 1718, *in*-4.

17. *De aristolochiâ, dissertatio.* Altorfii, 1719, *in*-4.

18. *De artemisiâ, dissertatio.* Altorfii, 1720, *in*-4.

19. *De asaro, dissertatio.* Altorfii, 1721, *in*-4.

20. *Adagiorum medicinalium centuria, recensita, variisque animad-versionibus illustrata.* Francofurti, & Lipsiæ, apud *Kohlesium*, 1718, *in*-4.

21. *Horti Medici Academiæ Altorfinæ historia curiosa, accessit commemoratio celebriorum Germaniæ hortorum botanico - Medicorum.* Altorfii, apud *Kohlesium*, 1727, *in-fol.*

22. *Biographia Professorum medicinæ, qui in Academiâ Altorfinâ unquàm vixerunt.* Altorfii & Noribergæ, apud *Hæredes Tauber*, 1728, *in*-4. L'Auteur ne parle que de quatorze Professeurs, qui sont, Taurelle, Scherbe, Sonnert, Gaspard Hoffman, Noësler, Hingerman, Maurice Hoffman, Nicolas, Bruno, J. Maurice Hoffman, Apin, Heister, Jancke & Schulze. Après avoir donné un abrégé historique de leur vie, il ajoute le catalogue de leurs ouvrages imprimés ou manuscrits.

23. *Sciagraphia musæi sui; accedunt supplementa oryctographiæ noricæ.* Norimbergæ, 1730, *in*-4.

Nous avons encore de lui un discours sur la maniere dont on a enseigné la philosophie dans l'Université d'Altorf, depuis sa fondation. Ce discours a été inséré dans l'histoire des Professeurs en philosophie de cette Université, publiée par *Apin*, en 1728.

BAYFIELD, (*Robert*) Médecin & Anatomiste Anglois du siecle dernier, a donné :

1. *Traité de la nature & du prognostic des maladies de la tête.* A Londres, chez *Maxwel*, 1663, *in*-8. écrit en anglois.

2. *Exercitationes anatomicæ in varias regiones corporis humani.* Londini, 1660, 1668, 1677, *in*-12.

BAYFORD, (*Thomas*) Chirurgien Anglois, duquel nous avons l'ouvrage suivant :

The effets of injections in to the urethra, &c. c'est-à-dire, *considérations sur les effets des injections dans l'uretre, &c.* A Londres, chez *Whiston*, 1763. Cet ouvrage est comme le préliminaire d'un autre plus étendu, qui est annoncé par l'Auteur ; il est relatif aux remedes qu'on emploie communément dans le traitement de la gonorrhée, & tend à démontrer le danger des injections dans cette maladie, lorsqu'elle est accompagnée d'inflammation.

BAYLE, (*François*) savant Médecin du siecle dernier, & du commencement de celui où nous vivons, étoit né à Comminges, ville du haut-Languedoc, en 1622. Après avoir été reçu à la Maîtrise-ès-arts, il prit le degré de Docteur en médecine : on lui donna quelque tems après une chaire de la Faculté des arts de l'Université de Toulouse, qu'il remplit avec distinction jusqu'à sa mort ; il exerça la médecine dans la même ville, avec autant de réputation que de succès : enfin, il mourut le 24 Septembre 1709, âgé d'environ 87 ans ; il étoit de l'Académie des Jeux floraux de la même ville & de celle de Boulogne ; il a été aussi habile Physicien que bon Médecin ; on peut en juger par ses écrits. Il a donné :

1. *Systema generale philosophiæ.* 1669, *in-8.*

2. *Dissertationes medicæ tres.* Tolosæ, 1670, *in-4.* Ibid. 1674, *in-4.* Brugis, 1678, *in-12.* Hagæ, 1678, *in-12.* Dans la premiere de ces trois dissertations, l'Auteur développe les causes du flux menstruel chez les femmes, & explique le méchanisme de cet écoulement péridioque ; il a recours, à cet effet, à un ferment qu'il suppose dans les sinus muqueux de la matrice, & qui, suivant lui, relâche les vaisseaux de ce viscere. Dans la seconde, il recherche les causes du rapport de l'analogie, de la sympathie des différentes parties du corps avec la matrice. Dans la troisieme, il fait voir l'utilité du lait dans le marasme.

3. *Discours sur l'expérience & la raison.* A Toulouse, 1675, *in-12.* à Paris, chez *Moëtte*, 1675, *in-12.* L'Auteur prétend montrer la nécessité qu'il y a de joindre l'expérience & la raison dans la physique, la médecine & la chirurgie ; il fait voir les erreurs dans lesquelles sont tombés ceux qui ont séparé ces deux objets, comme les Empiriques.

4. *Problemata physica & medica, & dissertationes physicæ.* Tolosæ, 1676, *in-12.* Cet ouvrage comprend deux parties, les problêmes & les dissertations ; chacune d'elles a été ensuite imprimée séparément à la Haye. Nous en parlerons dans les articles suivans.

5. *Tractatus de apoplexiâ.* Tolosæ, 1676, *in-12.* Hagæ-Comitis, 1678, *in-12.* L'Auteur, après avoir fait voir la fausseté de la définition de l'apopléxie, qu'on donne communément dans les Ecoles, examine les opinions qui y ont quelque cours, touchant la cause de cette maladie ; il rapporte ensuite les textes où Hippocrate parle de l'apoplexie ; il en tire le véritable sentiment de cet Auteur sur la cause de cette maladie ; il regarde, comme telle, l'humeur mélancolique ou atrabilaire, qui, coagulant le sang par son acidité, l'empêche de fournir au cerveau les esprits qui lui sont nécessaires pour faire

les fonctions ordinaires ; il cherche à le démontrer par les dispo-
fitions qui précédent l'apoplexie, par les accidens qui l'accompagnent, & par ce qu'on obferve dans les cadavres de ceux qui meurent de cette maladie ; il rapporte plufieurs hiftoires d'apopleftiqués ;
il rend raifon de plufieurs fymptomes qu'ils ont éprouvés ; il expofe
ce qu'on a remarqué de plus confidérable & de plus furprenant
dans leur cerveau & dans leurs poumons. Pour ne laiffer rien à dire
fur ce fujet, il traite diverfes queftions qui ne font pas moins utiles,
que curieufes ; comme par exemple, poùrquoi ceux qui ont la fievre
quarte ne font pas apopleftiques ? Comment la bile & la pituite
peuvent contribuer à l'apoplexie ? D'où vient qu'on trouve fouvent
dans le cerveau des Apopleftiques, une matiere qui reffemble à de
la gelée ? Pourquoi le vin émétique leur eft fi utile, &c. ?

6. *Differtationes phyficæ.* Tolofæ, 1677, *in-*12. Ibid. 1681, *in-*12.
Hagæ-Comitis, 1678, *in-*12. Ces differtations roulent fur différens
fujets de phyfique : 1°. fur les principes des propriétés dans les
mixtes ; 2°. fur l'économie des corps dans les plantes & les animaux ; 3°. fur les caufes & les fignes des différentes inclinations
dans l'homme ; 4°. fur la nature de la lumiere, fes propriétés, fa
réfraction.

7. *Differtatio de experientiâ & ratione conjungendâ in phificâ, medicâ
& chirurgiâ.* Hagæ-Comitis, 1678, *in-*12. Ibid. 1681, *in-*12. C'eft
le même ouvrage que celui que nous avons indiqué au n°. 3 ; on
y traite de plufieurs objets relatifs à la pratique de la médecine, &
particuliérement à la faignée ; on y fuit, à ce fujet, la doftrine de
Bellini ; c'eft-à-dire, on y établit une augmentation du mouvement
du fang dans les arteres de la partie où l'on a ouvert la veine.

8. *Problemata phyfica & medica.* Hagæ-Comitis, 1678, *in-*12. L'Auteur impugne certains objets de la doftrine des Anciens & des Modernes ; mais principalement ceux qui font relatifs aux évacuations
du fang, foit naturelles, foit artificielles, & aux crifes ; il fait voir
les erreurs multipliées de plufieurs Médecins ; relativement à ces
objets ; il développe les caufes des crifes ; il expofe enfin quelles
font les vraies indications qui doivent diriger le Praticien dans l'emploi des médicamens.

9. *Hiftoire anatomique d'une groffeffe de 25 ans, avec la recherche de
tout ce qu'on a obfervé de plus confidérable là-deffus.* A Touloufe, chez
Guillemot, 1678, *in-*12.

10. *Relation de l'état de quelques perfonnes prétendues poffédées, faites
d'autorité du Parlement de Toulouse.* A Touloufe, 1682, *in-*12.
L'Auteur explique tous les fymptomes qui avoient fait regarder ces
perfonnes comme poffédées ; il n'employe que des principes pure-
ment naturels.

11. *Felix puerpera, feu obfervationes medicæ circâ regimen puerpera-
rum*

rum & infantium recens natorum. Lugduni-Batav, 1684, *in*-12.
L'Auteur montre ici les inconvéniens qui réfultent de la pratique
de *Plater* dans les accouchemens ; il en propofe une autre qu'il préfente comme plus avantageufe.

12. *Differtation fur quelques queftions de phyfique & de médecine.* A
Touloufe, chez *Fouchac & Bely*, 1688, *in*-12. Ces queftions fe
réduifent à trois : 1°. la néceffité de la faignée ; 2°. l'action des mufcles inter-coftaux ; 3°. l'ufage des valvules du cœur.

13. *De corpore animato.* Tolofæ, 1700, *in*-4. L'Auteur y traite plufieurs matieres d'anatomie & de phyfiologie ; il y déduit le mouvement des mufcles de l'influx des efprits animaux dans les fibres
qui entrent dans leur compofition ; il y regarde les mufcles inter-
coftaux internes, comme fervant à la dépreffion des côtes ; il y
parle de l'action de marcher & de voler, des humeurs, d'un ferment
acide qu'il fuppofe dans l'eftomac ; il y préfente l'air comme le ferment du fang.

14. *Inftitutiones phyficæ.* Tolofæ, 1700, *in*-4. Parifiis, apud d'*Houry*,
1701, *in*-4. On y trouve un traité des fens & du mouvement des
mufcles.

15. *Opufcula medico-phyfica.* Tolofæ, apud *Robert*, 1700, 1701, *in*-4.
4 vol. On a réuni, dans cette collection, tous les ouvrages que nous
avons déjà indiqués, outre lefquels on y trouve encore, 1°. une
differtation fur les caufes de la fufpenfion des vapeurs dans l'air ;
2°. une autre differtation fur les corps animés ; 3°. cinq differtations
fous le titre de phyfico-morales. La premiere & la feconde roulent
fur l'habitude ; la troifieme & la quatrieme, fur la génération ; la
derniere, fur la douleur & la volupté.

Bayle vieillit à Touloufe dans l'exercice de la médecine, qu'il fçut
accorder avec l'étude de la phyfique. On a comparé fa doctrine à celle
de *Sanchez* & de *Duchefne* ; mais fa maniere, plus décidée que celle du
premier, & plus à portée des têtes ordinaires que celle du fecond,
doit lui faire donner la préférence fur eux ; il avoit moins de génie &
d'imagination ; mais il étoit plus fage : c'étoit un homme droit, qui
regardoit fans envie le mérite des autres favans, qui fermoit les yeux
fur le fien propre, & qui, dans les plus fâcheux accidens, fit paroître,
jufqu'à la fin, la fermeté d'un Philofophe chrétien. Sa modeftie pouvoit, il eft vrai, avoir pour fondement la haute réputation dont fon
nom réveilloit l'idée ; le nom de *Bayle* lui paroiffoit difficile à porter
pour un efprit modefte & bien fait ; mais il a fçu fe faire diftinguer ;
& c'eft beaucoup pour lui qu'il y ait réuffi, en prenant un parti tout
oppofé à celui de *Pierre Bayle*.

BAYNARD, (*Edouard*) Médecin Anglois, qui vivoit au commencement de ce fiecle ; il étoit membre du Collége des Médecins de Londres, & exerçoit la médecine dans cette ville. Il a écrit :

1. *Traité fur les eaux thermales.* A Londres, 1706, *in*-4. en anglois.

2. ΨχΥ^{pong}Τώ'A *or* , *the hiftory of cold-bathing* , *both ancient and modern.* London, 1706, *in*-8. avec un ouvrage de *Jean Floyer* fur la même matiere : réimprimé à Londres, en 1722 ; *in*-8.

BAYRO, (*Pierre de*) Médecin du feizieme fiecle, naquit à Turin, vers l'an 1468 ; il enfeigna, pendant long-tems, la médecine dans l'Univerfité de fa patrie ; il avoit été honoré de la dignité de Protomédic ; il fut enfin premier médecin de Charles II, appellé communément Charles-Jean Amédée, & enfuite de Charles III, qui prit poffeffion de ce Duché en 1504, & le garda jufqu'à fa mort, arrivée en 1553. *Bayro* mourut à Turin, le premier jour d'Avril 1558, âgé d'environ 90 ans, & fut enterré dans l'Eglife Métropolitaine, où l'on voit encore fon épitaphe. Nous avons de lui les ouvrages fuivans :

1. *De peftilentiâ , ejufque curatione per præfervationum & curationum regimen.* Taurini, apud *Francifcum de Silva* , 1507, *in*-4. 1513, *in*-8.

2. *Lexipyretæ perpetuæ quæftionis & annexorum folutio.* Taurini, apud *Franc. de Silva* , 1512, *in-fol.* Cet ouvrage roule principalement fur la nobleffe de la médecine : l'Auteur y examine fi la médecine eft une profeffion plus noble que la jurifprudence, foit civile, foit canonique, & fi les Médecins font plus nobles que les Jurifconfultes, & doivent les précéder.

3. *Secreti medicinali* ; c'eft-à-dire , *fecrets de médecine.* A Venife, 1561, *in*-8. Ibid. chez *Jacques Cornetti,* 1592, *in*-8.

4. *De medendis humani corporis malis Enchyridion, vulgò* veni mecum dictum , *cum adjuncto tractatu de pefte.* Lugduni, apud *Honoratum,* 1561, *in*-12. Bafileæ, apud *Zuingerum,* 1563, apud *Pernam,* 1578, *in*-8. Francofurti, apud *Saurium,* 1612, *in*-12. Ce petit traité fut publié, après la mort de l'Auteur, par Théodore Zwinger, Médecin de Bâle. C'eft un abrégé fort court, dans le goût des Médecins Arabes, rempli de recettes qu'on voit dans tous les livres de ce tems, & où l'Auteur n'a rien dit qu'on ne trouve par-tout.

5. *De doloribus mufculorum ex morbo gallico genitis, caput* : inféré dans la collection de Venife de 1566, *de morbo gallico.* Ce chapitre a été extrait de l'ouvrage précédent.

BAZICALVA *ou* BAZZICALVA, (*Afcaigne-Marie*) Médecin Italien de la fin du dix-feptieme fiecle, & du commencement du dix-huitieme, étoit né à Lucques, où il exerça la médecine. Il a publié :

Novum fyftema medico-mechanicum , & nova tumorum methodus. Parmæ, apud *Pazonum,* 1701, *in*-4.

I. BAZIN, (*David*) Médecin de ce fiecle, qui a été reçu aux degrés dans l'Univerfité de Bâle ; il a écrit :

De linguâ. Bafileæ, 1717 , *in*-4.

II. BAZIN, Médecin François, qui, après avoir reçu les honneurs du Doctorat dans l'Univerfité de Strasbourg, a exercé la médecine dans la même ville ; il étoit Correfpondant de l'Académie royale des fciences de Paris. Il eft mort dans le mois de Mars 1754, après avoir publié les ouvrages fuivans :

1. *Obfervations fur les plantes & leur analogie avec les infectes.* A Strasbourg, 1741, *in*-8. Cet ouvrage eft précédé de deux difcours : le premier, fur l'accroiffement du corps humain ; le fecond, fur la caufe par laquelle les bêtes nagent naturellement : l'Auteur prétend que la refpiration a lieu dans les plantes ; c'eft de là qu'il déduit leur élévation perpendiculaire vers l'horizon & la direction des fucs vers leurs parties fupérieures ; il prétend encore que l'air pénétre dans leurs racines enfemble avec le fuc nourricier, mais diffous & dépourvu de fon élafticité ; il veut encore que la premiere coction du fuc nourricier fe faffe dans les racines.

2. *Hiftoire des abeilles.* 1744, *in*-12. 2 vol.

3. *Traité de l'accroiffement des plantes.* 1743, *in*-8.

4. *Lettre au fujet des animaux appellés polypes.* 1745, *in*-12.

5. *Abrégé de l'hiftoire des infectes, pour fervir de fuite à l'hiftoire des abeilles.* A Paris, chez *Guérin*, 1747, *in*-12. 2 vol.

BE, (*Paul du*) Médecin François du fiecle dernier, a donné :

1. *Medulla medicinæ theoreticæ.* Parifiis, 1670, *in*-12.

2. *Medulla medicinæ practicæ.* Parifiis, 1671, *in*-12.

3. *Médecin & Chirurgien des Pauvres.* On en a fait huit éditions : l'Auteur annonce qu'il enfeigne dans cet ouvrage les moyens de guérir les maladies par des remedes faciles à trouver, & d'une préparation aifée & peu coûteufe pour toute forte de perfonnes.

BEALE, (*Barthelemi*) Médecin Anglois, qui vivoit au commencement de ce fiecle ; il eft connu par la méthode finguliere qu'il employoit dans le traitement des maladies & qu'il publia dans l'ouvrage fuivant :

An effay attempting a more certain and fatisfactory difcovery both of the true caufes of an difeafes proceeding from vicious bloods ; c'eft-à-dire, *Effai, où l'on s'efforce de développer, d'une maniere plus certaine & plus fatisfaifante qu'on n'a fait jufqu'ici, non feulement les véritables caufes des maladies qui ont leur fource dans la dépravation du fang, mais encore comment operent tous les remedes employés exté-*

rieurement pour la cure de ces mêmes maladies. A Londres, chez *Wil-kin*, 1706, *in-*8. L'Auteur recherche d'abord les caufes qui ont pu retarder jufqu'ici les progrès de la médecine, fur-tout par rapport à la pratique; il en affigne neuf: 1°. la defcription imparfaite des fignes diagnoftics; 2°. le peu de fidélité, ou le trop de confiance des Auteurs, dans les obfervations qu'ils ont publiées ; 3°. le foin avec lequel les Praticiens ont caché leurs méprifes ; 4°. la contra-riété des fentimens ; 5°. les hypothefes ; 6°. le défaut d'ordre dans la diftribution des maladies ; 7°. le peu de connoiffance qu'on a de leurs caufes ; 8°. le défaut d'examen fuffifant des remedes que nous tenons des Anciens ; 9°. la multiplicité des médicamens que les Médecins font entrer dans leurs formules. Il s'occupe enfuite de la méthode qu'on doit fuivre dans le traitement des maladies ; il exa-mine d'abord celles qui confiftent dans le mélange des médicamens avec le fang tiré des vaiffeaux, & dans l'injection des mêmes médi-camens, immédiatement dans les veines de l'animal vivant; il les réfute & en fait voir les défauts, après quoi il paffe à la méthode qui lui eft propre, & qu'il donne comme nouvelle ; il veut, que dans toutes les maladies, on commence par faigner le malade, afin de pouvoir examiner le fang encore chaud, en obferver la confiftance, la couleur, le goût, l'odeur, &c. qu'après le refroidiffement du fang on réitere le même examen, tant fur la férofité que fur la partie fibreufe ; qu'on mette ces obfervations par écrit ; que d'après cet examen on donne aux malades les remedes convenables ; que dès qu'on s'apperçoit que les remedes commencent à produire quelques bons effets, on faigne de nouveau le malade pour réitérer le même examen, & faire une comparaifon avec les obfervations précéden-tes ; il veut qu'on y revienne plufieurs fois, c'eft-à-dire, jufqu'à la guérifon ; il cherche enfuite à faire voir les avantages & l'efficacité de fa méthode ; il prévient les objections qu'on peut lui faire, & tâche de les réfuter: l'Auteur préfente, avec enthoufiafme, fa pra-tique comme la plus efficace ; mais il n'a pu réuffir à engager les malades à perdre leur fang, fans en éprouver du foulagement ; moins encore à perfuader aux Praticiens qu'il falloit faigner, non pour combattre les caufes & les fymptômes des maladies, & pour en arrêter l'activité, mais feulement pour connoître la nature des maladies & les caufes qui les produifent.

BEARD (*Richard*) a écrit:

Differtatio de ufu & operatione chalybis. Lugduni-Batav. 1713, *in-*8.

BÉATUS, (*Gabriel*) Médecin Italien, natif de Boulogne, exerça & enfeigna la médecine, pendant long-tems, dans fa patrie, où il mourut en 1587. Suivant le témoignage d'Antoine Orlandi, il a écrit un traité *de morbo gallico*, qui n'a jamais été imprimé, & qui étoit entre les mains d'*Honoré Béatus*, son fils. On ne doit point le confondre avec un autre *Béatus*, qui a traduit en latin l'ouvrage de Basile Valentin, intitulé *Azoth sive Aurelia occulta* : ce dernier s'appelloit *George* ; il étoit de Francfort, & sa traduction fut imprimée à Francfort, en 1627, *in*-8. Il ne faut pas encore le confondre avec un autre *Gabriel Béatus*, Jésuite Italien, aussi natif de Boulogne, Professeur de mathématiques & de théologie morale dans la même ville : celui-ci mourut le 6 Avril 1673, après avoir donné plusieurs ouvrages de philosophie, de mathématiques & de morale.

BEAUFFET, (*Guillaume de*) appellé encore le plus communément, *Guillaume d'AURIAC*, du lieu de sa naissance, étoit d'Aurillac en Auvergne ; il étoit Chanoine de Paris, & Maître-Régent de la Faculté de médecine de la même ville, en 1304 ; il étoit en même tems Médecin de Philippe *le Bel*, Roi de France ; il fut nommé l'année suivante à l'Evéché de Paris, & sacré à Sens par l'Archevéque Etienne Beccart ; il gouverna son Eglise jusqu'à sa mort arrivée en 1320 ; il fut enterré dans l'Eglise de Saint-Victor.

BEAUFORT, (*Jean de*) Médecin François du seizieme siecle, étoit natif de Jonquieres, petite ville de France dans la Provence ; il prenoit la qualité de Médecin du Roi, & étoit premier Professeur de médecine dans l'Université d'Aix en Provence. Il a écrit :

In Galeni de urinæ significatione ex Hippocrate libellum commentarii. Parisiis, apud *Ducarroy*, 1581, *in*-8.

BEAULIEU. (*Jacques*) Voyez *Frere* JACQUES.

I. BEAUMONT, (*Clément Guillaume de*) Médecin François du siecle dernier, a écrit :

De peste. Tolosæ, 1629, *in*-8.

II. BEAUMONT (*Hébert de*) avoit cultivé la botanique ; il avoit fait une collection de plantes dans un jardin qui lui appartenoit, & dont il a donné le catalogue dans l'ouvrage suivant :

Horti Beaumontiani exoticarum plantarum catalogus. Hagæ-Comitis, 1690, *in*-8.

III. BEAUMONT, (*Blaise*) Chirurgien, qui vivoit au commencement de ce siecle ; il étoit Chirurgien du Roi d'Espagne. Nous avons de lui :

Exercitationes anatomicas y essenciales operacions de cirurgia ; c'est-à-dire, *dissertations anatomiques, & les opérations de chirurgie les plus importantes.* A Madrid, chez *del Ribero*, 1728, *in*-4.

BEAUPREAU, (*Claude-Guillaume*) Chirurgien François, membre de l'Académie royale de chirurgie de Paris, qui, après avoir été reçu Maître en chirurgie, en 1760, s'est attaché particuliérement à la connoissance des maladies des dents & des gencives ; il exerce avec succès, dans cette ville, l'art de Dentiste. Il a écrit :

Dissertation sur la propreté & la conservation des dents. A Paris, chez *Jorry*, 1764, *in-8.* L'Auteur fait voir que la propreté des dents n'est pas seulement d'agrément, qu'elle est encore d'utilité, & même de nécessité ; que la plûpart des moyens qu'on emploie pour conserver les dents propres sont infructueux, & le plus souvent nuisibles ; que les acides sur-tout doivent être employés avec réserve ; qu'on en fait cependant un grand usage ; qu'on n'employe pas impunément beaucoup de poudres, quoique fort recommandées, & qu'elles usent, ainsi que les acides, l'émail de la dent ; il recommande, pour tenir les dents propres, une liqueur qu'il dit puissante pour enlever le tartre sans inconvénient : c'est une sorte de sel formé d'un acide uni à un alkali ; ce sel, ou plûtot cette liqueur, qu'on peut appeller *neutro-spiritueuse*, est une combinaison d'un acide minéral quelconque avec l'alkali fixe du tartre.

BEAUVALLET, (*N. de*) Médecin François du siecle dernier, a écrit :

Les prodiges chymiques, stances. 1621, *in-4.*

BEBEL, (*Henri*) Médecin du seizieme siecle, étoit natif de Justingen dans la Souabe ; l'étude de la médecine ne lui fit pas négliger les belles-lettres ; il s'y appliqua & y fit beaucoup de progrès ; ses poésies furent généralement goûtées, & lui mériterent le titre & les honneurs de Poëte couronné ; il avoit fixé sa résidence à Tubingen, où il étoit Professeur de belles-lettres. Outre beaucoup de poésies latines & plusieurs ouvrages relatifs à l'histoire & à la politique, il a encore donné le suivant, qui concerne la médecine :

Nomenclatura morborum humani corporis, græco-latina. Argentorati, apud *Schurerum*, 1513, *in-4.*

BECAN. *Voyez* COROPIUS.

BECHEBIEN, (*Pierre*) Médecin du quinzieme siecle, étoit né à Blois, vers l'an 1380, d'une famille ancienne & considérable ; il se rendit fort savant dans la médecine, & y joignit l'étude de la théologie ; il étoit Docteur-Régent de la Faculté de médecine de Paris, & fut, en 1417, le Doyen de cette Faculté. Marie de Sicile, Reine de France, & Epouse du Roi Charles VII, le choisit pour son Médecin, dans le tems que la Cour étoit à Blois. Cette Princesse lui fit donner,

vers l'an 1441, la Prévôté de l'Eglise Cathédrale de Chartres : enfin,
en 1459, il fut élevé fur le Siége Episcopal de la même ville ; mais il
ne jouit pas long-tems de fa nouvelle dignité ; il mourut la même
année. C'est lui qui a fait bâtir à Chartres le grand perron des trois Rois,
où est aujourd'hui l'Hôtel-de-Ville.

I. BECHER, (*Jean-Joachim*) fameux Chymiste du fiecle dernier,
naquit à Spire, fuivant *James* & *Eloy*, vers l'an 1625, & fuivant
Moreri, en 1645. Son pere, qui mourut à l'âge de 37 ans, parloit &
écrivoit facilement, à 28 ans, l'hébreu, le chaldéen, le famaritain, le
fyriaque, l'arabe, le grec, le latin, le flamand, l'allemand & l'italien.
Jean-Joachim, fon fils, après avoir étudié la philofophie & un peu
de théologie, fe tourna du côté des mathématiques, de la médecine,
& fur-tout de la chymie ; il apprit auffi divers métiers, dont les ufages & les privileges l'engagerent à étudier la politique & le droit ; il
fit quantité d'expériences de phyfique & de chymie, qui lui acquirent
beaucoup de réputation ; il fe fit recevoir Docteur en médecine ; il
enfeigna cette fcience à Mayence, & fut premier Médecin des Elec-
teurs de Mayence & de Baviere ; il fut appellé à Vienne en Autriche,
& y contribua beaucoup à l'établiffement de plufieurs manufactures,
d'une Chambre de commerce, & d'une Compagnie des Indes ; mais
l'envie lui ayant fait des ennemis, il quitta cette ville ; il erra pendant
dix ans ; il alla enfuite à Harlem, où il inventa une machine, par le
moyen de laquelle on dévidoit une grande quantité de foie fine en peu
de tems & avec peu de monde. Obligé de fortir encore de cette ville,
il paffa en Angleterre, & mourut en 1685, à Londres, fuivant les
uns, & à Cornouailles, fuivant les autres. James, & Eloy qui l'a copié,
rapportent fa mort à l'an 1582, parconféquent 43 ans avant fa naiffance, fuivant eux-mêmes, puifqu'ils le difent né vers l'an 1625.

Nous avons de lui les ouvrages fuivans :

1. *Inftitutiones chymicæ*, *feu manuductio ad philofophiam hermeticam.*
Moguntiæ, 1662, *in*-4. Francofurti, 1705, *in*-12. 1716, *in*-8. Ces
deux dernieres éditions, augmentées par Jean-Jacques Rofenftingel.

2. *Mufa, feu Auctoris fcriptorum index.* Francofurti, 1662, *in*-8.

3. *Aphorifmi, ex inftitutionibus Sennerti collecti.* Francofurti, apud
Beyer, 1663, *in*-12.

4. *Inftitutiones chymicæ prodomæ, id eft, œdipus chymicus obfcurio-
rum terminorum & principiorum chemicorum myfteria aperiens & refol-
vens.* Francofurti, apud *Herm. à Sande*, 1664, *in*-12. Amftelodami, apud *Weyerftraten*, 1664, 1665, *in*-12. Francofurti, 1705,
in-12. C'eft une introduction à la chymie, où les termes les plus
ordinaires de cet art font expliqués : l'Auteur y raifonne auffi fur
les principes de la chymie, qu'il compare avec ceux de la phyfique
ordinaire ; il traite enfuite des opérations chymiques, & de tout

ce qui eft néceffaire pour la production & pour la tranfmutation des métaux ; il fait tout cela en fort peu de mots ; mais il promet d'expliquer, dans des traités particuliers, ce qu'il ne fait qu'effleurer dans celui-ci.

5. *Actorum laboratorii chymici Monacenfis, feu phyficæ fubterraneæ, libri duo.* Francofurti, apud *Zunner*, 1669, *in-8.* réimprimé avec les *fupplémens*, à Francfort, 1681, *in-8*, & à Leipfic, 1703, *in-8.* 1738, *in-4.* Nous devons ces deux dernieres éditions à *Stahl.* Le premier livre roule fur l'origine des fouterreins & la ftructure du globe terreftre : l'Auteur y explique le mouvement perpétuel & circulaire des eaux, de la furperficie au centre de la terre, & du centre de la terre à la fuperficie ; il y parle des principes des minéraux, de la vertu que le fel & le fucre ont de préferver les corps de la pourriture. Le fecond eft relatif aux propriétés particulieres des fouterreins & des corps qu'ils renferment : l'Auteur termine fon ouvrage par l'expofition de mille procédés chymiques, qu'il donne comme entiérement nouveaux.

6. *Experimentum chymicum novum, quo artificialis & inftantanea metallorum generatio & tranfmutatio ad oculum demonftratur* ; *loco fupplementi in phyficam fubterraneam.* Francofurti, 1671, *in-8.* réimprimé avec le précédent & le fecond fupplément à Francfort, 1681, *in-8.* & à Leipfic, 1738, *in-4.* par les foins de *Stahl.*

7. *Parnaffus medicinalis illuftratus : ein Neveflhier Krauter, und Bergbuch, fampt der Salernifchen Schus.* A Ulm, 1663, *in-fol.*

8. *Epiftola chymica.* On la trouve dans la collection de quatre lettres relatives à la chymie, imprimée à Amfterdam, en 1673, *in-8.*

9. *Supplementum fecundum in phyficam fubterraneam.* Francofurti, apud *Zunner*, 1675, *in-8.* réimprimé avec la *phyfica fubterranea,* & le premier fupplément, à Francfort, 1681, *in-8.* & à Leipfic, 1738, *in-4.* par les foins de *Stahl* : il eft encore fous le titre de *Demonftratio phylofophica, feu thefes chymicæ.* Ce font des thefes dans lefquelles l'Auteur a voulu prouver la poffibilité de la tranfmutation des métaux en or.

10. *Experimentum novum & curiofum de minerâ arenariâ perpetuâ.* Francofurti, apud *Weidmann*, 1680, *in-8.* Londini, 1680. L'Auteur avoit propofé de tirer de l'or du fable, & d'en faire comme une miniere inépuifable. Quoique fon expérience n'ait pas réuffi, on trouve dans cet ouvrage des chofes affez curieufes.

11. *Chymifcher glücks-hafen,* **oder** *groffe chymifche concordantz und collection von* 2500 *chymifchen proceffen,* &c. c'eft-à-dire, *urna fortis fortuitæ chymica, feu concordantia chymica & collectio major* 2500 *proceffuum Chymicorum.* A Francfort, chez *Schiele*, 1682, *in-4.* Cet ouvrage n'eft relatif qu'à la chymie & à l'alchymie ; on n'y trouve

puiſſe être rapporté à la chymie, proprement dite : l'Auteur y donne une collection d'un grand nombre de procédés chymiques, qu'il a pris des Auteurs, ou qu'il a vu pratiquer dans les différens Laboratoires ; il y a ajouté ſes propres obſervations. Il a comme diviſé ſon ouvrage en vingt parties. La premiere contient un détail des écrits & de la doctrine de pluſieurs Chymiſtes : l'Auteur ne s'y eſt pas oublié. Les autres parties renferment beaucoup d'opérations chymiques, & principalement celles qui ſont relatives aux métaux. La vingtieme roule ſur différens objets, comme par exemple, ſur la maniere de blanchir les perles, & de dépurer & rendre brillans les diamans jaunâtres, ſur la fuſion de quelques métaux, ſur la régénération des plantes, &c. Nous ne pouvons nous empêcher de dire que cet ouvrage contient pluſieurs procédés abſurdes & inutiles ; mais nous devons convenir auſſi qu'il renferme un grand nombre d'expériences utiles & curieuſes.

12. *Tripes hermeticus fatidicus, pandens oracula chymica.* Francofurti, apud *Schiele*, 1689, *in-4.* On a réuni dans cet ouvrage, après la mort de l'Auteur, trois opuſcules, qu'il avoit adreſſés pendant ſa vie, à Diskinſon, à Weidmann & à Boyle. Le premier a pour titre, *laboratorium portabile* ; le ſecond, *nitri & ſalis texturæ anatomia* ; le troiſieme, *alphabetum minerale, ſeu viginti-quatuor theſes de ſubterraneorum & mineralium geneſi, texturâ & analyſi.*

13. *Oder natur-kundigung der metallen* ; c'eſt-à-dire, *phyſiologie des métaux.* Nous ne connoiſſons point cet ouvrage, & nous en ignorons l'édition.

14. *De novâ temporis dimetiendi ratione & accuratâ horologiorum conſtructionis theoriâ & experientiâ.* Londini, 1680, *in-4.*

15. *Opuſcula chymica rariora.* Norimbergæ, 1719, *in-8.* publié par *Frédéric Roth-Scholtz.*

On pourroit reprocher à *Becher* d'avoir été un peu entêté des rêveries de l'alchymie ; mais nous lui devons d'avoir appliqué le premier la chymie, dans toute ſon étendue, à la philoſophie, & d'avoir fait voir de quel uſage elle peut être pour expliquer la ſtructure, le tiſſu & les rapports mutuels des corps : ſa théorie eſt plus ſaine & plus profonde que celle des Chymiſtes de ſon tems & de ceux qui l'avoient précédé ; il déduit tout de l'eau & de la terre, qu'il regarde comme les ſeuls principes matériels des corps ; il diſtribue le principe terreux en trois eſpeces, ou, pour mieux dire, il reconnoît trois ſortes de terres élémentaires.

Becher, cet homme dont le génie égaloit le ſavoir, ſemble avoir apperçu d'un même coup d'œil la multitude immenſe des phénomènes chymiques ; les méditations qu'il fit ſur cet important objet, lui découvrirent la théorie la meilleure & la plus ſatisfaiſante qu'on eut trouvé juſqu'alors ; elle lui mérita l'honneur d'avoir pour Partiſan, &

pour Commentateur le plus grand de tous les Chymiftes Phyficiens, le célebre *Stahl* ; il fe fervit en effet, avec beaucoup de fubtilité, des principales expériences connues pour fervir de bafe à une théorie qu'il pouffa prefque auffi loin qu'il eft poffible à la raifon humaine ; il envifagea les travaux chymiques d'un autre œil que ceux qui l'avoient précédé ; il s'apperçut le premier que la chymie, telle qu'on la pratiquoit, fe bornoit à l'écorce & à la fuperficie des chofes, qu'elle tendoit peu à en approfondir la nature, & que l'analyfe en étoit reftée à des fubftances que l'on regardoit alors comme inaltérables, ou du moins, dont la décompofition paroiffoit impoffible ou inutile. Perfonne ne jetta plus de jour que lui fur ce qu'on appelle les principes chymiques ; mais c'eft à *Stahl* fur-tout que la doctrine de ce grand homme doit le degré de perfection & de clarté ou elle eft portée aujourd'hui.

II. BECHER, (*David*) Médecin Allemand a écrit :

Neue abhandlung vom Carlfbad, &c. c'eft-à-dire, *nouveau traité fur les eaux de Carlfbad.* Prague, chez *Gerle*, 1772. Cet ouvrage contient trois parties : dans la premiere, l'Auteur donne l'analyfe chymique des diverfes fources qu'on trouve à Carlfbad ; la feconde préfente des obfervations hiftoriques & phyfiques ; la troifieme eft confacrée au détail des avantages & des inconvéniens qui réfultent de l'ufage de ces différentes eaux. Cet ouvrage eft une preuve des talens de l'Auteur.

I. BECHMANN (*Fridemann*) a écrit :

De termino vitæ humanæ. Jenæ, 1673, *in*-4. Ibid. 1676, *in*-4.

II. BECHMANN (*Jean-Chriftophe*) a donné :

1. *De prodigiis fanguinis.* Francofurti, 1676, *in*-4.

2. *Catalogus plantarum in tractu Francofurtano fponte nofcentium.* Francofurti, 1676, *in*-4. traduit en allemand, 1706, *in-fol.*

III. BECHMANN, (*André*) Médecin Allemand du fiecle dernier, reçu aux degrés dans l'Univerfité de Jena. Il a écrit :

De peripneumoniâ. Jenæ, 1687, *in*-4.

BECHT, (*Jean-George*) Médecin Allemand du fiecle dernier. Il a écrit :

1. *Quæftiones Medico-phyfiologicæ*, Gieffæ, 1677, *in*-4.

2. *De fynçope.* Gieffæ, 1680, *in*-4.

I. BECK, (*Jean-Antoine*) Médecin Allemand, reçu aux degrés dans l'Univerfité d'Erfort, dans le fiecle dernier. Il a écrit :

De hydrope afcite. Erfurti, 1674, *in*-4.

II. BECK , (*Adam-Henri*) Médecin Allemand , peut-être le frere du précédent , vivoit dans le même tems. Il a écrit :

De dyfenteriâ. Marburgi-Cattor , 1683 , *in-4.*

III. BECK , (*Jean-George*) peut-être le fils d'un des deux précédens , a écrit :

1. *De viro ex polypo cordis & afthmate violento mortuo.* Gieffæ , 1718 ; *in-4.*

2. *De palpitatione cordis.* Gieffæ , 1718 ; *in-4.*

BECKE , (*David-Van-Den*) Médecin du fiecle dernier , étoit né à Minden , ville d'Allemagne , au cercle de Weftphalie ; il a exercé la médecine à Hambourg. Nous avons de lui :

1. *Epiftola ad Joëlem Langellotum de volatilifatione falis tartari.* Hamburgi , apud *Schultzium ,* 1672 , *in-8.*

2. *Experimenta & meditationes circà naturalium rerum principia.* Hamburgi , 1674 , 1684 , *in-8.* Cette feconde édition a été augmentée de beaucoup de notes ; elle eft plus correcte que la premiere ; réimprimé à Hambourg , chez *Schiller* , en 1703 , *in-8.* fous le titre de *amœnitates phyficæ , variis obfervationibus & experimentis circà rerum naturalium principia , & præcipua rerum phænomena propofitæ.*

3. *Barnerus leviter & amicè cafligatus.* Hamburgi , 1675 , *in-8.*

4. *Differtatio anatomico-practica de procidentiâ uteri.* Hamburgi , apud *Grooten* , 1683 , *in-8. cum figuris.* Cette differtation a été écrite contre *Jean Garmer.*

I. BECKER , (*Herman*) Médecin Allemand du commencement du fiecle dernier ; il avoit été reçu aux degrés en médecine à Helmftad. Il a écrit :

De paralyfi. Helmftadii , 1605 , *in-4.*

II. BECKER , (*Daniel*) Médecin Pruffien du fiecle dernier , que quelques-uns font natif de Dantzick , étoit Profeffeur en médecine dans l'Univerfité de Konifberg ; il étoit en même tems Médecin ordinaire de la ville de Schweinfurt ; il fut enfin Confeiller & premier Médecin de l'Electeur de Brandebourg ; il laiffa un fils appellé auffi *Daniel* , qui fait le fujet d'un des articles fuivans. Nous avons fous fon nom plufieurs ouvrages :

1. *Medicus Microcofmus ; feu fpagyria Microcofmi ; exhibens medicinam è corpore hominis tùm vivo , tùm extincto docte eruendam , fcitè præparandam , & dextrè propinandam.* Roftochii , apud *Ferberum* 1622 , *in-12.* Lugduni-Batav. apud *Jacobum Marci* , 1633 , *in-4.* Londini , apud *Martin* , 1660 , *in-12.*

2. *De calido innato.* Regiomonti, 1624, *in-4.*

3. *Anatome imi ventris, duodecim disputationibus delineata.* Regiomonti, 1631, *in-4.*

4. *De lacrymis.* Regiomonti, 1634, *in-4.*

5. *De cultrivoro Prussiaco, observatio & curatio singularis.* Regiomonti, apud *Segebadium*, 1636, 1643, *in-4.* Cet ouvrage est écrit en allemand ; *Manget* en rapporte le titre, comme s'il avoit été écrit en latin ; il est vrai qu'il en a été fait une traduction latine, qui a été imprimée à Leide, chez *Lemaire*, 1638, *in-8.* 1640, *in-12.* mais *Manget* ne cite aucune de ces deux dernieres éditions.

6. *Historia morbi Academici Regiomontani seu febris malignæ epidemicæ civibus Academiæ imprimis communis, &c. consensu Facultatis Medicæ in Academiâ Regiomontanâ consignata.* Regiomonti, apud *Reusner*, 1649, *in-4.*

7. *De unguento armario.* On trouve cet ouvrage dans le Théâtre sympathétique.

8. *Commentarius de theriacâ.* Regiomonti, apud *Reusner*, 1649, *in-4.*

III. BECKER, (*Jacques*) Médecin de l'Université de Strasbourg ; il vivoit vers le milieu & la fin du siecle dernier. Nous avons de lui une dissertation :

De variolis & morbillis. Argentorati, 1642, *in-4.*

IV. BECKER, (*Daniel*) fils de *Daniel*, dont nous avons déjà parlé, naquit à Konisberg, ville de la Prusse Ducale, le 5 Janvier 1627. Après avoir reçu la premiere éducation sous les yeux de son pere, il voulut se former dans des voyages, qu'il commença en 1646. Il parcourut successivement les Universités de Lubecq, de Hambourg, de Wirtemberg, de Leipsic, de Jena, d'Altdorf, d'Ingolstad, de Tubingen. Il s'arrêta enfin à Strasbourg, où il s'appliqua plus particuliérement à la Médecine. Il voulut ensuite voir la France & l'Italie ; il alla à Montpellier & passa par Bâle, où il resta quelque tems. Il suivit les Ecoles de Boulogne, de Venise, de Naples ; il revint enfin à Strasbourg, où il reçut les honneurs du Doctorat en médecine le 22 Septembre 1652. De retour dans sa patrie, il y fut fait Professeur en Médecine en 1653, Conseiller & premier Médecin de l'Electeur de Brandebourg en 1663. Il fut élu sept fois Doyen de sa Faculté ; il fut élevé deux fois à la dignité de Recteur de l'Université de Konisberg. Il mourut enfin dans cette ville pendant son second Rectorat, le 6 Février 1670, âgé de 43 ans. Il avoit été marié deux fois ; il eût douze enfans de sa premiere femme ; il ne put en avoir de la seconde, puisqu'il mourut quelques jours après son mariage.

On plaça son portrait dans l'Université de Konisberg, avec l'inscription suivante :

BECKERUM ECCE TIBI, LECTOR, QUEM CLARA DISERTUM,
PRODUXIT GEDANUM PRUSSIDOS HIPPOCRATEM.

On lui attribue les ouvrages que nous avons rapportés sous le nom de son pere ; l'uniformité des noms a sans doute donné lieu à l'erreur de *Manget*, de *Moreri*, d'*Eloy* & de plusieurs autres. Le premier ouvrage qu'on a supposé être de lui, a été imprimé en 1622, par conséquent cinq ans avant sa naissance ; le second en 1636 ; *Becker* n'auroit eu alors que neuf ans : ce n'est pas à cet âge qu'on est en état de faire & de publier des observations de médecine. Le troisieme & le dernier ont été imprimés en 1649 ; mais *Becker* étoit alors dans le cours de ses voyages ; il ne seroit pas revenu à *Konisberg*, pour y faire imprimer ses ouvrages, car leur édition est de cette ville : le troisieme est même l'histoire d'une maladie épidémique, qui avoit regné à Konisberg : *Becker* ne pouvoit en rendre compte ; il en étoit alors trop éloigné. Il paroît que ces ouvrages doivent être attribués à plus juste titre à *Daniel Becker* son pere. On pourroit tout au plus mettre sous le nom du fils celui que nous avons indiqué sous le titre *de unguento armario*, dont nous ne connoissons aucune édition particuliere ; mais c'est encore un fait très-incertain. Nous croyons cependant qu'on peut lui attribuer une dissertation *de pestilentiâ*, qu'on trouve sous le même nom, imprimée à Strasbourg en 1652, *in-4*. C'est peut-être la dissertation qu'il soutint dans les écoles de médecine de cette ville, pour être reçu aux degrés.

V. BECKER, (*Guillaume*) peut-être un des douze enfans du précédent. Il a écrit *De spasmo cordis*, 1675, *in-4*.

VI. BECKER, (*Simon-André*) peut-être aussi un des fils du même. Nous avons de lui les trois dissertations suivantes :

1. *De anginâ*. Jenæ, 1678, *in-4*.
2. *De febre malignâ*. Jenæ, 1676, *in-4*.
3. *De singultu*. Jenæ, 1676, *in-4*.

VII. BECKER, (*Christophe*) peut-être encore un autre fils du même, a écrit :

De vulnere capitis. Jenæ, 1684, *in-4*.

VIII. BECKER, (*Jean-Conrad*) que nous croyons fils du dernier *Daniel*, naquit dans le siecle dernier ; il prit les degrés de Docteur en

philofophie & en médecine. Il étoit, au commencement de ce fiecle,
Médecin ordinaire du diftrict d'Asfeld. Nous avons de lui :

1. *Paradoxum medico-legale de fubmerforum morte fine potâ aquâ.* Gieffæ
Hafforum, apud *Muller*, 1704, *in-8.* Jenæ, 1720, *in-4.* L'Auteur
cherche à faire voir l'erreur de ceux qui attribuent la mort des noyés
à l'eau qu'ils ont avalée. Il prouve qu'il n'eft pas poffible que l'eau
entre dans leur corps ; il appuie fon fentiment par des raifonnemens
fondés fur la bonne théorie. Il le confirme par quatre obfervations
qui lui font propres ; la premiere faite fur un chien, les autres fur
des hommes, dans lefquelles il n'a pas trouvé une goutte d'eau
dans les poumons, l'eftomac & les inteftins. Il termine fon ouvrage par une décade d'obfervations, dont la plupart font rares,
curieufes & intéreffantes.

2. *Prædocoonia inculpata ad fervandam puerperam.* Gieffæ, 1729
in-4.

Il a encore traduit en latin l'ouvrage de *Michel-Bernhard de Valence*,
fous le titre de *Hiftoria fimplicium.* Sa traduction a été imprimée à
Francfort fur le Mein, chez *Jungius*, en 1716, *in-fol.* avec des corrections du Traducteur.

IX. BECKER, (*Pierre*) peut-être fils ou frere du précédent, a écrit :
De duplici vifionis organo dioptrico & catoptrico, Regiomonti,
1730, *in-4.*

X. BECKER, (*Henri*) a écrit :
De doloribus. Halæ Magd. 1720, *in-4.*

XI. BECKER, (*Louis-Augufte*) a écrit :
Scrutinium operationis medicamentorum fluxus impedientium. Roftochii, 1715, *in-4.*

XII. BECKER, (*Jean-Godefroi*) a donné :
Unfug des natürlichen zinnobers ; c'eft-à-dire, *inconvéniens du cinnabre
naturel.* A Copenhague, 1709.

XIII. BECKER, (*Jean-Frédéric*) a donné :
Differtatio de fiftulâ urethræ virilis. Hallæ, 1728, *in-4.*

XIV. BECKER, (*Jean-Chrift.*) a écrit :
De purpurâ albâ. Halæ Magd. 1738, *in-4.*

XV. BECKER, (*Charles-Godefroi*) Médecin Allemand, eft né

vers le milieu de ce fiecle à Grandberg , ville d'Allemagne, dans la Siléfie. Il a étudié la médecine dans l'Univerfité de Strafbourg , où , après avoir été reçu à la maîtrife ès Arts , il a été promu en 1769 au grade de Docteur en médecine. Nous avons fous fon nom :

Specimen de intûsfufceptione cum conjunctâ obfervatione. Argentorati , apud *Heitzium* , 1769 , *in-*4.

BECKETT , (*Guillaume*) Chirurgien Anglois , membre de la Société royale de Londres ; après avoir exercé pendant quelque tems la chirurgie dans cette ville , il fe retira à Abington , ville du Comté de Bark-shire en Angleterre, où il eft mort en 1738.

Il a donné trois differtations fur l'antiquité de la vérole , qui ont été imprimées fans indication de lieu , ni d'année ; on les trouve auffi dans les tranfactions philofophiques , *ann.* 1728 & 1720. L'Auteur prétend dans la premiere , que la gonorrhée virulente regnoit déjà en Angleterre plufieurs fiecles avant l'an 1494 , & y étoit connue fous le nom de *Burning* ou *Brenning.* Dans la feconde , il foutient que la vérole eft plus ancienne dans ce Royaume , que l'an 1494 ; il cherche à prouver cette affertion , par les paffages qu'il a extraits de deux manufcrits : le premier de *Thomas Gafcoigne* , Chancelier de l'Univerfité d'Oxfort , mort en 1458 , le fecond de *Jean Ardern* , Chirurgien Anglois , qui vivoit vers l'an 1370. La troifieme roule fur la lepre des Arabes , dont l'Auteur voudroit établir deux efpeces : la premiere , qu'il regarde comme la vraie lepre ; la feconde , qu'il croit ne différer en rien de la vérole. L'Auteur n'a d'autre mérite que celui d'avoir copié les principes que le Docteur *Hans-Sloane* avoit déja avancés en 1707 , & les raifons fur lefquelles il avoit fondé fon opinion : mais s'il a copié ce Médecin dans fes erreurs , il ne l'a pas imité dans l'aveu fincere qu'il en a fait dans la fuite , en convenant que la vérole eft une maladie bien différente de celles avec lefquelles il l'avoit confondue.

I. BECTER , (*Jacques*) Médecin de l'Univerfité de Strafbourg , qui vivoit vers le milieu du fiecle dernier. Il a écrit :

1. *De refpiratione.* Argentorati , 1643 , *in-*4.

2. *De dentibus.* Argentorati , 1644 , *in-*4.

II. BECTER , (*Jean-Conrad*) peut-être fils du précédent ; il étoit Médecin de l'Univerfité de Gieffen , & vivoit à la fin du dix-feptieme fiecle & au commencement du dix-huitieme. Il a écrit :

De abortu. Gieffæ Hafforum , 1696 , *in-*4.

BEDDEVOLE , (*Dominique*) Médecin du fiecle dernier , qui , après avoir été reçu au Doctorat en médecine dans l'Univerfité de

Bâle, vers l'an 1682, pratiqua la médecine à Geneve, où il eſt mort vers le commencement de ce ſiecle. Il a donné :

1. *De epilepſiâ.* Baſileæ , 1681 , *in-4.*

2. *Eſſais d'anatomie.* A Leide, chez *Van-der-aa ,* 1686, *in-*12 : ibid, chez *Luchtmans ,* 1695 , *in-*12. Cet ouvrage , traduit en Italien , a été imprimé à Parme , en 1687. Il comprend vingt & un diſcours ; le premier , qui eſt diviſé en onze ſections, traité des élémens du corps, que l'Auteur met au nombre de cinq , l'acide, l'alkali , le ſouffre, le phlegme & la terre ; il explique leur nature, & les phénomenes qui ſont l'effet de leur mélange ; il préſente le feu comme un diſſolvant univerſel. Dans les diſcours ſuivans , il traite, 1°. du ſang , qu'il examine ſuivant les principes de la Chymie ; 2°. des glandes ; 3°. des nerfs ; 4°. des muſcles ; 5°. des cartilages , des os , des membranes ; 6°. des vaiſſeaux lymphatiques ; 7°. de la bouche & des parties qu'elle contient; 8°. de l'œſophage ; 9°. de l'eſtomac & de la chylification ; 10°. des inteſtins ; 11°. de la bile & du foye ; 12°. du changement que le chyle éprouve dans les inteſtins ; 13°. du méſentere, des veines lactées , du réſervoir du chyle , du canal torachique ; 14°. du cœur; 15°. des poumons; 16°. de la poitrine ; 17°. de la reſpiration ; 18°. de la rate; 19°. des reins & des ureteres ; 20°. de la veſſie urinaire & de l'urine. Il eſt ſurprenant que l'auteur n'ait parlé ni du cerveau , ni des parties de la génération.

BEDINELLI , (*François de Paule*) Chirurgien, natif de Fano , ville d'Italie , dans le Duché d'Urbin ; il a dabord exercé la chirurgie dans le lieu de ſa naiſſance, il a quitté cette ville vers 1750, pour s'établir à Rimini. Il a écrit :

Epicriſis in errores quoſdam vulgi ad veritatis amatores. Piſauri, apud *Gavellium ,* 1751 , *in-*8. Cet ouvrage eſt écrit contre quelques Médecins qui avoient cenſuré la conduite de l'Auteur , à l'égard de quelques malades qu'il avoit ſaignés , quoiqu'ils euſſent dans ce moment la *gonorrhea virulenta è ritentura nello ſcroto* ; c'eſt-à-dire, une chaudepiſſe *cordée.* L'Auteur répond qu'en pratiquant la ſaignée , il n'a cherché qu'à diminuer la plethore & à prevenir l'inflammation ; il ajoute qu'il n'a rien fait, qu'en ſuivant les principes de Jean Bianchi, Médecin de Rimini : il allegue enſuite un grand nombre d'autorités, ſoit parmi les anciens, ſoit parmi les modernes , entre leſquelles il cite Aſtruc , Platner , Boërhaave. Il y a dans cet écrit aſſez d'érudition & de jugement.

BEDOYA Y PAREDES, (*Pierre Gomez de*) a écrit :

Hiſtoria univerſal de las fuentes minerales de Eſpanna ; c'eſt-à-dire , *Hiſtoire univerſelle des fontaines minérales d'Eſpagne.* San jago , 1764 , *in-*4.

                                                 BEECK

BEECK , (*Herman*) a écrit :

De folliculo bilis. Trajecti , 1667 , *in*-4. Ibid. 1674 , *in*-4.

BEER , (*Frédéric-Gotthliff*) a été reçu Docteur en médecine dans l'Université de Leipsic en 1762 ; il a soutenu dans les écoles de cette Université , la dissertation suivante , sous la présidence du Docteur Krause.

De variolarum extirpatione insitioni substituendâ. Lipsiæ , 1762 , *in*-4. L'Auteur propose de substituer l'extirpation de la petite vérole à l'inoculation. Pour en prouver la possibilité , il établit d'abord que cette maladie est nouvelle & étrangere , qu'elle est toujours l'effet d'une contagion. Il en recherche ensuite la premiere origine , & donne à ce sujet des conjectures très-ingénieuses ; après quoi il s'attache à prouver qu'elle est aussi contagieuse que la peste. Il examine si l'inoculation est aussi avantageuse qu'on le prétend ; il en indique les avantages & les désagrémens ; il établit enfin qu'on pourroit bannir la petite vérole de l'Europe , en employant à l'égard de cette maladie les mêmes précautions qu'on prend à l'égard de la peste.

BEERWINCKEL , (*Tobie-Ernest*) Médecin de l'Université de Jena , qui vivoit vers la fin du siecle dernier. Il a écrit :

De venæ sectione. Jenæ , 1675 , *in*-4.

BEGIN , (*Jacques*) naquit à Dijon le 8 Mars 1659 , de *Pierre Begin* , Chirurgien ; il fut Docteur en médecine , & exerça cette profession dans sa patrie ; il étoit Sécrétaire du Roi en la Chancellerie de Bourgogne ; il est mort à Dijon le 23 Août 1729. Nous ne connoissons de lui qu'une lettre adressée à un ami , sur les écrits des sieurs *Dupré* & *Guibaudet*, imprimée à Dijon, en 1698 , *in*-12. Il y est question de la maladie de Madame *Cœur-de-Roy-Vallot* , Maîtresse des Comptes.

I. BEGUE , (*N. le*) Médecin de ce siecle , qui a eu beaucoup de réputation à Besançon , où il a exercé la médecine. Nous avons de lui :

An pestis Massiliensis à seminio verminoso ? Bisontii , 1721 , *in*-8. L'Auteur prétend que la peste tire son origine d'une foule d'œufs de vers , qui infectent d'abord la salive où les alimens , ensuite le fluide nerveux , enfin les parties solides. Il explique par ce systéme , l'origine, les progrès & les symptomes de cette maladie.

II. BEGUE DE PRESLE, (*Achille-Guillaume le*) Médecin François, né à Pitiviers , Diocèse d'Orléans , est Censeur royal , & , depuis environ quinze ans , Docteur Régent de la Faculté de médecine de Paris ; il a soutenu en 1759 , dans les écoles de cette Faculté , cette question intérestante. *An conspirantibus Magistratibus & Medicis, sanitas publica conservari ; morbique epidemici præcaveri possint ?* Il est encore connu par quelques bons ouvrages.

1. *Etrennes salutaires.* A Paris, 1763, in-24.

2. *Le Conservateur de la santé, ou avis sur les dangers qu'il importe à chacun d'éviter pour se conserver en bonne santé & prolonger sa vie.* A la Haie. (Paris, chez *Didot*,) 1763, in-12. Cet ouvrage, traduit en Allemand, a été imprimé à Halle, en 1766. On y trouve le régime le plus salutaire dans les différentes saisons de l'année, des avis & conseils utiles sur l'air, les alimens, les habillemens, le sommeil & le coucher ; sur les positions, l'exercice, les passions, les sensations, les habitudes, les préjugés & précautions contraires à la santé ; enfin des conseils sur le choix des Médecins, Chirurgiens, &c. Ce volume contient quatorze Chapitres, qui traitent de l'air ; des boissons, savoir, de l'eau & des boissons artificielles ; des alimens solides, de leur quantité, de leur qualité & du tems des repas ; des habillemens ; de la veille & du sommeil ; des habitudes, des travaux & des exercices du corps & de l'esprit ; de l'inclination de l'un & de l'autre ; des sensations, des passions, des antipathies ; de la transpiration, de la salive, des urines, &c. Enfin, des remedes de précaution, des maladies imaginaires, & de la lecture des livres de médecine. Chacun de ces Chapitres est divisé en une infinité d'articles. On trouve ensuite un supplément, qui contient des additions que l'Auteur n'a pu insérer à leurs places. Enfin, l'ouvrage est terminé par des objets de reglement, destinés à faire voir combien on peut faire servir la police à la conservation de la santé des hommes.

3. *Mémoire pour servir à l'histoire de l'usage interne du mercure sublimé corrosif.* A la Haie. (Paris, chez *Didot*,) 1763, in-12. Ce Mémoire est divisé en six Chapitres : dans le premier, l'Auteur traite de l'origine de la préparation mercurielle, que l'on nomme *mercure sublimé corrosif* ; dans le second, des différentes préparations du sublimé corrosif ; dans le troisieme, du choix du mercure sublimé corrosif ; dans le quatrieme, il parle des Médecins qui ont employé anciennement cette préparation comme médicament interne ; dans le cinquieme, de ceux qui en ont renouvellé l'usage ; dans le sixieme, il expose & resout ensuite les objections que l'on fait contre l'usage interne de ce médicament. On a joint à ce Mémoire un recueil d'observations sur l'usage interne du mercure sublimé corrosif, ou de pieces qui tendent à prouver par des faits la Doctrine présentée dans ce Mémoire.

Le Begue de Presle a encore traduit en François les ouvrages suivans.

1. *Observations nouvelles, sur l'usage de la ciguë ;* du latin de *Storck ;* A Paris, 1762, in-12.

2. *Expériences & observations fur l'ufage interne de la pomme épineufe;* du latin de *Storck.* A Paris, 1763, *in-12.*

3. *Observations fur l'ufage interne du colchique d'Automne;* du latin de *Storck.* A Paris, 1764, *in-12.*

4. *Traité des vapeurs & des maladies nerveufes, hypocondriaques ou hifté-riques;* de l'Anglois de *Whytt.* A Paris, chez *Vincent,* 1767, *in-12.* 2 vol. Le Traducteur y a joint, 1°. une traduction de l'anatomie des nerfs de *Monro;* 2°. les extraits des ouvrages qui ont paru fur les maladies nerveufes, hypocondriaques & hiftériques, pendant les dix-fept & dix-huitieme fiecles; 3°. un examen de la queftion : *fi l'on doit penfer avec* Boërhaave, *que* Sydenham *fe foit trompé, en mettant au nombre des maladies hiftériques & nerveufes une colique fujette à retour, & qui occafionne la jauniffe;* 4°. enfin des confeils fur les moyens de prévenir les maladies nerveufes, en forme d'introduction.

5. *La médecine d'armée, ou traité des maladies les plus communes parmi les troupes, dans les camps & les garnifons;* de l'Anglois de *Monro.* A Paris, chez *Didot,* 1768, *in-8.* 2 vol. Cette traduction mérite une attention particuliere : le Traducteur ne s'eft pas borné à traduire fimplement fon original; il y a joint des notes très-intéreffantes; il a ajouté, après chaque article, une expofition de ce qu'on trouve fur le même fujet, dans les Auteurs modernes les plus accrédités. Il a encore mis à la tête de fa traduction, un difcours préliminaire, dans lequel il a raffemblé tout ce qu'un Médecin doit favoir pour veiller avec efficacité à la fanté des foldats. Il y recherche d'abord quel étoit l'état de la médecine militaire chez les anciens; il extrait enfuite de l'ouvrage du Maréchal de Saxe, intitulé *mes Réveries,* les vues fages de ce grand Général, tant fur l'habillement, que fur la nourriture des foldats. Il s'occupe encore des caufes qui peuvent déranger la fanté des foldats, & des remedes qu'on peut y oppofer. Il donne des confeils falutaires fur les camps & les campemens; fur les tentes, l'habillement, la propreté du foldat, fa nourriture; delà il paffe aux marches, aux exercices, à la mufique militaire; il parle des quartiers d'hiver & de cantonnement des foldats malades, bleffés, indifpofés, convalefcens, délicats; & enfin, il s'occupe de l'établiffement & de l'adminiftration des hôpitaux militaires, fixes & ambulans.

Enfin ce Médecin a donné une nouvelle édition de l'*Avis au peuple fur la fanté,* par *Tiffot,* après y avoir fait des augmentations. A Paris, 1762, 1767, *in-12.* 2 vol.

BEGUIN, (*Jean*) Chymifte François, de la fin du feizieme fiecle, & du commencemeut du dix-feptieme, avoit embraffé l'état eccléfiaftique ; il étoit Aumônier du Roi de France. Nous avons fous fon nom les ouvrages fuivans.

1. *Novum lumen chymicum* , &c. *Michaelis Sendivogii* , *noviter editum*. Parifiis, apud *Rucellium* , 1608 , *in*-12. On y a joint un dialogue entre Mercure, un Alchymifte & la Nature.

2. *Tyrocinium chymicum è naturæ fonte & manuali experientiâ depromptum*, Parifiis, 1608 , 1610 , *in*-8. Coloniæ, apud *Baetzer*, 1612 , *in*-12. Regiomontii , apud *Berger*, 1614 , *in*-8. Francofurti, 1614 , *in*-16. avec les *miracula & myfteria chymico-medica* de *Muller*. Ibid, 1618 , *in*-8. Parifiis, 1616 , *in*-8. Lipfiæ , 1619 , *in*-8. revu & corrigé par *Jeremie Barthius* , Gubæ , 1618. *in*-8. Augmenté de près de la moitié, avec des notes & des formules de médecine, choifies par *Gluckradt* , Regiomontii , 1618 , *in*-4. Wittebergæ , apud *Muller* , 1623 , *in*-16. Ibid, 1634, & apud *Berger* , 1640 , 1650 , *in*-8. & apud *Hartmann* , 1656 , *in*-8 , avec les notes de *Jean-Georges Pelshofer*. Genevæ , apud *le Melais* , 1660 , *in*-8. Amftelodami, apud *Valkenier*, 1659 , 1669 , *in*-12. On a ajouté à ces deux dernieres éditions des notes de *Gerard Blafius* , & la chymie de *Brendel*. Cet ouvrage a été traduit en François, par *Jean-Lucas de Roi*, Médecin, fous le titre d'*Elémens de Chymie* , & imprimé à Paris, chez *le Maiftre* , 1615 , 1622 , 1624 , 1625 , *in*-8. A Geneve, chez *Celerier*, 1624 , *in*-8. A Rouen , chez *la Motte* , 1637 , 1660 , *in*-8. A Lyon, chez *Chancey*, 1665 , *in*-8. Ces deux dernieres font de la traduction de *Ruult*. Il a été enfin traduit en Anglois par *Ruffel* , & publié fous le titre Anglois de *Chymie royale & pratique*.

BEHM. (*J*.) Nous avons de lui : *μικξοκοτμος feù hominis encomium*, *oratio*. Lipfiæ, 1603 , *in*-4.

I. BEHR, (*Jean-Henri*) Médecin de Strafbourg, a donné :
1. *De pancreate & ejus liquore*. Argentorati, 1730.
2. *Phyfiologia medica*. Argentorati, 1736 , *in*-4.
3. *Medicina confultatoria*. Augfp. 1751.

II. BEHR, (*George-Henri*) peut être le frere du précédent ; il a été reçu au doctorat en médecine, dans l'Univerfité de Strafbourg, & a exercé la médecine dans la même ville ; il étoit membre de l'Académie des Curieux de la Nature. Nous avons de lui :
Lexicon phyfico-chymico-medicum reale. Argentorati, 1738 , *in*-4.

I. BEHRENS , (*George-Henningus*) Médecin Allemand , de la fin du dix-feptieme fiecle ; & du commencement du dix-huitieme , il étoit Médecin ordinaire du diſtrict de Nordhauſen. Nous avons de lui :

Hercynia curioſa , ſive notitia & deſcriptio cryptarum , lacuum , fon-tium , montium , aliarumque rerum notabilium in eâ extantium circà me-dicinam , phyſicam & politicam. Northuſæ , 1703, *in-*4. Ibid. 1712 , *in-*4. Ibid. 1720 , *in-*4. écrit en Allemand.

II. BEHRENS , (*André*) Médecin Allemand , de la fin du ſiecle dernier ; il fut reçu aux dégrés en médecine à Helmſtad. Il a écrit :

De calculo renum. Helmſtadii , 1672 , *in-*4.

III. BEHRENS , (*Conrad-Berthauld*) Médecin Saxon du commen-cement de ce ſiecle, étoit membre de l'Académie Impériale des Curieux de la Nature , ſous le nom d'*Eudoxe*. Il étoit Docteur en philoſophie & en médecine , & avoit été reçu aux dégrés à Helmſtad en 1684 , il exer-çoit la médecine à Hildesheim , dans la Saxe , & étoit peut-être frere du précédent. Il a donné les ouvrages ſuivans :

1. *De ſuffocatione hiſtericâ.* Helmſtadii , 1684 , *in-*4.

2. *Selecta medica.* Francofurti & Lipſiæ , apud *Havenſtein* , 1708 , *in-*4. Cet ouvrage eſt diviſé en huit ſections: la premiere traite de la certitude de la médecine ; la ſeconde , des qualités néceſſaires à un Médecin ; la troiſieme, des ſectes qui regnoient alors en médecine; la quatrieme , de la maniere de tenir des conſultations de médecine ; la cinquieme , de la méthode des Empiriques ; la ſixieme , la ſeptieme & la hui-tieme , des devoirs & des fonctions des Apothicaires , des Chirur-giens & des Sages-femmes. L'Auteur y a ajouté une diſſertation ſur l'exiſtence , les opérations & les ſubtilités des Mages.

3. *Selecta diætetica, ſive de rectâ ac convenienti ad ſanitatem vivendi ratione.* Francofurti , apud *Schroder* , 1710, *in-*4. L'Auteur s'occupe de tout ce qui peut contribuer à la conſervation de la ſanté; il expoſe les différens moyens propres à prévenir les maladies ; il entre dans le détail des remedes domeſtiques les plus aiſés à employer & à préparer ; enfin , il a répandu dans ſon ouvrage., pluſieurs obſervations aſſez inté-reſſantes. Il traite ſucceſſivement , dans les onze ſections qui le di-viſent , de l'air , des alimens , des boiſſons, des plaiſirs, du mouvement,, des paſſions de l'ame , du ſommeil , des évacuations , des eaux miné-rales acidules , des eaux thermales & de la diete particuliere qui con-vient aux enfans, aux gens de lettres , aux vieillards , aux femmes enceintes, aux femmes en couche. , aux malades & aux convaleſcens.

On trouve encore dans les éphémérides d'Allemagne , pluſieurs autres petits ouvrages du même Auteur, qui ſont intéreſſans , ſoit par l'eſpece de matiere , foit par la maniere dont elle eft traitée ; comme , par exemple , l'hiftoire des maladies qui ont regné en 1693 , 1695 & les années fuivantes ; l'hiftoire des petites véroles de l'an 1695 ; une pneumatologie médicinale , une differtation fuccinéte fur l'aftrologie judiciaire , & plufieurs obfervations curieufes.

IV. BEHRENS , (*Rodolphe-Augufte*) Médecin Saxon de ce fiecle , qui eft peut-être le fils du précédent. Il a exercé d'abord la méde-cine à Wolffenbuttel , enfuite à Francfort fur le Mein ; il a laiffé un fils auffi Médecin , qui fait le fujet de l'article fuivant. Nous avons de lui :

1. *Triga cafuum memorabilium.* Wolffenbutt. 1727. C'eft une col-leétion d'obfervations , dont la plupart font relatives à des cas chi-rurgicaux.

2. *De cerebri vulnere non femper & abfolutè lethali.* Francofurti , 1733 , *in*-4.

3. *Differtatio de affeétionibus à comeftis mytulis.* Hannoveræ , 1735 , *in*-4.

V. BEHRENS , (*J. Adam*) fils du précédent , né à Francfort fur le Mein , où il exerce la médecine. Il eft connu par l'ouvrage fuivant : *Der einwohner in Francfort am mayn , &c.* C'eft-à-dire , *l'habitant de Francfort fur le Mein , confidéré relativement à la fortune , à la morta-lité & à la fanté.* A Francfort , chez *Garbe* , 1771. Cet ouvrage , plus étendu encore que le titre ne l'annonce , eft précédé d'une table du nombre des habitans de Francfort , des nouveaux nés & des morts depuis 100 ans , eftimés d'après le terme moyen de chaque dixaine d'années. Une feconde table rapporte les expériences faites fur la gravité fpécifique & la nature des eaux de Francfort. L'Auteur entre enfuite en matiere , & parcourt avec beaucoup d'exaétitude & dans un grand détail , tous les objets qui entrent dans fon plan.

BEHRISCH , (*Chriftophe-Godefroi*) Médecin de l'Univerfité de Halle , a écrit :

De phantafid. Hallæ Magd. 1722 , *in*-4.

BEIER. *Voyez* BEYER.

BEINTEMA , (*J. J. W.*) natif de Peima , étoit Médecin de la Cour de l'Empereur vers la fin du fiecle dernier. Il a écrit :

De morbo regio , five traétatus de iétero , ejufque curatione. Viennæ Auftr. 1697 , *in*-12.

BEITHARIDES. *Voyez* EBNU-AL-BAITHAR.

BEKKERS, Médecin Anglois, auquel on attribue un ouvrage qui a été publié fous le titre d'*Onania* , &c. & dont on a fait une traduction Allemande, qui a été prohibée dans les Etats de l'Empire. Cet ouvrage eft relatif à la mafturbation, à fes fuites funeftes, aux moyens d'en arrêter ou d'en corriger les effets dangereux. C'eft un vrai chaos, l'ouvrage le plus indigefte qu'on ait écrit depuis long-tems ; il eft rempli d'obfcénités : on ne peut lire que les obfervations, auxquelles on ne doit pas même ajouter beaucoup de foi. Les réflexions de l'Auteur ne font que des trivialités théologiques & morales.

BELIDA , (*Jean*) a donné :

Tabula fimplicium medicamentorum. Embdæ, apud *Biefleanum* , 1576 , *in*-8. Cette table préfente d'une maniere très-fuccincte les vertus des médicamens, & leurs différentes dénominations en fept langues, en latin, en grec, en italien, en efpagnol, en françois, en flamand & en allemand.

BELISAIRE, (*Louis*) Médecin, natif de Modène, qui vivoit dans le feizieme fiecle. Il nous refte de lui un ouvrage intitulé : *De inftrumento odoratûs.* Il a encore traduit, d'abord les deux ouvrages fuivans de Galien Paraphrafte, fils de Menodotus ; 1°. *Suaforia ad artes oratio* ; 2°. *fi quis optimus Medicus eft, idem eft Philofophus* ; enfuite les autres ouvrages de ce Médecin. Sa traduction a été publiée à Lyon, en 1550 , *in-fol.* 4 vol.

BELLAGATTA, (*Ange-Antoine*) naquit à Milan le 9 Mai 1704, de *Dominique Bellagatta*, Imprimeur de cette ville. Il prit dès fa jeuneffe l'habit eccléfiaftique, & fit fes premieres études dans le Séminaire de fa patrie ; il prit enfuite le parti de la médecine, qu'il étudia dans l'Univerfité de Pavie ; il y recut les honneurs du Doctorat. Il fut appelé en 1733 à Arona, pour y être le Médecin penfionnnaire de cette ville, & y exerca la médecine pendant près de neuf ans. Il reprit l'habit eccléfiaftique vers la fin de l'an 1741, & mourut d'apoplexie le 2 Février 1742 ,dans la trente-huitieme année de fon âge. Nous avons de lui :

1. *Due lettere philofophiche , fcritte ad un amico* ; c'eft-à-dire, *deux lettres philofophiques écrites à un ami.* A Milan, chez *les héritiers Bellagatta* , 1730 , *in-*4. Ces deux lettres font relatives à un rhume épidémique, qui regna en Europe en 1730 : dans la premiere, l'Auteur examine les différentes opinions qu'on a publiées fur le caractere & les caufes de cette épidémie ; dans la feconde, il expofe fon fentiment.

2. *La difaventura della medicina, trattenimento fifico* ; c'eft-à-dire, *entretien phyfique fur les malheurs de la médecine.* A Milan, 1733 , *in-*8.

dédié au Marquis *Pozzobonelli.* L'Auteur déduit ces prétendus malheurs de la médecine de quatre caufes : 1°. la fauffe émulation ; 2°. la multiplicité des fyftêmes ; 3°. les préjugés du public ; 4°. la prévention des ignorans.

Il a encore écrit en Italien fur un météore qui parut dans les airs, en 1737, & fur un miracle opéré par S. François de Paule, le 28 Mars 1735 : il a laiffé un ouvrage manufcrit, fous le titre de *Dialoghi di fifica animaftica moderna, fpeculativa, meccanica efperimentale,* dans lequel il traitoit de la génération des corps organiques, de la création, l'immatérialité & l'immortalité de l'ame, de la forme des brutes, du méchanifme du mouvement, des fenfations, &c.

BELLEFONTAINE, (*Louis*) Médecin François, qui vivoit au commencement de ce fiecle. Nous avons de lui :

La médecine dogmatique méchanique, en maniere d'inftitution, expliquée par les principes de phyfique & de méchanique, & par le mouvement circulaire du fang & des humeurs qui en dépendent. A Amfterdam, chez *Roger,* 1712, *in-12.* Ce n'eft qu'un abrégé de ce qu'on enfeigne communément dans les écoles fur la médecine en général. L'Auteur y explique quels font l'origine, l'objet, & la fin de la médecine, en combien de parties elle fe divife, ce que c'eft que les élémens qui nous compofent, ce qu'il faut entendre par tempérament, quelles font les parties & les facultés du corps humain, les actions animales, les actions naturelles, la chylification, la fanguification, la refpiration, l'accroiffement, la génération. Après ces maximes générales, l'Auteur traite de la diete des femmes groffes, du régime des accouchées, de la diete qu'il faut obferver depuis la première enfance jufqu'à un âge moyen, de la diete de ceux qui font parvenus à cet âge moyen, de celle des vieilles gens. Après quoi, il paffe à la partie thérapeutique, où il donne des préceptes pour la guérifon des maladies. La pharmacopée rationelle, qui fait le fecond volume de cet ouvrage, eft un recueil de diverfes formules de remedes. L'Auteur y parle d'abord des eaux préparées, enfuite des médicamens en forme d'électuaire, des médicamens en forme de pilulles, des efprits diftillés, des effences, des teintures, des élixirs, des fels, des huiles, des lavemens, des onguens, des baumes, des emplâtres, des poids & mefures, & de la dofe des médicamens. Il ne fe contente pas de rapporter la préparation des remedes ; il raifonne fur chaque préparation.

BELLET, (*Ifaac*) Médecin François de ce fiecle, qui, après avoir reçu les honneurs du Doctorat, a été agrégé au college des Médecins de Bordeaux, & a exercé la médecine dans cette ville. Il a été honoré d'un brevet d'Infpecteur des eaux minérales de France, & Affocié à l'Académie des Sciences, Belles-lettres & Arts de Bordeaux. Il eft

connu

connu par une histoire de la conjuration de Catilina , qu'il a publiée en 1752. Nous avons encore de lui :

Lettres sur le pouvoir de l'imagination des Femmes enceintes. A Paris , 1745 , *in-12.* Ce petit ouvrage , sensé & bien écrit , est sans nom d'Auteur ; mais dans la France littéraire , on l'attribue à *Bellet.*

BELLEVAL , (*Richer de*) naquit à Châlons sur Marne vers le milieu du XVIe. siecle ; il alla à Montpellier , où, selon toute apparence , il étudia la médecine , puisqu'on trouve dans les registres de l'Université de cette ville qu'il alla prendre les degrés à Avignon , ce qui n'étoit pas honorable. Il obtint par la faveur d'André du Laurent , premier Médecin du Roi , la création d'une cinquieme Régence dans la Faculté de Montpellier , pour démontrer l'anatomie en hyver & la botanique en été ; il en fut pourvu sur la recommandation du Duc de Montmorenci , Maréchal de France & Gouverneur du Languedoc , par un édit donné à Vernon dans le mois de Décembre 1593 , mais qui ne fut enregistré au Parlement de Languedoc , alors séant à Besiers , qu'en 1595. Il se présenta à la Faculté de Montpellier , & y reçut de nouveau les honneurs du Doctorat , le 20 Avril 1596. Son installation à la place de Professeur suivit de près sa réception aux dégrés. Il parvint au Décanat en 1619 , & mourut en 1623.

Astruc fait un portrait bien désavantageux de *Richer de Belleval* ; il parle de lui , comme d'un sujet très-médiocre , d'un mauvais Professeur , peu attaché aux fonctions de sa régence dont il négligeoit même les devoirs les plus essentiels : il le présente comme un esprit brouillon , qui fut la source continuelle de procès dans la Faculté , & qui y excita des troubles qui ne finirent qu'à sa mort.

On croit assez communément que la famille de *Belleval* , qui existe aujourd'hui à Montpellier , & qui , depuis long-tems , occupe une place distinguée dans la Cour des Aydes de cette ville , vient de ce Médecin ; mais c'est une erreur : elle descend de *Martin Richer de Belleval* , neveu de celui dont il est ici question , qui succéda à son oncle dans la place de Professeur , & qui fut fait Chancelier de la Faculté de Montpellier en 1641.

Nous ne connoissons de ce Médecin que les ouvrages suivans.

1. *Onomasticon , seu nomenclatura stirpium horti regii Monspelliensis.* Monspellii , apud *Joan. Gilet* , 1598 , *in-8.* Il y est fait mention de 700 plantes , rangées par ordre alphabétique ; on y trouve 52 planches en cuivre , mais qui sont mauvaises.

2. *Dessein touchant la recherche des plantes du Languedoc.* A Montpellier , chez *Jean Gilet* , 1605 , *in-4.*

3. *Remontrance & supplication au Roi Henri IV. touchant la continuation de la recherche des plantes du Languedoc , & peuplement de son jardin de Montpellier , in-4.* sans indication d'année.

BELLEUS , (*Théodore*) Docteur en médecine , diftingué par la fubtilité de fon efprit & par l'eftime des favans de fon tems, étoit né à Ragufe, d'une famille illuftre. Il quitta cette ville , après s'y être marié ; il fe rendit à Padoue , où il fit un long féjour ; il enfeigna la médecine avec beaucoup de fuccès dans l'Univerfité de cette ville. Cette longue abfence & le bruit de fa mort donnerent occafion à fa femme de paffer à de fecondes noces ; *Belleus* qui l'ignoroit, revint enfin dans fa patrie ; mais s'étant informé, avant que d'y arriver , dans quelle fituation étoit fa femme , & ayant appris qu'elle s'étoit remariée, il n'entra point dans la ville ; & déteftant la maifon paternelle, il revint à Padoue, où il mourut vers l'an 1600. Il a publié en latin des commentaires fur les Aphorifmes d'Hippocrate, qui ont été imprimés à Palerme, chez *Maida*, en 1571, *in-*4.

BELLINGER, (*François*) Médecin Anglois , qui vivoit dans le commencement de ce fiecle ; il étoit membre du Collége des Médecins de Londres , & exerçoit la Médecine dans cette ville. Il a écrit :

1. *Of the nutrition , of the fetus.* London , 1717, *in-*8.

2. *A Treatife concerning the Small pox.* Ibid. chez *Innys* & *Roberts*, 1721, *in-*8. L'Auteur expofe la méthode qu'il emploie pour le traitement de la petite vérole ; il commence par des préceptes généraux fur la conduite particuliere des malades , fur la faignée, & fur la maniere d'arrêter les hémorragies ; il blâme la pratique de ceux qui ne favent pas prendre un jufte milieu en égard à la température de l'air de la chambre des malades ; l'excès du froid ou du chaud lui paroît également préjudiciable ; il ne blâme pas moins l'ufage des préparations faites avec l'opium , confeillé par Sydenham. La faignée , employée dans les commencemens , lui paroît encore inutile, & fouvent dangereufe. Il regarde les véficatoires comme le feul remede qu'on doive mettre en ufage pour arrêter les hémorragies ; les nervins, les volatils , les céphaliques , mêlés quelquefois avec les anodins , en un mot, les remedes qui peuvent exciter les fueurs, doivent remplir fuivant lui le traitement. Cette méthode eft trop générale ; les avantages qu'on peut en éprouver dans certains cas, ne fauroient contrebalancer les mauvais effets qu'elle peut produire dans d'autres ; le traitement de la petite vérole ne doit pas toujours être le même ; un praticien fage & éclairé le varie dans les différens fujets , eu égard à une infinité de circonftances particulieres.

BELLINI, (*Laurent*) favant Médecin, né à Florence, en 1643. Il fit fes premieres études dans l'Univerfité de Pife ; il s'y appliqua d'abord à la philofophie, enfuite aux mathématiques fous Alexandre Marchetti ; il y fit tant de progrès , qu'on n'a pas balancé à affurer qu'il a porté à l'évidence beaucoup d'objets, fur lefquels on n'avoit encore que des conjectures. Jacques Sandri, célebre Professeur de Boulogne, lui attribue la gloire de l'invention de la médecine méchanique. A l'âge d'environ vingt-ans, il fut fait Professeur de philosophie à Pise ; il remplit cette chaire avec distinction. Il passa peu de tems après à une chaire extraordinaire d'anatomie, à laquelle le Grand Duc le fit nommer, & qui fut érigée en sa faveur, en chaire ordinaire. Ce Prince honoroit quelquefois de sa présence les leçons de ce Professeur. *Bellini* remplit cette place pendant trente ans, & la quitta à l'âge de cinquante ans, pour aller à Florence, où il étoit appellé ; il y exerça la médecine avec beaucoup de succès, & parvint à être premier Médecin du Grand Duc Cosme III. Lancisi, Médecin de Clément XI, le fit aussi nommer premier Consulteur des consultations pour la santé de ce Pape; il mourut à Florence, le 8 Janvier 1703, dans la soixante-unieme année de son âge. Il étoit de l'Académie des Arcades de Rome ; son nom est devenu célebre par les bons ouvrages dont il a enrichi l'art de guérir.

1. *De structurâ & usu renum, exercitatio anatomica.* Florentiæ, apud *Stella*, 1662, *in-4.* Argentorati, apud *Sim. Pauli*, 1664, *in-8.* Amstelodami, apud *Frisium*, 1665, *in-12.* Gerard *Blasius* a ajouté à cette derniere édition quelques exemples de reins monstrueux, qu'il a pris de différens Auteurs. Cet ouvrage est encore inféré dans la Bibliotheque anatomique de Manget.

2. *Gustûs organum novissimè deprehensûm, præmissis quibusdam de saporibus.* Bononiæ, *Typis Pisarrianis*, 1665, *in-12.* Lugduni-Batav. 1711, *in-4.* Il a été rapporté dans la Bibliotheque anatomique de Manget. L'Auteur examine d'abord ce que c'est que la saveur qui est l'objet du goût; il croit qu'elle ne consiste que dans les sels, qui, ayant des figures différentes, agissent aussi différemment sur la langue. Il passe ensuite à l'organe du goût, sur lequel il s'étend davantage ; il prétend que ni les parties musculeuses, ni la langue, ni les membranes, ni les nerfs qui s'y rencontrent, ni les glandes, appellées amygdales, ne sont le siege de cet organe, comme l'avoit cru Warton : mais il le rapporte à de petites éminences qui se trouvent sur la langue de tous les animaux. Il examine dans cet ouvrage, les sentimens des anciens & des modernes sur ce qui excite le goût.

3. *Consideratio nova de naturâ & modo respirationis.* Ce petit ouvrage a été imprimé ; mais nous en ignorons l'édition : nous savons seulement qu'un exemplaire ayant été présenté à l'Académie des Curieux de la Nature par Adam Adamant Kochanscky, Jésuite, cette Académie le fit inférer dans ses mémoires.

4. *De urinis & pulsibus ; de missione sanguinis : de febribus : de morbis capitis & pectoris.* Bononiæ, apud *Pisarrium*, 1683, *in-4.* Francofurti & Lipsiæ, apud *Joannem Grossium*, 1685, *in-4.* Nous devons cette édition à *Jean-Bohn.* Ibid. 1718, *in-4.* Lugd.-Batav. 1717, *in-4.* Ce

traité roule fur fix fujets différens. 1°. En parlant des urines, l'Auteur examine cette humeur dans fon état naturel ; il fait voir enfuite
les différentes manieres dont elle peut être viciée ; il expofe les conditions néceffaires pour en déduire un jufte prognoftic dans les maladies. 2°. La connoiffance de la doctrine du pouls lui paroît effentielle pour un Médecin ; il regarde cependant le prognoftic qu'on
en tire, comme trompeur, fi l'on ne connoît point le pouls du
malade dans fon état naturel : il en expofe les différences & en
explique les caufes ; il préfente les dogmes de Galien fur cette matiere, comme faux & ridicules. 3°. Il paroît affez partifan de la faignée ; il en vante les bons effets ; il indique les cas où il croit qu'elle
peut convenir. 4°. En traitant des fievres, il défigne leurs efpeces &
il explique leurs caufes ; il indique en même tems les différens vices
des fluides qui y donnent lieu, ou qui en font l'effet. 5°. Il parle
des maladies de la tête, au nombre de vingt ; il fait le détail de leurs
fymptômes, il s'occupe fuccinctement de leur éthiologie. 6°. Il termine fon ouvrage par les maladies de la poitrine ; il parle de celles
du cœur & des poumons ; il indique leurs caufes générales, ainfi
que les caufes particulieres des fymptômes qui les accompagnent.

5. *Opufcula-phyfico-medica.* Piftorii, 1695, *in*-4. Lugduni-Batav. 1696,
1714, *in*-4. Pifis, apud *Giovanelli*, 1759, *in*-4. avec une Préface d'Antoine Matani, Profeffeur de philofophie à Pife. Ces opufcules roulent fur différens fujets, comme fur le cœur, fur la bile,
fur les glandes, &c.

6. *Difcorfi anatomici* ; c'eft-à-dire, *Difcours anatomiques.* A Florence,
1742, *in*-8.

Les œuvres de *Bellini* ont été réunies & imprimées à Venife, chez
Michel Hertz, en 1708, *in*-4. Ce Médecin avoit annoncé dans fes
opufcules un ouvrage, qui devoit avoir pour titre : *De Capillatione,
de nutritione & augmentatione, de generatione feminum ex plantis & animalibus, atque generatione fœtuum ex feminibus.* Mais fa mort ne lui a pas
permis de le donner au public. Nous trouvons encore un *traité méchanique des fievres*, qui a été extrait des œuvres de *Bellini*, traduit en
Anglois, & imprimé à Londres, en 1720, *in*-8.

BELLOCATUS, (*Eloi*) Médecin, né à Padoue, en 1501, fe rendit fameux dans fa patrie, par la maniere diftinguée dont il y exerça
la médecine. Après avoir gagné dans fa pratique des biens immenfes,
il mourut dans la même ville, en 1575, âgé de 74 ans. Il laiffa des
ouvrages qui ne furent publiés qu'après fa mort.

1. *Lectiones medico-practicæ*, elles ont été imprimées avec les curations & obfervations médicinales de Velfchius, à Ulm, chez *Kul-
nius*, en 1576, *in*-4.

2. *Confultationes aliquot pro variis affectibus.* On les a jointes à l'ou-

vrage de Trincavella, intitulé *Confilia*, & à celui de Montanus,
publié fous le même titre par Craton, à Bâle, en 1583, *in-fol.*

I. BELLOSTE, (*Auguftin*) naquit à Paris, en 1654, & étudia
pendant quelque tems la chirurgie dans la même ville. Il fuivit enfuite les armées, & s'y appliqua avec fuccès à la connoiffance & au
traitement des plaies & des bleffures; il acquit dans cette partie des
lumieres affez étendues & une grande réputation. Il fut employé dans
les hôpitaux d'Armée en différentes qualités; il fut d'abord Chirurgien
aide-Major, enfuite Chirurgien-Major, enfin premier Chirurgien de
l'Armée: il fut fucceffivement attaché, en la même qualité, à plufieurs
hôpitaux du Royaume, & fur-tout à ceux du Dauphiné. Appellé en
1697, auprès de Marie-Jeanne Baptifte, Ducheffe de Savoie, mere
de Victor Amedée, Duc de Savoie, enfuite Roi de Sardaigne, il fut fait
premier Chirurgien de cette Princeffe; il remplit cette place jufqu'à la
mort de la Ducheffe, arrivée en 1724. Il mourut lui-même à Turin
le 15 Juillet 1730, âgé de 76 ans, & laiffa un fils qui fait le fujet
de l'article fuivant. Il a publié deux ouvrages:

1. *Le Chirurgien d'hôpital*, à Paris, chez *d'Houry*, 1696, 1705, *in-12*,
1707, *in-8*. La feconde édition eft augmentée d'une pharmacie chirurgicale. Cet ouvrage, qui a été traduit en Italien par *Sancaffini*, eut
un fuccès prodigieux, fi nous devons en juger par le grand nombre d'éditions qui en furent faites dans différens pays; la Hollande
elle feule en fournit cinq dans très-peu de tems. Il fut encore traduit
dans prefque toutes les langues de l'Europe. On doit en attribuer
le fuccès à la méthode, que *Bellofte* y propofe, de traiter les plaies
fans aucune introduction de tentes & de linges préparés. Cette idée
n'étoit pas cependant neuve; l'Auteur ne fit que la renouveller &
la préfenter d'une maniere différente; elle eft de *Céfar Magati*, Médecin de Ferrare, qui l'avoit publiée dans un ouvrage intitulé, *De
rarâ vulnerum tractatione & turundarum abufu*. L'Ouvrage de *Bellofte*
eft divifé en trois parties; dans la premiere, l'Auteur traite des tentes
& de l'abus qu'on en fait; il y montre combien l'air eft contraire aux
plaies: à cette occafion, il fait une differtation fur les os découverts;
il expofe enfuite la maniere de faire le panfement après l'opération
du trépan; la deuxieme partie contient un recueil de quelques cures
que l'Auteur a faites en fuivant fa méthode; dans la troifieme, il
donne une idée générale de fa pratique, avec plufieurs obfervations
nouvelles, & la defcription des remedes dont il fe fert dans le traitement des maux qui font du reffort de la chirurgie.

2. *Suite du Chirurgien d'hôpital contenant différens traités*, *&c.* A
Paris, chez *d'Houry*, 1724, 1732, *in-12*. Ce livre contient, ainfi
que le titre l'indique, plufieurs traités qui roulent fur des fujets bien
différens; comme fur le mercure: celui-ci eft relatif à des pilules mer-

curielles, dont l'Auteur faifoit un fecret ; fur les maladies des yeux ; fur la pefte ; fur les tumeurs enkiftées & les boutons du vifage ; fur les plaies de la poitrine, & les plaies tortueufes ; fur les injections, l'efchare, la chûte de l'inteftin dans le fcrotum, le farcocelle & le *miferere*. L'ouvrage eft terminé par deux lettres de l'Auteur fur la maniere de panfer les plaies felon la méthode de *Magati ;* elles contiennent des obfervations intéreffantes.

Ces deux ouvrages ont été traduits en Anglois, & imprimés à Londres, en 1732, *in*-12. 2 vol.

Bellofte avoit compofé des pilules, qu'il employoit dans une infinité de maladies ; il les vendoit fort cher : à fa mort il tranfmit fon fecret à fes héritiers, qui ont continué d'en faire la diftribution. Il en faifoit un fecret ; il avouoit feulement que le mercure en étoit la bafe, & qu'il y étoit combiné avec des purgatifs. Il pourroit bien en avoir pris l'idée des pilules de *Barberouffe.* On chercha pendant long-tems à découvrir la préparation de ces pilules ; on crut enfin y avoir réuffi : on annonça qu'elles étoient faites avec parties égales de mercure vif revivifié du cinabre, & de jalap réduit en poudre très-fine, avec la moitié de la dofe d'aloès foccotrin, de fcamonée & d'extrait de rhubarbe, & un huitieme de trochifques d'agaric, en incorporant le tout avec le miel de Narbonne. Mais aujourd'hui, leur compofition n'eft plus un myftere ; on les prépare chez plufieurs Apothiquaires de Paris. *Bellofte* vantoit fon remede comme une panacée univerfelle ; il le donnoit comme très-efficace dans beaucoup de maladies, bien différentes cependant les unes des autres ; dans les maladies vénériennes, la pefte, la petite vérole, les écrouelles, le cancer, le rhumatifme, la teigne, les dartres, les fquirres, la goutte, les polypes, &c. Mais il eft réfervé aux gens de l'art d'apprécier ce remede, qui peut être utile dans certains cas, mais qui, donné comme univerfel, doit être rangé dans la claffe de ceux dont la réputation n'eft due qu'au ton d'affurance avec lequel ils font annoncés, & à la maniere myftérieufe avec laquelle ils font adminiftrés : cependant, foyons équitables, & rendons à *Bellofte* la juftice de le regarder comme un des premiers qui ont étendu l'ufage du mercure à plufieurs maladies chroniques dépendantes de l'épaiffiffement de la lymphe.

II. BELLOSTE, (*Michel-Antoine*) fils du précédent, fut reçu Docteur en médecine, & hérita du fecret de fon pere, qui le lui laiffa par fon teftament fait à Turin le 15 Juin 1730, pardevant le Notaire *Sappa.* Il a donné l'ouvrage fuivant qui eft relatif à ce fecret :

Traité du mercure. A Paris, 1757, *in*-12. Ce traité contient l'hiftoire de plufieurs cures opérées par *Bellofte* avec fes pilules : on y a joint une inftruction fur la maniere d'en faire ufage.

BELLUCCI, (*Thomas*) étoit natif de Piſtoye, ville d'Italie dans la Toſcane. Il étoit Profeſſeur de botanique dans l'Univerſité de Piſe, & Directeur du jardin des plantes médicinales de la même ville. Il a donné :

Index plantarum horti Piſani. Florentiæ, 1662, *in-16.* Ce catalogue eſt fort court.

I. BELLUS, (*Honorius*) Médecin Italien, qui étoit de Vicence, ville des Etats de la République de Veniſe ; il exerça d'abord la médecine dans ſa patrie, enſuite à la Canée, Ville de l'Iſle de Candie ; il vivoit à la fin du ſeizieme ſiecle, & au commencement du dix-ſeptieme. Nous avons ſous ſon nom :

1. *Epiſtolæ aliquot ad Carolum Cluſium, de variis ſtirpibus agentes.* On les a imprimées avec l'hiſtoire des plantes rares de *Charles de l'E-cluſe.* A Anvers, en 1601, *in-fol.*

2. *Nonnullæ ſtirpes inſignes in Cretâ obſervatæ.* Baſileæ, 1608, *in-4;* avec l'ouvrage de *Jean Pona, de plantis Baldi montis.*

II. BELLUS, (*Conſtantin*) vivoit dans le ſiecle dernier ; il a écrit ſur la religion des Hollandois, & a donné :

I medici alla cenſura. In Coſmopoli, 1678, *in-12.* Nous ne connoiſſons point cet ouvrage ; c'eſt peut-être une traduction de celui qui avoit été publié en françois l'année précédente, ſous le même titre, par *Beſançon.*

I. BELON, (*Pierre*) Médecin de la Faculté de Paris, qui vivoit dans le ſeizieme ſiecle. Il étoit né en 1499, à la Soulletiere, hameau près de la Fouille-Tourte, dans la Paroiſſe d'Oiſé, Province du Maine, en France. Il voyagea long-tems ; il parcourut la Judée, l'Egypte, la Grece & l'Arabie, & publia à ſon retour les obſervations qu'il avoit faites dans ſes voyages. Il fut très-eſtimé par le Cardinal de Tournon, & par les Rois de France, Henri II & Charles IX. Il fut aſſaſſiné en 1564, aux environs de Paris, âgé de 65 ans.

Nous avons ſous ſon nom les ouvrages ſuivans :

1. *Hiſtoire naturelle des étranges poiſſons marins, & la vraie peinture & deſcription du dauphin.* A Paris, 1551, *in-4.*

2. *Obſervations de pluſieurs ſingularités & choſes mémorables, trouvées en Judée, en Aſie, en Grece, en Egypte, en Arabie, &c.* A Paris, chez *Corrozet,* 1553, 1555, 1558, *in-4.* Cet ouvrage, traduit en latin par *Charles de l'Ecluſe,* a été imprimé à Anvers en 1589, *in-8.* & avec l'ouvrage de l'*Ecluſe, Exoticorum, libri X.* A Leide, en 1605, *in-fol.* Cet ouvrage ne contient rien autre de relatif à la médecine, que quelques obſervations ſur des arbres, des plantes & des animaux.

3. *De admirabili operum antiquorum & rerum suspiciendarum præstantiâ, liber I; de medicato funere, seu cadavere condito, liber II; de medicamentis nonnullis, servandi cadaveris vim obtinentibus, liber III.* Parisiis, apud *Prevost & Cavellat*, 1553, *in-4*, insérés encore dans le tome huitieme des antiquités grecques de *Gronovius*.

4. *De medicato funere, & medicamentis ad servanda cadavera*, Parisiis, 1553, *in-4*. C'est le même que les deux derniers livres du précédent.

5. *Histoire naturelle d'étranges poissons marins, avec leurs portraits gravés en bois, &c.* A Paris, 1551, *in-4*.

6. *Histoire de la nature des oiseaux.* Paris, chez *Corrozet*, 1555, *in-fol.* & chez *Guillaume Cavellat*, 1555, *in-fol.* & *in-4*.

7. *De arboribus coniferis, resiniferis, aliisque sempiternâ fronde virentibus. Item de melle cedrino, cedriâ, agarico, resinis, & iis quæ ex coniferis profiscicuntur.* Parisiis, 1553, *in-4*. 1605, *in-fol.*

8. *De aquatilibus, libri II.* Parisiis, apud *Carolum Etienne*, 1553, *in-4*. Inséré dans le quatrieme livre de l'histoire des animaux, de *Gesner*; traduit en françois, sous le titre de *la nature & diversité des poissons, avec leurs portraits au naturel*, à Paris, chez *Charles Etienne*, 1555, *in-fol.*

9. *Consilia medicinalia.* Parisiis, *in-fol.* 2 volumes, sans indication d'année.

10. *Remontrances sur le défaut du labeur & culture des plantes, & de la connoissance d'icelles.* A Paris, chez *Cavellat*, 1558, *in-8*. traduites en latin sous le titre suivant : *de neglectâ stirpium culturâ, earumque cognitione, libellus.* Antuerpiæ, apud *Plantinum*, 1589, *in-8*. 1605, *in-fol.* Cette traduction est de *Charles de l'Ecluse*.

11. *Observationum, libri III.* Antuerpiæ, apud *Plantinum*, 1589, *in-8*. Ibid. 1605, *in-fol.* C'est une traduction latine faite par *Charles de l'Ecluse*. Nous en avons déjà parlé.

12. *Portraits d'oiseaux, animaux, serpens, herbes, hommes & femmes d'Arabie, d'Egypte, avec une Carte du mont Athos & du mont Sinaï.* A Paris, 1618, *in-4*.

On a cru que les ouvrages qui ont fait le plus d'honneur à *Belon*, n'étoient point de lui, mais de *Pierre Gilles d'Alby*, qu'il avoit accompagné dans plusieurs voyages. » L'on pense, dit M. de » Thou, en parlant, sous l'an 1555, de la mort & des œuvres » du même *Gilles*, qu'une partie en fut soustraite par Pierre » Belon du Maine, qui écrivoit sous lui, & qui l'accompagna » quelque tems dans ses voyages ; & bien qu'il les eut fait » depuis imprimer en son nom, & non pas au nom de Gilles, il » en fut cependant considéré par les Savans, parce qu'à l'exem- » ple de plusieurs, il ne refusa pas au public de si excellentes » choses «,

La

La botanique a une obligation essentielle à *Belon*; il est le premier qui ait appris à étudier cette science dans la nature même, & non dans les livres.

II. BELON (*Paul*) a écrit :

Theumenia , sive de animâ. Venetiis, 1640 , *in*-8.

III. BELON , Médecin Anglois, qui vivoit à la fin du siecle dernier: Il a donné :

A new mystery in physick discovered , by curing of fevers & agues by quinquina , or Jesuites powder , translated from the french. With additions. London , 1681 , *in*-12.

I. BELOU (*Jacques-Frédéric*) a donné :

Dissertatio de vermibus intestinorum. Ultrajecti , 1691 , *in*-4.

II. BELOU , (*Jean-Frédéric*) peut-être le fils ou le frere du précédent ; il vivoit au commencement de ce siecle : nous ne savons point s'il étoit François ; mais il y a lieu de croire qu'il a fait quelque séjour en France , & sur-tout dans le Languedoc ; le seul ouvrage que nous ayons de lui ayant été publié à Londres , qui est une petite ville de cette province , dans les Cevenes. Il est sous le titre suivant :

De generatione animalium æquivocâ. Londini-Gotthorum , 1706 , *in*-4.

BELUS DE ROCCA CONTRADA , (*Lucien*) Philosophe & Médecin. Nous avons sous son nom : *de prandio & cænâ , liber, adversùs Oddum de Oddis.* Bononiæ , 1533 , *in*-4. Hoffmann nous apprend que *Belus* est le même qu'*Antoine-Marie BETTUS* , dont nous parlerons ci-après.

BELTZ *ou* BELZ , (*George-Urbain*) Allemand , Docteur en Médecine , a été reçu aux degrés dans l'Université de Hall en 1735. Il est Médecin de la ville de Neustadt-Eberswaldt. Il a remporté en 1763 le prix sur la question proposée par l'Académie royale des Sciences & Belles-lettres de Prusse , sur l'*Explication de l'ouïe , relativement à la maniere dont la perception du son est produite , en vertu de la structure intérieure de l'oreille.* Son Mémoire a été imprimé en allemand à Berlin , chez *Haude & Spener* , en 1764 , sous le titre de *Abhandlung vom schalle* , &c. c'est-à-dire , *Dissertation sur le son & sur l'ouïe.* Cette dissertation, qui présente d'abord une définition du son conforme à la physique moderne , & l'analyse de cette définition , contient six chapitres. Le premier traite des effets de l'air par rapport à l'origine & aux progrès du son ; le second, des corps visibles , & de ce en quoi ils contri-

buent aux différentes manieres de produire & de varier le fon ; le troifieme, des objets que le fon rencontre ; le quatrieme, de l'oreille ;
le cinquieme, de la perception du fon & des obftacles qu'il rencontre ; le fixieme, de l'ouïe. L'Auteur a embraffé tout ce qui a quelque
rapport médiat ou immédiat à fon fujet ; il n'a pas cependant reuffi
à débrouiller entiérement cette matiere difficile, compliquée & peu
connue ; mais on trouve dans fon mémoire quelques vues qui font
abfolument neuves.

Nous avons encore de lui une differtation, *de carne ferinâ*, imprimée à Hall en 1735, *in*-4.

BEN-ABDALLA. *Voyez* AVICENNE.

BENANCIUS, (*Liffet*) Médecin François, dont le vrai nom étoit
Sébaftien Colin. Il vivoit dans le feizieme fiecle, & exerçoit la Médecine à Poitiers. Nous avons de lui :

Déclaration des abus des médecines & des Apothicaires. A Turin, 1553 ;
à Lyon, 1556, *in*-16. Cet ouvrage a été traduit en latin, & publié
de nouveau par *Thomas Bartholin*, fous le titre fuivant : *declaratio fraudum & errorum apud pharmacopæos commifforum.* Francofurti, apud *Racherum*, 1667, 1671, *in*-8. On y a ajouté un dialogue de *Jean-Antoine Lodettus* fur le même fujet ; il a été encore
traduit en Allemand, & imprimé en 1753, *in*-8.

BENAVIDEZ. (*Pierre Arias de*) *Voyez* ARIAS.

BENCIIS, (*Hugues de*) appellé encore *Hugues de Sienne*, parce
qu'il étoit natif de cette ville, étoit un célebre Médecin du quinzieme
fiecle. Son favoir le fit admirer à Parme, où il remplit avec honneur
la premiere chaire de médecine ; il avoit déjà enfeigné cette fcience
dans l'Univerfité de Ferrare. Tritheme parle de lui avec éloge ; il
avoit fait une étude particuliere de la philofophie & de la théologie :
on dit qu'il affifta au Concile de Ferrare, & qu'il y défia tous les
Docteurs Grecs à la difpute fur les différends entre Platon & Ariftote.
Il mourut à Ferrare en 1438, & fuivant certains, en 1448. Ses fils
lui éleverent un fuperbe monument, avec cette infcription :

> *Deo immortali maximo.*
> HUGONI BENCIO SENENSI,
> *Philofophorum ac Medicorum fuæ ætatis facile principi,*
> *Parenti Opt.*
> *Ob doctrinam excellentem de univerfo hominum genere*
> *B. M.*
> *Filii Pof.*
> *XI Kalendas Decemb. anno* 1448.

Il a laissé les ouvrages suivans, qui ont été imprimés après sa mort :

1. *Confilia faluberrima ad omnes ægritudines, additis aliis nonnullis utilissimis confiliis.* Bononiæ, apud *Joannem de Noordlingen*, 1480, *in-fol.* Venetiis, apud *Scott*, 1518, *in-fol.*

2. *In aphorismos Hippocratis & commentaria Galeni, resolutissima expositio.* Venetiis, 1498, 1517, *in-fol.* & apud *Juntam*, 1523, *in-fol.*

3. *In tres libros microtechni Galeni, luculentissima expositio.* Venetiis, 1496, *in-fol.* Ibid. 1498, 1516, *in-fol.* apud *Juntam*, 1518, 1523, *in-fol.* Papiæ, 1518.

4. *In primi canonis Avicennæ fen primam luculentissima expositio.* Ibid. 1523, *in-fol.*

5. *Super quartâ fen primi Avicennæ præclara expositio.* Ibid. 1517, *in-fol.* avec des annotations de *Jean Defparts.*

6. *In quarti canonis Avicennæ fen primam luculentissima expositio.* Ibid. 1523, *in-fol.*

7. *Regole della fanita & natura de cibi* ; c'eft-à-dire, *Regles fur la fanté & la nature des alimens.* A Turin, chez *Tarino*, 1624, *in-4.*

Moreri parle d'abord d'un *Hugues de Benciis*, enfuite d'un *Hugues Bencius*, dont il fait deux perfonnages différens, tandis que c'eft toujours le même Médecin.

BENDEL (*Balthazar*) a écrit :

Adverfaria medico-pharmaceutica, imprimé avec les *confilia medicinalia* de Velfchius, à Ulm, chez *Kuenius*, en 1676, *in-4.*

BENDER, (*Philippe-Louis*) Médecin de nos jours, a été reçu au Doctorat en médecine dans l'Univerfité de Straſbourg le 25 Septembre 1764. Il a donné :

Differtatio medica de cofineticis. Argentorati, apud *Heitzium*, 1764, *in-4.* L'Auteur donne d'abord l'hiftoire de la Cofmétique ; il fait voir que cet art eft des plus anciens, & chez prefque tous les peuples de l'Europe. Il difcute & examine toutes les efpeces de remedes, de compofitions ou de moyens, qui font aujourd'hui en vogue en Europe, & principalement en France, pour donner à la peau, au vifage, ou à d'autres parties, l'air de fanté, de vigueur, de jeuneffe, ou de la mode. Il indique en peu de mots ceux dont on peut fe fervir fans danger, & ceux qu'on doit éviter. Cette differtation, écrite avec beaucoup de pûreté du côté du ſtyle, & de ménagement dans les expreffions, eft remplie d'érudition ; elle peut être d'une grande utilité à ceux qui voudroient entreprendre un ouvrage fur la cofmétique, prife dans toute fon étendue.

BENDINELLUS, (*Matthieu*) a écrit :
De balneis lucenfibus villæ & corfennæ , tractatus. On l'a inféré dans la collection de Venife , *de Balneis* , 1553.

I. BENEDICTI ou BENEDETTI , (*Alexandre*) Médecin Italien , qu'on dit communément natif de Vérone ; mais il n'étoit pas précifément de cette Ville ; il avoit pris naiffance aux environs , dans un village appellé *Legnano*. Après avoir été reçu Docteur en médecine , il paffa en Grece , & dans l'Isle de Candie, où il fit long-tems la médecine, principalement à Modon dans la Morée , & à la Canée. De retour de ce voyage, il s'établit à Venife en 1495 : déterminé par les récompenfes qu'on lui promit, il accepta l'emploi de Médecin de l'Armée Vénitienne qu'on vouloit oppofer à Charles VIII , Roi de France , & qui fut battue à Fornoue en 1495. Nous apprenons encore de *Douglas* & de *Manget*, qu'il fut Profeffeur en médecine à Padoue & à Venife. Nous n'avons pas pu découvrir l'année de fa mort ; mais on voit par une lettre écrite à lui-même par Jacques Antiquarius, qu'il vivoit en 1508 ; on peut même affurer qu'il vivoit encore en 1511 , puifque dans un de fes ouvrages , il parle du tremblement de terre , qui arriva en Italie dans le mois d'Avril de cette année. Nous avons de lui plufieurs ouvrages :

1. *Epiftolæ nuncupatoriæ. Venetiis* , 1497.

2. *Anatomice , five de hiftoriá corporis humani , libri V.* Venetiis , 1493, *in*-8. Ibid. 1497 , 1498. *in*-8. Ibid. apud *Bern.* Guerraldi , 1502, *in*-4. Parifiis , apud *Henr.* Etienne , 1514 , *in*-4. Ibid. 1519 , *in*-4. Bafilex , 1517 , 1527, *in*-8. Argentorati , 1528 , *in*-8. Coloniæ , 1527 , *in*-8. On y a joint l'ouvrage du même Auteur fur les devoirs des Médecins & des malades. L'Auteur nous apprend dans cet ouvrage, qu'il a remarqué aux environs du canal de l'urine deux petits trous, qu'il regarde comme des orifices des veines , & d'où il prétend qu'il fort une certaine humeur qui n'eft point prolifique. On eft convaincu aujourd'hui de l'erreur de ce Médecin , eu égard à l'ufage qu'il attribue à ces deux petits trous. On trouve peu de chofe dans cet ouvrage , qui n'ait été copié de Galien.

3. *De medici atque ægri officio , libellus.* Venetiis , 1498 , *in*-8. joint à l'ouvrage de Symph. Champier , *de medicinæ claris fcriptoribus*.

4. *De Febre peftilenti , liber.* Venetiis , apud Joh. de Gregoriis , 1493, *in*-4. Papix , apud *Bern.* de Haraldis , 1516 , *in-fol.* Bafilex , 1531 , *in*-80. On le trouve encore avec les œuvres d'*Ange Bolognini* , d'*Almenar*, de *Maffaria* , &c.

5. *Aphorifmorum liber.* Argentorati , apud *Hervagium* , 1528 , *in*-8.

6. *Medicinalium obfervationum rara exempla.* On l'a joint aux obfervations de *Dodonée* , imprimées à Cologne , chez *Cholin* , 1581 , 1585 , *in*-8.

6. *De re medicâ, opus infigne, omnium à vertice ad calcem morborum figna, caufas, indicationes, & remediorum compofitiones, utendique rationes generatim compleĉtens.* Venetiis, apud *Juntam*, 1535, *in-fol.* Bafileæ, apud *Henr. Petri*, 1539, *in-4.* Ibid. 1549, 1572, *in-fol.* Cet ouvrage comprend trente livres, qui font tous dédiés à l'Empereur Maximilien I, & qui par conféquent avoient été compofés avant l'an 1519, qui eft l'année de la mort de cet Empereur. Le détail en feroit trop long ; nous nous contenterons d'un exemple. Parmi ces trente livres, il y en a trois qui traitent des maladies des femmes, les vingt-cinquieme, vingt-fixieme & vingt-feptieme : dans le premier, divifé en trente-neuf chapitres, il n'eft queftion que des maladies qui intéreffent la conception, la groffeffe & l'accouchement ; les deux autres contiennent des détails affez étendus fur les autres maladies des femmes, comme les dérangemens des regles, la paffion hiftérique, l'inflammation, l'abcès, l'ulcere, le cancer de la matrice ; mais il n'y eft fait aucune mention de la fureur utérine. Il eft de même furprenant que dans un ouvrage, où l'on annonce qu'on s'occupe de toutes les maladies qui peuvent attaquer le corps humain, on n'ait pas parlé des maladies vénériennes, qui commencerent cependant à fe faire fentir pendant la vie de *Benediĉti.* Cet ouvrage eft une preuve de l'érudition de l'Auteur, qui paroît très-inftruit de la doĉtrine des Médecins grecs. On trouve dans chaque chapitre le précis de ce que Galien, Paul-d'Egyne, Oribafe, Empedocle & Athénée ont dit fur différens fujets ; de forte que cet ouvrage peut paffer pour un abrégé de la médecine grecque.

7. *De peftilentiæ caufis, præfervatione, & auxiliorum materiâ.* L'Auteur avoit dédié cet ouvrage à un Sénateur de Venife ; il l'avoit compofé en 1493, mais nous croyons qu'il n'a jamais été imprimé feul ; on l'a publié à la fuite du précédent.

On a fait de nouvelles éditions des œuvres de ce Médecin à Venife, en 1533, 1535, *in-fol.* A Lyon, en 1539, & à Bâle, en 1539, *in-4.* & en 1549, *in-fol ;* celle de Lyon comprend encore le traité de Jean Almenar, *de morbo gallico.*

II. BENEDICTI, (*Dominique*) Médecin Italien, qui mourut de la pefte en 1631 ; il avoit écrit plufieurs ouvrages, dont on a dit beaucoup de bien ; mais ils ne font pas parvenus jufqu'à nous ; ils font entiérement perdus.

I. BENEDICTUS ; nous trouvons fous ce nom un ouvrage, intitulé, *De confervatione fanitatis, liber.* Romæ, 1490, *in-4.* Nous ne favons rien autre de lui.

II. BENEDICTUS, (*Jean*) Médecin Allemand, qui, ainfi que nous l'apprenons de lui-même, a long-tems exercé la médecine à Rome, à

Venife, à Boulogne, & dans plufieurs autres villes d'Italie. Il paroît par fes écrits qu'il vivoit au commencement du feizieme fiecle ; on trouve de fes ouvrages en 1510, 1521 & 1530. On ne doit point le confondre, comme l'a fait *Moreri*, avec un autre *Jean Benedictus*, qui, à la recommandation de Cafaubon, fut protégé par Philippe de Mornay, & obtint par fon crédit une chaire de Langue grecque à Saumur ; ce dernier n'a vécu qu'à la fin du feizieme fiecle & au commencement du dix-feptieme. Nous avons de *Jean Benedictus* les ouvrages fuivans :

1. *De morbo gallico*, *libellus*. Nous ne connoiffons point la premiere édition de cet ouvrage ; *Aftruc* la rapporte à l'an 1510. On l'a inferé dans la collection *de morbis venereis* publiée par *Luifinus*, à Venife, en 1556 & 1567. On a foupçonné *Benedictus* d'avoir pillé l'ouvrage de *Jean Almenar* fur la même matiere, dont nous avons parlé à l'article de ce Médecin.

2. *Libellus novus de caufis & curatione peftilentiæ ad præfervationem fimul & curam ejus mali optimè utilis.* Cracoviæ, apud *Victorem*, 1521, 1552, *in-4*. Quelques-uns ont attribué cet ouvrage à un autre *Jean Benedictus* : voyez l'article fuivant.

3. *Regimen de novo & priùs Germaniæ inaudito morbo, quem paffim anglicum fudorem, alii* Gurgeationem *appellant*, &c. Cracoviæ, apud *Victorem*, 1530, *in-8*.

III. BENEDICTUS, (*Jean*) qu'on dit natif de Reggio. *Mercklin*, & d'après lui, *Manget*, qui l'a copié, le font Auteur de l'ouvrage fur la pefte, que nous avons attribué au précédent : mais *Aftruc* foutient le contraire ; il prétend même que ce perfonnage n'a jamais exifté. Il faut tout dire ; *Mercklin* & *Manget* n'ont connu que l'édition de 1552 ; ils ont ignoré qu'il y en avoit une antérieure, faite en 1521, ce qui peut avoir contribué à les induire en erreur.

IV. BENEDICTUS, (*Libere*) a donné :

Nucleus fophicus, feu explanatio in tincturam phyficorum Theophrafti Paracelfi. Francofurti, apud *Jennifium*, 1623, *in-8*. On y a joint un traité de la pierre philofophale.

V. BENEDICTUS, à *Guelfalione* (*Jules-Cefar*) Médecin Italien, du fiecle dernier, étoit d'Aquila, ville du Royaume de Naples, dans l'Abruzze ultérieure. Nous avons de lui :

1. *De pepafmo, feu coctione, quæftiones, ad mentem Hippocratis.* Aquilæ, apud *Marinum*, 1636, *in-4*.

2. *De loco in pleuritide feu tutelaris columna, in quâ ftatuitur pleuritidem fieri, dùm una pulmonis ala afficitur.* Romæ, apud *Dom. Marciani*, 1644, *in-8*.

3. *Epiſtolarum medicinalium , libri decem, reconditâ Hippocratis doctrinâ, &c. Referti.* Romæ , apud *Phæum* , 1649 , *in-4.*

4. *Conſultationum medicinalium opus utile , jucundum , neceſſarium , Medicorum principum tutelâ , dogmatum varietate , & ordinatâ morborum omnium curatione refertum.* Venetiis , apud *Bertanos* , 1650 , *in-4.*

BENELLI, (*Guy-Antoine*) Médecin Italien de nos jours , qui a reçu les honnenrs du Doctorat dans l'Univerſité de Boulogne. Il a donné , en Italien , un diſcours Apologétique ſur les fievres bilieuſes qui ont regné en 1772. L'Auteur fait d'abord connoître les principales cauſes qui peuvent occaſionner les fievres bilieuſes. Il expoſe enſuite la méthode qui lui paroît la plus propre à les diſſiper. Il condamne l'uſage de la ſaignée dans ces ſortes de maladies ; il veut qu'on ne l'emploie que dans le cas d'inflammation & d'une véritable néceſſité ; il blâme ſur-tout la facilité des femmes enceintes à y avoir recours pour remédier aux incommodités de leur groſſeſſe. Les ſels neutres en général lui paroiſſent très-convenables dans les maladies aiguës ; mais l'uſage du nitre demande beaucoup de circonſpection. L'Auteur rejette abſolument celui du mercure dans les mêmes maladies. Il regarde enfin comme très-dangereuſe , l'adminiſtration de l'opium dans les fievres bilieuſes , accompagnées de délire & d'inſomnie.

BENESCIA , (*Jean*) Médecin Italien , qui jouit d'une certaine réputation à Livourne, où il exerce la médecine. Il a écrit:

La vera idea dell' efficace della china china ; c'eſt-à-dire, *idée exacte de l'efficacité du quinquina.* A Livourne , 1761 , *in-8.* Cet ouvrage contient l'hiſtoire de la découverte du quinquina ; il indique les ſignes auxquels on en diſtingue la qualité ; il expoſe la méthode d'en extraire le ſel par infuſion ; il en décrit les principaux effets.

BENETTI (*Jean-Dominique*) naquit à Ferrare , d'*Antoine Benetti* , honnête Bourgeois de cette ville, le 3 Février 1658. Après s'être appliqué aux belles-lettres & à la philoſophie, il étudia la médecine, & reçut en 1680 les honneurs du Doctorat dans l'Univerſité de ſa patrie. Il y fit d'abord après des cours publics qui lui mériterent d'être nommé à la premiere chaire de médecine-pratique. En 1687 , il fut fait premier Médecin de l'hôpital de ſainte Anne ; il fut appellé dans la ſuite à Fano , pour être le premier Médecin de cette ville , & il remplit la même place auprès du Duc Ferdinand-Charles de Mantoue. Il eſt mort au commencement de ce ſiecle.

Benetti avoit beaucoup écrit ; mais il n'a publié que l'ouvrage ſuivant: *Corpus medico-morale.* Mantuæ, apud *Pazzonum* , 1718 , *in-4.* Cet ouvrage eft dédié à Thomas Rafo, Evêque de Ferrare, & Cardinal du Titre de fainte Marie au-delà du Tibre. Il eft divifé en deux parties ; la premiere contient des commentaires fur le jeûne du Carême & des obfervations fur l'ouvrage de Jean Bafcarini, intitulé, *difpenfationum medico-moralium, Canones XII.* La feconde renferme des réflexions fur la Meffe & fur les Heures Canonicales, & des avis aux Confeffeurs des Religieufes & aux Médecins ; l'Auteur y parle de la confeffion, du Viatique, de l'extrême-Onction, en tout ce qui peut concerner les devoirs d'un Médecin. On y trouve auffi des réflexions fur la pénitence & la priere.

L'Auteur avoit encore compofé les ouvrages fuivans, mais qui n'ont pas été publiés.

1. *Ufus in abufum, five de confuetudinibus.*

2. *Interpretationes in jusjurandum Hippocratis, libros de lege, de forte, de veteri medicinâ, de medico, de decenti ornatu, de præceptionibus.*

3. *Praxis medico-moralis.*

Il avoit enfin commencé un autre ouvrage, qu'il n'a pas eu le tems de finir, fous le titre de *Medicina reformata pro omnibus & pauperibus, fecundùm fenfum du Bé, Medici galli, & fecundùm ordinem magnæ praxis Danielis Sennerti.*

BENEVOLI, (*Antoine*) naquit à Florence vers la fin du fiecle dernier. Il s'appliqua à l'étude de la Chirurgie, & y fit beaucoup de progrès. Il devint Profeffeur de Chirurgie dans fa patrie, & premier Chirurgien de l'hôpital de fainte Marie la neuve de la même ville. Il eft connu par les ouvrages fuivans.

1. *Lettera d'Antonio Benevoli a Antonio Maria Valfalva* ; C'eft-à-dire, *Lettre d'Antoine Benevoli à Antoine Marie Valfalva.* A Florence, 1722, *in-*4. Cette lettre roule fur deux obfervations relatives à la cataracte, defquelles l'Auteur conclut que cette maladie dépend plutôt de l'opacité du cryftallin, que de la génération d'une membrane dans l'humeur aqueufe de l'œil, & que dans l'opération de la cataracte, on peut emporter le cryftallin, fans porter aucun préjudice à la vue.

2. *Nuova propofitione intorno alla caruncula dell' uretra, detta carnofita* ; c'eft-à-dire, *nouvelle propofition fur la caroncule de l'urethre, appellée carnofité.* A Florence, chez *Manni*, 1724, *in-*8. Cet ouvrage, qui eft divifé en trois chapitres, eft relatif à l'obftacle qui empêche le libre cours de l'urine dans la cavité de l'urethre, & qu'on connoît ordinairement fous le nom de caroncules. L'Auteur réfute l'opinion de ceux qui croient que ces caroncules font des excroiffances qui fe forment dans l'urethre ; il foûtient fon opinion par des obfervations multipliées, qu'il a faites fur les cadavres de

ceux

ceux qui avoient été fujets à la ftrangurie ; il affure n'avoir jamais trouvé de pareilles excroiffances ; il indique les vices qu'il regarde comme les caufes de cette maladie, & paffe enfuite à la méthode qu'il croit la plus propre à les détruire.

3. *Manifefto fopra alcune accufe contenute in uno certo parere del Signor Pietro Paoli Ceruffeo in Lucca*. A Florence, 1730, in-4.

4. *Giuftificatione delle replicate accufe del fignor Pietro Paoli*. A Florence, 1731, in-4.

5. *Differazioñes*. A Florence, 1746. Ce recueil contient quarante-trois obfervations : la premiere, fur l'origine des hernies inteftinales ; la feconde, fur la retention d'urine ; la troifieme, fur le *leucoma* : parmi les fuivantes, il y en a trois qui traitent du rachitis ; les autres font relatives à différens autres cas de chirurgie.

BENHAM. (*Thomas*) Nous avons de lui :
Officina, vel antidotarium chirurgicum. Cet ouvrage a été mis en ordre & publié par Edouard Porton. *Haller* croit que cette édition a été faite vers l'an 1620.

BENIMIRANUS, (*Ifaac*) Médecin Arabe, qui vivoit du tems d'Averroës, & qu'on dit avoir été Médecin de Salomon, Roi d'Arabie ; il eft Auteur de quelques livres. 1°. *De definitionibus & elementis*. 2°. *De victûs ratione*. 3°. *De febribus*. 4°. *De urinâ*. 5°. *De diætis*.

BENIVENI, (*Antoine*) Médecin Italien, né à Florence, étoit en réputation dans cette ville à la fin du quinzieme fiecle. *Juftus*, *Manget* & *Eloi* placent fa mort en 1525 ; *Pocciantius*, *Catal. fcript. Florent.* la rapporte au contraire à l'an 1502. Ce dernier fentiment paroit le plus vraifemblable ; le feul ouvrage que nous ayons de ce Médecin ; a paru en 1507 ; il a été publié par *Jérome Beniveni*, fon frere & fon héritier ; ainfi qu'il le dit lui-même dans une lettre adreffée à Jean *Rofatus*, qu'on trouve dans le même ouvrage ; d'où il paroit que *Beniveni* étoit déjà mort au tems de la publication de fon ouvrage : ce traité parut fous le titre fuivant.

De abditis nonnullis ac mirandis morborum & fanationum caufis, liber. Florentiæ, apud *Giuntam*, 1507, in-4. Parifiis, apud *Wechel*, 1528, in-fol. avec le livre de Galien, *de plenitudine*. Bafileæ, apud *Cratandrum*, 1529, in-8, avec les compofitions de *Scribonius Largus*. Coloniæ, 1581, in-8, avec les obfervations rares de *Dodonée*.

BENNETT, (*Chriftophe*) Médecin Anglois du fiecle dernier, étoit né à Londres. Il étoit Membre du Collége des Médecins de cette ville ; il mourut dans fa patrie, le 11 Mai 1655. Nous avons de lui :

1. Un commentaire fur l'ouvrage Anglois de *Mouffet*, fur la fanté,

qui contient des obſervations ſur la nature des divers alimens dont on ſe ſert dans la grande Bretagne , & des regles ſur la maniere de les préparer. Ce commentaire écrit en Anglois , a été imprimé à Londres , en 1655 , in-4.

2. *Theatri Tabidorum veſtibulum , ſeu exercitationes dianoëticæ , cum hiſtoriis & experimentis demonſtrativis.* Londini , apud *Thomſon,* 1654 , in-8. On l'a réimprimé à Londres, chez *Newcomb,* en 1656 , in-8. A Francfort, chez *Fickwirt,* en 1665 , in-12. 1714 , in-12 , & à Florence , chez *Moucke,* 1755 , in-8. ſous le titre de *Tabidorum theatrum , ſive phtiſios , atrophiæ & hecticæ xenodochium.* L'Auteur traite des différens vices du ſang , des alimens & des ſucs nourriciers. Il examine les premiers , relativement à leur élaboration & à leur diſtribution ; il s'occupe des derniers , eu égard à leurs qualités , leur conſiſtance , leur mouvement, leur circulation. Il fait l'application des principes qu'il établit , aux différentes maladies dans leſquelles on a lieu d'obſerver ces mêmes vices ; mais ſur-tout à la phtiſie pulmonaire , à l'atrophie , & à la fievre hectique. Il examine la nature de ces maladies ; il propoſe divers remedes propres à les combattre ; il confirme par des obſervations hiſtoriques , la plupart de ſes réflexions.

BENOICT , (*Albert*) Médecin de l'Univerſité de Bâle , qui vivoit vers la fin du ſiecle dernier. Il a écrit :

De dyſenteriâ. Baſileæ , 1674 in-4.

BENOIST , (*S.*) Médecin François , du commencement du ſiecle dernier. Il a donné :

Diſcours d'une fontaine trouvée près de Die en Dauphiné. A Die , chez J. *Gautier,* 1610.

BENSA , (*François-Xavier*) Docteur en philoſophie & en médecine ; il vivoit au commencement de ce ſiecle. Il a écrit :

Relatio peſtis Auſtriæ , ann. 1712 , 1713 , 1714. Viennæ , 1717 , in-8.

BEN SINA. *Voyez* AVICENNE.

BENNING. *Voyez* BODECHER.

BENVENUTI , (*Joſeph*) Chirurgien Italien de ce ſiecle, qui s'eſt diſtingué dans la pratique de la chirurgie ; il l'a exercée à Lucques, & a été agrégé à la Société impériale des ſciences & arts d'Allemagne. Il a publié :

1. *Diſſertationes & quæſtiones medicæ magis celebres.* Luccæ, apud *An-*

tonetti, 1757, *in*-8 ; c'eft la feconde édition. Cette collection contient des opufcules compofés par des Médecins celebres ; ils roulent tous fur des objets importans : 1°. fur la circulation du fang dans l'état de fanté & de maladie ; 2°. fur la carie des os : cette differtation embraffe quinze queftions qui ont été difcutées dans les écoles de médecine & de chirurgie de Paris ; 3°. fur les maladies des enfans : ce traité a été compofé par *Conyers*, Médecin Anglois ; 4°. un traité fur l'hydrophobie, compofé par l'Auteur de la collection.

2. *Rifleffioni fopra gli effetti del moto a cavallo* ; c'eft-à-dire, *réflexions fur les effets de l'équitation.* A Lucques, chez *Jacques Guifti*, 1760, *in*-4.

3. *Differtatio phyfica de lumine.* Vindobonæ, 1761, *in*-4.

4. *De rubiginis frumentum corrumpentis causâ & medelâ.* Luccæ, 1762. L'Auteur recherche la caufe de la nielle ; il apprend aux cultivateurs les moyens de remedier à la corruption que les brouillards répandent fur le froment ; il indique les préfervatifs qui peuvent être utiles, mais qui paroiffent impraticables dans les champs d'une trop vafte étendue.

5. *Obfervationum medicarum, quæ anatomiæ fuperftructæ funt, collectio prima.* Luccæ, apud *Rocchi*, 1764, *in*-12. C'eft un recueil d'obfervations faites par divers Médecins & Chirurgiens, & puifées dans l'ouverture des cadavres. Cette premiere collection comprend une hiftoire de maladies.

BENZ, (*Adolphe-Chriftophe*) Médecin Allemand, reçu aux degrés dans l'Univerfité d'Altdorf, vers la fin du fiecle dernier ; il a écrit : *De pituitâ vitreâ, infipidâ.* Altdorfii, 1690, *in*-4.

BERAUD, (*Laurent*) naquit à Lyon le 5 Mars 1701. Après avoir fait fes premieres études, il entra dans la fociété des Jéfuites : il a été dans la fuite Profeffeur de mathématiques à Avignon, & Correfpondant de l'Académie royale des Sciences de Paris. Il a donné :

1. *Differtation fur la caufe de l'augmentation de poids que certaines matieres acquierent dans leur calcination.* A Bordeaux, chez *Brun*, 1747, *in*-4.

2. *Differtation fur le rapport des effets de l'aimant & des phénomènes de l'électricité.* A Bordeaux, chez *Brun*, 1748, *in*-4.

3. *Phyfique des corps animés.* A Paris, 1755, *in*-12.

3. Differtation fur la queftion : *la Lune a-t-elle quelqu'influence fur la végétation & fur l'économie animale ?* A Bordeaux, chez *Brun*, 1760, *in*-4.

I. BERCKELMANN, (*Jean-Guillaume*) Médecin Allemand,

reçu aux degrés dans l'Univerſité de Helmſtad , vers le milieu du ſiecle dernier. Il a écrit :

De febre hecticâ. Helmſtadii , 1659 , *in-*4.

II. BERCKELMANN , (*Jean-Philippe*) Médecin Allemand de nos jours , qui étoit Médecin de la garniſon de Gieſſen , vers le milieu de ce ſiecle. Il a donné :

Traité du cancer. A Francfort , 1756 , *in-*12. écrit en Allemand.

BERDOC , (*Marmaduxe*). Médecin Anglois de nos jours , établi à Londres , où il exerce la Médecine. Il eſt l'Auteur des ouvrages ſuivans.

1. *An enquiry in to the influence of the electric fluid ,* &c. c'eſt-à-dire , *Recherches ſur l'influence du fluide électrique dans la formation des êtres animés.* A Londres , chez *Robinſon* & *Roberts* , 1771. L'Auteur entreprend de prouver que la formation des êtres animés dépend uniqement du fluide électrique contenu dans la muccoſité dont ces êtres ſont compoſés. Ce ſyſtême paroit difficile à prouver ; mais ſi l'on y parvient , il répandra un nouveau jour ſur un phénomene qu'on ne peut encore qu'admirer , ſans le bien connoître.

2. *An eſſay on the nature and circulation of the Blood ,* &c. c'eſt-à-dire , *Eſſai ſur la nature* & *la circulation du ſang.* A Londres , 1772 , *in-*12.

3. *An eſſay on the pudendagra ;* c'eſt-à-dire , *Eſſai ſur le pudendagre.* A Londres , chez *Robinſon* , 1772. L'Auteur rapporte le ſentiment de pluſieurs Médecins parmi les anciens & les modernes , relativement à cette maladie. Il établit en quoi elle differe des maladies vénériennes.

4. *Doubts concerning the inverſion of objets on the retine ;* c'eſt-à-dire , *Doutes concernant l'inverſion des objets ſur la rétine.* A Londres , chez *Lowndes ,* 1772.

5. *Eſſai ſur la nature* & *les cauſes de la goutte , avec des réflexions ſur ſa guériſon.* A Londres , chez *Lowndes ,* 1773 , *in-*8. Cet ouvrage eſt écrit en Anglois.

BERDOT , (*Emanuel*) a donné :

Diſſertatio de Paronichiâ. Baſilex , 1731 , *in-*4.

BERENDEL , (*J. Godefroi*) Médecin Allemand , qui eſt mort depuis peu de tems. Nous avons ſous ſon nom :

Opuſcula medica. 3 vol. dont le troiſieme a été publié après la mort de l'Auteur , par *Henri-Auguſte Wriſberg.* A Gottingen , chez *Boſſeyel ,* en 1775. Nous ne connoiſſons point les deux premiers ; le troiſieme contient quinze diſſertations , dont la plupart ſont de *Berendel* ; les autres ſont de ſes éleves, mais elles ont été faites ſous ſes yeux, & il les a revues & corrigées. Les principales diſſertations roulent, 1°. ſur l'inutilité de pluſieurs remedes ; 2°. ſur la léthargie ; 3°. ſur l'uſage des évacuans dans les maladies aiguës ; 4°. ſur la différence de la phthiſie d'avec l'éthiſie ; 5°. ſur la pleuréſie du Printems & celle d'Eté ; 6°. ſur le régime rafraîchiſſant ; 7°. ſur l'uſage des échauffans dans les maladies ; 8°. ſur des expériences ſur les noyés.

I. BERENGER, (*Jacques*) naquit à Carpi, ville d'Italie, dans le Modenois , vers la fin du quinzieme ſiecle ; ſuivant l'uſage de ſon tems , il fut appellé *Carpus*, du lieu de ſa naiſſance , & étoit connu en Italien ſous le nom de *Maëſtro Jacomo da Carpi*. Cette diverſité de noms a donné lieu à l'erreur de quelques bibliographes , qui , d'un ſeul Auteur, en ont fait deux. Il étoit fils d'un Chirurgien , ou Médecin-Chirurgien , qui jouiſſoit d'une certaine réputation. *Berenger* fit ſes premieres études dans ſa patrie ſous Alde Manuce , & fut le Condiſciple d'Albert Pie , Comte de Carpi. Il paſſa enſuite à l'étude de la philoſophie & de la médecine , & prit le grade de Docteur dans ces deux Facultés. Pendant le ſéjour qu'il fit à Boulogne en 1507 , il ſe fit une réputation brillante par une opération qu'il tenta ſur une femme , dont la matrice étoit gangrenée ; il emporta la matrice , & rétablit la malade dans une ſanté parfaite. Il alla enſuite à Pavie , où il enſeigna pendant quelque tems l'anatomie & la chirurgie , après quoi il revint à Boulogne , & fut fait Profeſſeur à la place d'Ange Bologninus. Il fit un voyage à Rome en 1523 , & fut connu du Pape Clément VII , qui lui donna des preuves de ſon eſtime, & le combla de bienfaits. Il avoit parcouru l'Aſie ; mais on ignore l'époque de ce voyage. *James* , dans ſon Dictionnaire de médecine , dit que *Berenger* a enſeigné la médecine & la chirurgie à Paris ; mais cette allégation eſt gratuite & dénuée de preuves ; il eſt même fort douteux que ce Médecin ſoit venu en France.

On eſt incertain ſur le tems de la naiſſance & de la mort de *Berenger* , mais en réuniſſant les époques , il eſt aiſé de s'aſſurer du tems où il a vécu. Il étoit à Boulogne en 1507 ; il le dit lui-même. Nous trouvons encore qu'étant revenu dans cette ville , il y publia en 1518 un traité ſur les fractures du crâne , & en 1521 un commentaire ſur l'anatomie de *Mundini*. Nous apprenons de la vie de *Cellini* , Orfévre & Sculpteur de Florence, écrite par lui-même , que *Berenger* alla à Rome en 1523. Il vivoit encore en 1531 , puiſque Fallope parle de ſes ſuccès dans le traitement des malades attaqués de la peſte , qui ravagea l'Italie dans le cours de cette année. *Douglas* nous apprend qu'il mourut à Ferrare ; mais il ne rapporte point l'année de ſa mort. Le Rédacteur du catalogue des livres de la bibliotheque du Roi , l'a miſe en 1550.

Quelques-uns , d'après *Fallope* , ont préſenté *Berenger* , comme uniquement Chirurgien ; mais il étoit réellement Médecin & Docteur en médecine ; nous l'apprenons de lui-même ; il prend auſſi cette qualité à la tête de ſes ouvrages, comme on le voit, même dans les premieres éditions. Il eſt vrai qu'il avoit fait une étude particuliere de la chirurgie, qu'il l'exerça avec diſtinction, & qu'il en pratiqua lui-même les opérations avec ſuccès : mais il n'eſt pas le ſeul Médecin de réputation, qui ait réuni l'exercice des deux profeſſions, qui n'ont rien d'incompatible.

Il s'étoit encore appliqué à l'anatomie ; il faiſoit lui-même des diſſections ; il dit avoir diſſéqué *pluſieurs centaines* de cadavres : il pouſſa ſes connoiſſances dans cette partie, auſſi loin qu'on le pouvoit dans un ſiecle où l'anatomie étoit extrêmement négligée, où, ſans maitres, ſans ſecours, on devoit ſe former ſoi-même, où enfin l'on avoit à combatre un préjugé populaire, toujours difficile à détruire. *Berenger* fut la victime de l'ardeur avec laquelle il cherchoit à connoître la ſtructure du corps humain. Si nous devons nous en rapporter à *Fallope*, il fut accuſé d'avoir diſſéqué vivans deux Eſpagnols, qui s'étoient mis entre ſes mains pour être traités de la vérole ; & pour éviter les ſuites fâcheuſes de cette accuſation, il prit la fuite, & ſe retira à Ferrare. Mais il eſt très-douteux qu'il ait été coupable de ce crime ; *Fallope* eſt le ſeul qui en parle ; nous ne trouvons aucun autre Auteur digne de foi, qui en faſſe mention. Les écrits de *Berenger* paroiſſent même prouver le contraire ; il nous apprend lui-même, que de ſon tems on ne diſſéquoit point des corps vivans, à cauſe de la cruauté qu'il y auroit à le faire ; *Tempore noſtro non fit anatome in vivis* ...... *& præ immanitate deſiſtimus à tali opere.*

Nous avons de *Berenger* les ouvrages ſuivans :

1. *De fractura calvæ ſeu cranii.* Bononiæ, apud *Hieronimum de Benedictis*, 1518, *in*-4. Venetiis, apud *Antonium de Nicolinis*, 1535, *in*-4. Lugduni-Batav., apud *Maire*, 1629, 1639, *in*-8. 1651, *in*-12.

2. *Iſagogæ breves perlucidæ ac uberrimæ in anatomiam corporis humani.* Venetiis, apud *Benedictum Hectoris*, 1523, *in*-4. & apud *Bernard de Vitalibus*, 1535, *in*-4. Bononiæ apud *Hectorem*, 1522, 1525, *in*-4. Coloniæ, 1529, *in*-8. Argentorati, apud *Sybold*, 1530, 1533, *in*-8. traduit en Anglois par *Jackſon*, à Londres, 1664, *in*-12, ſous le titre, *a Deſcription of the body of man Beeing a Practical anatomy.*

3. *Commentaria, cum ampliſſimis additionibus, ſuper anatomiam Mundini.* Bononiæ, apud *Hieron. de Benedictis*, 1521, 1612, *in*-4.

Nous devons à *Berenger* la découverte de l'appendice de l'inteſtin cæcum ; il nomma cette partie, *additamentum coli*, & il en donna, ſous ce nom, une deſcription fort étendue. Il a encore apperçu le premier, les mammelons, qui ſervent à la ſecrétion de l'urine dans les reins. Il a décrit le cou entier du vagin, comme une ſubſtance muſculeufe, & il paroit avoir connu le mufcle orbiculaire qui en borde l'orifice extérieur ; il n'en a pas cependant donné la defcription : nous la devons à *Arantius*.

On l'a regardé, d'après Fallope, comme le premier qui ait guéri les maladies vénériennes par les frictions mercurielles ; mais fi l'on avoit eu connoiffance des Auteurs qui avoient traité avant lui de cette maladie, on ne lui auroit pas attribué l'honneur d'avoir le premier employé ce fecours : *Jean Weidman*, *Conradin Gilinus*, *Gafpard Torrella*, *Sebaftien Aquilanus*, *Antoine Beniveni*, *Wendelinus Hock*, l'avoient déjà mis en ufage dans le fiecle précédent ; on peut s'en convaincre en confultant leurs ouvrages. Il eft vrai que *Berenger* avoit acquis beaucoup de réputation dans le traitement de ces maladies, & qu'il la devoit à cette méthode, qu'il avoit fans doute prife de ceux qui l'avoient précédé. Elle lui fit gagner des richeffes immenfes ; car à fa mort, outre fa vaiffelle d'or & d'argent, qui étoit d'un poids très-confidérable, il légua encore 40000 écus d'or au Duc de Ferrare.

II. BERENGER, Docteur en médecine, vivoit à la fin du fiecle dernier. Il a écrit :

Traité nouveau des defcentes, & traité des maux de ventre. A Paris, chez *d'Houry*, 1694, *in-12.*

BERENS, (*Guillaume-Frédéric*) Médecin Allemand, reçu aux degrés dans l'Univerfité de Hall. Il a écrit :

De diœtâ virginum. Hallæ-Magd. 1729, *in-4.*

BERG ou BERGIUS, (*Pierre-Jonas*) Médecin Suédois, eft Profeffeur de pharmacie & d'hiftoire naturelle à Stockolm. Il a publié :

Defcriptiones plantarum ex capite bonæ fpei, cum differentiis fpecificis, nominibus trivialibus & fynonymis, fecûndûm fyftema fexuale. Stockolmiæ, apud *Salvium*, 1767, *in-8.* avec figures. L'Auteur décrit un certain nombre de genres de plantes apportées du Cap de Bonne-Efpérance, par *Grubb*, Directeur perpétuel de la Compagnie des Indes Orientales de Suede, à fon retour d'un voyage en Chine. Ces genres font le *Dilatris*, le *Stilbe*, l'*Aulax*, le *Colpoon*, le *Grubbia*, le *Nectandre*, le *Némie*, le *Melafme*, le *Tharmnocorte*, le *Leucadendron*, le *Phylice*, le *Diofme*, le *Hartogie*, le *Gnidie*, le *Pafferin* & le *Héifter*. Les defcriptions de ces genres font accompagnées de planches bien gravées.

BERGA, (*Antoine*) Philofophe & Médecin du feizieme fiecle, natif de Turin. Il exerça la médecine dans fa patrie, & y fut Profeffeur de philofophie. Outre quelques ouvrages relatifs à la feule philofophie, il a encore donné les fuivans :

1. *Paraphrafis eorum quæ in quarto libro operis metereologici haben-*

tur. In Monteregali , 1565 , *in-*8. Cet ouvrage traite des matieres fuivantes. 1°. *De fimplici generatione.* 2°. *De putredine.* 3°. *De coctione.* 4°. *De concretione.* 5°. *De liquefactione mixtorum corporum & perfectorum.*

2. *Difcorfo della grandeza della terra, è dell' aqua.* A Turin , 1579. Cet ouvrage eft écrit contre Alexandre Piccolomini.

BERGAME , (*Gui de*) Nous avons fous ce nom :
De balneis oppidi Bergomatis. Bergomi, 1523 , *in-*4.

BERGAMI , (*Céfar*) Médecin de Milan , qui vivoit à la fin du feizieme fiecle & au commencement du dix-feptieme. Nous avons de lui les ouvrages fuivans :

1. *Rationalis difcuffio de præcautione à calculis renum & à lapillis veficæ.* Mediolani , apud *Somafchum* , 1585 , & apud *Bordonum* , 1605 , *in-*4. dédié à Jean-Ferdinand Vellafchez, Connétable de Caftille.

2. *Decifio univerfalis fuper minoratione materiæ morbificæ in principio morbi faciendâ, & quo ordine.* Mediolani, apud *Paganellum* , 1598 , *in-*4.

3. *De præfervativâ podagræ , Arthritidis , fciaticæ.* Mediolani , apud *Bordonum* , 1604, *in-*4. Venetiis, 1605, *in-*4.

I. BERGEN , (*Gerard de*) Médecin du feizieme fiecle ; il étoit Médecin ordinaire de la République d'Anvers. Il mourut dans cette ville le 15 Septembre 1583 , & fut enterré dans l'Eglife de faint Jacques. Il a donné les ouvrages fuivans :

1. *De præfervatione & curatione morbi articularis & calculi , libellus.* Antuerpiæ , apud *Plantinum* , 1564, 1584, *in-*8.

2. *De peftis præfervatione.* Antuerpiæ , apud *Beller* , 1565. Ibid. 1586 , *in-*8. & avec le livre d'Egide Everhard *de herbâ panaceâ.* Antuerpiæ , apud *Beller* , 1587 , *in-*16.

3. *De confultationibus Medicorum & methodicâ febrium curatione,* commentariolus. Antuerpiæ , 1586 , *in-*8.

II. BERGEN , (*Jean-George*) Médecin Allemand du commencement de ce fiecle, a écrit :

1. *De aëris per pulmones in cor finiftrum tranfitu.* Francofurti , 1700, *in-*4.

2. *De vagitu uterino.* Francofurti , 1714 , *in-*4.

III. BERGEN , (*Charles-Augufte de*) Médecin Allemand de nos jours, peut être le fils du précédent. Il a été Docteur en Médecine, Profeffeur dans l'Univerfité de Francfort , Membre de l'Académie royale des
Sciences

Sciences de Berlin & de celle des **Curieux de la Nature. Nous avons**
de lui les ouvrages fuivans :

1. *De nervo intercoftali.* Francofurti, 1731.

2. *De tunicâ cellulofâ.* Francofurti, 1732.

3. *De ventriculis cerebri.* Francofurti, 1734.

4. *De piâ matre.* Francofurti, 1736.

5. *De difficultatibus controverfiarum medicarum.* Francofurti, 1737, *in-*4.

6. *De perfpiratione vifcerum.* Francofurti, 1738, *in-*4.

7. *Nervi cranii ad novem paria cerebri non relati.* Francofurti, 1738.

8. *De judicio medico ex fanguine per venæ fectionem emiffo.* Francofurti, 1740.

9. *De controverfiâ fyftematis dynamicorum & organicorum.* Francofurti, 1740, *in-*4.

10. *Demonftrationes anatomicæ in cadaverum mufculis.* Francofurti, 1742.

11. *Programma utrifyftemati, Tournefortiano, an Linneano primæ partes deferendæ fint?* Francofurti, 1742, *in-*4. Ce Programme contient une critique du fyftême de Tournefort, dont l'Auteur regarde les claffes comme peu naturelles.

12. *Pentas obfervationum anatomico - chirurgicarum.* Francofurti, 1743, *in-*4.

13. *Lapis lydius medicamentorum bonæ notæ regni vegetabilis.* Francofurti, 1744, *in-*4. Les médicamens tirés du regne végétal n'y font confidérés que relativement aux racines, aux bois & aux herbes.

14. *Lapis lydius medicamentorum bonæ notæ regni vegetabilis.* Francofurti, 1745, *in-*4. Les médicamens y font confidérés, eu égard aux fruits, aux femences, aux réfines, aux gommes-réfines, & aux gommeux concrets. Il y eft queftion de l'anacarde, du behen, du cacao, des dattes, de la feve de S. Ignace, du jujube, de la noix mufcade, & de quelques autres exotiques.

15. *Methodus cranii offa diffuendi.* Francofurti, 1745.

16. *Lapis lydius medicamentorum bonæ notæ regni vegetabilis.* Francofurti, 1746, *in-*4. Il y eft queftion des médicamens tirés des baumes, des fucs par expreffion, &c. On y parle du baume de Copahu, de celui du Pérou, de celui de Tolu, du ftorax, de la térébenthine.

17. *De maculis in oculo.* Francofurti, 1747.

18. *De alchillimâ fupinâ, ejufque cocco.* Francofurti, 1748, *in-*4.

19. *De fuligine,* 1750, *in-*4.

20. *De aloïde.* Francofurti, 1753, *in*-4.

21. *De petafitide*, 1759, *in*-4.

22. *De animalibus hyeme fopitis.* Francofurti, 1752, *in*-4.

23. *Anatomes experimentalis.* Francofurti, 1755, *in*-4. & 1758, *in*-8.

24. *Flora Françofurtana.* Francofurti, 1750, *in*-8. L'Auteur a fuivi la méthode de Tournefort, mais en fondant les arbres dans les herbes, & en changeant les huit dernieres claffes. Ces vingt-deux claffes font divifées en 124 ordres ou fections, relativement au nombre des pétales, à la figure de la corole, au fexe, à la fituation, & à la difpofition des fleurs & du fruit, au nombre des étamines, des loges & des graines, & à la fubftance du fruit. Cet ouvrage n'eft, à proprement parler, qu'une nouvelle édition du *Vade mecum botanicum*, ou *Odegus botanicus* de *Johren* fur les plantes des environs de Francfort; mais les additions que *Bergen* y a faites, & les caracteres qu'il a mis à la tête de chaque claffe, lui donnent un nouveau mérite.

I. BERGER, (*Simon*) natif d'Aufbourg, a donné :

Catalogus nobilium medicamentorum fpagyricè præparatorum. Jenæ, apud *Spieffium*, 1607, *in*-4.

II. BERGER, (*Jean-Benoît*) a écrit:

De morborum differentiis. Argentorati, 1614, *in*-4.

III. BERGER, (*Jean*) natif d'Amfterdam, s'appliqua à l'étude de la médecine, & fut reçu, en 1665, au Doctorat de cette Faculté dans l'Univerfité de Leide. Nous avons de lui:

1. *De lue venered.* Lugduni-Batav. apud *Mathiam*, 1665, *in*-4.

2. *De commodis vitæ fobriæ.*

IV. BERGER, (*Jean-Godefroi*) Médecin, qui vivoit au commencement de ce fiecle, étoit né à Hall en Saxe, le 13 Novembre 1659. Après fes premiere études, qu'il fit dans la même ville, il alla en 1677 à Jena, où il s'appliqua fur-tout aux mathématiques, à la phyfique, & enfuite à la médecine. Après trois ans de féjour à Jena, il alla à Erfort, où il étudia encore fous les plus célebres Médecins; en 1681, il revint à Jena, & y foutint fous Wedel une thefe *de chylo, ejufque motu, fanguificatione, fanguinis circulatione, hepate & pancreate*; l'année fuivante, il fut reçu au Doctorat; il alla enfuite à Leipfic, où il foutint, avec applaudiffement, des thefes pour entrer dans la Faculté de médecine de cette ville, & il en devint Profeffeur extraordinaire : il efpéroit la premiere chaire vacante, lorfqu'il fut appellé à

Wirtemberg pour y enfeigner la médecine ; il devint dans la fuite le premier de fa Faculté, & *Senior* de l'Académie ; il fit différens voyages en Hollande, en France, dans les Pays-Bas & en Italie ; de retour à Wirtemberg, il fe livra tout entier à l'inftruction des Etudians ; il n'interrompit fes exercices que parce qu'il fut appellé d'abord à Liechtenberg, enfuite à Pretfch, auprès de la Reine de Pologne, pour être fon Médecin : enfin, il mourut à Wirtemberg le 2 Octobre 1736, âgé de 76 ans ; il étoit frere de *Jean-Henri Berger*, fameux Jurifconfulte, connu par plufieurs ouvrages, & Confeiller aulique de l'Empire. Nous avons de *Berger* les ouvrages fuivans :

1. *De chylo, ejufque motu, fanguificatione, fanguis circulatione, hepate & pancreate.* Lugduni-Batav. 1686, *in-4.* C'eft la differtation inaugurale qu'il avoit foutenue pour l'obtention des degrés, & qu'il fit réimprimer à Leïde.

2. *De corde.* Wittebergæ, 1688, *in-4.*

3. *De polypo.* Wittebergæ, 1689, *in-4.*

4. *De ovo & pullo.* Wittebergæ, 1689, *in-4.*

5. *De homine.* Wittebergæ, 1691, *in-4.*

6. *De fucci nutritii per nervos tranfitu.* Wittebergæ, 1695, *in-4.*

7. *De refpiratione.* Vittebergæ, 1697, *in-4.*

8. *De molâ & generatione ex ovo.* Wittebergæ, 1698, *in-4.*

9. *De odoratu, ejufque præcipuis læfionibus, corifâ, polypo & ozœnâ* Wittebergæ, 1698, *in-4.*

10. *De arteriæ aortæ divifione in ramos carotides & fubclavios, epiftola ad amicum :* rapportée dans le journal de Leipfic de 1698.

11. *Differtatio de vitâ & morte.*

12. *Phyfiologia medica, five de vitâ humanâ, liber bipartitus.* Wittebergæ, apud *Kreugifium*, 1701, *in-4.* L'ouvrage eft divifé en deux livres ; le premier eft relatif à l'homme après fa naiffance ; le fecond le confidere dans le tems où il eft dans le fein de fa mere. Dans le premier, qui contient trente-un chapitres, l'Auteur, après avoir differté fur l'ame, examine la conftitution, la compofition & les mouvemens du fang & des différentes humeurs ; il paffe enfuite aux fonctions, qu'il fuit toutes fucceffivement, & dont il examine le méchanifme ; il s'occupe enfin des fens extérieurs, & termine cette partie par un examen des paffions de l'ame & de leurs effets, & par des obfervations fur le fommeil & la veille. Le fecond livre comprend trois chapitres : le premier traite de la conception ; le fecond, de la nourriture du fœtus ; le troifieme, de l'accouchement.

13. *De vi opii calefaciente.* Wittebergæ, 1703, *in-4.*

14. *De chinâ-chinâ ab iniquis judiciis vindicatâ.* Wittebergæ, 1711, *in-4.*

15. *De fecretione.* Wittebergæ, 1712, *in-4.* L'Auteur combat l'opinion de ceux qui regardent la ſtruĉture des viſceres comme glanduleuſe.

19. *De naturâ humanâ.* Wittebergæ, 1702, *in-4.* Hanov. 1737, *in-4.* Francofurti, 1737, *in-4.* Lipſiæ, 1708, *in-4.*

17. *De nutritione.* Wittebergæ, 1708, *in-4.* L'Auteur prétend qu'il découle des pores un ſuc gélatineux, qui, venant à s'épaiſſir dans l'intervalle des fibres, s'endurcit & ſe convertit enfin en de nouvelles fibres.

18. *De ſomno meridiano.* Wittebergæ, 1706, *in-4.*

19. *De vitâ longâ.* Wittebergæ, 1708, *in-4.*

20. *De thermis carolinis, commentatio.* Wittebergæ, apud *Gerdeſium,* 1709, *in-4.* dédié au Roi Auguſte de Pologne. Cet ouvrage comprend onze chapitres, dans leſquels l'Auteur examine le tems de la découverte des eaux thermales de Carls-Bad, (il la rapporte à l'an 1370.) leur origine, les moyens de reconnoitre leur nature, leurs vertus, leurs effets, & la maniere d'en faire uſage ; il parle en même tems d'un ſel qu'il croit exiſter dans toutes les eaux thermales ; il recherche les cauſes de leur chaleur. Après avoir combattu les différentes opinions qui ont été publiées à ce ſujet, il la déduit des pyrites qu'on trouve dans les entrailles de la terre ; il ajoute enfin quelques réflexions ſur l'origine des fontaines minérales acidules.

V. BERGER (*Samuel de*) a écrit :
De tranſitu ſanguinis per vaſa minima. Wittebergæ, 1713, *in-4.*

VI. BERGER (*Jean-Henri*) a écrit :
De hæmorroïdum fluxu. Wittebergæ, 1717, *in-4.*

VII. BERGER (*Jean-Joſeph*) a écrit :
De variolis, ut febre inflammatoriâ. Jenæ, 1741, *in-4.*

BERGERIES, (*Jacques-Gérard*) étoit Profeſſeur en médecine à Lauſane, vers la fin du ſiecle dernier. Il a donné :

1. *Le gouvernement de la ſanté.* A Geneve, 1672, *in-8.*

2. *L'Apothicaire charitable.* A Geneve, 1673, *in-8.*

BERGERO, Médecin Béarnois, qui vivoit encore en 1740 ; il étoit Médecin royal à Pau, ville capitale du Béarn, & Doyen de la Faculté de médecine de la même ville. Il n'eſt connu que par l'ouvrage ſuivant :
Diſſertation ſur l'hydropiſie de poitrine. A Paris, chez *Guérin,* 1736, *in-12.* L'Auteur s'attache à faire voir qu'il eſt toujours bon de prati-

quer la ponction dans cette maladie, & que, dans certains cas, elle est fufceptible de guérifon radicale.

BERGIUS *ou* BERG. *Voyez* BERG.

BERIGARD (*Pierre*) de Florence, a donné :

1. *Hippocratis aphorifmi rhythmici.* Utini, apud *Schirattum*, 1645, *in*-8.

2. *Epigrammata in imagines horti Medici Pifani.* Utini, 1645, *in*-8.

BERINGER, (*Barthelemi-Adam*) Docteur en médecine & en philofophie, étoit, au commencement de ce fiecle, Médecin de l'Evêque de Wirtfzbourg ou Wurftbourg, ville de Franconie. Il a donné :

1. *Connubium Galenico-Hippocraticum, five index inftitutionum medicinæ rationalium.* Herbipoli, 1708, *in*-8.

2. *Differtatio de pefte.* Norimbergæ, apud *Rudigerum*, 1714, *in*-4.

3. *Plantarum exoticarum perennium catalogus.* Herbipoli, 1722, *in-fol.*

BERKENHOUT, (*Jean*) Botanifte & Naturalifte Anglois, de nos jours, duquel nous avons les ouvrages fuivans :

1. *Clavis Anglica linguæ botanicæ Linnæi.* Londini, 1764, *in*-8. Ibid. 1766, *in*-8.

2. *Pharmacopæa Medici.* Londini, apud *Becket*, 1766, *in*-8. L'Auteur ne reconnoit que fix claffes de corps ; les falins, les inflammables, les métalliques, les terreux, les aqueux & les aériens ; il n'y a, fuivant lui, que les cinq premiers qui fourniffent des remedes. Après avoir donné une idée des corps renfermés dans ces cinq claffes, il expofe l'ordre de l'attraction entre les principales fubftances employées dans la pharmacie : l'ouvrage eft terminé par un catalogue des remedes fimples avec leurs dofes, des remedes compofés & des formules. On trouve dans cette pharmacopée des chofes utiles, quoique tout n'y foit pas également lumineux & folide.

3. *Out-lines of the natural hiftory of great Britain and Irland, &c.* c'eftà-dire, élémens de l'hiftoire naturelle de la grande Bretagne & de l'Irlande. A Londres, chez *Emfly*, 1769, 1770, *in*-8. 3 vol. Le fecond volume de cette hiftoire naturelle traite des plantes ; on y trouve le catalogue de celles qui croiffent dans les trois Royaumes de la grande Bretagne, avec leur defcription fuccincte. L'Auteur a fuivi *Linné*, & n'a placé dans ce catalogue d'autres plantes que celles dont ce Botanifte a fait mention.

BERKHEY, (*Jean le Francq Van*) Médecin Hollandois de nos jours, qui s'eft appliqué à l'étude de la botanique. Il a donné :

Expofitio characterijlica ftructuræ florum qui dicuntur compofiti, cum figuris ad naturam exprefjis. Lugduni-Batav. apud *Van-Dereyk*, 1760, *in-*4.

BERKLEY *ou* BERKELEY (*George*) naquit dans le Comté de la Reine, en Irlande; il fit fes premieres études dans la fameufe Ecole de Kilkenni ; delà, il paffa à Dublin, où il finit fes cours d'études avec applaudiffement, & y fut reçu Docteur en théologie ; il entreprit enfuite des voyages ; il parcourut une partie des Indes occidentales, l'Italie, & différentes autres contrées de l'Europe : à fon retour, il fut fait Doyen de Derry, & enfuite Evêque de Cloyne, par lettres patentes de George II, datées du 17 Mars 1743 : il vivoit encore en 1747. Cet Evêque a tenu un des premiers rangs parmi les Savans des Royaumes Britanniques ; fon ftyle eft élégant, clair & aifé ; fa méthode eft toujours ingénieufe & perfuafive ; fes connoiffances étoient étendues & variées ; il excella fur-tout dans les mathématiques ; il avoit beaucoup goûté le fyftême de Malebranche, touchant l'exiftence des corps ; il avoit même enchéri fur lui dans fon traité des principes de l'entendement humain. Nous ne parlerons que de ceux de fes ouvrages, qui peuvent avoir quelque rapport avec la médecine ; ce font les fuivans :

1. *Effay toward a new theory of vifion* ; c'eft-à-dire, *effai contenant une nouvelle théorie pour la vifion.* A Dublin, 1708, *in-*8. A Londres, 1711, 1733, *in-*8. L'Auteur fe propofe de prouver que tous ceux qui ont traité cette matiere avant lui, ont raifonné fur de faux principes ; il examine s'il y a des idées communes entre les deux fens de la vue & du toucher.

2. *A chain of philofophical reflections and iniquiries concerning the virtues of tar-water* ; c'eft-à-dire, *recherches philofophiques fur les vertus de l'eau de goudron.* A Londres, chez *Innys*, 1744, *in-*8. c'eft une feconde édition. Cet ouvrage a été traduit en françois par *Boullier* & par *Cantwel* ; ces traductions ont été imprimées à Amfterdam, 1745, *in-*12. Ibid. (Trevoux,) 1748, *in-*12. L'Auteur affure qu'il a plufieurs fois guéri le fcorbut par l'ufage conftant, régulier, abondant & unique de l'eau de goudron. Ce traité contient de l'érudition, malgré la féchereffe du fujet.

BERLICH. (*Gottlieb*) Nous avons fous fon nom une differtation *de medicinâ univerfali*, qui a été publiée avec le *fchediafma de tincturâ univerfali*, de *Gabriel Clauder.* A Nuremberg, 1736, *in-*4.

BERMINGHAM, (*Michel*) Chirurgien Anglois, né à Londres, mais naturalifé en France, & membre de l'Académie royale de chirurgie de Paris. Il a donné une traduction françoise des ftatuts de la Faculté de médecine de Paris, 1754, *in-12*. Nous avons encore de lui :

Maniere de bien nourrir & foigner les enfans nouveaux nés. 1750, *in-4.*

BERNABEI, (*Antoine-Nicolas*) natif de Pife, étoit Docteur en philofophie & en médecine ; il exerçoit la médecine à Rome au commencement de ce fiecle. Nous avons de lui :

Differtatione delle morte improvifi; c'eft-à-dire, *Differtation fur les morts fubites.* A Rome, chez *Gonzaga,* 1708, *in-4.* C'eft l'hiftoire des morts fubites, qui furent fréquentes à Rome dans le cours de l'an 1706 : 'Auteur établit leurs différences ; il indique leurs caufes ; il prefcrit les moyens qu'il croit propres à les prévenir.

I. BERNARD, *Comte de Trevifo,* ou mieux encore, *de la Marche Trevifanne,* a vécu, fuivant la plus commune opinion, à la fin du quatorzieme fiecle, & au commencement du quinzieme. Mais on n'eft pas bien d'accord fur le tems précis de fa vie : fuivant les uns, il fleuriffoit vers l'an 1390 ; & fuivant *Boërhaave,* il écrivoit en 1453. Il paroit que ces deux-dates font fautives, & que ceux qui ont rapporté *le Comte Bernard* à la fin du quatorzieme fiecle, & au commencement du quinzieme, ne font pas moins dans l'erreur : il y a au contraire lieu de croire que *Bernard* n'a écrit que poftérieurement à l'époque indiquée par *Boërhaave.* Nous trouvons en effet qu'il étoit étroitement lié avec *Thomas le Boulonnois,* auquel il adreffa même l'ouvrage dont nous allons parler. Ce *Thomas le Boulonnois* étoit Médecin de Charles VIII, Roi de France, & ce Prince n'eft monté fur le trône qu'en 1483, & eft mort en 1498 ; c'eft par conféquent vers la fin du quinzieme fiecle qu'il faut placer le *Comte Bernard.* Nous avons de lui :

1. Une épitre alchymique, adreffée à Thomas le Boulonnois, & qui a été imprimée fous le titre de *refponfio ad Thomam de Bononiá, de mineralibus & elixiris compofitione, Roberti Vallenfis tabulis illuftrata.* On la trouve dans le fecond volume de l'ouvrage intitulé, *ars aurifera,* publié à Bàle, en 1610, *in-8.* elle a été traduite en françois par *Joly,* & imprimée à Paris en 1626, *in-8.*

2. *De chymico miraculo, quod lapidem philofophiæ appellant,* & fous cet autre titre, *de philofophico lapide;* & encore fous celui-ci, *tractatus de hermeticà philofophiá & lapide Philofophorum.* A Bàle, 1583, 1620, *in-8.* Lipfiæ, apud *Rofen,* 1605, *in-8.* Cette édition eft en allemand ; on l'a encore inférée dans le premier volume du Théâtre chymique, ainfi que dans la Bibliotheque chymique de Manget ; elle a été traduite en françois par *Gabriel Joly,* & imprimée à Paris, chez *Huf- peau,* 1626, *in-8.* avec *les fept chapitres dorés & la chryfopée* d'Au-

gurelle. Elle avoit été déjà traduite en françois & imprimée à Anvers, chez *Guillaume Sylvius*, en 1567, 1569, *in*-8. avec *la vraie philoſo-phie naturelle des métaux*, de *D. Zecaire*.

On a encore publié en françois un *traité de la nature de l'excès des Philoſophes*, ſous le nom de *Bernard, Comte de Treves*, à Paris, 1659, *in*-12. Nous ne connoiſſons point cet ouvrage ; mais nous croyons que ce n'eſt qu'une traduction du précédent.

On lui attribue encore, 1°. *la parole délaiſſée*, qu'on a imprimée avec *la turbe des Philoſophes*, à Paris, 1618, *in*-8. 2°. *Traité de la nature de l'œuf des Philoſophes*. A Paris, 1659, *in*-12.

II. BERNARD. (*Jean-Etienne*) Nous lui devons les éditions des ouvrages ſuivans, auxquels il a ajouté des notes.

1. *Anonymi introductio anatomica*. Lugduni-Batav. 1744, *in*-8. en grec & en latin.

2. *Palladii de febribus conciſa ſynopſis*. Lugduni-Batav, 1745, *in*-8. en grec & en latin.

3. *Pſellus de lapidum virtutibus*. Lugduni-Batav. 1744, *in*-8. en grec & en latin.

4. *Syneſius de febribus*. Amſtelodami, 1749, *in*-8. C'eſt une traduction latine de l'original grec.

5. *Demetrii Pepagameni liber de podagrâ*. Lugduni-Batav. 1743, *in*-8. Arnhemiæ, 1753, *in*-8. en grec & en latin.

III. BERNARD. (*Jean-Baptiſte*) Profeſſeur, Primaire de la Faculté de médecine de Douai, eſt né à Nantes en 1702 ; il a étudié la médecine dans l'Univerſité de Montpellier, & y a été promu au Doctorat en 1732 ; il s'eſt livré enſuite à la pratique de la médecine dans pluſieurs villes du Royaume ; il eſt venu à Paris, où il a fait un ſéjour d'environ trois ans, pour y profiter des ſecours qu'on y trouve dans tous les genres ; il a été nommé en 1746 à la chaire de médecine, qu'il occupe encore aujourd'hui dans l'Univerſité de Douai : l'Académie royale des ſciences de Paris l'a nommé ſon Correſpondant en 1759, & la Société royale de Londres lui a accordé en 1760 la même diſtinction. Nous ne parlerons point de toutes les diſſertations académiques qu'il a fait ſoutenir dans les Ecoles de médecine de Douai ; nous nous bornerons aux ouvrages ſuivans, qui méritent ſeuls quelque attention :

1. *Problema phyſiologicum cum tabulâ figurativâ ipſius ſolutionem exhibente, propoſitum ac ſolutum in Scholis Academiæ Duacenæ, ſeu hydraulice corporis humani, variis tabulis figurativis demonſtrata*. Il y a deux parties, imprimées à Douai, chez *Willerval* : la première, en 1758 ; la ſeconde, en 1759, *in*-4. L'Auteur établit, dans la continuité des voies circulatoires, priſes en grand, des ſections qui les

coupent

coupent totalement en travers, à certaine diftance les unes des autres; il donne une table figurative qui repréfente la continuité de ces voies, & la marche du fang qui les parcourt, & qui renferme deux fortes de ces feétions totales ou générales; il appélle les unes *principales*, & les autres *intermédiaires*. C'eft d'après cette table, qu'il donne la folution du problême qu'il a propofé, & qui confifte, 1°. à déterminer la maffe qui traverfe chacune de ces feétions; d'abord pendant la fyftole du cœur, & enfuite pendant fa diaftole fuivante; & cela, durant chacune des fix pulfations entieres du cœur, qui mefurent exaétement une pulfation entiere, foit vitale, foit animale, l'infpiration, dans chacune de ces refpirations, étant diftinguée & confidérée féparément de l'expiration fuivante; 2°. à déterminer l'augmentation ou la diminution, ou l'égalité permanente de la maffe particuliere, (quelle que foit cette maffe, dont on n'examine point du tout la quantité abfolue.) qui comprend chacun des efpaces compris entre deux feétions voifines, pendant le tems donné de la fyftole du cœur, & enfuite pendant le tems de fa diaftole fuivante; & cela de même, durant chacune de ces fix pulfations entieres du cœur, qui font renfermées dans une pulfation entiere.

2. *Lettre à M. Needham*, &c. A Douai, chez *Willerval*, 1759. Cette lettre eft relative aux matieres traitées dans l'ouvrage précédent.

Ce Profeffeur a diftribué quelques inftitutions chymiques en plufieurs thefes, pour exercer les jeunes Médecins, & leur inculquer d'autant mieux les notions fondamentales de cette fcience, les principes conftitutifs des mixtes, & la véritable compofition des diverfes fubftances qu'il leur importe de connoître; tels que font les folides & fur-tout les fluides du corps humain, & les différentes matieres que fourniffent les médicamens, les alimens, & même les poifons. La premiere de ces thefes, foutenue le 30 Juin 1761, par *Marefcaux*, a pour objet les élémens, ou premiers principes chymiques des mixtes : ces principes élémentaires font le feu, l'air, l'eau & la terre; mais cette thefe ne traite en détail que des trois derniers. La feconde, foutenue le cinq Décembre fuivant, par *Euftache*, eft relative au feu ou phlogiftique en particulier : l'Auteur paffe enfuite aux principes fecondaires des corps, c'eft-à-dire, aux fels & aux huiles, qu'il préfente comme tels; enfin, il traite des fels en général. La troifieme, foutenue le 29 Mai 1762, par *de Launoy*, a pour objet les fels acides, & en particulier, les trois acides minéraux, (le vitriolique, le nitreux & le marin :) l'Auteur y parle de la dulcification de ces mêmes acides; il fait fentir combien les trois fortes de liqueurs éthérées, refpeétivement correfpondantes, différent effentiellement des acides dulcifiés.

BERNARDIN (*Saint*) naquit à Maffa-Carrera, en 1383, d'une famille noble & ancienne; il paffa la plus grande partie de fa vie à

Sienne, d'où étoit fon pere, ce qui l'a fait nommer *St. Bernardin de Sienne*. Il s'appliqua à la médecine qu'il exerça à Sienne, fur-tout dans le tems de la cruelle pefte qui ravagea cette ville au commencement du quinzieme fiecle ; il fe confacra enfuite à Dieu dans l'ordre des Freres Mineurs ; il mit la réforme dans l'étroite Obfervance de St. François, dont il devint Vicaire-Général en Italie ; il établit plus de trois cens Monafteres, & refufa les Evêchés de Sienne, de Ferrare & d'Urbin ; enfin, il mourut à Aquila le 20 Mai 1444, dans la 61 année de fon âge. Le Pape Nicolas V le canonifa fix ans après.

I. BERNER (*Silveftre*) de Pavie. Nous avons de lui :

De concoctione materiæ, ac potiffimum biliofæ. Lugduni, apud *Rouill,* 1649, *in-12.*

II. BERNER, (*Gottlieb-Ephraïm*) Médecin Allemand, du commencement de ce fiecle, étoit Profeffeur en médecine dans l'Univerfité de Duifbourg ; il eft connu par les deux ouvrages fuivans :

1. *De applicatione mechanifmi ad medicinam, cui annectitur differtatio medico-practica de apoplexiâ cum catarrho fuffocativo, cum obfervatione de areneæ puncturâ & ejus medelâ.* Amftelodami, apud *Fuhrman,* 1720, *in-8.* Cet ouvrage comprend trois objets. 1°. Une differtation fur l'application du méchanifme à la médecine, qui ne contient rien de nouveau ; ce n'eft qu'une répétition de ce qu'on trouve dans un grand nombre de livres qui font entre les mains de tout le monde. 2°. Une differtation fur l'apopléxie : celle-ci a quelque chofe de plus particulier, du côté des réflexions. L'Auteur, après avoir expliqué les caufes & les fymptomes de l'apopléxie en général, defcend dans des détails importans ; il rapporte plufieurs exemples de cette maladie, produite par des caufes bien fingulieres ; il développe leur méchanifme, leur progreffion ; il indique le prognoftic qu'on doit en tirer ; il propofe les remedes qu'il faut employer ; il paffe en revue ceux dont on fe fert le plus communément contre cette maladie, & fait voir les circonftances où ils peuvent être utiles, & celles où ils ne conviennent point. 3°. Une differtation fur la piquure de l'araignée ; elle offre d'abord plufieurs généralités fur le venin des animaux ; après quoi l'Auteur vient à celui de l'araignée : il prétend que ce venin confifte dans un fuc très-acide & très-corrofif, qui, étant introduit dans le fang par la piquure de l'animal, rompt les fibres de ce fluide, & corrode les vaiffeaux ; ce qu'il cherche à prouver par des accidens extraordinaires, arrivés à un homme, qui, en dormant, fut piqué à la paupiere par un de ces infectes : l'Auteur, après plufieurs réflexions curieufes & utiles fur cette matiere, paffe aux remedes qui peuvent convenir à cette piquure. Les préceptes qu'il donne à cet égard, peuvent être très-utiles dans l'occafion.

2. *De efficaciâ aëris in corpore humano , & ejus ufû mechanico.* Amftelodami , apud *Janffonio-Waëfbergios* , 1723 , 1738 , *in-*8. Après
avoir défini la nature de l'air, l'Auteur fait voir l'influence de cet
élement fur la chylification , fur les fecrétions, fur les variations du
pouls , fur les maladies épidémiques ; fes variétés, eu égard à la diverfité des climats , des faifons , des différentes heures du jour & de
la nuit , &c. fes effets fur les Afthmatiques , les Goutteux , les Cachec-
tiques , & dans quelques autres maladies ; comment il peut accélérer
ou retarder la guérifon des maladies. On trouve dans cet ouvrage
plufieurs remarques très-utiles fur les fievres , & principalement fur
l'ufage du quinquina, dont l'Auteur fait voir les fréquens abus : on
y a joint deux differtations ; 1°. *de fungo mammarum cancrofo* ; 2°.
de conquaffatione & rupturâ veficæ urinariæ.

BERNGROK , (*Henri*) Médecin de l'Univerfité de Halle, qui vivoit
au commencement de ce fiecle. Il a écrit :
De Deo auctore veræ medicinæ. Halæ-Magd. 1712, *in-*4.

I. BERNHARD. (*Florius*) On a inféré fous fon nom , dans les confultations médicinales de *Claudinus* , imprimées à Venife en 1646 , *in-*4.
un petit ouvrage intitulé , *brevis exercitatio de ultimo corporis alimento.*

II. BERNHARD , (*Nicolas*) Médecin François , natif du Dauphiné ,
vivoit à la fin du feizieme fiecle , & au commencement du dix-feptieme ;
il s'étoit appliqué particuliérement à la chymie. Il a donné les ouvrages fuivans , qui font tous relatifs à cette partie :
   1. *Brevis elucidatio arcani Philofophorum.* Lugduni , apud *Raphelen-
gium* , 1599 , *in-*8.
   2. *Quadriga aurifera.* Francofurti , apud *Plantinum* , 1599 , *in-*8.
   3. *Commentariolum in quoddam epitaphium Bononiæ ftudioforum , antè
multa fæcula marmoreo lapidi infculptum , & quadriga aurifera.* On le
trouvé dans le troifieme volume du Théâtre chymique.

Il a encore publié une lettre d'un pere à un fils , à Leide , chez *Boffon* ,
1601 ; & le Théâtre chymique d'un Anonyme , fous le titre de *Theofo-
phiæ palmarium.* Ibid. 1601 , *in-*8.

III. BERNHARD (*Jean-Chriftien*) a donné :
Chimifche verfuch und erfahrungen ; c'eft-à-dire , *effais & experiences de
chymie.* A Leipfic , 1755 , *in-*8.

BERNHARDI DE BERNITZ (*Martin*) étoit Chirurgien du Roi
de Pologne , vers le milieu du fiecle dernier. On trouve fous fon nom

beaucoup d'obfervations dans les éphémérides d'Allemagne. Nous avons encore de lui :

1. *Catalogus plantarum in hortis Regiis Warfoviæ, & circà eamdem nafcentium.* Dantifci, apud *Moller*, 1652, *in-12.* Hafniæ, 1653, *in-16.*

2. *Fafciculi duo remediorum.* Lipfiæ, 1676, 1677, *in-4.* 2 vol. Le premier volume contient un catalogue des remedes anti-arthritiques, employés pour la guérifon de Ladislas IV, Roi de Pologne & de Suede. Le fecond eft un recueil de différens médicamens donnés comme des fpécifiques par Cnoffel, & par plufieurs autres Médecins

BERNHARDT (*Chriftien*) a donné :

Verfuch, ans vitriol fufpeter, ofenruff, queckfilber, arfenick, &c. c'eft-à-dire, *effais fur les moyens de tirer des médicamens efficaces du vitriol, du nitre, de la fuie, du mercure, de l'arfenic, &c.* A Leipfic, 1755.

BERNHARDINUS (*François*) eft l'Auteur de l'ouvrage fuivant :
Præfervator fanitatis. Spiræ, 1539, *in-8.* & apud *Andelovium*, 1549, *in-8.* C'eft un poëme dans lequel l'Auteur donne les préceptes nécefaires pour la confervation de la fanté.

I. **BERNIER** (*Chriftophe*) étoit Maître Chirurgien-Barbier à Paris, vers le milieu du fiecle dernier. Il a donné :
Queftions anatomiques, recueillies de divers Auteurs. A Paris, chez *L. Julian*, 1645, *in-8.* Ibid. chez *Cl. de Groulf*, 1648, *in-8.*

II. **BERNIER**, (*François*) Médecin du dix-feptieme fiecle, qu'on dit communément natif d'Angers, étoit né à Jouar près de Gonnor en Anjou ; il étoit Docteur en médecine de l'Univerfité de Montpellier, où il fut reçu aux degrés en 1652. Il s'eft rendu plus célebre par fes voyages, que par la pratique de la médecine. Il quitta la France en 1654 ; il voyagea dans les Indes Orientales ; il paffa douze ans à la Cour du Grand-Mogol, qui le fit fon Médecin & qu'il accompagna dans plufieurs voyages ; il revint en France en 1670 ; quinze ans après, il fit un voyage en Angleterre ; enfin, il fe fixa entiérement à Paris, où il publia une relation de fes voyages ; il mourut dans cette ville le 22 Septembre 1688. Il avoit fait un abrégé de la philofophie de Gaffendi, dont il étoit le zelé défenfeur. Il donna encore fur le même fujet les deux ouvrages fuivans :

1. *Anatomia ridiculi muris.* Parifiis, 1653, *in-4.*

2. *Favilla ridiculi muris.* Parifiis, 1653, *in-4.*

Dans ces deux ouvrages, l'Auteur cherche à défendre la doctrine de Gaffendi fur les atomes & le vuide. Il les a écrits contre *Jean-Baptifte*

Morin, Médecin & Professeur de mathématiques, à Paris ; il leur a donné des titres, qui sont une mauvaise allusion au nom de Morin, comme s'il venoit de *mus muris*.

On a encore de lui, 1°. une lettre sur le café, qu'on trouve dans le traité du café, par *Philippe-Silvestre Dufour* ; 2°. Pieces envoyées pour étrennes à Madame de la Sabliere, qui contiennent des observations sur les cheveux & sur la plie de Pologne, & des remarques anatomiques, pour prouver que le sentiment ne réside pas dans le cerveau, mais que son siege est dans toutes les parties du corps. 3°. La relation de ses voyages, où l'on trouve l'histoire de la révolution qui arriva dans les Etats du Grand - Mogol, lorsqu'Aurengzeb monta sur le Trône ; & des lettres sur la Cour de ce Prince, sur la religion de plusieurs peuples des Indes, sur le Royaume de Cachemire, sur la saison des pluies reglées des Indes, sur le Royaume de Bengale, sur les causes de l'accroissement du Nil, sur les atômes, & sur la nature de l'entendement humain.

III. BERNIER, (*Jean*) natif de Blois, a exercé la médecine dans le siecle dernier pendant près de 50 ans, d'abord pendant 22 ans dans sa patrie, qu'il quitta en 1674 pour venir à Paris. Il prenoit le titre de Conseiller-Médecin ordinaire de Madame Douairiere d'Orléans, c'est-à-dire, Marguerite de Lorraine, seconde femme de Gaston de France, Duc d'Orléans. Il avoit étudié la médecine à Montpellier, où il fut reçu aux degrés en 1647. Il fut un des grands partisans de l'antimoine. Il avoit beaucoup de penchant à la satyre, & s'y livra sans réserve pendant la plus grande partie de sa vie. Il mourut à Paris le 18 Mai 1698, après avoir donné les ouvrages suivans :

1. *Anti-menagiana, meditationes, cogitationes & arcana dicteria*. Il donna cet ouvrage en 1693, sous le nom supposé de *Poppincourt*.

2. *Judicia, observationesque in opera Rabelesii ; Historia Blesensis*. Parisiis, 1682.

3. *Essais de médecine, où il est traité de l'histoire de la médecine & des Médecins*. A Paris, chez *Langronne*, 1689, in-4.

4. *Supplémens aux essais de médecine, avec des corrections & des observations nécessaires*. A Paris, chez *Langronne*, 1691, in-4. Nous ne devons point ces observations & ces corrections à *Bernier* lui seul ; quelques-uns de ses amis, comme *Loysel, Dupuy*, l'Abbé *Ménage*, y travaillerent avec lui. On y a joint deux lettres, l'une d'un Médecin à un ami, l'autre d'un Médecin à un Abbé ; dans la premiere, c'est un Médecin qui renonce à sa profession, de peur d'être confondu avec quelques indignes sujets qui la déshonorent ; dans la seconde, c'est encore un Médecin qui repousse des railleries injurieuses à la médecine.

Ces deux ouvrages ont été réimprimés sous le titre suivant.

5. *Histoire chronologique de la médecine & des Médecins*. A Paris, chez

d'Houry & *Langrone*, 1695, *in*-4. Cet ouvrage eſt diviſé en trois parties. La premiere traite de l'hiſtoire de la médecine & des Médecins; la ſeconde, des devoirs réciproques des Médecins & de leurs malades; la troiſieme, des remedes, c'eſt-à-dire, de leur utilité & de l'abus qu'on en fait. Dans la premiere, l'Auteur recherche l'origine de la médecine; il convient qu'Adam & ſes deſcendans en ont eu quelque connoiſſance; mais il ne rapporte l'origine de cette ſcience, réduite en art, qu'au tems de Jacob le Patriarche, dont les deſcendans la tranſmirent aux Egyptiens: il examine l'état de la médecine chez ce peuple & chez les Grecs. Il donne enſuite un abrégé chronologique & hiſtorique des grands Médecins & des perſonnes ſavantes qui ſe ſont appliquées à la médecine, ou qui ont contribué à ſon avancement: il commence par les Grecs & les Latins, & paſſe enſuite aux Juifs & aux Arabes. Il parle des Rois, des Princes, des Poëtes, des Philoſophes, des Martyrs, des Papes, des Cardinaux, des Archevêques, des Evêques, des Chanoines, des Abbés & des Moines, qui ont cultivé quelque partie de la médecine; il fait enſuite mention de quelques Médecins Anglois, François, Allemands, Italiens & Eſpagnols, qui ont vécu depuis le douzieme & le treiſieme ſiecle. Il n'en parle cependant que très-ſuccinctement; il ſe borne ſouvent à déſigner leurs noms, leur patrie & l'année où ils ont vécu. Il finit par s'élever contre les ennemis de la médecine, aux objections deſquels il tâche de répondre. Dans la ſeconde partie, il expoſe les défauts qu'on reproche aux Médecins; il ſe plaint du mauvais état où eſt la médecine; il cherche à prouver les quatre propoſitions ſuivantes: 1°. qu'on ne porte que de faux jugemens ſur le mérite des Médecins; 2°. que ceux-ci ne doivent leur réputation qu'à leurs intrigues; 3°. que la confiance qu'on leur accorde eſt plutôt l'effet d'un heureux hazard, qu'une preuve de talens; 4°. que la médecine eſt entiérement perdue, ſi Dieu ne jette ſur elle un œil favorable, & ne ſuſcite quelque grand homme, qui en ſoit le Reſtaurateur. Il parle enſuite des Médecins des Princes, des fortunes des Médecins & des Charlatans. Il finit par faire connoître bien ſuccinctement les Facultés de Médecine, ſur-tout celles de Paris & de Montpellier; il déclame beaucoup contre la facilité avec laquelle on accorde les degrés. La troiſieme partie roule ſur l'uſage qu'on doit faire des médicamens: l'Auteur fait voir la facilité que les malades ont pour les remedes ſuſpects, tandis qu'ils négligent ceux qu'ils tiennent de leurs Médecins; il juſtifie ces derniers des reproches qu'on leur fait, lorſque leurs remedes ne ſont pas ſuivis des effets qu'ils en attendent.

Bernier eſt encore connu par une hiſtoire de Blois, contenant les antiquités & ſingularités du Comté de Blois, les éloges de ſes Comtes, & les vies des Hommes illuſtres du même pays, publiée à Paris, chez *Muguet*, 1682 , *in*-4. On y trouve quelques remarques intéreſſantes ſur la phyſique, la botanique & la médecine.

Les ouvrages de *Bernier* ſe reſſentent de l'humeur chagrine & ſatyrique de l'Auteur. On y trouve des recherches curieuſes, mais faites ſans aucun choix & ſans exactitude ; elles ne peuvent ſervir que d'indication. On ne peut faire uſage de ce que l'Auteur avance, ſans l'avoir vérifié.

I. BERNOULLI, (*Jean-Daniel*) Docteur en philoſophie & en médecine, très-célebre Géometre, & Profeſſeur de mathématiques, naquit à Bâle le 25 Juillet, *vieux ſtyle* de l'année 1667, de *Nicolas Bernoulli* & de *Marguerite Schœnaüer*. On n'oublia rien pour cultiver ſes talens naiſſans qui ſe firent diſtinguer de bonne heure. A ſix ans, il fut envoyé au collége, & le 5 Septembre 1682, ayant fini le cours de ſes humanités, il fut reçu étudiant en philoſophie. Peu après, on l'envoya à Neufchâtel pour apprendre le françois & les principes du négoce ; mais, né pour de plus grandes choſes, il ſe tourna du côté de l'étude, revint dans ſa patrie, & s'appliqua avec ardeur aux belles lettres & aux ſciences. Il fut reçu Docteur en philoſophie en 1685. *Jacques Bernoulli ſon frere*, plus âgé que lui de 13 ans, lui inſpira le premier du goût pour les mathématiques, qu'il avoit déjà pouſſées lui-même fort loin ; le jeune Philoſophe trouva tant de ſatisfaction dans cette étude, que dans peu de tems il eut parcouru & compris les écrits de mathématiques, tant anciens que modernes ; cinq ans après, il fut reçu Docteur en médecine. A l'exemple des anciens Philoſophes, il voulut voyager pour connoître de plus près les Savans & leurs découvertes ; il commença ſes voyages en 1690, d'abord après avoir reçu le Doctorat en médecine. Il s'arrêta pendant huit mois à Geneve ; il alla enſuite à Paris, où il ſe lia particulierement avec Malebranche, le Marquis de l'Hôpital, Caſſini, la Hire, Varignon, &c. Il revint dans ſa patrie au mois de Novembre 1692 ; il lia peu de tems après une correſpondance très-étroite avec le fameux Leibnitz, qui, l'année ſuivante, lui offrit de la part du Duc Antoine-Ulric, la chaire de mathématiques à Wolffenbutel ; il s'y refuſa à raiſon d'un mariage qu'il contracta peu de jours après. Il accepta en 1695 la même chaire dans l'Univerſité de Groningue, & ſe rendit dans cette ville le 22 Octobre. Il ſe diſtingua ſi avantageuſement, & par ſes leçons qui étoient très-ſuivies, & par les theſes qu'on ſoutenoit ſous ſa préſidence, qu'on le pria de faire en public des expériences phyſiques : on lui procura à cet effet tous les inſtrumens néceſſaires. Ce fut en faiſant ces expériences, qu'il découvrit le phoſphore mercuriel. Le Roi de Pruſſe Frédéric I. à qui l'Auteur fit préſenter un de ces phoſphores, l'honora d'une belle médaille d'or, & d'une place dans l'Académie royale des Sciences de Berlin, que l'on venoit d'établir ſous la direction de Leibnitz. L'Académie royale des Sciences de Paris l'avoit déjà nommé parmi ſes aſſociés en 1699, avec son frere ainé. Dans la suite, plusieurs autres sociétés savantes voulurent s'associer *Bernoulli*, comme la Société royale de Londres, l'Institut de Boulogne, & l'Académie impériale de Petersbourg, où il eut la satisfaction d'avoir pour collegues deux de ses fils, qui y étoient Professeurs. Le Magistrat d'Utrecht fit offrir en 1703 à *Bernoulli* la chaire de mathématiques avec de très-bons appointemens: mais celui de Groningüe, craignant de perdre ce célebre Professeur, augmenta sa pension. On apprit à Utrecht en 1705, que *Bernoulli* étoit sur le point de revenir dans sa patrie; on lui députa Burman, alors Recteur de l'Université d'Utrecht, pour tâcher de l'attirer; mais l'éloquence de Burman & les offres qu'il étoit chargé de lui faire, ne purent contrebalancer le desir qu'il avoit de satisfaire sa famille, & sur-tout son beau-pere qui souhaitoit son retour. Il partit de Groningue au grand regret des Curateurs & de l'Université. A son arrivée à Amsterdam, il y apprit la mort de son frere, & il vit bien qu'on lui donneroit la chaire de mathématiques qu'il laissoit vacante. Lorsqu'il passa par Utrecht, Burman le conduisit chez le Président de Sypensteen, chargé de la part du Conseil, de le tenter par toutes sortes d'endroits; on fit aussi des tentatives à Leyde pour l'attirer dans l'Université de cette ville; mais l'amour de la patrie triompha toujours. Enfin, après dix ans d'absence, il arriva heureusement à Bâle; peu de tems après son arrivée, le Sénat académique vint en corps lui offrir la chaire vacante de mathématiques, & le Conseil, à la sollicitation de l'Académie, lui accorda une gratification personnelle. Il prit possession de cette chaire le 17 Novembre 1705, par un discours de *fatis novæ analyseos & geometriæ sublimis*. En 1707, il fut fait membre du Sénat académique, & il a porté toutes les charges qui y sont annexées, ayant été huit fois Doyen de la Faculté de philosophie, & deux fois Recteur de l'Université; il remplissoit encore cette dignité en 1741 pour la seconde fois. Volder, Professeur de mathématiques à Leyde, étant mort, le célebre Nood, Professeur en droit, lui écrivit en 1709 pour l'engager à accepter la place du défunt; mais l'amour de la patrie lui fit encore refuser cette vocation & plusieurs autres qui lui furent offertes dans la suite, comme celle de l'Université de Padoue en 1714, plus avantageuse encore que les précédentes, & celle des Curateurs de l'Université de Groningue, qui, en 1717 n'omirent rien pour le rappeller chez eux. Il fut député en 1722 par le Sénat académique, conjointement avec Théodore Zwinger, Docteur & Professeur en médecine, auprès de l'Evêque de Bâle à Porentru, pour lui demander, comme au Chancelier de l'Université de Bâle, le renouvellement des privileges & du Vice-cancellariat, cérémonie qui se renouvelle tous les dix ans. Le College public, où les jeunes gens commencent l'étude des humanités, étant tombé dans un assez grand désordre, le Magistrat jetta les yeux sur *Bernoulli* en 1725, pour tracer un nouveau plan aux Régens, & pour le faire exécuter. Ce Professeur voulut bien s'en charger, malgré la fatigue

&

& le défagrément qui font naturellement attachés à l'emploi de réformateur ; il s'y appliqua avec beaucoup de fuccès pendant une année, fe trouvant tous les jours dans les claffes, depuis le matin jufqu'au foir. Enfin il eft mort dans fa patrie le premier jour de l'an 1748, dans la 81 année de fon âge.

Bernoulli avoit époufé *Dorothée Falkner*, dont le pere étoit Confeiller & Scholarque à Bâle ; il en a eu neuf enfans, cinq fils & quatre filles ; trois de fes fils ont marché dignement fur fes traces. 1. *Nicolas*, célebre Mathématicien, eft mort à Peterfbourg ; la Czarine, pour honorer fa mémoire, a voulu faire les frais de fon enterrement. 2. *Daniel* fait le fujet de l'article fuivant. 3. *Jean*, Docteur en droit, a été élu Profeffeur d'éloquence à Bâle en 1743.

Si nous devions rendre compte des ouvrages, des fentimens & des découvertes de *Bernoulli*, le détail en feroit fort long ; mais comme prefque tous fe rapportent aux mathématiques, nous n'en parlerons point; cela n'entre pas dans notre plan : nous ajouterons feulement que fes œuvres ont été imprimées à Laufane, chez *Boufquet*, en 1743, *in-4*. 2 vol. Nous n'indiquerons que ceux de fes ouvrages qui font relatifs à la médecine, & qui font en petit nombre ; ce font les fuivans :

1. *Differtatio de effervefcentiâ & fermentatione, novâ hypothefi fundatâ*. Bafileæ, apud *Bertfchium*, 1690, *in-4*. publiée de nouveau avec l'ouvrage de Borelli, *de motu animalium*. A la Haye, chez *Goffe*, 1743, *in-4*. C'eft une differtation inaugurale, foutenue par l'Auteur dans les écoles de Bâle, fous la préfidence d'Eclinger. Elle a été réimprimée l'année fuivante avec la defcription d'un mouvement perpétuel artificiel ; & enfuite à Naples en 1734, *in-4*. & à la Haye, en 1743, *in-4*.

2. *De nutritione hominis*. Ibid. 1693. Tiguri, 1735, *in-4*.

3. *De mufculorum motu*. Ibid. 1694, *in-4*. réimprimé avec l'ouvrage de Michelot, *de feparatione humorum*, Venetiis, 1721, *in-4*. & avec le traité *de motu animalium* de *Borelli*, à Leide, 1711, *in-4*. & à la Haye, 1743, *in-4*.

II. BERNOULLI, (*Daniel*) fils du précédent, Docteur en médecine, s'eft appliqué aux mathématiques, où, à l'exemple de fon pere, il a fait beaucoup de progrès. Il a remporté plufieurs prix : 1°. en 1725, fur la matiere de *la perfection des clepfydres & des fabliers fur mer*; 2°. en 1734, *fur la caufe phyfique de l'inclinaifon des orbites des planètes, par rapport au plan de l'Equateur*: il obtint celui-ci en concurrence avec fon pere, & le partagea avec lui; 3°. en 1737, fur *la perfection des ancres*; 4°. en 1740, fur le *flux & le reflux de la mer*; 5°. en 1743, *fur l'inclinaifon de l'aiguille aimantée*. Il a été d'abord Profeffeur de mathématiques à Peterfbourg ; il a quitté cette chaire, pour prendre celle d'Anatomie & de botanique, qu'on lui a offerte dans l'Univerfité de Bâle, fa patrie. Nous avons de lui :

1. *Diſſertatio inaugularis phyſico-medica de reſpiratione.* Bafilex, 1721, *in-*4.

2. *Poſitiones miſcellaneæ medico-anatomico-botanicæ.* Bafilex, 1721, *in-*4.

3. *Poſitiones anatomico-botanicæ.* Bafilex, 1721, *in-*4. L'Auteur y combat l'opinion de ceux qui admettent des vaiffeaux aérés dans les plantes ; il regarde leurs feuilles, comme recevant les humeurs les plus groffieres.

4. *Exercitationes mathematicæ.* Venetiis, 1724.

5. *Hydrodynamica, five de viribus & motibus fluidorum.* Argentorati, 1738, *in-*4. Ce traité a été très-goûté des connoiffeurs.

BEROALDE, (*Philippe*) naquit à Boulogne-la-Graffe, le 7 Novembre 1453, & profeffa les belles-lettres à Paris, à Parme & ailleurs. Il mourut à Boulogne le 17 Juillet 1505, dans la 52 année de fon âge, & fut enterré dans l'Eglife de faint Martin. *Trithème* rapporte fa mort à l'an 1510. Il laiffa un fils, appellé *Vincent.* On parle de *Beroalde*, comme d'un des premiers hommes de fon fiecle pour les lettres ; on dit qu'il avoit beaucoup lu, mais qu'il manquoit de jugement. Il s'appliqua fur-tout à publier les Auteurs les plus obfcurs de l'antiquité ; fa paffion étoit de remettre en ufage quantité de vieux mots, bannis depuis long-tems de la langue latine. C'eft ce qui paroît entr'autres, dans fes commentaires fur l'âne d'or d'*Apulée*, qu'il fe rendit fi familier, qu'il en devint comme tout hériffé dans les manieres de parler & d'écrire. D'ailleurs, il ne manquoit pas d'efprit ; il avoit même de la fubtilité & de la doctrine, comme il l'a fait voir dans fes commentaires fur différens Auteurs. Ses opufcules font imprimés à Bâle, en 1513, & à Coburg en 1736, *in-*4. On n'y trouve rien de relatif à la médecine, à moins qu'on ne regarde comme tel un chapitre intitulé, *Declamatio Philoſophi, Medici & Oratoris.* A proprement parler nous ne pouvons citer de lui que les deux ouvrages fuivans :

1. *Declamatio, an Orator fit Philoſopho & Medico anteponendus ?* Bononiæ, 1497, *in-*4. Parifiis, apud *Kerver*, 1500, *in-*4. C'eft le même ouvrage que celui dont nous venons de faire mention.

2. *De terræ motu & peſtilentiâ, liber, cum annotamentis Galeni : additæ eſt explicatarum in annotamentis Galeni dictionum tabula.* Argentorati, apud *Schurerium*, 1510, *in-*4.

BERRELARI, (*Elpide*) a donné :

Tractatus de riſu. Florentiæ, apud *Juntam*, 1603, 1605, *in-*4.

BERRETTINUS, (*Pierre*) natif de Cortone. Nous avons de lui : *Tabulæ anatomicæ*, *cum notis Caïetani Petrioli*. Romæ, 1741, *in-fol.*

BERRYAT, (*J.*) Médecin François de ce siecle, étoit Intendant des eaux minérales, Correspondant de l'Académie royale des Sciences de Paris, & Membre de la Société des Sciences, Arts & Belles-lettres d'Auxerre. Outre les deux premiers volumes de la Collection académique, qu'il a publiés à Dijon, 1754, *in-4*, nous avons encore de lui :
Observations physiques & médicinales, sur les eaux minérales d'Epoigny, de Pourain, de Dige & de Touci, aux environs d'Auxerre. A Auxerre, 1752, *in-12*.

BERTACCHI, (*Dominique*) Médecin du seizieme siecle, étoit de Camporegio, ville d'Italie. Il a écrit :
De spiritibus, libri IV. nec-non de facultate vitali, libri III. Venetiis, apud *Juntas*, 1584, *in-4*.

BERTAIRE, (*Saint*) Religieux, qui devint Abbé du Mont-Cassin ; il fut tué en 884, avec plusieurs de ses Religieux, par les Sarrasins qui détruisirent en même-tems le Monastere du Mont-Cassin ; il est honoré comme Martyr. Il avoit fait un recueil sur la médecine, en deux volumes ; c'étoit une collection dans le goût de celle de *Marcel*, & peut-être la même, qu'il avoit fait copier, c'est-à-dire, qu'on y trouvoit des recettes pour toutes les maladies.

BERTAPALIA *ou* PRÆDAPALIA, (*Léonard*) étoit de Padoue ; il réunit l'exercice de la chirurgie à celui de la médecine, & acquit beaucoup de réputation par les heureux succès de sa pratique dans l'une & dans l'autre. Il vivoit au commencement du quinzieme siecle. Nous avons de lui l'ouvrage suivant :
Chirurgia, seu recollectæ super quartum canonis Avicennæ. Venetiis, apud *Scott*, 1490 ; apud *Venetum*, 1519, *in-fol.* avec quélques ouvrages de chirurgie de *Gui de Chauliac*, de *Roland* & de *Roger*. Venetiis, 1546, *in-fol.* avec la chirurgie de *Gui de Chauliac*.

BERTATIUS, (*Alphonse*) étoit de Faënza, ville d'Italie. Nous avons de lui :
Methodus generalis & compendiaria ad omnes morbos redd ratione curandos ex Hippocratis, Galeni & Avicennæ placitis. Venetiis, apud *Valvaforium*, 1556, *in-8*.

BERTAULD, (*Jean-Louis*) Médecin Piémontois du siecle dernier, étoit né à Murelo ; il fut Médecin de Charles-Emmanuel I, Duc de Savoye. Il a laissé les ouvrages suivans :
1. *Apparatus medicamentorum ex novâ & antiquâ medicinâ, cum col-*

lectaneis in singulis tractatibus , ex gravissimis Auctoribus excerptis. Taurini, apud Fr. de *Cavalleris* , 1611, 1612, *in-4*.

2. *Scholia, sive annotationes in dispensatorium Joannis Placotomi :* additis multis remediorum formulis ex collegio tum Norimbergensi , tum Augustano depromptis.* Taurini, apud Fr. de *Cavalleris* , 1614, *in-4*. 2 vol.

3. *Methodus vera ac legitima observanda in compositione confectionis alkermes.* Taurini, 1613, 1619, *in-4*. On trouve dans le même volume deux petits traités : le premier sur la confeétion de Hiacinthe ; le second, sur les autres remedes cardiaques.

4. *Externorum medicamentorum apparatus , doses & formulæ.* Taurini , 1614, *in-4*.

5. *De durationibus compositorum medicamentorum , eorumque facultatibus.* Taurini , 1620.

6. *Regole d'ella sanita e natura de cibi d'Ugo Benzo , Arrichite, di vaghe annotationi e di copiosi discorsi da Ludovico Bertaldi.* A Turin , 1620, *in-12*.

BERTAUT , (*Gilles*) né à Châlons-sur-Saone , mourut dans cette ville en 1727 , après avoir exercé la pharmacie d'une maniere honorable pendant près de 60 ans. Il a donné :

Réponse à la lettre d'un ami , qui a écrit sur les fievres de 1709. A Châlons , 1709 , *in-12*.

BERTHEMIN , (*Dominique*) Sieur de Pont-sur-Madon , Médecin du siecle dernier , avoit beaucoup lu , savoit la langue grecque , & faisoit passablement des vers. Il fut Conseiller & Médecin ordinaire du Duc Henri de Lorraine. En 1614 , il accompagna ce Prince aux eaux de Plombieres ; & , pour répondre à ses vues , il donna l'ouvrage suivant :

Discours sur les eaux chaudes & bains de Plombieres. A Nancy , chez *Garnic* , 1615 , *in-8*. A Mirecourt , 1733. Ce discours , qui est dédié au Duc de Lorraine , Henri III , est divisé en deux traités. Le premier roule sur les eaux en général , sur les feux qui les échauffent , & sur les matieres qui entretiennent ces feux sous la terre. Le second traite patriculierement des eaux de Plombieres , ainsi que de la structure & de la situation des bains. On trouve à la fin de l'ouvrage , un troisieme traité intitulé : *Les minéraux , desquels les eaux chaudes de Plombieres participent.* L'Auteur suppose que les eaux de Plombieres sont échauffées par des feux souterreins , & que ces feux ont pour aliment le nitre , le soufre , le bitume , &c. Il rapporte les différentes opinions qu'on a proposées sur les eaux chaudes des bains , & les réfute solidement ; mais son systéme particulier n'est pas à l'abri de la censure. Il dit que personne , avant lui , n'avoit traité des eaux de Plombieres; il y a apparence qu'il ne connoissoit point l'ouvrage de *Jean le Bon*, Médecin du Cardinal de Guise, imprimé en 1576.

BERTHIOLI, (*Antoine*) de Mantoue, est connu par les ouvrages suivans :

1. *Idea theriacæ & mithridatii.* Venetiis, apud *Joannem Antonium de Francifcis*, 1601, *in-*4.

2. *Delle confiderationi fopra l'olio di fcorpioni del Mathioli*; c'est-à-dire, *Confidérations fur l'huile de fcorpion de Mathiole.* A Mantoue, chez *François Ozanna*, 1585, *in-*4.

BERTHOLD, (*André*) a écrit :

Terræ figillatæ, nuper in Germaniâ repertæ, vires atque virtutes admirandæ, ejufque adminiftrandæ ac ufurpandæ ratio. Mifniæ, apud *Rab*, 1583, *in-*4. Francofurti, apud *Schmid*, 1583, *in-*4.

BERTHOLET (*Jean*) a écrit :

De Hydrope. Bafileæ, 1705, *in-*4.

BERTI, (*Jean-Baptifte*) étoit de Rome. Il a écrit :

Difcorfo fopra il bere frefco; c'est-à-dire, *Difcours fur les boiffons froides.* A Rome, chez Mafcardi, 1616, *in-*4.

BERTIN (*Exupere-Jofeph*) est né à Tremblay, Diocèfe de Rennes, le 25 Juin 1712; après avoir fait fon cours de philofophie, il a étudié la médecine & a reçu les honneurs du Doctorat dans la Faculté de Paris. Il a été fucceffivement premier Médecin des Camps & Armées du Roi de France, & premier Médecin du Prince des Valaquies & de Moldavie. Il a été reçu à l'Académie royale des Sciences de Paris en 1744, & en eft actuellement affocié vétéran. Depuis quelques années, il s'eft retiré à Rennes, où il exerce aujourd'hui fa profeffion. Nous avons de lui :

1. *Confultation fur la légitimité des naiffances tardives.* A Paris, 1764, *in-*8.

2. *Traité d'Oftéologie.* A Paris, chez *Vincent* 1754, *in-*12. 4 vol. Cet ouvrage eft précédé d'une préface, dans laquelle l'Auteur fait voir l'utilité, même la néceffité de la connoiffance des os & de leurs différentes parties; il entre enfuite en matiere, & commence l'oftéologie en général par la divifion du fquelette, & par le dénombrement des os du corps humain. Il parcourt enfuite les objets que la furface extérieure des os offre à nos yeux. Delà il paffe aux articulations des os, à leurs fymphifes, à leurs ligamens, aux

capfules articulaires, aux cartilages, aux glandes articulaires : après quoi il s'arrête à l'examen de la moëlle des os, de fes membranes, de fes vaiffeaux, de fes ufages, des organes qui la préparent. Cet examen eft fuivi de celui du périofte & de la méchanique du développement des os; l'oftéologie en général eft terminée par l'examen des élémens & des fubftances des os : vient enfuite l'oftéologie en particulier ; l'Auteur fuit la divifion ordinaire du fquelette ; il traite d'abord des os de la tête & de la face, enfuite de ceux du tronc, enfin de ceux des extrémités. Il examine la ftruĉture de chaque os en particulier, il détermine fes ufages, il fait remarquer fes trous, fes éminences, fes cavités, fes faces, fes côtés, fes angles : il indique les parties molles auxquelles il donne attache, celles qui font contenues dans fes cavités, les nerfs & les vaiffeaux qui paffent par fes canaux. Il indique fes unions avec les autres os ; il prefcrit la méthode qu'il faut fuivre pour le placer dans fa fituation naturelle. Les ufages des os ont mérité l'attention particuliere de l'Auteur : il les expofe dans un grand détail ; il développe la méchanique de leurs mouvemens. Cet ouvrage comprend en général quatre parties : la premiere renferme l'oftéologie en général ; la feconde, la defcription des os de la tête en particulier ; la troifieme, celle des os de l'épine, de la poitrine, du baffin & des extrémités fupérieures ; la quatrieme traite des os des extrémités inférieures. Il eft écrit avec beaucoup d'exaĉtitude & de clarté ; on y trouve des détails auffi inftruĉtifs qu'ils font étendus : l'étude ne peut qu'en être utile à ceux qui veulent connoître la charpente offeufe du corps humain & les différentes parties dont elle eft compofée.

Bertin eft le premier qui ait donné la defcription des cornets fphénoïdaux.

I. BERTINI, (*George*) Médecin Italien, qui étoit célebre vers la fin du feizieme fiecle. *Eloy* le fait natif de la terre de Labour ; *Manget*, au contraire, affure qu'il eft né dans la campagne de Rome : cette derniere opinion paroît la plus vraifemblable ; ce Médecin lui-même fe dit *Campanus* à la tête de fes ouvrages. Il a donné :

1. *De confultationibus Medicorum & methodicâ febrium curatione*, commentarius. Bafileæ, apud *Waldkirch*, 1586, *in*-8.

2. *Medicina, libris XX methodicè abfoluta.* Bafileæ, 1587, *in-fol.* L'Auteur croit prouver qu'il y a une uniformité dans la doĉtrine des Grecs & dans celle des Arabes ; il prend la défenfe de la doĉtrine des anciens Médecins, contre les entreprifes de Paracelfe & de fes Seĉtateurs ; il réfute *Argentier*, relativement à fes *animadverfions* fur Hippocrate & Galien ; enfin, il fait une expofition des découvertes faites en médecine dans fon fiecle.

II. BERTINI, (*Antoine-François*) Médecin Italien de la fin du dix-septieme siecle , & du commencement du dix-huitieme ; il étoit en 1699 Professeur en médecine dans l'Université de Lucques ; il a encore exercé la médecine à Florence. Il est connu par l'ouvrage suivant :

La medicina difesa ; c'est-à-dire , *la médecine défendue* ou *justifiée*. A Lucques, chez *Marescandl*, 1699 , *in-4.* dédiée au Cardinal Morrigia , Archevêque de Florence : l'Auteur cherche à justifier la médecine & les Médecins des reproches qu'on leur fait , & des imputations multipliées qu'on hazarde contre eux ; il suit en détail ces reproches , & y répond ; il rappelle les propositions avancées par quelques Savans , & les refute.

Bertini avoit encore donné un ouvrage sous le titre de *specchio che non adula* , où il soutenoit des sentimens contraires à ceux de *Manfredi* : celui-ci en fit une critique *manuscrite* , qui engagea *Bertini* à publier un gros volume sous le nom d'un Ecolier , où il répondit aux objections de son Adversaire , en termes peu mesurés. Cette réponse parut sous le titre de *riposta d'Antonio Giuseppe Branchi di Castel-fiorono, scolare nello studio Pisano, a quante oppone il sig. Dottor* Ant. Fr. Bertini , *intitolato , specchio che non ad Cula* , &c. 1708.

III. BERTINI (*Joseph-Marie-Xavier*) Médecin Italien , peut-être le fils ou le petit fils du précédent , qui , vers le milieu de ce siecle , étoit Professeur en médecine à Florence. Il a écrit :

Dell'uso esterno e interno del mercurio , &c. c'est-à-dire , *de l'usage extérieur & intérieur du mercure* , &c. A Florence , 1744. C'est une dissertation sur la préparation du mercure , & sur son usage , principalement dans deux maladies , la vérole , & une autre que l'Auteur appelle *fatuita*.

On trouve dans les Nouvelles publiques de l'année 1772, le détail d'un événement singulier , arrivé à *Bertini* , Médecin de Florence ; on y lit que « ce Médecin s'étant mis en route pour Florence , il tomba » une si grande quantité de neige , que les montagnes & les plaines » qu'il devoit traverser , en furent couvertes ; il arriva cependant sur » la montagne appellée *la Consuma* , lieu affreux & inhabité. Ne pou- » vant résister plus long-tems au froid & à la neige , qui redoubloient , » & voyant l'affoiblissement de son Domestique & des deux chevaux , » il mit pied à terre , & tira quelques coups de pistolet , espérant que » le bruit attireroit quelqu'un pour le secourir : ce moyen ne lui ayant » pas réussi , il prit un autre pistolet , & cassa la tête à son cheval ; il » lui ouvrit ensuite le ventre , & s'y plaça , comme le seul abri qu'il » put trouver contre la rigueur de la saison ; mais à peine y fut-il entré , » que le passage subit du froid au chaud , le fit tomber sans connois- » sance ; son Domestique le crut mort , & se mit à courir çà & là pour » se réchauffer : le cri d'un chien ranima ses forces ; il courut du côté » d'où partoient les aboiemens , & trouva une maison dont les Habi-

» tans, à sa priere, coururent tirer le Médecin du ventre du cheval ;
» on le transporta dans cette maison, où, en le réchauffant par degrés,
» on parvint à lui rendre la connoissance ». Nous ne pouvons point
assurer que cet événement soit arrivé au Médecin qui fait le sujet de
cet article : les Nouvelles publiques se contentent de le dire Médecin de
Florence ; mais nous pouvons conjecturer qu'il est question de lui, ou
de quelqu'un de ses enfans.

BERTOTIUS, (*Alphonse*) Médecin, qui vivoit vers la fin du seizieme siecle. Il a écrit :

*De generatione pituitæ, humore melancholico, coctione & præparatione
humorum.* Francofurti, 1600, *in-8.* 1621, *in-8.*

BERTRACIUS, *ou* BERTRATIUS, *ou* BERTRUCCIUS, *ou* BER-
TUCCIUS, (*Nicolas*) Médecin Italien, étoit originaire de Lombardie, & exerça la médecine à Boulogne, ainsi que nous l'apprenons de
lui-même ; il y acquit beaucoup de réputation par les heureux succès
qui accompagnerent sa pratique : on n'est point d'accord sur le tems
ou il a vécu ; les uns le rapportent au treizieme siecle, vers l'an 1250 ;
les autres, au quatorzieme, vers l'an 1312. Nous avons de lui les ouvrages suivans :

1. *In medicinam practicam introductio.* Argentinæ, apud *Albertum,*
1533, *in-24.* avec l'*enchiridion medicum.*

2. *Methodus cognoscendorum morborum, tum particularium, tum uni-
versalium.* Moguntiæ, apud *Schoëffer,* 1534, *in-4.*

3. *Compendium, sive (ut vulgò inscribitur) collectorium artis medicæ
tam practicæ, quàm speculativæ.* Lugduni, 1589, *in-4.* Hagenoiæ,
1533. Coloniæ, apud *Novesianum,* 1537, *in-4.* Cet ouvrage a été
reimprimé depuis sous différens titres ; il est divisé en deux livres ;
le premier, des maladies particulieres ; le second, des maladies universelles. Celui qui a donné l'édition faite à Haguenau en 1533, a
cru beaucoup louer l'ouvrage qu'il publioit, en disant, dans un aver-
tissement, que cet ouvrage étoit l'abrégé du troisieme & du quatrieme
livre du canon d'Avicenne ; mais ce n'est plus aujourd'hui un grand
éloge.

I. BERTRAND (*Bernard*) a traduit en latin le livre de Galien, *de
humoribus,* & a ajouté à sa traduction des notes marginales.

II. BERTRAND, (*Nicolas*) Médecin François du siecle dernier,
étoit né à Bayeux, ville de Normandie, & exerça la médecine à Rennes, ville Capitale de la Bretagne. Nous avons de lui :

1. *Réfutation des erreurs contenues dans l'histoire de tous les muscles du
corps*

corps humain de C. GUILLEMEAU, par un Ecolier en chirurgie. A Paris, 1613, *in-8.*

2. *Les vérités anatomiques & chirurgicales des organes de la respiration & des artificieux moyens dont la nature se sert pour la préparation de l'air.* A Paris, 1629, *in-12.*

3. *Nova philosophandi ratio de urinis, seu paradoxæ aliquot exercitationes de urinis : accessit exercitatio singularis de paralysi biliosâ.* Rhedonis, apud Joannem Durand, 1630, *in-12.*

III. BERTRAND, (*Gabriel*) Chirurgien François du siecle dernier, a écrit :

1. *Réfutation des erreurs contenues dans l'histoire des muscles du corps humain, de Charles Guillemeau,* 1613, *in-8.*

2. *Question chirurgicale, pour la curation des fractures.* A Paris, chez Guillemet, 1636, *in-8.*

3. *Les vérités anatomiques & chirurgicales des organes de la respiration & du mouvement de la poitrine.* A Paris, chez Jost, 1639, *in-8.*

4. *Anatomie françoise en forme d'abrégé.* A Paris, 1656, *in-8.* Cet ouvrage est peut-être au même auteur, que les précédens.

IV. BERTRAND, Médecin François, qui vivoit dans le siecle dernier. Après avoir reçu les honneurs du Doctorat, il fut agrégé au Collége des Médecins de Marseille. Il a donné :

Réflexions nouvelles sur l'acide & l'alkali. A Lyon, chez Amaulry, 1683, *in-12.* Cet ouvrage comprend deux parties. Dans la premiere, l'Auteur réfute le sentiment de ceux qui prétendent que les acides & les alkalis sont les principes des choses naturelles. Après avoir développé la nature de ces sels, il établit & veut prouver qu'on ne peut les regarder comme des principes. La seconde roule sur les usages de ces mêmes sels, considérés dans la physique & dans la médecine. Le sentiment de *Bertrand* a été réfuté par *Fouët*, Médecin, Intendant des eaux de Vichy, dans son *nouveau systéme des bains & eaux minérales de Vichy,* publié en 1686.

V. BERTRAND, (*Jean-Baptiste*) Médecin François, né à Martigues, Ville de Provence, le 12 Juillet 1670, étoit membre de l'Académie de Marseille. Il est mort le dix Septembre 1752, après avoir donné :

1. *Relation historique de la peste de Marseille,* 1721, *in-12.*

2. *Lettres à M. Deidier, sur le mouvement des muscles,* 1732, *in-12.*

3. *Dissertation sur l'air maritime,* 1724, *in-4.*

VI. BERTRAND, (*Bernard-Nicolas*) Médecin François de ce

fiecle, né à Paris, eft Docteur-Régent de la Faculté de médecine de cette ville. Il eft connu par des élémens de phyfiologie, qu'il a publiés en 1756, *in-12*.

BERTRANDI, (*Ambroife*) Chirurgien Italien de nos jours, a exercé la chirurgie avec diftinction à Turin. Il eft aujourd'hui Chirurgien du Roi de Sardaigne, & Profeffeur de chirurgie-pratique à Turin. Il a été Affocié à l'Académie royale de chirurgie de Paris. Nous avons de lui:

Trattato delle operazioni di chirurgia; c'eft-à-dire, *traité des opérations de chirurgie.* À Nice, 1763, *in-8.* 2 vol. Cet ouvrage a été traduit en françois par *Solier de la Romillais*, Médecin des Facultés de Reims & de Paris, & a été imprimé à Paris, chez *Didot*, 1769, *in-8*.

BERTUCH, (*Jean-Michel*) Médecin Allemand, reçu aux degrés dans l'Univerfité de Jena. Il a écrit:

1. *De ovario mulierum.* Jenæ, 1681, *in-4*.
2. *De michu cruento.* Jenæ, 1683, *in-4*.
3. *Sterilitas.* Jenæ, 1684, *in-4*.

I. BESANÇON, (*Philippe*) Docteur en médecine, a donné:

Traité de deux fontaines en la Forêt d'Ardenne. À Paris, chez *Cavellat*, 1577, *in-8*.

II. BESANÇON, (*Charles de*) Médecin François du fiecle dernier, duquel nous avons les ouvrages fuivans:

1. *La médecine prétendue réformée.* Cet ouvrage fut écrit contre Bontekoë, Médecin Hollandois.

2. *Les Médecins à la cenfure, ou entretiens fur la médecine.* À Paris, chez *Gonthier*, 1677, *in-12*. Cet ouvrage pourroit paffer pour une fatyre piquante contre les Médecins, fi l'on ne voyoit que le but de l'Auteur eft de détruire ce qu'on dit tous les jours contre eux: on y trouve huit entretiens, dans lefquels l'Auteur a recueilli les différens traits lancés contre les Médecins, & les reproches qu'on leur fait le plus communément; il y répond avec force; il y établit la certitude de la médecine; il fait voir que cette fcience eft fondée fur la raifon, & appuyée fur l'expérience. Pour combattre le mépris que quelques Princes ont paru avoir pour la médecine, il fait le dénombrement de ceux qui en ont fait une eftime particuliere; des Prélats, des Cardinaux, & des Papes même, qui s'y font appliqués; il répond au reproche qu'on a fait quelquefois à la médecine, de n'être pas toujours d'accord avec la religion; & il remarque, à ce fujet, qu'autrefois à Paris, les Médecins faifoient leurs affemblées & leurs leçons dans l'Eglife de Notre-Dame: enfin, pour détruire tout d'un

coup les plus grands reproches qu'on fait aux Médecins, sur le peu de certitude de leurs remedes, il dit que, quoique le Médecin ne soit que le Ministre de la nature, cependant il fait souvent ce qu'elle ne pourroit faire; qu'en certaines maladies, il y a quelquefois quelque chose de la main de Dieu, qui rend inutiles les soins des plus habiles Médecins : enfin, il soutient, avec Aristote, que le devoir du Médecin n'est pas de guérir le malade, mais seulement de faire tout son possible pour y réussir.

3. *Nouveau traité des fievres.* A Paris, chez d'*Houry*, 1691, *in-12.* L'Auteur se propose de réfuter Bontekoë, qui se déclaroit contre toute sorte d'opinions sur la théorie & la pratique de la médecine, & condamnoit tous les Médecins : il explique les causes des fievres; il développe leur nature & leurs foyers; il indique leurs différentes especes; il expose la méthode de les guérir.

BESARD (*Jean-Baptiste*) étoit né à Besançon vers la fin du seizieme siecle. Il étoit Docteur en Droit. Il a donné :

Antrum philosophicum. Augustæ Vindelicorum, apud *Franckium*, 1617, *in-4.* L'Auteur annonce plusieurs prétendus secrets, propres à concourir à la curation des maladies; il croit rendre un grand service à l'humanité en les révélant; il en donne une table par ordre alphabétique; il expose ensuite la maniere de préparer différens médicamens tirés du regne animal ou du végétal; cela est suivi du détail des objets qui peuvent concourir à la conservation de la beauté du corps. Nous devons cependant le dire, les promesses de l'Auteur sont plus pompeuses, que leurs effets ne sont efficaces.

BESEM (*H.*) a écrit :
De partibus in ore contentis. Leidæ, 1656, *in-4.*

I. BESLER, (*Basile*) Apothicaire Allemand de la fin du seizieme siecle, & du commencement du dix-septieme. Il étoit de Nuremberg, où il étoit né en 1561. Il a donné :

1. *Hortus eystettensis, sive descriptio diligens & accurata omnium plantarum, florum, stirpium, ex variis orbis terræ partibus singulari studio collectarum, quæ in celeberrimis viridariis arcem episcopalem ibidem cingentibus hoc tempore conspiciuntur, delineatio & ad vivum repræsentatio.* Norimbergæ, 1613, *in-fol.* 2 vol. 1640, 1716, *in-fol.* Nous devons cet ouvrage à *Jean-Conrad de Gemmingen*, Evêque de la ville d'Eichstett, dont nous parlerons ailleurs. Ce Prélat, après avoir changé les environs de sa ville Episcopale en parterres émaillés de fleurs, & les avoir garnis d'une infinité de plantes étrangeres, fit graver toutes ces plantes en cuivre, à ses dépens; il chargea en même tems *Besler* d'en faire la description; mais cet Apothicaire, plus ha-

bile dans la connoiffance des plantes que dans l'art de les décrire, fentit lui-même fon infuffifance à cet égard; il y employa plufieurs favans
Botaniftes, & fur-tout *Louis Jungermann*, auquel fa jeuneffe ne doit
pas ravir la gloire de cet ouvrage, quoiqu'on l'ait toujours attribué à
Befler. L'édition de cet ouvrage, qui fut faite en 1640, fut ordonnée par un autre Evêque de la même ville; mais elle fut mal exécu-
tée, & la taille des gravures fut très-groffiere; celle de 1716 n'a été
qu'une copie de cette derniere; ce qui rend la premiere plus rare &
plus précieufe.

2. *Continuatio rariorum & afpectu dignorum varii generis, quæ collegit
& fuis impenfis æri ad vivum induci curavit ac evulgavit auctor.* Norimbergæ, 1616, 1622, *in-fol.*

II. BESLER (*Michel-Rupert*) étoit fils du précédent; cependant
Manget le dit fils d'un pere Médecin; mais *Manget* peut s'être trompé;
il peut avoir ignoré que *Bafile Befler* étoit Apothicaire, car il ne lui donne
aucune qualité, & avoir cru qu'il étoit Médecin. *Befler* étoit né à Nuremberg; *Manget*, d'après *Goelicke*, & *Eloy*, d'après *Manget*, rapportent
fa naiffance à l'an 1607; mais il paroit qu'ils font dans l'erreur; ce
Médecin a publié en 1613 le *Gazophylaceum rerum naturalium, &c.* Il
n'auroit eu alors que fix ans; on doit plutôt placer fa naiffance vers
la fin du feizieme fiecle. Il eft vrai que *Manget* n'a pas connu cette
édition de 1613; il ne parle que de celle de 1716. *Haller* n'en a fait
auffi aucune mention; il n'a parlé que de celles de 1642 & de 1716.
On ne peut avancer que *Befler* eft né en 1607, qu'en fuppofant que
fon pere portoit le même nom que lui, celui de *Michel Rupert*, &
que l'ouvrage intitulé *Gazophylaceum, &c.* eft à lui, & non à fon fils:
cela pourroit être; mais ce n'eft qu'une conjecture, dont nous n'avons
pu trouver aucune preuve. *Befler* étudia la médecine dans l'Univerfité
d'Altdorff; après y avoir reçu les honneurs du Doctorat, il revint dans
fa patrie, où il exerça la médecine; il y mourut le 8 Février 1661.
Nous avons de lui:

1. *De fanguine fecundùm & præter naturam.* Altorfii, 1631, *in-4.*

2. *Admirandæ fabricæ humanæ mulieris partium, generationi potiffimùm
infervientium, & fætûs, fidelis, quinque tabulis, ad magnitudinem naturalem & genuinam, Typis Æneis impreffis, hactenùs nunquam vifa, delineatio.* Noribergæ, 1640, *in-fol.*

3. *Obfervatio anatomico-medica fingularis cujufdam, Kalend. Januarii,
1644, tres filios naturalis magnitudinis viventes, nixæ.* Noribergæ,
1642, 1644, *in-4.*

4. *Gazophylaceum rerum naturalium, è regno vegetali, animali &
minerali depromptarum.* Noribergæ, 1613, 1642, *in-fol.* Lipfiæ &
Francofurti, apud *Klofium*, 1716, *in-fol.* C'eft un recueil de trente-
cinq planches en taille-douce; les dix premieres appartiennent au

regne végétal ; les treize suivantes au regne animal , & les douze dernieres au regne minéral. On y a représenté divers sujets tirés de ces troisregnes, qui n'avoient point encore paru, & qui sont très-propres à exciter la curiosité, mais dont la plupart font souhaiter qu'on eût donné des preuves certaines de leur existence ; à quoi l'Auteur n'a pas songé. Toutes ces planches sont bien dessinées & bien gravées , à l'exception de celles qui concernent le regne animal ; elles sont accompagnées de notes qui contiennent des explications & des observations relatives à chacune d'elles.

5. *Mantissa ad viretum stirpium , fructicum & plantarum in diversis peregrinis telluris partibus sponte repullulantium , Eystettense admirandum celeberrimum Beslerianum.* Noribergæ , 1646 , *in-fol.* 1648 , *in-fol.*

BESNIER, Botaniste François , qui vivoit au commencement de ce siecle. Il a donné :

Le Jardinier Botaniste. A Paris , chez *Claude Preudhomme*, 1705 , *in-12.* Le but de l'Auteur est d'enseigner la maniere de cultiver toutes sortes de plantes , fleurs, arbres & arbrisseaux ; il indique en mémetems les usages auxquels on peut les employer dans la médecine.

BESS. (*Jacques*) Nous avons sous son nom :

De Hippocratis & Aristotelis doctrinâ. Antuerpiæ & Lovanii , *in-8.*

BESSE , (*Jean*) Médecin du commencement de ce siecle , a été reçu au Doctorat en 1711. Il a soutenu, après son Baccalauréat, une these , dans laquelle il examine si les cordiaux sont des remedes peu sûrs dans les fievres malignes ; il conclut affirmativement. Nous avons encore de lui :

1. *Des passions de l'homme , où , suivant les regles de l'analyse , l'on recherche leur nature , leurs causes & leurs effets.* 1699 , 1701 , *in-8.* Ce traité est fort mal écrit , & rempli de mauvais raisonnemens.

2. *Recherche analytique de la structure des parties du corps humain , où l'on explique leur ressort , leur jeu & leur usage.* A Toulouse, chez *Camusat*, 1700, *in-8.* 2 vol. à Paris , chez *d'Houry* , 1701 , *in-8.* Cet ouvrage est fort mal écrit ; le style en est fort négligé ; il est rempli d'idées singulieres & ridicules. Par exemple, l'Auteur, en recherchant la cause des difformités que plusieurs enfans portent en naissant , réfute le sentiment de ceux qui les attribuent à l'imagination de la mere : en cela , il peut avoir raison ; mais le motif sur lequel il se fonde est ridicule ; si cela étoit, dit-il , il faudroit que les meres, qui, pendant leur grossesse , imaginent des montagnes d'or , engendrassent de l'or sur le corps de leurs enfans. Il rappelle ensuite l'exemple de cette femme qui , ayant vu rompre un criminel , accoucha d'un enfant rompu dans les mêmes parties ; il explique

finguliérement ce phénomene : il dit que le fœtus, en fortant du fein de fa mere, en avoit peut-être trouvé le paffage trop étroit, & s'étoit ainfi brifé en plufieurs endroits ; il ajoute que les parens de cet enfant, dirigés par un fordide intérêt, ont pu l'avoir ainfi eftropié à deffein. Ces exemples fuffifent pour faire voir combien peu cet ouvrage mérite l'attention des Médecins.

3. *Lettre fur le livre de l'œconomie animale d'Helvetius.* A Paris, 1725, *in - 8.*

4. *Replique aux lettres d'Helvetius, au fujet de la critique de fon livre de l'œconomie animale.* A Paris, 1726, *in-8.*

Beffe accufa *Helvetius* d'avoir copié, dans fa thefe fur l'ufage des cordiaux dans les fievres malignes, plufieurs des principes que ce Médecin avoit inférés dans fon *œconomie animale* ; cela donna lieu à beaucoup d'écrits de part & d'autre. L'Adverfaire n'étoit point à craindre pour *Helvetius* ; auffi celui-ci en fortit-il victorieux. Il reprocha à fon tour à *Beffe* d'avoir publié les leçons de Chirac, en fe les appropriant, dans fa *Recherche analytique de la ftruéture des parties du corps humain.* Le fait étoit vrai ; *Beffe* avoit été déjà pourfuivi pour cela en Juftice par *Chirac* lui-même. *Voyez* CHIRAC.

BESSON, (*Jacques*) Mathématicien François du feizieme fiecle, étoit natif du Dauphiné, & fut Profeffeur à Orléans ; il vivoit encore en 1570. Il enfeigna l'art de trouver les eaux & les fources fouterraines par des moyens fecrets qui n'avoient pas été encore découverts, dont il fit même un traité qui fut publié en 1599. Il inventa de nouvelles machines & de nouveaux inftrumens de mathématiques ; il enfeigna la maniere de s'en fervir, dans un ouvrage imprimé à Lyon en 1578, *in-fol.* fous le titre de *Théâtre des inftrumens mathématiques & méchaniques.* Parmi fes différens ouvrages, nous n'en connoiffons qu'un qui foit relatif à la médecine ; c'eft le fuivant :

De abfolutâ ratione extrahendi olea & aquas è medicamentis fimplicibus, liber. Tiguri, apud *Gefner*, 1559, *in-8.* Francofurti, 1604, *in-8.* traduit en François fous ce titre : *Art & Moyen parfait de tirer huiles & eaux de tous médicamens fimples.* A Paris, 1573, *in-8. Haller* n'a pas connu les éditions latines.

I. BETBEDER, (*Pierre*) Médecin François de la fin du fiecle dernier, qui étoit né à Pau en Béarn. Nous avons de lui les ouvrages fuivans :

1. *Queftions nouvelles fur la fanguification & la circulation du fang, & un traité des vaiffeaux lymphatiques.* A Paris, chez *d'Houry*, 1666, *in-12.*

2. *Obfervations de médecine, concernant la guérifon de plufieurs maladies confidéra*bles. A Paris, chez *Foucault*, 1689, *in-12.*

II. BETBEDER, (*Jean*) Docteur en médecine, Agrégé au Collége des Médecins de Bordeaux ; il est Professeur en médecine dans l'Université de la meme ville, où il exerce la médecine avec distinction. Il y est encore Médecin de l'Hôpital de S. André, & Membre de l'Académie des Sciences, Belles-Lettres & Arts. Il a donné :

1. *Dissertation sur les eaux minérales du Mont de Marsan.* A Bordeaux, chez *Brun*, 1750, *in*-12. Cette dissertation comprend deux parties : dans la premiere, l'Auteur rend compte des expériences chymiques qu'il a faites sur ces eaux ; la seconde roule sur leurs effets & sur la maniere de les administrer.

2. *Histoire de l'hydrocéphale de Begle.* 1755, *in*-12.

BETERA, (*Felicien*) Médecin Italien du seizieme siecle, étoit né à Briscia, dans l'Etat de l'Eglise. Il étudia la médecine dans l'Université de Padoue sous Nicolas Curtius ; il y reçut les honneurs du Doctorat, & revint dans sa patrie, où il exerça sa profession. Il y donna ses soins aux malades attaqués de la peste qui ravagea cette ville en 1577. Après avoir échappé du danger, il décrivit les ravages de cette cruelle maladie dans le premier des ouvrages suivans. Il a donné :

1. *De cunctis corporis humani affectibus, maligna scilicet & deleteria qualitate. De febribus malignis & pestilentibus : de morbo gallico, venefico, malignitate, feritate, cacurgia, veneno, corruptione, putredine, fermentatione : de putredinisque pestilentis forma, morbisque fulminantibus & vulgaribus : pro tertii libri aphorismorum ordine præsagiendis, desumpta occasione ex peste Brixiana, anni 1577, exacta tractatio, quæ in duodecim libris resolvitur, ubi fere tota ars medica ad summum causarum, signorum, curationumque, maximo cum ejusdem quotidiano fructu per divinum veluti quoddam sublimata est.* Brixiæ, apud *Thebaldinum*, 1591, *in-fol*.

2. *Noctium Brixianarum de igne pestilenti, gallico, venefico, malignitate, feritate, cacurgia, veneno, corruptione, putredine, fermentatione, veneni pestilentis forma, morbisque fulminantibus & vulgaribus, pro tertii libri aphorismorum ordine præsagiendis, tomus I, in quo duodecim libri existunt, ubi tota fere ars medica ad summum causarum, signorum, curationumque, maximo cum ejusdem quotidiano fructu, per divinum veluti quoddam sublimata est.* Brixiæ, apud *Polycretum* Turlinum, 1601, *in-fol.*

3. *Tractatus de peste, seu de igne pestilenti, gallico, venefico, & de ejusdem malignitate, feritate, cacurgia, veneno, corruptione & fermentatione, in quo totius putredinis pestilentis forma, symptomata, curatio & præsagium, pro explicatione tertii libri Aphorismorum Hippocratis dilucide tractantur, Huic accessit tractatus de morborum malignitate...... Opus theoricam & practicam medicinam profitentibus*

utile & neceffarium. Brixiæ, apud *Antonium Megliettum*, 1625, *in-fol.*

Ces deux derniers ouvrages ne different en rien du premier : on n'a fait qu'en changer le titre, fans en donner de nouvelles éditions. Tous ces changemens de titre, affez ufités par les Libraires qui ne peuvent pas vendre leurs livres, font une preuve du peu de fuccès de l'ouvrage. L'Auteur l'a divifé en douze livres, dans lefquels il parle affez au long des caufes, des fignes, des fymptômes & de la curation de la pefte, & de différentes maladies, qu'il regarde comme peftilentielles. L'ouvrage eft écrit fans ordre & fans méthode ; les matieres y font confondues ; le ftyle eft dur, bas, & fouvent inintelligible.

4. *Enarrationes in morborum malignitatem, in obitu Michaëlis Boni, Brixiæ Prætoris.* Brixiæ, 1611, *in-fol.* Cet ouvrage ne vaut pas mieux que le précédent.

5. *Malignarum variolarum & petechiarum tractatio.* Brixiæ, apud *Turlinum*, 1591, *in-4.*

BETHATZ. (*Jean*) Nous avons fous fon nom :
Fafciculus medicinæ. Venetiis, apud *FF. de Forlivio*, 1491, *in-fol.*

BETHENCOURT, (*Jacques de*) Médecin François, exerçoit la Médecine à Rouen ; il vivoit au commencement du feizieme fiecle. On croit qu'il étoit de la même famille que *Jean de Bethencourt*, le premier des Européens qui fit en 1405 la découverte des isles Canaries. Il a écrit fur les maladies vénériennes, fous un titre bien fingulier.

Nova pœnitentialis quadragefima, & purgatorium in morbum gallicum five venereum, unà cum dialogo aquæ argenti ac ligni guaïaci colluctantium fuper dicti morbi curationis prælaturâ ; opus fructiferum. Parifiis, apud *Nicolaum Savetier*, 1527, *in-8.* L'Auteur avoue que les maladies vénériennes étoient nouvelles dans fon fiecle ; il n'en rapporte l'origine qu'à trente ans avant le tems où il écrivoit, c'eft-à-dire, vers l'an 1495. Il admet trois caufes de ces maladies : 1°. une, qu'il appelle *fuper-célefte*, qui n'eft autre chofe que la colere de Dieu ; 2°. une *célefte*, qui dépend du concours des plantes ; 3°. une *phyfique*, qui confifte dans la corruption de la liqueur féminale, avec le concours d'une influence maligne des aftres. Il établit une comparaison entre l'ufage du gaïac & celui du mercure. Après avoir balancé les avantages & les inconvéniens de l'un & de l'autre, il donne la préférence au dernier ; il veut qu'on l'emploie fous la forme de frictions données fur les bras & les cuiffes, en y joignant l'ufage fréquent des purgatifs. Il donne la compofition de l'onguent mercuriel, auquel il veut qu'on ajoute l'huile

de

de laurier, la thériaque, le mithridate, le fel, &c. Cet ouvrage pouvoit être bon dans le fiecle où il a été fait ; mais nous en avons aujourd'hui un fi grand nombre fur la même matiere, qui lui font fupérieurs, que celui-ci eft entiérement oublié.

Bethencourt a été le premier qui a annoncé l'ufage du mercure ; comme préférable à celui du gayac dans le traitement des maladies vénériennes. Il a encore été un des premiers qui aient propofé les frictions mercurielles. Enfin, il eft le premier des Médecins François qui ait écrit fur ces maladies, qu'on croit s'être fait fentir à Rouen avant de fe communiquer aux autres villes du Royaume ; auffi étoit-il paffé en proverbe, que *la vérole de Rouen étoit la plus difficile à guérir.*

BETT, (*Jean*) Médecin Anglois du fiecle dernier ; il étoit Membre du Collége des Médecins de Londres, & Médecin du Roi d'Angleterre. Il a écrit :

De ortu & naturâ fanguinis. Londini, apud *Grantham*, 1669, *in-8.*
On y a joint quelques obfervations faites par Harvé & par quelques autres Médecins, & l'Hiftoire de Thomas Parre, âgé de 152 ans & neuf mois.

BETTUS, (*Antoine-Marie*) Médecin de Modene en Italie, vivoit vers la fin du feizieme fiecle. Il a écrit :

1. *De prandio & cœnâ.* Mediolani, *in-4.* écrit contre *Othon de Oddis*, & publié fous le nom de *Lucien Belus de Racacontrada*. Nous en avons parlé à l'article BELUS.

2. *In quartam fen primi canonis Avicennæ, commentarius : acceffit quæftio de rhabarbaro.* Bononiæ, apud *Benatium*, 1560, *in-fol.* Mediolani, apud *Benartium*, 1562, *in-fol.* & apud *Roffium*, 1591, *in-fol.*

3. *De causâ conjunctâ, deque bilis coctione, tractatus.* Bononiæ, 1566, *in-8.*

BEVERLINUS, (*Rodolphe-Philippe*) Médecin Allemand, qui a été reçu aux degrés dans l'Univerfité d'Altdorff vers le commencement de ce fiecle. Il a donné :

De luxatione & fracturâ femoris. Altorfii, 1719, *in-4.*

BEVERWYCK (*Jean Van*) naquit à Dordrecht le 17 Novembre 1594, d'une famille noble. Il fut élevé dans fon enfance fous les yeux & par les foins de Gérard Voffius : il alla à Leyde à l'âge de feize ans ; il y fit fon cours d'humanités fous Baudius & Heinfius ; il y fréquenta enfuite les Ecoles de Médecine, & fuivit les leçons des Profeffeurs Paaw, Vorftius & Heurnius. Après quoi, voulant perfectionner fes connoiffances, il alla en France ; il s'arrêta à Caën, à Paris, & fur-tout à Montpellier, où il fe lia d'amitié avec Jean Varandé & François Ranchin. De-là il paffa en Italie ; il alla à Padoue ; il y continua l'étude de la médecine fous Roderic Fonfeca, Sanctorius & Jean-Baptifte Silvaticus ; il y reçut enfin les honneurs du Doctorat. Il alla enfuite à Boulogne, où il s'appliqua à la pratique de la méde- cine fous la direction de Fabrice Bartholet. Il reprit enfin le chemin de fa patrie ; il vifita, en paffant, Félix Plater & Gafpard Bauhin à Bâle, & Thomas Siehus à Louvain. De retour à Dordrecht, il fe livra entiérement à la pratique ; il fut nommé en 1625 Médecin penfion- naire de la même ville, & fut chargé en même-tems d'enfeigner publiquement la médecine : peu de tems après, il y fut fait Echevin ; il y fut fucceffivement Préfident du Confeil des Bourgeois en 1627, Confeiller en 1629, Préfident de l'Amirauté en 1631, Adminiftra- teur de la Maifon des Orphelins, & Député aux Etats-Généraux en 1633. Enfin, après une carriere remplie avec diftinction, il mourut à Dordrecht le 19 Janvier 1647, dans la cinquante-troifieme année de fon âge. Il fut enterré dans le Temple principal de cette ville, & fon tombeau fut orné de l'infcription fuivante, de la compofition de Daniel Heinfius.

Lex hic medendi, fanitatis regula,
Salus falutis civium, vitæ artifex,
Mortis fugator fedulus, victor fuæ,
Scriptis fuperftes ipfe poft mortem fibi,
Dordrechti Apollo, & Æfculapius jacet.
Defuncto lubens, mœrenfque pofuit.

DANIEL HEINSIUS.

Nous avons de ce Médecin les ouvrages fuivans :

1. *Epiftolica quæftio de vitæ termino, fatali an mobili ? cum Docto-* *rum refponfu.* Dordrechti, apud *Effæum*, 1634, in-8. Lugduni- Batav. apud *Maire*, 1636, 1639, 1651, in-4. Roterodami, apud *Leers*, 1644, in-8.

2. *Refutatio argumentorum, quibus Michaël Montanus impugnat necef-* *fitatem medicinæ.* Dordrechti, 1634, in-8.

3. *De excellentiâ fexûs fœminei.* Dordrechti, 1636, 1639, in-8. Il a été auffi imprimé en Allemand, fous le titre de *Uytnementheydt der Vrouwen.*

4. *Idea medicinæ veterum.* Roterodami & Lugduni-Batav. apud *Elzevir*, 1637, in-8.

5. *De calculo renum ac veficæ.* Lugduni-Batav. apud *Elzevir*, 1633, 1638, 1641, in-12.

6. *De calculo, differtatio.* Lugduni-Batav. 1641, in-12. C'eft un Com-

mentaire fur ceux des Aphorifmes d'Hippocrate, qui font relatifs au calcul.

7. *Van de Blaauw Schuyt.* A Dordrecht, 1642.

8. *Introductio ad medicinam indigenam.* Lugduni-Batav. apud *Maire,* 1644, *in*-12, 1663, *in*-12. L'Auteur veut prouver que, fans avoir recours à des remedes étrangers, la Hollande peut & doit fe contenter de ceux qu'elle trouve chez elle, étant fuffifans pour fournir à tous les fecours de la médecine.

9 *Quæſtiones epiſtolicæ, cum Doctorum reſponſis.* Roterodami, apud *Leers,* 1644, *in*-8. & apud *Nuyſſel,* 1665, *in*-8. Ces queſtions roulent fur différens fujets; on y a joint leur folution par différens Savans. L'Auteur demande d'abord pourquoi Jefus-Chriſt a guéri un aveugle avec de la pouffiere mouillée de fa falive : la folution de cette queſtion eſt de Marie Schurmann. Les fuivantes roulent fur les fignes de la virginité, fur l'éternument, fur l'hyfope de l'Evangile, fur le calcul, l'hydropifie, le mouvement du cœur, la circulation du fang, la menthe, la pierre de lynx, la Providence divine dans les affaires politiques, la longue vie des premiers hommes, l'avortement ; enfin, fur différens autres fujets, parmi lefquels on en trouve quelques-uns relatifs à des paffages de Pline & des livres des Apôtres. Les folutions font de Riveti, Heinfius, Lydius, Salmafius, Meyſſoner, Defcartes, Andla, Gobrius, Voffius, Wefterburg, Someren, Gui Patin, & l'Auteur lui-même.

10. *Theſaurus inſalubrium, ſive de ſanitate reſtituenda.*

Il a encore écrit en Hollandois fur le fcorbut, la peſte, les plaies, les os & les-fractures. Ces ouvrages, avec les autres du même Auteur, ont été imprimés à Amſterdam, chez *Schipper,* 1656, *in*-4.

Nous avons enfin de lui, auffi en Hollandois, un Eloge de la médecine & de la chirurgie : c'eſt une défenfe de la médecine contre les calomnies de Montagne, écrite en forme de dialogue. Cet ouvrage a été traduit en François par Madame de Zoutelandt, enfuite mariée avec Boiffon, Ingénieur du Roi de France. Cette traduction a paru à Paris, chez *la veuve Rebuffe,* 1730, *in*-12.

BEUGHEM, (*Corneille de*) Hollandois, étoit Libraire à Emmerick en Weſtphalie ; il vivoit vers le milieu & la fin du fiecle dernier. Il eſt connu par plufieurs ouvrages de fa compofition, qu'il publia en différens tems. Nous avons de lui un Catalogue des livres qui ont été imprimés depuis l'an 1459 jufqu'à l'an 1500, fous ce titre : *Incunabula Typographiæ, &c.* Il eſt encore connu par plufieurs efpeces de Journaux littéraires, qui, le plus fouvent, né répondent point aux titres qu'il leur a donnés ; tel eſt celui qu'il a intitulé la France favante, *Gallia erudita, critica & experimentalis noviſſima,* &c. Il ne contient qu'une liſte décharnée des ouvrages dont il eſt parlé dans les

Journaux de l'Europe ; il y en a même plufieurs qui y font oubliés. Parmi fes ouvrages, les deux fuivans font relatifs à la médecine.

1. *Syllabus recens exploratorum in re medicâ, phyficâ & chymicâ.* Amftelodami, apud *Janffonio-Waësbergios,* 1696, *in-12.*

2. *Bibliographia medica & phyfica, noviffima, perpetuò continuanda.* Amftelodami, apud *Janffonio-Waësbergios,* 1681 , *in-12.* C'eft un Catalogue des ouvrages de médecine, d'anatomie, de chymie, de chirurgie, de botanique & de phyfique, qui ont été publiés en grec, en latin, en françois, en efpagnol, en anglois, en italien, en allemand, depuis l'an 1651, jufqu'au tems où l'Auteur écrivoit, c'eft-à-dire, à l'an 1680.

BEUMER, (*Jean-Guillaume*) Médecin Allemand de nos jours, qui eft aujourd'hui Profeffeur en Médecine dans l'Univerfité de Gieffen. Il a donné :

Via valetudinem fecundam tuendi & vitæ terminum prorogandi compendiaria, ad ufum auditorum confcripta. Gieffæ, apud *Krieger,* 1772. Cet ouvrage contient plufieurs préceptes d'Hygiene, préfentés d'une maniere auffi utile qu'intéreffante. L'Auteur infifte principalement fur la grande falubrité & la néceffité même de l'exercice, des voyages, de la promenade, &c. Il fait le détail du grand nombre des maladies qui réfultent de l'inaction ou de la négligence de l'exercice du corps, fait en plein air & avec plaifir. Il fait auffi connoître l'erreur de ceux qui prétendent que l'exercice pris dans la maifon, équivaut à celui qu'on prendroit en plein air. Il prouve fon opinion par la différence de l'atmofphere, le courant de l'air, & la variété des objets qui récréent l'efprit, le délaffent & l'occupent agréablement; ce qu'il préfente, avec raifon, comme auffi néceffaire que le mouvement même qu'on fe donne.

BEUST (*Werner*) a écrit :
De graviffimo cordis affectu, fyncope. Helmftadii, 1652, *in-4.*

BEUTHER (*David*) a laiffé un ouvrage qui a été publié par *Sprogel,* fous le titre fuivant :
Univerfalia & particularia de tranfmutatione metallorum ignobilium, in nobiliorem auri & argenti naturam. Hamburgi, 1718.

I. BEUTTEL (*Jean-Gafpard*) a donné :
De refpiratione. Argentorati, 1653, *in-4.*

II. BEUTTEL (*Jean-George*) a écrit :
De medicamentis martialibus. Ratisbonæ, 1685, *in-4.*

III. BEUTTEL (*Jean-Gaspard*) a donné :
Theses medicæ miscellaneæ. Tubingæ , 1714, *in-4.*

BEYCKERT , (*Philippe-Jacques*) natif de Strasbourg , a été reçu au Doctorat en médecine dans l'Université de sa patrie , où il exerce sa profession. Il a écrit :

1. *Dissertatio anatomica de nervis duræ matris.* Argentorati , apud *Heitzium,* 1772, *in-4.*

2. *Dissertatio medico-chirurgica sistens nonnulla de herniâ scrotali.* Argentorati , apud *Heitzium,* 1773 , *in-4.*

I. BEYER , (*Jean Herman*) de Francfort , Médecin du seizieme siecle. Il étoit fils de *Herman Beyer,* Ministre Luthérien de la même ville , homme simple & humble , mais qui avoit beaucoup d'érudition. Il a donné :

1. *De lactis , ejusque partium , naturâ & viribus.* Tubingæ , apud *Ouppenbach,* 1586 , *in-4.*

2. *De morbis formæ & totius substantiæ.* Tubingæ , 1586 , *in-4.*

3. *De furore seu maniâ.* Tubingæ , 1592, *in-4.*

4. *Ludovici Mercati , ejusque operum encomium.* On le trouve dans les Œuvres de *Mercatus,* édition de Francfort , 1608 , *in-fol.*

Il a encore donné une édition des Œuvres de *Jerôme Capivaccius ,* à Francfort , 1603 , *in-fol.* Enfin , il a publié un ouvrage sous le titre de *Philonium pharmaceuticum & chirurgicum.* Ce n'est qu'un abrégé du *Philonium* de *Valescus de Tarenta,* mais tronqué , altéré & surchargé de beaucoup d'idées de *Paracelse.*

II. BEYER, (*Godefroi*) peut-être le fils ou le petit-fils du précédent, a écrit :
Dissertatio de arteriotomiâ. Jenæ , 1673 , *in-4.*

III. BEYER, (*Philippe-Henri*) Médecin Allemand , reçu aux degrés dans l'Université de Gießen. Il a écrit :

1. *De hepate.* Gießæ , 1665 , *in-4.*

2. *De rabie , seu hydrophobiâ.* Gießæ , 1669, *in-4.*

IV. BEYER (*Jean*) a écrit :
1. *Quæstiones de plantis.* Basileæ , 1623 , *in-4.*

2. *De febre hecticâ.* Lugduni-Batav. 1669 , *in-4.*

V. BEYER, (*George-Guillaume*) Médecin de l'Université de Halle ; il vivoit au commencement de ce siecle. Il a écrit :
De vitâ. Halæ-Magdeb. 1701 , *in-4.*

BEYLIÉ, Médecin François, qui, vers le milieu de ce siecle, étoit Professeur en médecine à Grenoble ; il prenoit le titre de Conseiller-Médecin ordinaire du Roi. Il a donné :

Méthode générale pour traiter les maladies qui regnent en Dauphiné, sous le nom de rhume. 1743, *in-8.* Cette Méthode n'a rien de nouveau, ni de remarquable.

. BEYNON, (*Elie*) Allemand, qui a donné :

Barmhertziger Samariter ; c'est-à-dire, *le bon Samaritain.* A Jena, 1684, *in-12.* On trouve dans cet ouvrage un Traité des accouchemens.

BEZA (*Jean-Adam*) a écrit :
De variis medicæ artis curationis problematibus. Argentorati, 1660, *in-4.*

I. BIANCHI. (*André*) Manget cite un Auteur de ce nom, qu'il dit natif de Boulogne, & qui a écrit un Traité *de aquis.*

II. BIANCHI (*Paul-Emile*) a écrit :
De partu hominis, pro Medicis & Jurisperitis. Papiæ, 1621, *in-4.*

III. BIANCHI (*Jean-Baptiste*) naquit à Turin dans le mois de Septembre 1681, d'une famille noble, originaire du Milanois. Il apporta en naissant les plus heureuses dispositions, qui, secondées par son ardeur pour le travail, le mirent en état de soutenir, avec applaudissement, à l'âge de quatorze ans, des theses publiques de philosophie. Il parut bientôt après, avec la même distinction, dans les Ecoles de médecine. Après avoir reçu les honneurs du Doctorat, il fut Agrégé au Collége des Médecins de Turin, & il se livra à la pratique de la médecine, sous la direction de Joseph Vachier, Médecin ; il y fit des progrès rapides, qui le firent choisir, quoique fort jeune, pour être le Médecin de quelques hôpitaux. Il fit en même-tems une étude particuliere de l'anatomie, & donna des preuves publiques de ses connoissances en cette partie, dans douze cours d'anatomie qu'il fit à Turin : ce qui lui mérita en 1715 d'être chargé par son Souverain de faire des leçons publiques d'anatomie dans un amphithéâtre qu'on venoit de construire à cet effet. Il avoit déjà été agréé en 1708 par le Collége des Médecins, pour enseigner les institutions de médecine. Sa réputation le fit choisir en 1720 par le Sénat de Boulogne, pour remplir une chaire de médecine théorique dans l'Université de cette ville ; il fut nommé, la même année, Médecin du Prince de Harmstad, Capitaine général du Mantouan. Quelque tems après, il fut appellé dans sa patrie par son Souverain ; pour remplir la premiere chaire d'anatomie dans l'Univerſité, qui venoit d'y être établie. Il devint enfin le premier Médecin du Roi de Sardaigne; il avoit été Agrégé à pluſieurs Académies, à celle d'Egl'innominati di Bra, à celle d'Egl'intrepidi de Ferrare, à celle de l'Inſtitut de Boulogne, à celle des Curieux de la nature, ſous le nom d'*Albutius*. Nous avons de *Bianchi* les ouvrages ſuivans:

1. *Hiſtoria hepatica, ſeu de hepatis ſtructurâ, uſibus & morbis.* Auguſtæ-Taurinorum, apud *Dutti* & *Gringhelli*, 1710, *in-4.* Genevæ, apud de *Tournes*, 1725, *in-4.* 2 vol.

2. *Diſſertatio de impedimentis ſanguinis circuitûs in genere*, 1710. On l'a réimprimée avec la ſeconde édition de l'ouvrage précédent. L'Auteur diſtingue deux ſortes d'embarras dans la circulation; l'un, où l'obſtacle ne ſauroit être ſurmonté par le nouveau degré de force que la ſaignée dérivative procureroit au ſang qu'elle attireroit ſur la partie où l'embarras ſe trouve; l'autre, où l'obſtacle peut au contraire être ſurmonté. Cette diſſertation a été vivement critiquée par Silva dans le ſixieme chapitre de ſon Traité ſur la ſaignée: ſuivant lui, le ſyſtême de *Bianchi* eſt plutôt l'ouvrage d'une imagination vive, que la ſuite d'une obſervation exacte, & il eſt plus ingénieux que ſolide. Ce ſyſtême étoit oppoſé aux idées de Silva; c'en étoit aſſez pour engager ce Médecin à le combattre: mais il ſuffit de lire la diſſertation de *Bianchi*, pour ne pas ſe rendre entiérement aux idées de ſon Adverſaire, & pour juger de l'érudition de l'Auteur.

3. *Ductus lacrymales novi, eorumque anatome, uſus, morbi & curationes, diſſertatio epiſtolaris.* Auguſtæ-Taurinorum, apud *Maireſſe* & *Radix*, 1715, *in-4.* Lugduni-Batav. 1724, *in-8.* Cette diſſertation eſt adreſſée à Joſeph Lanzoni.

4. *Diſſertatio de veſicæ urinariæ ſtructurâ & functionibus, cum muſculis ſuis noviter detectis.*

5. *De polypo cordis: de finibus ad cerebri baſim, præcipuè de circulari, ſic dicto.*

6. *De ingreſſu ilei in colon.*

Ces trois derniers ouvrages ſont inſérés dans la bibliotheque anatomique de *Manget*.

7. *Proluſio ad anatomen publicam.* Taurini, 1736, *in-4.*

8. *De naturali & vitioſâ generatione.* Taurini, 1741, *in-8.* L'Auteur explique la maniere dont ſe fait la nutrition du fœtus; il rapporte divers exemples de conceptions défectueuſes; il parle de l'opération céſarienne: la maniere dont il traite cette matiere eſt aſſez curieuſe. Il parle de la production des monſtres & des cauſes de leur génération; il rapporte des exemples ſurprenans de fécondité; enfin, il traite de la génération des vers dans le corps humain.

9. *Storia del mostro di duo corpi* ; c'est-à-dire, *Histoire d'un Monstre à deux corps.* A Turin, 1749, *in*-8.

10. *Lettera sull' insensibilità* ; c'est-à-dire, *Lettre sur l'insensibilité.* A Turin, 1755, *in*-8.

Bianchi s'est rendu célebre par ses connoissances anatomiques : c'est à ses soins qu'on est redevable d'une collection de cinquante-quatre tables, avec 270 figures anatomiques, publiées à Turin en 1757. Les observations qu'on y trouve sont nouvelles & instructives ; les figures y sont dessinées avec beaucoup d'élégance & de précision. L'Auteur a sçu réunir, dans cet ouvrage, les avantages de l'anatomie, avec ceux de la pratique ; il a fait voir que ces deux objets étoient inséparables, quand on vouloit parvenir à être grand Médecin.

IV. BIANCHI (*Jean*) Médecin Italien, natif de Rimini, ville d'Italie dans la Romagne. Il a acquis beaucoup de réputation dans l'exercice de sa profession ; il est premier Médecin de sa patrie, & a été pendant long-tems Professeur d'anatomie, dans l'Université de Sienne, & Médecin de la République de Boulogne. Nous avons de lui les écrits suivans :

1. *Discorso sopra il vitto Pitagorico.* A Venise, 1752, *in*-8.

2. *De bagni di Pisa a pie del monte di S. Giulano, trattato* ; c'est-à-dire, *Traité des Bains de Pise, au pied de la montagne de S. Julien.* A Florence, de l'*Imprimerie Papérinienne* 1757, *in*-8. L'Auteur décrit l'antiquité de ces bains, qu'il fait remonter jusqu'au tems des anciens Etrusques, leur célébrité, dans tous les tems, en particulier sous la Comtesse Mathilde, leur magnificence, sur-tout depuis les embellissemens qui y ont été faits par l'Empereur François, Grand Duc de Toscane, leur heureuse situation, les vertus particulieres de chacune des eaux qui composent ces bains, & leur salubrité, d'après l'expérience personnelle qu'il en a faite ; les maladies que ces bains guérissent, ou dont ils soulagent considérablement ; enfin, les regles qu'on doit suivre religieusement, quand on en fait usage, soit intérieurement, soit extérieurement. Il examine encore, dans le même Traité, les vertus & les propriétés de plusieurs autres bains qui sont aux environs.

3. *Lettera ad un amico sopra d'un gigante, che è passato per quella città* ; c'est-à-dire, *Lettre à un ami sur un géant qui est passé dans cette ville*, Rimini 1757, *in*-8. L'Auteur fait une description complette de ce géant, & une énumération exacte des différentes circonstances qui le concernent. Il prétend que sa croissance extraordinaire est une maladie, & qu'à la fin, ce géant sera obligé de rester toujours couché, ou du moins assis.

Il a donné une nouvelle édition du *Phytobasanos* de Fabio Columna. A Milan, chez *Viviani*, 1744, *in*-8. & a fait beaucoup de changemens & d'additions au texte. V.

V. BIANCHI (*Joseph*) Chirurgien Italien, natif de Crémone, & disciple d'Angelo Nannoni, est très-estimé dans sa profession. Il est Professeur de chirurgie & de lithotomie dans sa patrie. Il a écrit:

1. *Osservazioni chirurgiche*; c'est-à-dire, *Observations de chirurgie*. A Crémone, 1758, *in*-4. Ces observations sont au nombre de quarante. On vante également les principes qu'elles contiennent, & la maniere dont elles sont annoncées & expliquées.

2. *Nouve osservazioni chirugiche*; c'est-à-dire, *Nouvelles observations de chirurgie*. A Crémone, chez *Rucchini*, 1767, *in*-4. Ces observations sont au nombre de quarante-une : il y en a quelques-unes qui ont le merite de la nouveauté, & elles sont toutes fort importantes.

VI. BIANCHI, (*Casimir*) Botaniste Italien de nos jours, qui a donné :
Vade-mecum botanico, continente li caratteri secondo la 10 edizione del Linnæo, &c. c'est-à-dire, *Vade-mecum de botanique, contenant les caracteres des plantes, suivant la dixieme édition de Linné, &c.* A Florence, 1763.

VII. BIANCHI, (*Ignace-Louis*) Clerc régulier, Italien, duquel nous avons :
Dissertationes tres. Venetiis, apud *Sandoni*, 1770. Il n'y a que la premiere de ces trois dissertations qui ait du rapport à la médecine ; elle est relative à la communication mutuelle qui regne entre la mere & l'enfant pendant la grossesse ; elle tend à expliquer physiquement l'influence de l'imagination de la mere sur le fœtus ; la seconde est physico-théologique ; la troisieme entiérement théologique.

BIANCHINI, (*Jean-Fortuné*) Médecin Italien, qui a donné :
Lettere medico-pratiche intorno all' indole delle febri maligne, è de loro principali remedi : colla storia de vermi de corpo humano, è dell' uso dell' mercurio, c'est-à-dire, *Lettres médico-pratiques sur le caractere de la fievre maligne, & sur ses principaux remedes, avec l'histoire des vers du corps humain, & de l'usage du mercure.* A Venise, 1750, *in*-8.

BIANZILLUS (*Jean-Thomas*) Médecin de Savillan, ville du Piémont, est l'Auteur des ouvrages suivans.

1. *Della natura, è qualità di bagni di Vaudier è Vinadio.* A Turin ; 1603.

2. *Quæstiones medicinales duæ.* Monteregali, apud *Rubeum*, 1604. Dans la premiere, l'Auteur examine s'il convient de saigner les

enfans avant l'âge de dix ans, & si l'application des ventoufes fur les épaules est utile dans les hémorragies du nez : il conclut négativement. Dans la seconde, il recherche si les purgatifs peuvent suppléer à la faignée, lorfqu'elle est néceffaire, & qu'elle a été omife, & lequel des deux, de la faignée, ou de la purgation, est le plus propre à diminuer les forces.

BICAISE (*Honoré*) naquit à Aix en Provence, vers l'an 1590 : il étudia la médecine dans l'Univerfité de la même ville ; après avoir reçu les honneurs du Doctorat, il y occupa la premiere chaire de médecine. Il pratiqua long-tems la médecine dans fa patrie, avec beaucoup de fuccès, principalement pendant la pefte qui ravagea cette ville en 1629 & 1649. Il y mourut vers le milieu du XVII. fiecle, & laiffa un fils nommé *Michel*, qui lui fuccéda dans fa place de Profeffeur & dans fa réputation. On trouve dans *Moreri* une contradiction bien évidente, relativement à ce Médecin : après avoir rapporté fa naiffance à l'an 1590, il place fa mort au commencement du XVII fiecle, fans faire attention qu'il le fait encore vivant en 1649, pendant la pefte qui affligea la ville d'Aix, dans le cours de cette année. *Bicaife* a laiffé un favant traité des caufes & de la cure de la pefte, & de la conduite qu'il faut obferver pour guérir cette dangereufe maladie. Il a encore écrit l'ouvrage fuivant, dont *Foëfius*, Editeur des ouvrages d'Hippocrate, parle avec éloge.

Manuale Medicorum. Londini, 1659, *in*-24. Genevæ, apud *Chouet*, 1660, *in*-12. Parifiis, 1739, *in*-12. Nous devons cette édition à *Henri Guyot*, Médecin, natif de la Fléche, qui l'a enrichie de plufieurs fentences de Celfe. Cet ouvrage est une expofition des aphorifmes, des prénotions, des coaces & des prédictions d'*Hippocrate*, diftribuée par ordre alphabétique, relativement aux matieres.

BICHET, Chirurgien François de ce fiecle, qui a été Chirurgien des Princes & Enfans de France, & du Roi Louis XV, dans fon enfance. Il a été auffi Chirurgien-Major des hôpitaux du Roi, en Allemagne & en Efpagne. Nous avons de lui :

Obfervation fur l'art des accouchemens. A Paris, 1758, 1760, *in*-12, fans nom d'Imprimeur. L'Auteur annonce une nouvelle découverte, par laquelle il prétend qu'on peut prévenir les accidens funeftes qui arrivent aux femmes qui meurent en couche ; il affure en même tems que fes principes font fondés fur ceux de la méchanique, qu'ils font conformes à la ftructure des parties, & qu'ils font confirmés par l'expérience.

BICKER. (*Jean*) Nous avons fous fon nom :

1. *Hermes redivivus, declarans hygieinam, de fanitate vel bonâ vale-*

tudine hominis confervandâ. Gieffæ, apud *Chemlinum*, 1612, *in*-8.
Hanoviæ, apud *Eifrid*, 1620, *in*-8.

2. *Chirurgia vulnerum hermetica.* Wittebergæ, apud *Lulfifch*, 1647.

I. BIDLOO, (*Godefroy*) Chirurgien du fiécle dernier, naquit à
Amfterdam, de parens Mennonites, le 12 Mars 1649. Il ne s'occupa
d'abord que de la Chirurgie ; mais tout-à-coup, fuivant le rapport
de *Manget*, il fut élevé, par la faveur d'un Prince, à la place de
Profeffeur d'anatomie & de chirurgie, dans l'Univerfité de Leyde ;
il fut honoré en même tems du titre de Médecin de Guillaume III,
Roi d'Angleterre. On doute cependant s'il avoit jamais paru dans
aucune Univerfité, & s'il avoit reçu les honneurs du Doctorat, quoique
Moreri affure qu'il en avoit été décoré dans fa première jeuneffe. Nous
apprenons encore de *Moreri*, qu'il avoit occupé une chaire d'anatomie à la Haie, avant que de paffer à celle de Leyde ; mais c'eft
encore bien douteux. *Manget*, qui étoit fon contemporain, en fait
un portrait qui n'eft pas avantageux. Il le taxe de préfomption &
de hardieffe ; il l'accufe d'avoir ofé publier une découverte dans la
ftructure particuliere du fœtus, & d'avoir ufé de fubterfuges pour
éviter de la faire voir à Verhéyen ; d'où *Manget* conclut que cette
découverte n'exiftoit que dans fon imagination. Il eut des difcuffions
avec Fréderic Ruifch, qui furent pouffées par *Bidloo*, jufqu'à l'indécence & à la groffiereté. Il mourut à Leyde, en 1713, âgé de 64
ans, & ne laiffa qu'un fils, appellé *Godefroy*, qui a été Docteur en
Droit, & Fifcal de la Milice des Etats de Hollande. Outre quelques
poéfies Latines & Hollandoifes, nous avons de *Bidloo* les ouvrages
fuivans.

1. *Anatomia corporis humani, 105 tabulis demonftrata, veterum,
recentiorumque inventis explicata, plurimifque hactenùs non detectis illuftrata.* Amftelodami, apud *viduam a Someren*, & *viduam Boom*,
1685 *in - fol. cum Cowperi interpretatione*, Lugduni - Batav. 1738,
in-fol. Les planches avoient été gravées par Laireffe. *Manget* nous
apprend que la beauté de la gravure l'emportoit beaucoup fur
l'exactitude des parties.

2. *Differtatio de antiquitate anatomes.* Lugduni - Batav. apud *Elzevir,*
1694, *in-fol.*

3. *Vindiciæ delineationum anatomicarum contra animadverfiones Ruifchii.*
Lugduni-Batavorum, apud *Luchtmans*, 1697, *in*-4.

4. *De fecretione*, 1698, *in*-4.

5. *De glandulis*, Lugduni-Batav. 1698, *in*-4.

6. *Obfervatio de animalculis in ovino, aliorumque animantium hepate
detectis*, Lugduni-Batav. 1698, *in*-4.

7. *Cowperus, criminis litterarii citatus coram Tribunal Societatis An-*

glicæ. Lugduni-Batav. 1700, *in*-4. *Bidloo* accufoit Cowper de plagiat; il prétendoit que cet Anatomifte s'étoit fervi de fes tables & de fes explications, & les avoit défigurées.

8. *Exercitationum anatomico - chirurgicarum decas.* Lugduni-Batavo- rum, 1704, *in*-8. Dans la premiere & la derniere de ces differta- tions, l'Auteur traite des nerfs ; il les préfente comme entiérement folides, & ne contenant aucuns efprits animaux. Les autres traitent des hydatides, des phlyctenes, de l'extraction des corps étrangers hors des plaies, des amuletes', des varices, d'une excroiffance formée tout-à-coup dans l'aine d'une femme, des verrues.

9. *De organis chily.* Lugduni-Batav. 1706, *in*-4.

1 0. *Exercitationum medico-chirurgicarum decades duæ.* Lugduni-Batav. apud *Luchtmans*, 1708, *in*-8. La premiere décade eft la même que celle de l'ouvrage précédent. La feconde contient des differtations fur les poireaux, fur le panaris ou excroiffance membraneufe qui s'étend fur la conjonctive, & quelquefois jufques fur la cornée, fur l'*unguis* & autres excroiffances de l'œil ; fur une mamelle ex- tirpée, fur le *proptofis*, fur une bleffure à l'os, éthmoïde, & aux nerfs olfactifs, fur l'exoftofe ou excroiffance de l'os, enfin, fur la goutte férene.

11. *Opera omnia anatomico-chirurgica, edita & inedita.* Lugduni- Batav., 1715, *in*-4.

II. BIDLOO, (*Lambert*) frere du précédent, eft connu par quel- ques poéfies ; il étoit Apothicaire à Amfterdam, & favant dans fa profeffion. Il a laiffé un fils, dont nous parlerons dans l'article fui- vant. Il eft Auteur d'une differtation *de re herbariâ*, qui a été jointe au catalogue des plantes de la Hollande, de *Commélinus*, imprimé à Amfterdam, en 1683, & à Leyde, en 1709.

III. BIDLOO, (*Nicolas*) Médecin Hollandois, fils du précédent, étoit, au commencement de ce fiecle, Médecin du Czar Pierre I. Nous n'avons de lui qu'une defcription d'un monftre humain à deux têtes, imprimée en 1706, fans nom de ville, ni d'Imprimeur, & rapportée encore dans le Journal de Leipfic, de la même année.

BIEDERMANN, (*George-Chriftien*) Médecin de nos jours, reçu aux degrés dans l'Univerfité de Gottingue. Il a donné :

De cognatione paraphrenitidis & febrium malignarum. Gottingæ, 1752, *in*-4.

BIENAISE, (*Jean*) Chirurgien François du fiecle dernier, fut reçu à la maîtrife au Collége de Paris, & exerça la Chirurgie dans cette ville avec une certaine réputation. Il fut appellé auprès d'Anne d'Autriche, Reine de France, attaquée d'un cancer ; il eut le courage d'annoncer qu'il n'y avoit aucun espoir de guérison, quoique des Empiriques, auxquels cette Princesse avoit donné sa confiance, la lui fissent espérer tous les jours. Il suivit Louis-le-Grand en Flandre pendant deux campagnes, & fut fait Chirurgien ordinaire du Roi près la Cour du Parlement de Paris. Enfin, il mourut dans cette ville le 21 Décembre 1681, âgé de quatre-vingts ans. Il avoit fondé des démonstrations d'anatomie & de chirurgie dans le Collége de Paris, & avoit assigné à cet effet un revenu annuel de 600 livres. Nous avons de lui :

Les opérations de chirurgie par une méthode courte & facile, avec deux Traités. A Paris, chez d'*Houry*, 1688, *in-12.* L'Auteur se propose d'enseigner une méthode de faire les opérations, plus exacte & plus facile que n'étoit celle des Anciens ; il ne parle ni de la nature, ni des causes des maladies ; il se contente d'en définir les noms ; il laisse à un chacun la liberté de faire des systêmes suivant ses idées ; il s'attache uniquement à l'opération, comme la fin principale de la chirurgie. Cet ouvrage est suivi de deux Traités : le premier roule sur la nature, les causes & les symptômes des maladies de l'estomac ; le second est relatif aux maladies vénériennes.

BIENVILLE (*J. D. T. de*) est Docteur en médecine, & exerce la médecine à Rotterdam. Il est l'Auteur des ouvrages suivans :

1. *Le pour ou le contre de l'inoculation, ou Dissertation sur les opinions des Savans & du peuple, sur la nature & les effets de ce remede.* A Rotterdam, 1770, *in-12.*

2. *La Nymphomanie, ou Traité de la fureur utérine.* A Amsterdam, chez *Rey*, 1771, *in-12.* Cet ouvrage a été traduit en Anglois par *Edouard Sloane Wilmot*, Docteur en médecine, à Londres, 1775, *in-8.* L'Auteur, après avoir exposé anatomiquement & médicinalement le siége & les causes de la maladie dont il traite, en décrit les symptômes, les progrès, les signes diagnostics & prognostics, & enfin la curation. Il donne à la fin de son ouvrage une collection de recettes en forme de petite matiere médicale ; mais il y fait entrer des drogues âcres, irritantes & échauffantes, qui paroissent bien opposées aux indications que présente une maladie, qui est le plus souvent l'effet d'une irritation trop vive.

3. *Recherches théoriques & pratiques sur la petite vérole.* A Amsterdam, chez *Vlani*, 1772. L'Auteur donne les descriptions des différentes especes de cette maladie ; il expose le traitement général qui lui convient ; il indique les moyens particuliers qu'on doit employer dans les cas les plus difficiles. Il propose ensuite différens plans de conduite & de régime, ou pour s'en garantir tout-à-fait, ou au moins pour en prévenir la malignité.

BIERBRAVER, (*Jean-Fréderic*) Médecin de l'Université de Hall. Il a écrit :

1. *De hæmorragiis mortuorum.* Halæ-Magdeb. 1726, *in-4.*

BIERLING, (*Gaspard-Théophile*) Médecin du siecle dernier, qui jouissoit d'une grande réputation à Magdebourg, où il exerçoit la médecine. Il avoit été agrégé à l'Académie des Curieux de la Nature, & mourut en 1693. Outre les observations dont il a enrichi les éphémérides d'Allemagne, il a encore donné les ouvrages suivans.

1. *Specimina anatomica.* Jenæ, 1661, *in-4.*

2. *Adversariorum curiosorum centuria prima, cum scholiis & appendice variorum tam chimicorum, quàm aliorum medicamentorum.* Jenæ, apud *Luderwuld,* 1679, *in-4.*

3. *Thesaurus theoretico-practicus.* Magdeburgi, apud *hæredes Luderwald,* 1693, *in-4.* Jenæ, 1694, *in-4.* C'est la suite de l'ouvrage précédent, qui devoit faire la seconde centurie ; mais le titre a été changé par Wolff, qui en a été l'Editeur.

4. *Medicus theoretico-practicus.* Viennæ, 1697, *in-4.* Nous ne connoissons point cet ouvrage ; c'est peut-être le même que le précedent, dont on aura changé le titre.

5. *Problema pharmaceutico-medicum, an in Magdeburgensi peste medicamenta evacuantia, tutò, salváque conscientiá, præservationis, curationisque gratiá, adhibita fuerint, nec ne?* Magdeburgi, 1684, *in-4.*

BIERMANN, (*Martin*) Docteur en philosophie & en médecine. Nous avons sous son nom un petit traité *de magicis actionibus,* écrit contre *Jean Bodin,* & imprimé avec les dissertations de physique & de médecine de *Tandler,* à Wirtemberg, chez *Schurer,* 1613, *in-8.* & à Francfort, 1629, *in-4.*

BIERWIRTH (*Christien*) a écrit *de hepatis structurá.* Lugduni-Batavorum, 1706.

BIESIUS, (*Nicolas*) Poëte, Philosophe & Médecin, né à Gand le 27 Mars 1516. Après avoir pris la premiere teinture des lettres dans sa patrie, il étudia la médecine dans l'Université de Louvain. Il alla ensuite en Espagne, où il s'appliqua à la philosophie & à l'éloquence dans l'Université de Valence ; il passa en Italie, & prit le bonnet de Docteur en médecine dans l'Université de Sienne ; après quoi il revint à Louvain, & y fut pourvu d'une leçon royale, à l'effet d'expliquer l'*ars parva Galeni* ; il s'en acquitta avec distinction, & fut chargé par l'Université d'aller complimenter le Duc d'Alve, en son nom. Il fut appellé à Vienne en 1571, par l'Empereur Maximilien II, qui le fit fon Médecin ; il mourut d'apoplexie dans cette ville , un an après , le 28 Avril 1572. Il avoit donné : 1. *De laudibus litterarum , oratio.* 2. *De arte dicendi.* 3. *De republicâ , feu de univerſâ morum phi-loſophiâ.* 4. *De univerſitate , feu de univerſâ naturæ philoſophiâ.* Nous avons encore de lui les ouvrages ſuivans, relatifs à la médecine.

1. *Theoreticæ medecinæ libri VI.* Antuerpiæ , apud *Nutium* , 1558, *in-4.*

2. *In artem medicam Galeni commentarii.* Antuerpiæ , apud *viduam Nutii* , 1560, *in-8.* Argentier ne porte pas de ce commentaire un jugement avantageux ; *Bieſius*, dit-il , *recentes , ſed fœtidos edidit in hoc opus commentarios.*

3. *De methodo medicinæ , liber unus.* Antuerpiæ , apud *viduam Nutii* , 1564, *in-8.* Lovanii , 1564, *in-8.*

4. *De naturâ, libri V.* Antuerpiæ, 1573, 1593, *in-8.* & apud *Janſſenium* , 1613, *in-8.*

BIET (*Claude*) naquit en 1668 , à Chauvot , village près de Verdun-ſur-Saône ; il s'appliqua de bonne heure à la pharmacie , & devint premier Apothicaire du Roi. Il mourut à Verſailles , le 18 Juillet 1728 , dans la 61 année de ſon âge. Il avoit donné :

1. *Relation abrégée de ce qui s'eſt paſſé pendant la compoſition de la thériaque d'Andromachus , faite publiquement en préſence de MM. les Magiſtrats de Police , à Paris , le 24 Mai 1704.* A Paris , 1704, *in-12.*

2. *Lettre aux Doyens & Docteurs de Pharmacie , au ſujet de la thériaque.* 1704, *in-12.*

3. *Lettre ſur la compoſition des pilules à longue vie.* A Paris , 1707, *in-12.*

4. *Lettre écrite aux Auteurs des mémoires de Trévoux , pour ſervir de réponſe à une lettre de M. d'Aliveaux , & pour expliquer la différence du bon & du mauvais quinquina.* A Paris , 1707, *in-12.*

5. *Lettre à M. Leurat , Apothicaire à Lyon.* A Paris , 1713 , *in-12.* L'Auteur y explique le ſecret de la compoſition des gouttes d'An-gleterre.

BIEYSSE, (*Simon*) Médecin François, né dans le Haut-Languedoc, a étudié la médecine dans l'Univerſité de Perpignan , & a été reçu au Doctorat dans celle de Montpellier , en 1761. Il exerce aujourd'hui la Médecine à Carcaſſonne. Nous avons ſous ſon nom une diſſertation, *De ſanguinis putredine* , qu'il a ſoutenue dans les écoles de Montpellier. Nous en parlerons à l'article de *Thomas CARRERE* , qui en eſt l'Auteur.

BIKKER, (*Lambert*) Médecin Hollandois , qui s'eſt rendu célèbre à Rotterdam , où il exerce actuellement la médecine. Il eſt l'Auteur d'un excellent ouvrage ſur les maladies qui ſont produites par le lait, dans les femmes en couche. Il a traduit en Hollandois l'*Avis au Peuple*, de *Tiſſot*, & y a ajouté des notes qui ont mérité les éloges de l'Auteur de l'ouvrage : il a donné deux éditions de ſa traduction ; la premiere en 1764 ; la ſeconde en 1765. Nous avons encore de lui une diſſertation, *de humanâ naturâ quæ Medicorum eſt*, imprimée à Leyde, en 1757, dans laquelle, ſuivant le jugement d'un célebre Médecin de nos jours, le génie & le ſavoir marchent d'un pas égal.

I. BILFINGER. (*N. J. W.*) Nous avons ſous ſon nom : *Pharmacopæa Wirtembergica.* Stutgardiæ, apud *J. Chriſtoph. Erard,* 1760, *in-fol.*

II. BILFINGER, (*Chriſt. Louis*) Médecin Suédois de ce ſiecle, duquel nous avons l'ouvrage ſuivant.

De tetano liber ſingularis, monumentis veterum ſuffultus, & obſervationibus recentiorum illuſtratus. Lindaviæ, apud *Otto*, 1763, *in-*4. L'ouvrage eſt diviſé en ſept ſections, & les ſections en paragraphes. La I. regarde le nom de cette maladie, & ſes eſpeces ; la II. établit la différence qu'il y a entre le *tetanos* & les autres maladies ; la III. contient le récit de quelques cas qui ſont conſignés dans les faſtes de la médecine ; la IV. traite des ſymptômes du *tetanos*. Les recherches ſur les cauſes de cette maladie, font le ſujet de la V. La VI, contient les prognoſtics ; la VII. le traitement.

BILGER (*Jean*) a donné :

1. *De gravi catarrho, epiſtola,* jointe aux quatre premiers livres d'obſervations médicinales de *Gregoire Horſtius,* imprimés à Ulm, chez *Saürrus,* 1628, *in-*4.

2. *De calculis in humano corpore inventis.* Joint aux quatre derniers livres du même ouvrage, imprimés *ibid.*

II. BILGER, (*Jean-Daniel*) de Straſbourg, a été reçu au Doctorat en médecine, dans l'Univerſité de ſa patrie, au mois de Décembre 1708. Nous avons de lui :

Diſſertatio de tetano, ſeu convulſione -univerſali. Argentorati, apud *Welper,* 1708, *in-*4. C'eſt comme un mémoire abrégé de ce que les meilleurs Auteurs ont penſé ſur la nature & les cauſes de la convulſion, & ſur la maniere de la guérir ; mais il n'y a aucune obſervation nouvelle.

BILGUER (*Jean-Ulrich*) s'eſt appliqué à l'étude de la chirurgie : après avoir paſſé par différens grades, il eſt devenu Chirurgien-Général des armées du Roi de Pruſſe. Il étoit déja revêtu de ce titre, lorſqu'il ſe préſenta pour être reçu aux degrés dans l'Univerſité de Berlin :

Berlin : il a été promu au Doctorat en médecine, le 21 Mai 1761, & quoique décoré de ce nouveau titre, il a continué de s'appliquer particuliérement à la chirurgie, qu'il exerce avec distinction. Il est membre de l'Académie des Curieux de la Nature, & des Sociétés de Gottingue & de Mayence. Nous avons de lui les ouvrages suivans.

1. *Differtatio inauguralis medico-chirurgica de membrorum amputatione rariffimè adminiftrandâ, aut quafi abrogandâ.* Berolini, 1761, *in-4.* Cette differtation a été traduite en François par *Tiffot*, & a paru fous le titre de *Differtation fur l'inutilité de l'amputation des membres.* A Paris, chez *Didot*, 1764, *in-12.* Le Traducteur y a ajouté des notes très intéreffantes. Le but de l'Auteur est de prouver que les occafions d'exercer l'amputation, font beaucoup moins fréquentes qu'on ne le croit, & qu'on peut même prefque s'en paffer. Il commence par indiquer les maladies & les accidens que l'on a cru exiger l'amputation ; il les réduit à fix ; il s'étend fur ces différens accidens, & relativement à chacun d'eux, il rapporte des obfervations de guérifons qu'il a faites : toutes ces obfervations tendent à appuyer fon fentiment. Il prouve, non-feulement l'inutilité & le danger des amputations, par des raifons convaincantes ; mais, de plus, non content de détruire un édifice chancelant, il en conftruit un nouveau ; il décrit une méthode qui prévient ou guérit les accidens qui avoient engagé à employer l'amputation ; & c'eft proprement la partie effentielle de fon ouvrage, qui eft un vrai traité des plaies d'armes à feu.

2. *Inftructions pour la pratique de la chirurgie dans les hôpitaux d'armée.* A Glogau & à Leipfic, chez *Gunther*, 1763, *in-8.* Cet ouvrage eft écrit en Allemand.

3. *Nachrichten an das publicum*, &c. c'eft-à-dire, *Avis au public*, concernant l'hypocondrie. A Copenhague, chez la *Veuve Roth*, 1767.

BILLEREZ (*Nicolas*) Médecin de ce fiecle, natif de Befançon, a été Profeffeur en médecine, dans l'Univerfité de la même ville. Il a écrit :

Traité du régime. 1748, *in-12.*

BILLICH, (*Antoine-Gunthier*) Médecin Allemand du fiecle dernier, étoit Médecin ordinaire de la ville d'Oldembourg en Weftphalie. Il a donné :

1. *De tribus chymicorum principiis, & quintâ effentiâ, exercitatio.* Bremæ, apud *Villerianum*, 1621, *in-8.*

2. *Ad animadverfiones, quas anonymus quidam in Angeli Salæ aphorifmos chymiatricos confcripfit, refponfio.* Lugduni-Batav., apud *Baffon*, 1622, *in-8.*

3. *De naturâ & conflitutione fpagyrices emendatæ, exercitatio.* Helmfladii, apud *Ruben*, 1623, *in*-4.

4. *Affertionum chymicarum fylloge*, *oppofita Petro Lauremhergio.* Helmfladii, 1624, *in*-4.

5. *Petri Laurembergii deliria chymica.* Bremæ, apud *Villier*, 1625, *in*-8.

6. *Exercitium chymicum ultimum ac fupremum.* Bremæ, 1625, *in*-8.

7. *Obfervationum ac paradoxorum chymiatricorum, libri duo.* Lugduni-Batav., apud *Maire*, 1631, *in*-4. Le premier livre traite de la préparation des médicamens; le fecond, de leur ufage.

8. *Theffalus in chymicis redivivus.* Francofurti, apud *Beyer*, 1639, *in*-8. Ibid, apud *Rotelium*, 1643, *in*-8. C'eft une differtation fur la vanité de la chymie hermétique, à laquelle on a joint, 1°. l'anatomie de la fermentation platonicienne du même Auteur; 2°. deux differtations de Conringius, fur le même fujet; 3°. une lettre de Sennert, auffi relative à la même matiere.

9. *Anatome fermentationis platonicæ.* Lugduni-Batav. 1646, *in*-8. avec le Traité de Conringius, *De fanguinis generatione.* On le trouve auffi avec l'ouvrage précédent.

10. *De fcorbuto.* Wittembergæ, 1648, *in*-4.

BILLINGER, (*F.*) Médecin Anglois, du commencement de ce fiecle, étoit membre du College des Médecins de Londres. Il a donné l'ouvrage fuivant:

A difcourfe of fœtus in womb demonftrated to beby ways hitertho hunknown, &c. c'eft-à-dire, *Differtation fur la nourriture du fœtus dans la matrice, par des voies inconnues jufqu'ici.* A Londres, chez *Innys*, 1717, *in*-8.

BILS, (*Louis de*) Anatomifte Allemand, qui vivoit dans le fiecle dernier. Il étoit Seigneur de Coppendam, & avoit été Préteur d'Ardenbourg. Il a donné:

1. *Anatomifch vertoon, van het Gehoor.* A Bruges, 1655, *in*-8.

2. *De anatome corporis humani.* Rotterodami, 1658, *in*-4.

3. *Epiftolica differtatio, quâ verus hepatis circà chylum, & pariter ductûs, chyliferi hactenûs dicti, ufus docetur.* Rotterodami, apud *Neranum*, 1658, 1659, *in*-4.

4. *Van de Gylblaas.* A Rotterdam, 1658, *in*-4.

5. *Aan de liefhebbers der anatomie.* A Rotterdam, 1659, *in*-4.

6. *Refponfio ad Tobiam André.* Rotterodami, 1659, *in*-4.

7. *Exemplar fufioris codicilli, in quo agitur de verâ humani corporis*

an.stomid. Rotterodaini, apud *Neranum*, 1659, 1661; *in-4.* On y a joint quelques differtations de l'Auteur, écrites en Latin & en Allemand. Cet ouvrage a été imprimé en Flamand, fous ce titre : *Hupye van zehere ampele aëlen L. de B. Rakende de Wetenshap van oprechte anatomie des menfche'yken ligams.* A Rotterdam, 1654, *in-4.* En Allemand, fous ce titre : *Copie einer weitlaufigern notification, betreffend die wahre anatomie des menfchlichen leibes*, 1659, *in-4.* En Anglois, fous le titre de : *Treat. touching the skill of a better way of anatomy.* A Londres, 1659, *in-8.*

8. *Epiſtola ad omnes veræ anatomes Studioſos.* Rotterodami, 1660, *in-4.*

9. *Epiſtola apologetica ad Bartholinum, & reſponſio ad admonitionem J. Van-Horne.* Rotterodami, 1661, *in-4.*

10. *Specimina anatomica.* Rotterodami, apud *Leers*, 1661, 1663, *in-4.*

11. *Reſponſio ad epiſtolam Tobiæ André.* Rotterodami, 1669, *in-4.* Marburgi, apud *Schadewitz*, 1678, *in 4.* Cet ouvrage traite des uſages des vaiſſeaux lymphatiques. On y a joint l'hiſtoire de ce qui eſt arrivé à Louvain, relativement à la méthode particuliere de l'Auteur, pour les embaumemens.

Bils eſt fur - tout connu par le ſecret qu'il avoit d'embaumer les cadavres, ſans en faire l'ouverture, & de diſſéquer les animaux vivans, ſans aucune effuſion de ſang. Il combattit avec force le ſentiment de ceux qui ſoutenoient que le ſang ſe formoit dans le cœur. Il prétendit, au contraire, que ce fluide ſe formoit dans le foie : ce ſyſtême fut réfuté par Jacques-Henri Paulli.

BIMET. (*Claude*) Nous avons de lui :

Quatrains anatomiques des os & des muſcles du corps humain, enſemble un diſcours ſur la circulation du ſang. A Lyon, 1664, *in-8.*

I. BIMIUS, (*Léonard*) Médecin du ſiecle dernier, qui a écrit :

Peſtis ad vivum delineata & curata. Leodici-Eburonum, apud *Streel*, 1671, *in-8.*

II. BIMIUS, (*Paul-Jérôme*) ainſi appellé par *Argellati*, préſenté par *Manget*, fous le nom de BIUMI, naquit à Milan dans le ſiecle dernier ; il alla étudier ſa médecine à Pavie, fous *Friggius*, & fut reçu au Doctorat dans l'Univerſité de cette ville ; il revint enſuite dans ſa patrie, & s'y fit agréger, en 1694, au College de Médecine. Il y exerça ſa profeſſion avec réputation, & y fut dans la ſuite Conſervateur du Bureau de la ſanté, & Profeſſeur d'anatomie dans le grand hôpital. Il fut fait Médecin ordinaire de l'Etat de Milan, & élevé aux dignités de Chevalier, & de Comte du Sacré Palais. Il mourut à Milan, en 1731, & fut enterré dans l'Eglise des Jésuites, sous l'invocation de St. Jérôme. Nous avons de lui:

1. *Prognosticorum & aphorismorum Hippocratis felix recordatio.* Mediolani, apud *hæredes de Ghisulphis*, 1696, *in*-4.

2. *Encomiasticon lucis, sive profusa lucis encomia in physiologicis medicinæ novæ fundamentis, è veterum tenebris erutis, atque cultro anatomico, autopsiæque caractere confirmatis.* Mediolani, apud *Malatestam*, 1701, *in*-8. C'est une lettre adressée à Louis Testi, Médecin de Venise.

3. *Scrutinio theorico-pratico di notomia, è cirurgia antica è moderna;* c'est-à-dire, *examen théorique & pratique de l'anatomie & de la chirurgie ancienne & moderne.* A Milan, 1712, *in*-8.

4. *Naturalezza del contagio bovino;* c'est-à-dire, *nature de la contagion qui regne parmi les bœufs.* A Milan, 1712, *in*-12.

5. *Manuale d'avertimenti, cautele, è remedi preservativi è curativi della corrente epidemia bovina, disposte a commune beneficio;* c'est-à-dire, *Manuel d'avis, de précautions & de remedes préservatifs & curatifs contre la maladie épidémique qui regne parmi les bœufs.* A Milan, 1712, *in*-12.

6. *Discorso sopra il lucimento della carne lessata.* A Milan, 1716, *in*-8.

7. *Esame d'alcuni canalleti chyliferi, che del fondo del ventriculo per la toniche del omento sembrano penetrare nel fegato;* c'est - à - dire, *Examen de quelques petits vaisseaux chyleux, qui, du fond du ventricule, paroissent pénétrer dans le foie par la tunique de l'omentum.* A Milan, 1728, *in*-8.

Suivant le témoignage d'*Argelatti*, ce Médecin a encore laissé beaucoup d'ouvrages de médecine qui n'ont pas vu le jour. 1°. *Novum systema de febribus.* 2°. *Institutio medica, strictâ & solutâ oratione.* 3°. *Compendiosa medendi methodus.* 4°. *Tractatus Angeologicus de sanguinis circulis.* 5°. *Circulus sanguinis annuus.* 6°. *De fermentis chylificationis & sanguificationis.* 7°. *De diebus criticis.* 8°. *De urinæ separatione.* 9°. *De alvinâ evacuatione.* 10°. *De medicâ anatome, cùm prælectionibus.* 11°. *Hippocratis felix recordatio.*

Bimius étoit encore Poëte; on a de lui des poésies Italiennes & Latines, imprimées à Milan, en 1707 & 1712.

BINABIOLLUS (*Annibal*) a écrit:

De destillatione capitis ad bronchia pulmonum, & visione depravatâ, consilium, publié dans la collection de *Lautenbach*, à Francfort, chez *Sartorius*, 1605, *in*-4.

BINDER, (*Ulrich*) Médecin Allemand du XVIe. fiecle, a donné les ouvrages fuivans :

1. *Epiphaniæ Medicorum.*
2. *Speculum videndi urinas hominum.*
3. *Claves aperiendi portas pulfuum.*
4. *Berillus difcernendi caufas & differentias febrium.*

Ces quatre ouvrages ont été imprimés enfemble, en 1506, *in-4.*

5. *Regimen fanitatis, feu compendium tuendæ valetudinis, lib. II.*
6. *Speculi phlebotomiæ, liber unus.*
7. *De fimplicibus medicamentis, liber unus.*

Ces trois derniers ont été imprimés enfemble, en 1510, *in-fol.*

BINET, (*Etienne*) Chirurgien François de la fin du XVIe. fiecle, & du commencement du XVIIe. Il étoit né à Saint-Quentin, ville de France, en Picardie, & avoit été reçu à la Maîtrife en chirurgie, au College de Paris. Il fut fait dans la fuite Chirurgien - Major des hôpitaux d'armée, & mourut au fiege de la Rochelle., le 20 Septembre 1630. Il avoit donné une traduction Françoife des leçons de médecine, de *Germain Courtin*, Docteur - Régent de la Faculté de médecine de Paris, & Profeffeur des écoles de cette Faculté ; cette traduction fut imprimée à Paris, en 1612, *in-fol.*

BINETEAU, (*Julien*) Médecin François du fiecle dernier, eft connu par un traité fur l'éducation des enfans, & la maniere de les élever, tant aux fciences, qu'aux vertus, publié à Paris, chez *Pelican*, en 1650, *in-8.* Il a encore donné :

La faignée réformée. A la Fléche, 1656, *in-12.*

BINNINGER, (*Jean-Nicolas*) Médecin de Montbelliard, vivoit dans le fiecle dernier. Il étoit Confeiller & Médecin du Duc de Wirtemberg. Il a donné :

Obfervationum & curationum medicinalium centuriæ V. Montbelgardi, *Typis Hippianis*, 1673, *in-8.* Argentorati, 1676, *in-8.*

BIORNLUND (*Benoît*) a donné :

Fundamentum fpecificæ differentiæ plantarum verum & falfum. Greifswald, 1761, *in - 4.* L'Auteur établit les différences des plantes, relativement à toutes leurs parties ; il n'a aucun égard à leur couleur, leur odeur, leur faveur, leurs vertus, leurs poils, leur grandeur, leurs affinités, au lieu de leur naiffance, ni à la faifon où elles viennent.

BIR , (Jean-Ulrich) Médecin de l'Univerſité de Sraſbourg ; il vivoit vers la fin du ſiecle dernier. Il a écrit :

De pulſu. Argentorati, 1677 , in-4.

BIRCH , (André) Médecin Anglois du ſiecle dernier , qui a écrit : De ſcorbuto. Lugduni-Batav. 1674.

BIRELL (Jean-Baptiſte) de Sienne, a écrit :

1. Opere , tomo primo , nel quale ſi tratta dell' alchimia , è ſuoi membri : con la vita d'Hermete. A Florence , chez Mareſcotti , 1602 , in-4.
2. Alchymia nova. Hafniæ , 1654 , in-4.

BIRNBAUM (Godefroi-Sigiſmond) a écrit : De ſternutatione. Lipſiæ, 1672, in-4.

BIRRIUS , (Martin) Docteur en médecine & en philoſophie , exerçoit la médecine à Amſterdam , vers le milieu du ſiecle dernier. Il a donné :

Tractatus tres de metallorum tranſmutatione. Amſtelodami, apud J. Janſſ. A Vaeſberg , 1668 , in-8. Nous donnons ici les titres de ces trois traités. 1º. De metallorum metamorphoſi. 2º. Brevis manuductio ad rubinum cœleſtem. 3º. Fons chymiæ veritatis. On trouve à la ſuite un appendix des remedes utiles contre la goutte & le calcul.

BIRUEGA , (François) Apothicaire Eſpagnol , qui tient boutique de pharmacie à Madrid ; il a donné :

Examen pharmaceutico-galenico-hiſtoricum. Matriti , 1761 , in-8.

BISCOP (J.) a écrit : De motu cordis & ejus palpitatione. Leidæ , 1662 , in-4.

BISELLUS , (Agapitus) à Saxo-Ferrato , Médecin du XVIIe. ſiecle , reçu en 1557 , au Doctorat en médecine dans l'Univerſité de Padoue. Nous avons de lui :

Diſputatio, continens theoremata logica , naturalia, medicinalia. Patavii, 1557 , in-4.

BISOGNO(Gennaro del)Mathématicien,Philoſophe,Médecin & Aſtrologue , jouiſſoit de beaucoup de réputation dans chacune de ces parties, à Naples, ſa patrie ; il fut Profeſſeur de médecine théorique dans l'Univerſité de cette ville ; ſon attachement à ſa patrie & à ſes amis , lui fit refuſer les propoſitions des Magiſtrats de Padoue, qui lui offroient une chaire de médecine. Il a donné:

Doctrina morborum particularium, cenſurá ſcepticá.

BISSET, (*Charles*) Anglois, qui eſt à la fois Médecin & Chirurgien ; il eſt encore vivant. Il a donné :

1. *Traité ſur le ſcorbut, publié ſur-tout à l'uſage de la marine d'Angleterre.* A Londres, 1756. L'ouvrage eſt écrit en Anglois.

2. *Medical conſtitution of Great-Britain* ; c'eſt-à-dire, *Conſtitution médicale de la Grande-Bretagne.* A Londres, 1762, *in-8.*

3. *Medical eſſays and obſervations* ; c'eſt-à-dire, *Eſſais & obſervations de médecine.* A Londres, chez *Dodſley*, 1767. Ce recueil traite des matieres ſuivantes ; la fievre bilieuſe des Indes occidentales, la colique nerveuſe, *le tetanos* ſymptomatique, l'ophtalmie, la paſſion iliaque, la dyſurie, la danſe de S. With, la coqueluche, les vers, le ſcorbut de terre, l'affection hypocondriaque, la galle ſcorbutique, l'hydropiſie du genou, la tranſpiration, la putréfaction, la coction des humeurs peccantes dans les fievres, les vices de l'air dans les Indes occidentales.

BISSUS, (*François*) Philoſophe & Médecin du XVIᵉ. ſiecle, étoit natif de Palerme. Il étoit à la fois Médecin, Orateur & Poëte. Nous avons encore de lui une oraiſon funebre de François Ferdinand Avalos, Vice-Roi de Sicile, qu'on trouve dans un ouvrage qui a pour titre : *Rime degli Academici acceſi di Palermo.* Il donna auſſi des pieces de théâtre, dont une fut repréſentée à Palerme, pendant le carnaval de l'an 1573, par ordre du Magiſtrat, & aux dépens de la ville. Il exerça la médecine dans ſa patrie, & acquit beaucoup de réputation, non-ſeulement dans la Sicile, mais même dans preſque toute l'Italie ; il gagna ſur-tout l'eſtime des Gouverneurs de ſon pays ; il fut fait, en 1580, Protomédic de la Sicile & des Iſles adjacentes ; il fut nommé à cette place par Antoine Colonne, Vice-Roi de Sicile ; ſa nomination ayant été confirmée, l'année ſuivante, par Philippe II, il fit une magnifique entrée à Palerme, avec un cortege pompeux de la Nobleſſe & des Magiſtrats à cheval. Il mourut dans cette ville, le 20 Janvier 1598, & fut enterré dans l'Egliſe de Sainte Marie, chez les Franciſcains de l'étroite Obſervance. On ne lui attribue que les ouvrages de médecine ſuivans :

1. *Apologia in curatione ægritudinis Franciſci Ferdinandi Avalos.*

2. *Epiſtola medica de eryſipelate.* On la trouve dans un ouvrage publié à Meſſine, en 1589, *in-8.* ſous ce titre : *Reſponſiones apologeticæ Pauli Crino, in apologiam Gerardi Columbæ.*

BIUMI, *voyez* BIMIUS.

BIVRETA, (*Pierre*) Médecin Espagnol, qui vivoit au commencement de ce siecle. Il a donné :

Libro de medicina , y remedios de las enfermedades.

· BLACKMORE , (*Richard*) Médecin Anglois, qui étoit en réputation au commencement de ce siecle. Il exerçoit la médecine à Londres, & étoit membre du College des Médecins de cette ville , & Médecin ordinaire du Roi d'Angleterre. Nous avons de lui les ouvrages suivans :

·1. *Essais upon several subjects ;* c'est-à-dire, *Essais sur différens sujets.* A Londres, chez *Bettesworth* & *Pemberton* , 1717 , in-8. 2 vol. ·Le premier volume ne contient rien de relatif à la médecine. Dans le second volume, on ne trouve que le second essai , qui ait du rapport à l'art de guérir ; il y est question du foie , de ses usages, de ses fonctions, de sa nécessité & des maladies qui en dépendent. Les autres essais traitent de la composition des ouvrages , de la félicité du siecle futur , de l'amour divin , &c.

2. *Dissertations on a dropsy , a tympani , the jaundice , the stone , and a diabetes ;* c'est-à-dire, *Dissertations sur l'hydropisie , la tympanite, la jaunisse , le calcul & le diabete.* A Londres , chez *Knapton* , 1727 , *in*-8. Après avoir parlé , dans une courte préface , de l'origine & des sectes de la médecine, l'Auteur traite successivement des cinq maladies énoncées dans le titre de l'ouvrage ; il suit à chaque article le même ordre , la même distribution , la même méthode. Il donne d'abord la définition de chacune de ces maladies. Il fait ensuite l'énumération de leurs symptômes, à laquelle il joint leur explication ; il indique leurs especes ; il expose leurs causes ; il fait connoître leur prognostic ; il décrit la maniere dont il faut suivre leur traitement ; il termine chaque article par des observations relatives à la maladie dont il traite , & en indiquant les précautions qu'elle exige.

Il a encore donné un traité sur la *phtisie Angloise* , ou maladie de *consomption* , dans lequel il indique un remede singulier pour guérir cette maladie ; ce remede n'est presque que le quinquina ; l'Auteur en vante beaucoup les heureux effets.

BLAKRIE, (*Alexandre*) Médecin Anglois, membre du College des Médecins de Londres , exerce la médecine dans cette ville. Il a écrit sur le calcul & les lythontriptiques, sous le titre suivant :

Disquisition on medicines that dissolve the stone , &c. c'est-à-dire, *Recherches sur les médicamens qui fondent la pierre , où l'on considere & l'on dévoile le secret du Docteur Chittick.* A Londres, chez *Wilson* , la premiere partie, en 1766 , la seconde, en 1771. *in-8.* traduit en François par *Guilbert* & *Bourru* , Médecins de la Faculté de Paris,

à

à Londres, (Paris, chez *Pierre*) 1775 *in*-8. fous le titre de *re-cherches fur les remedes capables de diffoudre la pierre & la gravelle.* L'Auteur examine fucceffivement la plupart des remedes lithon-triptiques, publiés comme des fpécifiques; il paroît raifonner affez jufte fur cet objet. Il propofe un fpécifique de fa compofition, qui n'eft qu'une infufion de quatre onces de chaux vive & de huit onces de potaffe, dans l'eau. Il examine en même tems quelle eft la quantité de leffive de favon qu'on peut donner avec fûreté & avec efpérance de fuccès, dans les différens états ou périodes, & conformément aux différentes circonftances ou fymptômes des ma-lades attaqués de la pierre. Il recherche encore quelle eft la mé-thode qu'il faut fuivre pour calmer les fymptômes douloureux & dangereux qui accompagnent la pierre, dans le cas où la leffive, ou tout autre remede irritant, feroient contraires.

BLACVOD (*Henri*) étoit originaire d'Écoffe, & naquit à Paris, de *Henri Blacvod*, ancien Docteur-Régent de la Faculté de médecine de cette ville. Il s'appliqua à la médecine, reçut les honneurs du Doctorat, & fut nommé à une chaire au College Royal de France; il fit fon difcours d'entrée en 1624; mais fa fanté & fon humeur, plus portée au métier de courtifan qu'à l'exercice de la médecine, ne lui permirent pas de la garder long-tems; il la quitta en 1627. Peu de tems après, il alla à Rome, où il fut bien reçu du Pape *Urbain* VIII, dont fon pere avoit été Médecin, lorfque ce Pape n'étoit que Nonce à Paris. Il fut fouvent confulté par les Cardinaux & les Ambaffadeurs, dans leurs maladies, & en reçut beaucoup de grati-fications; mais fes fuccès lui ayant attiré l'envie des Médecins de Rome, il fut obligé de quitter cette ville; il revint en France; il paffa par Venife, où il acquit auffi beaucoup de réputation; il arriva à Paris, où il fe fixa: il mourut prefque fubitement à Rouen, le 17 Septembre 1634, dans un voyage qu'il y avoit fait pour quelques affaires.

Il a publié une traduction Latine des trois livres des **prognoftics** d'Hippocrate, à Paris, chez *Libert*, 1625, *in*-24.

I. BLAGRAVE (*Jofeph*) a donné:

Supplement to Nicol. *CULPEPERS english phyfician, containing a def-cription of all forts off plants whogrow in england and ure or itted in the english phyfician.* London, 1666, *in*-8. Ibid. 1674, *in*-8.

II. BLAGRAVE (*Obadiah*) peut-être le frere du précédent. Il a donné:

Defcription and phyfical virtues of all trees herbs, &c. London, 1674, *in*-8.

BLAIR, (*Patrice*) Médecin Anglois du commencement de ce fiecle, étoit membre de la Société Royale de Londres. Il a donné les ouvrages fuivans :

1. *Ofteographia elephantina.* Londini , 1718 , *in-4.*

2. *Mifcellaneous obfervations in phyfik anatomy furgery* , &c. London , 1718 , *in-8.*

3. *Botanick effays;* c'eft-à-dire , *Effais de botanique.* A Londres , chez *Innys* , 1720 , *in-8.* 1723 , *in-4.* L'Auteur confidere les plantes, tant par rapport à elles-mêmes , qu'eu égard à ce qu'elles peuvent avoir de commun avec les animaux. Il a divifé cet effai en cinq parties; dans la premiere, il parle des fleurs ; il expofe leur nature ; il indique leurs caracteres : la feconde eft relative aux fruits ; elle contient le même examen, les mêmes détails : dans la troifieme, l'Auteur expofe les différentes méthodes qui ont été imaginées pour la diftribution des plantes; il développe leurs principes ; il indique leur utilité & leurs défauts ; il établit celle à laquelle il croit devoir donner la préférence, & qui eft prefque la même que celle de Tournefort : la quatrieme partie eft bornée à la génération des plantes ; elle préfente leur divifion fexuelle ; c'eft celle où l'Auteur a placé principalement fes réflexions fur l'analogie des plantes avec les animaux ; il croit qu'il n'y a prefque aucune différence dans la génération des uns & des autres. Enfin , la cinquieme traite de la nutrition des plantes.

4. *Pharmaco-botanologia : or an alphabetical and claffical differtations on all the british indigenous and garden plants of the new London difpenfatory.* London , 1723 , 1724 , *in-4.*

BLAISE (*Saint*) s'étoit appliqué dans fa jeuneffe à la médecine ; mais ayant gagné, par fa vertu & fa piété, l'affeĉtion de tout le peuple de Sebafte, ville d'Arménie, il en fut élu Evêque. Il fouffrit le martyre dans fa ville Epifcopale, le 3 de Février, vers l'an 316 , par ordre du Préfident Arigle, ou Agricole, fous l'Empereur Licinius.

Il eft particuliérement invoqué pour les maux de gorge, caufés par des arêtes. Aëtius parle de l'invocation de ce Saint, pour le même fujet, & ajoute qu'il faut prendre le malade par la gorge, & proférer ces paroles : *Blaife, Martyr & Serviteur de Jefus-Chrift, commande que tu montes ou que tu defcendes.*

BLAKENDUEL (*Nicolas de*) a écrit : *De chylificatione læfâ.* Ultrajeĉti , 1694 , *in-4.*

BLAKEY , Chirurgien herniaire de Paris , reçu au College de Saint

Côme, & chargé de la fourniture des bandages pour les hôpitaux militaires de France. Il a donné :

1. *Instructions pour prévenir & guérir les descentes ou hernies.* A Paris, chez *Després*, 1759, *in-12.*

2. *Instructions pour élever les enfans depuis leur naissance, jusqu'à l'âge de quatre ou cinq ans, avec la maniere de les préserver & de guérir les descentes ou hernies.* A Paris, chez *Després*, 1771, *in-12.* très-petite brochure.

3. *Méthode pour élever & conserver les enfans en bonne santé, depuis leur naissance, jusqu'à l'âge de raison.* A Paris, 1773, *in-12.* On a réuni les matieres traitées dans les deux précédens ; on y a ajouté des observations sur les vices de l'éducation ordinaire des enfans, & sur les moyens de remédier aux différentes infirmités qui en sont la suite. L'Auteur indique les symptômes qui caractérisent les descentes, & donne leur méthode curative. Il expose les accidens qui résultent des descentes négligées ou étranglées, ainsi que la maniere de faire soi-même les bandages.

BLAKSTONE, Apothicaire & Botaniste Anglois, duquel nous avons les ouvrages suivans:

1. *Plantæ rariores Angliæ.* Londini, 1737, *in-8.* Il y a deux planches en cuivre, qui sont assez bonnes.

2. *Fasciculus plantarum circà Harefield sponte nascentium, cum appendice ad loci naturam spectante.* Londini, 1737, *in-12.* On y trouve les noms des plantes, leurs synonymes, les lieux où elles croissent.

3. *Specimen botanicum, quo plantarum plurium Angliæ indigenarum loci natales illustrantur.* Londini, 1746, *in-8.*

BLAKWEL, (*Elisabeth*) Angloise de ce siecle, & veuve d'un Médecin. Son mari, *Alexandre Blakwel*, est connu par un traité sur l'agriculture, qui a été publié en 1741, & plus encore par la maniere déplorable dont il a fini ses jours en Suede. Après la mort funeste de son mari, elle se trouva dépourvue des biens de la fortune ; elle chercha un secours contre l'indigence, dans un art auquel elle s'appliqua, d'après les conseils de ses amis, & dans lequel elle fit beaucoup de progrès. Elle apprit à dessiner & à graver à l'eau forte, & se servit des talens qu'elle venoit d'acquérir, pour publier 500 planches de plantes qui lui furent fournies par Rand & par Miller. Elle s'appliqua en même tems à l'étude de la botanique, & y acquit quelques connoissances ; elle trouva des secours efficaces auprès de plusieurs Botanistes, qui, touchés de son infortune, s'empresserent de l'aider de leurs lumieres, & de concourir ainsi à ses vues. Elle a publié enfin l'ouvrage suivant:

A curious herbal. London, 1736, *in-fol.* 3 vol. Ibid. 1739, *in-fol.* 2 vol.

On y trouve 500 figures en cuivre, dont quelques-unes font bonnes,& les autres médiocres, & qui, dans beaucoup d'exemplaires, font enluminées: on y a ajouté des notions fuccinctes fur les vertus des plantes qui y font repréfentées. Cet ouvrage, traduit en Latin, a été publié de nouveau à Nuremberg, en 1750 & 1760, *in-fol.* 5 vol. avec une préface de *Chriftien-Jacques Trew*, qui y a fait beaucoup d'additions.

BLANC (*Paul-Emile*) naquit à Milan dans le feizieme fiecle, de la famille de *Blanc de Velald*, fuivant la conjecture d'*Argellati*; il fut Profeffeur en philofophie dans l'Univerfité de Pife, & enfuite Profeffeur en médecine dans celle de Pavie; il s'appliqua encore à l'étude du Droit, comme on le voit par fon ouvrage intitulé: *De origine feudorum*. On ne doit point la confondre avec un Jurifconfulte du même nom, qui fut Profeffeur en Droit à Pife & à Padoue. *Blanc* a écrit:

De partu hominis, pro Medicis & Jurifperitis. Papiæ, apud *Rubeum*, 1621, *in-4.* dédié à Ranuce, Duc de Parme & de Plaifance.

II. BLANC, (*Louis le*) *voyez* LE BLANC.

BLANCARD, (*Etienne*) Médecin qui vivoit à la fin du dix-feptieme fiecle & au commencement du dix-huitieme. *Eloy* le dit Hollandois, peut-être parce qu'il a exercé la médecine pendant long-tems en Hollande, fur-tout à Amfterdam; mais il étoit né à Mildebourg, dans la Zélande. Il nous apprend lui-même que non-feulement il étoit fort employé dans la pratique de la médecine, mais qu'il étoit même confulté tous les jours & de toutes parts, pour les maladies les plus graves, les plus compliquées & les plus difficiles. *Blancard* a beaucoup écrit; mais fes ouvrages ne font pas tous d'un mérite égal.

1. *De circulatione fanguinis per fibras, & de valvulis in iis repertis.* Amftelodami, 1676, *in-12*, 1688, *in-12.* L'Auteur prétend que le fang paffe des arteres dans les veines, par le moyen des fibres; il regarde les valvules des veines comme deftinées à empêcher le retour du fang dans les fibres, qui l'ont porté des arteres.

2. *Lexicon medicum Græco-Latinum.* Amftelodami, apud *Ten Hoorn*, 1679, *in-8.* L'Auteur y donne les définitions des termes de l'art; on les y trouve en Grec & en Latin; on y trouve encore en Hollandois ceux qui ont une dénomination dans cette langue..... Jenæ, apud *Miller*, 1683, *in-8.* Lugduni-Batav. apud *Bouteftein*, 1690, *in-8.* Ces deux dernieres éditions n'ont été publiées qu'après avoir été corrigées & augmentées de près d'un tiers: l'Auteur y a ajouté les termes Allemands...... Lugduni-Batav. apud *Bouteftein* & *Luchtmans*,

1702, *in-8.* Cette édition merite bien le titre de *lexicon novum*, fous lequel elle a été publiée : elle a été beaucoup augmentée. L'Auteur y a ajouté un très-grand nombre de termes d'anatomie, de chymie, de chirurgie & de matiere médicale, qui n'étoient point dans les éditions précédentes. On y trouve les différentes dénominations en Grec, en Latin, en Hollandois, en Allemand, en Anglois en François......... Il y a enfin deux nouvelles éditions, une à Leyde, 1717, *in-8.* l'autre à Hall 1748, *in-8.* Cette derniere avec une préface de *Buchner.*

3. *Joar regifter.* A Amfterdam, 1680 & 1682, *in-8.*

4. *Chirurgie.* A Amfterdam, 1680, *in-8.* écrite en Bas-Allemand. A Hanovre, 1692, écrite en Haut-Allemand.

5. *Borgeslyke tafed, &c.* c'eſt-à-dire, *table civile, où l'on enfeigne les moyens de vivre long-tems en fanté.* A Amfterdam, 1683, *in-12.*

6. *Traité de l'éducation des enfans & de leurs maladies.* A Amfterdam, chez *Swerts,* 1684, *in-8.* écrit en Flamand.

7. *Traité de la goutte & des propriétés du lait.* A Amfterdam, 1684, *in-8.* écrit en Flamand.

8. *Academia Cartefiana.* Amftelodami, 1683, *in-4.* ; en Allemand, fous ce titre : *Cartefianifche Academie,* à Leipfic, 1690, *in-8.* Ce font des inftitutions de médecine, fuivant les principes de Defcartes.

9. *Hervoormde antleedkanft.* A Amfterdam, 1684, *in-4.*

10. *Nawkeurige verhandelinge van de fcheurbuix en des felfs tævallen alfookeen naakt vertoog wegens de fermentatie oft innerlyke beweginge der lighamen, meeft op de gronden Defcartes gebonwt ;* c'eſt-à-dire, *Traité curieux du fcorbut & de fes fymptômes, & démonftration de la fermentation ou mouvement inteftin des corps, établie fur les principes de Defcartes.* A Amfterdam, chez *Jean Ten-hoorn,* 1684, *in-8.* L'Auteur croit avoir applani toutes les difficultés fur le fcorbut, par fa théorie de la fermentation fondée fur les principes de Defcartes ; il fait dépendre le fcorbut de l'épaiſſiſſement du fang ; il établit deux efpeces d'épaiſſiſſement : 1°. une vifcofité froide & pituiteufe ; 2°. une vifcofité chaude & acide. Dans le premier cas, il confeille les remedes propres à incifer & à atténuer les humeurs pituiteufes & vifqueufes, tels que les aromatiques : dans le fecond, il veut qu'on mette en ufage les poudres teftacées & tous les autres abforbans, les fels alkalis, foit volatils, foit fixes ; les préparations martiales, & particuliérement le thé & le café. Il profcrit abfolument la faignée, comme n'étant d'aucune utilité. Il regarde les émétiques & les purgatifs comme quelquefois néceffaires, & les acides, ainfi que les alimens vifqueux & falés, comme pernicieux.

11. *Venus belegert en entfet, oft verhandelinge van de pokken, en de felfs toevallen, met een grondige en zekere genesinge-steunende meest op de gronden van Cartesius*; c'eft-à-dire, *Venus attaquée & délivrée*, ou *Traité de la vérole & de fes fymptômes, avec la maniere de la guérir, établie fur les principes de Defcartes.* A Amfterdam, 1684, in-4. traduit en françois par *Willis*, à Amfterdam, 1688, in-8. L'Auteur commence par tourner en ridicule l'opinion de *Léonard Fiora-venti*, de *David de Planifcampi* & de *Fallope*, fur l'origine de la vérole. Il regarde cette maladie comme très-ancienne & comme connue des anciens, mais décrite fous des noms différens. Il prétend que, bien loin que nous la tenions des Indes occidentales, elle eft paffée de l'Europe dans ces contrées éloignées. Il reconnoit qu'elle eft contagieufe ; il établit le fiége de la gonorrhée dans les proftates, & préfere, dans fon traitement, les purgatfs doux à ceux qui font violens. Il eft le premier qui, pour les gonorrhées invétérées, ait imaginé des injections dans l'urethre, avec une diffolution de vitriol blanc dans l'eau de chaux ; il confeille en même-tems l'ufage de pilules faites avec le maftic & le cachou. Il propofe trois manieres de traiter la vérole : 1°. par les purgatifs, choifis parmi les mercuriels ; 2°. par les fueurs ; 3°. par le ptialifme. Il condamne la premiere, & admet les deux dernieres ; mais il donne la préférence à la troifieme. Il reconnoît trois manieres d'exciter la falivation : 1°. par des fumigations avec le cinabre ; 2°. par l'ufage intérieur des mercuriels ; 2°. par des inonctions mercurielles. Il ofe propofer, pour le même effet, de laver la peau avec une eau mercurielle, qui eft une diffolution de demi-once de fublimé corrofif dans feize onces d'eau de pluie.

12. *Nouvelle pratique de médecine, avec un traité fur la chymie moderne.* A Amfterdam, chez *Ten-hoorn*, 1685, in-8. écrit en Flamand.

13. *Nouveau Cabinet chirurgical, où il eft traité des inftrumens & des opérations de chirurgie.* A Amfterdam, 1685, in-8. écrit en Flamand.

14. *Nouvelle idée de la pratique de la médecine.* A Amfterdam, 1685, in-8. écrit en Flamand. L'Auteur fait dépendre toutes les maladies de l'acide développé dans la maffe des fluides, ainfi que de l'épaiffiffement & la ftagnation des humeurs.

15. *De nieu heroremde anatomie, of te ontleding des menfchen lichaams*; c'eft-à-dire, *Anatomie nouvelle réformée*, ou fection (defcription) *du corps humain, d'après les obfervations de ce fiecle, ornée de figures.* A Amfterdam, chez *Ten-hoorn*, 1686, in-8. traduit en François par *Guillaume Willis*, à Amfterdam, chez *Corneille Blankard*, 1688. in-8. traduit en anglois à Londres, 1690, in-8. & en latin à Leyde, chez *Bouteftein & Luchtmans*, 1695, in-8. On trouve à la fuite un Traité fur la maniere d'embaumer les cadavres. On a

accufé l'Auteur de plagiat, relativement à cet ouvrage : on a dit que fi chaque Anatomifte y reprenoit ce qui lui appartient, il n'y refteroit peut-être rien. On l'a fur-tout accufé d'avoir pillé *Willis & Bourdon*, & d'avoir défiguré la doctrine, les defcriptions & les planches de ces Anatomiftes, au point que, s'ils vivoient, ils ne s'y reconnoîtroient pas eux-mêmes. *Verheyen* s'eft encore plaint amérement de ce que cet Auteur avoit employé foixante-neuf de fes figures, fans l'avoir cité plus d'une fois. Cet Anatomifte porte de *Blancard* un jugement bien peu avantageux : *Textus & figuræ*, dit-il, *ex aliis auctoribus defumpta funt; Blancardus bona à malis, veraque à falfis difcernere non potuit; omnia finè defcrimine ac finè delectu in libros fuos tranftulit.* C'eft delà, fans doute, que *Goëlike & Manget*, en parlant de cet ouvrage, & en difant, *in anatomiâ fuâ reformatâ feu concinnâ*, ajoutent, *inconcinnam ac deformatam rectiùs dixeris.*

16. *Schouburg der rupfen, wormen, maden enuliegende dierkens;* c'eft-à-dire, *Théâtre des chenilles, des vers & des mites*, &c. A Amfterdam, 1688, *in*-8.

17. *Pharmacopœa ad mentem neotericorum adornata.* On la trouve fans nom d'Auteur dans les *Fundamenta medica* de *Bontekoë.* A Amfterdam, 1688, *in* 8.

18. *Anatome practica rationalis.* Amftelodami, 1688, *in*-12, 1695, *in*-8. Cette anatomie a été beaucoup mieux accueillie que la précédente : elle confifte dans l'obfervation faite par l'infpection des cadavres, pour découvrir les caufes des maladies : on y trouve beaucoup d'obfervations intéreffantes.

19. *Collectanea medico-phyfica : of Hollands Jaarregifter dergenees en naturkund: gedanmerkingen van ganfch Europa.* A Amfterdam, 1680, 1683, 1688, *in*-8. C'eft une efpece de Journal de médecine.

20. *De nederlandifche herbarius, ofte kneidboëck der voor noaufte knudend,* &c. A Amfterdam, 1698.

21. *Chirurgifche abhandlung der fogenannten frantzofen;* c'eft-à-dire, *Differtation chirurgicale fur les maladies vénériennes.* A Leipfic, 1699, avec un Traité de *Wier* fur les mêmes maladies. Ce n'eft qu'une traduction allemande de cette differtation, qui avoit été écrite par l'Auteur, en Hollandois.

22. *Opera medica, theoretica, practica & chirurgica.* Lugduni-Batav. apud *Boutefein & Luchtmans*, 1701, *in*-4. 2 vol. Cet ouvrage traite de différens objets : le premier volume contient, 1°. une Diatribe fur la fermentation, qui y eft expliquée fuivant les principes de Defcartes ; 2°. une introduction à la chymie, dans laquelle on trouve plufieurs préparations, dont il n'avoit point été fait mention, comme le fafran de mars foluble, l'huile de plomb, le baume

d'antimoine, &c. 3°. des inftitutions de médecine ; 4°. des inftitutions de pharmacie. Le fecond volume eft relatif à la pratique de la médecine & de la chirurgie ; il eft terminé par des aphorifmes relatifs aux matieres qui y ont été traitées.

Blancard a encore traduit en allemand le traité des maladies vénériennes de *Gervaife Uçay* : cette traduction a été publiée à Amfterdam, chez *Nicolas Loorn*, 1700, *in-4.*

BLANCHELLUS, (*Menghus*) Médecin Italien, qui vivoit au commencement du feizieme fiecle, étoit de Faenza, ville d'Italie, dans la Romagne. Il a donné :

1. *De balneis tractatus tres.* On les trouve dans la collection de Venife, *de Balneis.*

2. *De Balneo villæ, ad Dominos Lucenfes, confilium.* On le trouve, *ibid.*

3. *De morbis particularibus à capite ad pedes, & de omni febrium genere, opus.* Venetiis, 1536, *in-fol.*

BLANQUET, (*Samuel*). Médecin François du commencement de ce fiecle. Nous avons de lui :

Examen de la nature. & vertu des eaux minérales du Gévaudan. A Mende, 1718, *in-8.*

BLASCHKE, (*Chriftien*) Médecin Allemand, qui n'eft connu que par une Differtation, *de virtute venenorum medicatâ*, imprimée à Vienne en Autriche en 1755.

I. BLASIUS (*Armengauld*) étoit de Montpellier ; il vivoit à la fin du treizieme fiecle: fuivant le témoignage de Gariel, *feries præful. magalon.* Il fut le Médecin de Philippe-le-Bel, Roi de France, qui mourût en 1314; cependant Ducange & Chomel n'en ont point parlé dans le catalogue des Médecins de nos Rois ; Ranchin l'a oublié de même dans le catalogue des Médecins de Montpellier.

Il a traduit de l'arabe en latin, le *Colliget d'Averroës*, le *Cantique d'Avicenne*, avec les Commentaires d'*Averroës*, & le Traité de la thériaque. On trouve ces traductions dans le dixieme vol. de Œuvres d'*Averroës*, édition de Venife, *apud Juntas*, 1555, *in-fol.* Schenckius lui attribue une traduction d'arabe en latin d'un traité de *R. Moyfe*, intitulé : *Regimen de afthmate*, qu'il gardoit manuscrite dans fa bibliotheque.

Gariel fait de ce Médecin un éloge bien pompeux : l'habileté qu'il lui attribue, eft bien plus merveilleufe que celle des Médecins Chinois, qui devinent les maladies au pouls, & de ceux qui veulent les connoître à la feule infpection des urines ; *Blafius* les connoiffoit à la

feule

feule vue, ou, pour ainfi dire, du premier coup d'œil. Un éloge auffi outré n'eft propre qu'à en impofer au peuple & aux idiots, & à faire méprifer celui qui en eft l'Auteur.

II. BLASIUS, (*Gérard*) Médecin du fiecle dernier, étoit Profeffeur en médecine à Amfterdam. Il laiffa un fils qui fait le fujet de l'article fuivant. Il nous a donné de bonnes éditions de quelques ouvrages eftimés ; il a ajouté à quelques-uns des notes intéreffantes, ou de bons commentaires ; tels font :

1. *Syntagma anatomicum Veflingii.* Amftelodami, 1659, *in*-4. & apud *Waësberge* & *Veyrftrat*, 1666, *in*-4.

2. *Methodus præfcribendi formulas remediorum Petri Morelli ; cum adjuncto materiæ medicæ fyftemate Joannis-Jacobi à Brunn.* Amftelodami, 1659, 1665, *in*-12. Hagæ-Comitis, apud *Th. Boom*, 1680, *in*-12.

3. *Impetus Jac. Primirofii in Plempium.* Amftelodami, apud *Ruvenftein*, 1659, *in*-4.

4. *Joannis Beguini Tyrocinium chymicum ; cum chymiâ Zach. Brendel.* Amftelodami, apud *Walcknier*, 1659, 1669, *in*-12.

5. *Phil. Mulleri miracula chymica & myfteria medica.* Amftelodami, 1659, *in*-12.

6. *Fortun. Liceti de monftrorum caufis, naturâ & differentiis, libri duo.* Amftelodami, apud *Frifium*, 1665, *in*-4.

7. *Medicina Johannis Pulverini.*

Blafius ne fe contenta pas d'être Editeur & Commentateur ; il voulut encore enrichir la médecine de fes propres ouvrages. Nous avons de lui les fuivans :

1. *Oratio de iis, quæ homo naturæ, quæ arti debet.* Amftelodami, 1660, *in-fol.*

2. *Medicina generalis, novâ, accuratâque methodo fundamenta exhibens.* Amftelodami, apud *Van-den-Berge*, 1661, *in*-12.

3. *De renibus monftrofis.* Amftelodami, apud *Frifium*, 1665, *in*-12, avec la Differtation anatomique, *de ftructurâ & ufu renum*, par *Bellini.*

4. *Medicina univerfalis, hygieines & therapeutices fundamenta, methodo novâ, breviffimè exhibens.* Amftelodami, apud *Van-den-Berge*, 1665, *in*-4.

5. *Anatome contracta.* Amftelodami, apud *Schuyen*, 1666, 1668, *in*-12.

6. *Anatome medullæ fpinalis & nervorum indè provenientium.* Amftelodami, apud *Commelinum*, 1666, 1667, *in*-12.

7. *Inftitutionum medicarum compendium.* Amftelodami, 1667, *in*-12.

C'eſt un recueil de douze diſſertations ſoutenues dans les Ecoles de médecine d'Amſterdam.

8. *Miſcellanea anatomica hominis & brutorum.* Amſtelodami, 1673, in - 8.

9. *Obſervata anatomica in homine, ſimiâ, equo, vitulo, teſtudine, aliiſ-que animalibus: accedunt extraordinaria in homine reperta, praxim medicam & anatomen illuſtrantia.* Lugduni-Batav. & Amſtelodami, apud *Gaasbeeck*, 1674, in-8.

10. *Zootomiæ, ſeu anatomes variorum animalium, pars prima.* Amſtelodami, apud *Wolffgang*, 1676, in-8.

11. *Obſervationes medicæ rariores: acceſſit monſtri triplicis hiſtoria.* Amſtelodami, 1677, in-8. C'eſt un recueil d'obſervations rares, faites par l'Auteur lui-même, ou qui lui ont été communiquées par ſes amis. On y trouve, par exemple, des obſervations, 1°. ſur une artere oſſeuſe, dans une vieille femme ; 2°. un doublé ventricule dans un homme, qui, pendant une vie de trente-cinq ans, avoit ſouffert des vomiſſemens très-fréquens ; 3°. un défaut de teſticules, de rein du côté droit, & de veſſie, dans pluſieurs perſonnes ; 4°. une double rate, un double conduit pancréatique, un double rein d'un côté, ayant ſes vaiſſeaux émulgens, chacun avec ſon uretere ; trois teſticules dans un homme, qui, pendant ſa vie, avoit été fort lubrique ; 5°. un champignon formé & crû dans la veſſie de la groſſeur d'un œuf de poule, dans un homme, qui, pendant plu-ſieurs années, avoit piſſé le ſang, &c.

12. *Medicina curatoria, methodo novo conſcripta.* Amſtelodami, apud *Boom*, 1680, in-8. Cet ouvrage, que l'Auteur avoit diĉté dans les Ecoles, eſt diviſé en deux parties : la premiere eſt relative aux hu-meurs du corps humain & aux remedes en général ; la ſeconde traite fort ſuccinĉtement des maladies qui peuvent arriver par la corruption, l'excès ou le défaut des humeurs. On peut dire que c'eſt un abrégé de médecine, où l'Auteur définit les choſes ſans les expliquer, & où l'on ne trouve point ce que le titre annonce.

13. *Anatome animalium terreſtrium variorum, volatilium, aquatilium, ſerpentum, inſeĉtorum, ovorûmque ſtruĉturam naturalem proponens.* Amſtelodami, apud *Viduam Sommeren*, 1681, in-4. L'anatomie des animaux terreſtres, des oiſeaux, des aquatiles & des inſeĉtes, fait les quatre premieres parties de ce livre. On trouve encore dans la premiere une expoſition de la maniere dont les animaux terreſ-tres ſe nourriſſent, tirée d'un petit traité de *Theold. Aldes.* La diſ-ſeĉtion des oiſeaux, qu'on trouve dans la ſeconde partie, eſt ſuivie d'un traité ſur les œufs, les pouſſins & leur génération. L'ouvrage eſt terminé par une cinquieme partie, qui contient la deſcription anatomique d'un ſerpent.

III. BLASIUS, (*Abraham*) fils du précédent, naquit à Amſter_
dam vers le milieu du ſiecle dernier : après avoir reçu les honneurs
du Doctorat, il exerça la médecine dans ſa patrie. Il traduiſit du
flamand en latin les obſervations médico-chirurgicales de *Meckren* ;
cette traduction fut imprimée à Amſterdam en 1682, *in*-8.

BLAVEN. (*André de*) On trouve ſous ſon nom une lettre adreſſée
à Mathiole, *de multiplici auri potabilis ratione*. Elle eſt dans le quatrieme livre des lettres de Mathiole, & dans le ſixieme tome du théâtre chymique.

BLAVENSTEIN, (*Salomon de*) Chymiſte du ſiecle dernier, duquel
nous avons l'ouvrage ſuivant :
*Interpellatio brevis ad Philoſophos, veritatis tam Amatores quàm Scruta-
tores, pro lapide Phyloſophorum, contra anti-chymiſticum mundum
ſubterraneum Athanaſii Kircher, quâ non-ſolùm anti-chymiſtica ejus
putalitia argumenta ſubenervantur ; ſed & ars ipſa intelligentibus mani-
feſtatur*. Viennæ, apud *Suitz*, 1667, *in*-4.

BLAW (*Jean-François-Adolphe*) a écrit :
De hydrope peritonæi. Argentorati, 1752, *in*-4.

BLACHEN (*Gaſpard*) a écrit :
De ſcorbuto. Jenæ, 1671, *in*-4.

BLEGNY, (*Nicolas*) Chirurgien herniaire du ſiecle dernier, né
à Paris en 1652, qui ne dut qu'à ſon eſprit & à ſes intrigues le
degré de fortune où il parvint. C'étoit, ſuivant Aſtruc, un homme
d'eſprit, mais ſans talens & ſans étude. La conſtruction des bandages
pour les hernies, fut ſa premiere occupation. Il devint tout-à-coup
Chirurgien de la Reine de France, en 1678, & Chirurgien ordinaire
de Philippe, Duc d'Orléans, en 1683. Mais, peu content du rang
où la fortune l'avoit élevé, il porta ſes vues plus loin ; il ſe préſenta,
en 1683, à l'Univerſité de Caen, où on n'héſita pas à lui accorder
le degré de Docteur en médecine. Il fut fait d'abord après Médecin
ordinaire du Duc d'Orléans, & en 1687, Médecin ordinaire du Roi.
Voyant qu'on tenoit des conférences à Paris ſur la philoſophie & ſur
quelques autres ſciences, il voulut ſuivre cet exemple, & érigea chez
lui une *Académie de nouvelles déoouvertes*. Il donnoit des leçons particulieres aux Garçons Chirurgiens, ſous le nom de *cours de chirurgie*, &
aux Garçons Apothicaires, ſous le nom de *cours de pharmacie* ; & il
s'aviſa même de faire un *cours de perruques*, pour les Garçons Perru-
quiers ; on y étoit reçu moyennant une certaine ſomme d'argent : c'eſt
par une ſuite de ce prétendu nouvel établiſſement, qu'il prenoit déjà,

en 1687, le titre de Directeur de l'Académie des nouvelles découvertes ; & de Prépofé par Sa Majefté à la recherche & vérification des nouvelles découvertes de médecine. Il fe décora peu de tems après de celui de Chevalier, Commandeur & Adminiftrateur-Général de l'Ordre hofpitalier du Saint-Efprit de Montpellier. Mais la fortune qui l'avoit élevé rapidement, lui fit voir bientôt combien il eft difficile de fe foutenir dans les élévations, lorfque le mérite & la vertu n'en ont point frayé le chemin. *Blegny* fut arrêté par ordre du Roi, le 4 Juin 1693, accufé d'avoir répandu des fentimens erronés en matiere de Religion ; d'avoir établi un hôpital de fa propre autorité, & fans la permiffion du Roi ; d'avoir ufurpé, fans titre, ni naiffance, la qualité de Chevalier ; enfin, d'avoir entrepris de rétablir & de diriger à fon gré l'Ordre du Saint-Efprit de Montpellier, qui avoit été fupprimé par le Roi. Il fut mis au Fort-l'Evêque ; il fut transféré enfuite à Poitiers, d'où il trouva le moyen de s'évader quelque tems après : il fe réfugia à Avignon, où il acquit une certaine réputation dans l'exercice de la médecine. Il eft mort dans cette ville, en 1722, âgé de 70 ans. Nous avons fous fon nom les ouvrages fuivans :

1. *L'art de guérir les maladies vénériennes, expliqué par les principes de la nature & des méchaniques.* A Paris, 1673, 1677, *in-12.* A Lyon, chez *Antoine Briaffon,* 1692, *in-12.* A Amfterdam, 1696, *in-12.* Réimprimé enfuite plufieurs fois. Ce traité a quatre parties : la premiere, divifée en onze chapitres, traite de la nature, l'origine, la caufe, les différences, le diagnoftic, le prognoftic & la curation de la vérole en général ; la feconde renferme treize chapitres, relatifs aux maladies vénériennes en particulier, comme au phymofis, au paraphymofis, au cryftallin, au bubon, à la gonorrhée, aux caroncules de l'urethre, &c. la troifieme expofe la maniere de guérir la vérole fans mercure, & par le feul ufage des diaphorétiques & des diurétiques : enfin, la quatrième expofe, en fept chapitres, la maniere de traiter cette maladie, par les frictions mercurielles. L'Auteur n'a rien mis à lui dans cet ouvrage ; il a tout pris dans les Auteurs qui avoient écrit en François fur la même matiere ; il a encore profité de ce qu'il entendoit, dans les conférences qui fe tenoient toutes les femaines chez l'Abbé Bourdelot, fur des matieres de phyfique & de médecine.

2. *L'art de guérir les hernies ou defcentes.* A Paris, 1676, 1688, *in-12,* 1693, *in-12.* Cet ouvrage contient deux parties : dans la premiere, l'Auteur parle généralement des parties du bas-ventre ; il fait voir qu'elles ne pourroient jamais fe déplacer, fi les fibres qui forment leurs attaches, le péritoine & les anneaux, n'étoient étendues dans leur grandeur, ou divifées dans leur tiffu : dans la feconde partie, il conclut qu'après avoir fait la réduction des parties déplacées, il fuffit, pour guérir les hernies, de procurer le refferrement,

ou la réunion de ces mêmes parties. Il réfute la pratique des anciens, qui y emploient le fer & le feu. Il soutient que les topiques sont presque toujours suffisans, pourvu que les parties soient retenues dans leur situation naturelle, pendant tout le tems du traitement. Il a inventé, à cet effet, des bandages & des pessaires, qu'il présente comme plus commodes que tous ceux qu'on avoit employés jusques-là, & dont il donne la description. Il fait plusieurs remarques sur les poudres de fer & d'aimant, & sur les autres moyens qui sont les plus employés. Enfin, il propose des compositions dessicatives, stiptiques & astringentes, qu'il présente comme propres à produire un effet plus prompt & plus assuré.

3. *Histoire anatomique de l'enfant de Toulouse, qui a demeuré vingt-six ans dans le ventre de sa mere, avec des réflexions qui en expliquent tous les phénomenes.* A Paris, chez *d'Houry*, 1679, *in-12.* traduit en Anglois, à Londres, 1680, *in-8.*

4. *La doctrine des rapports de chirurgie.* A Lyon, chez *Amaulry*, 1684, *in-12.*

5. *Découverte du véritable remede Anglois, pour la guérison des fievres.* A Paris, 1680, 1682, 1684, *in-12.* Cet ouvrage fut critiqué par *Devaux*, dans un autre qui parut sous le titre de *découverte sans découverte*, dans lequel le charlatanisme de *Blegny* se trouva démasqué.

6. *Le bon usage du thé, du café & du chocolat, pour la préservation & la guérison des maladies.* A Paris, 1687, *in-12.* A Lyon, 1688, *in-12.* Il y a trois figures en cuivre, mais qui sont mauvaises.

7. *Secrets concernant la beauté & la santé, recueillis & publiés par ordre de M. d'Aquin, premier Médecin du Roi.* A Paris, chez *d'Houry*, 1688, 1689, *in-12.* 2 vol. La première partie de cet ouvrage contient un systême général sur les fievres & les fébrifuges : de ces derniers, l'Auteur appelle les uns *dogmatiques*, comme la saignée & la purgation ; & les autres, *empiriques*, comme les sudorifiques, les diurétiques & les émétiques. La seconde partie est une description du remede Anglois, publié par l'Auteur, avec les observations de d'Aquin, premier Médecin du Roi. La troisieme traite des fébrifuges internes. La quatrieme, des fébrifuges externes. La cinquieme, de divers remedes pour la guérison des fievres continues. La sixieme, des remedes secrets, propres à purifier le sang. Les deux parties suivantes contiennent des recettes pour différentes maladies, comme celles de la tête & de l'estomac. La derniere partie n'est qu'une description de divers parfums, qui ont des propriétés médicinales. Les recettes que l'Auteur a recueillies, sont en si grand nombre, que la vie d'un homme ne suffiroit point pour en faire l'épreuve. Le second volume n'est qu'un recueil de remedes externes, comme baumes, huiles, eaux vulnéraires, pommades, préparations secre-

tes pour l'embelliffement de la peau. On y trouve auffi quelques remedes internes, qui doivent être rapportés au premier volume.

Ce Chirurgien avoit entrepris en 1679, un Journal intitulé: *Nouvelles découvertes dans toutes les parties de la médecine*; il le publioit tous les mois, & *Théophile Bonet*, Médecin de Geneve, le traduifoit en latin, & le faifoit imprimer dans cette ville fous le titre de *Zodiacus médico-gallicus*; mais les traits piquans que l'Auteur s'y permettoit contre des perfonnes de mérite, donnerent lieu à un Arrêt du Confeil, qui en défendit la continuation en 1681; cependant ce Journal parut encore l'année fuivante, mais fans le nom de *Blegny*. Ce dernier n'ofant plus faire imprimer ce Journal en France, il fe tourna du côté de la Hollande; il s'affocia avec *Gautier*, Médecin de Niort, qui demeuroit à Amfterdam, & auquel il envoyoit des Mémoires: c'eft ce qui produifit le *Mercure favant*, qui commença à paroître à Amfterdam dans le mois de Janvier 1684. Ce Journal, qui ne fe foutint pas long-tems, contenoit plufieurs petites pieces, qui rouloient prefque toutes fur la médecine; on y trouvoit auffi des chanfons, des poéfies, des nouvelles politiques, & beaucoup de médifance.

Blegny n'étoit rien moins qu'ignorant, quoiqu'on ait voulu le préfenter fous ce point de vue. Il avoit beaucoup d'efprit, & il l'avoit cultivé avec affez de foin: fes connoiffances étoient étendues & variées; fes talens lui avoient frayé le chemin de la fortune; mais il avoit voulu y parvenir trop promptement; il trouvoit dans la vivacité & la fécondité de fon imagination, des reffources multipliées, propres à répondre à fes vues. Il auroit été heureux, s'il avoit fu en profiter avec prudence & avec modération; mais il donna quelquefois dans le charlatanifme; ce qui commença à le faire méfeftimer. Son efprit étoit trop vif & trop remuant; ce qui le fit craindre, & fit qu'on fe tint en garde contre ce qu'il pouvoit entreprendre. Il fe laiffa dominer par un goût décidé pour l'intrigue; ce qui finit de le rendre odieux: en un mot, fa conduite particuliere obfcurcit fon mérite, & fit tort à fa fortune.

BLENDINGER (*Abraham*) a écrit:
De cancro. Erfurti, 1677, *in-*4.

BLOCHWIT, (*Martin*) Docteur en médecine, a écrit fur le fureau, fous le titre fuivant:

Anatomia fambuci. Lipfiæ, apud *Groffium*, 1631, *in-*12. Après avoir donné la defcription du fureau, l'Auteur expofe fes vertus & les différens médicamens auxquels on peut l'employer; il indique enfuite les maladies dans lefquelles on peut en faire ufage; il termine fon ouvrage par des hiftoires ou obfervations de curations opérées par le fureau.

BLOCK, Médecin Anglois de la fin du fiecle dernier & du commencement de celui où nous vivons ; il eft connu par une traduction Angloife du Traité de *Spencer* fur les prodiges, qu'il a publiée en 1709. Nous avons encore de lui :

1. *De hæmorragiâ aurium.* Jenæ, 1679, *in-4.*

2. *De pefte.* 1681, *in-4.*

I. BLONDEL (*Jacques*) n'eft connu que par la traduction, du latin en françois, de la Chirurgie militaire de *Nicolas Goddin*, imprimée à Anvers, chez *Bellere*, 1558, *in-8.*

II. BLONDEL, (*Pierre*) de Calais, prenoit le titre de Médecin du Roi. Il a écrit fur les prognoftics d'Hippocrate, fous le titre fuivant : *Divi Hippocratis Coï prognofticon latina ecphrafis ex mente Galeni.* Parifiis, apud *Patiffonum*, 1575, *in-4.*

III. BLONDEL, (*Aimeric*) Médecin François, étoit de Laudun, ville du Bas-Languedoc ; il vivoit au commencement du fiecle dernier. Il écrivit :

De venæ feĉtione. Remis, apud *Conftant*, 1620, *in-8.* Ce Traité eft écrit *adversùs Botalliftas*, c'eft-à-dire, contre *Botal* & fes feĉtateurs : il tend à prouver le danger de la faignée fréquente.

IV. BLONDEL, (*François*) Médecin François du fiecle dernier, étoit Doĉteur-Régent de la Faculté de médecine de Paris : on parle de lui comme d'un grand Plaideur & d'un fameux Chicaneur. Il eut des difcuffions très-vives avec plufieurs de fes confreres ; d'abord avec *Lami*, qu'il accufa en plein auditoire d'avancer une hérélie, en foutenant le fyftême de Copernic ; enfuite avec *le Camus*, Chicaneur auffi acharné que lui ; enfin, avec *Mauvillain*, qui gagna fon procès. Celui-ci fe vengea cruellement de *Blondel*, qui étoit borgne, par le jetton qu'il fit frapper en 1666 pendant fon Décanat ; il y fit mettre fon portrait, & au revers un Cyclope renverfé, dont Ulyffe creve l'œil, avec cette infcription : *vero lumine cæcat.* Il eft certain que *Blondel* caufa dans la Faculté beaucoup de troubles, qui ne furent appaifés qu'après fa mort. Il étoit très-entêté des anciennes pratiques, & ennemi déclaré des nouvelles découvertes de la chymie, quelle que fût leur utilité. Il traitoit de Sorciers ceux qui employoient l'émétique, & prétendoit qu'ils avoient fait un paĉte avec le diable. On convient affez généralement que *Blondel* étoit favant ; mais on dit qu'il étoit toujours hériffé de grec & d'hébreu, & que fa fcience étoit indigefte : ce qui paroît conforme au jugement que *Gui Patin* en a porté : » Notre Monfieur Blondel eft un homme fort favant, mais qui » écrit d'un ftyle obfcur & embarraffé «. Cependant il parvint en

1658 au Décanat de la Faculté de médecine : » Le matin, 2 No-
» vembre, dit *Gui Patin*, nous avons fait un Doyen nouveau ; c'eſt
» M. Blondel, dont le troupeau antimonial eſt fort étonné & fort
» marri «. Il mourut à Paris le 5 Septembre 1682 ; il avoit annoncé
pluſieurs ouvrages : 1°. *de vomitu, ſtibiique veneno*, dans lequel il prétendoit prouver que l'antimoine eſt un poiſon, parce qu'il fait vomir ;
2°. *tractatus de pleuritide* : celui-ci, au rapport de *Gui Patin*, dès le
mois d'Avril 1657, ne demandoit plus que trois mois pour être fini :
l'Auteur diſoit en être alors au chapitre *de purgatione*, qui devoit être
une méthode générale, & contenir de belles choſes non communes,
de organiſmo Hippocratis ; mais ni l'un ni l'autre n'ont jamais été
publiés. On attribue à ce Médecin l'*Alétophanes*, qui eſt une piece
curieuſe contre l'antimoine & ſes partiſans, & principalement contre
Guenaut, Fougerais, Rainſſant, Mauvillain, Saint-Jacques, Thevart, &c.

V. BLONDEL, (*François*) Médecin du ſiecle dernier, que *Bayle*
dit être différent du précédent. Nous avons ſous ſon nom :

*Thermarum Aquiſgranenſium & prorænatarum deſcriptio : congruo-
rum quoque ac ſalubrium uſuum balneationis & potationis elucidatio :
accedunt probæ thermarum Aquiſgranenſium.* Aquiſgrani, 1671,
*in-*12 ; Trajecti ad Moſam, apud *du Preys*, 1685, *in-*12.

VI. BLONDEL, (*Jacques-Auguſte*) Médecin Anglois de ce ſiecle,
étoit Membre du Collége des Médecins de Londres. Il a écrit les
ouvrages ſuivans :

1. *The ſtrength of the imagination of pregnant women examined.* London,
1727, *in-*8. Cet ouvrage a été traduit en françois, ſous le titre de
*Diſſertation phyſique ſur la force de l'imagination des femmes encein-
tes.* A Leyde, 1737, *in-*8.

2. *The power of the mothers imagination over the fetus examined.* c'eſt-
à-dire, *Examen du pouvoir de l'imagination de la mere ſur le fœtus.*
A Londres, chez *Brotherton*, 1729, *in-*8. C'eſt une réponſe à l'ouvrage de *Turner*, intitulé : *Défenſe du douzieme chapitre de la premiere
partie du traité des maladies de la peau.*

3. *Diſſertation ſur la maladie épidémique des bêtes à cornes.* A Londres, chez *Owen*, 1751, *in-*12. Elle eſt écrite en Anglois.

BLONDET, Médecin François, qui vivoit vers le milieu de ce ſiecle ; il avoit été reçu au Doctorat dans l'Univerſité de Montpellier, &
étoit devenu Intendant des eaux minérales de Segray, & Membre
de la Société des Belles-lettres d'Orléans. Il eſt mort en 1759, après
avoir donné :

1. *Diſſertation ſur la maladie épidémique des beſtiaux.* A Paris, chez
Simon,

Simon, 1748, *in-*12. L'Auteur donne d'abord une hiftoire fuccinête de la nature de cette maladie, de fon origine & de fes progrès ; il en expofe enfuite le traitement ; mais fa théorie eft fondée fu r des principes qui ne fauroient être généralement adoptés , & que l'obfervation n'a point confirmés.

2. *Differtation fur la nature & les qualités des eaux minérales de Segray*, 1749 , *in-*12. L'Auteur publie l'analyfe qu'il a faite de ces eaux ; il prétend que , par leur foibleffe , elles peuvent convenir dans des cas où des eaux plus aftives feroient nuifibles.

BLONDUS, (*Michel-Ange*) Médecin Italien, qui vivoit dans le feizieme fiecle , étoit de Venife ; il fut Difciple d'Auguftin Niphus , ainfi qu'il nous l'apprend lui-même , & doit par conféquent avoir étu- dié à Naples , où Niphus étoit Profeffeur. Nous avons de lui les ou- vrages fuivans :

1. *Ex libris Hippocratis , de novâ & prifcâ arte medendi , deque diebus decretoriis , epitome.* Romæ , apud *de Cartulariis* , 1528 , *in-*4. ibid. 1545 , *in-*8.

2. *Libellus de morbis puerorum.* Venetiis , apud *Calepinum*, 1539 , *in-*8. Romæ , apud *Borium*, 1539 , *in-*8.

3. *De partibus iftu feftis citiffimè fanandis , & medicamento aquæ nuper invento.* Venetiis , apud *de Nicolinis* , 1542 , *in-*8.

4. *De origine morbi gallici , deque ligni indici proprietate.* Venetiis , 1542 , *in-*8. Romæ , 1559 , *in-*8. Ce traité eft fort court ; il eft écrit fans ordre , fans méthode , d'un ftyle obfcur & confus ; on a fouvent beaucoup de peine à l'entendre.

5. *Phyfiognomia , five de cognitione hominis per afpeftum , ex Arifto- tele., Hippocrate , Galeno.* Romæ , 1544 , *in-*4.

6. *De maculis corporis , liber.* Romæ , 1544 ; *in-*4.

7. *De medicamentis quæ apud Pharmacopolas reperiuntur.* Romæ , 1544 , *in-*8.

8. *De canum curâ , liber.* Romæ , 1544. *in-*4.

9. *De memoriâ & reminifcentiâ , libellus.* Venetiis , apud *de Nicolinis*, 1545 , *in-*8.

10. *De diebus decretoriis & crifi , eorumque de veriffimis caufis in viâ Galeni contrà Neotericos , libellus :* cum *Abrahæ Avenezræ de lumina- ribus & criticis diebus recognito.* Venetiis , 1544 , *in-*4. Lugduni , 1550 , *in-*8.

11. *Sripta chirurgica.* Francofurti , 1710 , *in-fol.* cum Thefauro Chirurgiæ. *Uffenbachii.*

BLOSS , (*Sébaſtien*) Médecin Allemand , qui vivoit à la fin du feizieme fiecle & au commencement du dix-feptieme ; il étoit natif d'Ulm , & fut Profeſſeur en médecine dans l'Univerſité de Tubingen. Il eſt l'Editeur de l'ouvrage de *Schegkius* , intitulé : *Prælectiones in artem parvam.* Nous avons encore de lui les ouvrages ſuivans :

1. *Diſputatio explicans Galeni doctrinam de didaſcalis ſeu methodo quâ is totam medicinam divinâ quâdam ſolertiâ pertractavit.* Heidelbergæ , apud *Spieſſium,* 1584, *in-4.*

2. *De medendi indicationibus.* Heidelbergæ , 1584 , *in-4.*

3. *Diſputatio de phrenitide.* Tubingæ , apud *Cellium* ,1602, *in-4.*

4. *Diſputatio de facultatibus , viribuſque alimentorum & eſculentorum.* Tubingæ , 1604, *in-4.*

5. *Prodromus diſputationis quarumdam exercitationum vaniſſimarum ſuper diſputatione quâdam de peſte.* Tubingæ , 1618, *in-4.*

6. *Diſquiſitio totius ᴢᴜᴘᴚᴄᴀᴄ Anatomicæ.* Tubingæ , apud *Wildium,* 1622 , *in-4.*

I. BLUM , (*Maurice*) vivoit au commencement du fiecle dernier. Il a donné :

Problemata Medicorum. Wittebergæ , 1624, *in-4.*

II. BLUM , (*Grégoire*) Médecin du fiecle dernier , reçu aux degrés dans l'Univerſité de ſtrasbourg ; il a écrit :

De incubo. Argentorati , 1662 , *in-4.*

III. BLUM (*Emmanuel*) a écrit :

De dolore hypocondriaco. Lipſiæ , 1671 , *in-4.*

IV. BLUM (*Jean-Henri*) fut reçu au Doctorat en médecine à Helmſtad , vers la fin du fiecle dernier. Il a donné :

De ſenectutis præſidiis. Helmſtadii , 1699 , *in-4.*

V. BLUM , (*Conrad Hard*) Médecin de ce fiecle , reçu aux degrés à Helmſtad. Il a donné :

De iſchuriæ cauſis. Helmſtadii , 1736 , *in-4.*

BOBART , (*Jacques*) Botaniſte de la fin du fiecle dernier , & du commencement de celui où nous vivons ; il étoit Directeur du Jardin des plantes d'Oxford. Il a mis la derniere main à la troiſieme partie de l'Hiſtoire des plantes de *Robert Moriſon,* que ce Botaniſte avoit laiſſée imparfaite à ſa mort ; il l'a publiée à Oxford en 1699, *in-fol.* à la priere de l'Univerſite de cette ville.

BOCAUD, (*Jean*) étoit né dans le diocèse de Maguelone, dont le siége Épiscopal est aujourd'hui à Montpellier ; il étudia la Médecine dans les Écoles de cette derniere ville ; il y reçut le degré de Bachelier en 1534, sous la Présidence de *Gilbert Griffi*; & celui de Docteur en 1540, sous celle de *Jean Schyron*. Quatre ans après, c'est-à-dire, en 1544, il fut nommé à la Chaire de médecine, qui étoit vacante par la mort de *Denis Fontanon*, & il la remplit avec honneur. Il mourut en 1558, & laissa l'ouvrage suivant, qui est très-peu connu aujourd'hui :

Tabulæ curationum & indicationum ex prolixâ Galeni methodo in summa rerum capita contracta. Lugduni, apud *Frellonium*, 1554, *in - 4.*

BOCCACINI, (*Antoine*) Chirurgien Italien, qui vivoit au commencement de ce siecle ; il exerçoit la chirurgie à Comacchio, petite ville d'Italie, dans l'Etat de l'Eglise, au Ferrarois. Nous avons de lui :

1. *Cinque disinganni chirurgici per la cura delle ferite.* A Venise, chez *Louïsa*, 1713, *in*-4. Il est question d'une plaie d'arme à feu, traitée suivant la méthode de *Magati*.

2. *Cinque disinganni chirurgici per la cura delle ulcere.* A Venise, 1714, *in*-8. dédié à Jean-Marie Lancisi. On y trouve quelques lettres écrites en faveur de la méthode de *Magati*.

3. *Cinque disinganni per la cura de' i seni.* A Venise, 1714, 1715, *in*-8. dédié à Prosper Magati.

4. *Al sig. giam Batista Agnesi, Ant. Boccocini, &c.* A Modene, 1721, *in*-8. C'est une lettre, dans laquelle il est encore question du traitement des plaies, suivant la méthode de *Magati*.

I. BOCCANGEL, (*Nicolas*) Médecin Espagnol, dont le vrai nom est BOCCANGELI ; il naquit à Madrid dans le seizieme siecle, d'un pere Italien, originaire de Gênes. Après avoir reçu le Doctorat en médecine, il fut fait Médecin de l'Impératrice Marie d'Autriche, & de sa fille Marguerite, Religieuse au Couvent des Franciscaines de la Cour de Madrid ; il devint enfin Médecin de Philippe III, Roi d'Espagne. Il a donné :

De las enfermedades malignes y pestilentes, su causa, remedies, y preservation; c'est-à-dire, *des maladies malignes & pestilentielles, de leurs causes, de leurs remedes & des précautions qu'elles exigent.* A Madrid, chez *Sanchez*, 1600, *in*-4. Cet ouvrage fut traduit en latin la même année, & réimprimé à Madrid, chez *Louis Sanchez*, 1600, 1604, *in*-4.

II. **BOCCANGEL** *ou* BOCCANGELI, (*Pierre*) Médecin du siecle dernier, peut-être le fils ou le frere du précédent ; il exerçoit la médecine à Madrid. Il a écrit :

De peste , liber. Matriti, *ex Officinâ Imperatricis*, 1618, *in*-4.

BOCCO , (*Herman*) Nous avons sous son nom :

Dubiorum anthropologicorum de principibus corporis humani partibus πλειάδες tres , seu diss. XXI. Lipsiæ , 1638, *in*-4.

BOCCONI , (*Paul*) naquit à Palerme en Sicile le 24 Avril 1633, d'une famille originaire de Savone, dans l'Etat de Gênes. Après ses premieres études, il se livra à son penchant pour l'Histoire naturelle ; il y fit beaucoup de progrès , & il fut bientôt compté parmi les fameux Physiciens & les grands Botanistes : on attendoit beaucoup des talens qu'il faisoit paroitre ; mais il trompa l'espoir de tout le monde : il entra dans l'Ordre de Citeaux , dans un âge déjà mûr. Il quitta alors le nom de *Paul,* qu'il avoit reçu au Baptême , pour porter celui de *Silvio,* qu'on lui donna. Son changement d'état ne lui fit point abandonner le genre d'étude qu'il avoit embrassé ; il s'y livra plus que jamais, & chercha à acquérir des nouvelles connoissances ; il parcourut à cet effet la Sicile , l'isle de Malthe, l'Italie, les Pays-Bas , l'Angleterre, la France, l'Allemagne, la Pologne & plusieurs autres pays. L'Académie des Curieux de la Nature l'agrégea en 1696 ; l'Empereur Léopold lui fit beaucoup d'accueil , & l'honora de quelques présens. Ferdinand II , grand Duc de Toscane, le choisit pour son Botaniste ; ce fut en cette qualité qu'il donna des leçons sur les plantes dans l'Académie de Padoue ; enfin, après toutes ces courses , il se retira à Parco, près Palerme, dans le Monastere de Haute-fontaine ; il s'y amusa à faire bâtir. Il y mourut le 22 Décembre 1704, dans la soixante-onzieme année de son âge, sans avoir presque jamais pensé à remplir les engagemens d'un état qu'il auroit mieux fait de ne point embrasser. Nous avons de lui les ouvrages suivans :

1. *De abrotano.* Venetiis , 1668, *in*-4.

2. *Della Pietra belzuar minerale Siciliana , lettera familiare ;* c'est-à-dire, *Lettre familiere sur le bézoard minéral de Sicile.* Monteleoni, apud *Ferrum* , 1669, *in*-4.

3. *Recherches & observations naturelles.* A Paris , chez *Barbin*, 1671, *in*-12 ; à Amsterdam, chez *Waësberg,* 1647, 1674, *in*-8. C'est un recueil de lettres sur les principales observations que l'Auteur avoit faites dans ses voyages ; il y en a de très-curieuses. L'Auteur s'étend particuliérement sur la pierre étoilée & sur la nature du corail ; il fait la description de l'horrible embrâsement du Mont-Etna, arrivé en 1669.

4. *Icones & defcriptiones rariorum plantarum Siciliæ, Melitæ, Galliæ, & Italiæ ; quarum unaquæque proprio charactere fignata ab aliis ejufdem claffis facilè diflinguitur.* Oxonii, *è Theatro Scheldoniano,* 1674, *in-*4. L'Auteur examine les plantes dont il fait mention ; il en décrit toutes les parties ; il marque les endroits où on les trouve ; il fait connoitre les pays, où elles ont d'abord pris naiffance ; il indique les perfonnes qui les ont portées, ou qui les lui ont communiquées. Nous ne pouvons nous empêcher de relever deux erreurs biographiques, relatives à cet ouvrage. 1°. L'Editeur eft *Robert Morifon,* dont *Mongitor* eftropie le nom ; il l'appelle *Robert Moffiock* ; *Niceron & Moreri,* dans les premieres éditions de fon Dictionnaire, ont fait la même faute. 2°. *Mongitor* rapporte une édition de cet ouvrage, faite à Lyon chez *Robert Scott,* en 1674, *in-*4 ; *Moreri, Manget & Eloy,* qui, fans doute, l'ont copié, ont fait la même faute. Cette édition n'a jamais exifté ; ces Auteurs n'ont pas fait attention que ce *Robert Scott* étoit le Libraire de Londres, qui fut chargé de débiter l'édition d'Oxford ; ils ont pris *Londini* pour *Lugduni,* & d'une édition, qui a été faite à Oxford, & débitée à Londres, ils en ont fait deux, l'une imprimée à Lyon, l'autre à Oxfort. Le titre du livre fuffit pour éclaircir cette difficulté : on y lit : *Oxoniæ, è Theatro Scheldoniano,* 1674, *& proflat Londini, apud Robert Scott.*

5. *Offervazioni naturali, ove fi contengono materie medico-fifiche e di botanica, produzioni naturali, foffofori diverfi, fuochi fotterranei d'Italia, e altra curiofita, difpofle in trattati familiari ;* c'eft-à-dire, *Obfervations naturelles, où l'on traite des matieres de médecine, de phyfique & de botanique, de productions naturelles, de divers phofphores, de feux fouterreins de l'Italie, & d'autres curiofités, préfentées fous la forme d'un traité familier.* A Boulogne, chez *Monoleffo,* 1684, *in-*12.

6. *Mufeo di piante della Sicilia, Malta, Corfica, Italia, Piemonte, e Germania.* A Venife, chez *Zuccar,* 1694, *in-*4, & chez *Combi,* 1697, *in-*4. Cet ouvrage contient dix décades de tables, qui ne fe fuivent cependant pas, & qui font diftinguées par douze obfervations : dans la premiere, l'Auteur parle du tharafpic *leucoii folio, latifolio, femper virente & femper florente ;* il le regarde comme antifcorbutique, & pouvant être employé à la place du *cochlearia* ; dans la feconde, il préfente l'éponge de rofe fauvage, appellée *bedeguar* par Lobel, comme contenant beaucoup d'alkali, & vante fes effets dans la morfure des chiens enragés & des viperes, dans les fievres, contre les douleurs de colique, &c. ; dans la troifieme, il propofe quelques remedes anti-phtifiques ; dans la quatrieme, il parle d'une nouvelle efpece de laitron, qu'il appelle *pyramidal,* & lui attribue des vertus fingulieres contre la morfure des viperes. La cinquieme

contient la defcription de quelques aftroïtes, & des conjectures fur leur formation. La fixieme traite d'une efpece de *clinopodium minus, odore pulegii*, qu'on trouve aux environs de Pavie : l'Auteur croit que l'odeur de cette plante dépend de la conjonction ou réunion des particules huileufes & fulfureufes de la plante, avec les fels volatils & fulfureux du terroir où elle croit. La feptieme eft relative à quelques plantes des environs de Rome, qui ont la méme odeur. La huitieme contient une lettre de *Jofeph de Aromatariis*, relative à la production des plantes, & qui avoit été déjà imprimée à Venife en 1625. La neuvieme traite du ramolliffement des os. La dixieme renferme l'hiftoire de la guérifon d'un calcul des reins par l'ufage de la gomme qui découle du cerifier : on y trouve encore une explication méchanique de la végétation des plantes, par *Zerillus*, Profeffeur de Pife. La onzieme contient la *clavis medicinæ theoricæ & practicæ*, de *David Abercrombius*, & l'appendice d'*André Céfalpin* fur les cinq livres de *Plantis*. Enfin la douzieme expofe les vertus de la racine de gin-fem.

7. *Mufeo di fifica, & di efperienza, variato e decorato di offervationi naturali, note medicinali, e regionamenti, fecundo i principi de moderni*. A Venife, chez *Luccaro*, 1697, *in*-4. Cet ouvrage confifte en quarante-fix obfervations, dont il n'y a que les fuivantes qui aient du rapport à la médecine ; la fixieme, la feptieme & la neuvieme, où il eft parlé de terres qu'on trouve dans les terroirs de Modene, de Bayro & de Reims, & que l'Auteur confeille pour l'affection hypocondriaque ; la douzieme, qui eft relative à la vertu aftringente du champignon de Malthe, & fur-tout à fes propriétés contre la dyffenterie ; la quatorzieme & la quinzieme, qui roulent fur la manne & fes vertus ; la dix-neuvieme, qui traite des antidotes, & particulierement de l'orviétan ; la vingt-deuxieme, qui eft relative à quelques maladies fréquentes dans la Sicile ; la vingt-troifieme, dans laquelle il eft queftion des maladies qui ont des retours périodiques : l'Auteur vante contre la colique & les vers des enfans, la racine *napu* de Norvege, qu'il regarde comme une *impératoire* ; la vingt-cinquieme, qui contient un examen de quelques plantes, dont les effets font finguliers ; la trente-quatrieme, qui renferme quelques dialogues, dont les Interlocuteurs font un Allemand, un Anglois & un Malthois ; ils fe communiquent mutuellement des remedes contre différentes maladies. Les autres obfervations font toutes relatives à des matieres de phyfique ou d'hiftoire naturelle.

8. *Mufæum experimentale phyficum, complectens obfervationes eruditis & curiofis in Germaniâ viris dicatas*. Francofurti, apud *Rohrlafchs*, 1697, *in*-12. Cet ouvrage eft écrit en Allemand.

9 *Appendix ad mufæum de plantis ficulis, cum obfervationibus phyficis nonnullis*. Venetiis, apud *Andræam Poleti*, 1702, *in*-8.

10. *Manifeftum botanicum de plantis ficulis, aut tantùm defcriptis, aut penitùs novis, in illo regno obfervatis.* Catanæ , apud *Bonav. Rocca*, 1668 , *in-fol.*

11. *Elegantiffimarum plantarum femina , Botanicis honefto pretio oblata per Paulum Bocconum.* Catanæ , 1668 , *in-fol.*

Juffieu a accufé *Bocconi* d'avoir pillé de tout côté tout ce qu'il a publié. Il l'a préfenté comme le plus grand Plagiaire qui ait jamais exifté : *Niceron* & *le Continuateur de Moreri*, ont répété cette accufation ; mais on ne trouve rien de femblable dans *Tournefort*, *Garidel* & *Keftner* , qui parlent au contraire de *Bocconi* comme d'un homme très-verfé dans la connoiffance des plantes , & dans les autres parties de l'hiftoire naturelle.

BOCELLINUS , (*Pierre*) Chirurgien du feizieme fiecle, né dans la Savoie. Il a écrit, dans la langue de fa patrie, un petit Traité fur la curation de la lépre, imprimé à Lyon en 1540.

BOCH , (*Van-der*) Médecin Hollandois, qui a été reçu au Doctorat en médecine dans l'Univerfité de Leyde ; il exerce aujourd'hui fa profeffion à la Haye. Il a donné :

Hiftoria conftitutionis epidemicæ verminofæ. Londini , (Parifiis , apud *Delalain*,) 1769 , *in-8.* C'eft l'hiftoire d'une épidémie vermineufe qui a régné en 1760, 1761, 1762 & 1763.

BOCHALINUS , (*Jean-François*) Médecin Italien , qui étoit natif d'Afolo , ville du Trevifan ; il vivoit vers le milieu du feizieme fiecle. Il a écrit :

1. *Apologia adversùs aliquot Donati Mutii in Hippocratem & Galenum convitia. Acceffit epiftola de fecandâ venâ in prægnantibus.* Brixiæ , apud *Britannicum* , 1549, 1559, *in-4.*

2. *De caufis peftilentiæ Venetæ, anni.* 1556. Venetiis , 1556, *in-8.*

BOCHART (*Samuel*) naquit à Rouen en 1599, de la famille de *Bochart-Champigni*, branche de *Menillet* , connue dans la Magiftrature par les charges qu'elle a occupées pendant long-tems au Parlement de Paris ; fon pere, *René Bochart*, étoit Miniftre de la Religion prétendue réformée à Rouen, & avoit un frere appellé *Marc*, Préfident aux Enquêtes du Parlement de Paris. Le jeune *Bochart* étudia les belles-lettres à Paris fous *Dempfter*, la philofophie à Sédan , & la théologie à Saumur, fous *Cameron*. Il s'appliqua aux langues orientales ; il commença par l'hébreu : on prétend que , dès fon enfance, il s'y étoit rendu fi habile , qu'il entendoit parfaitement le texte des Prophetes & les commentaires des Rabbins ; il apprit enfuite l'Ethio-

pien fous Job Ludolf ; & le Syriaque, le Chaldéen & l'Arabe fous Cupel
à Saumur ; il étudia de nouveau ces dernieres à Leyde en 1621 , fous
Thomas Erpen. A fon retour en France, il fut fait Miniftre de la
Religion prétendue réformée à Caën. Sa réputation s'étendit au loin,
& il fe fit eftimer des perfonnes mêmes qui n'étoient point de fa
Communion. La Reine de Suede l'engagea en 1652 à faire un voyage
à Stockolm , où elle lui donna des marques publiques de fon eftime.
Il revint en France en 1653 ; il reprit fes exercices ordinaires, & fut
fait Membre de l'Académie de Caën. Il mourut fubitement en dif-
putant, dans la même Académie , contre Pierre-Daniel Huet, le 16
Mai 1667, à l'âge de 68 ans. Il laiffa une fille , qui a été mariée
avec *Pierre le Sueur*, Seigneur de Colleville , Confeiller au Parlement
de Rouen. Outre une Géographie facrée , & quelques differtations ,
Bochart avoit compofé un Traité des animaux , minéraux, plantes &
pierreries, dont il eft fait mention dans la Bible ; mais la plus grande
partie de cet ouvrage eft perdue ; celle qui nous refte a été publiée
fous le titre fuivant :

Hierozoicon , five bipartitum opus de animalibus S. Scripturæ. Londini ,
apud *Martin* & *Alleftry* , 1663 , *in-fol.* Francofurti , 1675 , *in-fol.*
Cet ouvrage eft divifé en deux parties : la première contient quatre
livres relatifs aux animaux en général , & aux quadrupedes vivipares & ovipares ; la feconde traite , en fix livres , des oifeaux , des
ferpens , des infectes , des animaux aquatiques & des fabuleux.

BOCHM , (*Michel-Frédéric*) Médecin de nos jours, eft natif de Strafbourg ; il a été reçu au Doctorat en médecine dans l'Univerfité de
fa patrie. Il a donné :

Expofitio variarum fyphilidis therapeiarum. Argentorati , apud *Heitzium*,
1771 , *in-4.* C'eft un tableau des différentes méthodes qui ont été
employées jufqu'à nos jours pour combattre les maladies vénériennes. Cet ouvrage doit avoir coûté beaucoup de recherches : l'Auteur a profité, à la vérité, de celles qu'il a trouvées toutes faites
dans le Traité des maladies vénériennes d'Aftruc , & dans la collection de Luifinus ; mais il en avertit le Lecteur , & il a eu même
le foin de marquer d'un aftérifque ce qu'il a pris du premier de
ces Auteurs, & de deux aftériques ce qu'il a emprunté du fecond.
Les additions qu'il a faites aux recherches de ces Savans , font encore confidérables, & paroiffent affez complettes. C'eft là certainement le mérite effentiel des ouvrages du genre de celui-ci.

BOCK. *Voyez* TRAGUS.

BOCKEL. *Voyez* BOKEL.

I. BOCKELMANN, (*André*) Nous avons de lui :
Noodwendig bericht angaende het afhaalen von een doode vrucht. A
Amfterdam , 1677 , *in*-8.

II. BOCKELMANN, (*J. Frédéric*) a écrit :
De trifolio paludofo feu fibrino. Leydæ , 1718 , *in*-4.

BOCZAVOTRA. (*Jean-Antoine*) Nous avons fous ce nom l'ou-
vrage fuivant :
Tractatus quatuordecim methodi medendi , ex Galeno. Neapoli , apud
Saganappum , 1549 , *in*-8.

· BODÆUS *à Stapel* (*Jean*) a donné un Commentaire fur l'hiftoire des plantes de Théophrafte , imprimé à Amfterdam , 1644 ,
in-folio.

BODDAERT (*Pierre*) a été décoré du grade de Docteur en médecine ; il eft aujourd'hui Médecin à Fleffingue , & Membre de l'A-
cadémie de Harlem & de celle des Curieux de la Nature. Il a traduit en latin & en hollandois l'hiftoire naturelle des dents , de Hunter.
Sa taduction eft enrichie de notes , & a été imprimée à Dordrecht ,
chez *Bluffe* , en 1773 ; il y a ajouté feize planches bien gravées , & a
mis à la tête de l'ouvrage une Préface qui contient quelques obfervations générales fur les dents.

· BODECHER, (*Jean*) connu plus communément fous le nom de
BENNING, naquit à Loofdrecht , village dans le petit pays de Goy-
land , en Hollande. Dès l'âge de vingt-trois ans , il fut Profeffeur en
philofophie dan l'Académie de Leyde ; il mourut en 1642. De tous
fes ouvrages , qui font en grand nombre , le fuivant eft le feul qui
puiffe avoir quelque rapport avec la médecine.
Oratio pro Medico contra Philofophum & Oratorem. On trouve ce
Difcours dans la Collection des difcours , imprimée à Strasbourg ,
chez *Zetzner* , 1611 , *in*-8.

BODENIUS (*François-Antoine*) a écrit :
De caufis morborum. Bafileæ , 1728 , *in*-4.

BODENSTEIN , (*Adam*) Médecin Allemand , étoit né à Carloftadt ,
en 1528 , d'André *Bodenftein* , fameux Théologien parmi les Proteftans , connu particuliérement fous le nom de *Carloftadt.* Il étudia fous
Paracelfe , & s'attacha à la doctrine de fon maître , qu'il chercha beau-

coup à faire valoir. C'étoit un esprit inquiet, qui ne se plaisoit pas long-tems dans le même endroit; il étoit toujours à courir de tous côtés. Il se trouva à Bâle en 1576, dans le tems que cette ville étoit ravagée par la peste; il composa une espece de thériaque, dont il vantoit les propriétés contre cette maladie, & assuroit qu'elle suffisoit pour guérir ceux qui en étoient atteints; mais il éprouva lui-même le peu d'efficacité de son remede; il fut attaqué de la même maladie, l'année suivante, & y succomba le 31 Mars, âgé de quarante-neuf ans : on voit encore à Bâle son épitaphe :

HYGIÆ ET.....
ADAMUS BODENSTEIN,
Theophrasti Paracelsi, ut primus, sic fidus, scitusque, &
opere & ore interpres.
Palmam victoriæ suæ regi triumphanti oblaturus,
mortalitatis exuvias nec metuens, nec optans,
solo hoc, cæloque libero homo liber,
fide deposuit bonâ,
quas spe bonâ iterum repetet.
Anno salutis, 1577.
Ætatis hebdomade septimâ.

Nec omnia, nec omnes mihi
Placuére; quinam ego omnibus?
Non omnibus Coüs senex,
Non eremita Spargyrus,
Nam tu, viator, omnibus?
Deo placere cura. Abi.

Bodenstein a publié quelques ouvrages de Paracelse : 1°. Libri V de vitâ longâ. Francofurti, 1560, 1562, in-8. 2°. Tractatus de gradibus, compositionibus, dosibus receptorum ac naturalium : item XVII capita de anatomiâ. Basileæ, 1568, in-8. 3°. Libri duo de præparationibus mineralium. Ibid. 1569, in-8.

Les ouvrages suivans sont de sa composition :

1. Epistola ad N. Fuggeros, quâ chymia defenditur.

2. De lapide Philosophorum.

2. De curatione ad præservationem podagræ.

4. De duodecim herbis, signis zodiaci dicatis.

5. Observationes marginales in chirurgiam Paracelsi.

Tous ces ouvrages ont été imprimés ensemble à Bâle, chez Perna, 1581, in-fol.

6. Isagoge in Arnoldi de Villanovâ rosarium chymicum. Nous n'en connoissons point l'édition.

BODIER, (*Thomas*) Médecin de Reims, qui vivoit dans le feizieme fiecle. Il a donné :

De ratione & ufu dierum criticorum , opus recens natum , in quo mens , tum ipfius Ptolomæi , tum aliorum Aftrologorum hâc in parte delucidatur. Parifiis, apud *Wechel,* 1555 , *in-*4.

BODLEY, (*Jean*) Médecin Anglois, qui exerçoit la médecine à Londres vers le milieu de ce fiecle. Il a publié en Anglois un Effai de critique fur les ouvrages des Médecins. Cet Effai, qui a paru à Londres en 1741 , confifte en deux lettres. Dans la premiere l'Auteur s'occupe des principes fur lefquels on doit juger des ouvrages des Médecins ; il examine quelles font les preuves non équivoques des connoiffances en général ; il en fait l'application aux Médecins ; il prétend que leur réputation n'eft pas un garant de leur mérite. Dans la feconde lettre, il examine les éloges qu'on a donnés à divers Ecrivains, & qui ont fouvent été infirmés par la poftérité. Il porte un jugement peu favorable de Celfe, de Fernel, & de quelques Médecins modernes ; enfin, il place la médecine dans un jour peu favorable. En général, fa critique eft trop rigoureufe : on y voit régner l'efprit de pyrrhonifme.

FIN du premier Volume.

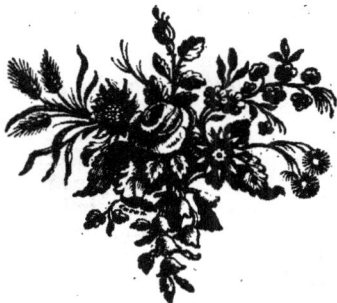

S U P P L É M E N T

AU PREMIER VOLUME.

A

Acolutus (*Chr. Fr.*) a écrit :
De optimâ methodo fanandi ulcera. Wittebergæ, 1753, *in-*4.

Acrel (*Olof*) eft né le 26 Novembre 1717, dans une paroiffe près de Stockolm, où fon pere étoit Curé, & que fes ancêtres avoient toujours deffervie fans interruption, en qualité de Pafteurs, depuis l'an 1580. A peine âgé d'un an, lorfqu'il perdit fon pere, il fut livré aux foins d'un beau-pere, qui ne négligea rien pour lui donner une bonne éducation. A l'âge de fept ans, il fut envoyé à Upfal, pour y continuer les études qu'il avoit commencées fous un Précepteur particulier. Ses parens, qui auroient fouhaité qu'il eût fuivi la carriere de fes ancêtres, le deftinoient à l'étude de la théologie ; mais le goût qu'il avoit pour la phyfique, l'hiftoire naturelle & la médecine, ne lui permit point de fuivre leurs vues. Après avoir fait fes premieres études, il fe tourna du côté de la médecine ; il commença en 1732 à fuivre les leçons des Profeffeurs Prütz, Roberg, Martin, Rofen & Linné.

Après neuf ans de féjour à Upfal, il quitta cette ville, & fe rendit à Stockolm, dans l'intention de joindre l'étude de la chirurgie à celle de la médecine ; il y fut reçu en 1735, chez G. Boltenhagen, Chirurgien favant & expert, fous lequel il fe livra à l'étude de la chirurgie, & à la pratique mixte de la médecine ; il fit encore, fous les yeux & la direction de ce Praticien, une traduction Suédoife de quelques ouvrages de Boerhaave, de fes inftitutions, de fes aphorifmes *de curandis & cognofcendis morbis*, de fon traité *de viribus medicamentorum.* Il fe rendit en 1738 aux invitations de Schulzer, fameux Chirurgien de Stockolm, dont le fils, dans la fuite, premier Médecin du Roi, s'éloignoit de fa patrie pour entreprendre des voyages, & qui fouhaita d'avoir *Acrel* auprès de lui pour remplacer fon fils ; il s'appliqua plus particuliérement, fous ce nouveau maitre, à l'étude de l'anatomie & de la chirurgie légale.

Acrel avoit conçu le deffein de voyager ; la guerre, qui fut déclarée en 1741 entre la Suede & la Ruffie, accéléra l'exécution de fon projet :

on vouloit l'engager malgré lui au service de l'armée, en qualité de Chirurgien ; mais il partit secrettement : il traversa le Danemarck ; il alla à Hambourg ; il s'arrêta à Gottingen, où il suivit les leçons de Richter, Haller & Roëderer ; il passa ensuite à Strasbourg, & y étudia de nouveau pendant huit mois, sous Sax, Eisenmann, Boëkler & Hommel. Il quitta cette ville au mois de Mai 1742 ; il parcourut la Suisse, le Piémont, la Lombardie ; il passa en France, à Grenoble, à Lyon, à Besançon, & revint enfin à Strasbourg ; il visita, dans cette course, qui ne dura que treize semaines, les principaux hôpitaux des lieux où il passa ; il vint à Paris au mois de Novembre suivant, & y partagea son tems entre l'étude de la théorie de la chirurgie dans les écoles, & celle de la pratique dans les hôpitaux. Il quitta cette ville en 1743, & se rendit à l'armée Françoise, qui étoit campée près du Mein ; il y arriva deux jours avant la bataille d'Ettingen ; il y fut employé pendant huit jours comme simple Garçon Chirurgien, & pendant quinze jours comme Chirurgien-Major à l'ambulance ; enfin, dans le mois d'Août suivant, il fut fait Chirurgien-Major de l'hôpital de Lauterbourg, dans le Palatinat ; l'année suivante, il fut envoyé au siége de Fribourg-en-Brisgau ; mais ne pouvant supporter les fatigues auxquelles il étoit exposé, il demanda son congé à la fin de la campagne, & se retira à Strasbourg. Après quelques mois de séjour dans cette ville, il traversa la Hollande & revint à Stockolm ; il y subit, un mois après son arrivée, les trois examens d'anatomie & de chirurgie, & fut reçu à la Société de Chirurgie du Royaume de Suede.

Depuis cette époque, *Acrel* est entiérement fixé à Stockolm, où il exerce la chirurgie avec beaucoup de réputation. Il y jouit de la confiance des Grands & de celle de la Cour de Suede, où il est appellé dans tous les cas importans. Il a été agrégé en 1746 à l'Académie royale des Sciences de Stockolm, dans la classe de la médecine & de la chirurgie ; & en a été élu Président en 1750 & en 1767. Il a été aussi reçu en 1750 à l'Académie royale de chirurgie de Paris, en qualité d'Associé étranger. En 1751, il a été nommé Chirurgien-Major du régiment de la Noblesse ; en 1752, Professeur en chirurgie, & premier Chirurgien du Lazaret royal de Stockolm ; il remplit encore aujourd'hui ces différentes places. En 1764, il a été fait Membre de la Commission royale de santé. La même année, la Faculté de médecine d'Upsal lui a accordé les honneurs du Doctorat en médecine, après en avoir obtenu la permission du Souverain, & deux ans après, il a été agrégé au Collége royal des Médecins de Stockolm.

Nous ne parlerons point des différens Mémoires qu'*Acrel* a donnés à plusieurs Académies ; nous nous contenterons d'indiquer les ouvrages dont il a enrichi le Public. Ce sont les suivans :

1. *Traité sur les plaies récentes.* A Stockolm, 1745. Cet ouvrage, qui

eſt écrit en Suédois, contient les obſervations que l'Auteur avoit faites dans les hôpitaux de l'armée Françoiſe, pendant les campagnes de 1743 & 1744 : ce n'eſt ici qu'une premiere partie. La ſeconde, qui traite du panſement des plaies, n'eſt pas encore publiée ; mais elle eſt en manuſcrit entre les mains de la plupart des jeunes Chirurgiens Suédois.

2. *Diſcours ſur la meilleure méthode d'établir un bon hôpital en peu de tems.* A Stockolm, 1750. C'eſt un Diſcours écrit en Suédois, que l'Auteur prononça dans une ſéance de l'Académie royale de Stockolm, lorſqu'il en fut élu Préſident.

3. *Obſervations de chirurgie.* A Stockolm, 1759, *in-8.* Ibid. 1775, *in-8.* avec des augmentations conſidérables & onze planches. Cet ouvrage, écrit en Suédois, a été traduit en Hollandois par *Sandifort*, & imprimé à Leyde ; & en Allemand, par *Vogel*, & imprimé à Lubeck, chez *Donatius*, 1772. Nous en avons rendu compte ſous le mot ATCREL.

4. *Diſſertation ſur la vraie méthode d'abattre la cataraĉte.* A Stockolm, 1766, *in-8.* C'eſt une apologie de la pratique de l'Auteur ; elle eſt écrite en Suédois, & relative à une diſpute qui s'étoit élevée entre lui & le Médecin Walbom, ſur le choix des méthodes d'abattre la cataraĉte..

5. *Diſcours ſur la réforme néceſſaire dans les méthodes & inſtrumens pour les opérations chirurgicales.* A Stockolm, 1767. Ce Diſcours, prononcé en Suédois par l'Auteur, lorſqu'il fut élu, pour la ſeconde fois, Préſident de l'Académie royale de Stockolm, a été publié par ordre de cette Académie.

ADOLPHE, (*Chriſtien-Michel*)..... *liſez ainſi ſon article*...... naquit à Hirſchbergen, dans la Siléſie, le 14 Août 1676, de *Balthazar Adolphe* ou *Adolphi*, Marchand de cette ville. Il fut envoyé, dès ſon enfance, à Breslau, où il fit ſes premieres études ; il alla enſuite à Leipſic pour y étudier la philoſophie ; il commença, en 1701, à ſe livrer à l'étude de la médecine. Après avoir paſſé quelque tems à Halle en Saxe, où il ſuivit les leçons de Stahl & Hoffman, il voyagea en Allemagne & en Suiſſe ; il vint à Paris, où il fit de la chirurgie le principal objet de ſon application. Il alla enſuite en Angleterre, d'où il paſſa en Hollande ; il s'arrêta à Utrecht, & y reçut le Doĉtorat en médecine ; il étoit déjà Doĉteur en philoſophie. Il quitta cette ville, pour ſe rendre à Leipſic, où, après s'être fait agréger au Collége de médecine, il en devint Aſſeſſeur ; il avoit été Prévôt du Collége de la Bienheureuſe Vierge Marie, & Membre de l'Académie impériale des Curieux de la Nature. Il eſt mort à Leipſic le 13 Oĉtobre 1753, âgé de 77 ans. ....

Ajoutez aux ouvrages rapportés à son article, le suivant :
7. *De tunicâ inteſtinorum villosâ.* Lipſiæ, 1721.

AETIUS. (*Clet* **)**
3. *De morbo ſtrangulatorio, &c.....* ajoutez..... Romæ, 1631, *in*-12.

AGERIUS, (*Jean-Henri* **)** ..... *ajoutez* :
2. *De varicibus.* Argentorati, 1671, *in*-4.

AGNOZZI, (*Jean-Baptiſte* **)** Chirurgien Italïen du commencement de ce ſiecle. Il a écrit :
Diſcorſo apologetico, o ſia, la verita diſvelata, o ſia, raconto veridico del diabattuto caſo da un ferito di ripartranſona. À Veniſe, 1722, *in*-4. C'eſt un Mémoire juſtificatif de l'Auteur, relativement au traitement d'un ulcere à la jambe, qu'il avoit panſé pendant long-tems avec des tentes, mais ſans ſuccès, & qui fut guéri en peu de jours par *Sancaſſini*, ſans employer ce moyen. L'Auteur s'é-leve beaucoup contre la méthode de *Magati* & de *Sancaſſini*, de traiter les plaies ſans le ſecours des tentes ; mais ſes raiſons ſont aſſez foibles.

AGRICOLA. (*George* **)**
3. *De re metallicâ, &c.* (*après les différentes éditions de cet ouvrage ; ajoutez* :) quelques Bibliographes, fondés ſur la date de l'épître dédicatoire, en rapportent la premiere édition à l'an 1551.

AHLMAN, (*Chriſtien-Frédéric* **)** Médecin Allemand, a écrit :
De regreſſu ſeminis ad ſanguinem. Francofurti, 1750, *in*-4.

AIKIN. *Voyez* AYKIN.

AKINSIDE, (*Marc* **)** Médecin de Leyde, qui vivoit vers le milieu de ce ſiecle. Nous avons de lui :
1. *De ortu & incremento fœtûs humani.* Leydæ, 1744.
2. *Notes on the poſtcript of a pamphlet, intitled, obſervations anatomi-cal and phyſiological.* A Londres, 1758, *in*-8.

ALBERT, (*Salomon* **)** ...... *ajoutez* ...... reçu au Doctorat en médecine au mois de Juin 1574 ; Recteur de l'Univerſité de Wirtemberg en 1576, 1581, 1587 ; mort le 29 Mars 1600. Il a été premier Médecin de l'Electeur de Saxe, & non de l'Electeur de Dreſde, comme le dit *Portal*, qui confond une ville de l'Electorat avec l'Electorat.

ALBERTI *ou* ALBERT, (*Michel*)..... *ajoutez*.....̇ né à Nuremberg le 13 Novembre 1682, de *Paul-Martin Alberti*, Miniſtre de la Religion Proteſtante, reçu Docteur en médecine à Hall en 1704; nommé Profeſſeur dans l'Univerſité de cette ville en 1716; mort dans cette même ville le 17 Mai 1757, dans la ſoixante-quinzieme année de ſon âge.

Ajoutez à ſes ouvrages les ſuivans :

37. *De admirandis animæ, præcipuè humanæ, ad fectibus.* Hallæ, 1713.

38. *De abortûs nefandâ promotione.* Hallæ, 1716.

39. *Caſus, memoriâ dignus, hydropicæ, lapſu, integro abomine, curatæ.* Hallæ, 1737.

40. *De hæmorrhagiis mortuorum, & jure cruentationis.* Hallæ, 1726.

41. *De ſenſuum externorum uſu in œconomiâ vitali.* Hallæ, 1729.

42. *De funiculi umbilicalis neglectâ alligatione, in causâ infanticidii limitandâ.* Hallæ, 1730, *in-4*.

43. *De hominis generatione.* Hallæ, 1731.

44. *Homologia phyſico-medica.* Hallæ, 1736, *in-4*.

45. *De differentiâ ſanguinis arterioſi & venoſi.* Halæ, 1737, *in-4*.

46. *De inſpectionis corporum forenſis, in cauſis matrimonialibus, fallaciis & dubiis.* Hallæ, 1740.

ALBIN, (*Chriſtien-Bernard*)...... *ajoutez*...... né en 1696, & mort le 5 Avril 1752, âgé de 56 ans.

ALBIN. (*Bernard-Sifroi*)..... *ajoutez*..... Il naquit à Francfort-ſur-l'Oder le 24 Février 1697; après avoir ſuivi les plus habiles Profeſſeurs d'Allemagne, & avoir puiſé auprès d'eux les premiers élémens de la médecine, il vint à Paris en 1718, & s'y appliqua principalement à l'anatomie. Après ſix mois d'abſence, les Curateurs de l'Univerſité de Leyde lui donnerent la chaire d'anatomie & de chirurgie; il ſe rendit à Leyde, & commença les fonctions de la Régence par un Diſcours ſur l'anatomie comparée. Il fut nommé Profeſſeur en médecine en 1745; il a été deux fois Secrétaire de l'Univerſité; il a été Recteur de cette Compagnie en 1726 & en 1738. Les occupations inſéparables de ſa pratique & de ſes travaux anatomiques, l'ont engagé dans la ſuite à refuſer deux fois cette dignité, en 1758 & 1770. Il eſt mort le 9 Septembre 1770, âgé de 73 ans, après plus de 50 ans de Profeſſorat. Il avoit été marié deux fois, d'abord avec *Claire-Madeleine du Peyron*, fille d'un Marchand d'Amſterdam, enſuite

suite avec *Marguerite Muyssart*, fille de *Trep*, Commissaire dans la même ville.

ALBRECHT. (*Jacques Herman*)..... *Ajoutez à ses ouvrages :*
2. *De naturâ humanâ.* Leydæ, 1712, *in*-4.

ALCALANUS, (*Prosper*) Médecin Toscan, qui, suivant le témoignage de *Douglas*, vivoit vers l'an 1524 ; il exerça la médecine, d'abord à Rome, ensuite à Boulogne, & donna l'ouvrage suivant :
Paraphrasis in libros Galeni de inæquali intemperie ; cui adjunctus est commentarius de atrabile. Lugduni, 1538, *in*-8.

ALEMAN, (*Adrien*)..... *Ajoutez à ses ouvrages :*
4. *Dialectique en françois pour les Barbiers & Chirurgiens.* A Paris, 1553, *in*-12.

ALEXIS, Piémontois.
(*Ajoutez à la suite des éditions de la traduction latine de son livre de Secrets*,) à Bâle, 1599, *in*-8.
(*A la suite des éditions de la traduction françoise*) à Paris, 1561, *in*-8 ; à Rouen, 1564, 1599, 1614, 1652, 1662, 1680, *in*-8 ; à Anvers, chez *Plantin*, 1564, *in*-8.

ALLEN. (*B.......*) lisez (*Benjamin*)...... *Ajoutez l'ouvrage suivant :*
Natural history of mineral waters of Great-Britain ; c'est-à-dire, *Histoire naturelle des eaux minérales de la Grande-Bretagne.* A Londres, 1711, *in*-8.

ALMEIDA, (*Felicianode*) Chirurgien Portugais, duquel nous avons :
Cirurgia reformada, dividida en dous tomos ; c'est-à-dire, *Chirurgie réformée, divisée en deux parties.* A Lisbonne, 1715, *in-fol.* ibid. 1738, *in-fol.*

ALSARIUS de la Croix. (*Vincent*)..... *Ajoutez à ses ouvrages :*
15. *Chirurgiæ universalis opus absolutum.* Venetiis, 1573, 1596, *in-fol.* en italien, sous le titre de *Chirurgia universale e perfetta.* A Venise, 1583, 1605, *in-fol.* à Francfort, 1607, *in-fol.* Cet ouvrage a été commenté en 1737, par *Forzelinus.*

ALSARO (*Henri*) a écrit :
Proposicion chirurgica, y censura judiciosa en las dos vias curativas de

TOME I.　　　　　　　　　　　　　V v v

hrridas de cabeça ; y otra del patria de Avicena. Hifpali, 1618, 4 volumes.

ANDERLINI. (*Lucio-François*)
L'anatomico in Parnaffo , &c ..... *Ajoutez* ..... Ibid , 1739, *in-*4.

ANDREU , (*Hiacinthe*) Médecin Efpagnol , naquit vers le commencement du fiecle dernier , à Oftalrich , petite ville de la Principauté de Catalogne. Il étudia la médecine , & , après avoir reçu les honneurs du Doctorat , il exerça fa profeffion à Barcelonne. Il fut fait Profeffeur en médecine dans l'Univerfité de la même ville. Après vingt - quatre ans de régence , il quitta fa chaire, & obtint la qualité de Profeffeur émérite vers l'an 1675. Nous avons de lui l'ouvrage fuivant :

Practicæ Gotholanorum, pro curandis corporis humani morbis defcriptæ, juxtà medicinæ rationalis leges, quas pofteris commendatas reliquerunt lucidiora antiquitatis luminaria, Hippocrates & Galenus , tomus primus. Barchinonæ , apud *Francifcum Cormellas* , 1678 , *in-fol.* Cet ouvrage, dédié à Notre-Dame de Mont-Serrat, eft divifé en quatre livres. Le premier traite du diagnoftic & du prognoftic ; le fecond , des maladies de la *cavité animale* , c'eft-à-dire , de la tête ; le troifieme , de celles de la *cavité vitale* , c'eft-à-dire, de la poitrine ; le quatrieme, de celles de la *cavité naturelle* , c'eft-à-dire , du bas-ventre. L'Auteur parle fucceffivement des différentes maladies qui ont leur fiége dans chacune de ces trois cavités : il expofe d'abord leur caractere & leurs différences ; il paffe enfuite à l'explication de leurs caufes ; après quoi, il cherche à développer la maniere dont elles fe forment ; ce qui eft fuivi de l'expofition de leurs fymptômes : vient enfuite le prognoftic ; enfin , chaque article eft terminé par la méthode curative. Il y a d'affez bonnes chofes dans cet ouvrage ; les principes qu'on y établit font prefque toujours les mêmes que ceux d'Hippocrate & de Galien. L'Auteur eft d'autant plus digne d'éloge , qu'il a fu éviter le verbiage inutile & faftidieux , qui eft fi commun parmi les Ecrivains de fa Nation.

ANEI. (*Dominique*) ..... *Ajoutez à fes ouvrages :*

5. *Differtation fur la nouvelle découverte de l'hydropifie du conduit lacrymal.* A Paris , 1716 , *in-*12. L'Auteur recommande l'ufage des fondes pour défobftruer le fac lacrymal.

ANFOSSI, (*Jean - Baptifte*) Médecin Italien, qui vivoit vers le milieu de ce fiecle ; il exerçoit la médecine à Frefcati. Il a donné :
Notizia della malatia e paffaggio dell' illuftriffima Signora Bicchia

Buzi, è fezione del fuo cadavere ; c'eſt-à-dire, *Relation de la maladie & de la mort de l'illuſtre Dame Bicchia Buzi, & de l'ouverture de ſon cadavre.* 1743, in-4.

ANGLIC. (*Barthelemi*)..... *Liſez ainſi ſon article.*..... Relïgieux Cordelier du quinzieme ſiecle, iſſu, ſuivant *Neander*, d'une famille illuſtre d'Angleterre. Il étoit profond dans la connoiſſance du grec & du latin, & auſſi ſavant Philoſophe, que recommandable par ſes lumieres en médecine. Il étoit encore connu ſous le nom de GLANNUYLE. *Douglas* prétend qu'il vivoit vers l'an 1350. Il a écrit : *De proprietatibus rerum, libri XVIII.* Coloniæ, 1481, *in-fol.* Argentinæ, 1491, *in-fol.* Norimbergæ, 1519, *in-fol.* Francofurti, apud *Wolfg. Richter*, 1601, *in-8.* On a joint à cette derniere édition un dix-neuvieme livre du même Auteur, *de variarum rerum accidentibus.* On trouve, dans cet ouvrage, trois livres qui ont quelque rapport à la médecine. Le troiſieme traite de l'ame raiſonnable, des cinq ſens, du pouls, & contient une deſcription ſuccincte & imparfaite de l'homme. Le quatrieme traite des humeurs. Le cinquieme contient, en ſoixante-ſix chapitres, la deſcription anatomique des membres du corps humain.

AQUIN *ou* AQUINO. (*Saint Thomas d'*)
1. *De motu cordis, liber,* &c..... *Ajoutez.....Douglas* cite, d'après *Riolan*, une édition de cet ouvrage, faite à Paris en 1652.

ARANTIUS. (*Jules-Céſar*)
1. *De humano fœtu,* &c..... *Ajoutez* une édition faite à Veniſe en 1597, *in-4.*

ARCÆUS. (*François*)..... *Ajoutez aux éditions de l'ouvrage que nous lui avons attribué*, deux traductions ; une Flamande, imprimée en 1667, & une Allemande, publiée la même année à Mirnberg.

ARCANDAM. On lui donne le titre de Docteur & d'Aſtrologue. Nous avons ſous ſon nom :
Livre d'ARCANDAM, traitant des prédictions d'aſtrologie, principalement des naiſſances, ou fatales diſpoſitions, & du jour de la nativité des enfans. A Lyon, 1587, *in-8.* avec figures.

ARISLÆUS.
On trouve des éditions latines de l'ouvrage intitulé : *Turba Philoſophorum*, faites à Bâle, 1572, *in-8.* 2 vol. 1593, *in-8.* 2 vol. Ibid. 1610, *in-8.* 3 tomes en un volume, traduit en françois, à Paris,

chez d'*Houry*, 1672, *in-12*, & en Allemand, par *Philippe Morgenstern*. Bafel, 1613, & réimprimé à Vienne. On attribue affez généralement cet ouvrage à *Ariftæus*; cependant on le trouve en Allemand, fous le titre de *Tourbe des Philofophes*, donnée par *HILDENBRAND DE HILDEN-BRANSECK*, imprimé à Francfort en 1597, *in-8*; mais ce n'eft peut-être qu'une traduction. On peut le conjecturer avec d'autant plus de raifon, que quelques éditions latines avoient précédé cette édition allemande.

ARNAUD *de Villeneuve*..... *page 208, à la fin*; il exifte réellement un livre *de tribus Impoftoribus*, &c. (*Cet article doit être conçu de la maniere fuivante.*)

Il exifte réellement un livre *de tribus Impoftoribus*, dont il a été fait deux éditions; la premiere eft très-ancienne, *in-8*. mais fans date; la feconde eft celle dont le P. *Jofeph-Romain Joly*, Capucin, a donné la defcription à la tête du tome troifieme de fes conférences fur les myfteres; (Paris, chez *Hériffant*, 1771, *in-12*, 3 vol.) mais fa defcription eft fautive; nous l'avons vérifiée fur l'exemplaire qui eft dans la bibliotheque de M. le Duc de la Valliere. Le livre eft *in-8*. le titre porte: *de tribus Impoftoribus*, *anno* M. D. IIC. Il y a à la tête un feuillet féparé, qui contient le titre, & dont le *verfo* eft en blanc; le corps du livre eft de quarante-fix pages; celles qui font entieres font de vingt-fept lignes; la premiere n'en a que vingt-trois, & la derniere, environ fix. Quelques Bibliographes regardent la date de cette édition comme fauffe; ils la rapportent à l'an 1753, & croient qu'elle a été faite par *Straubius*, Imprimeur à Vienne en Autriche. C'eft cet ouvrage qu'on a voulu attribuer à *Arnaud de Villeneuve*. On ne doit point le confondre avec un livre françois, qui porte le même titre, & qui, après avoir couru long-tems de main en main, manufcrit, a été imprimé *in-8*. depuis environ cinq ans; ce n'eft qu'un abrégé de la Doctrine de Spinofa; peut-être même n'eft-ce qu'une traduction de l'ouvrage que nous avons fous le nom de l'*Efprit de Spinofa*. Le Capucin, qui l'a attribué à *Bernard de Creft*, Médecin du Dauphiné, s'eft trompé; il a été induit en erreur par le Bibliographe qui lui a fourni cette anecdote, d'ailleurs très-ancienne. On ne doit pas encore le confondre avec un autre ouvrage qui porte le même titre, & qui a été imprimé à Hambourg, &c. *Voyez la fuite à l'endroit déjà cité.*

VII. ARNAUD. (*Alexandre*) Nous avons fous fon nom:
Ifagoge in Hippocratis & Galeni phyfiologiæ partem anatomicam.
Parifiis, 1587, *in-12*.

ARNISÆUS. (*Henningus*)
5. *Difquifitiones de partús humani legitimis terminis*, &c...... *Ajoutez*

à la fin . . . . . Les obfervations dont il eft queftion dans cet ouvrage, roulent fur les ventricules du cerveau, fur l'origine & l'infertion des nerfs, fur l'ufage de l'ouraque, du foie & de la véficule du fiel, fur le conduit coledoche, fur l'écartement des os des îles dans l'accouchement.

ASCENSION. (*Hyacinte de l'*) Nous avons fous ce nom l'ouvrage fuivant :

Il vello d'oro arrichito d'arte chirurgica, divifo in fette utiliffimi trattati. A Meffine, 1693, *in-12.*

ATCREL. (*Olof*) *Voyez* ACREL.

ATKINS, (*Jean*) Chirurgien Anglois de ce fiecle, qui a écrit : *The navi-furgeon.* A Londres, 1734, *in-8.* 1742, *in-8.* Ibid. 1758, *in - 8.*

AVIGNON. (*Antoine d'*) Nous avons fous fon nom : *La Phlébotomie.* 1518, *in-8.*

AURIVILLUS, (*Samuel*) habile Médecin Suédois de nos jours ; il a étudié la médecine dans l'Univerfité de Gottingen, où il a été reçu au Doctorat. Il s'eft enfuite fixé à Upfal, où il a été fait Bibliothécaire de l'Univerfité ; il a été nommé en 1756 à la chaire d'anatomie de cette Univerfité, vacante par la démiffion de *Nicolas Rofen*, & quelque tems après, à celle de médecine-pratique. Il a donné les Differtations fuivantes :

1. *De vaforum pulmonalium & cavitatum cordis inæquali amplitudine.* Gottingæ, 1750 ; rapportée encore dans la collection des thefes, faite par *Haller*, tome VII. L'Auteur croit, avec quelques Anatomiftes, que le ventricule gauche du cœur, & l'oreillette congénere, font plus petits que le ventricule & l'oreillette du côté droit. Il veut encore prouver que les veines pulmonaires font plus nombreufes & ont une capacité plus ample que les arteres congéneres.

2. *De naribus internis.* Upfaliæ, 1760, *in-4.* Roterodami, 1768, dans un recueil de differtations académiques. On y trouve une defcription exacte & circonftanciée des parties qui fervent à l'organe de l'odorat. L'auteur réfute le fentiment de ceux qui regardent la plupart des finus de cet organe, comme le fiége de l'odorat ; il croit que ces finus fervent plutôt à rendre la voix fonore ; enfin, il prétend que la fenfation de l'odorat fe fait feulement fur les

branches nerveuses de la première paire , & au haut de l'os ethmoïde.

3. *Hydrocephalus internus annorum 45.* Upsaliæ , 1763 , *in*-4.

AYMÉ (*Isaac*) a écrit :

Observatio pilorum, abdominis fistulâ & alvo per plures annos reditorum. Londini , 1684 , *in-12.*

B

BABYNET , (*Hugues*) Médecin François , qui vivoit dans le siecle dernier , étoit Médecin du Duc d'Orléans. Il a donné :

La maniere de guérir les descentes du boyau , sans tailler ni faire incision. A la Haye , 1630, *in*-16. On y trouve beaucoup de recettes triviales & inutiles.

BACCINI (*Dominique*) a écrit :

De anginâ ulcerosâ, tractatio, in quâ morbi natura, causæ & curatio manifestantur. Papiæ , 1639 , *in*-8.

BACHETONI , (*Jérôme-Louis*) Médecin. Nous avons de lui :

1. *Anatomia machinæ ministra.* Œniponti , 1740 , *in*-4. On y trouve la description & la figure de quelques vaisseaux desséchés.

2. *Anatomia theorica practicæ ministra.* Noribergæ , 1740 , *in*-4. Si nous devons nous en rapporter au jugement d'*Albert de Haller*, ce n'est qu'un Précis très-mauvais.

BACIOCCHI , (*Jean Dominique*) Chirurgien Italien de ce siecle , qui étoit natif de Cortone. Il a étudié la chirurgie pendant onze ans à Florence, dans l'hôpital de Sainte-Marie-la-Neuve , sous *Antoine Benevoli ;* il a été ensuite exercer sa profession à Bresse , ville d'Italie , & a été nommé Chirurgien du grand hôpital de cette ville ; il a joui de beaucoup de réputation ; il vivoit encore en 1758. Il a écrit :

Lettera intorno l'estrazione d'un calculo esistente sotto la lingua. Brescia , 1749 , *in*-8. C'est une lettre , dans laquelle il est question d'un calcul salivaire , que l'Auteur a extrait du conduit de Warthon , & dont il donne la description.

II. BAKER , (*Robert*) a donné :

Cursus osteologicus bein a compleat doctrine of the bones according to the nearest and most resind notions of anatomy. A Londres , 1699 , *in* -8.

BALDUCCI, (*Valere*) Médecin Italien, qui exerçoit la médecine à Mondolfo, dans la Marche d'Ancône; il vivoit au commencement du fiecle dernier. Il a écrit :

1. *De putredine*. Urbini, apud *Ragufeos*, 1608, *in-4*.

2. *Tumorum omnium præter-naturalium curandorum methodus*. Venetiis, 1612, *in-4*. Argentorati, 1634, *in-12*.

BANIOS (*J.*) a écrit :

De la verdadera Cirurgia, Medicina y Aftrologia ; c'eft-à-dire, de la vraie Chirurgie, Médecine & Aftrologie. 1607, *in-fol*.

I. BANISTER. (*Richard*)..... *Ajoutez* .... *Douglas* & *Portal*, d'après *Douglas*, l'appellent *Jean*.

IV. BANISTER. (*J.*) Nous trouvons fous ce nom les ouvrages fuivans :

1. *A needfall, new and neceffary treatife of chirurgery, briefly comprehending the general and particular curation of ulcers*. A Londres, 1575, *in-8*.

2. *His compendious chirurgerie, gatheret, und tranflated efpecially ont of wecker*, &c. A Londres, 1585, *in-8*.

3. *Chirurgical works*. A Londres, 1633, *in-4*.

BARBAUT, (*Antoine-François*) Chirurgien François de nos jours, qui a acquis beaucoup de réputation dans la partie des accouchemens, qu'il exerce à Paris avec diftinction. Il a été reçu à la maîtrife au Collége de Chirurgie de Paris le 2 Juillet 1732 ; il eft aujourd'hui ancien Prevôt de ce Collége, Membre de l'Académie royale de Chirurgie de cette ville, Confeiller-Vétéran de la même Académie, & Démonftrateur en l'art des accouchemens aux Ecoles de chirurgie. Il a rempli la place de Chirurgien du Roi au Châtelet de Paris. Nous avons de lui les ouvrages fuivans :

1. *Splanchnologie, fuivie de l'angeiologie & de la nevrologie*. A Paris, 1739, *in-12*.

2. *Principes de chirurgie*. Ibid. *in-12*. C'eft un livre élémentaire très-bien fait, & propre à diriger avec fuccès les études des jeunes gens qui commencent à s'appliquer à la chirurgie.

3. *Cours d'accouchemens en faveur des Etudians en chirurgie, des Sages-femmes & des Afpirans à cet art*. A Paris, chez *Valeyre*, 1776, *in-12*, 2 vol. Cet ouvrage vient de paroitre ; nous ne pouvons pas en rendre compte ; mais il y a lieu de croire qu'il répondra à la réputation de l'Auteur.

BARBECK , (*Frédéric-Geofroi*) a écrit :
De generatione animalium. Duiſburgi , 1693 , *in*-4.

BARBENES , (J.) Médecin de Straſbourg , qui a donné :
De circulatione ſanguinis in adulto. Argentorati , 1742 , *in*-4.

BARBERINI (*Camille*) a donné :
Fiſ. anat. ſupra l'eſcluſione di fermenti ſtomachici e delle glandole nella tunica villoſa. A Rome , 1747 , *in*-12.

BARCKHUSEN. (*Jean-Conrad*)
1. *Synopſis pharmaceutica* , &c...... *Ajoutez* ..... Lugduni-Batav. 1715 , *in*-4.
8. *Elementa chymiæ* , &c..... *Ajoutez à la fin de l'article* .... C'eſt une nouvelle édition de l'ouvrage que nous avons indiqué ſous le titre de *Pyroſophia* , mais augmentée.

BARRA. (*Pierre*)..... *Ajoutez à ſes ouvrages le ſuivant* :
5. *De veris terminis partûs humani , libri tres ex Hippocrate.* Lugduni , 1666 , *in*-12.

BARRY. (*Edouard*)
2. *A treatiſe on a conſumption* , &c..... *Ajoutez* ..... A Londres , 1759 , *in*-8.

BARTHOLET. (*Fabrice*)..... *Ajoutez à ſes ouvrages les ſuivans* :
6. *Anatomie grande , con figure.* Teurnoni , 1609 , *in*-8. L'Auteur n'étoit que dans ſa vingt-unieme année , lorſqu'il publia cette anatomie.
7. *De reſpirationibus , libri IV.* Bononiæ , 1633 , *in*-4.

II. BARTHOLIN. (*Gaſpard*)
9. *Anatomicæ inſtitutiones* , &c.... *Ajoutez* .... Oxonii , 1632 , *in*-12.

BARTISCH, (*George*)..... *Ajoutez* .... Il étoit de Koniſberg , & étoit Chirurgien-Oculiſte à Dreſde. Il eſt regardé comme l'Inventeur d'un inſtrument pour fixer la paupiere , qui a été corrigé par *Verduyn* , & revendiqué par *Rau.* Ce Chirurgien étoit très-ſuperſtitieux ; il y a certaines maladies des yeux qu'il attribue à la magie.

BAS. (*Jean le*)..... *Ajoutez* ..... eſt né à Orléans , & eſt Adjoint au Comité de l'Académie de Chirurgie.

BASELLI,

BASELLI , (*Benoît*) Médecin Italien de la fin du feizieme fiecle & du commencement du dix-feptieme ; il étoit né à San-Pellegrino-Bergomaſto , de *Marc Baſelli* , Médecin & Chirurgien. Envoyé dans ſa jeuneſſe à Bergame , il y étudia les belles-lettres & la philoſophie. Il voulut enſuite s'appliquer à l'étude de la médecine ; il alla à cet effet à Padoue ; il y ſuivit les leçons de Maſſario , de Fabricio & de Campolongo , & y reçut les honneurs du Doctorat. Il ne négligea point une partie eſſentielle de l'art de guérir , la chirurgie ; il en étudia les principes ; il en joignit la pratique à la théorie ; mais ce fut pour lui la ſource de quelques déſagrémens : s'étant préſenté en 1594 à la cooptation dans le Collége des Médecins de ſa patrie , il fut refuſé , parce qu'il avoit exercé la chirurgie. Enfin il mourut le 17 Mars 1621. Le refus que le Collége des Médecins avoit fait de le recevoir à l'agrégation , lui donna lieu de compoſer l'ouvrage ſuivant , où il fait l'apologie de la chirurgie.

Apologia , quâ pro Chirurgiæ nobilitate ſtrenuè pugnatur , libri tres. Bergom. 1604 , *in*-4.

BASILE. (*Valentin*)

1. *Azoth* , &c..... *Ajoutez aux éditions de la traduction françoiſe*..... A Paris , chez *Perrier* , 1624 , *in*-8.

2. *Practica , unà cum duodecim clavibus* , &c..... *Ajoutez à la fin de l'article*..... A Paris , chez *Perrier* , 1624 , *in*-8.

6. *Manifeſtatio artificiorum ſecretorum* , &c..... *Ajoutez à la fin*.... A Paris , chez *Sanlecque* , 1668 , *in*-4.

7. *Currus triumphalis antimonii* , &c..... *Ajoutez à la fin* ..... Amſtelodami , 1685 , *in*-12.

9. *Chymiſche ſchriften* , &c. ..... *Ajoutez à la fin* ...... & chez *Richter* , 1740 , *in*-8.

BASS ou BASSUS. (*Henri*)..... *Liſez ainſi ſon article*..... Il naquit à Brême , en 1690 , de *Gérard Baß* , Chirurgien de cette ville ; en 1713 , il alla à Halle pour y étudier la médecine ; en 1715 , il alla à Strasbourg , & en 1717 à Bâle ; il revint l'année ſuivante à Halle , où il reçut le Doctorat en médecine. Il fut nommé la même année Profeſſeur extraordinaire d'anatomie & de chirurgie , & il a rempli cette place juſqu'à ſa mort , arrivée le 5 Mars 1754.

1. *De fiſtulâ ani* , &c.... *Ajoutez*..... L'Auteur fait l'énumération des méthodes qui étoient en uſage , lorſqu'il écrivoit , pour opérer la fiſtule à l'anus ; il en fait une comparaiſon avec celles des Anciens , & croit y trouver une exacte conformité.

2. *Traité ſur les bandages* , &c.... *Ajoutez* .... A Leipſick , 1732 , *in*-8. traduit en Hollandois par *Nylhoornius* , à Amſterdam , 1748.

BAUDERON. (*Brice*)

2. *Pharmacopée*, &c...... *Ajoutez* .... A Lyon, 1607 ; à Paris, chez *Joft*, 1650.

I. BAUMER. (*Jean-Guillaume*) *Ajoutez à fes ouvrages le fuivant* : 3. *Methodus furdos à nativitate reddendi audientes.* Erfurti, 1749, *in-4.*

BAUMGARNER, (*George-Chriftophe*) Médecin Allemand de ce fiecle, reçu aux degrés dans l'Univerfité d'Erfort. Il a écrit : *De differentiis partûs vivi & vitalis.* Altorfii, 1748, *in-4.*

BAYLE. (*François*) ...... *Ajoutez* ..... Il fut nommé Correfpondant de l'Académie royale des Sciences de Paris, le 4 Mars 1699.

BAZZANI (*Matthieu*) naquit à Boulogne, ville d'Italie, le 16 Avril 1674, de *Charles Bazzani* ; il étudia la médecine dans fa patrie, fous *Sandris*, & y reçut les honneurs du Doctorat en 1698 ; il avoit auffi étudié la botanique fous *Triumphetti*. Peu de tems après fa réception aux degrés, il fut nommé à une chaire dans l'Univerfité de Boulogne ; il l'a remplie avec diftinction. Il eft mort le 29 Décembre 1749. Il avoit été agrégé à l'Académie de l'Inftitut de Boulogne, dont il étoit devenu le Préfident. Il a écrit :

De ambiguè prolatis in judicium criminationibus, confultationes phyfico-medicæ nonnullæ. Bononiæ, 1742, *in-4.* On y trouve quatre queftions medico-légales fur les infanticides.

BEBBER, (*Ifaac*) Médecin du fiecle dernier, qui exerçoit la médecine à Dordrecht. Il a donné :

Waare en vafte gronden den keelkonft. A Amfterdam, 1681, *in-8.* C'eft un Précis de phyfique, de phyfiologie & de chirurgie.

I. BECHER. (*Jean-Joachim*)

11. *Chymifcher glücks-hafen*, &c..... *Ajoutez*..... A Halle, 1726, *in-4.*

16. *Nærrifche weisheit und weife narrheie* ; c'eft-à-dire, *la folle fageffe & la fage folie.* A Francfort, 1682, *in-12* ; feconde édition, 1706, *in-12.* On cite quelquefois cet ouvrage fous le titre de *Morofophie.*

BECKETT. (*Guillaume*) ...... *Ajoutez à fon article les ouvrages fuivans* :

1. *Chirurgical remarks occafiond by à death of a child, whofe cafe was printed by D. Turner, and an account of the wound of the brain by a ballet.* A Londres, 1709.

2. *Cure of cancers* ; c'eft-à-dire, *curation des cancers.* A Londres,

1712, *in*-8. L'Auteur examine la nature du virus cancéreux, qu'il préfente comme n'étant ni corrofif, ni contagieux. Il affure avoir employé inutilement l'arfenic contre cette maladie; il vante au contraire les vertus d'un remede, dont il fe dit poffeffeur, & qu'il affure avoir la propriété de féparer la partie malade de la partie faine.

3. *Chirurgical obfervations* ; c'eft-à-dire, *Obfervations de Chirurgie.* A Londres, 1740, *in*-8. C'eft un recueil de quarante-une obfervations, dont quelques-unes font affez intéreffantes ; il n'a été publié qu'après la mort de l'Auteur.

4. *Collection of chirurgical tracts.* A Londres, 1740, *in*-8. On a réuni dans ce recueil les ouvrages précédens, auxquels on a ajouté quelques autres écrits, qui ne font pas du même Auteur.

BEDINELLI. (*François de Paule*), ... *Ajoutez l'ouvrage fuivant :*
2. *Nuperæ perfectæ androgyneæ ftructuræ obfervatio.* Pifauri, 1755, *in*-8.

III. BEHRENS. (*Conrad Berthaut*) . . . . . *Ajoutez l'ouvrage fuivant :*
4. *Medicus legalis : oder zegezmaffige befiall und aus ubung der arneykunft.* A Helmftadt, 1696, *in*-8. C'eft un recueil de queftions & de matieres medico-légales. On y trouve l'hiftoire de quelques perfonnes mortes fubitement, & dont l'ouverture a été faite par l'Auteur.

IV. BEHRENS. (*Rodolphe Auguft.*) . . . . . *Ajoutez l'ouvrage fuivant :*
4. *De imaginario quodam miraculo in gravi oculorum morbo , ejufdemque fpontaneâ atque fortuitâ fanatione.* Brunfwici, 1734, *in*-4. Cette brochure eft relative à une maladie des yeux, dont certains avoient prétendu qu'un Efpagnol avoit été guéri par l'interceffion du Diacre *Pâris.*

III. BENEDICTI *ou* BENEDETTI, (*Dominique*) Médecin Italien, né à Venife en 1689. Après avoir reçu le Doctorat en médecine, il profeffa long-tems cette fcience dans fa Patrie. Il étoit du Collége des Médecins de cette ville, & en fut élu Prieur en 1748 : nous ne connoiffons point l'époque de fa mort. Outre plufieurs poéfies, il a donné les ouvrages fuivans :

1. *De communibus corporis humani integumentis elucubratio anatomica prima.* Venetiis, 1740, *in*-4. dans une collection publiée par *Lazzaroni.* Cet ouvrage eft en vers.

2. *De ventriculo & omento.* Venetiis, 1740, *in*-4. dans la même collection.

BENEVOLI. (*Antoine*) . . . . . *Lifez ainfi fon article.* . . . . naqvit en 1685, dans un château du diocèfe de Spolette, d'un pere originaire de Norcia, ville d'Italie. Un Chirurgien, nommé *Jérôme Accoromboni*, prit foin de lui après la mort de fon pere, & l'envoya, à l'âge de neuf ans, à Florence, pour y apprendre le latin & la philofophie; il y étudia enfuite l'anatomie & la chirurgie, mais il s'appliqua particuliérement à la connoiffance & au traitement des maladies des yeux & des hernies; il acquit dans cette partie une réputation très-étendue, qui lui mérita en 1719, d'être gratifié d'une penfion par Côme III, grand Duc de Tofcane. Il devint auffi fameux Lithotomifte, & fut fait Profeffeur de chirurgie à Florence, & premier Chirurgien de l'Hôpital de Sainte-Marie-la-Neuve de cette ville. Il eft mort le 7 Mai 1756.

BERGERIES. (*Jacques-Gérard*) . . . . . *Ajoutez l'ouvrage fuivant :* 3. *Le Chirurgien charitable.* A Geneve, 1672, *in-8.*

II. BERINGER, (*Julien-Barthelemi*) Docteur en médecine, qui vivoit au commencement de ce fiecle. Il a donné :

Idea inftitutionum medicinæ rationalium. Wurtzurg, 1708, *in-8.* C'eft un Précis de phyfiologie, fait avec affez d'ordre & de méthode, mais qui ne contient rien de nouveau.

IV. BERNARD, (*Chrift.*) a donné :

Préfent ftate of furgery, with fome remarks on the abufe committed. A Londres, 1703, *in-4.*

BERTAPALIA. . . . . . *Ajoutez à fon article.* . . . . . Il enfeigna la chirurgie avec beaucoup de célébrité; il exerça auffi la médecine à Venife. *Sylvaticus* rapporte fa mort à l'an 1460. Il laiffa un fils, nommé *Jean-Michel*, qui fut Lecteur de chirurgie à Padoue en 1536, ainfi que nous l'apprenons de *Papadopoli*; mais cela paroît difficile à concilier avec l'époque de fa mort, rapportée par *Sylvaticus* à l'an 1460; ce fils auroit eu alors 76 ans, en fuppofant qu'il ne fût né que l'année même de la mort de fon pere.

BERTRANDI. (*Ambroife*) . . . . . . *Lifez fon article de la maniere fuivante.* . . . . . Il naquit à Turin le 18 Octobre 1723. Après avoir fait fa philofophie avec diftinction, il fe livra à l'étude de la chirurgie, & fut nommé à une place d'Etudiant en cette fcience au Collége des Provinces; il s'appliqua particuliérement à l'anatomie & y fit des progrès rapides. Il fut reçu Maitre en chirurgie au Collége de Turin en 1747; l'année fuivante, il fut agrégé au Collége des Chirurgiens; en 1752, il fut chargé de préparer les démonftrations anatomiques

de l'Univerſité ; il obtint en même-tems une penſion de ſon Souvé-
rain, & alla, la même année, en France, pour s'y perfeĉionner
dans l'anatomie ſous les habiles Maîtres de la Capitale ; pendant ſon
ſéjour à Paris, il lut quelques Mémoires à l'Académie royale de Chirurgie, qui lui mériterent que cette Académie lui donnât une place
parmi ſes Aſſociés étrangers ; il alla à Londres en 1754, y ſuivit la
pratique de *Bromfeilds*, & revint dans ſa patrie l'année ſuivante. Il
fut bientôt choiſi pour y remplir une chaire extraordinaire de chirurgie, & devint peu de tems après Profeſſeur ordinaire. Enfin, il fut
honoré de la confiance de ſon Souverain, qui le choiſit pour ſon
Chirurgien. Mais *Bertrandi* n'a pas joui long-tems des avantages
qu'il devoit à ſes talens ; il eſt mort en 1765, âgé de quarante-trois
ans. Nous avons de lui les ouvrages ſuivans :

1. *Diſſertatio anatomica de hepate.* Taurini, 1748. L'Auteur réfute
l'idée de ceux qui croient qu'il y a des glandes dans le foie ; il en
nie l'exiſtence. Il donne une deſcription aſſez exaĉte des ligamens
de ce viſcere.

2. *Diſſertatio de oculo.* Taurini, 1748, *in-4.* Cette diſſertation renferme pluſieurs remarques anatomiques aſſez intéreſſantes, relatives à l'œil. On y trouve la deſcription du réſeau des fibres de la
cornée, celle des vaiſſeaux tranſparens qui parviennent de la cho-
roïde au corps vitré ; celle des veines lymphatiques qui entourent
le cryſtallin, &c.

3. *Trattato delle operazioni di chirurgia*; c'eſt-à-dire, *Traité des opérations de chirurgie.* A Nice, 1763, *in-8.* 2 vol. traduit en françois
par *Solier de la Romillais*, à Paris, chez Didot, 1769, *in-8.* C'eſt
un Précis très-ſuccinĉt des opérations de chirurgie. L'Auteur y parcourt les différens cas qui exigent l'opération de la main ; il s'occupe ſucceſſivement de la paracentheſe, de la gaſtroraphie, de l'o-
pération céſarienne, de la lithotomie, des hernies, de la caſtra-
tion, de la fiſtule à l'anus, de l'empyeme, du trepan, de la cataraĉte, de la bronchotomie & de la tracheotomie, &c. On trouve ſur
tous ces différens objets des détails ſuivis & intéreſſans ; on entrevoit que l'Auteur a ſu profiter des travaux des Anciens, & qu'il
a extrait de leurs écrits ce qu'ils renferment de plus utile ; mais il
y a ajouté ſes propres obſervations, & beaucoup de remarques &
de réflexions utiles, qui font voir qu'il étoit à la fois Théoricien
ingénieux, & Praticien conſommé.

BETTUS. (*Antoine-Marie*). .... *Ajoutez.* .... Il s'établit à Boulogne en Italie, où il acquit la qualité de Citoyen ; il y devint Lecteur de logique, enſuite de médecine-pratique. Il mourut dans cette
ville le 16 Décembre 1562.

BEZA, (*Jean Adam*) . . . . . *Ajoutez l'ouvrage suivant* :

2. *De polypo narium.* Argentorati, 1662, *in*-4.

IV. BIANCHI, (*Jean*) . . . . . *Ajoutez à son article.* . . . . Né le 3 Janvier 1693. Secrétaire de l'Académie des *Lincei* en 1715 ; reçu au Doctorat en médecine le 7 Juillet 1719 ; nommé Professeur d'anatomie à Sienne en 1741, avec des appointemens de 300 écus de Florence. De retour dans sa patrie, il fit revivre l'Académie des *Lincei*, dont on tenoit les assemblées dans sa propre maison : ce fut à cette occasion qu'on fit graver une médaille, qui représentoit un lynx, avec ces mots, *Lynceis restitutis*, & de l'autre, le portrait de *Bianchi*, avec cette inscription : *Janus Plancus Ariminensis.* Nous ne savons point s'il vit encore.

Ajoutez à ses ouvrages les suivans :

4. *Lettera intorno alla cataratta* ; c'est-à-dire, *Lettre sur la cataracte.* A Rimini, 1720, *in*-4. Cette lettre, écrite contre *Cocchi*, parut sous le nom de *Pierre-Paul Lap* ; mais *Mazzuchelli* l attribue à *Bianchi*.

5. *Epistola anatomica, ad Josephum Puteum.* Bononiæ, 1726, *in*-4. Lugduni, 1728, *in*-4. avec les lettres anatomiques de *Morgagni*.

6. *Osservazioni intorno una sezione anatomica.* A Rimini, 1731, *in*-4.

BILLI, (*Dominique*) Chirurgien Italien de nos jours, qui exerce la chirurgie avec distinction dans la Marche d'Ancône, après l'avoir étudiée pendant quelque tems à Paris sous Morand. Il a donné :

Breve trattato delle malattie degli occhi ; c'est-à-dire, *Traité succinct sur les maladies des yeux.* A Ancône, 1749, *in*-8.

BILS, (*Louis de*) . . . . . *Ajoutez à ses ouvrages le suivant* :

12. *Auditûs organi anatomia.* Rotterodami, 1661, *in*-4. On y trouve, dans une planche, les principaux objets de l'oreille interne, & on y voit les osselets de cette partie en place & séparés.

II. BLASIUS. (*Gérard*) . . . . . *Ajoutez* . . . . . Il étoit fils de *Léonard*, habile Architecte de Chrystierne IV, Roi de Danemarck. Il étudia d'abord la médecine à Copenhague sous Simon Paulli, ensuite à Leyde, sous Albert Kyper ; il reçut les honneurs du Doctorat dans cette derniere, vers l'an 1646 ; après quoi il alla à Amsterdam, où il exerça la médecine avec tant de succès, que les Etats le choisirent en 1660 pour enseigner cette science dans cette ville. Il fut fait, peu de tems après, Médecin de l'hôpital de la ville, & ensuite Chef de la Bibliotheque. Enfin, il mourut en 1682, dans un âge fort avancé ; il avoit été agrégé la même année à l'Académie Impériale des Curieux de la Nature.

BLONDUS. (*Michel-Ange*) ..... *Lifez ainfi fon article* ..... Il naquit à Venife le 4 Mai 1497 ; il étudia la philofophie & la médecine
à Naples fous Auguftin Niphus ; il alla en France pour y acquérir
de nouvelles lumieres, & s'arrêta quelque tems à Paris & à Montpellier. Après avoir reçu les honneurs du Doctorat en médecine, il fe
maria à Naples le 4 Mai 1521, avec *Julie Martzia Martina*, avec
laquelle il vécut très-mal, ce qui lui donna lieu de compofer contre
le fexe féminin un ouvrage intitulé : *Angofcia, doglia, è pena, le
tre furie del mondo*. Il fe fépara enfin de fa femme, & revint dans
fa patrie, qu'il quitta quelque tems après pour aller à Rome, où, pendant un féjour de fix ans, il jouit d'une grande réputation. Sa femme
étant morte d'une chûte en 1542, il revint à Venife, où, malgré les
défagrémens qu'il avoit éprouvés de fa premiere femme, il en prit une
une feconde. Il mourut dans cette ville, & François Zanni compofa
à fa louange l'épitaphe fuivante :

> *Angelus & Michaël Blondus, celebratus ubique,*
> *Aftrologus, Vates, Phyficus, Hiftoricus,*
> *Aftra petit, fequitur Mufas & Apollinis ades,*
> *Atque fuis fcriptis ftabit in ore virum.*
> *Cœtibus angelicis non infimus ordine regnet,*
> *Extremum ufquè diem, datque cadaver humo.*

II. BACK, (*Abraham*) * célebre Médecin Suédois de nos jours, eft
né en 1713 à Sodheram, ville capitale de l'Helfingie, province du
royaume de Suede. Envoyé dès fes jeunes ans à Upfal, il a fuivi les
Ecoles de l'Univerfité de cette ville, & s'y eft appliqué fucceffivement aux belles-lettres, à la phyfique, à la botanique, à l'anatomie,
enfin à la médecine ; il y a reçu en 1739 les honneurs du Doctorat.
Quelque tems après avoir été décoré de ce grade, il a cherché à
perfectionner fes connoiffances ; c'eft dans ces vues qu'il a entrepris
de voyager. Il a parcouru les Pays-Bas, l'Angleterre, l'Allemagne &
la France ; il a fait à Paris un féjour de deux ans. Après des voyages
de quatre ans, il eft revenu dans fa patrie, & a été fait fucceffivement Affeffeur du Collége royal de médecine en 1745, Profeffeur
d'anatomie en 1747, Médecin de la Cour de Suede en 1748, Méde-

---

* La notice de ce Médecin n'eft parvenue à l'Auteur qu'après l'impreffion du
premier volume ; ce qui l'a obligé de l'ajouter à la fin du Supplément. Il prie les
perfonnes, qui peuvent être dans le cas d'envoyer leurs notices, de vouloir bien
les lui faire paffer affez à tems, pour que leurs articles puiffent fe trouver dans
le corps de l'ouvrage, & qu'il ne foit pas néceffaire d'ajouter des Supplémens à tous
les volumes.

cin ordinaire du Roi en 1749, Archiatre & Préfident du Collége royal de médecine en 1752. Il a été nommé par le Roi, en 1765, Membre de la commiffion chargée de dreffer les tables des nouveaux nés & des morts dans tout le royaume de Suede. Plufieurs Académies fe font empreffées à l'envi de s'affocier ce Médecin ; il a été agrégé à celle de Stockolm en 1742, & en a été élu deux fois Préfident ; il a été Affocié à la Société royale d'Upfal en 1743, à l'Académie impériale des Curieux de la Nature en 1746, à la Société des Sciences de Drontheim en Norwege en 1770. Enfin les talens & les travaux de *Back* lui ont mérité du Souverain une récompenfe bien flatteufe pour un homme de lettres, & bien propre à ranimer fon zele & fon émulation ; le Roi Guftave III l'a affocié en 1773 à l'Ordre équeftre, & l'a décoré de l'Ordre de l'Etoile polaire.

Si nous devions rendre compte des mémoires intéreffans qu'on trouve de ce Médecin dans les recueils de différentes Académies, le détail en feroit fort long ; nous nous contenterons d'indiquer quelques-uns de ceux qu'on lit dans les volumes de l'Académie de Stockolm : 1°. fur les chenilles graminivores ; 2°. fur le plâtre des environs de Lyon ; 3° fur la couleur des Ethyopiens ; 4°. fur la morfure de la vipere & fon antidote ; 5°. fur les polypes d'eau douce ; 6°. fur l'angine fuffocante des enfans, &c.

Nous avons de *Back* les ouvrages fuivans, qui, quoique peu confidérables, méritent l'attention des Savans, par la maniere dont ils font conçus, & par les vues nouvelles qu'ils renferment.

1. *De aëre, ejufque effectibus in corpus humanum.* Upfaliæ, 1734.

2. *De phthyfi imminente dignofcendâ & curandâ.* Upfaliæ, 1739.

3. *De remediis domefticis, eorumque ufu in dyfenteriâ.* Upfaliæ, 1741.

4. *De nofocomio holmiæ erigendo in ufus medicos.*

5. *De morbis rure graffantibus.*

Ces deux derniers, qui ont été imprimés à Stockolm, font deux difcours prononcés par l'Auteur à l'Académie de cette ville, à l'expiration du terme de fa préfidence.

Nous devons encore à *Back* une traduction Suédoife de l'ouvrage Anglois de *Dimfdale*, fur la nouvelle méthode d'inoculer la petite vérole : cette traduction a été imprimée à Stockolm en 1769; elle eft précédée d'une préface du Traducteur, fur l'origine & l'utilité de l'inoculation.

Fin du Supplément.

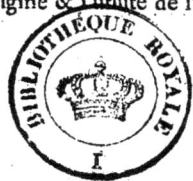

FAUTES à corriger dans le premier Volume.

PAGE 17, ligne 32, Amatus, Lufitanus, lifez Amatus Lufitanus.

Page 40, ligne 36, infrattibus, lifez infarctibus.

Page 44, ligne 14, 1547, lifez 1546.

Page 50, ligne 21, Berrichard, lifez Bernard. Ibid. lig. 20, 1593, lif. 1594.

Page 62, ligne 12, il y a en encore, lif. il y en a eu encore.

Page 90, ALEXANDRE d'Aphrodifée, & page 161, APHRODISÉE. (Alexandre) Ces deux articles ne doivent en faire qu'un fous le nom d'ALEXANDRE d'Aphrodifée.

Page 100, ligne 23, traduit en françois par Boudon, lif. traduit en françois d'abord par Devaux, enfuite par Boudon.

Page 109, ALPHANIUS, lif. ALPHANUS.

Page 113, lig. 28 & 29. Dodrecht, lifez Dordrecht.

Page 128, lig. 29, quelques tems, lifez quelque tems.

Page 129, lig. 1, Bibliothé caire de a Faculté, lif. Bibliothécaire de la Faculté.

Page 133, lig. 19, trente-cinqueme, lif. treuze-cinquieme.

Page 137, ANDERTINI, lif. ANDERLINI.

Page 151, lig. 25, mileu, lif. milieu.

Page 160, ligne 19, ANTONIUS MUSA BRASSAVOLUS. Voyez MUSA, lifez voyez BRASSAVOLI.

Page 166, ligne 27, on y, ignore, lifez on ignore.

Page 200, ligne 1 & 2, il y a une faute relativement au livre de tribus Impoftoribus; elle eft corrigée dans le Supplément de ce volume, à l'art. ARNAUD de Villeneuve.

Page 201, ligne 37, & d'Arnaud, lui-même qu'on cite, lifez & d'Arnaud lui-même qu'on cite.

Page 212, lig. 22, 1682, lifez 1683.

Ibid. lig. 28, Mayence, lifez Mayenne.

Page 245, lig. 5, peut, lif. peu.

Page 247, lig. 25, il écrivt, lif. il écrivit.

Page 263, lig. 33, oupufcule, lif. opufcule.

Page 311, lig. 21, 1680, lif. 1681.

Page 317, lig. 21, 1697, lifez 1698.

Page 326, lig. 6, 1709, lifez 1609.

Page 327, lig. 7 & 8, riferennæ, lifez riferen na.

Page 330, lig. 14, connoître des caufes, lifez connoître quelquefois les caufes.

Page 358, lig. 19, per ducendam, lifez perducendam.

Page 381, lig. 2, effacez membre.

Page 384, lig. 21, phyficâ, medicâ, lif. phyficâ, medicinâ.

Page 394, lig. 27, nofcentium, lifez nafcentium.

Page 442, lig. 18, arenea, lifez araneæ.

Page 455, lig. 19, ad cula, lif. adula.

Page 476, lig. 11, chily, lifez chyli.

www.ingramcontent.com/pod-product-compliance
Lightning Source LLC
Chambersburg PA
CBHW031736210326
41599CB00018B/2596